国家卫生健康委员会“十三五”规划教材
专科医师核心能力提升导引丛书
供专业学位研究生及专科医师用

消化内科学

Gastroenterology

第 3 版

主　审　樊代明　李兆申
主　编　钱家鸣　张澍田
副主编　田德安　房静远　李延青　杨　丽

人民卫生出版社
·北　京·

图书在版编目（CIP）数据

消化内科学 / 钱家鸣，张澍田主编．—3 版．—北京：人民卫生出版社，2021.3（2022.6重印）

ISBN 978-7-117-31370-4

Ⅰ.①消… Ⅱ.①钱… ②张… Ⅲ.①消化系统疾病-诊疗-教材 Ⅳ.①R57

中国版本图书馆 CIP 数据核字（2021）第 043455 号

消化内科学

Xiaohua Neikexue

第 3 版

主　　编：钱家鸣　张澍田

出版发行：人民卫生出版社（中继线 010-59780011）

地　　址：北京市朝阳区潘家园南里 19 号

邮　　编：100021

E - mail：pmph @ pmph.com

购书热线：010-59787592　010-59787584　010-65264830

印　　刷：人卫印务（北京）有限公司

经　　销：新华书店

开　　本：850 × 1168　1/16　　印张：33　　插页：4

字　　数：931 千字

版　　次：2008 年 7 月第 1 版　　2021 年 3 月第 3 版

印　　次：2022 年 6 月第 2 次印刷

标准书号：ISBN 978-7-117-31370-4

定　　价：149.00 元

打击盗版举报电话：010-59787491　E-mail：WQ @ pmph.com

质量问题联系电话：010-59787234　E-mail：zhiliang @ pmph.com

编　者（按姓氏笔画排序）

马　雄　上海交通大学医学院附属仁济医院

王　丽　中国医学科学院基础医学研究所

王进海　西安交通大学第二附属医院

厉有名　浙江大学医学院附属第一医院

田德安　华中科技大学同济医学院附属同济医院

田德英　华中科技大学同济医学院附属同济医院

吕农华　南昌大学第一附属医院

许建明　安徽医科大学第一附属医院

孙思予　中国医科大学附属盛京医院

李延青　山东大学齐鲁医院

李兆申　海军军医大学第一附属医院（上海长海医院）

李景南　中国医学科学院北京协和医院

杨　红　中国医学科学院北京协和医院

杨　丽　四川大学华西医院

杨爱明　中国医学科学院北京协和医院

肖英莲　中山大学附属第一医院

吴开春　空军军医大学西京医院

张澍田　首都医科大学附属北京友谊医院

陈　烨　南方医科大学南方医院

陈旻湖　中山大学附属第一医院

陈蕊晅　上海交通大学医学院附属仁济医院

金世柱　哈尔滨医科大学附属第二医院

房静远　上海交通大学医学院附属仁济医院

袁耀宗　上海交通大学医学院附属瑞金医院

贾继东　首都医科大学附属北京友谊医院

晏　维　华中科技大学同济医学院附属同济医院

钱家鸣　中国医学科学院北京协和医院

黄建荣　浙江大学医学院附属第一医院

黄梅芳　武汉大学中南医院

梁　洁　空军军医大学西京医院

董卫国　武汉大学人民医院

韩　英　空军军医大学西京医院

智发朝　南方医科大学南方医院

廖　专　海军军医大学第一附属医院（上海长海医院）

黎培员　华中科技大学同济医学院附属同济医院

主审简介

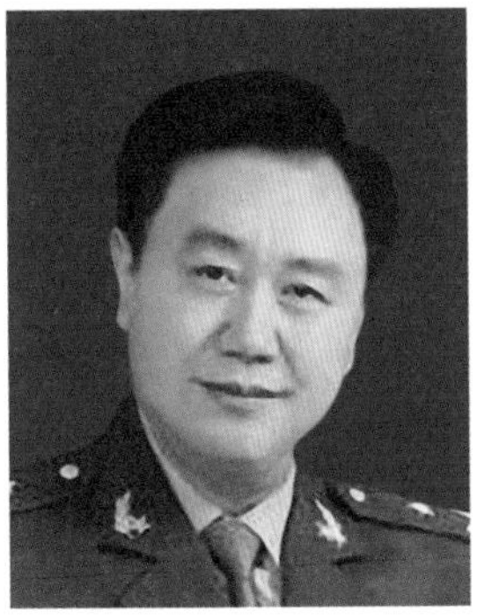

樊代明　中国工程院院士，美国医学科学院外籍院士。现任第十三届全国人民代表大会教育科学文化卫生委员会委员，中国抗癌协会理事长，亚太消化病学会会长，国际抗癌联盟常务理事，肿瘤生物学国家重点实验室主任，国家消化系统疾病临床医学研究中心主任，国家药物临床试验机构主任。中国共产党第十四次全国代表大会代表，第十一届和十三届全国人民代表大会代表，全国优秀共产党员，全国优秀科技工作者，首批长江学者特聘教授和国家杰出青年基金获得者。

先后承担国家重点基础研究发展计划（973 计划）、国家高技术研究发展计划（863 计划）等多项重大课题。获国家科学技术进步奖创新团队奖，国家科学技术进步奖一、二、三等奖各 1 项，国家技术发明奖 1 项，军队科学技术进步奖一等奖 2 项，军队教学成果奖一等奖 1 项，陕西省科技进步奖一等奖 2 项。主编专著 31 本，发表 SCI 论文 700 余篇。

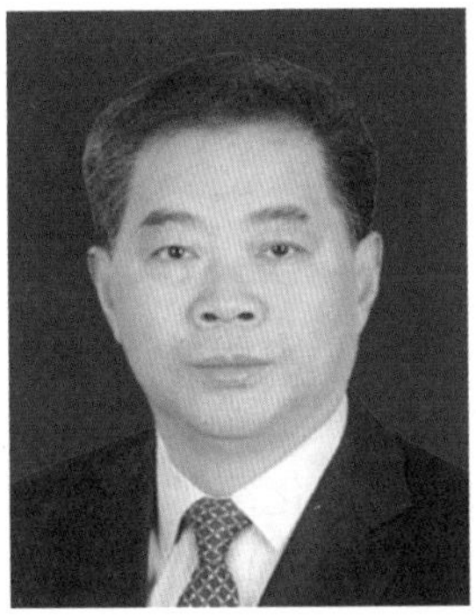

李兆申　中国工程院院士，主任医师，教授，博士研究生导师。现任海军军医大学第一附属医院临床医学研究中心主任、消化内科主任、国家消化系统疾病临床医学研究中心主任、国家消化内镜质控中心主任、全军消化内科研究所所长、上海市胰腺疾病研究所所长，兼任中国医师协会常务理事、内镜医师分会会长。

从事医教研一线工作 40 余年，在胰腺病诊治和消化内镜领域做了大量系统性创新工作，以第一完成人获国家科学技术进步奖二等奖（4 项）和何梁何利基金科学与技术进步奖，主持国家科技支撑计划、教育部创新团队等课题 40 项，获国家发明专利 18 项、实用新型专利 56 项，主编专著 47 部。以第一或通信作者在 *Gastroenterology* 等期刊发表 SCI 论文 300 余篇，被 *The New England Journal of Medicine*、*Lancet* 等 SCI 引用 4 200 余次，研究内容写入 55 部国际指南和 33 部英文经典教科书及专著；发表中文论著 1 100 余篇，被引 10 809 次。获全国优秀科技工作者、首届中国医师奖、军队科技领军人才、总后科技金星，获上海市科技精英、领军人才和高尚医德奖，荣立一等功 1 次、二等功 3 次，当选全国和上海市政协委员。培养研究生 149 名，其中 2 人获得全国优秀博士论文、2 人获得国家优秀青年科学基金、2 人获聘青年长江学者。

主 编 简 介

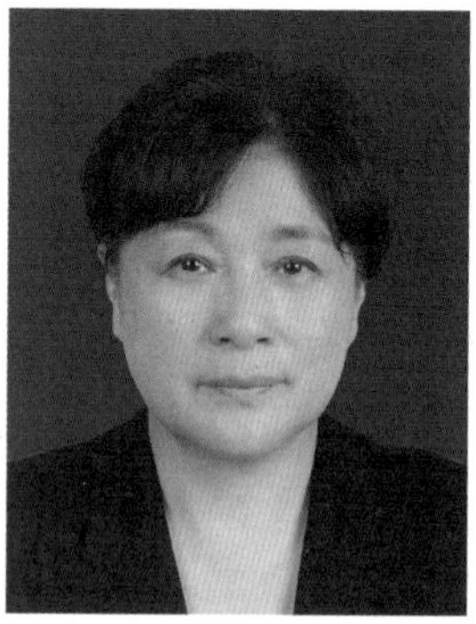

钱家鸣 主任医师，教授，博士研究生导师，中国医学科学院北京协和医院消化内科教研室主任。现任北京医学会常务理事、肠道微生态和幽门螺杆菌分会主任委员、消化病学分会前任主任委员，国家药典委员会委员；曾任2018年亚洲炎症性肠病联盟主席，中国医学科学院北京协和医院消化科主任，中国医师协会消化医师分会会长、胰腺病专业委员会副主任委员，中华医学会消化病学分会常务委员与副主任委员、炎症性肠病学组和胃肠激素与神经内分泌肿瘤学组组长等。曾获原卫生部和北京市教学先进个人，是中国医学科学院北京协和医学院首届教学名师，卫生部“十一五”和“十二五”规划教材《内科学》第6版、第7版、第8版编委；国家卫生和计划生育委员会“十二五”规划教材《内科学》[供8年制和7年制（“5+3”一体化）临床医学等专业用]第2版编委和第3版副主编。

从事医教研一线工作38年，在消化内科疑难疾病诊治方面有较深的造诣，先后主编《北京协和医院消化疑难病剖析111例》和《北京协和医院肠病疑难病例剖析120例》。研究方向为胰腺疾病、炎症性肠病和胃肠激素以及神经内分泌肿瘤基础与临床，完成多项国家级和省部级基金，发表论文300余篇，在国家行业基金的支持下，牵头完成我国上消化道常见疾病和幽门螺杆菌的首次流行病学调查研究。2019年获第三届国之名医的最高奖项“国之大医·特别致敬”。

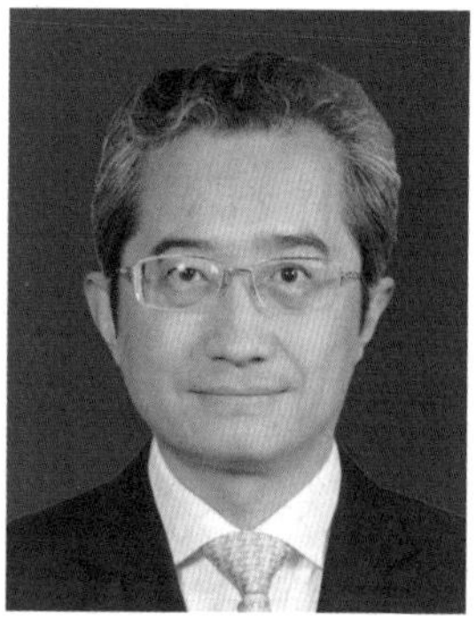

张澍田 主任医师，教授，博士研究生导师，首都医科大学附属北京友谊医院院长、消化中心主任。现任世界华人消化医师协会会长，世界消化内镜学会指导委员会委员，亚太消化内镜学会委员，中国医师协会消化医师分会会长，中华医学会消化内镜学分会前任主任委员，中华医学会消化病学分会前任副主任委员，北京医学会消化系病学分会候任主任委员、消化内镜学分会前任主任委员。现任国家临床医学研究协同创新战略联盟秘书长，国家消化系统疾病临床医学研究中心主任，国家临床重点专科主任，国家重点（培育）学科主任，北京市消化疾病中心主任，被评为北京市科学技术委员会“科技北京百名领军人才”，享受国务院政府特殊津贴。

作为第一责任人承担国家高技术研究发展计划（863计划）、国家重点基础研究发展计划（973计划）、国家自然科学基金重点及面上项目、“十二五”重大专项、“十一五”国家支撑计划、卫生部公益基金等项目。作为第一承担人获北京市科学技术进步奖三等奖1项，中华医学会科学技术进步奖三等奖1项，华夏科学技术进步奖二等奖1项。目前已在国际、国内学术会议及杂志上发表论文100余篇，撰写专著数部。

副主编简介

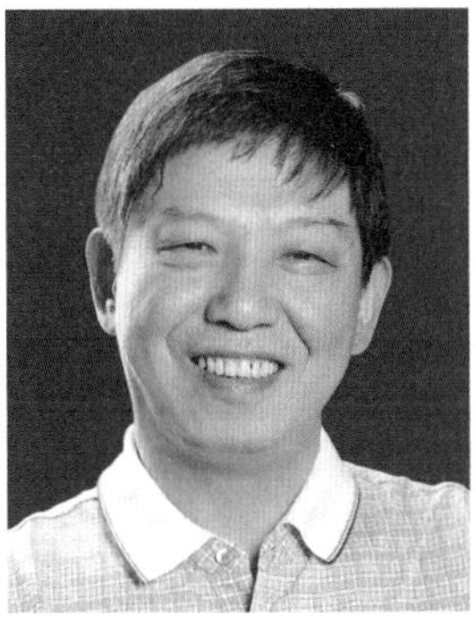

田德安　主任医师，二级教授，博士研究生导师，华中科技大学同济医学院附属同济医院消化科主任。国家重点临床专科主任，同济医院肝脏胃肠病研究所所长、消化内镜中心主任，中华医学会消化病学分会常务委员，中国医师协会消化医师分会、内镜医师分会委员，湖北省医学会消化内镜分会名誉主任委员。

长期从事肝病及炎症性肠病的诊治，研究方向为肝脏炎症、纤维化、肿瘤转移、自身免疫性肝病及炎症性肠病。主持6项国家自然科学基金面上项目；卫生部“十二五”规划教材《内科学》第7版、第8版编委；国家卫生和计划生育委员会住院医师规范化培训规划教材《内科学——消化内科分册》编委；《肝脏病学》第2版编委、第3版副主编；《中华消化病杂志》《中华胰腺病杂志》等编委。发表SCI论文60余篇。

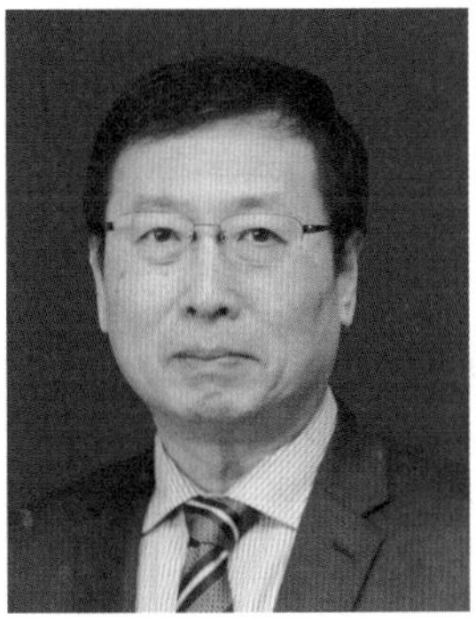

房静远　博士，二级教授，主任医师，博士研究生导师，上海交通大学医学院附属仁济医院副院长兼消化科主任。现任上海市消化疾病研究所长，上海市消化内科临床医学中心主任，上海市消化内科临床质控中心主任，卫健委内科消化重点实验室主任，中华医学会消化病学分会副主任委员，中国医师协会消化医师分会副会长。曾任国务院学位委员会学科评议组成员、国家自然科学基金委员会咨询委员。

承担国家自然科学基金项目13项。以通信作者发表论文于*Cell*、*Lancet Oncol*、*Cancer Discovery*、*Lancet GH*、*Journal of the National Cancer Institute*、*Gut*、*Nature Communications*、*Cell Research*等期刊；作为第一完成人获2008年和2018年国家科学技术进步奖二等奖。国家重点研发计划首席科学家、国家杰出青年基金获得者、教育部“长江学者”特聘教授、国家自然科学基金委员会创新群体带头人、教育部创新团队带头人。

副主编简介

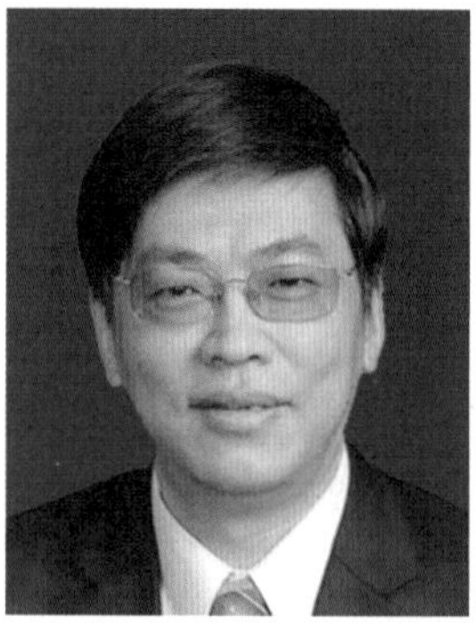

李延青　主任医师，博士研究生导师，山东大学特聘教授，山东省胃肠道肿瘤机器人精准诊疗工程实验室主任、微生态研究与诊疗中心主任。现任中华医学会消化病学分会副主任委员、中国医师协会内镜医师分会副会长。

长期致力于共聚焦显微内镜的临床应用研究，是该领域上消化道研究的国际领跑者，牵头制定的共聚焦内镜胃癌前病变诊断“齐鲁标准”获得国际上的广泛认可，出版了首部消化道共聚焦内镜诊断英文专著。在功能性胃肠病领域，围绕肠易激综合征内脏高敏感分子机制、肠道微生态等做了大量开创性工作。作为首席专家承担国家重点研发计划项目和国家自然基金重点项目等。以第一完成人获得山东省科学技术进步奖一等奖 2 项。

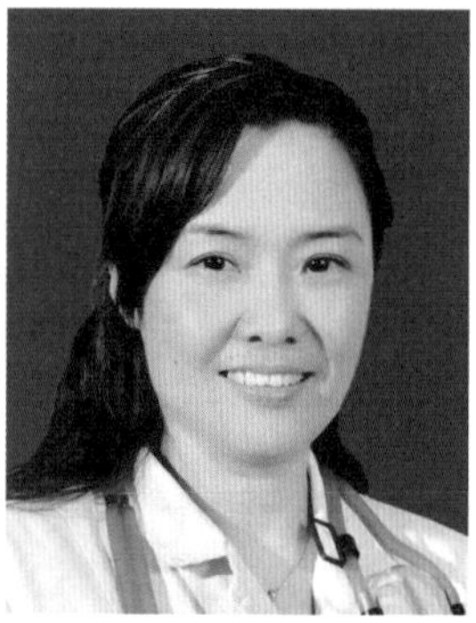

杨　丽　教授，主任医师，博士研究生导师，四川大学华西医院消化内科主任。四川省学术和技术带头人、天府名医。国家自然科学基金委员会学部评审专家。中国医师协会消化医师分会委员，中华医学会肝病学分会委员、肝硬化学组副组长，中华医学会消化内镜学分会影像学协作组副组长，四川省医学会第七届消化专业委员会主任委员，四川省医师协会消化内科医师分会候任会长。

擅长消化系统疑难重症尤其肝硬化、自身免疫性肝病的临床诊治及基础研究。承担了国家自然科学基金等多项课题。在 *Hepatology*、*Radiology* 等期刊发表 SCI 论文 50 多篇。作为第一完成人获 2019 年四川省科学技术进步奖一等奖。《中华肝脏病杂志》《四川大学学报（医学版）》等杂志编委。

全国高等学校医学研究生“国家级”规划教材
第三轮修订说明

进入新世纪，为了推动研究生教育的改革与发展，加强研究型创新人才培养，人民卫生出版社启动了医学研究生规划教材的组织编写工作，在多次大规模调研、论证的基础上，先后于 2002 年和 2008 年分两批完成了第一轮 50 余种医学研究生规划教材的编写与出版工作。

2014 年，全国高等学校第二轮医学研究生规划教材评审委员会及编写委员会在全面、系统分析第一轮研究生教材的基础上，对这套教材进行了系统规划，进一步确立了以“解决研究生科研和临床中实际遇到的问题”为立足点，以“回顾、现状、展望”为线索，以“培养和启发读者创新思维”为中心的教材编写原则，并成功推出了第二轮（共 70 种）研究生规划教材。

本套教材第三轮修订是在党的十九大精神引领下，对《国家中长期教育改革和发展规划纲要（2010—2020 年）》《国务院办公厅关于深化医教协同进一步推进医学教育改革与发展的意见》，以及《教育部办公厅关于进一步规范和加强研究生培养管理的通知》等文件精神的进一步贯彻与落实，也是在总结前两轮教材经验与教训的基础上，再次大规模调研、论证后的继承与发展。修订过程仍坚持以“培养和启发读者创新思维”为中心的编写原则，通过“整合”和“新增”对教材体系做了进一步完善，对编写思路的贯彻与落实采取了进一步的强化措施。

全国高等学校第三轮医学研究生“国家级”规划教材包括五个系列。①科研公共学科：主要围绕研究生科研中所需要的基本理论知识，以及从最初的科研设计到最终的论文发表的各个环节可能遇到的问题展开；②常用统计软件与技术：介绍了 SAS 统计软件、SPSS 统计软件、分子生物学实验技术、免疫学实验技术等常用的统计软件以及实验技术；③基础前沿与进展：主要包括了基础学科中进展相对活跃的学科；④临床基础与辅助学科：包括了专业学位研究生所需要进一步加强的相关学科内容；⑤临床学科：通过对疾病诊疗历史变迁的点评、当前诊疗中困惑、局限与不足的剖析，以及研究热点与发展趋势探讨，启发和培养临床诊疗中的创新思维。

该套教材中的科研公共学科、常用统计软件与技术学科适用于医学院校各专业的研究生及相应的科研工作者；基础前沿与进展学科主要适用于基础医学和临床医学的研究生及相应的科研工作者；临床基础与辅助学科和临床学科主要适用于专业学位研究生及相应学科的专科医师。

全国高等学校第三轮医学研究生“国家级”规划教材目录

1	医学哲学（第 2 版）	主　编	柯　杨　张大庆
		副主编	赵明杰　段志光　边　林　唐文佩
2	医学科研方法学（第 3 版）	主　审	梁万年
		主　编	刘　民　胡志斌
		副主编	刘晓清　杨土保
3	医学统计学（第 5 版）	主　审	孙振球　徐勇勇
		主　编	颜　艳　王　彤
		副主编	刘红波　马　骏
4	医学实验动物学（第 3 版）	主　编	秦　川　谭　毅
		副主编	孔　琪　郑志红　蔡卫斌　李洪涛　王靖宇
5	实验室生物安全（第 3 版）	主　编	叶冬青
		副主编	孔　英　温旺荣
6	医学科研课题设计、申报与实施（第 3 版）	主　审	龚非力　李卓娅
		主　编	李宗芳　郑　芳
		副主编	吕志跃　李煌元　张爱华
7	医学实验技术原理与选择（第 3 版）	主　审	魏于全
		主　编	向　荣
		副主编	袁正宏　罗云萍
8	统计方法在医学科研中的应用（第 2 版）	主　编	李晓松
		副主编	李　康　潘发明
9	医学科研论文撰写与发表（第 3 版）	主　审	张学军
		主　编	吴忠均
		副主编	马　伟　张晓明　杨家印
10	IBM SPSS 统计软件应用	主　编	陈平雁　安胜利
		副主编	欧春泉　陈莉雅　王建明

11	SAS 统计软件应用（第 4 版）	主　编　贺　佳 副主编　尹　平　石武祥
12	医学分子生物学实验技术（第 4 版）	主　审　药立波 主　编　韩　骅　高国全 副主编　李冬民　喻　红
13	医学免疫学实验技术（第 3 版）	主　编　柳忠辉　吴雄文 副主编　王全兴　吴玉章　储以微　崔雪玲
14	组织病理技术（第 2 版）	主　编　步　宏 副主编　吴焕文
15	组织和细胞培养技术（第 4 版）	主　审　章静波 主　编　刘玉琴
16	组织化学与细胞化学技术（第 3 版）	主　编　李　和　周德山 副主编　周国民　肖　岚　刘佳梅　孔　力
17	医学分子生物学（第 3 版）	主　审　周春燕　冯作化 主　编　张晓伟　史岸冰 副主编　何凤田　刘　戟
18	医学免疫学（第 2 版）	主　编　曹雪涛 副主编　于益芝　熊思东
19	遗传和基因组医学	主　编　张　学 副主编　管敏鑫
20	基础与临床药理学（第 3 版）	主　编　杨宝峰 副主编　李　俊　董　志　杨宝学　郭秀丽
21	医学微生物学（第 2 版）	主　编　徐志凯　郭晓奎 副主编　江丽芳　范雄林
22	病理学（第 2 版）	主　编　来茂德　梁智勇 副主编　李一雷　田新霞　周　桥
23	医学细胞生物学（第 4 版）	主　审　杨　恬 主　编　安　威　周天华 副主编　李　丰　吕　品　杨　霞　王杨淦
24	分子毒理学（第 2 版）	主　编　蒋义国　尹立红 副主编　骆文静　张正东　夏大静　姚　平
25	医学微生态学（第 2 版）	主　编　李兰娟
26	临床流行病学（第 5 版）	主　编　黄悦勤 副主编　刘爱忠　孙业桓
27	循证医学（第 2 版）	主　审　李幼平 主　编　孙　鑫　杨克虎

28	断层影像解剖学	主　编　刘树伟　张绍祥 副主编　赵　斌　徐　飞
29	临床应用解剖学（第 2 版）	主　编　王海杰 副主编　臧卫东　陈　尧
30	临床心理学（第 2 版）	主　审　张亚林 主　编　李占江 副主编　王建平　仇剑崟　王　伟　章军建
31	心身医学	主　审　Kurt Fritzsche　吴文源 主　编　赵旭东 副主编　孙新宇　林贤浩　魏　镜
32	医患沟通（第 2 版）	主　审　周　晋 主　编　尹　梅　王锦帆
33	实验诊断学（第 2 版）	主　审　王兰兰 主　编　尚　红 副主编　王传新　徐英春　王　琳　郭晓临
34	核医学（第 3 版）	主　审　张永学 主　编　李　方　兰晓莉 副主编　李亚明　石洪成　张　宏
35	放射诊断学（第 2 版）	主　审　郭启勇 主　编　金征宇　王振常 副主编　王晓明　刘士远　卢光明　宋　彬　李宏军　梁长虹
36	疾病学基础	主　编　陈国强　宋尔卫 副主编　董　晨　王　韵　易　静　赵世民　周天华
37	临床营养学	主　编　于健春 副主编　李增宁　吴国豪　王新颖　陈　伟
38	临床药物治疗学	主　编　孙国平 副主编　吴德沛　蔡广研　赵荣生　高　建　孙秀兰
39	医学 3D 打印原理与技术	主　编　戴尅戎　卢秉恒 副主编　王成焘　徐　弢　郝永强　范先群　沈国芳　王金武
40	互联网 + 医疗健康	主　审　张来武 主　编　范先群 副主编　李校堃　郑加麟　胡建中　颜　华
41	呼吸病学（第 3 版）	主　编　王　辰　陈荣昌 副主编　代华平　陈宝元　宋元林

42 消化内科学（第3版）
主 审 樊代明 李兆申
主 编 钱家鸣 张澍田
副主编 田德安 房静远 李延青 杨 丽

43 心血管内科学（第3版）
主 审 胡大一
主 编 韩雅玲 马长生
副主编 王建安 方 全 华 伟 张抒扬

44 血液内科学（第3版）
主 编 黄晓军 黄 河 胡 豫
副主编 邵宗鸿 吴德沛 周道斌

45 肾内科学（第3版）
主 审 谌贻璞
主 编 余学清 赵明辉
副主编 陈江华 李雪梅 蔡广研 刘章锁

46 内分泌内科学（第3版）
主 编 宁 光 邢小平
副主编 王卫庆 童南伟 陈 刚

47 风湿免疫内科学（第3版）
主 审 陈顺乐
主 编 曾小峰 邹和建
副主编 古洁若 黄慈波

48 急诊医学（第3版）
主 审 黄子通
主 编 于学忠 吕传柱
副主编 陈玉国 刘 志 曹 钰

49 神经内科学（第3版）
主 编 刘 鸣 崔丽英 谢 鹏
副主编 王拥军 张杰文 王玉平 陈晓春 吴 波

50 精神病学（第3版）
主 编 陆 林 马 辛
副主编 施慎逊 许 毅 李 涛

51 感染病学（第3版）
主 编 李兰娟 李 刚
副主编 王贵强 宁 琴 李用国

52 肿瘤学（第5版）
主 编 徐瑞华 陈国强
副主编 林东昕 吕有勇 龚建平

53 老年医学（第3版）
主 审 张 建 范 利 华 琦
主 编 刘晓红 陈 彪
副主编 齐海梅 胡亦新 岳冀蓉

54 临床变态反应学
主 编 尹 佳
副主编 洪建国 何韶衡 李 楠

55 危重症医学（第3版）
主 审 王 辰 席修明
主 编 杜 斌 隆 云
副主编 陈德昌 于凯江 詹庆元 许 媛

56	普通外科学（第 3 版）	主　编　赵玉沛 副主编　吴文铭　陈规划　刘颖斌　胡三元
57	骨科学（第 3 版）	主　审　陈安民 主　编　田　伟 副主编　翁习生　邵增务　郭　卫　贺西京
58	泌尿外科学（第 3 版）	主　审　郭应禄 主　编　金　杰　魏　强 副主编　王行环　刘继红　王　忠
59	胸心外科学（第 2 版）	主　编　胡盛寿 副主编　王　俊　庄　建　刘伦旭　董念国
60	神经外科学（第 4 版）	主　编　赵继宗 副主编　王　硕　张建宁　毛　颖
61	血管淋巴管外科学（第 3 版）	主　编　汪忠镐 副主编　王深明　陈　忠　谷涌泉　辛世杰
62	整形外科学	主　编　李青峰
63	小儿外科学（第 3 版）	主　审　王　果 主　编　冯杰雄　郑　珊 副主编　张潍平　夏慧敏
64	器官移植学（第 2 版）	主　审　陈　实 主　编　刘永锋　郑树森 副主编　陈忠华　朱继业　郭文治
65	临床肿瘤学（第 2 版）	主　编　赫　捷 副主编　毛友生　沈　铿　马　骏　于金明 吴一龙
66	麻醉学（第 2 版）	主　编　刘　进　熊利泽 副主编　黄宇光　邓小明　李文志
67	妇产科学（第 3 版）	主　审　曹泽毅 主　编　乔　杰　马　丁 副主编　朱　兰　王建六　杨慧霞　漆洪波 曹云霞
68	生殖医学	主　编　黄荷凤　陈子江 副主编　刘嘉茵　王雁玲　孙　斐　李　蓉
69	儿科学（第 2 版）	主　编　桂永浩　申昆玲 副主编　杜立中　罗小平
70	耳鼻咽喉头颈外科学（第 3 版）	主　审　韩德民 主　编　孔维佳　吴　皓 副主编　韩东一　倪　鑫　龚树生　李华伟

71	眼科学（第3版）	主　审	崔　浩　黎晓新
		主　编	王宁利　杨培增
		副主编	徐国兴　孙兴怀　王雨生　蒋　沁　刘　平　马建民
72	灾难医学（第2版）	主　审	王一镗
		主　编	刘中民
		副主编	田军章　周荣斌　王立祥
73	康复医学（第2版）	主　编	岳寿伟　黄晓琳
		副主编	毕　胜　杜　青
74	皮肤性病学（第2版）	主　编	张建中　晋红中
		副主编	高兴华　陆前进　陶　娟
75	创伤、烧伤与再生医学（第2版）	主　审	王正国　盛志勇
		主　编	付小兵
		副主编	黄跃生　蒋建新　程　飚　陈振兵
76	运动创伤学	主　编	敖英芳
		副主编	姜春岩　蒋　青　雷光华　唐康来
77	全科医学	主　审	祝墡珠
		主　编	王永晨　方力争
		副主编	方宁远　王留义
78	罕见病学	主　编	张抒扬　赵玉沛
		副主编	黄尚志　崔丽英　陈丽萌
79	临床医学示范案例分析	主　编	胡翊群　李海潮
		副主编	沈国芳　罗小平　余保平　吴国豪

全国高等学校第三轮医学研究生“国家级”规划教材评审委员会名单

顾　　问

韩启德　桑国卫　陈　竺　曾益新　赵玉沛

主任委员（以姓氏笔画为序）

王　辰　刘德培　曹雪涛

副主任委员（以姓氏笔画为序）

于金明　马　丁　王正国　卢秉恒　付小兵　宁　光　乔　杰
李兰娟　李兆申　杨宝峰　汪忠镐　张　运　张伯礼　张英泽
陆　林　陈国强　郑树森　郎景和　赵继宗　胡盛寿　段树民
郭应禄　黄荷凤　盛志勇　韩雅玲　韩德民　赫　捷　樊代明
戴尅戎　魏于全

常务委员（以姓氏笔画为序）

文历阳　田勇泉　冯友梅　冯晓源　吕兆丰　闫剑群　李　和
李　虹　李玉林　李立明　来茂德　步　宏　余学清　汪建平
张　学　张学军　陈子江　陈安民　尚　红　周学东　赵　群
胡志斌　柯　杨　桂永浩　梁万年　瞿　佳

委　　员（以姓氏笔画为序）

于学忠　于健春　马　辛　马长生　王　彤　王　果　王一镗
王兰兰　王宁利　王永晨　王振常　王海杰　王锦帆　方力争
尹　佳　尹　梅　尹立红　孔维佳　叶冬青　申昆玲　田　伟
史岸冰　冯作化　冯杰雄　兰晓莉　邢小平　吕传柱　华　琦
向　荣　刘　民　刘　进　刘　鸣　刘中民　刘玉琴　刘永锋
刘树伟　刘晓红　安　威　安胜利　孙　鑫　孙国平　孙振球
杜　斌　李　方　李　刚　李占江　李幼平　李青峰　李卓娅
李宗芳　李晓松　李海潮　杨　恬　杨克虎　杨培增　吴　皓

吴文源　吴忠均　吴雄文　邹和建　宋尔卫　张大庆　张永学
张亚林　张抒扬　张建中　张绍祥　张晓伟　张澍田　陈　实
陈　彪　陈平雁　陈荣昌　陈顺乐　范　利　范先群　岳寿伟
金　杰　金征宇　周　晋　周天华　周春燕　周德山　郑　芳
郑　珊　赵旭东　赵明辉　胡　豫　胡大一　胡翊群　药立波
柳忠辉　祝墡珠　贺　佳　秦　川　敖英芳　晋红中　钱家鸣
徐志凯　徐勇勇　徐瑞华　高国全　郭启勇　郭晓奎　席修明
黄　河　黄子通　黄晓军　黄晓琳　黄悦勤　曹泽毅　龚非力
崔　浩　崔丽英　章静波　梁智勇　谌贻璞　隆　云　蒋义国
韩　骅　曾小峰　谢　鹏　谭　毅　熊利泽　黎晓新　颜　艳
魏　强

前　言

我国在校医学教育中，医学研究生是一个规模庞大的群体，这个群体可以称为我国医学领域的后备军和储备库，对他们的教学指导至关重要。因此，研究生教材是符合时代需求的。经过10余年的应用检验，充分证明了此类教材的必要性和重要性。

医学研究生教材在医学领域教材的编写中难度最大。因为研究生群体已经完成医学本科阶段的学习，具备了医学的基本理论、基本知识和基本技能，但是尚需要进一步熟悉、掌握专业知识和技能，并在临床实践中不断地探索、总结和积累经验，为开展临床及科研工作夯实基础。

“医之道最微，微则不能不深究；医之方最广，广则不能不小心”（清代梁拓轩）。医学充满了未知的领域，不断地探索，求证、解决一些问题，继之会出现更多更新的课题有待我们研究和解决。消化病学是内科学的重要分支，第3版的编写团队汇聚相关领域的专家学者们，本着与时俱进、兼容并蓄的原则，在消化道肿瘤、功能性胃肠病、炎症性肠病、肝脏疾病等亚专科方面，将医学理论的内涵向深度延伸，将临床经验的外延向广度拓展，力求从学术观点启发学生思考，也从临床治疗方面引导和鼓励学生开展更加深入的研究。

当今时代，我国社会经济高速发展，医学领域也日新月异，各项新技术的研究和应用层出不穷。本次修订由一批各领域的精英者完成，进一步丰富和完善消化内科的相关内容。按照出版社的要求，本教材首先重在培养研究生的思考和实践能力。无论是临床实践的指导，还是科研思维的启发，我们都做了大量的探索和阐释。第3版中的每一章节都增加了回顾和展望，体现出消化病学领域的研究热点和发展趋势，以期研究生能够从宏观的视角看待消化系统疾病，不拘泥和满足于现状，从而不断地开拓创新。其次，研究生教材不同于5年制与8年制教材，编者尽可能地将消化病学领域的前沿进展加入教材中，以开阔研究生的眼界与思路。再有，本次修订增加了新的章节——胃肠道疾病与肠道菌群，这些增补和改写不仅反映了消化病学领域的最新进展，也使得教材更加充实和全面。

“潮平两岸阔，风正一帆悬”，如果广大研究生能在阅读学习的过程中，医学知识能够增加、诊疗思路有所拓展、实践能力切实提高、临床经验得以积累，就是对我们编者的最大肯定和褒奖。更希望广大研究生，用“只争朝夕，不负韶华”的精神和决心，为祖国医学事业，做出新的、更大的贡献。

精益求精的编写和一丝不苟的求证，是这次教材再版的质量保证。在此，我们由衷感谢第1版的主编胡品津教授和刘新光教授，他们领导和搭建了一支高水平的团队，感谢第2版的两位副主编厉有名教授和林菊生教授，他们为第3版的编写工作打下了很好的基础。相信本版教材在我和张澍田教授以及全体编委的共同努力下，不会辜负出版社和读者，希望能够成为精品教材。

尽管参编人员和出版社都付出了极大的努力，但毕竟我们存在自身的局限性，编写时间也很紧张，书中还会存在一定的瑕疵。衷心希望广大读者和同仁不吝赐教，以利我们改进和提高。

钱家鸣

2021年3月

目　录

第一篇　消化病学临床思维与决策

第一章　消化病学临床思维……………………… 3

第一节　临床思维概要 …………………… 3

第二节　消化病学临床思维特点 …………11

第三节　内科临床思维在消化疾病诊治中的应用 ……………………16

第四节　诊断思维错误示例 ………………20

第二章　消化病学临床决策……………………25

第一节　临床决策概要 ……………………25

第二节　消化病学临床决策要点 …………29

第三节　循证临床决策示例 ………………35

第三章　临床研究在消化系统疾病中的应用……………………………………42

第一节　临床研究方案设计 ………………42

第二节　消化系统临床研究对临床实践指导的示例和注意事项 …………56

第二篇　胃肠、胰腺疾病

第四章　胃食管反流病………………………………63

第一节　发病机制与临床分型 ……………63

第二节　诊断技术进展 ……………………68

第三节　诊疗策略选择 ……………………72

第四节　共识意见解读与认识过程 ………77

第五章　幽门螺杆菌感染与其相关疾病………81

第一节　国内外幽门螺杆菌感染处理共识的变迁 ……………………………81

第二节　根除幽门螺杆菌指征 ……………85

第三节　耐药问题及治疗药物选择 ………87

第六章　慢性胃炎………………………………………92

第一节　慢性胃炎分类的沿革——数十年的发展和探索 ………………………92

第二节　慢性胃炎治疗要点——看似简单又不简单 ……………………………95

第三节　慢性萎缩性胃炎癌变监测和预防——另一个战场 ………………98

第七章　胃癌…………………………………… 105

第一节　胃癌研究的历史回顾与前景 ………………………………… 105

第二节　病因学研究及预防策略 ……… 106

第三节　胃癌的诊断——问题与陷阱 … 109

第四节　早期胃癌 ……………………… 112

第八章　消化道出血与非甾体抗炎药所致胃肠损伤…………………………… 116

第一节　急性上消化道出血急诊诊治共识意见解读 …………………… 116

第二节　急性下消化道出血 …………… 122

第三节　非甾体抗炎药所致胃肠道损伤认识回顾和展望 ……………… 129

第四节　非甾体抗炎药所致胃肠损伤诊断、预防与治疗策略 ………… 134

第九章　炎症性肠病……………………………… 145

第一节　炎症性肠病诊断和治疗共识

意见变迁 …… 145
第二节 流行病学与发病机制 …… 147
第三节 诊断方法与困难 …… 153
第四节 传统治疗策略回头看 …… 160
第五节 生物制剂在炎症性肠病治疗中的应用前景 …… 167
第六节 炎症性肠病非药物治疗现状及前景 …… 169
第七节 多学科协作与良好的质量控制在炎症性肠病诊治中的意义 …… 172
第十章 结直肠癌的发生、早期诊断与筛查策略 …… 178
第一节 发病机制与流行病学情况变迁和思考 …… 178
第二节 肠道菌群与膳食纤维是影响结直肠肿瘤发生的环境因素 …… 180
第三节 结直肠癌的早期诊断方法及意义 …… 183
第四节 结直肠肿瘤的筛查——我国相关最新共识意见解读 …… 190
第十一章 功能性胃肠病 …… 199
第一节 功能性胃肠病认识与发展 …… 199
第二节 功能性胃肠病诊治原则与注意点 …… 205
第三节 罗马Ⅳ共识的要点解读 …… 215
第四节 如何识别和治疗功能性胃肠病的心理因素 …… 222
第十二章 胃肠道疾病与肠道菌群 …… 230
第一节 胃肠道中肠道菌群组成及功能概述 …… 230
第二节 肠道菌群与胃肠道疾病的关系 …… 234
第三节 针对胃肠道菌群治疗的研究进展与思考 …… 241
第十三章 胰腺疾病 …… 249
第一节 重症急性胰腺炎 …… 249
第二节 慢性胰腺炎 …… 255
第三节 胰腺癌 …… 263
第四节 胃肠胰神经内分泌肿瘤 …… 266
第五节 自身免疫性胰腺炎 …… 272

第三篇 肝脏疾病

第十四章 急性肝衰竭的管理与思考 …… 281
第一节 肝衰竭的分类及病因、预后 …… 281
第二节 肝衰竭内科综合治疗、人工肝支持及肝移植治疗 …… 286
第三节 肝衰竭干细胞移植研究进展 …… 290
第四节 肝衰竭的激素等传统治疗的再评价 …… 293
第十五章 病毒性肝炎的历史和治疗药物的选择 …… 299
第一节 病毒性肝炎的研究历史 …… 299
第二节 急性病毒性肝炎及慢性戊肝的治疗 …… 301
第三节 慢性乙型肝炎治疗的药物选择 …… 302
第四节 丙型肝炎治疗的药物选择 …… 306
第五节 问题与展望 …… 310
第十六章 酒精性肝病和非酒精性脂肪性肝病 …… 312
第一节 酒精性肝病防治指南解读 …… 312
第二节 酒精性肝病研究进展和思考 …… 316
第三节 非酒精性脂肪性肝病的流行病学研究 …… 319
第四节 非酒精性脂肪性肝病——从发病机制到临床实践 …… 322
第十七章 药物性肝损伤临床诊断的难点与认识 …… 329
第十八章 自身免疫性肝病的最新共识、进展与思考 …… 340
第一节 自身免疫性肝炎 …… 340
第二节 原发性胆汁性胆管炎 …… 342
第三节 原发性硬化性胆管炎 …… 344
第四节 免疫球蛋白 G4 相关硬化性胆管炎 …… 345

第十九章　胆汁淤积性疾病基础与临床研究进展 …… 351
第二十章　肝硬化 …… 362
第一节　肝纤维化与肝硬化——从发病机制到临床实践 …… 362
第二节　肝硬化门静脉高压食管胃底静脉曲张的内科治疗最新研究进展和共识 …… 368
第三节　经颈静脉肝内门体分流术在门静脉高压中的应用共识与展望 …… 374
第四节　肝硬化门静脉高压腹水及相关并发症诊治进展与共识 …… 379
第五节　肝性脑病诊治进展与共识 …… 385
第二十一章　原发性肝癌的最新指南与思考 …… 392

第四篇　消化内镜技术

第二十二章　消化内镜在消化疾病诊治中的应用 …… 409
第一节　消化内镜的发展史 …… 409
第二节　上消化道内镜在消化疾病诊治中的应用 …… 411
第三节　结肠镜在消化疾病诊治中的应用 …… 418
第二十三章　小肠内镜在小肠疾病诊治中的应用 …… 428
第一节　小肠内镜发展及前景 …… 428
第二节　小肠内镜在小肠疾病诊治中的作用和选择 …… 429
第二十四章　超声内镜在消化疾病诊治中的应用 …… 436
第一节　超声内镜发展历史、现状和展望 …… 436
第二节　超声内镜在胃肠道疾病诊断中的应用 …… 437
第三节　超声内镜在胰胆疾病的应用 …… 440
第四节　超声内镜介入技术 …… 443
第二十五章　内镜下逆行胰胆管造影术在消化疾病诊治中的应用 …… 449
第一节　内镜下逆行胰胆管造影术回顾、现状与展望 …… 449
第二节　内镜下逆行胰胆管造影术在胆道疾病中的临床应用 …… 453
第三节　内镜下逆行胰胆管造影术在胰腺疾病中的临床应用 …… 454
第二十六章　内镜新技术简介 …… 458
第一节　放大内镜 …… 458
第二节　色素内镜与电子染色 …… 461
第三节　共聚焦显微内镜 …… 472
第四节　磁控胶囊内镜研发及应用 …… 482
中英文名词对照索引 …… 490
登录中华临床影像库步骤 …… 505

第一篇　消化病学临床思维与决策

第一章　消化病学临床思维
第二章　消化病学临床决策
第三章　临床研究在消化系统疾病中的应用

第一章　消化病学临床思维

第一节　临床思维概要

【摘要】

信息资源的快速增长和方便可及，不会直接带来诊疗水平的提高。医生的临床思维能力仍然是医疗行为的核心环节，是保证医疗质量的关键。临床思维就是对疾病现象进行调查、分析、综合、判断、推理，以认识疾病的本质的一系列的思维活动。临床思维的培养必须在实践中进行，具体内容包括：①通过临床调查充分掌握第一手病情资料；②正确分析各项病情资料的诊断意义，理清脉络，分清主次；③在综合分析病情的基础上提出诊断假设；④动态观察病情变化以确立、修正或推翻诊断假设；⑤合理判断因果关联；⑥辨证对待临床工作的不确定性。

【学习要点】

1. 临床思维的定义和重要性。
2. 临床资料的分析和综合。
3. 动态观察病情变化的重要性。
4. 怎样判断临床现象之间的因果关联。
5. 如何处理医疗实践中的不确定性。

【思考题】

1. 为什么说通过临床调查取得第一手资料是诊断的关键？请用自己亲身经历过的一个病例加以说明。

2. 阐述贝叶斯定理的内容，以及对诊断工作的意义。

3. 临床常用的逻辑思维方法有哪些？试举例说明。

4. 危重疾病的临床思维方式与常规疾病有何异同？

5. 为什么说归纳法虽然不能保证结论正确，但却是人类获得新知识的必由之路？

20 世纪初，美国诗人，英美知识界领袖艾略特（T. S. Eliot）曾在名作《岩石》（*The Rock*）中感慨："知识掩盖了智慧，我们该去哪里寻找？信息淹没了知识，我们又在何处寻觅？（Where is the wisdom we have lost in knowledge? Where is the knowledge we have lost in information? ）"

事实上，临床医学也面临着同样的问题。当今是信息爆炸的时代，每年全世界刊登的生物医学论文超过 200 万篇，在任何一个医学领域，每天至少有 16 篇重要文献发表。网络上海量的医学信息可供自学者浏览。然而，信息量的快速增长和方便可及并不会直接带来诊疗水平的提高，也不会让临床工作更加轻松。绝大多数信息并没有经过严格的系统评价，其有效性和真实性堪忧。少数可信的研究虽然对我们有一定的借鉴意义，但其研究对象是高度选择的，结论的有效性是受限的，有的甚至是错误的。如何去芜存菁，发现、评价和应用高质量的研究证据，仍然需要医生的主观努力。进而言之，对各类临床信息（包括病史、体征、辅助检查及文献证据）的评估、分析、甄别和运用，并与千变万化的个体患者实际情况相结合，仍然有赖于医生的智慧。

无论外部情况如何变化，医生的思维和决策能力始终是诊疗活动的中心环节，是决定医疗质量的核心要素。正确应用临床思维（clinical reasoning）并结合患者的价值观和偏好，在复杂的、不确定的环境中做出明智和审慎的决定，为患者提供最佳服务，正是医生这一职业最令人自豪之处。当今医疗环境正在发生深刻变化，对医生的临床思维能力提出了更高的要求。例如，随着互联网对知识的快速传播，患者参与自身医疗决策的意愿和能力不断增强。医疗活动对先进技术的依赖加深，临床工作节奏不断加快。近年来，大数据、真实世界研究、转化医学、精准医学、人工智能等思潮方兴未艾，对医疗和教育都提出了新的课题。

无论外界环境如何变化，只有经过大量实践才能切实掌握临床思维，这一条准则不会过时。学习临床思维究竟难在何处？最大的困难在于，虽然教科书和文献提供了大量的知识，但这些只是一般性的疾病规律，由于个体患者的多样性，照搬书本知识是行不通的。就像德国哲学家莱布尼兹说的那样："世界上没有两片完全相同的树叶"，每个患者也都有其独一无二的特殊性。要想做出正确的诊断，除了掌握书本知识，更要在具体患者身上踏踏实实地工作，搜集信息，整理资料，评估异常发现的意义，做出初步诊断后还要进一步追踪随访，以验证或调整最初的判断。这种一例一例（case by case）的累进式的学习方法看似缓慢，但却能牢固掌握知识，是青年医生积累经验、培养才干的必由之路。很多医师都有这样的体会，自己亲身经历过特殊病例往往印象深刻，甚至多年后仍然在脑海中栩栩如生。

虽然没有捷径，但学习临床思维毕竟有章可循。掌握临床思维的一些主要原则并在实际工作中加以体会和印证，有助于青年医生更好、更快地成长。临床思维的丰富性难以穷尽，前辈医家对这一话题也多有论及，但仍有未尽之义，故笔者提出一些自己的心得体会，供青年学子参考。

一、临床思维的定义

什么是临床思维？我国现代医学先驱，内科学和消化病学的奠基人，北京协和医院消化科老主任张孝骞教授曾经说过："临床思维就是对疾病现象进行调查、分析、综合、判断、推理等一系列的思维活动，以认识疾病的本质。它既是重要的诊断方法，也适用于疾病的治疗。"这段话朴实无华，但内涵丰富，包括了临床思维的对象、内容、过程、目的和作用，语言简练，表述准确。虽然仅有短短几十个字，但要正确理解并在实践中自觉运用，却并不是件容易的事。

二、通过临床调查掌握第一手资料

一些病例之所以难以诊断，是因为疾病的本质尚未充分暴露。疾病的本质是该病的一般规律，存在于疾病现象的背后，而疾病的现象往往杂乱纷呈，变化多样，同一种疾病在不同的患者身上表现不同，即使同一个患者在病程的不同阶段也有各自的特点，这就增加了诊断的难度。为了透过现象看本质，医生首先必须全面、可靠地占有相关材料。在这一点上，医生诊断疾病与警察侦破案件有相似之处。警察勘查犯罪现场，进行法医检验，深入排查线索，为的是锁定犯罪嫌疑人；而医生通过病史采集、体格检查和辅助化验进行临床调查（clinical investigation），是为了确诊疾病。缺少有价值的线索，警察就难以破案；而临床调查的质量高低，对诊断也有极大的影响，其中尤以病史最为关键。

无论病情简单还是复杂，病史都是诊断思考的出发点，是构建诊断大厦的基石。约半数疾病依靠病史就可做出诊断，即使不能确诊，也会大大缩小鉴别诊断的范围，为后续工作指明方向。采集病史要花费较多的时间和精力，而且似乎没什么"技术含量"，殊不知，这才是诊断工作中难度最大、最见功力的环节。一份详略得当、分析精到的病史，不仅能够反映病情特点和变化趋势，而且通过不同症状和异常之间的组合，能够为疾病过程提供病理生理学的解释，这样的病史本身就具备了诊断价值。

经典著作 *Cope's Early Diagnosis of the Acute Abdomen* 的作者、急腹症诊断大师扎加利·考普教授（Sir Vincent Zachary Cope）（1881—1974 年）喜欢搬一把椅子坐在患者床尾，让患者暴露腹部，一边询问病史，一边仔细观察患者的表情、体位和腹部外观。这种床旁诊断方法，用他自己的话说，"能提供大量有价值的信息"。美国当代内科学大家、加州大学旧金山医学院（UCSF）的小劳伦斯·蒂尔尼教授（Lawrence M. Tierney, Jr.）也曾反复强调："对疑难疾病诊断最重要的是病史、病史、还是病史。"不同时代、不同领域的两位医学家均高度重视病史和体检的诊断价值，个中意味，令人深思。由此看来，在各种高新技术快速发展的今天，青年医生绝不能轻视病史和查体这些基本的临床工作。相反，应该加倍重视基本功的训练。忽视内科基本功，过度依赖辅助检查，不仅会影响医疗质量，对医学人才的培养也是有百害而无一利。

三、临床思维的逻辑推理

临床思维以概念、判断、推理为形式，通过分析、综合、比较、分类等方法，达到对疾病的深层次认识。与其他思维活动一样，临床思维不能违反逻辑规律。临床思维常用的逻辑推理方法有三种：演绎（deduction）、溯因（abduction）和归纳（induction）（表 1-1-1）。这三种推理方法，分别对应于临床资料的分析、综合和验证工作。

表 1-1-1　演绎、溯因和归纳推理的区别

	演绎推理	溯因推理	归纳推理
前提	袋子里所有小球都是白色的	袋子里所有小球都是白色的	这些小球是从袋子里拿出的
事实	这个小球来自袋子	这个小球是白色的	这些小球均为白色
结论	这个小球必定是白色的	这个小球是从袋子里拿出的	袋子里所有小球都是白色的

1. 应用演绎推理评价诊断线索　演绎推理是指根据普遍原理推出具体结论，这是一个从“一般”到“特殊”的过程。我们常说的对临床资料的“分析”，就是用病理生理学等一般性的理论，评估疾病特殊表现的诊断价值，属于演绎推理的范畴。

张孝骞教授曾说过：“分析就是对每一个症状、体征、实验结果，从解剖、生理和病理的角度加以解释和恰如其分的估价，并分清主次、抓住重点，从中抽出关键性的环节，作为初步拟诊的线索。”一个临床病例通常会有多个异常表现，这些异常表现就是诊断的线索，而各个线索的诊断价值有所不同。有些线索与诊断密切相关，非常重要；有的提示诊断的意义有限，故重要性次之；有的则与诊断无关，甚至会有误导作用。因此，为了发现最有助于建立诊断的“突破口”，就必须要用已有的一般原理（医学理论、疾病知识、医生经验等），对这些异常发现进行评价。

例如，一例腹主动脉夹层的患者发生急性剧烈腹痛。其腹痛起病急骤，呈撕裂样，疼痛程度迅速达峰并自上而下放射。该患者腹痛特点较为典型，诊断价值很大，因而是重要的；但若行腹部超声检查，可能会发现一些与疾病无关的其他征象，例如肠胀气、胆囊结石等，相对于腹主动脉夹层这样的严重病变，这些发现的意义就很小。腹主动脉夹层的患者血淀粉酶可有升高（可能与肠道缺血有关），有可能会误导经验不足的医生将其诊断为急性胰腺炎，这一异常指标反而会对诊断产生干扰。

可见，如同一块布料必须经过适当的剪裁，才能做出合身的衣服，患者丰富的临床表现也需要医生的评估、取舍和组织，才能反映病情本质，最大程度地发挥诊断效用。

2. 依靠溯因推理提出诊断假设　溯因推理是归纳推理的一种特殊形式，指推断现象表现背后的原因。这是诊断工作最常用的一种思维方式，即为一组疾病表现寻找最合理的解释（最可能的诊断）。

一旦临床资料的收集、整理和评估工作告一段落，下一步就要找到一个疾病，能够解释这些发现，这就是“分析”之后的“综合”。用张孝骞教授的话说，这就需要“将各临床表现综合贯穿起来，分类对比，寻求它们之间的内部联系。这时可能还要找一些新的资料，做一些必要的补充检查或重复性的检查，看能否勾画出一个贯穿主要临床表现的诊断实体。”

根据临床资料进行综合分析，通常有两种方式：

（1）一种是从单个异常入手，进行鉴别诊断，然后找出各条思路的共同点。例如，患者有甲、乙、丙三个重要的异常表现，可以从甲开始分析，找一个同时有乙和丙的病，再从丙分析，找一个兼有甲和乙的病，最终找到同时具有三项异常的一个疾病，作为最可能的诊断。

（2）另一种分析方式则一开始就把甲、乙、丙捆绑起来思考，寻找同时兼有这三项异常的几种可能疾病，在这一范围内进行鉴别诊断。

前一种分析方法思路比较宽泛，不易遗漏，但绕的圈子较大，适合处于学习阶段的年轻医生；后一种思维方式同时驾驭多条诊断线索，思维效率高，但需要较深厚的功底，资深医师使用较多。当然，上述两种区分不是绝对的，实际工作中这两种方法常常是互为补充，并行不悖。即使水平高超、经验丰富的医生，也会遇到自己不熟悉的临床

情况，这时会先使用第一种方法，待获得足够多的诊断线索后，再换用第二种思维方法。

在寻求诊断的过程中，按照逻辑学的概念可将诊断线索分为以下四类：①可能征；②必要征；③充足征；④否定征。疾病的多数临床表现属于可能征，即可能出现，也可能不出现，出现与否并不能直接肯定或排除诊断。但对于某些出现概率很高的临床表现来说，一旦不具备该表现，则有助于排除该病，称之为“必要征”。例如，结肠癌常有持续性少量出血，若多次检查粪便隐血阴性，则有利于排除该病。某些临床表现虽然出现率不高，但具有很高的诊断特异性，一旦出现则可以确定诊断，被称为“充足征”。例如腹腔积液培养出结核菌，则可以诊断结核性腹膜炎。“否定征”是指某一疾病极少出现的临床表现，一旦发生则意味着该病可能性很小。例如胰腺癌恶性程度很高，存活时间很少超过5年，如果一位患者病程已达10年，且一般情况良好，则不太可能是胰腺癌。

3. 借助归纳推理验证诊断假设 归纳是指从个别事实推论或验证普遍规律的思维方法，是一个从“特殊”到“一般”的过程。归纳推理得出的结论，必须继续经受事实的检验而不被推翻，否则就只能放弃。归纳法在科学研究工作中应用广泛，对于验证诊断假设也有较大的帮助。

做出初步诊断之后，并不意味着诊断工作的结束，毋宁说，这是下一阶段诊断工作的开始。“实践是检验真理的唯一标准”，诊断假设是否正确，也必须在临床实践中加以验证。在做出初步诊断并给予相应治疗后，需要继续观察病情变化。如果后续的病情发展在诊断假设的范围之内，则进一步支持该诊断；但如果病情走势难以用该病来解释，则往往提示假设不完善或不正确，需要修正甚至放弃。例如一例胰腺肿大、血IgG4升高的患者，疑诊自身免疫性胰腺炎，但应用糖皮质激素治疗后病情无好转。鉴于该病通常对激素反应良好，治疗无效则必须推敲原有诊断是否正确。

归纳法的主要用途是从个别知识提出一般性的理论。这一点在临床医学研究中体现得最为充分。即使经过系统评价形成的最佳研究证据，往往也只是来自高度选择的患者群体，这与真实的临床情境常相去甚远。因此，证据能否外推仍有赖于医生审慎的临床判断。例如，假设观察了1 000例结肠癌的患者，发现其中200例存活时间超过5年，据此可以推论结肠癌的5年存活率约为20%。然而，由于人群对象、医疗条件、肿瘤分期及基础疾病不同，我们的推论不一定能反映结肠癌的真实预后，也不能无条件地应用于所有患者。可见，归纳推理的结论是对其前提的超越，否则无法产生新的知识。即使前提正确，其结论也不一定无误。这一点与演绎推理不同，后者只要前提成立，则结论必然也成立。归纳推理是提出新理论，发现新规律，推动知识增长的必由途径。

四、临床思维的动态特征

人类认识事物必须要经过一个由浅入深、由片面到全面、由局部到整体的过程。越是复杂的事物，越难以一下子认识清楚。同样的道理，临床诊断往往也是逐步深入的。诚如张孝骞教授所言：“随着疾病的发展和矛盾的转化，诊断可以被证实、补充或推翻。这个认识不是一次完成的，它是一个反复的、动态的过程。”

疾病处于不断发展和变化的过程中，医生的思维也必须时时加以变化和调整，才能及时认清病情演变的趋势。有的疾病在病程初期，其典型特征尚未充分暴露，因此诊断有难度。例如早期胰腺癌仅有非特异性的上腹部不适，缺少黄疸、背痛、消瘦等晚期表现，很难发现。有的疾病在病程不同阶段矛盾会发生转化，须及时转变认识，针对矛盾的特殊性给予特异性处理。例如有的克罗恩病患者以回盲部溃疡起病，经激素和免疫抑制剂治疗后肠道病变好转，却发生肺部机会性感染，需要调整治疗用药。控制肺部感染后，原有肠道病变进展而发生狭窄，又需要手术治疗。因此，病情的动态演变要求医生的思维也要随之而变，刻舟求剑、故步自封显然是行不通的。

随着诊断工作的不断深入，每一项检查结果都会对我们的诊断思维产生影响。这里就不得不提到贝叶斯定理（Bayes theorem）了。托马斯·贝叶斯（Thomas Bayes）（1702—1761年）是一位英国牧师、数学家。他去世后，家人整理其手稿发现了一篇文章，名为《论机会游戏中的一个问题》（An Essay towards Solving a Problem in the Doctrine of Chances）。在这篇文章中，贝叶斯详细阐述了他的概率思想，后世称为“贝叶斯定理”。其应用于临床医学的意义在于，每个临床发现（诊断线索）都会影响我们对诊断概率的判读。贝叶斯定理的计算公式如下：

验前概率比 × 似然比 = 验后概率比

概率比 = 患病概率 /（1- 患病概率）

阳性似然比 = 敏感性 /（1- 特异性）

阴性似然比 =（1- 敏感性）/ 特异性

理解贝叶斯定理有一定难度，需要流行病学和概率论的基础知识，但我们可以借助一个事例进行通俗的解读。假设有一个孩子，他对太阳都从东方升起感到好奇，想知道是否每天都会如此。于是，他准备了一些白豆和黑豆，白豆代表太阳升起，黑豆代表太阳没有升起。在前一天夜里，因为不知道明天的情况，他认为太阳升起或不升起的概率均为 50%，故取出一颗白豆和一颗黑豆，作为基线资料（baseline data）。第二天，太阳照常升起了，他取出了第二枚白豆。第三天，太阳再次升起，他又取出了第三枚白豆。以此类推，白豆越来越多，而黑豆却始终只有一枚，表明相对于太阳不升起，太阳升起的概率越来越大。最后，随着白豆积累到一定数量，他终于有一定把握推测，明天太阳依旧会升起。这一例子同时也展示了归纳式思维的精髓和局限。其精髓在于，每次实验和观察都会改变我们对未来的判断。在本例中，每次观察太阳升起的结果都表现为白豆数量增加一颗，即太阳第二天仍会升起的概率增加了一点。通过不断积累资料并加以研究，可以得出某种规律，从而具备一定的信心来推测未来。从大量实验数据中提出科学猜想的原理也在于此。归纳式思维局限在于，即使我们积累了相当数量的资料，也只是过去经验的积累，在预测未来时并无绝对的把握，永远有可能存在例外。在上述例子中，即便太阳无数次升起过，我们也无法确定明天太阳是否一定仍会升起（无论白豆数量有多少，一颗黑豆始终存在）。

因此，根据贝叶斯定理多数情况下的诊断过程是这样的（图 1-1-1）：

（1）医生通过询问病史提出诊断假说。

（2）通过查体和辅助检查以验证或修改诊断假说。

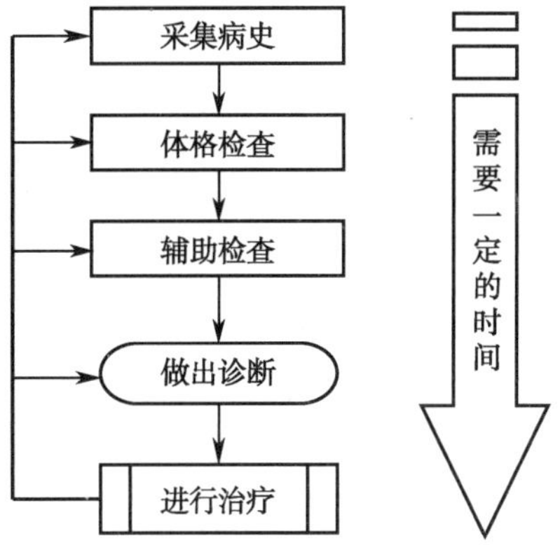

图 1-1-1　常见的临床诊断和治疗流程

（3）做出初步诊断。

（4）根据后续病情变化对初步诊断进行修正。

上述每一个步骤都是下一步骤的开始，而下一步骤又可以对上一步骤做出必要的修正。因此，随访患者的意义在于可以得到更多的，有可能改变原有诊断的信息，在此基础上更准确地判断病情。

上述诊断流程的优点是按部就班，不易遗漏，但缺点在于需要较多的时间，倘若遇上紧急情况，尤其是需要在短时间内迅速判断并干预的危重患者，这一模式就不再适用了。危重疾病的处置不仅要弄清原发病，更要及时发现并干预可能危及生命的急症，这样才能为后续治疗赢得宝贵时间。因此，面对危重患者常常是一边抢救复苏、一边搜集信息，一边做出初步判断，而后在抢救过程中再加以修正（图 1-1-2）。

五、因果关系判断

判断因果关系是临床思维的重要任务。诊断工作的本质就是在疾病本质和临床表现之间建立因果关联。除了诊断，预防和治疗疾病也时常需要判断不同现象之间是否存在因果关系。例如，一位因慢性疾病而服用多种药物的患者出现肝脏损伤，哪一个药物的“嫌疑”最大？在人群中推广结肠镜筛查，能够降低结直肠癌的发病率和死亡率吗？某患者接受一项治疗之后病情改善，疾病好转是治疗所致，还是因为该病原本就是自限性的？

建立与论证因果关系不仅对医学实践很重要，也是科学哲学的热点问题之一。限于篇幅，这里仅提出 5 条原则，供大家参考。感兴趣的读者可参阅相关专著。

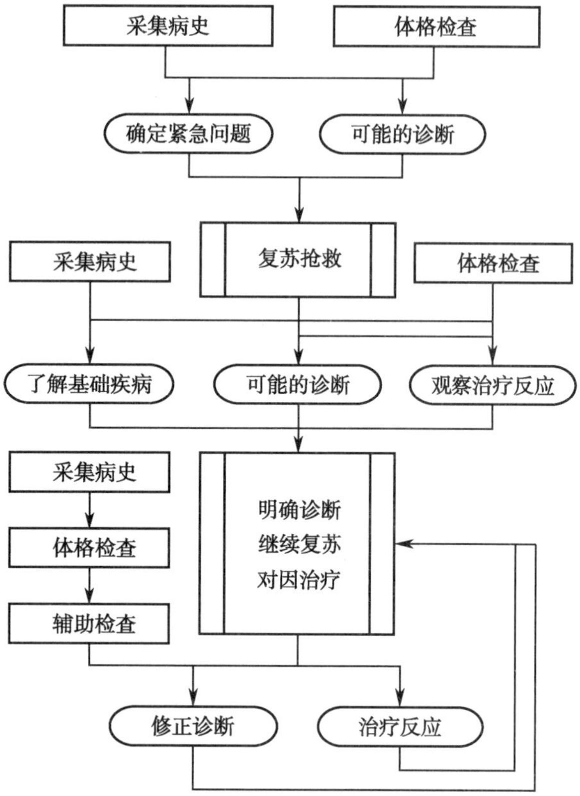

图 1-1-2 危重患者常用诊断和治疗流程

1. 先后原则 所谓先后原则，是指在时间上先有因，后有果。原因必然先于结果发生。在关于因果关系的各原则中，这一条最无疑议。例如：为了弄清药物的副作用，首先要排查的就是用药时间：那些在不良反应发生之后才加用的药物，显然不可能是副作用的原因。

2. 求同原则 如果某一临床现象在不同的患者身上出现，而这些患者中有一个特征是彼此都具备的，那么这一特征可能就是该临床现象的原因。其思维方式如下：

例子	因素	结果
1	ABCDE	e
2	ABC	e
3	ACE	e
4	ABD	e
5	ACD	e

结论：因素 A 可能是结果 e 的原因

例如，1988 年我国上海市暴发甲型肝炎，先后有 30 余万人被感染。在调查病因时，研究人员发现大多数患者均有食用毛蚶的病史。经过检验，最终证实被甲肝病毒污染的毛蚶是此次疫情的主要病因。

3. 求异原则 如果某现象在一个场合出现，而在另一个场合不出现，两个场合只有一个条件不同，则该条件就可能是这种现象的原因。其思维方式如下：

例子	因素	结果
1	ABCDE	e
2	BCDE	–

结论：因素 A 可能是结果 e 的原因

随机对照临床试验集中反映了“求异原则”。受试者被随机分入干预组和对照组，干预组给予某治疗而对照组给予安慰剂，两组之间其他特征均相似。若两组患者预后出现显著差异，则有理由推论该治疗（因素 A）可以改善患者预后（结果 e）。

4. 共变原则 如果某个因素发生一定程度的变化，而另一现象也随之发生一定程度的变化，则该因素与这一现象之间就可能存在因果关系。

例子	因素	结果
1	A1BC	e1
2	A2BC	e2
3	A3CE	e3

结论：因素 A 可能是结果 e 的原因

乙型肝炎病毒感染曾被怀疑为肝细胞癌的病因。大量研究表明，乙肝病毒拷贝数越高、病程越长，肝脏病变越严重，肝细胞癌的发病风险也越高。这些发现强有力地支持了乙肝病毒的致癌作用。

5. 剩余原则 已知某一现象是由复杂因素导致，如果把可能的因素一一加以排除，则剩下的无法排除的因素就可能是真正的原因。

结果 e 的可能原因是 A、B、C、D

B 不是 e 的原因

C 不是 e 的原因

D 不是 e 的原因

A 最可能是 e 的原因

约 10% 的急性胰腺炎病因不明，被称为“特发性急性胰腺炎”。必须排除胆石症、高脂血症、酒精、医源性因素（药物、手术、内镜操作）、感染、肿瘤、自身免疫病、遗传因素等诸多致病因素后，才能做出这一诊断。特发性不代表没有病因，只是说明该病因目前尚未得到认识。随着研究不断深入，所谓的特发性因素终究还是可以明确的。

需要指出的是，在实际临床工作中确定因果关联常有困难。原因是多方面的，包括：①疾病的个体差异性大，有些疾病本身就有自愈倾向，易误认为治疗有效；②疾病往往不是单个病因而是多个病因（例如肿瘤），仅针对某个病因进行治疗难以收效；③各病因之间可能还有错综复杂的联系（例如药物的相互作用）；④混杂因素的影响；⑤原因和结果之间不仅有必然联系，也有或然联系。因此，在确定因果关联时应持审慎态度，留有余地，不可过于武断。

六、临床医学的不确定性

临床医学是关于可能性的科学和艺术，不确定性是医疗工作的一大特征。由于诊断难以绝对准确，我们不可避免地会误诊、漏诊一部分患者。由于治疗不可能百分之百地有效，总会有一部分患者即使接受了正确的治疗，仍无法获得理想的结局。如何估计和处理这种不确定性，是医生专业素养的重要标志。

首先，医生应当和患者建立良好的关系，将诊疗活动可能面临的获益和风险据实相告，获得患方的理解和支持。

其次，医生需要统筹兼顾，通盘考虑。获益往往与风险相伴随，一般的规律是获益越大，所承担的风险也越大。是否下决心承担风险，取决于可能的获益。假设有一例急性上消化道出血的患者，医生给予抑酸剂和静脉补液一般不会犹豫，因为治疗风险很小，而获益相对明确；而是否要行急诊胃镜检查则需要权衡，原因在于这是有创性操作，本身有一定的风险；若保守和内镜治疗失败，出血无法控制而被迫需要手术治疗时，医生就必须考虑更多的因素，例如患者年龄、一般状况、有无手术禁忌、围术期可能出现的并发症有哪些等。

最后，不同的疾病的决策“阈值”也有所不同。例如，一例怀疑大叶性肺炎的患者，医生做出诊断后会迅速给予经验性抗生素治疗，原因在于该病治疗得当往往收效很快；即使诊断有误，患者接受的抗生素副作用也较小，用药相对安全。反之，如果是一个疑诊淋巴瘤的患者，医生在获得确凿的病理诊断之前，一般不会给予化疗或放疗，原因是该病预后不佳，且化疗和放疗的不良反应较多，必须明确诊断后方能实施。

医疗服务以患者为中心。随着社会和医学的不断发展，患者参与医疗的意愿和能力不断增强，医生主导的传统诊疗模式已难以适应时代的要求。医患共同决策（shared-decision making）逐渐成为临床决策的主流模式。2012年 *The New England Journal of Medicine*（《新英格兰医学杂志》）发表了题为“Shared decision making—The pinnacle of patient-centered care”的文章，开篇引用了从患者视角讲述的一句话：“Nothing about me without me”（如果没有我的参与，一切与我无关）。

七、临床思维箴言

最后，总结几条临床思维方面的经验，以飨读者。

1. 必须仔细询问病史，因为诊断往往就在其中（Listen to your patients, they will tell you the diagnosis） 无论是常见病还是疑难病，对诊断贡献最大的往往是病史。病史经常可以直接提示诊断，或至少决定后续检查的方向。不仅是现病史，既往史、个人史乃至月经婚育史对诊断都可能有很大帮助。以腹痛为例，既往腹部手术的患者发生肠梗阻，首先考虑肠粘连；长期从事冶金行业而反复剧烈腹痛者，需除外铅中毒；育龄期女性急性腹痛伴停经，应警惕宫外孕等。

2. 首先考虑常见病（Common things occur commonly） 西方有句谚语：If you hear hoof beats, do not think zebras（听见马蹄声，也别想斑马）。意即首先考虑常见病是诊断思维的原则。就发生概率而言，由高到低排列应当是：①常见病的常见表现；②常见病的罕见表现；③罕见病的常见表现；④罕见病的罕见表现。例如在我国，不明原因发热（FUO）最常见的病因为结核病，若结核病与另一罕见病（例如家族性地中海热）都能解释临床表现时，应优先考虑结核病。

3. 用一个疾病解释所有表现（Find one thing to explain everything） 上述原则亦称为奥卡姆剃刀（Occam's razor）。奥卡姆（William of Occam）是中世纪英国哲学家，他提出了“如无必要，勿增实体”的思维经济原则，其目的在于尽量减少人为的多余概念，使哲学理论更加简明清晰。有人形容该理论就像锋利的剃刀，将烦琐的经院哲学削得体无完肤，因此称之为“奥卡姆剃刀”。在临床实践中，我们也可借用这一思维原则，尽量用“一元论”来解释整体病情，毕竟同一个体患多种疾病的概率远小于一种疾病。但一元论不是绝对的，当一个疾病无法解释病情全貌时，必要时也需采纳二元论甚至多元论，尤其是老年人（基础疾病较多）、免疫抑制人群（易并发多种感染）和长期住院的患者（医源性疾病）。

4. 专科患者不一定患专科疾病（Diseases do not read textbooks） 患者就诊大多根据自己的症状，选择科室可能带有一定的盲目性。医生若不注重整体观念，鉴别诊断只从本科角度出发，则可能造成误诊。例如，因恶心呕吐就诊消化科的患者，所患疾病可能在其他系统，有些还是临床急症，需要快速识别和处理，如青光眼、脑卒中、心肌梗死、酮症酸中毒、肾上腺危象等。可见，有时医生需要突破思维定式，扩大知识面，才能提高诊断水平。

5. 不轻易结束诊断思考（Do not close diagnostic reasoning prematurely） 卡尔·波普尔（Karl Popper）曾说过：“科学命题的根本特征在于能够被证明是错误的”，强调的正是人类认识的相对性。患者的疾病是客观的，而医生的诊断是主观的。要让主观认识符合客观实际，医生就必须有否定自己的勇气。疾病是一个动态演变的过程，即使初始诊断无误，也只能反映疾病某一阶段的情况。病情新的变化，可能促使医生修正、更改、甚至完全推翻原有判断。对原有诊断保持一定程度的怀疑，不轻易下最后结论，为后续思考留有余地，都是这一原则的体现。例如，一例腹痛和血淀粉酶升高的老年人被诊断急性胰腺炎，经保守治疗后好转，但该患者并无胆石症或饮食不当等急性胰腺炎常见诱因，经治医师并没有因为病情好转而放弃进一步的探究。经过随访观察，发现胰腺周围渗出逐渐吸收，但胰头部却发现一个1.5cm占位，进一步检查证实为胰腺癌。由于诊断及时，胰腺癌尚未发生转移，术后5年患者依然存活。

6. 不为表面现象所迷惑（Even if it looks, sounds and walks like a duck, it may not be a duck） 类比是一种重要的临床思维方法。将患者的临床表现与已知疾病进行比较，根据相似程度判断诊断概率，是常用的诊断方法。然而，很多疾病的临床表现都有一定的相似性，鉴别诊断不仅要“异中求同”，更要学会“同中求异”，能从复杂纷乱的表现中抓到要害，理出头绪。何谓病情的“要害”？一般而言，表现相对突出、持续存在、有规律可循的，常为疾病的重要表现，需要认真看待。例如一位住院患者长时间发热，按感染治疗无效。通过仔细观察，医生发现患者发热很有特点：上午多无症状，体温总是在下午升高，发热时一般情况好，可以读书看报，因此怀疑为“药物热”，果断停用了所有抗生素，次日患者即热退。这一病例说明，同样是发热，有的医生只看到了表面现象，想当然地认为是感染，却没有进行更深层次的分析，从而错过了正确诊断的机会。

7. 需要治疗的是患者，不是数字（We treat patients, not numbers） 随着临床医学的发展，用于评估病情的定量指标日益增多，但这些指标并不是患者-重要结局（patient-important outcome）。患者的感受是第一位的。这不仅涉及人文关怀，就医疗本身而言，患者的症状、主观感受依然有不可替代的重要价值。例如急性胰腺炎患者何时可以恢复进食，并不取决于血淀粉酶何时降至正常，而是要看腹痛症状是否缓解，腹部压痛是否消失。反之，盲目追求检查数值好转，而忽视病情的整体趋势变化，却可能对患者造成不良影响。例如，肝硬化合并腹腔积液的患者若过度利尿，虽可减少腹水产生，但却可能造成肝性脑病或肝肾综合征等不良后果。可见，时刻要以患者为中心，综合判断病情变化，才能不背离临床医学的本质。

以上介绍了临床思维几个方面的内容，包括：临床思维的定义；病情资料的分析、综合与验证；动态观察病情变化的重要性；疾病现象之间因果关联的判断；医疗实践不确定性的处理方法。临床思维的内涵与外延都非常广阔，限于篇幅，这里只能给予扼要叙述，难免挂一漏万。患者是我们最好的老师，作为医生战胜疾病的重要武器，临床思维最终还是要在医疗实践中打磨和提高。书山有路，医海无涯，希望青年医生们树立正确的学习态度，在工作中不断提高和成长，为患者提供最佳医疗服务。

（吴 东 钱家鸣）

第二节　消化病学临床思维特点

【摘要】

消化疾病涵盖广、病种丰富、疑难病例相对较多。消化病学临床思维既有内科思维的一般规律,也有自身的特点。对于年轻医师来说,应当注重内科基本功培养,正确看待和选择辅助检查手段,并熟练掌握及运用病理生理学知识,才能胜任千变万化的临床工作。遇到临床难题时,学会检索医学数据库可提高诊断能力。培养周密的思维习惯,通过良好的医患沟通赢得患者信任,借助多学科协作的共同力量,有助于成功诊治疑难病例。

【学习要点】

1. 消化疾病临床思维需注意的几个方面。

2. 诊治消化系统疑难疾病的有效方法。

【思考题】

1. 为什么说消化科医师要培养内科基本功?请结合自身临床实践举例说明。

2. 应用本节介绍的方法,举出一个自己经历过的困难病例,分析其诊治过程。

在内科的各分支学科中,消化系统疾病发病率高,疾病负担重,而且病种丰富、疑难罕见病多,与其他专科常有交叉。消化病学临床思维既有内科思维的一般规律,又有自身的特殊之处。对于青年医生来说,以下几点值得关注。

一、打下扎实的内科基本功

由于临床和基础研究快速向纵深发展,医学信息量呈指数级增长,高度的专科化成为临床医学的主流趋势。细分医学专业有助于提高特定疾病的诊疗质量,但过早划分专科、过分强调专科化却容易造成专科医生知识面狭窄,缺乏全面、系统的临床思维,使得各专科横向沟通变得困难,对医学人才培养也有一定的消极影响。不仅如此,随着生活环境改变和老龄化社会到来,人类疾病谱发生了很大变化。肿瘤及代谢性疾病等具有综合性、复杂性、累及多系统的疾病逐渐增多。与此相适应,消化病学必须强调局部与整体的辨证统一。对于尚在成长的青年医师而言,要想熟练掌握本专业的诊治技术,不仅需要掌握消化专科的相关知识、理论和方法,还要具备扎实的内科基本功,才能在复杂多变的临床环境中应付自如。

仅以肝功能这一常见的消化科检验项目为例,就足以显示内科基本功的重要性。事实上,虽名为"肝"功能,但该检查所反映的人体异常却远远超过了肝脏的范畴。例如:①谷草转氨酶(AST)升高不仅见于肝脏疾病,还可见于横纹肌溶解、多发性肌炎、急性心肌梗死等肌肉病变;②碱性磷酸酶(ALP)升高可能继发于肝炎、肝硬化和胆汁淤积性肝病,还可见于骨骼疾病,例如骨软化、佝偻病、甲状旁腺功能亢进、骨转移癌等,部分青少年的血碱性磷酸酶本身就高于成人;③乳酸脱氢酶(LDH)广泛存在于体内各器官,LDH 升高不仅见于肝脏受损,还可能发生于肺栓塞、脑卒中、休克、肿瘤等多种疾病;④肝硬化等终末期肝病可造成血白蛋白下降,但血白蛋白下降并不是肝硬化的"专利",人体白蛋白水平受多种因素影响,除了肝脏合成能力下降外,营养摄入不足、机体消耗增加(慢性感染、恶性肿瘤等)、体外丢失过多(肾病综合征、失蛋白肠病等)均可造成血白蛋白减低;⑤最后再说说黄疸,以结合型胆红素升高为主的黄疸可能是肝细胞或肝内小胆管受损造成的肝内淤胆,也可能是胆总管结石、胰头癌等肝外病变造成的梗阻性黄疸,还可能是休克、中毒、胃肠外营养、移植物抗宿主病等系统性疾病引起;以非结合型胆红素升高为主的黄疸,最常见于 Gilbert 综合征和血液疾病(溶血性贫血、无效造血等),还可能是药物、心力衰竭、甲状腺功能亢进等其他疾病所致。

二、综合运用物理诊断与辅助检查

消化科的辅助检查手段可谓丰富。影像和内镜技术的快速发展,已经能够直观呈现消化系统各器官,临床上胃肠道已无"盲区"可言。但这并不意味着辅助检查就能够解决所有临床问题。作为临床基本功,采集病史和体格检查对于诊断的重要价值,是永远不会过时的。物理诊断的优势在于花费低廉,便捷迅速,可以随时重复,有利于及时发现病情变化。物理诊断还要求医师直接来到床旁,完整地采集病史,仔细查体。这使医生有更多的时间与患者相处，患者能感受到医生关心其疾苦，非常有利于密切医患关系。物理诊断对外部条件要求不高，是其另一优势。我国经济发展不均衡，仍有不少地区卫生投入不足，医疗设施匮乏，多数患者经济承受能力有限，医生娴熟的物理诊断技能就更凸显其优越性。

物理诊断的劣势在于可重复性不强，准确性和敏感性有时不及辅助检查，同时不能完全避免主观因素，这些恰恰是辅助检查的优势。辅助检查可靠性较强，更加精确，能够更早地发现病变。影像、内镜和分子生物学检查手段已经成为重要的诊断依据。某些疾病几乎只能依靠辅助检查才能做出确切诊断，例如恶性肿瘤、病毒性肝炎、炎症性肠病、某些消化道遗传性疾病等。

辅助检查的缺点也很明显，首先是价格昂贵。我国卫生系统长期投入不足，欠账较多，医疗费用已成为社会普遍关注、影响国计民生的重大问题。当前医患关系紧张，医疗环境恶化，不少医生为了保护自己而实施“防御性医疗（defensive medicine）”，表现为“撒大网”，尽量多地做各种检查，以减轻自己的医疗责任。过度应用辅助检查，助长了医疗费用的上涨。其次，虽然辅助检查的结果相对客观，但也不能完全避免主观性。因为即使检查技术是客观的，仍然需要医生判读结果，不同的人对结果的解释不可能完全一致。例如一处胃黏膜病变，初学者可能对其熟视无睹，而经验丰富内镜医师却可以直接诊断早期胃癌，并准确判断病变范围和浸润深度。即使被誉为“金标准”的病理诊断，与医生的经验水平也有直接的关系，一例胃印戒细胞癌的病理切片，经验不足的病理医生可能会将黏膜下层的印戒细胞误认为普通的淋巴细胞而漏诊，而能力较强且观察细致的病理医生就可以做出正确诊断。最后，某些辅助检查有一定的侵入性和损伤性，如果应用不当，反而可能导致医源性损害。例如放射检查有一定的辐射量，造影剂造成过敏和肾功能受损，内镜操作导致胃肠穿孔和出血等。

可见，物理诊断和辅助检查是相互依赖，互为补充的关系。辅助检查较多是消化疾病诊疗的一大优势，但要节约医疗资源，善加利用，才能发挥其最大效应。只有在物理诊断的基础上有选择地进行辅助检查，凭借高新技术成果来弥补临床医生感官的自然局限，才能保证临床诊断的精确性。

三、熟练掌握并应用病理生理知识

人体消化和吸收的生理功能较为复杂，消化道还是全身最大的免疫和内分泌器官，因此消化疾病不可避免地要与全身其他系统（呼吸、循环、血液、免疫、内分泌）发生密切的关联。必须掌握病理状态下各脏器之间的关系以及对全身状态的影响，才能在临床工作中准确判断，正确处置。

以肝硬化为例，理解肝硬化的各种并发症就离不开病理生理学的知识。譬如肝硬化腹水，其产生机制至少有四种可能：①门静脉高压；②低白蛋白血症；③肾素－血管紧张素－醛固酮系统激活；④腹腔淋巴回流障碍。只有深入理解肝硬化腹水的发生机制，才能正确运用抽腹水、补充白蛋白、利尿等综合治疗手段控制腹水产生。在治疗腹水的过程中如何监测疗效，同时避免副作用（电解质紊乱、肝性脑病、肾功能不全），也需要病理生理学知识的指导。

肝硬化的患者若出现肝性脑病，除了乳果糖灌肠、营养支持及对症治疗外，及时发现并去除诱因十分重要。肝性脑病的诱因有哪些？运用肝脏疾病的有关病理生理知识进行思考，不难想到以下可能：①便秘；②消化道出血；③水电解质紊乱，尤其是大量放腹水或利尿后造成的容量不足、低钾血症和低钠血症；④蛋白质摄入过多；⑤感染，特别是自发性腹膜炎；⑥手术、输血、外伤、酗酒等其他因素。尽快识别并纠正上述诱因，是处理肝性脑病的关键。

四、借助网络资源，提高诊断能力

利用循证医学手段，查找、评价并应用高质量的临床研究结论，可以提高临床决策的质量，这一点将在第二章第三节予以介绍，此处仅简述信息资源对疑难消化疾病的诊断价值。在临床工作中遇到诊断困境时，可以抓住患者突出的疾病特点，充分利用信息工具检索文献，有助于建立诊断。例如，北京协和医院消化科曾收治一例顽固性胃轻瘫合并脑白质病变的年轻患者，病情进行性加重，治疗反应差，却始终诊断不明。由于常规诊疗思路无法解决诊断难题，于是考虑是否为临床不熟悉的罕见病。

为求诊断，遂以“假性肠梗阻（ileus）”和“脑白质病（leukoencephalopathy）”作为主题词检索PubMed数据库，发现一种罕见疾病“线粒体神经胃肠脑肌病（mitochondrial neurogastrointestinal encephalomyopathy，MNGIE）”能满意地解释全部临床表现。该病是一种常染色体隐性遗传疾病，致病突变位于22q13.32脱氧胸腺嘧啶核苷磷酸化酶（*TYMP*）基因。*TYMP*基因编码胸苷磷酸化酶（TP），能催化胸苷磷酸化或脱氧尿苷向胸腺嘧啶或尿嘧啶的转变，在核苷酸救助通路中起着重要作用。*TYMP*基因突变后TP失活，进而造成线粒体结构或功能异常，引起细胞呼吸链及能量代谢障碍，主要累及脑和横纹肌，表现为胃肠动力障碍、恶病质、进行性眼外肌麻痹、周围神经病及脑白质病。

除临床表现符合外，该患者父母为近亲结婚，更加支持遗传病的诊断假设。在其他科室（神经科、眼科、放射科、营养科等）的支持下，针对性地开展相关检查，发现患者确有高乳酸血症、眼外肌麻痹、肌肉萎缩和周围神经病，均系MNGIE的典型表现。最终通过基因检测，证实该患者*TYMP*基因存在c.217G>A的纯合突变，而患者父亲、母亲及姐姐均为该突变杂合子。回顾诊断经过，该患者最终得以确诊，首先应归功于通过文献获得正确的诊断线索。可见，在信息时代善于利用网络资源，对疑难罕见病例的诊断极有帮助。

五、消化病学临床思维实例剖析

下面将通过北京协和医院消化科的一个实际病例，对消化病学临床思维的特点加以剖析。

病历摘要（第一部分）：患者，女，32岁，因“气短、乏力9个月，加重伴双下肢水肿5个月”于2010年10月25日收入北京协和医院消化科。患者于2010年1月起气短、乏力，活动耐力下降，伴耳鸣、脱发。5月起双下肢对称性水肿，严重时蔓延至大腿，晨轻暮重，休息后减轻。自觉大便颜色加深，排便次数及性状无变化。尿量及尿色无异常变化。可平卧，无夜间呼吸困难，无咳嗽、咳痰、咯血，无腹痛、恶心、呕吐、腹泻。体重变化不大。无偏食，月经量中等。既往体健。

1. 第一次临床分析——主要临床问题在哪个系统 气短、乏力并非特异性症状，可见于慢性充血性心衰、呼吸功能不全、贫血以及内分泌代谢异常等多种疾病。患者水肿严重，且为对称性，应考虑全身疾病。按器官来分类，水肿病因可大致分为肝源性、肾源性以及心源性。本例既往无基础疾病，呼吸困难不符合充血性心衰或肺部病变的表现，难以用此解释病情。水肿特点也不似肾脏疾病，排尿无异常，需查尿蛋白及肾功能方能明确。耳鸣和脱发是缺铁性贫血的常见症状，该病也可引起气短。

病历摘要（第二部分）：入院查体：生命体征平稳。发育正常，体型较瘦（BMI 18.1），皮肤黏膜苍白。全身浅表淋巴结未及肿大。心肺（-）。腹平软，无压痛，肝脾肋下未及。移动性浊音（-）。双下肢中度可凹性水肿。

2. 第二次临床分析——发现贫血并考虑病因 本例既往无慢性肝病史，体检无肝硬化表现，考虑肝源性水肿可能性小。体检提示贫血。育龄期女性缺铁性贫血发病率较高，多与铁摄入减少或月经量过多有关，本例与此不符。病史提到大便颜色加深，贫血病因需警惕消化道出血，但贫血不易解释如此严重的水肿。

病历摘要（第三部分）：血常规WBC $8.45\times10^9/L$，中性0.61，淋巴0.31，血红蛋白（Hb）72g/L（小细胞低色素贫血），PLT $542\times10^9/L$。大便常规及苏丹Ⅲ染色（-），潜血持续（+）。尿常规（-）。24小时尿蛋白定量0.05g。肝肾功TP 45g/L，Alb 21g/L，余正常。凝血时间及纤维蛋白原均正常。血清铁及骨髓穿刺：符合缺铁性贫血。乙肝五项、丙肝及HIV抗体（-）。

3. 第三次临床分析——贫血及低白蛋白血症的病因 本例缺铁性贫血明确，血小板明显升高可能是骨髓增生活跃的表现。结合粪便潜血阳性，考虑慢性消化道失血所致。同时存在严重的低白蛋白血症，似乎也可以解释水肿。问题在于如何将两者联系起来？从病理生理机制来分析，低白蛋白血症的原因有：①摄入不足；②合成减少（见于慢性肝病）；③消耗增加（包括炎症、肿瘤、甲亢等）；④丢失过多。从病史来看，患者进食尚可，无慢性肝病证据，凝血功能完好，亦无发热等高代谢表现，因此白蛋白下降的原因应重点怀疑丢失过多。人体内白蛋白丢失的途径主要有两个：肾脏和消化道。本例尿蛋白阴性，肾功能正常,无肾脏病变证据,因此需考虑失蛋白肠病,即某种胃肠道病变造成慢性失血和白蛋白丢失。

病历摘要(第四部分):红细胞沉降率 2mm/h,C 反应蛋白(CRP)12mg/L。抗核抗体(ANA)、抗可提取核抗原(ENA)抗体、抗双链 DNA(ds-DNA)抗体、抗中性粒细胞胞质抗体(ANCA)、抗酿酒酵母细胞抗体(ASCA)、抗麦胶蛋白抗体、补体及免疫球蛋白均(-)。癌胚抗原(CEA)、糖类抗原 19-9(CA19-9)及糖类抗原 125(CA125)均正常。心脏超声和胸片未见异常。小肠造影:小肠黏膜稍增粗。腹部 CT 及小肠重建:肠系膜根部多发肿大淋巴结,盆腔小肠局部肠壁稍增厚(图 1-2-1)。胃镜:慢性浅表性胃炎,胃及十二指肠黏膜轻度水肿。活检:胃窦及十二指肠降部黏膜慢性炎。结肠镜未见异常。

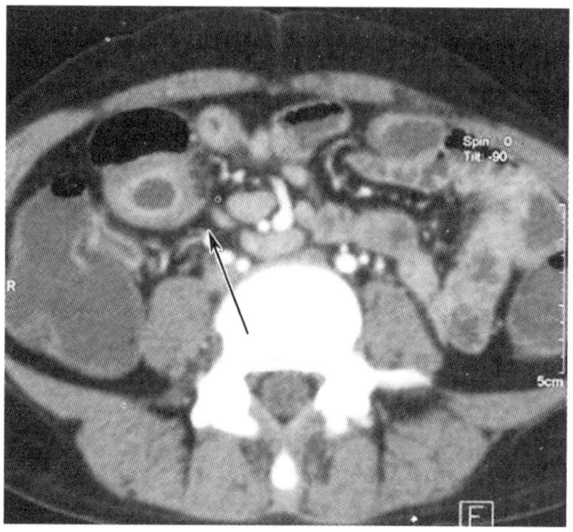

图 1-2-1 部分盆腔小肠肠壁增厚

4. 第四次临床分析——将病变部位锁定在小肠 目前检查未发现胃和大肠有明显异常,因此下一步检查重点应放在小肠,尤其应仔细观察小肠黏膜。本例炎症指标不高,肿瘤标记物和自身抗体筛查均阴性,小肠病变性质为何尚无线索。小肠的常用检查手段有两种:小肠镜和胶囊内镜。其中小肠镜可取黏膜活检,但系侵入性检查,需全身麻醉方能实施,而本例白蛋白低,贫血,一般情况弱,检查风险较高。胶囊内镜简单无创,可观察全部小肠黏膜,有利于病变定位和初步定性。该检查最主要的并发症是胶囊滞留,但本例临床表现及检查结果均未发现肠梗阻证据,无检查禁忌,适合选用。

病历摘要(第五部分):与患者沟通后,决定行胶囊内镜检查。2010 年 11 月 9 日行胶囊内镜:食管、胃未见异常,胶囊内镜进入回肠后可见回肠黏膜间断巨大浅溃疡及白色炎性渗出(图 1-2-2),有时可见胶囊在肠内短暂潴留,勉强通过。最后胶囊内镜仍在回肠,未进入大肠。检查结束后 1 周仍未见胶囊内镜排出,腹部平片证实胶囊滞留于第 6 组小肠。患者无腹痛、腹胀等不适,余病情同前。尝试用结肠镜取出胶囊内镜,进入末段回肠约 30cm,未能发现。患者表示暂不接受手术。

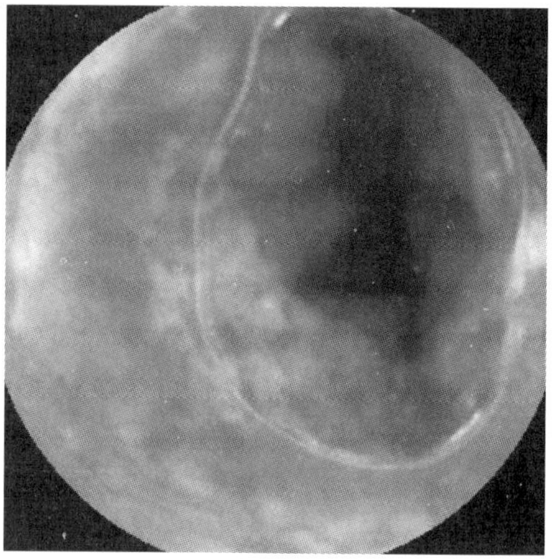

图 1-2-2 胶囊内镜见小肠黏膜溃疡及渗出

5. 第五次临床分析——小肠病变分析及胶囊滞留的处理 胶囊内镜发现小肠黏膜确有病变,为节段性分布的溃疡,病变形态类似克罗恩病(CD)。文献也曾有 CD 造成蛋白丢失性肠病的报道,且溃疡形态与本例相似。因此 CD 确实需要考虑。但仔细分析后又发现,本例也有不符合 CD 之处。例如,消化道出血为 CD 活动表现,但本例炎症指标并未升高,同时也没有肠腔狭窄、肠瘘等 CD 其他常见表现。因此,本例虽然不能排除 CD,但还远不是最终诊断,尚需进一步观察。

胶囊内镜虽属无创性检查,但在少数患者会发生滞留,发生率为 1%~5%。即使检查前并无肠腔狭窄的表现,仍有个别患者发生滞留,本例即是如此。从小肠黏膜病变性质来看,推测胶囊滞留的原因应是肠腔狭窄。此种情况下有三种选择:①保守治疗观察;②尝试用小肠镜取出胶囊;③开腹手术。小肠镜操作风险高,且由于肠腔狭窄,能否成功取出胶囊无把握。开腹手术能取出胶囊,还可切除病变肠段，有利诊断，但患者明确拒绝手术，目前亦无急诊手术指征。考虑到小肠黏膜存在炎性病变，临床没有感染（例如结核）的证据，同时尊重患者的意愿，最终决定先按 CD 给予试验性治疗，若能收效，不仅病情有望缓解，且病变肠段炎症水肿好转，肠腔狭窄有望减轻，胶囊仍有可能自行排出。若届时仍未排出，则考虑手术治疗。患者对这一方案表示认可。

病历摘要（第六部分）：2010 年 11 月 16 日加用泼尼松 40mg 1 次 /d 及美沙拉嗪 1g 3 次 /d。Hb 回升至 80g/L，ALB 升至 25g/L，要求出院随诊。但出院 1 个月后 Hb 再次下降至 65g/L，ALB 20g/L。出现脐周绞痛，进食后加重，便中有时带鲜血。腹平片：胶囊仍滞留于回肠。经过充分沟通，患者终于同意手术。2011 年 2 月 17 日行剖腹探查术。术中见距回盲瓣 1m 至 50cm 处小肠间断多发增厚充血病变，胶囊内镜嵌顿于中间一处狭窄病变上方，位于末段回肠（图 1-2-3）。余小肠未见异常。遂切除 50cm 病变回肠，回肠断端吻合，吻合口距回盲部 50cm。手术顺利。台下检查手术标本，见胶囊嵌顿处肠腔严重狭窄，小指不能通过（图 1-2-4）。术后病理：病变肠段可见多发浅溃疡，深度不超过黏膜下层，伴肠腔狭窄，最终确诊为“隐源性多灶性溃疡性狭窄性小肠炎（cryptogenic multifocal ulcerous stenosing enteritis，CMUSE）”。术后患者恢复顺利，泼尼松从 20mg 1 次 /d 起缓慢减量，水肿减轻，腹痛消失，排黄色成形软便。术后 2 个月后电话随访，Hb 117g/L，ALB 41g/L，已恢复正常工作。

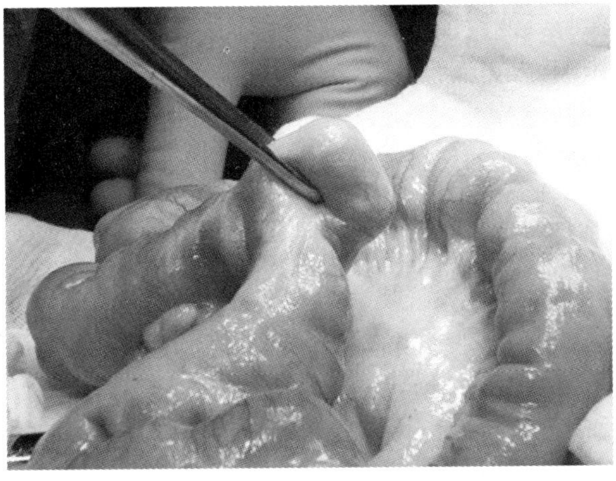

图 1-2-3　术中见小肠多发节段充血、水肿、肠壁增厚。手术镊钳夹处为滞留的胶囊内径

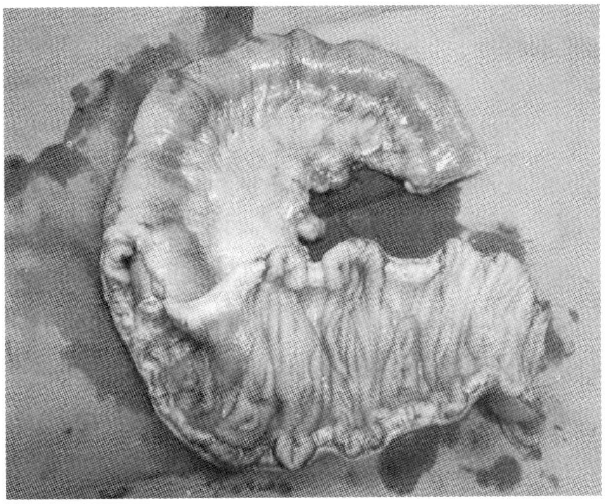

图 1-2-4　手术切除肠段肠腔狭窄，胶囊不能通过

6. 第六次临床分析——确诊及后续治疗　经糖皮质激素和美沙拉嗪治疗后，病情一度好转，但旋即再度加重，且出现肠梗阻症状，出血量也较前增多，已有明确的手术指征，手术也有助于明确诊断。术前临床诊断考虑 CD 可能性大，但手术切除肠段的病理特征与 CD 的全层炎和裂隙样溃疡完全不同，提示为一种新的小肠炎性疾病。结合患者临床表现，通过检索文献及临床 - 病理讨论会（clinical pathological conference，CPC），最终确诊为有别于 CD 的另一种小肠疾病——CMUSE。

CMUSE 是一种较为罕见的小肠疾病，最早由 Debray 在 1964 年报道，迄今全世界报告不超过 200 例。该病病因尚未明确，但可能是一种自身免疫性疾病。其诊断标准为：①不明原因的小肠狭窄和梗阻；②病理显示黏膜层和黏膜下层的浅表溃疡（图 1-2-5）；③慢性病程，反复发作，尤其术后易复发；④红细胞沉降率和 C 反应蛋白等炎症指标正常；⑤糖皮质激素治疗有效。

几乎所有患者均有慢性消化道出血，易造成缺铁性贫血。个别病例也可经肠道丢失蛋白而引起低白蛋白血症。CMUSE 各溃疡之间的肠黏膜正常，因此可出现类似 CD 的节段性和跳跃性狭窄改变，狭窄近端肠腔可明显扩张。病灶孤立的 CMUSE 病例，消化道造影和术中所见均酷似小肠恶性肿瘤。与 CD 不同的是，CMUSE 的溃疡表浅，只累及黏膜层和黏膜下层，不会出现 CD 的全层炎和裂隙样溃疡，因此一般不会出现肠穿孔或肠瘘，也很少发生致命性大出血。CMUSE 的炎

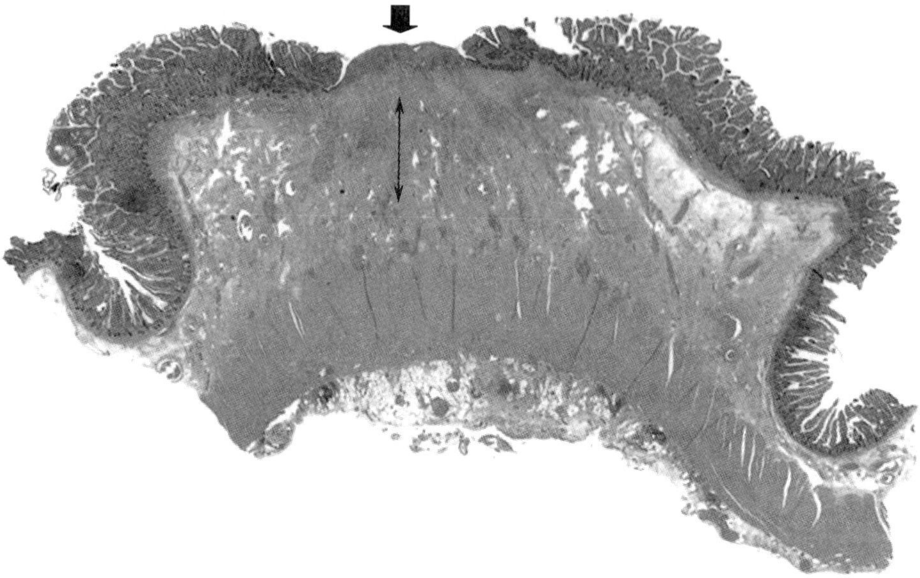

图 1-2-5 手术切除小肠标本可见一浅溃疡（粗箭），深度不超过黏膜下层（细箭）

症指标多正常，肠梗阻处于急性期时可轻度升高，是与 CD 的另一鉴别点（本例即是如此）。由于溃疡处纤维组织增生、牵拉以及黏膜肌层增厚，可造成溃疡附近的肠腔挛缩、狭窄，因此多数病例均有不同程度的肠梗阻表现，出现腹胀、腹痛、呕吐等。本例最初即有肠腔狭窄，但并未出现肠梗阻，直至胶囊内镜滞留方才显现。事实上，正是胶囊内镜的嵌顿，才帮助指示了病变部位，经保守治疗无效后决定手术，最终得以确诊。

CMUSE 对糖皮质激素有效，但由于病例数过少，剂量和疗程尚无统一意见。该病术后有复发倾向，因此需密切随访。少数糖皮质激素效果欠佳者可应用免疫抑制剂治疗。对于肠腔狭窄而又不宜手术的患者，小肠镜下球囊扩张治疗亦有报道，但远期效果尚有待于进一步观察。

总结和点评：本例是一罕见的小肠炎性疾病，易与克罗恩病混淆。小肠曾经是消化科医生的相对“盲区”，但随着检查手段的进步，我们对小肠病变的认识正越来越深入。某些检查方法例如胶囊内镜虽然理论上无创，但也有发生并发症的可能，在选择时需充分权衡利弊。面对疑难病例，必须善于分析异常结果，同时保持开阔的诊断思维，与患者充分沟通，多学科密切协作，必要时结合相关文献，才能解决诊断难题，改善患者预后。

（吴 东 钱家鸣）

第三节 内科临床思维在消化疾病诊治中的应用

【摘要】

临床思维是医生诊治疾病的基本武器。临床思维能力的强弱，常常决定了医生业务水平的高低。无论医学技术如何发达，检查设备怎样先进，均不能代替临床思维的重要性。消化系统与其他器官有密切的关联，要以整体的观点来看待和分析消化系统疾病，强调综合的内科思维。一方面，消化系统异常可导致其他器官疾病，其临床表现也可出现在胃肠外的其他脏器；另一方面，全身其他器官的疾病也可能对消化系统产生显著影响。消化科医生不仅要掌握本专业的知识、理论和诊疗技术，还必须打下牢固的内科基本功，培养全面的思维能力，才能胜任纷繁复杂的临床工作。

【学习要点】

1. 消化系统疾病与全身的关系。

2. 内科思维的特点及其在消化系统疾病诊治中的作用。

【思考题】

1. 消化科医生为什么要培养内科基本功？

2. 哪些消化系统疾病可能以胃肠外表现为

首发症状？试举 3 例并阐述其病理生理机制。

3. 哪些其他专科疾病可能会首诊消化科？试举 3 例并阐述其病理生理机制。

消化疾病是内科的常见病，消化病学也是内科学的重要分支。近年来，随着诊断技术（尤其是影像和内镜）的不断进步，消化科的学科建设取得显著进展，已成为一个特色鲜明，与内科其他专业有密切关联的三级学科。医学生和青年医生们也许会问，既然已经成了一门专科，消化医生只需要掌握本专业的知识和技能就足够了，为什么还要强调内科临床思维？内科思维对于消化疾病的诊治究竟有何价值？要回答这些问题，我们首先要了解什么是临床思维，内科的临床思维又有什么特点。有关这一问题的详细分析，可参见本章第一节和第二节。

一、临床思维的定义及其重要性

所谓临床思维，是指我们在诊治疾病时所遵循和使用的思维方法，是我们探究和认识疾病的重要武器。临床思维是医疗工作的基础，没有正确的思维，就不会有正确的行动。内科是临床医学的基础学科，为其他专业提供知识和理论基础。内科疾病病种丰富，临床表现复杂而多样，诸多疑难、罕见的疾病对我们的诊治能力提出挑战。倘若没有清晰而又缜密的临床思维，就无法解决临床难题。当然，所谓内科临床思维，并不是要掌握内科各专科的全部知识，而是要求大家养成正确的思维习惯，培养综合而又抽象的思维能力。消化科医生首先应当是一名合格的内科医生，应当具有扎实的内科基本功和全面的内科知识，这样才能突破某些局限，正确地把握和分析临床问题（图 1-3-1）。

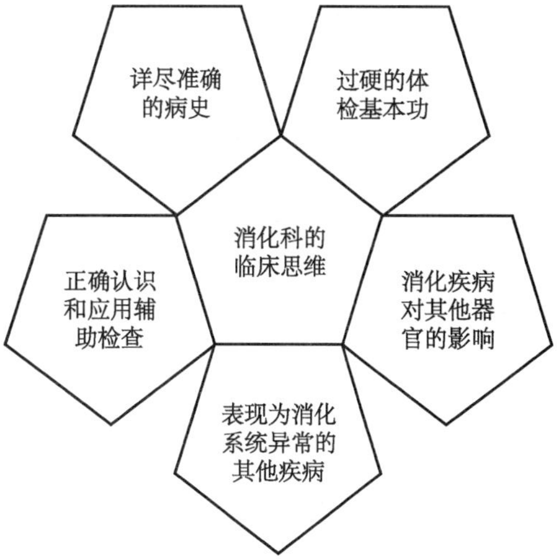

图 1-3-1　内科临床思维在消化疾病的应用

二、技术进步对临床思维的推动和影响

近年来，用于临床工作的先进仪器越来越多，影像和内镜技术发展迅猛，大大提高了消化科的诊断能力，也深刻地改变了学科面貌。有些医生过度依赖辅助检查，甚至认为传统的内科基本功（采集病史、床旁体检等）业已过时，一切都得靠化验“说了算”。有些医生热衷于学习内镜等新技术，不愿意花时间到床旁与患者交流，忽略了作为临床思维基石的“临床调查”。这些现象令人担忧。顾名思义，“临床”医学强调的是医生来到床旁（bedside）探望、诊疗患者的过程。无论辅助检查技术如何发展，也无论是哪个专科，医生与患者密切接触、充分沟通，通过患者的叙述充分了解病情，通过物理检查（physical examination）观察病情，都是诊疗活动必不可少的基本环节。这些本领不能因为新技术的出现而丢弃。

另一方面，新技术也为临床思维的发展提供了新的可能性。例如，医学与工程学的密切结合，使得生命信息变得可视化和定量化。目前不仅可以远程、实时监测患者的生命体征，还可以采集并分析心音、呼吸音、肠鸣音等信息，甚至可无创监测血气、血糖、电解质等生化指标。循证医学为临床思维研究提供了新的思路。应用循证医学的概念和方法，将病史和体征视为某一诊断试验，可以计算其敏感性和特异性，辅以对验前概率的估计，可计算疾病的验后概率。通过这样严格的定量研究，可大大推动临床思维的教学和研究。同时，大数据、真实世界研究、转化医学、精准医学、人工智能等思潮方兴未艾。这些学术思潮或是提出了获取和分析数据的新方法，或是促进了科研成果的转化，或是拓展了新的研究领域。它们是对临床思维和物理诊断的补充和延伸，为其注入了新的思想和生命力。

三、临床思维的培养是医生永恒的课题

病史是构建诊断大厦的基石。对内科疾病诊断而言，采集病史最为重要，难度也最大。一份

高质量的病史,不仅能够生动、形象地描绘出疾病发展的过程,还能反映出症状和体征背后的病理生理学机制,这样的病史本身就有诊断意义。在日常工作中,患者叙述的病史常常是琐碎、凌乱和不完整的。医生要从这些原始资料中主动挖掘,进而分清主次、合理取舍,最终整理出一条病情发展的主线,这就是"分析"与"综合"的能力。关于病史的重要性,中外医学家都曾有所感言,诸如"认真倾听病史,诊断往往就在其中(Listen to your patients, they will tell you the diagnosis)""病史需要主动构建,而非简单询问(Building a history rather than taking one)"等,均非虚言。临床实践和研究表明,约半数疾病依靠特征性病史即可做出初步诊断。即使一时不能确立诊断,病史也有助于缩小鉴别诊断范围,提高验前概率,为进一步针对性检查做好铺垫。

采集病史的能力必须长期反复磨练,才能提高。病史的质量也能够反映医生思维水平的高低。例如,夜间在急诊接诊一位腹痛的老年患者。通过询问得知腹痛发病极为突然,以至于患者完全记得发病的时刻,能够清晰地回忆当时正在看的电视节目。患者描述腹痛为一种刀割样剧痛,非常剧烈,瞬间疼痛程度即达峰值,腹痛同时还伴有胸背痛,沿脊柱向下放射。根据上述症状特点,结合长期高血压、动脉粥样硬化的既往史,当即怀疑"胸主动脉夹层",立即行心脏超声和CT检查而明确诊断,转外科手术治疗。倘若没有通过病史而迅速怀疑这一致死性的疾病,就无法在第一时间进行针对性的检查,患者就不能很快确诊,很可能是另一个结局。

过硬的体检基本功也是消化医生不可或缺的。诸如肝掌、蜘蛛痣、黄疸、肝脾大、锁骨上淋巴结肿大等体征,对于诊断常有重要提示作用,甚至直接影响病情判断。有时体检甚至能够补充辅助检查的不足。例如,门诊一位便血的青年患者,外院结肠镜检查阴性。仔细询问得知其便血特点为排便终末期出现,为少量鲜血,不与粪便混合,据此判断病变应位于肛门直肠部位。当即做直肠指诊,结果近肛缘处触及质硬肿物,经内镜检查迅速确诊为直肠癌。肿瘤距肛门仅2~3cm,结肠镜开始若盲进过深,退镜时在直肠又不注意反转观察就可能漏诊。另一例患者由于食欲缺乏、食欲下降而多次就诊各大医院消化科,反复接受各种检查,始终不能明确诊断。门诊接诊时发现该患者神情淡漠,测血压偏低,双手背侧指间关节、肘关节和口腔黏膜均有色素沉着,从而想到原发性肾上腺皮质功能不全[艾迪生病(Addison disease)],经检查后很快确诊,激素替代治疗后症状完全消失。从上述两个病例可以看出,内科基本功是包括消化科在内所有内科医生的立足点,任何时候都不能丢弃这一重要武器,否则辅助检查手段将成为无源之水、无本之木,更遑论医疗质量的提高。

四、消化疾病对其他器官的影响

消化器官不仅要做好吸收营养的"本职工作",还有分泌激素、调节免疫、预防感染、参与代谢、维持肠道微生态等诸多功能,并借此与其他脏器建立千丝万缕的联系,共同维持人体内环境的稳定。不少消化疾病对机体的影响并不局限于消化系统,在其他器官的表现甚至更为突出。

以消化科常见的胃食管反流病(GERD)和肝硬化为例,两者疾病虽在消化系统,但对心肺也会造成影响。GERD可引起慢性咽炎而出现慢性咳嗽;少数患者还可引起哮喘;个别患者长期大量反流并被误吸至肺内,甚至可能造成肺纤维化。肝硬化形成右侧胸水临床十分常见。慢性肝病某些血管活性物质代谢受到影响,部分患者肺部毛细血管床过度开放,可造成右向左分流,引起顽固性低氧血症,被称为"肝肺综合征(hepatopulmonary syndrome)"。少数肝硬化患者还可出现肺动脉高压,表现为呼吸困难、活动耐力下降,被称为"门肺高压(portal pulmonary hypertension)"。晚期肝硬化患者因肝脏对血管活性物质的灭活能力下降,外周循环阻力降低,机体被迫提高心排血量以维持循环稳定。心肌长期负荷过重,还可出现"肝硬化心肌病"。

再如,幽门螺杆菌是胃溃疡和胃癌的重要病因之一,这一点已为广大消化医生所熟知,然而新近研究却发现幽门螺杆菌对机体的影响远远超出了胃肠道的范畴。该菌引起的胃部慢性炎症,可激活体内免疫系统,与血小板减少性紫癜、慢性荨麻疹以及动脉粥样硬化症等多种疾病均有潜在关联。副癌综合征(paraneoplastic syndrome)是另一个常见的问题。原发性肝癌可能造成低血糖症；胰腺癌可以引起血钙升高；某些消化道恶性肿瘤可引起多种多样的神经系统症状（感觉减退、肌力下降、共济失调、痴呆、昏迷等）。倘若不能站在全身的角度来分析和研究这些问题，将无法正确理解消化疾病对全身的影响。

近年来，与精神心理疾病密切相关的功能性胃肠病日益引起重视。功能性胃肠病（functional gastrointestinal disorders，FGIDs）是消化系统最常见的一组疾病，在成人包括6大类28种疾病。中国普通人群中FGIDs的患病率约为20%，许多患者因为各式各样的消化道症状就诊，仅肠易激综合征（irritable bowel syndrome，IBS）就诊患者就占消化内科门诊量的23.6%。即使经过血生化、影像、内镜等反复检查，仍不能发现可以解释其症状的病因，对症治疗效果有限。对很多医生来说这类疾病似乎看不见、摸不着，常规处置无效，很容易感到沮丧；而对患者而言，则担心自己患了“检查不出来的疑难病”。频繁就诊既占用医疗资源，也影响患者的生活质量，因此产生的误工和消耗，对社会也是不小的负担。

随着医学模式的转变，“生物－心理－社会模式”为更好地理解FGIDs的发病、发展和转归提供了可能。目前认为FGIDs是心理－社会因素通过脑－肠轴作用的临床产物，很多时候属于全身性疾病，而非局限于胃肠一隅。相当数量的FGIDs（尤其是顽固性病例）存在焦虑、抑郁等精神心理障碍，胃肠症状与心理疾病共同存在，互相促进。治疗FIGIDs不能只关注消化系统，还要重视和干预共病的精神心理问题，只有同时改善患者的精神心理状态和胃肠症状，病情才能得到良好的控制。

五、表现为消化道症状的其他疾病

不仅如此，某些系统疾病的消化道症状甚为突出，患者可能因此而就诊消化科。倘若消化医师知识过于狭隘，会导致临床思维的偏倚，结果就是误诊、漏诊（参阅本章第四节）。例如，终末期肾衰竭患者常有食欲减退、恶心、消瘦，患者可能误以为是消化疾病而来就诊。慢性溶血性贫血可导致色素型胆石，进而引起胆绞痛、急性胆囊炎或胆源性胰腺炎。早期视神经脊髓炎的患者由于影响了延髓的呕吐中枢，可出现顽固性呕吐，而神经系统症状却并不明显。这类患者常在消化科接受大量检查而无异常发现，直至出现神经系统异常才获诊断。

仅以内分泌疾病为例，这方面的例子就很多。甲状腺功能亢进（甲亢）可因胃肠道蠕动加快而引起腹泻，也可因胆红素代谢障碍而出现黄疸，可以是结合型胆红素升高为主，也可以是非结合型胆红素升高为主。糖尿病酮症酸中毒和肾上腺危象均可引起急性剧烈腹痛，症状酷似急腹症，少数患者甚至因此而接受剖腹探查，造成严重后果。甲状旁腺功能亢进造成的高钙血症可引起胰腺炎。甲状腺功能减退可以大量腹水为首发表现。类似病例均曾见诸文献报道，而在确诊前常常走过很多弯路。究其实质，这些疾病本身并非疑难罕见病，确诊所需实验室检查也并不复杂，之所以不能很快确诊，常常与消化医师知识结构不完整，诊断思维仅囿于自己专科领域有关。要想突破这些局限性，就要求我们不仅要努力学习本专业的知识，还要熟悉内科其他专业的基本知识和理论。在完整收集临床资料的基础上进行合理的分析、归纳和综合，有意识地突破思维定式的影响（think outside box），才能正确诊断这些疾病。从这个意义上说，“一专多能”应当是包括消化科在内的各专科医生追求的共同目标。有关消化系统疾病与全身相互影响的部分例证见表1-3-1。

表1-3-1 消化疾病与其他器官的相互影响

	疾病	机制
影响其他器官的消化疾病	胃食管反流病	造成慢性咳嗽、哮喘、肺纤维化
	肝硬化	引起胸腔积液、肝肺综合征、门肺高压、心肌病
	恶性肿瘤	通过副癌综合征出现多样的临床表现
表现为消化道症状的其他疾病	尿毒症	出现纳差、恶心、呕吐等消化不良表现
	慢性溶血	引起胆石症
	内分泌疾病	引起腹泻、黄疸、腹痛、腹腔积液等消化道症状

六、结语和展望

作为从事消化疾病诊治和研究的医生不应忘记内科基本功,不能丢弃内科的临床思维。初入医途的青年医师,临床经验还有诸多不足,树立积极的工作态度、掌握全面的内科知识、培养正确的思维方法就显得尤为重要。专科医师在学好本专业知识和本领的同时,要学会从全身的角度来看待消化疾病,用系统的方法来诊治消化疾病,才能更好地为患者服务。

(吴 东 钱家鸣)

第四节 诊断思维错误示例

【摘要】

多数误诊并非由于医生的知识或技能不够,而是错误的临床思维所致。误诊不仅影响医疗质量,也会威胁患者安全,因此须尽量加以避免。诊断思维错误并不少见,常见的思维错误类型包括:①可获得性偏倚(惯性思维,过于局限);②代表性偏倚(只抓一点,不计其余);③确认偏倚(先入为主,不能自拔);④过于自信(信心满满,错误不知);⑤锚定错误(思维僵化,故步自封)等。减少思维错误的方法包括:认识各类思维错误及发生机制,注意反思;虚心向同事和师长求教;在临床工作中动态观察病情变化,密切随访等。只有认识到自身局限性,时刻警惕各种思维错误,根据病情演变及时修正或推翻原有判断,在新证据面前勇于否定自己,才能不断提高诊断本领。

【学习要点】

1. 误诊的常见原因。
2. 诊断思维错误的常见类型。
3. 减少诊断思维错误的方法。

【思考题】

1. 在日常临床工作中,误诊率一般为多少?误诊原因有哪些?
2. 请运用本章知识剖析 1~2 例自己知道的误诊病例,剖析其思维错误的类型。

正如马克思所言:"如果事物的外在表象和内在本质直接一致,那么一切科学就都成为多余的了",误诊反映我们主观认识的缺陷,因而也难以完全消除。从辩证唯物主义的角度来看,误诊是对疾病不充分、不全面,因而也是不正确的认识。很多前辈医家形容临床医学既是"科学",又像"艺术",反映出这门专业具有一定的不确定性。如何处理这种不确定性体现了医生的专业水平。尽管面临诸多不确定因素,医生却必须做出诊疗决定,甚至要在信息不充分的情况下,做出事关生死的重大决策。例如一位急腹症的患者血压下降、生命垂危,在没有足够时间了解病情的情况下,医生需要迅速思考,做出判断,并立即开始抢救,而思维和判断是否正确直接关系到病情转归。可见,临床思维是医疗行为的中心环节,直接关系到医疗质量。正确的思维能使病情转危为安,而错误的思维却可能造成误诊误治,轻者增加患者的痛苦和负担,重者甚至引起伤残和死亡。临床思维的重要性,实在是不言而喻的。

与物理学等自然科学不同,临床医学的核心内容,包括患者的症状、医生的诊断、治疗的效果等常难以用数学工具加以精确、定量的描述。这就决定了临床思维有一定的主观性,不可能一贯正确,一定比例的错误难以完全避免。但是,这并不意味着可以放弃对更高思维能力的追求。为了减少误诊、漏诊和决策错误,最大程度地保障患者安全(patient safety),我们应时时推敲和反思临床思维过程,以尽量避免和减少误诊。

一、误诊的定义及其原因

所谓误诊(misdiagnosis),是指接诊者在收集资料、分析病情、产生假设以及进行判断时,出于主观和/或客观的原因,没有做出正确诊断,造成诊断错误,诊断遗漏或诊断延迟。诊断是一个包含了诸多环节的复杂过程:

1. 医生通过病史和体检,完整地收集病情资料。
2. 分析和解释病情资料,寻找诊断线索。
3. 根据线索产生诊断假设。
4. 进一步收集信息(补充病史、重复体检、安排检查),以验证或排除假设。
5. 得出初步诊断。
6. 通过随访和观察,评估和修正已有诊断。

上述任何一个环节发生错误,都可能导致误

诊。作为探求疾病本质的医学工作，难以做到十全十美，临床诊断也不可能绝对准确。即使医学发达的欧美国家，因急症入院的患者误诊率也有5%~14%，经尸检证实的误诊率达10%~20%，漏诊率高达25%。美国每年有44 000~98 000人因医疗差错而死亡，超过了交通事故和艾滋病，占所有死因的第8位，其中相当一部分是误诊所致。误诊对医疗质量和患者安全已构成严峻挑战。

客观条件欠缺或主观认识错误都会造成误诊。有时虽诊断有误，但医生并无明显过错。例如艾滋病传播初期病原体尚不为人知，确诊无从谈起。有些误诊根源在系统因素而非个人差错，例如急诊室工作强度过大造成医生疲劳，注意力下降。当然，客观因素只是一方面，医生的思维错误才是大多数误诊的首要“罪魁祸首”。美国的一项研究纳入了100例误诊病例，其中33例患者死亡。分析原因发现其中74例误诊系由错误的临床思维所致，医生知识或技能欠缺所致误诊只有4例。可见，先进的化验检查并不能补救错误的临床思维。化验检查只是诊断工具，不能替代人的主观能动性。从认知心理学的角度来看，不正确的诊断思维其根源还是人的主观认知错误（偏倚），包括可获得性偏倚、代表性偏倚、确认偏倚、过度自信及思维锚定等，其具体含义如表1-4-1所示。

二、可获得性偏倚

所谓“可获得性偏倚（availability bias）”，即是指医生受自身经验水平和专业背景的制约，思考问题习惯于从本专业角度出发，不知不觉中戴上了“有色眼镜”，却不善于从整体上把握病情。这种思维方式可被形容为“固守局部、忽视整体”。一句西方谚语对此有精妙的譬喻：“当你是一把锤子的时候，看什么就都像钉子（If you were a hammer, the whole world looks to you like a nail）”，反映的正是专业背景对人的思维方式的影响。现代医学分科越来越细，很多专科医生长期专注于某一系统的病变，缺乏整体性思维和眼光，为误诊埋下隐患。目前我国初级医疗系统还很不完善，患者多以某一系统的症状就诊，在选择专科时不可避免地带有一定的盲目性。若医生缺乏全局性的把握，鉴别诊断过于狭隘，对正确处置病情极为不利。

例如一位终末期肝病患者接受了肝脏移植，起初病情稳定。移植10个月后出现发热、黄疸和胸腹水，被诊为移植排异，给予大剂量糖皮质激素和免疫抑制治疗却无效。另一位会诊医生在床旁仔细观察后发现患者颈静脉怒张，测肘静脉压明显升高，心电图显示肢体导联低电压，及时确诊为缩窄性心包炎。通过询问病史得知患者原先患有

表1-4-1 诊断思维中的常见错误类型

诊断错误	机制	举例	消除错误的策略
可获得性偏倚	由于高度专业化造成惯性思维，不熟悉本专业之外的其他疾病	一例Addison病的患者因食欲缺乏消瘦反复在消化科就诊，却始终未获正确诊断	养成整体性的思维方式，适当扩大鉴别诊断的范围
代表性偏倚	由于容易回想起来的既往类似病例而草率诊断，不考虑发病率和可能性	将实际为结核的患者误诊为Q热，原因是以前诊断过有类似表现的Q热病例，印象深刻	正确估计疾病的发病率，优先考虑常见病、多发病而不是罕见病
确认偏倚	有意识地寻找支持诊断的信息，而忽略与诊断相悖的其他信息	将十二指肠慢性穿孔造成的胰头慢性炎症包块误诊为胰腺癌，失去了治疗时机	重视疾病的复杂性，出现新的诊断线索时不轻易放弃
过于自信	具备一定的经验后不愿怀疑自己的判断	一例右下腹痛的青年女性被直接诊断为阑尾炎，实际是宫外孕	认识到自身的局限性，勇于否定自己
思维锚定	始终坚持自己的第一印象，不愿改变	在遗书的误导下，将实际为酒精中毒的患者误诊为有机磷中毒	出现不能解释病情变化，要重新评估诊断

肺结核，推测可能是结核基础病在肝脏移植后复发，经手术和抗结核治疗病情很快好转。

三、代表性偏倚

代表性偏倚（representative bias）是指在鉴别诊断时，仅根据病情的某一方面与某病的相似程度来估计患病概率，而忽视了其他信息对诊断的影响。这种思维方式可被形容为“只抓一点、不计其余”。

一般而言，疑难罕见病对记忆的影响往往超过常见病。曾诊断过疑难罕见病的医生，都有这样的体会：在相当长一段时间内对该病例都记忆犹新，甚至可能看什么病都像该病。例如：一位来自牧区，曾饲养牛羊的患者，长期发热、腹痛、关节痛，血白细胞正常。该患者临床表现并无特异性，但其来自牧区的病史却强烈影响了经治医生的临床思维，加之该医生新近诊断过一例Q热（一种由伯纳特立克次体传播的自然疫源性疾病），印象很深，因此高度怀疑该病例也为Q热，甚至给予多西环素的经验治疗，病情却日渐加重。直至该患者腹腔积液、关节液和血培养均出现抗酸杆菌，才确诊为结核病。回顾该病例的诊治经过，经治医师的错误就在于诊断思路受到既往记忆的影响，过于重视来自牧区的病史，使整个诊疗方向发生偏差。要知道，Q热在我国仅为散发流行，发病率远低于结核这样的常见病。当结核和Q热均能解释临床表现时，病因为结核的可能性显然更高。

四、确认偏倚

确认偏倚（confirmatory bias）是指医生做出初步诊断后，有意识地寻找能够支持自己结论的证据，而对其他信息，尤其是与拟诊假设相矛盾的信息，予以有意无意地忽略甚至否认。这种思维方式可被形容为“先入为主，不能自拔”。英国哲学家弗朗西斯·培根说：“错误的信念经常比真理更能迎合人类的心理”，说的正是确认偏倚对思维的影响。

确认偏倚的特点在于先入为主，对正确临床决策危害很大，若无足够认识并加以防范，会使医生拘泥于错误判断而浑然不觉，甚至主观认定某些并不存在的因果关联。例如一位糖尿病患者因嗜睡来诊，检查结果为糖尿病酮症酸中毒。经输液、补钾和降糖治疗后，水电紊乱初步得以纠正，但意识障碍却逐渐加重，由嗜睡陷入昏迷。头颅MRI未见异常。经治医生认为既然MRI阴性，意识障碍应当还是原发病所致，待水电紊乱和血糖水平完全纠正后应能恢复。感染科会诊建议腰穿，但意见没有被采纳。入院第5天患者突然死亡，尸检发现死因系由化脓性脑膜炎所致脑疝。另一例老年男性因腹痛就诊，超声提示胰头可能有占位，经治医师认为很可能是胰腺癌。CT检查证实胰头肿物，放射科也同意经治医师这一判断。虽然临床表现有诸多不符合胰腺癌的线索，但经治医师放弃了进一步检查。入院后第3天患者突发上消化道大出血而死亡，尸检证实十二指肠球部溃疡造成出血。所谓的“胰头肿物”，其实是十二指肠溃疡慢性穿孔包裹而形成的炎性包块，并非恶性肿瘤。这两个病例的教训都极为深痛。可见，要想减少确认偏倚，医生须时时注意反思（reflection），对诊断的各环节反复推敲，切忌主观臆断。特别是病情复杂、诊断未明时，对每一条诊断线索都不要轻易放过。过早排除其他可能，会使医生满足于已有诊断，低估病情的复杂性，不知不觉中犯下严重错误。

五、过于自信

随着医生水平的提高，对疾病的熟悉程度不断增加，自信心不断增强，决策会变得更加迅速。很多高年资医生在诊断时习惯于根据已有经验，将当前病例与脑海中各种疾病的特征性表现进行比对，根据两者相似程度直接得出诊断推论。这种临床思维被称为“模式识别（pattern recognition）”。典型的例子是一位诉右下腹痛的年轻女性，麦氏点有压痛和反跳痛，外科医生当即做出阑尾炎的诊断。

“模式识别”是高年资医生经常运用的思维方式，经验丰富者甚至如同条件反射，极为迅捷。这种临床思维能迅速抓住问题要害，在短时间内做出最合理的诊疗决策，尤其当患者病情危重，需要在短时间内做出判断和干预时（例如急诊室），“模式识别”对临床决策有很大帮助。但要认识到，这种思维模式虽然有助于提高决策效率，但若医生对自己的判断过于自信（overconfidence），仍有可能做出错误决策。例如上述腹痛患者，阑尾炎固然是合理的诊断假设，但若过早下结论，就可能漏诊宫外孕，造成致命后果。因此，无论医生经验多么丰富，技术多么高超，在临床工作中都应常怀“戒慎恐惧”之心，切忌过于自信。患者的病情是客观的，而医生的诊断是主观的，要想主观认识符合客观实际，医生必须充分认识到自身思维的局限性，善于修正已有认识，勇于否定自己，才能不断提高诊断水平。

六、思维锚定

在实际工作中，医生都会在一定程度上青睐自己最初的诊断，不愿轻易放弃，称为思维锚定(anchoring)。但应当认识到临床诊断是一个动态的过程，疾病不断发展变化，诊断也需要不断调整。做出初步诊断(拟诊)只是诊断工作的第一步，还有待于进一步修正、完善，甚至推翻。最终诊断可能与最初设想完全相反。如果对拟诊完全满意，不再主动思考，甚至拒绝接受新的诊断信息，就像轮船被锚定一样，就容易造成误诊。这种思维方式可被称为“思维僵化，故步自封”。

一位青年男性因昏迷被送至急诊。身上有浓烈的有机磷农药气味，家属诉其 1 小时前喝下 300ml 农药，并出示一张遗书，遗书也表明患者试图服有机磷农药自杀。虽然患者缺乏有机磷中毒的典型表现，例如瞳孔缩小、分泌物增多、肺部啰音等，但根据病史还是诊断为有机磷中毒。予洗胃，阿托品和解磷定等治疗，但意识无好转，血清胆碱酯酶活性完全正常。至此依然没有医生质疑该诊断，仍继续上述治疗。入院 48 小时后一位新接班的医生重新询问了病史，得知家属并未目击患者服下农药，只是在现场发现了一个空瓶子和一张遗书，据此对原有诊断产生了怀疑。最终毒物检查证实该患者实为过量饮酒导致酒精中毒，调整治疗后很快收效。患者意识清醒后承认自己并未喝下农药，只是将农药洒在身上，目的是想吓唬家属，吸引别人关注。上述病例告诉我们，在做出初步诊断后，即使对诊断很有信心，仍需随访观察，追踪疾病的变化。切忌一旦做出判断就不再推敲，“一条路走到黑”是极不可取的。

综上所述，诊断是医生认识病情的复杂的思维过程。错误的临床思维犹如陷阱，阻碍医生进行正确的分析和判断。青年医师知识结构尚不完整，临床经验还很匮乏，犯错在所难免，但一定要注意向高年资医师虚心求教，及时吸取经验教训，才能避免重复相同的错误。做出初步诊断后，仍需追踪疾病新的发展和变化，推敲原有判断，做出新的结论。新的结论又必须放在临床实践中再检验，再补充，再修正，这样的过程反复多次，最终才能在医生脑海里产生最合乎实际的，也最为合理的诊断。诊断过程中理论和实践不断互动的认识过程，符合唯物辩证法的认识规律，即“一切科学的抽象，都更深刻、更正确、更完全地反映着自然”(列宁语)。医生应认识自身知识水平和思维方式的局限性，尽可能避免各种偏倚对判断造成影响，在新证据面前勇于否定自己，才能不断提高诊断本领。

(吴 东 钱家鸣)

参 考 文 献

[1] 张孝骞 . 漫谈临床思维 . 医学与哲学，1984，2：1-5.
[2] 钱家鸣 . 北京协和医院消化疑难病剖析 111 例 . 北京：中国协和医科大学出版社，2009.
[3] 钱家鸣 . 消化内科疾病临床诊疗思维 . 北京：人民卫生出版社，2012.
[4] 中华医学会消化病学分会炎症性肠病学组 . 炎症性肠病诊断与治疗的共识意见(2018，北京). 中华消化杂志，2018，38(5)：292-311.
[5] 吴东，曾学军，沈悌，等 . 物理诊断过时了吗?. 中华内科杂志，2009，48：533-534.
[6] Kassirer J, Wong J, Kopelman R. Learning clinical reasoning. 2nd ed. Philadelphia: Lippincott Williams & Wilkins, 2010.
[7] Barry MJ, Edgman-Levitan S. Shared decision making—pinnacle of patient-centered care. N Engl J Med, 2012, 366: 780-781.
[8] Chris D M, Doust J, Glasziou P. Clinical thinking. Oxford: Blackwell Publishing Ltd, 2006.
[9] Nelson W G, Rosen A, Pronovost P J. Reengineering the physical examination for the New Millennium?. JAMA,

2016, 315: 2391–2392.

[10] Herrle S R, Corbett E C Jr, Fagan M J, et al. Bayes' theorem and the physical examination: probability assessment and diagnostic decision making. Acad Med, 2011, 86: 618–627.

[11] Groopman J. How doctors think. New York: Houghton Mifflin Company, 2007.

[12] Gawande A. Complications. New York: Henry Holt and Company, 2002.

[13] Gawande A. Better. New York: Henry Holt and Company, 2007.

[14] Committee on Quality of Health Care in America. To err is human: building a safer health system. Washington DC: National Academy Press, 2000.

[15] Newman T, Kohn M. Evidence–based diagnosis. New York: Cambridge University Press, 2009.

[16] Orient J. Sapira's art and science of bedside diagnosis. 4th ed. Philadelphia: Lippincott Williams & Wilkins, 2010.

[17] Henderson M, Tierney Jr L, Smetana G. The patient history: an evidence–based approach to differential diagnosis. 2nd ed. New York: McGraw–Hill, 2012.

[18] Stern S, Cifu A, Altkorn D. Symptom to diagnosis: an evidence–based guide. 3rd ed. New York: McGraw–Hill, 2015.

[19] Lipsker D. Bedside reasoning on causes and mechanisms of diseases in the era of precision medicine. A timeless story?. J Eur Acad Dermatol Venereol, 2018, 32(9): 1436–1440.

[20] 吴东 . 临床思维及其动态特征 . 中华诊断学电子杂志, 2015, 3(2): 90–97.

[21] Jauhar S. The demise of the physical exam. N Engl J Med, 2006, 354: 548–551.

[22] Norman G. Research in clinical reasoning: past history and current trends. Med Educ, 2005, 39: 418–427.

[23] Borrell-Carrio F, Epstein R M. Preventing errors in clinical practice: a call for self–awareness. Ann Fam Med, 2004, 2: 310–316.

[24] Tan H, Ng J H. Googling for a diagnosis—use of Google as a diagnostic aid: Internet based study. BMJ, 2006, 333: 1143–1145.

[25] Van Gossum A, Ibrahim M. Video capsule endoscopy: what is the future? Gastroenterol Clin North Am, 2010, 39: 807–826.

[26] Perlemuter G, Guivellin L, Legman P, et al. Cryptogenetic multifocal ulcerous stenosing enteritis: an atypical type of vasculitis or a disease mimicking vasculitis. Gut, 2001, 48: 333–338.

[27] 吴东, 陈丹, 刘炜, 等 . 隐源性多灶性溃疡性狭窄性小肠炎 10 例临床特点分析 . 中华消化杂志, 2017, 37(2): 79–83.

[28] Chang D K, Kim J J, Choi H, et al. Double balloon endoscopy in small intestinal Crohn's disease and other inflammatory diseases such as cryptogenic multifocalulcerous stenosing enteritis (CMUSE). Gastrointest Endosc, 2007, 66: S96–S98.

[29] Elstein A S, Schwarz A. Clinical problem solving and diagnostic decision making: selective review of the cognitive literature. BMJ, 2002, 324: 729–732.

[30] Brendan M, Reilly B M. Physical examination in the care of medical inpatients: an observational study. Lancet, 2003, 362: 1100–1105.

[31] 方秀才, 侯晓华, 译 . 罗马Ⅳ功能性胃肠病: 脑—肠互动异常 . 北京: 科学出版社, 2016.

[32] Hofer T P, Hayward R A. Are bad outcomes from questionable clinical decisions preventable errors? a case of cascade iatrogenesis. Ann Intern Med, 2002, 137: 327–333.

[33] Altman D E, Clancy C, Blendon R J. Improving patient safety–five years after the IOM Report. N Engl J Med, 2004, 351: 2041–2043.

[34] Shojania K G, Burton E C, McDonald K M. Changes in rates of autopsy–detected diagnostic errors over time: a systematic review. JAMA, 2003, 289: 2849–2856.

[35] Graber M L, Franklin N, Gordon R. Diagnostic error in Internal Medicine. Arch Intern Med, 2005, 165: 1493–1499.

[36] Scott L. Errors in clinical reasoning: causes and remedial strategies. BMJ, 2009, 338: b1860.

[37] Mamede S, van Gog T, van den Berge K, et al. Effect of availability bias and reflective reasoning on diagnostic accuracy among internal medicine residents. JAMA, 2010, 304: 1198–1203.

第二章 消化病学临床决策

第一节 临床决策概要

【摘要】

临床决策是医疗实践的核心环节，决策水平反映医生的业务能力。常用的临床决策方法有两种：模式识别和系统分析。前者主要依赖个人经验，决策迅速，而后者主要用于处理复杂、疑难或陌生的临床问题。不断丰富和修正个人的经验，有助于提高模式识别的水平并减少差错。系统分析分为四个步骤：确定临床问题，了解所需资源，列举所有可能的选择并加以比较，做出决策并实施。无论用何种方法做出决策，都需要密切随访和观察，根据病情变化验证或调整原有判断。年轻医生掌握临床决策的原则和方法，有助于自身的成长。

【学习要点】

1. 临床决策的重要性及基本方法。
2. 模式识别的概念和特点。
3. 系统分析的方法和原则。

【思考题】

1. 为什么说模式识别是最常用的临床决策方法？要想避免差错，我们在运用模式识别这一方法时需要注意什么？

2. 作为临床决策方法之一，系统分析是如何进行的，各步骤的要点有哪些？

3. 根据自身的临床实践，各举出一个实际病例，分别用模式识别和系统分析加以解决。

4. 除了模式识别和系统分析，你还能想到其他的决策方法吗？

临床工作由决策组成。广义上的临床决策（clinical decision making）是多种多样的，例如“这位患者需要做哪些检查？”“我需要开什么样的处方？”“该患者需要随诊吗？多长时间随诊一次？”等都属于临床决策的范畴。研究表明，一位医生平均每天要做出的决策高达 60 个，只不过其中多数属于习惯性的决定（临床常规），过程相对简单，并未留下深刻的印象。

仅仅掌握医学知识，并不足以成为合格的医生。毋宁说，医生的成长更多地表现为掌握了临床决策的方法，能够在不同的环境中从容做出正确的决定。通过向高年资医生请教，利用各种学习资源掌握学科的最新进展，同时密切结合自身的临床实践，注重对患者进行随访以修正最初判断，这些都是年轻医生增长学识、培养能力的有效手段。随着经验的增长，临床决策会慢慢变得相对容易，决策信心也会逐渐增强。这时仍要保持谦虚谨慎的工作态度，戒骄戒躁，时刻注意反思，不断充实和提高自己。经过长期的磨炼，年轻的医务工作者方能成长为决策果断、能力全面、深受患者信赖和尊重的医生。

一、为什么要学习关于临床决策的理论

有人也许会问，经验是临床决策的重要保障，我们只需要努力工作，逐渐积累经验就可以了，为什么还要专门学习临床决策的理论呢？临床医学是一门注重实用的学科，但是“批判的武器不能代替武器的批判”，实践本身并不能取代理论。有了理论的指导，会让我们的实践更加具有针对性，提高也会更迅速。学习临床决策的相关知识，至少有以下益处。

1. 掌握临床决策的方法，有助于解决复杂和陌生的临床问题 在日常工作中，尽管多数问题可以依靠经验和常规来处理，但还是会遇到以往不曾经历过的新病例，或一时难以找到对策的复杂问题，这时单纯依赖经验就不够了，必须对问题进行细致、全面的分析，同时借助一定的外部资

源（请教同事、查阅书籍、检索文献等）才能解决。初入医途的年轻医生缺乏经验，掌握临床决策的方法，知道何时需要求助就更为重要。

2. 深入理解临床决策的原则，有助于整合不同观点，圆满解决问题 一个好的临床决策，必须兼顾三个方面（图2-1-1）：①临床知识、医学理论和研究证据；②医生的经验和能力（包括所在医疗机构的诊治水平）；③患者的价值观（value）和偏好（preference）。当今时代，新的医学理论大量涌现，知识更新明显加快，终生学习成为对医生的必然要求。另一方面，再先进的理论或知识，也需要医生的应用才能落实。医生的经验、技术和能力，是影响患者预后的决定性因素。最后，患者是医疗服务的对象，我们必须高度重视患者的意愿。新型的临床决策理论较以往更注重患者参与，强调医患共同决策（shared-decision making）。深入理解这一点，对于构建和谐、良好的医患关系不可或缺。

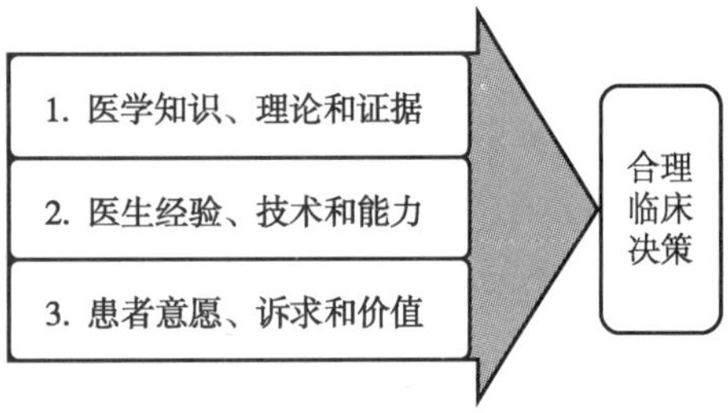

图2-1-1 合理临床决策的三要素

3. 单纯依赖经验可能会出错 临床经验很重要，但个人的经验毕竟有局限，患者病情千变万化，经验也不可能永远正确。错误的看法和见解，必须在实践中加以克服和纠正。深入理解和熟练掌握临床决策方法，最终会丰富我们的经验，提升我们的能力。成功解决临床难题，也会给工作带来更多乐趣。

因此，无论是年轻医师还是资深医师，都有必要学一点临床决策的方法。下面分两类情况加以简介：模式识别和系统分析（图2-1-2）。

二、依赖经验的临床决策：模式识别

实践出真知，这句话用在临床医学领域再恰当不过了。研究表明，与年轻医生努力记忆书本知识不同，经验丰富的高年资医生由于亲身经历过很多实际病例，往往在脑海中储存了大量的病

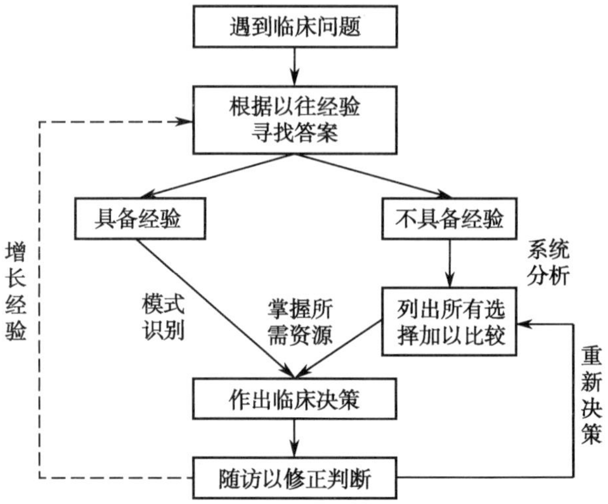

图2-1-2 两种临床决策方法：模式识别与系统分析

例故事，其中不乏诊治过程的生动细节。善于总结的医生会进一步将这些实际病例与理论知识相结合，从而创造出很多“模式（pattern）”供临床决策使用。所谓“模式”，是一种在经验基础上达成的对理论知识更深层次的理解。以急性重症胰腺炎为例，这是一种消化系统的危重疾病，不同患者的临床表现、治疗经过和病情转归差异很大。一位常年在加强监护病房（ICU）工作的医生会时常遇到这类患者。最初由于对该病缺乏经验，他/她只能在书本知识和上级医生指导下被动地工作；随着病例数的增加，他/她逐渐产生了感性认识，开始理解不同情况下应该怎样处理；最后，经历过各种复杂情况后经验日益丰富，处理起来也会得心应手。这时，我们可以说这位医生已经拥有了认识急性重症胰腺炎的很多“模式”，再遇到这类患者需要临床决策时，他/她就不需要按部就班地逐步进行分析，只需要在记忆中搜寻类似的临床情境，根据经验就可以迅速做出合理的决定，这一过程也被称为“模式识别（pattern recognition）”。模式识别是大多数医生进行临床决策的首选方法，越是经验丰富，决策过程就越迅速，有时甚至是条件反射般地下意识进行，以至于自己都说不清是怎样做出决定的。

“模式识别”是医生日常工作应用最多的一种决策方法，其最大的优点是判断迅速、决策效率高，但缺点也很明显，那就是过于依赖经验，有时会出现错误。为了兼顾临床决策的效率与质量，以下两点值得年轻医生关注：

1. 不断丰富自己的经验 医生正确的决策

来自正确的判断，正确的判断来自丰富的经验。临床医学是一门实践性科学，人们常说“患者是医生最好的老师”，诚非虚言。医生的大多数学识和经验确实都是在日常工作中接触患者而获得的。对于这个问题，美国内科学之父、约翰·霍普金斯医学院内科学系主任威廉·奥斯勒（Sir William Osler）曾有一个精妙的比喻：“如果医生光是行医而不学习，就像水手在没有海图的情况下航海；光是学习而不实践，就好比水手从未出海。”因此，为了积累经验，增长才干，医生必须在临床工作中沉下心来刻苦磨炼，舍此别无他途。

2. 注意修正自己的经验　人非圣贤，孰能无过（To err is human）。由于经验属于主观认识的范畴，一定程度的差错无法完全避免。错误的认识得不到发现和纠正，同样的错误就会延续下去。这就要求我们时刻提醒自己，任何人都有可能犯错，需时刻注意反躬自省。特别要强调动态观察病情变化，在实施决策后应尽可能地加以随访，印证当初决策是否正确，必要时修正自己的判断。此外，学会批判性评价（critical appraisal）各类文献证据，注意向身边的同事请教学习，都是促进年轻医生成长的好方法。

三、用于陌生情况的临床决策：系统分析

“吾生也有涯，而知也无涯”，医学领域的未知问题无处不在。面对以往不曾遇见过的新情况、新问题，模式识别的决策方法就难以奏效了，必须对问题进行细致地分析方能解决，因此这一类临床决策可称为“系统分析”。系统分析需要耗费较多的时间和精力，不像模式识别那样决策迅速，但却是年轻医生锻炼和提高自己的好机会。系统分析通常分为四个步骤，以下予以简要介绍（图 2-1-3）。

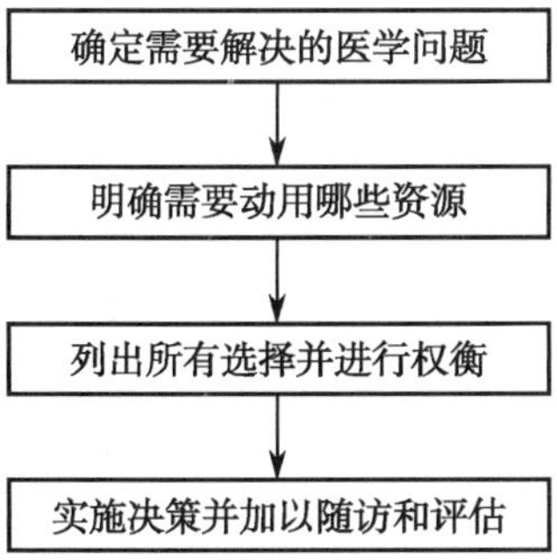

图 2-1-3　系统分析临床决策的四个步骤

1. 确定需要解决的医学问题　临床决策的第一步是弄清楚需要解决的问题究竟是什么。多数情况下，我们面对的临床问题相对肯定，例如一例结肠癌的患者是否需要在手术后接受化疗；但有时问题却未必很明确，甚至会有假象存在，有一定的误导性。这时需要全面地审视问题，发现关键的症结所在。

如果问题属于诊断范畴，对诊断的初步估计将直接影响检查策略，错误的临床印象会导致不恰当的诊断检查。例如，一例巨淀粉酶血症的患者长期血淀粉酶检测升高，一直被误诊为胰腺炎，多次接受不必要的腹部 CT 检查。一例回盲部克罗恩病的患者因肠腔狭窄而发生梗阻，被诊断为“结肠癌”而切除右半结肠。手术标本未发现癌灶，经治医师对此并未深究，患者自己也认为既然梗阻解除，病情也就痊愈了。最终术后未采取任何诊疗措施，1 年后病情复发，且出现吻合口瘘。

正确诊断是治疗的前提，合理的治疗决策不仅需要我们诊断无误，同时还要深入了解治疗的诸多相关问题，包括效果、风险、花费、不良反应等。这些因素对治疗决策都会产生影响。以炎症性肠病为例，选择治疗方案时不仅要考虑以往患者目前病情、病变范围、严重程度、病情是否活动、有无合并症等因素，还要结合患者的年龄、一般情况、经济状况、对生活质量的要求等其他方面。同样是激素治疗无效的重症溃疡性结肠炎，若主要表现是中毒性巨结肠，则回肠造口就可以实现减压；若是下消化道大出血，则单纯造口并不足以控制病情，需要加做结肠切除术。这就立即产生了第二个问题：是否保留直肠？若不保留直肠，优点是病情控制彻底，但需要永久造口，影响生活质量。若予以保留，则需要择期再行回肠代直肠的储袋手术，术后仍有储袋炎等其他并发症。这就需要我们与患者充分沟通，了解患者诉求并综合各种因素，共同做出最佳决策。一般来说，临床问题越是复杂，就越需要我们深思熟虑，统筹兼顾。

2. 明确解决该问题需要哪些资源　消化系统疾病轻重不一，即使同样的疾病在不同患者之间也有较大差异。有些患者病情较轻，临床问题相对简单，例如合并幽门螺杆菌感染的十二指肠球部溃疡，予以正规的抑酸和抗菌治疗即可，不需要太多其他干预。有的则较为危重，或牵涉学科

较多，需要特殊的诊疗手段（内镜、手术等）才能解决。在制订诊疗方案时，必须考虑到个人及所在医院的实际情况。由于不同医疗机构的水平、专长有所区别，若发现疾病超出了自身处理的能力，在积极支持治疗并争得患者同意的前提下，将其尽快转诊就是正确的决定。同一家医院在不同的时间能够动用的医疗资源也不尽相同，夜间和节假日是大多数医务人员的休息时间，可能会影响到特殊病例的诊治。例如一例急性上消化道出血的患者下午来到急诊，经会诊评估后认为需要胃镜检查。这时应抓紧时间在下班前完成检查，否则在夜间一旦病情有变，会使治疗更为被动。

临床决策不仅要借鉴高质量的研究证据，更要密切结合本单位的实际情况。例如，近年来“内镜黏膜下剥离术（endoscopic submucosal dissection，ESD）”开始应用于治疗早期胃癌。大量研究表明，与传统手术相比ESD术创伤减少，患者术后生活质量较高，而对早期胃癌的疗效却不受影响。尽管ESD术效果显著，但需要较长时间的学习才能掌握，如果本单位尚不具备开展这一治疗的条件，为彻底切除病灶且保证患者安全，决定由外科行手术治疗也不失为合理的选择。

3. 列出所有可能的选择并加以权衡 一个临床问题常常有多个解决方案可供选择，不同方案各有其优缺点。对于诊断清楚，治疗代价较小而获益明确的疾病，决策会相对容易。例如长期酗酒造成的慢性胰腺炎，戒酒对于控制病情极为重要，也是所有这类患者都需接受的基本治疗。有时决策的未知因素较多，特别是当我们不熟悉各种治疗的效果和代价时，选择会有一定的困难。为避免盲目决定，就需要及时学习和更新相关知识。向上级医生或兄弟科室请教、阅读有关参考书、检索文献等都是有效的学习手段。

当权衡不同的治疗选择时，需要充分考虑患者的意愿。现代医学伦理的一个重要特征就是强调患者的选择权利，由过去医生占据主导地位的医患关系转变为医患双方密切沟通、共同决策的新模式。由于教育程度、社会角色、性格特点等多方面的差异，每个患者都有自己独特的价值观和偏好，对治疗的态度也不尽相同。例如，有一种化疗药物可延长晚期肿瘤患者数月的生存期，但却有严重的副作用。有的患者希望尽一切可能延长生命，因此愿意接受治疗并承担相应的不良反应；有的患者则希望尽可能维持生活质量，不希望接受过多治疗，即使能延长生存期也不愿意。可见，患同一疾病的不同个体有可能做出完全相反的选择，对此我们应当予以理解和尊重。

需要强调的是，任何医疗决策都有一定的利弊，风险和获益总是并存的。是否应当承担治疗的风险，取决于获益究竟有多少，风险和获益需要仔细地权衡（trade-off）。对于风险小、费用低的检查或治疗，医生相对容易下决心；而对于风险大或较昂贵的诊疗，则决策难度会增加。用决策理论的术语来说，后者的决策“阈值（threshold）”上升。例如，一例高热、黄疸的患者疑诊为“急性胆管炎”，需要行血常规和腹部超声检查，医生对此通常不会犹豫，因为属于无创性检查，且费用低廉；对于应用广谱抗生素治疗，多数医生也不会有异议，原因在于高热提示感染，而且抗生素用药相对安全，即使诊断有误，患者也不会因此而受很大伤害。然而对于是否需要通过内镜逆行胰胆管造影术（ERCP）和内镜十二指肠乳头括约肌切开术（EST）的技术取石，则需要具备相当的经验和技术方能决断，因为该治疗本身有一定的风险，有可能发生急性胰腺炎、出血和穿孔等并发症。但反之，若不取石则病情可能进一步发展至感染性休克，造成更大的危险，甚至威胁患者的生命。两相权衡，积极选择ERCP+EST治疗可能是合理的决策。

有时不同的治疗方案之间甚至可能产生矛盾，这时应以患者安全为首要前提，尽量选择妥善的方案以控制医疗风险，同时争取较好的治疗效果。例如一例不典型的回盲部溃疡经充分检查仍不能确诊，可能是克罗恩病，也可能是肠结核，在诊断不明的情况下究竟应该怎样治疗？假设先给予糖皮质激素和免疫抑制剂，若系克罗恩病当然有助于病情控制，但若是肠结核则可能造成结核播散，病情加重；反之，若先给予抗结核治疗，则对肠结核有益，而克罗恩病的病情亦不至加重（图2-1-4）。在这样的考虑下，多数医生会优先选择经验性抗结核治疗，同时密切观察病情变化，经过一段时间治疗后若病情好转，则支持肠结核的诊断，应继续抗结核；若病情无好转甚至加重，则有助于排除该病，并将治疗方向转移到克罗恩病上来。

	肠结核	克罗恩病
激素和免疫抑制剂	加重	获益
经验性抗结核	获益	不加重

图 2-1-4　克罗恩病与肠结核无法鉴别时的两种临床决策比较

4. 实施决策并加以随访和评估　通过确定临床问题、了解所需资源，并权衡诸多因素后，我们做出了临床决策并付诸实施。这并不意味着工作的结束，恰恰相反，这是下一阶段临床工作的开始。人非圣贤，孰能无过。无论医生的经验怎样丰富，水平如何高超，都不能保证决策一贯正确。偏差和错误难以完全避免。

疾病是一个动态演变的过程，即使初始诊断无误，也只能反映疾病某一阶段的情况。病情新的变化，可能促使医生修正、更改、甚至完全推翻原有判断。对原有判断保持一定程度的怀疑，不轻易下最后结论，为后续思考留有余地，都是这一原则的体现。通过密切追踪病情变化，获得新的信息，做出新的决策，新的决策又需要由临床实践进行再检验。面对复杂、疑难或陌生的情况，这样的过程可能要反复多次才能获得最佳结果。通过这样的锻炼，我们的思维水平和决策能力也会不断提高。

综上所述，模式识别和系统分析是最常用的两种决策方法，两者各有利弊，互为补充。临床决策是一个包涵较多因素的复杂过程，受篇幅所限，这里只能予以简略介绍。学习并掌握临床决策的基本原则和方法，有助于年轻医生锻炼能力，提高思维，早日成长，为患者提供更好的服务。

（吴　东　钱家鸣）

第二节　消化病学临床决策要点

【摘要】

消化病学是内科学的重要分支。消化疾病的临床决策与内科其他领域有相似之处，但也有自身的鲜明特点，主要包括三个方面：消化疾病的病种多，外延广，与其他学科交叉丰富；内镜技术为消化疾病临床决策提供了重要支持；对于消化系统疑难危重疾病，强调多学科协作的重要性。本节将通过一个真实病例的诊治经过，展现消化疾病的临床决策的特色。

【学习要点】

1. 消化疾病的主要特点有哪些，对临床决策有什么影响。

2. 多学科协作对于消化疾病临床决策的重要性。

【思考题】

结合自己在临床工作中的体会，谈一谈疑难危重病例的决策方法，并参考本节提供的病例，将决策过程写出来。

消化病学是内科学的重要分支，其临床决策与内科其他专业有一定的共性。但另一方面，消化病学也有自身的鲜明特点，需加以关注和重视，才能保证临床决策的质量。概言之，消化病学的特点包括以下三个方面：①疾病种类多，外延广，与其他专业交叉丰富；②内镜技术飞速发展，在学科中的地位日益重要；③疑难危重患者较多，需要多学科协作才能成功诊治。以下对消化病学的上述特点加以简要介绍，并结合一个真实病例的诊治经过，揭示消化病学临床决策的要点。

一、病种多、外延广

消化系统疾病是严重危害人民健康的常见病、多发病。消化器官包括食管、胃、小肠、大肠、肝脏、胆道、胰腺等多个脏器，包涵范围之广，在全身各系统中绝无仅有。病种多、外延广、与其他学科交叉丰富，是消化疾病有别于其他专科的特点。随着我国经济社会的发展和人民生活习惯的变化，消化疾病谱也发生了显著变迁，表现为感染性疾病（例如病毒性肝炎）逐渐减少，而肿瘤（如结直肠癌）、免疫（如炎症性肠病）、代谢（如非脂肪肝）和心身疾病（如功能性胃肠病）的发病率却不断增高，相关疾病负担给社会造成的危害不断加大，向我们提出了新的挑战。

消化生理功能与人体的神经、免疫和内分泌

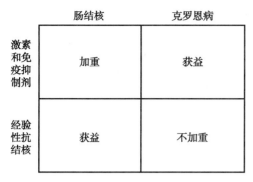

系统有密切的联系，消化疾病与其他学科之间也有很多的交叉地带。例如，晚期肝硬化患者不仅容易发生感染，还可能出现肝肾综合征和肝性脑病，少数患者甚至会罹患肝肺综合征、门静脉高压相关性肺动脉高压、肝硬化心肌病等其他器官疾病。急性重症胰腺炎可造成呼吸衰竭、脑病、休克以及肾功能不全。可见，消化疾病诊治和研究的客观要求，必将带动和促进其他临床专业（感染、免疫、危重症、神经、内分泌等）、医技学科（放射、超声、核医学、病理等）以及平台科室（临床药理学、生物标本库）的共同发展，最终形成紧密联系，互相协作的学科群，为了适应这些变化，我们不仅需要系统掌握消化器官的疾病诊治方法，还要对其他专业有所了解，才能胜任消化科的工作要求。

二、内镜技术对消化学科的影响

内镜是现代消化病学的核心技术。我国消化内镜应用起始于 20 世纪 70 年代，40 年来内镜技术的飞速发展，见证了认识事物由简单到复杂，由现象到本质的客观规律，也初步实现了人们应用微创方法战胜疾病的愿望。特简要总结内镜技术的发展规律如下：

1. 从无到有 20 世纪 70 年代，北京协和医院等国内医疗机构开始引进成套现代消化内镜技术，开展胃镜、结肠镜和逆行胰胆管造影等检查。内镜技术的应用，使得医生能近距离直接观察胃肠道黏膜，及时发现出血、溃疡和占位等病变。通过注射造影剂还可显影胰胆管，有利于诊断结石和肿瘤等胰胆疾病。消化内镜的诞生，是胃肠病学发展的里程碑。

2. 由浅入深 经过胃镜和结肠镜的不断发展和改进，大大提升了上消化道和大肠病变的诊治水平，而位于消化道“深处”的小肠却始终缺少直接观察的手段，只能通过消化道造影的手段间接显示。近十年来，小肠镜和胶囊内镜相继问世，终于填补了这一空白，使得内镜技术可以“贯通”整个消化道，再也没有“盲区”存在。

3. 由内而外 20 世纪 90 年代问世的超声内镜（EUS）技术，使得消化科医生不仅能观察胃肠道腔内病变，还可通过超声探头显示腔外脏器和组织（胰腺、胆管、淋巴结等），并在超声引导下进行穿刺、引流等操作，进一步丰富了消化内镜的技术领域，更多的患者可从这一微创技术中获益。

4. 以小见大 为改善胃肠道肿瘤的预后，早期诊断尤为重要。在传统内镜的基础上研发出了放大内镜，辅以电子和化学染色技术，可清晰观察胃肠道黏膜的毛细血管和腺管开口，大大提高了早期癌的诊断水平。在此基础上可开展多种形式的内镜下治疗，如内镜下黏膜切除术（EMR）、内镜下黏膜下剥离术（ESD）等，不仅改善了患者的预后，还减少了传统开腹手术的创伤。

5. 由观察到干预 内镜技术的迅速发展，使得消化科医生不仅能够发现和诊断诸多疾病，还可通过内镜这一载体，进行多种多样的操作，促进消化病学由单纯“观察”向积极“干预”转变。干预手段包括切除、减压、引流、止血、穿刺等多项内容。与传统开腹手术相比，内镜治疗还具有微创、简便、快速的优势。

内镜技术的迅速发展，已经成为消化疾病临床决策不可或缺的重要元素。对于内镜技术我们必须有正确、全面的认识。首先，内镜毕竟是一项有创性操作，有一定的并发症风险，应准确把握适应证，保障患者安全；其次，内镜技术的最终目的是提高消化疾病的诊治水平，对于内镜的异常发现，必须结合临床表现加以正确解释，才能充分发挥这一技术的优势；最后，内镜虽可直接观察胃肠道病变并取活检，但也有一定的误诊和/或漏诊可能（例如结肠镜检查息肉的漏诊率就有 20%），需要我们不断提高操作水平，同时谨慎解释检查结果。

三、多学科协作的重要性

消化疾病研究和诊治已经超越了传统消化内、外科的范畴，还需要病理和影像等辅助科室的支持，同时与其他三级临床学科也有密切关联。多学科协作不仅是消化疾病研究的客观需要，对于相关学科的培育和促进作用也不容低估。

仅以炎症性肠病为例，就足以说明多学科协作的重要性。炎症性肠病的治疗分为药物治疗、手术治疗和营养治疗三大类，各类治疗均有其不同的适应证和不良反应，涉及普通外科、病理科、放射科、营养科、感染科等多个学科。在严格遵循原则的前提下，根据炎症性肠病患者的个体特点“量体裁衣”，通盘考虑，才能制订合理的治疗方案。

四、通过一个病例剖析消化病学临床决策

下面将通过北京协和医院消化科的一个实际病例，对消化病学临床决策的上述特点加以剖析。

病历摘要（第一部分）：患者男，40岁。主诉“脓血便1年，加重1个月余”。患者2010年10月出现下腹隐痛，便次3~4次/d，为黄软便，有时带脓血。粪便常规：3~5个RBC/HPF，WBC满视野，粪隐血（+）。粪便细菌培养、抗酸染色及寄生虫均（-）。Hb 132g/L，红细胞沉降率（ESR）20mm/h。外院结肠镜：阑尾开口周围黏膜充血、糜烂（图2-2-1），余结肠黏膜光滑，直肠黏膜弥漫性血管纹理消失、充血、糜烂（图2-2-2）。

病理：阑尾周围黏膜急、慢性炎，偶见隐窝脓肿；直肠黏膜急、慢性炎，可见隐窝脓肿，少数上皮细胞轻度异型增生。诊断“溃疡性结肠炎（UC）”。给予柳氮磺吡啶（SASP）4g/d口服及1g/d灌肠治疗，便次减少为1~2次/d，便血明显减少。2011年8月自行停药，劳累后脓血便增至6~7次/d。2011年9月发热，体温最高38.0℃，脓血便增至20次/d，腹痛明显。9月22日收入北京协和医院消化科。查Hb 76g/L，ESR 68mm/h，ALB 27g/L，超敏C反应蛋白（hsCRP）95mg/L。CT：小肠未见明显异常，结肠弥漫性肠壁增厚、强化（图2-2-3）。

结肠镜：进镜至乙状结肠，见乙状结肠、直肠弥漫充血、水肿，大片溃疡，有较多炎性息肉，部分呈铺路石样，黏膜有自发渗血（图2-2-4、图2-2-5）。

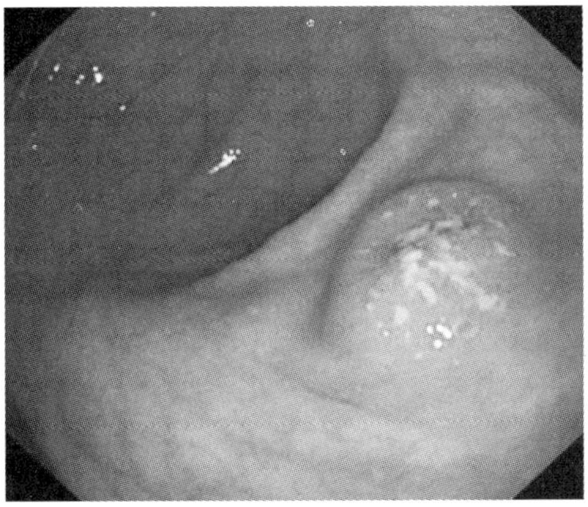

图2-2-1　阑尾开口周围黏膜充血、糜烂

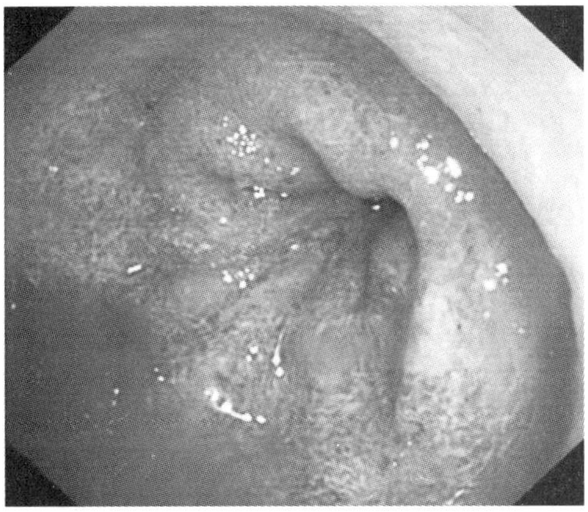

图2-2-2　直肠黏膜充血、糜烂，血管纹理消失

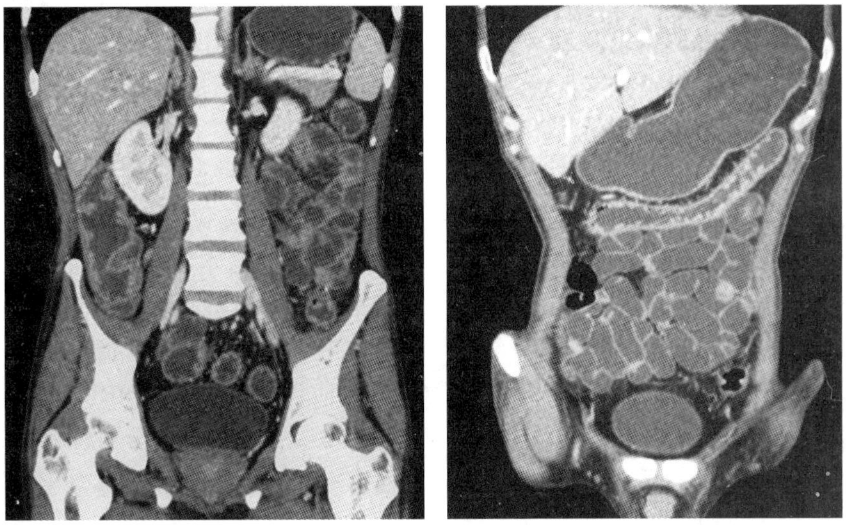

图2-2-3　小肠未见明显异常，结肠弥漫性肠壁增厚、强化

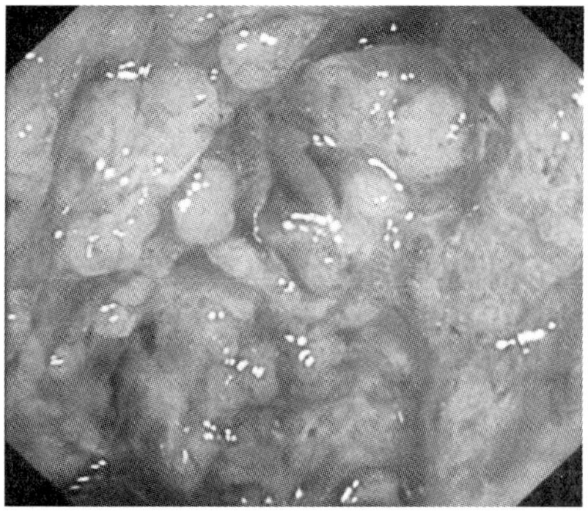

图 2-2-4 直肠黏膜充血、糜烂,有自发出血

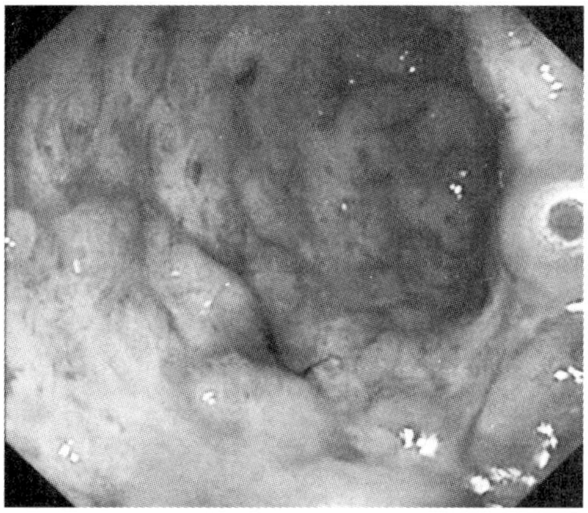

图 2-2-5 乙状结肠黏膜隆起,呈铺路石外观

活检病理:坏死物及肉芽组织,黏膜重度急、慢性炎。应用琥珀酸氢化可的松 300mg/d 及支持治疗 3 天,病情无明显改善。患者拒绝手术治疗。检查回报:血巨细胞病毒(CMV)DNA 阳性。予更昔洛韦治疗后便次降至 5 次 /d,腹痛和便血有所减轻。

1. 第一次临床决策:本例内镜及病例特点,UC 病情加重的原因 本例患者中年男性,慢性病程,急性加重。最初症状为脓血便,已除外常见的感染性肠病,内镜下黏膜改变较为典型,UC 诊断可以成立。外院结肠镜及病理有两点值得讨论:

(1)阑尾开口周围炎有无临床意义:我们知道,UC 一般为连续性病变,但确有一部分非广泛型 UC 患者除直肠或左半结肠病变外,还有阑尾周围红斑(peri-appendiceal red patch,PARP)改变。国外文献表明,PARP 现象占非广泛型 UC 的 7.9%,其组织学炎症程度与直肠平行,患者多为男性,其中半数会发生病情进展。因此,本例的 PARP 现象或许提示病情较为活动,有加重的可能,需密切观察。

(2)怎样看待直肠上皮的轻度异型增生:在炎症较重的区域腺上皮增生活跃,出现轻度异型增生应属正常,加之直肠型 UC 癌变风险较低,因此这一现象临床意义不大,但应注意随访。

按照改良 Truelove 和 Witts 评分标准,本例最初为轻度 UC,加之病变局限,治疗首选 5- 氨基水杨酸(5-ASA)或 SASP 口服,并辅以局部处理。据此治疗后病情曾一度好转并稳定,但因自行停药和劳累(常见诱因)病情迅速加重,入院时已发展至重度 UC。静脉足量应用糖皮质激素后病情无改善,分析其原因主要有:

(1)激素无效。

(2)存在感染因素(尤其是难辨梭菌和 CMV)。此时应加强支持,尽量去除感染等加重因素,必要时尽快转换治疗(环孢素、生物制剂拯救治疗或急诊手术)。本例 CMV-PP65 及 DNA 均阳性,提示现症感染,而 CMV 感染可造成 UC 对激素抵抗。据报道,重度激素抵抗型 UC 患者的 CMV 血清阳性率为 20%~40%,而结肠组织中的阳性率约为 38%,提示相当一部分重度 UC 患者激素治疗无效可能与 CMV 感染有关。本例抗病毒治疗后病情有所好转,也从侧面印证了 CMV 在 UC 病情进展中的作用。经足量激素及抗病毒治疗后病情虽有改善,但未达缓解标准,仍有加重可能,因此有手术指征,但患者对手术顾虑较大,要求继续保守治疗。

由于病情较重,患者不宜行全结肠镜检查,仅观察了直肠和乙状结肠,但根据临床及 CT 表现,病变范围已进展至全结直肠。该患者结肠病变虽然连续,但溃疡较深大,部分黏膜呈铺路石外观,类似克罗恩病(CD)。是否要考虑中间型结肠炎(indeterminate colitis,IC)甚至 CD? Price 最早于 1978 年提出 IC 的概念,是基于一些重度结肠炎手术标本在组织学特征上可诊断炎症性肠病(IBD),但难以区分 UC 和 CD。此后 IC 的含义有所扩展,也用来指经临床、内镜和活检病理评估仍无法归类的 IBD 患者。IC 占全部 IBD 的 10%~15%,其中部分可向 CD 演化。本例曾怀疑 IC,但 IC 直肠病变常常较轻,而本例直肠病变却最重,加之无小肠受累证据,因此诊断 IC 或 CD 的依据不足,考虑黏膜的不典型改变由 CMV 感染所致可能性更大，可待病情好转后复查结肠镜加以证实。

病历摘要（第二部分）：入院后第 3 周患者突发大量鲜血便，Hb 降至 36g/L，出现失血性休克。CT 动脉造影（CTA）示造影剂外溢至盲肠及升结肠（图 2-2-6），遂行急诊手术。

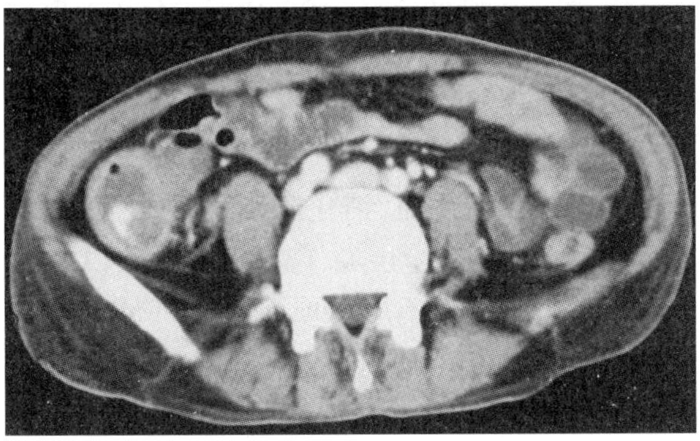

图 2-2-6　CTA 示回盲部造影外溢，提示该处活动性出血

术中肠镜探查空肠及近端回肠黏膜正常，距回盲瓣 30cm 范围内末端回肠黏膜充血、糜烂，升结肠可见新鲜血液，全结肠黏膜符合 UC 改变。行"末端回肠、全结肠、部分直肠切除 + 回肠单腔造口术"。手术病理：结肠黏膜表浅溃疡及炎性假息肉，黏膜下层水肿，肌层和浆膜无明显病变，符合典型 UC（图 2-2-7）。

术后直肠残端反复出血，予纱布填塞及激素灌肠后血止。渐停用激素和 5-ASA，加强肠内营养，一般情况好转。无发热、腹痛，回肠造口流出物为黄色。

2. 第二次临床决策：重症 UC 的治疗选择　由于患者对手术持消极态度，失去了尽早控制病情的时机。突发下消化道大出血，考虑溃疡导致黏膜下血管暴露出血可能性大。文献指出，重症 UC 可引起肠壁动静脉瘘，造成致命性大出血，因此处理需刻不容缓。

急性下消化道出血部位判断主要依赖核素检查、结肠镜和血管造影 3 种方法，选择何种检查需根据病情来取舍。本例出血速度快、病情危重，核素检查阳性率较高，但较为耗时，且无法精确判断出血部位，显然不合适。结肠镜虽然确诊率高，但要求血流动力学稳定，且需要肠道准备，不宜在急性大出血时实施，并且本例为重度 UC，内镜检查有加重病情的风险，因此也不可取。血管造影可检测出速度 0.5ml/min 的出血，预计可以发现出血部位，但本例为肠道溃疡病变，通过栓塞止血会造成肠壁缺血而加重溃疡，再出血率高，故仅有诊断作用。通过快速注射造影剂，高速螺旋 CT 发现肠道出血病灶的敏感度已可以与传统血管造影媲美，创伤性却明显减少，适合作为术前检查。通过术中肠镜探查，发现末段回肠也有活动性炎症，不能完全排除该处出血，故一并切除。UC 病变多局限于大肠，但有 10%~17% 的广泛型 UC 存在末段回肠病变，即所谓的"倒灌性回肠炎（backwash ileitis）"，本例即是如此。

本例因重度 UC 大出血行急诊手术，术式选择非常重要。单纯末端回肠造口不能控制结肠出血，而切除全结直肠虽止血彻底，但将永久造口，由于患者相对年轻，这一术式将会严重影响患者日后的生活质量。经权衡利弊并与患方沟通后决定保留部分直肠（腹膜返折以下），择期行回

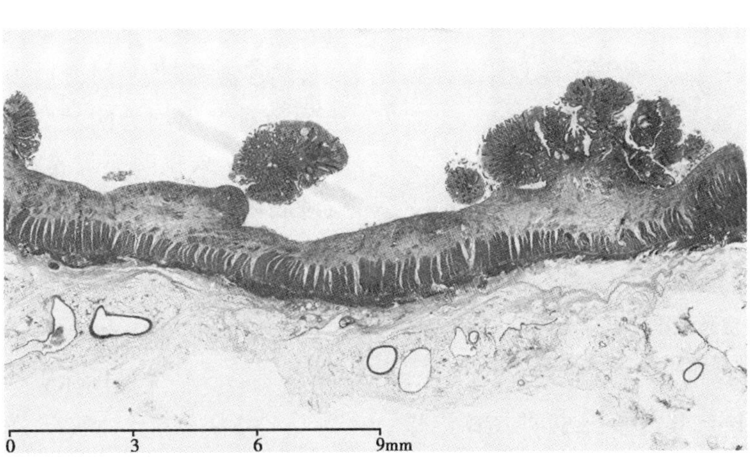

图 2-2-7　结肠手术切除标本

见黏膜浅溃疡及炎性假息肉，黏膜下层水肿，肌层和浆膜层无明显病变，符合典型 UC

肠储袋肛管吻合术（ileal pouch-anal anastomosis，IPAA）。IPAA 手术主要用于治疗 UC 或家族性息肉病，手术时将全结肠切除并剥离直肠黏膜，将回肠构造成储袋与肛管吻合，有助于保留排便功能，提高生活质量。IPAA 目前已成为西方国家治疗 UC 的主流术式。急性储袋炎是 IPAA 术后最常见的并发症，5 年发生率 25%~50%，抗菌治疗有效。其他并发症包括慢性储袋炎（多种抗菌药物疗效不佳）、储袋易激综合征（内镜下无炎症表现但临床有肠道症状）、直肠残端袖套炎，甚至可发生储袋 CD。本例保留直肠的风险在于残端出血，但通过局部治疗得以控制。

病历摘要（第三部分）：2012 年 9 月 18 日在外院行“开腹探查，复杂肠粘连松解，回肠造口切除，腹会阴联合残留直肠切除，回肠储袋肛管吻合，暂时回肠双腔造口术”，顺利完成。由于小肠长度较短，加之第一次手术后腹盆腔粘连，残留直肠炎症较重，手术难度大。术后第 3 天胃管出现血性胃液，第 8 天出现呕血，回肠造口流出血性肠液。急诊胃镜见胃窦大弯侧 1.0cm 溃疡，有活动性出血，十二指肠球部及降部多发溃疡。考虑应激性溃疡可能，予抑酸等治疗后出血停止。此后反复发生消化道出血，伴寒战、高热，体温最高 39.8℃，广谱抗菌药物治疗无效。小肠镜：空肠上段卵石样隆起，周边黏膜充血、糜烂，片状浅溃疡（图 2-2-8）。

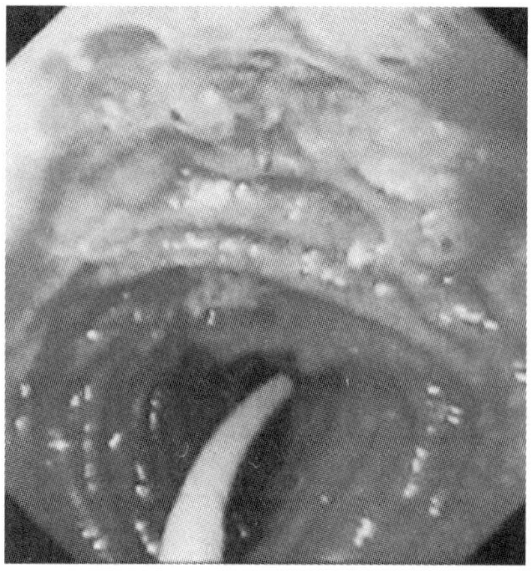

图 2-2-8 空肠上段卵石样隆起，周边黏膜充血糜烂，片状浅溃疡

考虑“术后消化道出血原因不明，CD 待除外”，加用琥珀酸氢化可的松 100mg 2 次 /d 并转回北京协和医院继续治疗。入院后发现发热时间与静脉输液相关，外周血培养为近平滑假丝酵母菌，遂拔除中心静脉导管。导管尖端病原体培养结果与血培养相同，证实为导管相关血流感染，经抗真菌治疗后体温正常。IPAA 手术残留直肠标本病理：可见深溃疡及全层炎，建议排除 CD。

3. 第三次临床决策：本例术后再次出血原因是什么？诊断是否需要由 UC 修正为 CD？

IBD 患者发生病情变化时，要鉴别此变化究竟系 IBD 本身所致，还是其他因素引起。就本例而言，IPAA 术后出血、消化道多发溃疡、发热，直肠残端有深溃疡和全层炎，确有理由怀疑 CD。那么本例究竟是 UC 还是 CD？判明这一点对今后病情转归影响极大，需仔细鉴别。

通过深入分析，我们认为上述发现仍不足以推翻 UC 的诊断，理由包括：①本例起病时内镜表现及第一次手术切除的结肠病理均符合 UC，典型 UC 病例后来转变为 CD 者虽并非不可能，但较罕见；②发热已证实为真菌感染所致，并非“CD”引起；③本例直肠病变较重，第一次手术后残端尚有反复出血，而重症 UC 亦可有全层炎和深溃疡，此种病理改变并非 CD 所独有，应结合临床综合判断；④第一次手术时曾通过术中肠镜全面探查小肠，未发现符合 CD 的溃疡病变。IPAA 术后溃疡主要在胃、十二指肠和上段空肠，其部位和形态也不符合典型 CD 的特点。是否为术后应激反应所致？应待病情稳定后复查内镜，全面评估小肠，再决定 CD 诊断能否成立。由于存在活动性真菌感染，激素应逐渐减量。

病历摘要（第四部分）：拔除静脉导管后继续抗真菌治疗，同时加强支持，激素逐渐减停。患者一般情况改善，恢复进食后未再呕血，回肠造口排出物隐血多次均为阴性。复查胃镜、小肠 CT 及胶囊内镜：未见明显异常。患者停用所有药物，继续肠内营养，2013 年 9 月还纳瘘口，启用储袋。随访至今无症状。

最终诊断：溃疡性结肠炎（广泛型，重度）
巨细胞病毒感染
失血性休克
全结肠、部分直肠及末段回肠切除 + 回肠单腔造口术后
直肠残端出血

回肠储袋肛管吻合术（IPAA术）后
导管相关性血流感染（近平滑假丝酵母菌）
应激性溃疡
消化道出血

总结和点评：在激素减停的情况下消化道溃疡却逐渐愈合，病情好转，这样的演变趋势不支持CD，考虑消化道出血还是以术后应激性溃疡可能性大，因此最终仍诊断为UC（广泛型、重症）。通常结肠切除术后3~6个月为IPAA手术时机，患者因对手术始终顾虑较大，直至第9个月方才行IPAA手术，不仅腹盆腔粘连严重，手术难度增加，而且直肠括约肌出现失用性萎缩，直肠黏膜长期脱离接触肠道菌群，炎症加重，均不利于术后恢复。术后较多并发症可能与此有关。

本例最初仅为局限的轻症UC，后来的变化却一波三折，屡次发生消化道出血，出血原因又不尽相同，病情一度十分危重。但由于多学科的共同努力，最终控制了病情，患者得以存活并接受了进一步治疗，最终保留了排便功能，生活质量得以提高。除了常规药物之外，本例还多次接受内镜检查和手术治疗，诊治过程十分曲折，其成功经验对于消化疾病的临床决策，尤其是危重病例的多科协作有一定的借鉴意义。

（吴 东 钱家鸣）

第三节 循证临床决策示例

【摘要】

循证医学（evidence-based medicine）的思想和方法应用日益广泛。循证医学强调3个要素的有机统一：①研究证据；②医生的技术和经验；③患者的价值观和偏好。循证临床决策通常可分为5个步骤：①提出问题；②寻找证据；③评估和解释证据；④应用证据；⑤效果评价。在消化疾病的诊断、治疗及判断预后等各方面，经过系统评价的高质量研究证据正不断涌现，需要我们及时加以学习和利用。正确实施循证临床决策，需要对研究结果加以批判性地评价和吸收，同时充分尊重患者意愿，并与我们自身的临床实践紧密结合。

【学习要点】

1. 循证医学的3个要素。

2. 循证临床决策的5个步骤。

3. 怎样客观评价研究证据，并与临床实践相结合。

【思考题】

1. 为什么循证医学既要重视高质量的研究证据，也要强调医生的经验和患者的需求？

2. 请运用本章介绍的方法尝试解决自己曾经遇到的一个临床问题，并按照循证临床决策的5个步骤将这一过程写出来。

当前循证医学的思想和方法应用日益广泛，已成为临床医学研究与实践的主流。广义上的循证医学包涵3个要素：①研究证据；②医生的技术和经验；③患者的价值观和偏好。以上3个要素的有机统一，才能保证准确高效的临床决策。寻找并应用证据帮助临床决策是一个持续的过程，通常可分为5个步骤：①提出问题（ask）；②寻找证据（acquire）；③评估和解释证据（appraise and interpret）；④应用证据（apply）；⑤效果评价（evaluate）。循证医学自诞生以来，就一直面临各种质疑和挑战。有学者担心，倘若证据“一家独大”，医疗行为可能会落入唯证据是从的陷阱，而忽视临床实践的多样性和丰富性。更激烈的观点则认为，各类临床指南已被医药企业等利益集团所绑架，助推了不合理的过度医疗。为此，1996年David Sackett提出：“慎重、准确和明智地应用当前所能获的最佳证据，结合医生的技能和经验，并综合患者的价值和愿望，将三者结合起来做出医疗决策。”这一定义综合考虑了外部证据（研究文献）和内部证据（医生经验），强调了医疗决策必须尊重患者意愿，但没有说明什么才是“最佳证据”。2015年Gordon Guyatt进一步完善了循证医学的定义：“临床实践应结合医生经验、患者意愿和来自系统评价和合成的研究证据”，从而明确了最佳证据的定义。

目前在消化病领域高质量的临床研究日益增多，非常值得我们学习和借鉴。为实现这一目的，我们不仅需要学会查找文献，更要懂得如何评价研究结果，并与我们自身的临床实践相结合。须知，任何一项临床研究都有局限性，其设计不可能绝对完美，结论也不可能无条件地应用至所有临床环境。由于临床研究的对象都经过了一定程度的筛选，难以完全反映真实的临床环境，因此即使研究设计无误，结果可靠，也只能说明该研究的“内部真实性（internal validity）”较好，其结论是否能推广至更大范围的普通患者，即研究的“外部真实性”如何，仍然需要结合实际情况加以批判性的分析。有关临床研究内部真实性与外部真实性的关系见图 2-3-1。

以下通过两个真实病例，对循证临床决策的过程加以简要剖析。

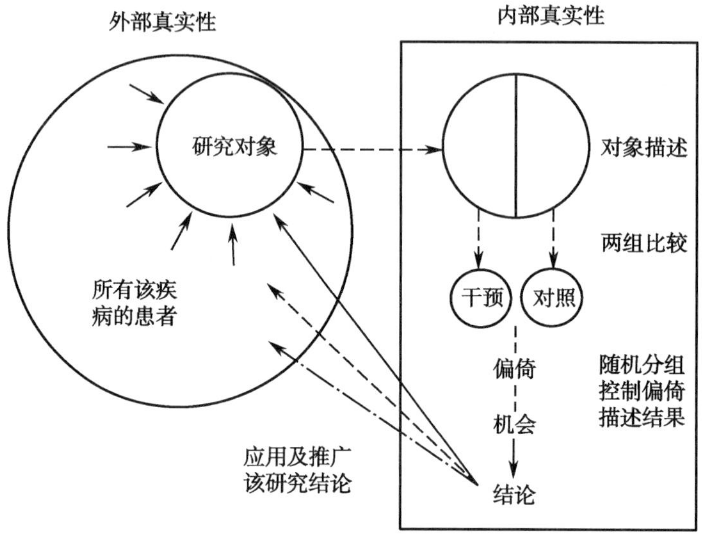

图 2-3-1 临床研究的内部真实性与外部真实性

一、一例无痛性急性胆囊炎的循证诊治

急性胆囊炎是最常见的外科急腹症之一，老年人急性胆囊炎的临床表现多不典型，易误诊、漏诊。全面分析临床表现并坚持循证原则有利于正确诊断。以往开腹手术是急性胆囊炎治疗的“金标准”，近年来应用腹腔镜治疗急性胆囊炎逐渐获得认可，但手术时机存在一定争议，目前仍有 28%~89% 的外科医生认为胆囊炎急性期是腹腔镜手术的禁忌。下面通过一例老年人无痛性急性胆囊炎的循证诊治，探讨急性胆囊炎的物理诊断问题以及早期腹腔镜手术的价值。

1. 临床病例介绍　患者，女，69 岁，因“发热 4 小时”入院。患者当日午餐后发热，体温 39.8℃，伴寒战，恶心，呕吐胃内容物。无腹痛、腹胀、咽痛、咳嗽、尿急、尿痛。既往 2 型糖尿病 6 年。查体：体温 38.8℃，脉搏 98 次 /min，呼吸 18 次 /min，血压 120/60mmHg。皮肤巩膜无黄染，腹软、无压痛、肌紧张及反跳痛，墨菲征（Murphy sign）（+）。实验室检查：白细胞 9.73×10^9/L，中性粒细胞 0.90，血红蛋白 110g/L，血小板 183×10^9/L；肝肾功能及血淀粉酶正常。腹部超声：胆囊增大（7.6cm × 4.6cm），内有 1.0cm 结石一枚，未见结石嵌顿，肝内外胆管未见异常。入院后再次发热，体温 40.2℃，剧烈寒战。患者及家属希望尽快明确诊断并治疗。

2. 确定临床问题　医生在讨论该病例时产生了分歧：部分医生倾向于诊断急性胆囊炎，另有部分医生认为患者高热、寒战，全身症状很重，而局部表现仅有 Murphy 征（+），无腹痛或腹部压痛，两者不相符，不支持急性胆囊炎的诊断。治疗意见也不统一：部分医生认为若急性胆囊炎诊断明确，应首选急诊腹腔镜胆囊切除术；部分医生根据以往经验，认为急性炎症期胆囊水肿粘连，手术难度较大，建议保守治疗，待炎症消退后择期手术切除胆囊。

为尽快获取高质量的证据指导诊治，按照循证医学的 PICO［患者（patient），干预（intervention），比较（comparison），转归（outcome）］原则，将医生们的分歧转化为 2 个问题，问题 1：单凭症状和体征能否可靠地排除或肯定急性胆囊炎？问题 2：急性胆囊炎早期腹腔镜手术与先保守治疗再择期手术相比，何种方案疗效更佳？

3. 检索证据　检索“Cochrane Library”“Medline”“ACP journal club”及“National Guideline Clearinghouse”。首先检索高质量的二次文献，确定是否有助于回

答临床问题；若没有合适的二次文献证据，则参考临床指南、随机对照试验或其他综述。

所用检索词为急性胆囊炎（acute cholecystitis）、腹痛（abdominal pain）、物理检查（physical examination）、腹腔镜胆囊切除术（laparoscopic cholecystectomy），采用 MeSH 和自由词联合检索。

问题 1：在 “Cochrane Library” “ACP journal club” 以及 “National Guideline Clearinghouse” 均未发现符合要求的二次文献证据，因此检索 “Medline”。由于患者病情紧急，为节约时间，采用限制条件，包括 “published in the last 10 years, Humans, Meta-Analysis, Practice Guideline, Randomized Controlled Trial, English, Core clinical journals”，得到 1 篇荟萃分析。问题 2：采用同样方法检索到 5 篇荟萃分析。检索上述证据用时约 1.5 小时。

4. 证据评价

（1）证据的真实性：问题 1 的荟萃分析纳入研究的异质性较大，多为回顾性研究，难以采用盲法，偏倚控制较困难。但总体看，该分析纳入了 1950 年至 2000 年的大量文献，且进行了两次检索，样本量大，分析全面，患者年龄分布较广，包括与本例相近的老年人，应用于本例有一定的可靠性，因此是目前所能获得的最佳证据。

问题 2 有 5 个荟萃分析，结论基本一致。纳入的研究质量较高，样本量较大，除 Shikata 外其他荟萃分析偏倚控制比较理想，证据真实性较好。

（2）证据的重要性：发热、腹痛、恶心、呕吐、腹部压痛等是急性胆囊炎的常见临床表现，然而系统分析发现，这些症状和体征并没有足够高的特异性或敏感性以肯定或排除该病。其中仅 Murphy 征诊断价值相对较大，阳性似然比为 2.8（95% 置信区间 0.8~8.6），阴性似然比 0.5（95% 置信区间 0.2~1.0）（表 2-3-1）。综合分析上述证据和临床资料后，发现本例虽无典型的右上腹痛或腹部压痛，但 Murphy 征阳性，又有超声支持（敏感性和特异性为 81%~88%），且已排除其他部位感染，急性胆囊炎诊断可以成立。

问题 2 的 5 个荟萃分析均认为早期（起病 4~7 天内）腹腔镜手术与择期手术（症状缓解 6~12 周后）相比，手术并发症率和转开腹率无显著差异，除 Papi 外其他作者均认为早期腹腔镜手术可明显缩短住院时间（表 2-3-2）。择期手术

表 2-3-1 急性胆囊炎各种临床表现的诊断意义

临床表现	样本量 / 例	阳性似然比（95% 置信区间）	阴性似然比（95% 置信区间）	敏感度（95% 置信区间）	特异度（95% 置信区间）
发热	1 292	1.5（1.0~2.3）	0.9（0.8~1.0）	0.35（0.31~0.38）	0.80（0.78~0.82）
恶心	669	1.0~1.2	0.6~1.0	0.77（0.69~0.83）	0.36（0.34~0.38）
呕吐	1 338	1.5（1.1~2.1）	0.6（0.3~0.9）	0.71（0.65~0.76）	0.53（0.52~0.55）
腹痛	949	1.5（0.9~2.5）	0.7（0.3~1.6）	0.81（0.78~0.85）	0.67（0.65~0.69）
肌紧张	1 140	0.5~2.32	1.0~1.2	0.11（0.06~0.18）	0.87（0.86~0.87）
腹部压痛	1 001	1.6（1.0~2.5）	0.4（0.2~1.1）	0.77（0.73~0.81）	0.54（0.52~0.56）
反跳痛	1 381	1.0（0.6~1.7）	1.0（0.8~1.4）	0.30（0.23~0.37）	0.68（0.67~0.69）
墨菲征	565	2.8（0.8~8.6）	0.5（0.2~1.0）	0.65（0.58~0.71）	0.87（0.85~0.89）

表 2-3-2 急性胆囊炎早期手术与推迟手术疗效比较的荟萃分析

作者	时间（年）	样本量 / 例	早期手术与择期手术相比		
			并发症率（95% 置信区间）	转开腹率（95% 置信区间）	住院日减少（95% 置信区间）
Siddiqui	2008	375	OR 1.07（0.60~1.48）	OR 0.92（0.57~1.48）	WMD −0.91（−1.18~−0.63）
Gurusamy	2006	451	OR 0.63（0.15~2.70）	OR 0.84（0.53~1.34）	HSR −3.0（−5.0~−1.1）
Lau	2006	504	OR 0.97（0.59~1.61）	OR 0.56（0.24~1.33）	WMD −1.14（−1.58~−0.70）
Shikata	2005	363	RD 0.00（−0.07~0.07）	RD −0.40（−0.13~0.49）	HSR −2.73（−4.97~−0.49）
Papi	2004	228	RD −3.31%（−15.1%~8.87%）	RD −7.99%（−18.5%~2.47%）	（6.3 ± 1.1）d~（9.9 ± 2.40）d

注：OR. 比值比；WMD. 加权平均差；HSR. 住院日减少（d）；RD. 风险差。

组有 17.5%~25.7% 的患者因保守治疗失败仍需急诊手术。因此,择期手术治疗急性胆囊炎并无优势,应首选早期手术。

5. 应用证据 告知患者目前诊断为急性胆囊炎,并将两种治疗方案及其利弊与患者充分沟通。患者希望在保证安全的同时尽量减小手术创伤,缩短住院时间,故要求腹腔镜手术。北京协和医院腹腔镜手术已开展多年,技术成熟,有足够的人员和设备保障,故最终决定行急诊腹腔镜胆囊切除术,根据术中情况必要时转开腹。术中见胆囊增大,囊壁增厚,充血水肿,与周围轻度粘连。腹腔镜手术顺利,用时 30 分钟切除胆囊。术后病理:急性胆囊炎。

6. 后效评价 患者术后恢复顺利,体温正常,腹部体征消失,术后第 4 天出院。随诊 3 个月无不适。

急性胆囊炎是常见的急腹症,正确的临床决策非常重要。本例有高热等全身表现却无局部症状,表现不典型,单凭经验做出诊断有一定难度。通过及时寻找证据,认识到急性胆囊炎症状和体征差异很大,少数患者可以没有局部症状,而 Murphy 征的诊断价值相对较高。通过全面评价证据,并结合患者的临床表现最终确定诊断,为后续治疗铺平了道路。在决定治疗方案时,不仅注意了客观证据,还兼顾了患者的意愿和所在医院的技术条件,实现了循证医学三要素的统一,临床结局满意。

二、一例胃泌素瘤的预后判断

1. 临床病例介绍 患者男,47 岁,因“腹痛 6 年,腹泻 2 年”。6 年来反复中上腹痛,伴反酸,外院胃镜示多发胃溃疡,服用奥美拉唑后好转。2 年前开始水样腹泻。进食后加重,体重下降 9kg。体格检查:体温 36.2 ℃,脉搏 78 次 /min,呼吸 14 次 /min,血压 115/60mmHg。消瘦,一般情况尚可,浅表淋巴结无肿大。心肺(–)。腹软,中上腹压痛,无肌紧张、反跳痛,未触及腹部包块,肝脾肋下未触及。移动性浊音(–)。肠鸣音活跃。实验室检查:血常规、尿常规、粪便常规及潜血、肝肾功能、血甲状旁腺激素及泌乳素均正常。血清胃泌素(停用抑酸药 3 周后检查):615ng/L(参考值 <100ng/L)。复查胃镜:重度反流性食管炎,食管、胃体、十二指肠球部及降部可见多发深大溃疡。甲状旁腺超声及鞍区 MRI 未见异常。腹部 CT 及超声内镜均发现胰尾部 2cm 大小占位性病变,未见转移征象。生长抑素受体显像:胰尾部异常放射性增高灶。多科会诊认为胃泌素瘤诊断成立,目前尚未转移,没有 1 型多发性内分泌腺瘤病(MEN–1)的证据。外科建议手术切除肿瘤。患者同意手术,但他非常想知道该病的可能的后果,尤其是生存期有多久,以便更好地安排自己和家人的生活。

2. 确定临床问题 胃泌素瘤是一种罕见的消化道神经内分泌肿瘤,年发病率仅为百万分之一。本例有多发顽固溃疡和水样腹泻、血清胃泌素升高、胰腺占位,符合该病的典型表现。本例患者提出的问题关系到胃泌素瘤的预后。所谓“预后”是指在疾病发生后对未来病情发展所做的预测。准确掌握疾病的预后,不仅是临床决策的重要依据,也有助于医生与患者有效沟通,帮助患者正确理解疾病,做出更理性的选择。对于胃泌素瘤这样的罕见疾病,个体医生很难积累足够的经验,需要阅读高质量的文献才能获得相关信息。按照循证医学的原则,将临床问题提炼为:对于非 MEN–1 的中年男性胃泌素瘤患者,在未发生转移的情况下,手术治疗预后如何?

3. 检索证据 对于预后研究,应用最多的检索工具是“Medline”提供的“Clinical Queries”。在病房电脑上进入“Medline”,点击“Clinical Queries”,在“Search”一栏输入检索词“gastrinorna”,在“Category”一栏选择“prognosis”,在“Scope”一栏选择“narrow, specific search”并点击。共得到 91 篇文章,其中一篇研究符合我们的要求。同时检索“The Cochrane Library”“ACP journal club 以”及“National Guideline Clearinghouse”,未获相关文献。

4. 证据评价

(1)证据的真实性:预后研究大多为前瞻性队列研究。一般而言,评价这类研究应考虑两方面的问题:①研究质量如何,其结论是否真实可靠?②研究结论能否推广,能否应用于本例患者?

评价研究质量的标准包括:

1)研究对象的代表性:高质量的预后研究不仅要有较大的样本量,还应纳入该病所有类型的患者，在性别比例、年龄分布、病程阶段、疾病分型以及病情严重程度等方面应有足够的代表性，否则结论容易产生偏倚，难以代表整个患者人群。

2）随访时间和失访率：某些疾病进展缓慢，如果随访时间不够，观察到的预后事件过少，就很难代表该病的实际转归。前瞻性研究难以避免失访，而失访率过高将影响结论的说服力。

3）预后事件的定义应当明确，测量应力求客观：某些预后指标的客观性较好，例如病死率；另一些预后指标的测量则存在主观因素，例如疼痛程度、生活质量等。因此，研究应清楚地描述预后指标的定义和测量方法，预后事件的测量应减少主观因素的干扰。

当然，即使是高质量的预后研究，也只能说明该研究结论本身是可靠的。研究的应用价值如何，即研究结论能否推广到其他患者人群，仍然需要检验，这才是理论与实践相结合的精神。为此我们需要了解：①该研究对象的特征与我们自己的患者是否相似；②该研究环境是否与我们的工作条件接近。直接照搬研究结论来指导具体临床实践，是不妥当的。

（2）证据的重要性：应用上述方法评价这篇胃泌素瘤的预后研究。该研究纳入了 1978 年 12 月至 1997 年 12 月期间，所有经美国国立卫生研究院（NIH）诊治的胃泌素瘤患者。研究的样本量较大（212 例），进行了长时间的随访［自起病起平均（13.8 ± 0.6）年，自诊断起平均（8.7 ± 0.4）年］，研究期间没有病例失访。研究对象的特征与其他大宗报道比较接近，包括男性居多（61%），发病年龄高峰（54 ± 1）岁，合并 MEN-1 的比例（19%），胃酸分泌量以及胃泌素水平等。该研究以病死率作为预后事件。胃泌素瘤患者总体 15 年生存率为 74%，胃泌素瘤相关的 15 年病死率为 17%，非胃泌素瘤相关的 15 年病死率为 11%。研究期间共有 159 例患者接受了胃泌素瘤切除术，接受胃泌素瘤切除术的患者 15 年生存率（76.7%）显著高于未接受手术的患者（43.4%）。该研究还表明，合并 MEN-1（15 年生存率 78.0% vs 66.1%）、没有肝转移（15 年生存率 93.0% vs 68.0%）的患者预后相对较好。

总体来看，该研究有较好的代表性，样本量大，随访时间长，没有失访病例，研究质量较高，但仍有一定的缺陷。最大的问题在于，当讨论手术等因素对预后的影响时，该研究没有做多因素分析，因此尚不能排除混杂因素的影响，也无法证明手术、MEN-1 以及肝转移等特征是独立的预后因素。例如，能够接受手术的患者可能一般状况较好，整体病情较轻，因此预后改善也许并非手术本身的贡献。作者在讨论中也提到，该研究关于手术治疗的分析还不足以为临床提供可靠的依据。然而这是目前我们能够找到的、质量相对较高的证据。按照现有证据，能够成功切除胃泌素瘤的患者预后相对较好。

5. 应用证据　按照证据与经验相结合的原则，做出临床决策时必须综合考虑研究证据、医生的经验技能以及患者意愿三方面的因素。具体分析本例患者，虽然没有合并 MEN-1 对其预后不利，但该患者相对年轻，一般状况尚可，肿瘤局限在胰尾而没有转移，具备了手术的条件，应当积极争取手术治疗。如果手术取得成功，有理由相信其预后相对较好。将上述结论告知患者，并与患者沟通。患者表示理解病情，要求手术治疗。北京协和医院多年来一直开展胃泌素瘤的腹腔镜手术治疗，经验相对较多，技术比较成熟，曾报道 28 例大宗胃泌素瘤手术经验总结。北京协和医院的经验表明，对于尚未扩散转移的胃泌素瘤患者，在条件允许的情况下应争取手术治疗，方能改善预后。综合上述三要素，最终决定手术治疗。

6. 后效评价　患者入院 1 周后行腹腔镜胰体尾切除术，手术顺利，成功切除胰尾肿物。病理符合高分化神经内分泌肿瘤，免疫组化：胃泌素（++），胰高血糖素（-），生长抑素（+），胰岛素（-）。术后患者恢复顺利，症状基本消失，现正在门诊规律随访。

以上通过北京协和医院消化科的两个真实病例，简要介绍了循证临床决策的相关原则和具体步骤。临床问题千变万化，但解决问题的方法却万变不离其宗。无论常见病还是罕见病，都要通过检索和评估证据，并与临床实际情况相结合，同时充分考虑患者的需求，才能保障临床决策的顺利实施。

（吴　东　钱家鸣）

参考文献

[1] 张孝骞 . 漫谈临床思维 . 医学与哲学, 1984, 2: 1-5.
[2] 张孝骞 . 谈谈疾病的诊治 . 实用内科杂志, 1982, 2: 8-10.
[3] 唐金陵, Paul G. 循证医学基础 . 第 2 版 . 北京: 北京大学出版社, 2016.
[4] 王吉耀 . 循证医学与临床实践 . 第 4 版 . 北京: 科学出版社, 2019.
[5] Guyatt G, Rennie D, Meade M, et al. Users' guides to the medical literature: a manual for evidence-based clinical practice. 3rd ed. New York: McGraw-Hill, 2015.
[6] 钱家鸣 . 北京协和医院消化疑难病剖析 111 例 . 北京: 中国协和医科大学出版社, 2009.
[7] 钱家鸣 . 消化内科疾病临床诊疗思维 . 北京: 人民卫生出版社, 2012.
[8] 朱预, 赵玉沛, 张太平, 等 . 胃泌素瘤的诊治经验 . 医学临床研究, 2005, 22: 1363-1365.
[9] 吴东 . 物理诊断学的循证之路 . 中华全科医师杂志, 2012, 11: 480-482.
[10] Sackett D L, Straus S E, Richardson W S, et al. Evidence-based medicine. How to practice and teach EBM. 2nd ed. Edinburgh: Churchill Livingstone, 2000.
[11] Del Mar C, Doust J, Glasziou P. Clinical thinking. Oxford: Blackwell Publishing Ltd, 2006.
[12] Montgomery K. How doctors think: clinical judgment and the practice of medicine. New York: Oxford University Press, 2006.
[13] Groopman J. How doctors think. New York: Houghton Mifflin Company, 2007.
[14] Gawande A. Being mortal. New York: Henry Holt and Company, 2014.
[15] Gawande A. Better. New York: Henry Holt and Company, 2007.
[16] Newman T, Kohn M. Evidence-based diagnosis. New York: Cambridge University Press, 2009.
[17] Orient J. Sapira's art and science of bedside diagnosis. 4th ed. Philadelphia: Lippincott Williams & Wilkins, 2010.
[18] Schwartz A, Bergus G. Medical decision making: a physician's guide. New York: Cambridge University Press, 2008.
[19] Klein G. Sources of power: how people make decisions. Cambridge: MIT Press, 1999.
[20] Gigerenzer G. Simple heuristics that make us smart. Oxford: Oxford University Press, 2000.
[21] Hunink M, Glasziou P. Decision making in health and medicine: integrating evidence and values. Cambridge: Cambridge University Press, 2001.
[22] Hammond J, Keeney R, Raiffa H. Smart choices: a practical guide to making better decisions. New York: Broadway Books, 1998.
[23] Elstein A S, Schwarz A. Clinical problem solving and diagnostic decision making: selective review of the cognitive literature. BMJ, 2002, 324: 729-732.
[24] Elwyn G, Edwards A, Eccles M, et al. Decision analysis in patient care. Lancet, 2001, 358: 571-574.
[25] Rubin D T, Rothe J A. The peri-appendiceal red patch in ulcerative colitis: review of the University of Chicago experience. Dig Dis Sci, 2010, 55: 3495-3501.
[26] Garrido E, Carrera E, Manzano R, et al. Clinical significance of cytomegalovirus infection in patients with inflammatory bowel disease. World J Gastroenterol, 2013, 19: 17-25.
[27] Geboes K, Colombel J F, Greenstein A, et al. Indeterminate colitis: a review of the concept—what's in a name? . Inflamm Bowel Dis, 2008, 14: 850-857.
[28] Brendan M, Reilly B M. Physical examination in the care of medical inpatients: an observational study. Lancet, 2003, 362: 1100-1105.
[29] Sackett D L, Rosenberg W M, Gray J A, et al. Evidence based medicine: what it is and what it isn't. BMJ, 1996, 312(7023): 71-72.
[30] Guyatt G, Voelker R. Everything you ever wanted to know about evidence-based medicine. JAMA, 2015, 313(18): 1783-1785.
[31] Graber M L, Franklin N, Gordon R. Diagnostic error in Internal Medicine. Arch Intern Med, 2005, 165: 1493-1499.
[32] Klein J G. Five pitfalls in decisions about diagnosis and prescribing. BMJ, 2005, 330: 781-783.
[33] Scott L. Errors in clinical reasoning: causes and remedial strategies. BMJ, 2009, 338: b1860.
[34] Mamede S, van Gog T, van den Berge K, et al. Effect of availability bias and reflective reasoning on diagnostic accuracy among internal medicine residents. JAMA, 2010, 304: 1198-1203.
[35] Greenhalgh T, Howick J, Maskrey N. Evidence based medicine: a movement in crisis?. BMJ, 2014, 348: g3725.

[36] Germanos S, Gourgiotis S, Kocher H M. Clinical update: early surgery for acute cholecystitis. Lancet, 2007, 369: 1774–1776.

[37] Trowbridge R L, Rutkowski N K, Shojania K G. Does this patient have acute cholecystitis? . JAMA, 2003, 289: 80–86.

[38] Siddiqui T, MacDonald A, Chong P S, et al. Early versus delayed laparoscopic cholecystectomy for acute cholecystitis: a meta-analysis of randomized clinical trials. Am J Surg, 2008, 195: 40–47.

[39] Gurusamy K S, Samraj K. Early versus delayed laparoscopic cholecystectomy for acute cholecystitis. Cochrane Database Syst Rev, 2006, 4: CD005400.

[40] Lau H, Lo CY, Patil N G, et al. Early versus delayed-interval laparoscopic cholecystectomy for acute cholecystitis: a meta-analysis. Surg Endosc, 2006, 20: 82–87.

[41] Heneghan C, Mahtani K R, Goldacre B, et al. Evidence based medicine manifesto for better healthcare. BMJ, 2017, 357: j2973.

[42] Papi C, Catarci M, D'Ambrosio L, et al. Timing of cholecystectomy for acute calculous cholecystitis: a meta-analysis. Am J Gastroenterol, 2004, 99: 147–155.

[43] Ellison E C, Johnson J A. The Zollinger-Ellison Syndrome: a comprehensive review of historical, scientiffic, and clinical considerations. Curt Probl Surg, 2009, 46: 103–106.

[44] Yu F, Venzon D J, Serrano J, et al. Prospective study of the clinical course, prognostic factors, causes of death, and survival in patients with long-standing Zollinger-Ellison syndrome. J Clin Ontology, 1999, 17: 615–630.

第三章　临床研究在消化系统疾病中的应用

第一节　临床研究方案设计

【摘要】

好的临床研究设计方案是临床研究成败，以及研究结果是否能得以转化和运用的关键。本节以消化系统相关疾病的临床研究问题为案例，探讨如何根据研究目的并结合可行性来选择合适的研究设计方法，以及不同研究设计方法的设计要点、优缺点和可能存在的问题。

【学习要点】

1. 横断面研究中研究对象选择和招募要点；如何理解样本患病率、总体患病率、患病专率及标化率；PR 及 POR 的区别与联系。

2. 病例对照研究的原理以及基于上述原理如何考虑病例和对照的选择。

3. 队列研究数据分析要点；前瞻性队列研究及回顾性研究的设计及数据分析要点。

4. 实验性研究随机、干预与对照选择、以及盲法实施的要点及注意事项。

5. 基于不同研究设计方法的设计要点和优缺点，理解如何基于不同的科学问题并结合可行性选择合适的研究设计方法。

【思考题】

1. 横断面研究、病例对照研究、队列研究及临床试验研究对象选择（包括入选和排除标准、抽样方法等）时考虑的关键点有哪些？有何异同？

2. 以乙肝病毒载量与肝癌发生关系研究为例，比较病例对照研究与回顾性队列研究设计的区别？

3. 临床试验中如何从研究设计、实施到数据分析不同阶段提高不同处理组结局相关因素的可比性？如果提高实验性研究的外推性？

一、研究设计方法概述

临床研究是基于人群开展的研究，其核心是基于人群的现象归纳出一般规律，其过程包括两大方面，一是研究设计与实施，二是因果推论。其中设计与实施即根据提出的科学问题，选择合适的研究设计方法，制定研究计划并开展研究，获得研究观察结果。而因果推论则是对研究实施的整个过程进行评价，在充分考虑了误差（包括抽样误差和系统误差，后者即我们通常所说的偏倚），按照因果推论的原则对我们的研究的内部真实性进行推断，并在可能的情况下推论外部真实性。由此我们可以看出，研究设计实施的好坏直接决定了我们研究结果的真实性，根据具体的科学问题并结合资源可行性选择合适的研究设计方法是临床研究成败的关键之一。流行病学研究设计方法根据研究的暴露因素是人为给予还是自然存在分为实验性研究和观察性研究，其中观察性研究根据研究设计时暴露因素与结局因素之间的时序关系进一步分为横断面研究（同时收集因果）、队列研究（由因到果）和病例对照研究（由果至因）。

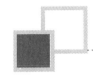

临床研究的研究问题主要包括但不仅仅限于发病率及患病率估计、病因研究、诊断的准确性、疾病的转归和预后、疗效及毒副作用评价、干预的卫生经济学评价等。对于每种临床研究问题均可采用多种研究设计方法。例如，患病率估计用横断面研究设计；发病率用队列研究设计；病因研究可采用横断面研究、病例对照及其队列研究；诊断实验评价可采用横断面研究、病例对照研究及随机对照临床试验；疾病的转归及预后可采用病例系列研究、队列研究及实验性研究；毒副作用可采用病例系列研究、队列研究和随机对照临床试验。一般来说，研究结果的可信度从高到低为随机对照临床试验、队列研究、病例对照研究、

横断面研究和病例系列研究。但针对具体的研究问题结合可行性，每个研究问题可能有最合适的研究设计方法。

本节将以慢性乙型肝炎病毒（hepatitis B virus，HBV）感染的自然史为主线，概述如何针对不同的科学问题，并在考虑资源可行性的基础上，选择合适的研究设计方法；以及针对不同的研究设计方法，需要考虑的关键问题。

二、横断面研究

案例一：慢性HBV感染是我国重要的公共卫生问题，为了有效降低我国慢性HBV感染的流行率，我国从1992年开始全面推动新生儿乙肝疫苗接种，截至2006年，该政策已经实施15年。我们的问题是，上述政策实施15年后中国的慢性HBV感染现状如何？我们需要将该问题转化为一个清晰的科学问题，即“2006年中国1~59岁人群慢性HBV感染率”，根据这个科学问题，我们知道该研究本质是要估计患病率（prevalence）（其定义详见公式1），而患病率的估计需要采用的研究设计方法为横断面研究。

$$\text{患病率}=\frac{\text{某时期某地区某人群所研究疾病的新旧病例数}}{\text{该地区同期平均人口数}}\times K$$

（公式1）

K=100%，1 000‰，或10 000/万……

横断面研究又称现况研究或患病率研究，研究者基于某一总体或者总体中的样本人群，在某一时点或某一段时间内同时完成疾病或健康，以及疾病或健康可能的影响因素的所有资料收集，从而探讨目标人群疾病或健康目前的现状。横断面研究的关键步骤包括确定研究对象、选择合适的抽样方法、资料收集及统计分析。

（一）确定研究对象

确定研究对象，包括研究对象的定义、入选和排除标准。由于横断面研究的目的是估计“率”，研究对象代表性非常重要。在谈及研究对象代表性之前，我们需要对四个研究对象相关的概念有所了解，包括：目标总体（target population）、可获得总体（accessbile study population）、预期研究样本（intended study sample）和实际研究样本（actual study sample）。以基于案例一“2006年我国大陆地区1~59岁人群慢性HBV感染率”的“2006年全国乙肝血清血流行病学调查”为例，其目标总体是“中国1~59岁人群”，即根据临床与人口学特征定义的，研究结果可以外推到世界范围内的人群集合。但如何能找到1~59岁的中国人群？则需要根据研究目的、并结合可行性对时间、地点以及人群（包括入选和排除标准）进行明确的定义，即确定可获得总体。

何谓可获得总体？例如，如果将“中国人群”定义为“中国国籍或户籍人群”，则对于那些目前在国外生活或者人户分离的人群，我们在实际调查中很难获得。因此，根据研究的可行性，我们可将可获得总体定义为“2006年中国内地不同地区城乡1~59岁常住居民”，同时排除那些可能不能合作的人群；其中常住居民定义为在调查时点过去的6个月中一直居住在该地的人群。由这个例子我们可以看出，可获得总体是在目标总体的基础上进一步明确了时间、地点以及人群的入选和排除标准，即确定了抽样框，使得研究变得可行。

（二）选择合适的抽样方法

确定了抽样框之后，采用何种抽样方法是横断面研究需要确定的另一个关键步骤之一。是对所有的可获得总体都进行调查，即普查？还是基于“可获得总体”，抽取其中的一个样本人群，即抽样调查？如果是后者，是基于非概率抽样还是基于概率抽样？详细内容可参见“流行病学”或“统计学”相关教材“抽样”章节。这里要注意的是，不同的抽样方法直接决定了样本量的估算方法，以及未来估计患病率时的统计方法，因此必须在研究设计之初明确。

例如，案例一在研究设计之初确定了采用多阶段分层抽样的方法抽取样本，基于多阶段抽样的方法估计预期需要调查160个县共计79 129人（考虑预期不同年龄别1~4岁，5~14岁和15~59岁人群HBsAg阳性率、容许误差、显著性水平、抽样方法以及可能的不应答率），实际调查过程中因为各种原因不应答者5 376人，按照替补原则补充调查8 325人，最终实际调查82 078人，采集血标本82 008人。

在上述案例中，79 219人为期望研究样本，82 078人为实际研究样本人群，实际研究人群与期望研究人群以及可获得总体之间的差别决定了研究结果的内部真实性，而与目标总体之间的差别决定了研究结果的外部真实性。在实际调查中，我们首先要保证的是内部真实性。

（三）资料收集

与其他研究设计方法一样，横断面研究资料收集主要包括三个方面，结局变量、主要关注的预测变量以及其他可能影响结局发生的主要协变量。但与其他研究设计不同的是，横断面研究同时收集因果变量，预测变量和结局变量的判定取决于研究假说而不是基于研究设计。以乙肝血清学流行病学调查为例，对抽取的82 078人采用问卷调查的方式收集研究对象的一般人口学特征（性别、出生日期、受教育程度、职业、民族、出生地等）、肝炎患病史、HBV暴露史、乙肝疫苗接种史；并同时采集血标本检测其乙肝血清学五项，基于乙肝五项血清学检查以及乙肝疫苗接种史来判断HBV感染状态。

这里要注意的是，横断面研究不是必须收集调查时点的暴露情况，如果需要，我们也可以回忆其既往的信息。例如，我们在调查人群HBV感染现状时，可以同时收集其既往的暴露信息，如是否有过输血史、既往疫苗接种史等。

（四）数据分析

通常基于横断面研究设计的数据格式整理如表3-1-1，基于表3-1-1的数据，分析包括两方面，一是估计患病率，二是开展病因的初步探讨。

表3-1-1 横断面研究的数据总结表

	调查人数	患病人数	患病率
暴露组	N_1	a_1	a_1/N_1
非暴露组	N_0	a_0	a_0/N_0
合计	N	A	A/N

1. 患病率 患病率估计时首先要注意样本患病率与总体患病率的区别。前者是直接基于样本人群估算研究对象中患目标疾病者所占比例。例如，用表3-1-1数据估算样本患病率为A/N；而总体患病率则是通过样本结果外推到总体的患病率的点估计值和置信区间，通常只有概率抽样才能估算总体患病率，后者通过抽样设计权重、不应答权重，以及基于目标人群年龄性别构成事后加权来估计。

案例一中，最终纳入分析的81 775人中HBsAg阳性者4 150人，由此计算样本人群HBsAg阳性率为：4 150/81 775= 5.07%。由于样本人群与总体人群的人群构成并不相同，需要基于抽样权重、不应答权重以及2006年我国1~59岁人群年龄、性别人口结构调整权重进行加权，估计我国2006年1~59岁人群HBsAg阳性率为7.18%（95%置信区间6.67%~7.68%）。

患病率估计非常重要，一方面它反映了某一时点患某种疾病或状态的比例，从而有助于政府了解研究人群在特定时间的真实患病水平，为卫生资源的分配提供依据。例如，根据2006年估计的我国1~59岁人群HBsAg阳性率7.18%，结合我国2006年1~59岁人群的人口数即可以推断出2006年我国9 300万人为慢性HBV感染者。另一方面，对于临床医生而言，有助于了解门诊患者患某种疾病的可能性，患病率越高，则疾病的“先验概率”越大。例如，在我国，乙肝的感染率远远高于丙肝的感染率，这就可以解释为什么临床更多的肝癌患者是由于HBV感染而非HCV感染。

除了粗患病率外，我们通常还需要描述患病专率与标化患病率。通过患病专率来进一步帮助我们判断疾病预防控制的重点人群。比如，案例一结果显示，1~4岁、5~14岁和15~59岁人群HBsAg阳性率分别为0.96%、2.42%和8.57%，提示对5~14岁乙肝疫苗未接种儿童进行乙肝疫苗补种的重要性，以及未来在资源可行的情况下开展对于成人的乙肝疫苗接种。而标化患病率则用于比较不同时点或不同地区的总的患病率。例如，由于1992年和2006年全国人口年龄构成不同，同时不同年龄别人群HBsAg阳性率也不同，为了比较1992年和2006年我国1~59岁人群HBsAg流行水平差异，需要按照某一标准人口，如1990年全国人口普查的年龄构成，对1992年和2006年的患病率进行标化，标化后，2006年我国1~59岁人群HBsAg标化阳性率为6.47%，显著低于1992年的HBsAg标化阳性率（9.75%）。但是，要说明的是，标化率并不能体现具体影响的是哪个年龄段人群，1992年和2006年不同年龄别HBsAg阳性率的比较能更明确的反映获益的人群（详见本章优缺点中多个横断面研究设计部分）。

2. 暴露与结局关联 在分析患病率数据时，我们可以通过比较不同暴露水平组人群的患病率差别从而获得不同暴露特征人群的患病率比（prevalence ratio，PR）以及患病比值比（prevalence odds ratio，POR），上述两指标分别与队列研究中的相对危险度和病例对照研究中的比值比意义相同。如表 3-1-1 数据，具体的计算公式如下：

患病率比 = 暴露组的患病率 / 非暴露组的患病率

$$=(a_1/N_1)/(a_0/N_0) \quad （公式 2）$$

患病率比值比 = 暴露组的患病比值 / 非暴露组的患病比值

$$=[a_1/(N_1-a_1)]/[a_0/(N_0-a_0)] \quad （公式 3）$$

当患病率比较低时，POR 与 PR 近似相等，但当患病率 >10% 时，二者会有较大差别。在实际应用中，如果我们的目的是要比较哪些因素与患病率有关，应选择 PR。但如果我们的目的是探讨病因，即探讨哪些因素与疾病的发生有关时，则 POR 是更好的选择，常用的 logistic 回归是估算 POR 的统计模型。

回归到案例一的乙肝血清学流行病学调查，比较乙肝疫苗接种史与 HBsAg 阳性之间的关系，数据见表 3-1-2。

由表 3-1-2 可以看出，没有接种过疫苗者样本阳性率为接种过疫苗者的 4.5 倍（4.16/0.92）；但如果要探讨疫苗接种史与 HBsAg 阳性的关系，则用 POR 更合适。以接种者为参照，非接种者发生 HBsAg 阳性的风险是参照组的 4.7 倍［（20/461）/（143/15 332）］。由于该人群 HBsAg 阳性率相对低，因此 POR 与 PR 近似相等。

（五）横断面研究的优缺点

横断面研究的主要优点是：①可以估计患病率以及暴露因素的暴露率；②可作为队列研究和临床试验的第一步，而不增加费用；③能同时收集结局和影响因素，因此，当主要研究变量患病率高时，所需样本量小，此时横断面研究具有快速、经济的优点；④同时多个横断面研究设计还可以用来探讨干预效果。例如，我国在 1992 年和 2006 年分别开展了两次基于全国 1~59 岁人群的乙肝血清学流行病学调查，两次调查是基于同一总体（中国 1~59 岁人群）不同样本人群的调查，结果发现 15 岁以上人群各年龄别 HBsAg 阳性率无显著差别，但 15 岁及以下人群，尤其是 1~4 岁人群 2006 年 HBsAg 阳性率显著低于 1992 年人群（详见图 3-1-1），提示自 1992 年开始在全国开展新生儿乙肝疫苗接种的效果，以及对 5~14 人群未接种人群进行补种疫苗的必要性。

表 3-1-2 2006 年中国 1~14 岁不同乙肝疫苗接种史人群 HBsAg 流行率

接种史	调查人数	阳性人数	阴性人数	样本阳性率 /%	PR	POR
有	15 475	143	15 332	0.92	1.0	1.0
无	481	20	461	4.16	4.5	4.7
不详	420	14	406	3.33	3.6	3.7

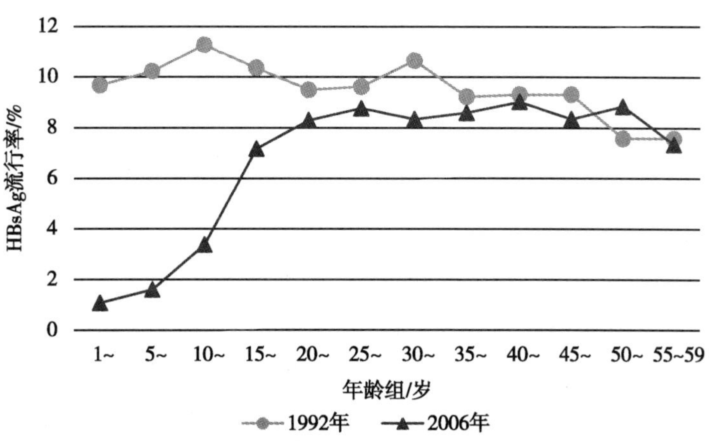

图 3-1-1 1992 年与 2006 年中国 1~59 岁人群 HBsAg 流行率比较

然而，由于横断面研究获得的是患病率，与疾病有关的因素有可能是疾病发生的原因，也有可能与该病的生存率有关，因此，对疾病的病因、疾病自然史以及预后影响因素等推断时应慎重使用。同时横断面研究不适合罕见病研究，除非开展病例系列（case series）研究，此时描述的是疾病人群的特点，以及疾病人群中不同特征人群发生不同结局的差异，而不能分析患者与健康人群的差异。

（六）其他相关说明

随着电子病历数据库、医保数据库等医疗大数据的出现，尤其是基于区域或全国性大数据的可获得性，为我们在较低成本下开展疾病的患病率研究，尤其是罕见病的患病率提供了可能。但要注意的是：①能否依靠医疗大数据估计患病率的前提是能确定产生病例的“源人群”，即知道患病人群所对应的分母。但更多的情况下，尤其是基于单中心的数据，由于不能确定病例来自的目标人群，此时我们只能计算构成比而非患病率。②疾病诊断的准确性：利用电子病历数据库或医保数据库开展患病率研究的第二个关键问题是诊断的准确性问题，需要有足够的信息进行诊断的确证是利用上述数据进行患病率估计的前提。同时，即使我们能解决这两个关键问题，基于上述大数据估计的患病率也可能与以人群调查为基础的患病率不同，其差异取决于不同特征人群患病后就医的可能性。

三、队列研究

案例二：慢性 HBV 感染者如果不经过有效的治疗，相当一部分人会进展成为代偿性肝硬化、失代偿性肝硬化甚至肝癌。哪些慢性 HBV 感染者更容易发生肝癌？HBV-DNA 高暴露是否会增加慢性 HBV 感染者肝癌发生风险？考虑到低病毒载量的慢性 HBV 感染者的生存效应以及已经发生肝癌的患者其乙肝病毒载量可能与发生肝癌之前不同，横断面调查并不适合回答上述问题。

最理想的研究设计方法是选择一群没有肝癌的慢性 HBV 感染者，基线时采集血样测量其乙肝病毒载量，经过足够长时间的随访，比较不同病毒载量的慢乙肝患者肝癌发病率的差别，该研究设计即为队列研究（cohort studies）。队列研究的步骤如下：①选择合适的样本人群构建队列；②收集基线预测变量信息，如果需要，收集结局的基线水平；③随访，并在随访过程中收集结局信息；④资料分析：估计发病率以及评价暴露因素与疾病之间的关联强度。队列研究包括前瞻性队列研究、回顾性队列研究及双向队列研究，不同的队列研究类型其考量的重点不同。

（一）构建队列

队列，即具有共同特征的一群人。该人群具有两个基本特征，一是在进入队列之初没有发生所要研究的结局，二是具有发生结局的风险。例如，如果想要基于队列研究探讨影响糖尿病与慢性 HBV 感染之间的关系，首先，我们要排除那些已经发生了 HBV 感染的人（即已经发生结局）；同时，假设接种乙肝疫苗产生了保护性抗体的人其保护性持续发生作用，则需要排除那些接种过疫苗产生了保护性抗体的人（不再具有发生结局的风险）。

产生队列人群的方法有两种，一是基于暴露特征确定队列。例如，中国台湾的一项著名的探讨血清乙肝病毒载量与慢性 HBV 感染者肝癌发生风险的队列研究（REVEAL-HBV study），即基于暴露特征来产生队列人群。该研究于 1991—1992 年在中国台湾 8 个乡镇共计邀请 89 293 名 30~65 岁的社区居民参加该研究，排除①不愿参加研究者 65 473 人；②HBsAg 阴性者 19 665 人；③基线血清不足以检测 HBV-DNA 者 304 人；④丙肝抗体阳性者 198 人，最终纳入 3 653 人。通过该实例我们可以看出，虽然理想上我们希望通过随机抽样的方法来获得一个代表性样本，但由于队列研究需要随访，考虑到尽可能降低失访率，更多的时候，队列研究人群为志愿者人群，未来分析时我们需要考虑应答人群和不应答人群在影响结局发生相关因素上的差别，及其上述差别对于结论的影响。

基于暴露特征产生的队列通常只能探讨某一种暴露因素与多种结局之间的关系。为了提高队列的研究效率，目前越来越多的队列是在暴露特征确定前，根据人口学特征、地理特征或其他因素来产生队列。如全球最负盛名的 Franmingham 队列，即为依托与美国 Framingham 这个小镇的居民开展的一项已经跨度 70 余年覆盖了三代人的队列。又如我国1996年开始创建的依托于河北唐山开滦集团职工体检人群建立的开滦队列，由于其覆盖了开滦集团不同职业10万余人，本质也是一个社区队列人群而非职业暴露人群。这种产生队列的方法其优势在于可以研究多种暴露因素与多种结局之间的关系。对于临床疗效评价而言，过去的几年中，国家科技部资助了大量的研究建立专病队列，上述队列可探讨不同治疗措施对于结局的影响，即多种暴露因素与结局之间的关系。

（二）收集其基线预测变量信息及结局的基线水平

以REVEAL-HBV队列研究为例，该研究为前瞻性队列，研究者于建立队列之初（1991—1992年）对所有队列人群进行了腹部B超检查，并采血检测其乙肝（乙肝表面抗原HBsAg和e抗原、HBV-DNA）、丙肝（丙肝抗体）、肝功能（谷丙转氨酶）和肝癌（α-甲胎蛋白）等相关血清学指标。同时采用问卷调查的方法收集所有队列人群的人口学特征、饮食习惯、吸烟、饮酒、用药史和外科手术史，肝癌及肝硬化家族史；以及女性月经、生育、口服避孕药以及激素治疗史等可能影响HBV进展和肝癌发生的因素。同时每个研究对象收集10ml血标本以供未来研究使用。

（三）随访队列和测量结局

随访是队列研究的重要特征之一，前瞻性队列研究允许研究者根据研究目的和研究的可行性定期对基线指标和结局指标进行收集。进行随访的方式包括两种：一是定期对队列人群开展重复的横断面调查；二是利用各类公共卫生监测数据或常规工作中形成的资料或数据库获得队列人群的终点事件，或者两种方法相互补充。例如，REVEAL-HBV研究即通过队列定期主动体检、病历回顾、台湾癌症登记系统以及死因监测系统多个渠道整合获得队列研究的结局信息。

而回顾性队列研究其队列的募集、基线测量以及随访均发生在过去，该类研究通常仅在因其他目的而纳入的队列的研究对象具有足够的预测变量的情况下才具有可行性。目前，随着电子病历数据库等医疗大数据越来越成熟，基于电子病历数据库，尤其是区域性电子病历数据库开展回顾性队列研究越来越引起人们的关注。例如，过去的5年中，韩国、中国台湾和中国香港等国家和地区分别基于电子病历数据库探讨了不同抗病毒治疗与肝癌发生关系研究，其研究结果分别发表在*JAMA oncology*、*Gastroenterology*及*Hepatology*等杂志。以中国台湾开展的利用电子病历数据库探讨抗病毒治疗对慢性乙型肝炎患者肝癌发生风险研究为例，该研究依托于中国台湾全民医保数据库，按照一定的入选和排除标准确定了合适的既有队列，即纳入1997—2010年台湾医保数据库中诊断为慢性乙型肝炎，排除使用乙肝抗病毒药物核苷（酸）类似物不到3个月，基线时发生肝癌以及丙肝或艾滋病病毒感染者共计72 458人构建队列；通过回顾电子病历数据库收集队列人群年龄、性别、核苷（酸）类似物及保肝类药物用药史、共患病病史（肝硬化、失代偿性肝硬化、糖尿病、慢阻肺、心脑血管病、肾衰等）等预测变量信息；同时通过与台湾癌症登记系统以及死因监测系统等对接收集肿瘤及死亡信息。回顾性队列研究与前瞻性队列研究相比，研究开始时研究对象的基线测量已经完成，因此可以节约时间和花费，但其存在的问题是，已有的数据由于不是基于研究目的而收集，可能存在数据不完整、不准确以及测量方法不够理想，以及随访间隔不等等缺点，需要在资料分析之前对数据进行处理（如对关键变量进行确证、缺失数据进行填补等）以及在统计分析时进行适当的处理，如选择合适的统计分析模型以校正随访间隔不等导致的中间删失。

（四）资料分析

我们可以依托于队列研究估计发病率并探讨暴露因素与疾病之间的关联强度。但由于队列研究数据的特点与横断面研究与病例对照研究不同，一是为“时间-事件”数据：既关注结局，同时也关注结局发生的事件；二是存在删失（censoring）：由于失访、研究对象生存期超过研究终止期、竞争性死亡或其他事件，导致到研究终止，不是观察中的每个个体都发生结局事件，因此在数据分析时要充分考虑上述数据的特点而采用合适的数据分析方法。

1. 发病率　根据队列的特点，固定队列或动态队列，我们可以分别估计累积发病率或发病密度。累积发病率为一组无病的人群，在一定的观察期内发生某病的人数占队列随访之初队列的人口数。由此我们可以看出，累积发病率适用于无失访的队列，且其大小与观察期长短成正比，因此，表达时必须说明时间区间，如肝癌的5年累积发病率。但对于大多数队列而言，失访较为严重，此时将每个研究对象从进入队列到发生关注的结局或删失所贡献的时间，即人时（person-time）累加作为分母，来计算发病密度更合适。当然，目前广泛使用的生存分析的方法也可以针对动态队列通过估计不同时间的生存率来估计不同时间的累积发病率（即累积发病率 =1- 生存率）。累积发病率与发病密度的区别在于累积发病率反映的是某一个时间段的总的发病风险，而发病密度反映的是该时间段的平均发病风险。

以 REVEAL-HBV 研究为例（表 3-1-3），截至 2004 年 6 月 30 日，3 653 人经过平均 11.4 年的随访，累积随访人年数 41 779 人年，共计 164 人发生肝癌，肝癌发病密度为 164/41 779=392.5/10 万人年；由于该队列为动态队列，可采用生存分析的方法估计其 13 年累积肝癌发生率。

表 3-1-3 乙肝病毒载量与肝癌关联的队列研究

HBV-DNA/（拷贝 /ml）	人数	随访人年数	肝癌发生人数	发病率 /10 万人年	RR（95% 置信区间）
<300	873	10 154	11	108	1.0
300~<1 万	1 161	13 518	15	111	1.0（0.5~2.2）
1 万 ~<10 万	643	7 404	22	297	2.8（1.3~5.6）
10 万 ~<100 万	349	3 845	37	962	8.9（4.6~17.5）
100 万 ~	627	6 858	79	1 152	10.7（5.7~0.1）

2. 暴露与结局关联 队列研究中用于估计暴露与疾病关联的常用指标包括相对危险度（relative risk，RR）、归因危险度（attributable risk，AR）、归因危险度百分比（attributable risk proportion，APR）及人群归因危险度百分比（population attributable risk proportion，PAPR），相应各指标的定义及意义可参见流行病学教材。这里重点介绍 RR 的估计方法。

RR 的定义为暴露组的发病率与非暴露组（或对照组）的发病率之比，其代表的含义为相对非暴露组或对照组而言，暴露组发生结局的风险为非暴露组或对照组的多少倍。RR>1 提示相对对照组而言，暴露因素为结局发生的危险因素；RR<1 提示为保护因素；RR=1 提示暴露因素与结局无关。考虑到队列研究中不同暴露人群在暴露因素之外的其他可能影响结局发生的因素不可比，在估计粗 RR 的基础上，还需要校正其他可能影响结局发生的因素来获得真实的暴露因素与结局的关联强度估计，目前最常用的方法为多元 Cox 回归。

例如，REVEAL-HBV 研究中（表 3-1-3），基线 HBV-DNA <300 拷贝 /ml 者肝癌的发病密度为 108/10 万人年，HBV-DNA>100 万拷贝 /ml 者肝癌的发病密度为 1 152/10 万人年，后者发生肝癌的风险是前者的 1 152/108=10.7 倍（即 RR 值）；在校正了年龄、性别、吸烟、饮酒、谷丙转氨酶水平即肝硬化后，RR=6.1（95% 置信区间 2.9~12.7），$p<0.001$。这里要和大家强调的一点是，Cox 回归的使用前提是暴露因素与结局之间符合比例风险，如果不符合，则需要采用时间依赖的 Cox 回归或分段估计。

上述基于基线暴露水平来进行暴露分组时最常用的方法之一，其优点在于利用离发病时间最远的基线暴露作为暴露水平，减少了“果因关系”的可能性。队列的一个重要特点是同一个体在随访期间的暴露状态可能随时间变化，可根据数据的特点，从基线、累积平均暴露水平、暴露水平的变化轨迹（trajectory）或变化幅度等多个维度评价暴露与结局之间的关系。

RR 是基于内对照的队列数据分析方法，基于外对照的队列，例如职业队列以及罕见的环境暴露危害队列人群，此时由于其发病人数少或者无合适的内对照，通常以一般人群为外部对照组，采用标化发病率比（standardized incidence rate，SIR）或者标化死亡率比（standardized mortality rate，SMR）来探讨暴露因素与结局之间的关联。如全国范围内的基于医院住院患者胆石症（包括胆结石和胆囊切除）的队列研究，希望探讨胆结石与胆囊切除与肝内外胆管癌发生风险的差异。此时通常可比较上述人群实际观察到的胆管癌的发生人数（O），并基于一般人群不同年龄、性别胆管癌发病专率估算上述胆石症患者基于对应的年龄和性别分布在随访期间期望发生胆管癌人数（E），计算 SIR，即 SIR=O/E，其意义与 RR 完全相同。

（五）队列研究的优缺点

队列研究的主要优点是可以计算发病率，同时由于其在结局发生前收集暴露信息，符合因在前果在后的因果时序关系，因此可以加强暴露因素与结局之间因果推论的强度；尤其适合罕见暴露的研究（如职业队列）以及快速致死性疾病的研究。

但其缺点也很明显，尤其是前瞻性队列研究中，当在收集罕见疾病的结局或探讨潜伏期长的疾病时，通常需要足够大的样本随访相当长的时间，研究效率低。同时，由于随访时间长，研究对象不容易保持依从性，容易产生失访。虽然目前已有生存分析等统计方法来解决失访等造成的删失问题，但如果失访和非失访者影响结局发生的因素上不可比时，其带来的失访偏倚是队列研究因果关联分析中面临的重要问题。同时，对于队列研究暴露状态随时间而改变的情况，目前统计分析仍是亟待结局的一个问题。

四、病例对照研究

由案例二的 REVEAL-HBV 队列研究我们可以看到，为了探讨 HBV-DNA 与肝癌的关系，近 4 000 人的队列平均随访了 11.4 年才观察到足够的肝癌病例。对于那些疾病发病率相对低的疾病，有否可能从发生疾病的患者入手，通过选择合适的对照组来比较患有疾病（病例组）和未患有疾病（对照组）的危险因素的暴露情况，从而来推论暴露因素与疾病的关系呢？这就是我们要谈的第三种观察性研究设计方法，病例对照研究（case-control studies）。

病例对照研究直接从病例入手，先确定病例，然后根据病例的特征选择不患该病的人作为对照，采用可靠的回顾性调查手段确定其既往（发病前）的暴露情况；通过估算病例组和对照组的有无某种暴露因素的比值之比，即比值比（odds ratio，OR）来推断该暴露因素与疾病之间的关联；是一种由研究的结局事件开始去追溯“原因”的回顾性研究。

案例三：如果想要利用病例对照设计研究案例二中的科学问题，探讨高 HBV 病毒载量是否增加 HBV 感染者肝癌发生风险，研究设计时需要考虑哪些问题？

理想的状态下，病例对照研究可被视为队列研究的一个反转设计，即如果我们能找到案例二中中国台湾 REVEAL-HBV 队列人群中所有的肝癌患者 164 人，同时选取上述队列人群中没有发生肝癌的人群中（3 653-164=3 489 人）或者在 3 489 人中随机抽取一个样本人群为对照，由于肝癌发生为一罕见事件（即 3 489 人的特征与全队列人群 3 653 人的暴露状态，即 HBV 病毒载量分布相似），此时基于病例对照研究估计的比值比 OR 与基于队列研究估计的相对危险度 RR 结果近似。提示满足下述四个条件时病例对照研究的结果近似与队列研究的结果可比：①对照和病例来自同一源人群；②病例的暴露状态能代表源人群中产生的所有病例的暴露分布；③对照组与病例组在暴露因素之外的其他因素方面可比；④发病率低的疾病。这也是病例对照研究设计的基本原理和重要的原则。

根据病例和对照的来源，病例对照研究可分为医院为基础的病例对照研究和人群为基础的病例对照研究。两种病例对照研究的优缺点不同。

（一）医院为基础的病例对照研究

当疾病发病率低且诊断比较复杂时（例如肝癌），通过医院纳入病例是最常用的选择方式。医院中选择的病例诊断更准确，一般比较合作，所获信息较完整、准确。但其缺点是很难确定产生病例的源人群，从而为在同一源人群中选择对照带来困难。此时通常的选择办法是在同一所医院内选择未患结局疾病的其他患者作为对照，并尽可能覆盖不同的疾病病种和科室，来保证对照能代表所有到该医院就诊的源人群。以 Liu 等开展的 HBV DNA 与肝癌关联的病例对照研究为例，该研究是基于台湾大学附属医院开展的单中心病例对照研究，病例纳入的是1990年至研究时点在该医院消化科就诊的所有HBsAg阳性的肝癌患者，而对照选择的是同期在该医院同一科室就诊的所有HBsAg阳性的非肝癌患者，所有病例和对照均收集血标本并检测其乙肝病毒载量，其中病例的血标本均在肝癌确诊但尚未开始治疗之时收集；同时收集了患者的年龄、性别以及乙肝病毒基因型（因为不同基因型其肝癌发生风险不同）等指标。研究结果显示（表3-1-4），以HBV载量<10^5拷贝/ml为参照（非暴露组），HBV载量≥10^5拷贝/ml者为暴露组，病例组的暴露比值为76/124，对照组的暴露比值为58/102，则比值比为：（76/124）/（58/102）=1.1，提示病毒载量≥10^5拷贝/ml者发生肝癌的风险为<10^5拷贝/ml者的1.1倍，但由于其95%置信区间包含1，因此没有统计学意义；但在校正年龄、性别、HBV基因型等因素后，校正OR为2.5（95%置信区间1.1~5.7），提示乙肝病毒载量可能与肝癌的发生有关。

表3-1-4 乙肝病毒载量与肝癌关联研究

研究设计	暴露分布（乙肝病毒载量）	病例	对照	OR（95%置信区间）	校正OR（95%置信区间）
医院为基础	<10^5拷贝/ml	124	102	1.0	1.0
	≥10^5拷贝/ml	76	58	1.1（0.7~1.7）	2.5（1.1~5.7）
社区为基础	不可检测	44	186	1.0	1.0
	2.69~3.99*	5	46	0.5（0.2~1.2）	0.5（0.2~1.3）
	4.00~<5.00	12	19	2.7（1.2~5.9）	2.8（1.2~6.5）
	5.00~<6.00	30	4	31.7（10.6~94.7）	48.4（14.4~162.8）
	6.00~<7.00	38	5	32.1（11.9~86.3）	42.3（14.8~120.8）
	≥7.00	41	16	10.8（5.6~21.1）	14.8（7.0~31.4）

注：* log_{10}拷贝/ml。

上述以医院为基础的病例对照研究设计的优点在于：①连续纳入了1990年至研究时点在该医院消化科就诊的所有HBsAg阳性的患者，无论是肝癌病例还是对照，这也是以医院为基础招募研究对象时需要注意的非常重要的一点，即连续纳入研究对象以保证研究对象至少能代表到该医院就诊的患者；②病例和对照均为HBsAg阳性的患者，保证了病例和对照均有暴露的可能性；③资料收集时考虑了其他与肝癌发生密切相关的因素，如年龄、性别、病毒基因型等。

但该研究设计也有其局限性，表现在：①没有说明该医院是否所有的HBsAg阳性的患者均会到消化科就诊，即依托于消化科来招募对照是否能代表所有到该医院就诊的HBsAg阳性的患者，包括那些不是因乙肝来台湾大学医院就诊但HBsAg阳性的患者，当然，对后者的招募（如果存在的话）实施起来比较困难，但是否会对结果产生影响需要在讨论中说明。②暴露因素收集方面：虽然所有的肝癌患者均是在诊断时点收集的血清并进行HBV DNA的检测，但此时肝癌已经发生，所以此时的病毒载量并不一定反映的是肝癌发生之前的暴露水平。这也是病例对照研究存在的一个重要缺陷，即不能保证因果时序关系。③没有收集足够的影响肝癌发生的其他因素，如肝癌家族史、乙肝治疗史等。

（二）社区为基础的病例对照研究

对于一些常见的慢性病，以人群或社区为基础纳入病例是一个相对较好的选择。其源人群相对比较明确，从而对照的选择更容易保证对照和病例来自同一源人群。但即使对于发病率低且诊断相对困难的疾病，如肝癌，如果存在很好的肿瘤发病监测系统，我们也可以依托于监测或登记系统（如肿瘤登记系统）来获得病例，即开展社区为基础的病例对照研究。

同样是乙肝病毒载量与肝癌关系的病例对照研究，Liu TT等在我国江苏启东市基于17个乡镇 1.8 万人中的 2 387 名 HBsAg 阳性男性社区居民开展了以社区为基础的病例对照研究。选择上述人群中 1996 年 10 月 ~2004 年 12 月 31 日的肝癌患者 170 人为病例组，所有病例均依托于死因监测和肿瘤监测系统并经过进一步确证；选择上述人群中历次随访肝功均正常且没有发生肝癌的 276 人为对照，并以基线（1996 年）时收集的血清为标本检测所有病例和对照的乙肝病毒载量，同时收集人口学、吸烟、饮酒、肝癌家族史等信息。

该研究设计的优点在于：①病例和对照来自同一社区人群，病例和对照更有可能来自同一目标人群（目前的设计并不一定能保证，原因见局限性部分）；②病例和对照的乙肝病毒载量均基于 1996 年基线时收集的血清进行的检测，减少了因肝癌的发生对 HBV DNA 水平的影响。其局限性在于：①虽然病例和对照来自同一社区人群，但对照为 1996—2004 年随访期间肝功能如 ALT 均正常的人，是否过度选择更健康的人群的问题有待商榷。需要比较该对照人群与该人群所有无肝癌发生者是否在影响肝癌发生的其他因素上可比以确证其代表性。理想的对照的选择应该是上述 HBsAg 阳性人群中没有发生肝癌者的随机样本。②依托于死因监测和肿瘤监测系统来确定病例，需要考虑上述两个系统的覆盖率，即上述两个监测系统是否能覆盖上述 17 个乡镇的社区居民。如果未能做到全覆盖，则可能会导致部分肝癌患者被错分到对照人群中。

在上述两个例子中，对照选择时均没有考虑按照主要的混杂因素（如年龄、性别）与对照进行频数匹配或个体匹配，而是采用的不匹配的病例对照研究，之后在统计分析时对主要的混杂因素采用多因素分析方法进行控制。更多的时候，为了提高病例和对照在关键影响结局发生的混杂变量的可比性，同时提高研究效率，对照选择时会采用个体或频数匹配的方法与病例组在关键混杂变量（如年龄、性别等）进行匹配。需要注意的是：①既然匹配的目的是控制混杂，因此只有当某因素构成暴露因素与结局之间的混杂因素时，我们才需要进行匹配，否则会导致过度匹配；②在病例对照研究中使用匹配并不能完全控制混杂，甚至还会带来新的残余混杂，因此我们即使进行了匹配，在数据分析时仍然需要校正匹配因素；③不同的匹配方法（频数匹配或个体匹配）对应的统计分析方法不同，详细参见流行病学相关教材。

（三）病例对照研究的衍生设计

通过上述两个病例对照研究的案例讨论我们可以看出，相对于队列研究设计，病例对照研究的优点在于：①对于同一研究假说，病例对照研究所需样本量要少于队列研究，简便、快速、省费用，尤其适于潜伏期长以及适于对发病率低的疾病的研究；②可同时研究多个潜在的危险因素与一个结局之间的关系，适合于探索研究。但其缺点也很明显，包括①难以确定因果关联所需的时序关系；②只能研究一种疾病结局；③与横断面研究与队列研究不同，病例和对照人群基于两次抽样获得，很难保证病例和对照来自同一源人群，故不能计算发病或患病率；④不适于研究人群中普遍或者罕见的暴露因素；⑤病例组可能是经过生存选择后存活的病例，其暴露情况可能并不能代表所有病例的真实暴露水平；例如，假设发生心肌梗死的患者中重度吸烟者更可能在送达医院前死亡，那么基于医院选择病例时，可能会发现在病例组中重度吸烟者的比例反而比对照组要少，从而得出重度吸烟为心肌梗死的保护因素的结论。

针对上述病例对照研究的缺点，由此衍生出几种新的“病例对照”设计方法，包括基于队列的巢式病例对照研究（nested case-control studies）和病例队列研究（case-cohort studies）、病例交叉设计（case-crossover study）、病例 - 时间 - 对照研究（case-time-control study）等。

1. 巢式病例对照研究　如果我们在之前介绍的基于社区的病例对照研究中，以 2 387 名 HBsAg 阳性的社区人群构建随访队列。以该队列中发现的所有肝癌患者为病例组，对应于每一个病例，按照随访时间进行 1∶n 个体匹配（必要时同时可以进一步匹配性别和基线时的年龄等重要混杂因素），选择足够样本为对照，分析病例组和对照组基线 HBV-DNA 水平差异，该研究设计为巢式病例对照研究。其特点在于：①对照的抽样为在队列随访发现的每个病例被诊断的时点上，从具有发生所研究疾病风险的尚未发生结局疾病的队列成员中抽取，即对照组必须按照随访时间与病例组匹配；②某个病例匹配的对照未来仍有可能成为病例；③其本质是个体匹配的病例对照研究，需要采用条件 logistic 回归方法来估计暴露因素与疾病的关联强度。

2. **病例队列研究** 如果采用病例队列研究的设计方法，病例的选择与巢式病例对照研究相同，而对照的选择为 2 387 名 HBsAg 阳性人群（注意，其中包括后来发生了肝癌的 243 人）的随机样本。即这个对照样本中的个体无论未来是否发生所要研究的结局疾病，均不影响其作为对照组成员。因此，我们可以看出病例队列研究本质是成组的病例对照研究设计，在这个设计中，同一组对照可用于多个疾病结局病例组的对照组。这里要提醒的是，病例队列研究由于其特殊的研究设计，需要采用加权的 Cox 回归方法来估计暴露因素与疾病之间的关联强度。

3. **病例交叉设计** 病例交叉设计主要用于研究短暂暴露对罕见急性事件的瞬间影响的评价。其基本思想是如果暴露与某罕见事件有关，则研究对象在“急性事件发生前一段时间（病例窗口）”的暴露频率高于更早时间中“长短相同的另一时期（对照窗口）”的暴露频率。病例交叉设计只需要纳入病例，病例窗口和对照窗口来自同一个体的不同时期，其本质为个体匹配的病例对照研究设计。例如探讨空气污染与某种消化系统疾病之间的关联。

病例交叉设计的优点在于：①不需要纳入对照人群，减少了我们选择对照的困难；②在一定程度上减少了其他难以测量的混杂如社会经济因素，遗传等因素对于结果的影响。但其应用前提是对照窗口和病例窗口应该独立，即病例组的病例窗口的暴露情况与其对照窗口的暴露情况不相关；同时该研究设计方法不能消除个体随时间自然变化的特征所造成时间前后不可比的偏倚。

4. **病例－时间－对照研究** 病例－时间－对照设计是在病例交叉设计的基础上，增加一组对照人群，对照人群同时也收集对应的病例窗口和对照窗口，通过比较病例组交叉设计个体匹配获得的 OR 值与病例组与对照组个体匹配的 OR 的差别，来分析推论暴露与疾病的关联。其优点是控制了病例交叉设计不能解决的“个体本身暴露因素随时间变化特征”的偏倚，同时其研究范围也由病例交叉设计的急性病研究扩展到慢性病研究。

但要注意的是，病例－时间－对照设计的局限性与病例交叉设计相同，其应用前提依然是病例窗口和对照窗口独立；同时如果病例组和对照组那些影响结局发生的特征随时间变化不同，则病例－时间－对照设计仍然不能控制个体随时间变化的特征所造成的偏倚；第三，与病例交叉设计不同，该设计仍然需要选择对照，因此也面临对照选择所带来的选择偏倚。

五、实验性研究

前面介绍了三种观察性研究方法。以 REVEAL-HBV 队列研究为例，如果观察到高病毒载量的慢性 HBV 感染者其未来肝癌的发病率高于低病毒载量者，能够推论乙肝病毒载量与肝癌之间存在关联的前提是高病毒载量组和低病毒载量组在影响肝癌发生的其他因素上可比。但现实是不同病毒载量组人群上述因素的分布并不可比。例如，乙肝病毒载量≥100 万拷贝 /ml 人群中乙肝 e 抗原阳性者所占比例（63.0%）显著病毒载量低于 300 拷贝 /ml 者（1.4%），而乙肝 e 抗原状态与肝癌的发生密切相关。为了解决上述问题，在评价暴露因素对于结局的影响时，可根据研究目的将研究对象随机分配到不同处理组，通过随机的方式尽可能提高不同干预组在干预因素之外的其他因素的可比性，这就是实验性研究。临床研究中最常用的实验性研究为随机对照临床试验（randomized controlled trial，RCT），其基本研究设计要素为：①选择受试者；②选择干预和对照方案；③研究方案实施设计；④数据分析。下面结合具体案例讨论如何开展 RCT 及其注意的主要问题。

案例四：乙肝尚不能治愈，有效的抗病毒治疗是延缓慢性 HBV 感染者发生肝硬化和肝癌的重要手段。一系列研究显示，乙肝病毒载量与肝癌的发生密切相关，同时，抗病毒治疗后长期保持病毒学抑制可降低肝硬化和肝癌的风险。替诺福韦酯（Tenovir，TDF）作为一个新的乙肝抗病毒药物于21世纪初在美国、加拿大、欧洲等地区批准可用于治疗慢性HBV感染，本研究的目的是开展一项Ⅲ期临床试验（以下称TDF试验），探讨TDF（300mg，1次/d）与阿德福韦酯（Advior，ADV）10mg，1次/d相比，其治疗HBeAg阳性慢性乙型肝炎患者的效力（efficacy）和安全性。

（一）选择受试者

1. 入选和排除标准的确定 由于临床试验希望在较短的时间内观察到期望的结果，因此，在确定入选标准时需要考虑：

（1）预期结局的发生率如何：临床试验通常要纳入结局发生率相对较高的人群。例如关于他莫昔芬预防乳腺癌的研究中，研究对象为60岁及以上妇女；或35~59岁但5年乳腺癌发生率预测高于1.66%的妇女；或乳腺小叶原位癌患者，即乳腺癌发生的高危人群，以利于在较短的时间内能观察到药物的疗效。

（2）干预措施是否有效。

（3）安全性：由于临床试验结果的不确定性，从保护受试者出发，通常会选择相对健康的人群。

（4）招募的可行性。

（5）治疗和随访的依从性：好的依从性是临床试验成功与否的关键之一。我们通常会在临床试验开始之初增加一个磨合期（run-in phase）以提高依从性。排除标准同样也是遵循上述几条标准来确定。

以案例四中的TDF试验为例，其入选标准为：18~69岁HBeAg阳性患者，HBsAg阳性至少6个月；代偿性肝硬化；Knodell得分≥3（分值范围0~18分，分数越高提示乙肝的慢性化程度越高）；ALT：2~10×ULT；HBV DNA（+）>10^6拷贝/ml。排除标准为：①同时感染了HIV、HCV、HDV；②肝癌患者；③肌酐清除率<70ml/min；④血红蛋白<80g/L；⑤中心粒细胞<1 000/mm^3；⑥失代偿性肝硬化或肝衰。由此可以看出，研究对象选择的均为相对健康人群，排除了更容易产生不良反应的人群。

2. 设计足够的样本量并制定招募计划 样本量的估计是临床试验设计最重要的环节之一，除了要根据研究的设计方法及相关的参数选择合适的样本量估算方法外，还需要考虑：①临床试验的研究对象通常为健康志愿者，其结局发生率可能与临床患者不同；②由于受试者需要同意被随机分配到对照组或实验组，因此必须根据研究的时间确定是否需要多中心招募研究对象。例如在TDF试验中，研究者为了短期内（2005年5月~2006年6月）招募到足够的样本，在涵盖北美、欧洲和亚太地区的15个国家106个临床中心招募了HBeAg阳性的慢乙肝患者603名，最终272名患者同意参加研究，266名患者服用了至少一次药物。

（二）选择干预和对照方案

1. 干预方案的选择 经典的RCT是平行的组间比较设计，包括干预和对照方案。其中干预方案的确定需要考虑能达到效力和安全性最大平衡的干预剂量、疗程以及干预频率。其中有效性和安全性的最佳平衡与所研究的疾病密切相关。如果研究疾病为高致死性疾病，如转移癌，方案的有效性是首要考虑指标，此时选择最高耐受剂量可能更合适。而对于那些不会导致疾病进展或死亡的干预措施，如预防疾病的疫苗等，安全性是首要考虑的问题，此时通常选择的是副作用较低时能达到最大有效性的剂量。如果研究设计之初不能确定最佳剂量而需要设计多个不同剂量水平的干预组时，此时需要涉及多重假设的复杂研究方案设计。

2. 对照的选择 临床试验中对照分为安慰剂对照、阳性对照、自身对照和交叉对照，每一种对照的目的和适用条件不同。

（1）安慰剂对照：即给予对照组提供在物理特征（例如：外观、味道及气味等方面）与试验组治疗尽可能一致的“治疗”（安慰剂），使研究对象和观察者等无法直接识别试验和对照两种“治疗”的差异，从而最终实现对干预组治疗效果的绝对评估。大多数情况下，只有当研究的疾病目前无有效治疗时通常才使用安慰剂对照。

（2）阳性对照：当研究的疾病已经存在有效治疗或“标准疗法”时，我们通常选择阳性对照。根据研究目的不同，阳性对照的研究设计方法也不同。如果研究目的是探讨新的治疗优于

（superior to）阳性对照时，通常研究设计的方法同安慰剂对照，即统计学检验是为了接受或拒绝组间没有差异的无效假设。例如，TDF试验中，由于之前已经有多种乙肝抗病毒药物上市，因此选择了当时使用相对多的ADV作为阳性对照，其目的是探讨TDF治疗是否优于ADV。但如果研究目的是确定新的治疗相对于有相似效应的阳性对照存在某些其他优势（更便宜、副作用更小、更易使用等），此时非劣效（non-inferiority）或等效（equivalence）设计更合适。

（3）自身对照：自身对照即对每一个受试者进行干预前和干预后的测量，通过比较受试者前后的变化来评估治疗效果，即组内设计。其优势在于个体自身的特征如年龄、性别等混杂因素被消除；但其缺点在于无法区分干预的效果是否由于疾病自然进程、心理效应、霍桑效应和向均数回归等所致。

（4）交叉对照：当受试者数量有限，同时干预效应发生时间短且可逆时，交叉对照设计是一种比较好的选择。即部分受试者开始被随机分配到干预组或对照组，然后经过一段时间洗脱期后转化为对照组或干预组。从而一方面通过自身对照的选择有利于潜在混杂变量的控制，另一方面配对分析增加了统计效能降低了所需样本量。

（三）方案实施

1. 基线信息的收集 基线信息的收集秉承够用、节省的原则，通常包括①年龄、性别、联系方式（地址、电话号码以及能够联系受试者的朋友或家属的联系方式）。如果有可能，可收集身份证号以便未来和肿瘤监测、死因监测以及医保数据等对接实现对受试者结局信息的收集，但前提是确保受试者的隐私保护。②可能影响结局的危险因素或可能影响干预效果的受试者信息，其目的是更好地判断结果的外推性及随机分组后组间基线的可比性。③随访的相关信息，包括结局变量，在基线时必须收集。④标本库，包括影像学、血清、DNA及其他可能的生物标本。

上述的TDF试验中，基线收集了患者的年龄、性别、所在地区、Kbodell得分、肝功能指标如ALT、既往乙肝抗病毒治疗史、HBV基因型等。

2. 随机分组 随机化是提高不同干预组的可比性，同时控制选择偏倚和混杂的重要措施。判断是否真的随机的关键是“研究对象入组是否不可预测”。常用的随机的方法包括：简单随机（simple randomization）、区组随机（block randomization）、分层随机（stratified randomization）以及将上述随机方法结合起来的随机方法。通常情况下，首选是将受试者按照简单随机的方法分配到每个干预组，但当样本量较小时，简单随机很难保证研究组各组之间样本量得到平均分布，此时需要采用区组随机的方法，在预先确定好“大小”的“区组”内进行随机化。而如果干预效果受某些因素如年龄、性别、疾病严重程度等影响严重时，则需要采用分层随机的方法确保上述结局的重要预测变量在干预组间的分布比偶然性造成的分布更均匀。当样本量小且干预效果受某些关键因素影响时，通常采用分层随机与区组随机相结合的分层区组随机方法。

在TDF试验中，按照TDF和ADV病例数1∶2的比例，采用分层区组随机的方法（分层因素：ALT水平和不同地区；区组大小），将272名HBeAg阳性的慢乙肝患者随机分配到TDF和ADV组中。这里我们可以看出，虽然大部分情况下我们推荐对每个研究组分配相对的人数以期在既定总样本量下获得最大的效能，但该研究在分配样本量时采用了非等比分配（unequal allocation）的方法，即增加了干预组与对照组的比例，其目的是使试验对潜在受试者更有吸引力。相反，在干预措施非常昂贵时，可通过减少干预组与对照组的比例来降低试验的成本，如“Women's Health Initiative”的低脂饮食试验。

临床试验中基于不同的研究目的，可在上述经典的随机方法之上衍生出新的随机方法，如析因设计（factorial design）和整群随机（cluster randomization）。析因设计旨在通过同一临床试验探讨两个或多个单独的研究问题。例如，同时探讨低剂量阿司匹林和维生素E对于心血管事件发生影响时，可将研究者随机分配至四组（阿司匹林+维生素E、阿司匹林+维生素E的安慰剂、阿司匹林安慰剂+维生素E以及阿司匹林安慰剂+维生素E安慰剂），通过不同组间比较达到同时评价两种干预效果的目的。但其缺点是

①可能存在交互效应；②受试者必须同时符合每种干预的入选标准，从而可能增加招募的难度和降低研究的依从性。

而当临床干预研究不适合个体为基础的随机方案时，通常采用整群随机的方法。例如，探讨“高尿酸血症规范化管理”对于患者尿酸及心血管相关事件影响的临床试验中，很难做到同一医生对不同患者采用不同的管理办法，此时可采用基于医院为单位的整群随机方法，从而避免“沾染”，提高患者的依从性。但要注意的是，基于整群随机的前提是不同群之间影响结局的其他因素应该可比。

3. 盲法　如果说随机是在试验之初将研究的选择偏倚降低到最小，盲法则是为了保证随机化之后产生的偏倚最小化，通过对受试者、观察者和/或资料分析者设盲，保证处理组资料收集和结局判定的标准的均衡性。

对于受试者而言，最常使用的盲法是安慰剂，但要注意的是，安慰剂并不能保证一定实现盲法。例如在探讨维生素C是否能预防感冒的临床试验中，部分受试者咬破胶囊通过味道来辨别是否为安慰剂。结果发现，服用维生素C但是误认为自己服用了安慰剂的人感冒发生率高于那些误认为自己服用了维生素C的人。因此，有必要在试验结束后，通过询问受试者和研究者是否能猜出受试者被分配到哪个组，来评估盲法实施的好坏以及可能对于研究结果产生的影响。

同时要注意的是，①盲法并非所有情况均需要，例如，如果结局测量指标是死亡时，此时不需要采用盲法。但如果要进一步判断死因，则需要采用盲法评估。②盲法并非总能实现，例如，如果干预措施是β胡萝卜素，由于β胡萝卜素能改变皮肤颜色，因此很难实现盲法。当无法设盲时，研究者应尽可能对确定和判断结局的人设盲，来保证不同干预组间结果判定的可比性。

4. 随访及临床终点的确定　临床试验的结局指标的确定直接影响到研究设计的其他要素，包括主要结局指标（primary outcome）和次要结局指标（secondary outcome）。其中主要结局直接决定了样本量的大小以及研究实施的优先方向。结局指标可以是定性或定量指标，终极结局（发病或死亡）或中间过程指标（如生理指标的变化等），单一或复合指标；同时应该加入能识别不良反应的结局测量。

TDF试验即采用的中间过程的复合指标作为主要结局指标，48周HBV-DNA<400拷贝/ml同时伴有组织学改善（Knodell评分至少下降2分）。但这里要说明的是，以中间指标的改善并不一定能说明未来长期结局的改善。次要结局指标包括48周HBV-DNA<400拷贝/ml、ALT复常、组织学改善、HBeAg血清学清除和转换以及乙肝病毒的耐药突变等。

（四）数据分析

1. 基线特征比较　虽然临床试验采用了随机的方法，数据分析第一步仍然是需要对不同处理组的受试者主要影响结局的相关因素进行比较，以判定随机的成功与否。例如，TDF试验中，首先描述并比较了176名TDF使用者与90名ADV者年龄、种族、性别、所在地区、Knodell得分、基线HBV DNA、ALT、既往抗病毒用药、HBV基因型等特征是否可比，证明了随机的成功。

2. 疗效评价　临床试验均涉及随访，当每个受试者发生结局时间不同并存在失访时，通常采用生存分析的方法进行数据分析，其对应的分析方法参见队列研究。通常评价效力的指标包括有效率、治愈率、相对危险度以及需要治疗的患者数（the number of patients who would need treated，NNT）等。其中NNT为想在一个患者身上获得一件有益临床结局所需治疗的总人数。对应的各指标的定义可参加相关流行病学教材。

这里要强调的是如果处理临床试验中的不依从性，包括“交叉（cross over）”事件，首选为意向性分析（intention to treat，ITT）的方法。即指无论最后研究对象的依从性如何以及是否出现组间交叉，首先要按照研究设计之初的随机分组进行组间比较。其目的是一方面保证了随机的价值，同时在大多数情况下ITT分析均是对治疗效应的低估，在低估的情况下如果我们依然能看到疗效差异，则提示该干预措施有效。

符合研究方案分析（per protocol，PP）则是仅仅分析那些依从性达到一定水平（例如80%）的研究对象的结果；或者“可以评价分析”的研究对象的数据（例如，随访达到一定比例，服药达到一定比例，没有违反干预方案等）进行分析比较。其通常是对临床干预效果的最大估计，但其带来的问题是破坏了随机的价值，依从性好的受试者其影响结局发生的因素可能与依从性不好的患者不同而导致错误估计治疗效应。这里要提到的一点是，当结局指标是估计危害（如肿瘤的发生），即干预措施增加不良结局如肿瘤的发生风险时，应该首选PP分析而非ITT分析来评价干预效果。

以TDF试验为例，首先基于ITT分析（即至少服用了一次药物者为研究对象）比较了TDF和ADV人群主要和次要结局终点的发生率的差别，以主要结局终点为例子，TDF和ADV组人群发生率分别为66%（117/176）和12%（11/90），提示TDF显著高于ADV（$p<0.001$）。在该研究中，PP分析基于所有完成48周随访人群开展。

（五）临床试验的优缺点

临床试验的优势在于：①通过随机提高不同处理组结局相关因素的可比性。因此随机的好坏至关重要，包括随机化方案是否合适，随机化方案的执行是否到位以及分析时是否基于ITT分析等。②通过盲法来保证不同处理组资料收集、结局判定的标准的均衡可比。③严格的入选和排除标准，提高了研究对象的同质性。但同时带来的一个缺点是其研究结果很难外推到一般人群。目前实用性随机对照试验（pragmatic randomization controlled trial，pRCT）由于融合了随机化和真实世界数据优势，成为干预措施效果的最佳真实世界证据。其无论在研究场所的选择、研究对象的选择、干预措施和对照的确定均考虑与未来的研究结果可能应用的场景、人群或措施相似，同时在结局评价指标上强调以患者为导向，且与患者日常生活相关的整体健康收益的结局，包括远期疗效、功能变化、生活质量、卫生经济学指标等，以期评价干预措施的整体效果。详细请参考*J Clin Epidemiol* 2017年88卷关于实用性临床试验的系列文章。

结语：

临床研究在选择研究设计方法时，要基于研究目的和评价的指标，并结合实际研究的可行性，包括研究人群的可行性、时间、费用、伦理和合法性等来选择合适的研究设计方法。世界上没有最好的研究设计方法，只有最合适的研究设计方法。

（王 丽）

第二节 消化系统临床研究对临床实践指导的示例和注意事项

【摘要】

临床研究为临床实践提供了科学的方法和手段，也为制定临床共识和指南提供科学的思维和依据。同时也为未认识的疾病提供新的临床研究问题。而熟悉临床研究对临床实践指导的过程是消化系统研究生需要掌握的技能。本节应用具体实例，展示了临床研究对临床实践指导的过程，包括提出临床问题、寻找证据、临床研究评估、临床实践指导。

【学习要点】

1. 临床研究对临床实践指导的过程。
2. 临床研究设计对临床实践指导的重要性。

【思考题】

1. 临床研究问题分为哪4个方面？
2. 临床研究中关联强度除了OR值、RR值、置信区间外，尚需考虑哪些问题？
3. 为何有些临床研究即使证据等级不强，但结果仍然可以用于指导临床实践？

临床医学属于应用科学范畴，也是一门实践科学，目的是通过准确诊断个体患者的疾病类型和病因，并采用适当的治疗措施，帮助疾病恢复及改善预后。临床工作中，医生和患者常有许多临床问题需要解决。理论上来说，这些临床问题存在基本的共性，包括：疾病的诊断是什么？诊断标准如何设定？病因是什么？治疗措施是什么？治疗疗效如何？哪些因素影响预后？如何预防？临床医生回答和解决这些基本问题的过程构成了临床实践。临床实践的指导最早依据于“经验代代相传”，但经验总是会存在偏倚和很多的不确定性，因此随着临床流行病学和循证医学的进步，临床实践在临床和许多相关学科研究和发展之上得以解决和实践。遵循循征证据进行的临床研究和制定的共识指南等为临床诊疗提供了科学的方法和手段，为临床决策和实践提供了科学的思维和依据。也为未认识的疾病提供新的临床研究问题及科学的研究思路和方法。

而我们在临床实践中提出的问题可以应用已经完成的临床研究，通过文献评价从而给予临床实践指导，也可以成为新的临床研究问题，通过严谨科学的临床研究设计，从而获得答案。这种临床实践和临床研究相互促进模式，是较优的临床型研究生培养模式，通过这种研究、实践相长的模式，力争培养出有知识、有技能、素质俱佳的临床医生与医学科学家。以下将采用临床实例来探讨消化系统临床研究对临床实践指导的过程，以及注意事项。

一、临床情景

一位炎症性肠病（inflammatory bowel disease，IBD）的患者前来就诊，已经怀孕。患者惧怕母乳喂养会增加孩子发病的风险，故来咨询是否可以母乳喂养。你了解 IBD 是一个非常严重且伴随终生的疾病，但对 IBD 患者可否给婴儿母乳喂养并不了解，亦不确定母乳喂养是 IBD 的危险因素还是保护因素。所以，你希望查找文献，寻找证据，并将结果在下一次门诊时告诉她。

二、寻找已经完成的临床研究作为证据

（一）提出临床问题

临床问题有以下几个基本组成成分，即通常所说的患者（patient）、干预（intervention）、对照（comparison）、结局（outcome），首字母缩写简称“PICO 原则”。对应上述临床问题，我们将其转化为科学问题，“母乳喂养是否为 IBD 发病的危险因素”，其中 P：婴儿；I：母乳喂养 C：非母乳喂养；O：炎症性肠病。

（二）文献检索

用“母乳喂养（breastfeeding）”“环境因素（environmental factors）”与“炎症性肠病（inflammatory bowel disease）”“溃疡性结肠炎（ulcerative colitis）”“克罗恩病（Crohn’s disease）”与“危险因素（risk factor）”这五个检索词在临床研究检索工具上检索。由于 IBD 包括了两种疾病：克罗恩病（Crohn’s disease，CD）和溃疡性结肠炎（ulcerative colitis，UC），因此在检索词中包含了克罗恩病（CD）和溃疡性结肠炎（UC）。检索工具参考：中文检索工具有中国知网、维普数据库、万方数据库、中国生物医学文献服务系统，英文检索工具有 PubMed、Embase、Cochrane Central。检索到多篇临床研究，分析其中一项临床研究并进行文献评价实例介绍。

这篇文章于 2015 年发表在消化领域较为权威的杂志 *Gut*，是一项基于亚太地区人群开展的病例对照研究。研究者以 2011 年 4 月至 2013 年 3 月在亚太地区 IBD 流行病学研究（Asia-Pacific Crohn’s and Colitis Epidemiology study，ACCESS）中登记的所有 IBD 患者为病例组，共 442 例，其中男性 258 例，女性 184 例，年龄 25~50 岁。这些患者来自亚太地区 9 个不同国家和地区（包括中国内地、中国香港、印度尼西亚、斯里兰卡、中国澳门、马来西亚、新加坡、泰国、澳大利亚），这些国家和地区地理界限清楚，人口稳定，有获得同等医疗资源的机会，该国家和地区的研究者有能力参与该项研究。对照组为 940 例和病例组生活在同一地区的健康人，并经过年龄及性别匹配，其中男性 517 例，女性 423 例，年龄 26~53 岁。该研究采用 IBD 环境因素问卷调查的方式进行信息收集，不同国家和地区的问卷都经过 2~3 位熟练的翻译人员进行双向翻译。问卷内容包括：①儿童时期母乳喂养、阑尾切除、扁桃体切除、疫苗接种、感染及养宠物情况；②疾病诊断之前的饮食习惯；③吸烟情况（目前吸烟，从不吸烟，既往吸烟）；④其他方面：疾病诊断之前体育锻炼、口服避孕药、应激事件的情况。每个调查者都经过统一培训。

（三）评价文献临床研究的科学性、实用性

临床研究问题可以分为病因、诊断、治疗和预后四个方面。无论哪个方面，其研究的科学性取决于：①偏倚风险和研究真实性的评价；②关联强度的评价；③在临床实践中的指导作用。本文中提到的临床问题归属于病因研究，即探究暴露因素是否与结局之间存在关联。如下进行该文献

科学性、实用性评价。

1. 临床研究是否采用了论证强度高的研究设计方案?

人群暴露在某些危险因素环境中时,可能会发生某些疾病;而控制或消除这些危险因素,人群疾病发生的概率降低。常见相关问题包括:幽门螺杆菌感染是否增加胃癌的患病风险?吸烟是否增加CD的患病风险等。这类病因研究启动或评价,首先需要了解临床研究设计方案的优缺点。临床研究设计包括观察性研究、实验性研究和系统综述,其中研究设计的可信度从高到低依次为:基于随机对照临床试验的系统综述、随机对照临床实验、队列研究、病例对照研究和横断面研究等。但在实际研究过程中,需要结合可信度和可行性,针对具体的研究问题选择最合适的研究设计方法。

对于医学干预研究而言,最优的研究设计是随机对照临床试验。但当因素尚不能确定是危险因素还是保护因素时,应用随机对照临床试验进行病因学研究可能有悖伦理。此外,IBD在亚太地区尚不属于常见病,采用随机对照研究可行性较低。IBD流行病学研究主要采用两种观察性研究方法:队列研究和病例对照研究。队列研究即建立出生队列,通过比较母乳喂养和非母乳喂养的孩子未来发生IBD风险。但由于亚洲地区炎症性肠病发病率较低,我国IBD发病率1.77~3.14/10万,采用队列研究所需要样本量约为26万人,难以实现。而病例对照研究为罕见病的病因探讨提供了可行方案:该类研究以出现目标结局的患者作为病例组,以不具有该结局者作为对照组,通过准确地收集既往暴露信息,调查者可评估在病例组和对照组中曾经暴露于某危险因素的频率差别从而推论暴露因素与结局之间的关系。

本篇文献临床研究为病例对照研究,论证强度一般,不能很好确定因果顺序关系,但由于IBD是少见病,因此临床研究方案尚可,有一定价值。

2. 研究对象纳入、基线资料的收集,以及偏倚、混杂的控制?

不同组患者结局检测和评价不能单独凭借统计值大小来判断,需要给予重要性评价,包括关联程度和置信区间。而关联程度也需要考虑选择偏倚、信息偏倚及混杂。

首先,本研究中纳入研究对象和对照组选择中可能存在选择偏倚:病例组种族和社会经济学状态能够代表当地人口,但有可能低估医疗资源欠缺乏地区的IBD人群。对照组选择方面,该研究“随机”从街上或者商店里面选择对照,选中对象有何特点、是否会配合研究值得探讨:若不配合研究的选择对象比例过高,也可带来选择偏倚。理论而言,病例对照研究中选择偏倚控制措施如下:①研究设计阶段,明确定义目标人群和研究人群,根据研究性质预测样本建立过程中可能产生的各种选择偏倚并采取相应措施控制;②研究实施阶段,尽量减少失访;③研究分析阶段,可进行敏感性分析。该文献中采取了如下方式降低选择偏倚:①选择同地区人群作为对照人群;②结果处理中根据每个国家和地区不同的收入水平进行分层分析,降低偏倚。

其次,该文献存在信息偏倚:①未采用盲法,调查者在两组收集的资料准确性可能不一致;②两组之间的被调查者所提供的信息准确性可能不一致,产生信息偏倚。理论而言,病例对照研究中控制信息偏倚措施如下:①研究者明确、严格的暴露及疾病诊断定义标准;②告知研究对象均获保密并妥善保管;③培训调查员并进行质量控制;④资料收集阶段采用盲法、多个观察者进行诊断,测量仪器设备标化。该文献研究中,也采取如下措施控制信息偏倚:①采用的问卷都经过2~3位熟练的翻译人员进行双向翻译,每个调查者都经过统一培训;②基于临床、内镜、影像及组织病理学,随访6个月明确诊断,并除外感染、非甾体抗炎药相关肠炎等疾病;③研究结束时再次审核患者诊断。

最后,在病例对照研究的设计和分析过程中要注意避免混杂因素影响。例如,我们期望探究IBD患者应用生物制剂是否会增加患者机会感染的风险,研究者需要考虑患者自身健康状况、有无合并糖尿病、有无免疫缺陷疾病等情况、合并用药等,这些因素也是易发生机会感染的危险因素,均应该进行匹配或校正。本研究文献中,已纳入了绝大部分目前报道的相关危险因素，但如下混杂因素未纳入分析：饮食习惯未规定时间范围（即疾病诊断前多长时间内的饮食习惯）；未涵盖抽烟的量和时间等。

3. 不同的研究，结论是否一致？

一致性研究目的是从体外试验、动物试验、生态学研究、其他数据或时间趋势数据等来证实本研究可靠性和科学性。该临床研究综述了其他不同临床研究结论之间的差异：①两项 Meta 分析显示母乳喂养可以减少 IBD 的发生；②新西兰和丹麦的两项病例对照研究显示母乳喂养时间越长，IBD 发生率越低；③意大利一项病例对照研究显示未进行母乳喂养的人群增加了 CD（OR 1.9；95% 置信区间 1.1~3.3）和 UC（OR 1.5；95% 置信区间 1.1~2.1）的发生率；④美国一项前瞻性研究显示母乳喂养并未减少 IBD 的发生，但该文献未纳入母乳喂养的时间；⑤法国一项研究显示母乳喂养增加了 CD 的发生（OR 2.1；95% 置信区间 1.3~3.4），原因可能是法国工业污染较重，母乳中含有的一些化学污染物较多。总体上，多种研究结论提示母乳喂养可能是 IBD 发生的保护因素。

4. 临床研究对临床实践的指导　评价文献后获知：这是一项病例对照的临床研究，研究结果显示母乳喂养 >12 个月的人群较母乳喂养≤12 个月人群 IBD 发生率低，提示母乳喂养是 IBD 发生的保护因素。在这项临床研究中，通过评价临床研究的风险偏倚、关联强度评价，已尽量规避了风险偏倚。综合绝大部分文献后，研究结论是母乳喂养不会增加 IBD 发生的风险。在下一次的门诊中，你可以告诉患者根据现有的临床研究结果，可以母乳喂养，应该不会导致新生儿患 IBD，但由于文献证据等级一般，尚需更好的临床研究证实。

（四）应用临床研究对临床实践过程指导的注意事项

在本节中，通过临床实例探讨了消化系统临床研究对临床实践指导的过程，而在过程的学习中，我们也学习到临床研究对临床实践指导需要注意的事项如下：

1. 每一个研究方法均有其优点和缺点，要根据实际临床问题来评估临床研究方法的论证强度。

2. 临床研究中获得的 p 值要合理对待，考虑误差、偏倚、混杂因素。

3. 要综合评价其他临床研究才能用于指导临床实践，不能“一叶障目”。

总之，临床研究对临床实践有指导的价值；而在临床研究对临床实践指导的过程中，需要对临床研究过程进行评估，评估临床研究是否能够得出科学性、合理性的结论；最后，还需要思考此研究结果对我们所面临的临床问题有哪些提示和指导；此外，结果的判读和对临床实践的指导需要考虑医患共决策。因此，临床医生要关注临床研究进展才能推进临床实践模式的变化，掌握新知识、新技术、新药物，掌握规范的诊治流程，从而更好回答诊疗过程中的临床问题。而对于尚未解答的问题，临床医生应该善于思考，有意识主动的运用临床研究，帮助解决临床问题，以期望更好地服务于临床实践。

（杨　红）

参 考 文 献

[1] Hulley S B, Cummings S R, Browner W S, et al. Designing clinical research.4th ed. Philadelphia: Lippincott Williams & Wilkins, 2013.

[2] Chen C J, Yang H I, Sun J, et al. Risk of hepatocellular carcinoma across a biological gradient of serium hepatitis B virus DNA level. NEJM, 2006, 295: 65-73.

[3] 卫生部疾病控制局，中国疾病预防控制中心 . 2006 年全国人群乙型病毒性肝炎血清流行病学调查报告 . 北京：人民卫生出版社，2011.

[4] Marcellin P, Heathcote E J, Buti M, et al. Tenofovir disoproxil fumarate versus Adefovir dipivoxil for chronic hepatitis B. NEJM, 2008, 359: 2442-2455.

[5] Liu T T, Fang Y, Xiong H, et al. A case-control study of the relationship between hepatitis B virus DNA level and risk of hepatocellular carcinoma in Qidong, China. World J Gastroenterol, 2008, 14: 3059-3063.

[6] Liu C J, Chen B F, Chen P J, et al. Role of hepatitis B viral load and basal core promoter mutation in hepatocellular carcinoma in hepatitis B carriers. J infec Dis, 2006, 193: 1258-1265.

[7] 詹思延. 临床流行病学. 第2版. 北京: 人民卫生出版社, 2018.

[8] Ng S C, Tang W, Leong R W, et al. Environmental risk factors in inflammatory bowel disease: a population-based case-control study in Asia-Pacific. Gut, 2015, 64, 1063-1071.

[9] Zhirong Z, Zhenhua Z, Yuyu Y, et al. Incidence and clinical characteristics of inflammatory bowel disease in a developed region of Guangdong province, China: a prospective population-based study. JGH, 2013, 28(7): 1148-1153.

[10] Hong Y, Yumei L, Wei W, et al. The incidence of inflammatory bowel disease in Northern China: a prospective population-based study. Plos one, 9(7) e101296.

第二篇　胃肠、胰腺疾病

第四章　胃食管反流病
第五章　幽门螺杆菌感染与其相关疾病
第六章　慢性胃炎
第七章　胃癌
第八章　消化道出血与非甾体抗炎药所致胃肠损伤
第九章　炎症性肠病
第十章　结直肠癌的发生、早期诊断与筛查策略
第十一章　功能性胃肠病
第十二章　胃肠道疾病与肠道菌群
第十三章　胰腺疾病

第四章 胃食管反流病

胃食管反流病(gastroesophageal reflux disease，GERD)是胃内容物反流入食管引起的症状和/或并发症，常见的典型症状包括烧心和反流，亦可引起包括耳、鼻、喉等的相关症状，称为食管外症状。胃食管反流病根据其内镜下的表现，分为非糜烂性反流病(non-erosive reflux disease，NERD)、糜烂性食管炎(reflux esophagitis，RE)及巴雷特食管(Barrett's esophagus，BE)。根据2006年蒙特利尔全球GERD共识，则可将其分为食管综合征及食管外综合征。前者包括各种食管内症状综合征(典型反流综合征、反流胸痛综合征)及食管损伤综合征(反流性食管炎、反流性食管狭窄、巴雷特食管及食管腺癌)。食管外综合征则包括确认与反流相关的反流性咳嗽综合征、反流性喉炎综合征、反流性哮喘综合征和反流性牙侵蚀症，以及可能与反流相关的咽炎、鼻窦炎、特发性肺纤维化及复发性中耳炎。

第一节 发病机制与临床分型

【摘要】

GERD是由多种因素引起的消化道动力障碍性疾病，是消化系统的常见病和多发病，近年来随着对其发病机制和病理生理研究的深入，胃食管反流病的临床分类发生了较大变化。本节主要介绍了GERD的发病机制及临床分型，有助于更加深入地了解本病的本质。

【学习要点】

1. GERD的发病机制及相关因素。
2. GERD分类标准的演变。
3. GERD的典型表现和食管外表现。

【思考题】

1. GERD的发病机制及相关因素是什么?
2. GERD的食管外表现包含哪些内容?

一、GERD的发病机制

GERD是一种多因素参与的疾病，主要病理生理机制包括抗反流屏障的减弱及攻击因素的增强等。此外，内脏高敏感性等因素亦参与其中。

1. 抗反流屏障减弱 胃食管交界处位于横膈膜水平，该处的高压带相当于阀门作用，能有效阻止胃内容物的反流，其结构包括下食管括约肌(lower esophageal sphincter，LES)、膈肌脚、膈食管韧带、His角等，其抗反流屏障功能主要依赖于LES和膈肌脚的功能。LES由一段略增厚的环形平滑肌组成，长约4cm，借助膈食管韧带固定于横膈，可在横膈的食管裂孔中上下移动；膈肌脚由骨骼肌组成，长约2cm，环绕在近端LES外，在深吸气和腹内压升高时，膈肌脚收缩与LES的压力叠加，进一步起到抗反流的作用。正常人静息时LES压为10~30mmHg，比胃内压高5~10mmHg，成为阻止胃内容物逆流入食管的一道屏障，起到生理性括约肌的作用。LES压力受食物影响，高脂食物、吸烟、饮酒、巧克力和咖啡可降低LES压力。某些激素和药物亦影响LES压力：如胆碱能刺激、胃泌素、胃动素、P物质、胰岛素引起的低血糖可增加LES压力，而胆囊收缩素、胰高糖素、血管活性肠肽等降低LES压力，孕妇的孕酮水平升高，可引起LES压力降低。甲氧氯普胺、多潘立酮等增加LES压力，钙通道阻滞剂、吗啡、地西泮(安定)等药物则降低LES压力。

胃食管交界处抗反流屏障结构异常常见于食管裂孔疝。食管裂孔疝是指胃食管交界处(esophagogastric junction，EGJ)近端移位导致固有筋膜进入膈食管裂孔，或由于膈食管韧带薄弱或断裂所致。引起食管裂孔疝的原因可以是先天性的，也可以是年龄增加以及长期腹内压增高如肥胖、妊娠、慢性便秘。有食管裂孔疝的 GERD 患者较没有食管裂孔疝的患者更易发生反流事件且食管酸暴露比例更高；有食管裂孔疝的患者有更严重的食管炎。食管裂孔疝导致 GERD 的机制主要与 LES 功能减弱有关。LES 和膈肌脚产生的压力是 LES 压力的主要来源，用力增加腹部压力和吸气时，膈肌脚收缩增加 LES 压力来补偿胃和食管之间越来越大的压力梯度。食管压力检测结果表明，食管裂孔疝的患者胃食管交界处存在两个高压带，一个位于 LES 水平，一个位于膈肌脚水平。这种压力带的分离提示患者的 LES 和膈肌脚分离，膈肌脚不再对 LES 区域高压带有辅助作用，导致食管抗反流屏障功能减弱，增加反流机会。其次，食管裂孔疝疝囊（在 LES 的近端和膈脚的远端之间）对酸性物质有容纳器作用，可以截留食管酸清除期间清除入胃的酸性物质，在反流发生时，随着吞咽引起食管下括约肌的松弛，疝囊内截留的酸性物质可再次反流入食管，加重反流症状。

GERD 患者的大多数反流事件发生在一过性下食管括约肌松弛（transient lower esophageal sphincter relax，TLESR）期间，后者定义为无吞咽诱发的 LES 压力突然下降，至少持续 10 秒，可伴随胃食管反流事件。研究表明，GERD 患者餐后 TLESR 的频率增加 4~5 倍，且伴有反流的 TLESR 从空腹状态时的 47% 增至 68%，这可能是这些患者餐后症状增多的原因；不易消化的食物、吸烟和饮酒可增加 TLESR 的频率，前者可能与进食富含不易消化的碳水化合物时，过度的结肠发酵导致胰高血糖素样肽 -1 释放有关。

2. 食管防御机制减弱 食管防御机制包括黏膜的防御功能及食管的清除能力。正常食管黏膜具有防御功能。上皮表面黏液层、不移动水层和表面碳酸氢盐浓度可维持食管腔至上皮表面的 pH 梯度，使 pH 能维持在 2~3。食管上皮是有分泌能力的复层鳞状上皮，表面的细胞角质层和细胞间的紧密连接构成其结构基础，能防止氢离子的逆弥散，并阻挡腔内有毒物质弥散到细胞和细胞间隙；细胞内的蛋白质、磷酸盐及碳酸氢盐对上皮细胞酸暴露具有缓冲作用；黏膜血管通过对损伤组织的血液供应，调节组织的酸碱平衡，为细胞修复提供营养，排除有毒代谢产物，给细胞间质提供碳酸氢盐以缓冲氢离子。用光镜和电镜观察 GERD 患者的食管上皮，可发现上皮细胞间隙扩大。1996 年有学者首次定量比较了 NERD、RE 患者与正常人的上皮间隙宽度的差异，结果表明 NERD、RE 患者上皮间隙宽度显著大于健康正常人，且与患者烧心症状相关。扩大的细胞间隙可作为食管上皮防御功能受损的标志。食管上皮防御功能受损后，胃酸弥散入组织，酸化细胞间隙，进一步酸化细胞质，最后造成细胞肿胀和坏死。

正常情况下，食管通过以下机制对酸进行清除：食管蠕动；大量分泌的唾液；黏膜表面碳酸氢根离子；重力作用。正常人当酸性内容物反流时只需 1~2 次食管继发性蠕动即可排空几乎所有的反流物。约 50% GERD 患者食管酸清除能力下降，主要与食管运动障碍有关。GERD 患者均存在不同程度的原发性蠕动障碍。

3. 攻击因素增强 大量研究表明，GERD 患者存在异常反流，进入食管的胃内容物能通过盐酸、胃蛋白酶、胆盐和胰酶（胰蛋白酶、胰脂肪酶）造成上皮损伤。胃酸 / 胃蛋白酶是导致食管黏膜损伤的主要攻击因子；胃大部切除、食管小肠吻合或其他原因导致过度十二指肠胃反流时，十二指肠胃反流可因胃容积增加而致胃食管反流的危险性增加，大量研究表明胆汁可增加食管黏膜对氢离子的通透性，胆汁中卵磷脂被胰液中的卵磷脂 A 转变为溶血卵磷脂，可损伤食管黏膜引起食管炎。

4. 食管敏感性增高 部分 GERD 患者在没有过多食管酸暴露的情况下，也出现烧心、疼痛等症状。对 GERD 患者和健康人进行食管气囊扩张研究，发现 GERD 患者较健康人对食管扩张的感觉阈值明显下降，提示患者存在内脏高敏感。因此除了反流物的刺激外，GERD 症状还可以是食管受到各种刺激后高敏感化的结果。其机制与中枢和外周致敏相关。研究发现反流可导致食管感觉神经末梢香草酸受体 1（TRPV1）、嘌呤（P2X）受体磷酸化或数量上调。使用功能性核磁显像检测负性情绪和中性情绪对食管无痛性扩张的认知的影响，发现相同的刺激强度下负性情绪背景下产生的感觉较中性的情绪背景更为强烈，受试者前脑和背侧前扣带回的皮质神经元活动显著增加。

5. 免疫反应介导的食管黏膜炎症　传统观点认为，食管炎症反应是由于反流物的化学性腐蚀所致，亦即炎症是由黏膜层向黏膜下层方向发展的，但近期研究发现，反流物刺激食管黏膜后，淋巴细胞数量从上皮层向黏膜下层逐步增高，呈现炎症从黏膜下层向黏膜层发展的现象。因此，目前有新的观点认为，免疫因素参与介导反流所致食管黏膜损伤及食管功能的改变。现有研究已经发现，反流性食管炎患者的上皮细胞中IL-1β、IL-8和IL-10表达增加，有学者指出NF-κB通路可能参与其中，更多的研究还在进行。

6. 酸袋理论　研究发现，食管下括约肌下方胃食管连接部存在一段特殊区域，在餐后15~90分钟之间，其平均pH低于餐后胃内缓冲区。该部位的胃液可逃逸食物缓冲作用，向近端延伸，使远端食管黏膜暴露于高酸胃液。这一区域称为"酸袋"。GERD患者和食管裂孔疝患者的酸袋范围显著增大，且酸袋的长度与GERD和食管裂孔疝的严重程度呈正相关。

7. 胃、十二指肠功能失常　胃排空功能低下使胃内容物和压力增加，当胃内压增高超过LES压力时可诱发LES开放；胃容量增加又导致胃扩张，致使贲门食管段收缩，使抗反流屏障功能降低。缓慢的近端（而非全胃）排空与反流发病次数增加和餐后酸暴露之间显著相关。十二指肠病变时，十二指肠胃反流可增加胃容量，贲门括约肌关闭不全导致十二指肠胃反流。

8. 其他　婴儿、妊娠、肥胖易发生胃食管反流，硬皮病、糖尿病、腹水、高胃酸分泌状态也常有胃食管反流。对只有烧心症状患者的问卷调查表明，60%的患者认为应激是致病的主要因素，因此推测心理因素在本病中起着一定的作用。对胃食管反流病的患者进行放松训练，不但反酸的症状明显减少，而且食管酸暴露的时间也缩短；而患者的焦虑、抑郁、强迫症等发病率，与健康对照组比较显著升高。目前推测本病和心理因素之间的关系可能存在两种机制，即内源性心身因素的影响，心理因素导致胃肠道的敏感性增加，食管内感觉神经末梢对酸的敏感性增加；以及免疫和内分泌系统异常激活的机制。

二、GERD的临床分型

GERD是胃内容物反流至食管引起不适症状和/或并发症的一种疾病。GERD实际上包含多种症状，包括烧心、反酸、胸痛、咳嗽、声音嘶哑、吞咽困难、咽部异物感等和/或并发症，包括食管黏膜糜烂、出血、狭窄、龋齿、口腔和咽喉溃疡、哮喘等。其本质是胃内容物反流入食管引起的临床综合征。虽然GERD临床症状多样，但烧心和反流是GERD的典型及核心症状。近年来随着对GERD发病机制和病理生理研究的深入，临床分类发生了较大变化。根据其内镜下的表现，分为非糜烂性反流病（NERD）、糜烂性食管炎（RE）及巴雷特食管（BE）。根据2006年蒙特利尔全球GERD共识，则可将其分为食管综合征及食管外综合征。

（一）内镜下分型

根据内镜和病理结果可将GERD分为3类：①糜烂性食管炎或反流性食管炎（RE）；②非糜烂性反流病（NERD）；③巴雷特食管（BE）。

反流性食管炎（RE）是指内镜下可见食管远端黏膜破损，其内镜分型采用洛杉矶标准（图4-1-1）。A级：食管可见一个或一个以上黏膜破损，长度<5mm（局限于一个黏膜皱襞内）；B级：食管可见一个或一个以上黏膜破损，长度≥5mm（局限于一个黏膜皱襞内），且病变没有融合；C级：食管黏膜破损病变有融合，但是小于食管管周的75%；D级：食管黏膜破损病变有融合，且大于等于食管管周的75%。

非糜烂性反流病（NERD）是指具有典型的反流症状包括烧心和反流等，但内镜检查未见食管黏膜破损的表现。有研究发现虽然肉眼观察未见异常，但电镜观察发现存在超微结构的变化，即食管黏膜细胞间隙增宽，且增宽程度和酸反流程度正相关，且质子泵抑制剂治疗后增宽的细胞间隙可恢复正常，说明反流相关的症状存在一定的病理基础。NERD近年来的范畴由于反流诊断技术的发展有较大的变化。根据24小时食管pH监测、症状指数（symptom index，SI）及判断症状与反流的相关性指标，又可将非糜烂性反流病分为3个亚型：①24小时食管pH监测显示病理

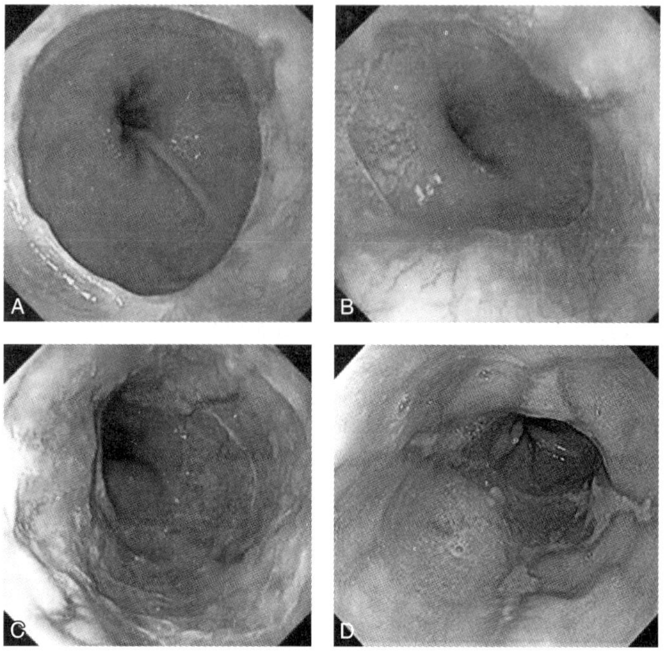

图 4-1-1 反流性食管炎

性酸反流；②24 小时食管 pH 监测未显示病理性酸反流，但症状的产生与酸反流相关，症状指数≥50%；③症状产生与酸反流无关，即 24 小时食管 pH 监测显示酸反流在正常范围内，且症状指数阴性。功能性胃肠病罗马Ⅲ标准将前两者分类为非糜烂性反流病，后者无病理性反流且症状指数阴性的患者归类为功能性烧心。具有反流症状，单纯 pH 监测无病理性酸反流但症状指数阳性的患者其病理生理机制与食管敏感性增高有关。罗马Ⅳ标准则对具有典型反流症状，但内镜下未见黏膜破损的患者有了更进一步的归类；该更新的标准将反流监测具有病理性酸反流的患者定义为真正的 NERD，无病理性反流但是症状指数和 / 或症状关联程度阳性（symptom association probability）的患者则归类为反流高敏感，无病理性反流但是症状指数或者症状关联程度亦阴性的患者则归类为功能性烧心。这一分类尤其突出了内脏敏感性增高在 GERD 中的重要作用。随着 24 小时食管阻抗 -pH 监测的应用，非酸反流（pH 大于 4 的反流）包括弱酸及弱碱反流开始为人所认识，其与症状的关系也开始为人认可。食管阻抗技术可以检测包括液体、气体等所有性质的反流，联合 24 小时食管 pH 测定及症状指数可以更好地界定患者是否存在反流。通过食管阻抗 -pH 监测，有研究发现 30%~40% 难治性 GERD 患者中持续存在的反流症状与非酸反流相关。因此 NERD 根据 24 小时食管阻抗 -pH 监测可以将其分类为：①24 小时食管阻抗 -pH 监测显示存在病理性酸反流，或者 24 小时总反流次数超过 73 次，包括酸反流和非酸反流；②24 小时食管 pH 监测未显示病理性反流，但症状的产生与酸反流或者非酸反流相关，SAP≥95%；③症状产生与各种反流均无关，即 24 小时食管阻抗 -pH 监测显示各种反流在正常范围内，且 SAP 阴性。

巴雷特食管的定义及诊断标准也有很多的争论，国际上有两大流派。最经典的定义是当食管黏膜与胃黏膜交界处上移，鳞状上皮被胃柱状上皮所替代，则为巴雷特食管。但因为只有存在肠上皮化生，演变为食管腺癌的危险性才增高，因此有人认为只有病理证实的肠上皮化生的胃黏膜上移，诊断巴雷特食管才有意义。后者可以避免过度诊断，避免加重患者的心理负担。我国关于巴雷特食管的共识意见采取了经典的诊断标准，即食管鳞状上皮被胃柱状上皮所替代，即可诊断巴雷特食管。但不论什么标准，大家观点一致的是，巴雷特食管的诊断需经病理证实，肠上皮化生是巴雷特食管癌变的危险因素。病理诊断需说明有无伴肠上皮化生、是否存在不典型增生及其程度。未经病理证实的内镜检查只能疑诊巴雷特食管，称为内镜下拟诊的食管柱状上皮化生（endoscopic suspected esophageal metaplasia，ESEM）。必须取活检病理证实才能诊断为巴雷特食管，且要标明巴雷特食管的长度和上皮化生类型（胃上皮化生或肠上皮化生）。伴肠上皮化生的长节段（受累食管黏膜≥3cm）巴雷特食管被认为是食管腺癌的危险因素。

（二）GERD的症状分型

临床医生比较熟悉与重视GERD的典型症状与并发症。实际上GERD除了烧心和反流的典型症状外，还可表现为不典型的反流相关胸痛综合征和反流性咳嗽、反流性喉炎、反流性哮喘等食管外表现。“GERD的蒙特利尔定义和分类”反映了GERD的临床全貌（图4-1-2），临床常使用这一分类对GERD的症状进行分型。食管综合征包括食管症状综合征及食管并发症的患者容易引起消化科医生的重视，但食管外症状的患者往往在消化科以外的科室如心脏科、呼吸科或耳鼻喉科就诊，造成诊断延误。因此熟悉GERD的不典型表现和食管外表现对提高临床诊治水平有重要意义。

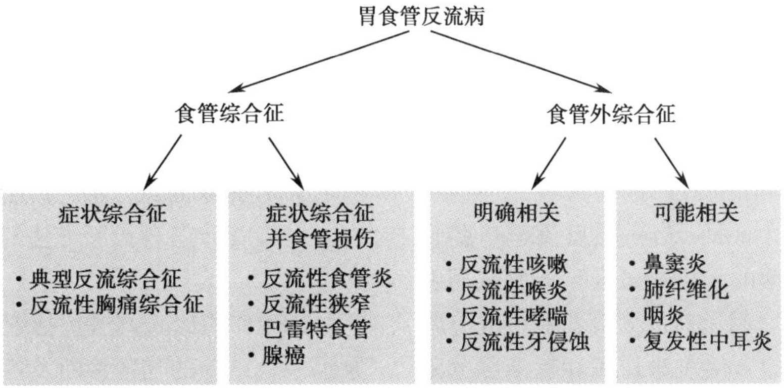

图4-1-2　胃食管反流病临床表现

1. GERD和非心源性胸痛　非心源性胸痛（non-cardiac chest pain，NCCP）是指排除心脏因素所引起的复发性胸骨后疼痛，通常指食管源性的胸痛，其中最常见原因是胃食管反流所致，占NCCP的50%左右。反流相关性胸痛的特点是胸痛持续时间长，多出现在餐后，无向其他处放射，可伴有烧心、反酸等症状。应用抗酸剂胸痛症状可以缓解。临床上对于胸痛患者原则上先进行心脏方面的检查。在排除心脏因素引起的胸痛后，可以进行GERD相关的检查，包括胃镜及24小时食管pH测定。质子泵抑制剂（proton pump inhibitor，PPI）试验性治疗诊断GERD相关性胸痛有很高的敏感性与特异性，可达85%左右。由于心源性胸痛和反流相关性胸痛的危险因素相似，两者可以同时存在并相互影响，值得注意。

2. 反流相关咽喉症状　胃内容物反流至咽喉部，可以产生咽喉部的症状和体征，称为反流性咽喉炎或咽喉反流（laryngopharyngeal reflux，LPR）。LPR常见的症状包括咽喉疼痛、咽部异物感、慢性咳嗽、声嘶、频繁清喉动作和吞咽不适等。如何确定咽喉症状由反流引起是目前研究的重点。喉镜下最常见的征象是黏膜红斑、水肿和铺路石样改变，但没有特异性。有学者发现LPR患者痰液中胃蛋白酶浓度较健康志愿者明显升高，且诊断LPR具有较好的敏感性和特异性，因此该检查作为非侵入性手段诊断LPR具有较好的临床前景，但近期的多中心研究提示该技术可重复性低，并不能作为LPR的可靠诊断方法。把电极置于接近咽喉部位的上食管括约肌附近的pH检测或阻抗测定可检测咽喉反流，但是目前其正常值也未有统一标准，且24小时食管pH监测诊断LPR的敏感性和特异性都较差。虽然部分LPR患者PPI治疗后病情缓解，但多个随机双盲对照研究和荟萃分析并未发现PPI治疗LPR疗效优于安慰剂。尽管如此，对于伴随典型反流症状的疑诊LPR的患者仍推荐首选PPI试验性治疗，无效者再行详细的检查以寻找可能的致病因素。

3. 反流相关性咳嗽或哮喘　与反流相关的咳嗽或哮喘称为反流相关性咳嗽或哮喘。反流引发咳嗽和哮喘的机制目前仍未完全明确，可能与微吸入、食管支气管迷走反射的激活及反流诱导的气道敏感性增高等有关。反流性咳嗽的诊断和治疗存在难度。联合阻抗 -pH 监测可与咳嗽监测同步，有利于客观监测反流及咳嗽之间的关系。经验性 PPI 治疗已经被广泛用于治疗反流性咳嗽。但是 PPI 治疗的应答率较低。研究显示当食管支气管反射已经被激活后，反流物的酸化作用有限，此为 PPI 治疗应答率低的可能原因之一。抗反流手术在一些小样本非对照研究中提示治疗反流性咳嗽有效，但仍需要前瞻性对照研究进一步证实其疗效。

反流性哮喘发病机制与反流性咳嗽类似，但夜间反流在其发病中有重要作用，其评估还需行支气管激发试验等。PPI 亦为反流性哮喘最常用的治疗方法，但往往不能使症状完全缓解。抗反流手术的作用未得到证实。

4. 反流性牙侵蚀症 当胃酸反流至口腔且 pH<5.5 时，牙齿表面的无机物可发生溶解从而引起反流性牙侵蚀症。目前认为发病机制主要有两种：胃内容物反流的直接刺激作用和唾液腺分泌速率减低而导致中和胃酸作用减弱。腭黏膜上皮萎缩和成纤维细胞增生是常见的病理表现。反流性牙侵蚀症没有特异性的临床表现。患者可以有口腔内烧灼感、舌部感觉过敏或口臭等症状或无明显临床症状。早期诊断较困难，可仅表现为轻度的釉质表面脱矿而牙齿失去光泽，而诊断时经常已出现牙本质暴露。24 小时食管 pH 监测显示食管近端酸反流增多，且反流程度和牙侵蚀程度正相关，但和患者主观的口腔内症状严重程度不相关。反流性牙侵蚀症病变有一定的分布特征，常发生在舌面、颊面和殆面，且后牙的侵蚀程度比前牙严重。而外源性牙侵蚀症的病变常发生在唇面且前牙侵蚀程度比后牙严重。临床上治疗可采用脱敏牙膏和有麻醉作用的含漱水缓解症状，使用 PPI 抑制胃酸反流。低唾液流量患者可用人工唾液替代治疗。严重患者则需行牙体修复治疗。

结语：随着现代诊断技术的应用和对 GERD 研究的深入，GERD 的定义、范畴及分型发生了很大的变化。GERD 不仅表现为食管的症状与损伤，同时也可以表现为食管外症状与损伤，涉及多个学科。深入探讨 GERD 各临床表型的特征、研究食管外表现的诊断与治疗方法将是 GERD 的研究热点。

（肖英莲　陈旻湖）

第二节　诊断技术进展

【摘要】

GERD 的发病率逐渐升高，其诊断方法包括临床诊断及各种反映胃食管反流及食管动力功能的检测技术。本节主要介绍了 GERD 目前的诊断方法。

【学习要点】

1. GERD 的各种诊断方法。
2. GERD 各种诊断方法的特点。

【思考题】

1. GERD 的最常用的诊断方法有哪些？
2. GERD 各种诊断方法的优缺点是什么？

GERD 的诊断方法包括依靠典型症状及质子泵抑制剂试验的临床诊断及各种反映胃食管反流及食管动力功能的检测技术。本节主要介绍各种用于 GERD 诊断的检测技术，包括 X 线检查、核素扫描、24 小时食管 pH 监测、食管多通道腔内阻抗 -pH 监测、无线 pH 监测等，这些技术的应用为 GERD 的诊断提供了客观的依据。

一、X 线及核素检查

传统的食管钡餐检查通过观察有无钡剂从胃内反流入食管诊断 GERD，但由于是瞬时性的检查，无法区分生理性与病理性反流。有研究证实食管钡餐检查在正常人群中可有超过 20% 的反流检出率，而在经 24 小时食管 pH 监测确诊存在病理性酸反流的人群中仅有 26% 的检出率，敏感性和特异性均不高，在无并发症的 GERD 患者不推荐本检查。由于食管钡餐检查可显示有无食管黏膜病变、狭窄及是否存在食管裂孔疝，可用于有胃镜检查禁忌证的患者。

食管核素检查也是一种非侵入性的检查，具有迅速、安全的特点，能对食管内残留固体或液体进行定量分析。另外对抗反流药物疗效的观察、抗反流手术后的评价也有一定的意义。但是由于不同的试验（液体或固体）对敏感性和特异性影响较大，目前已很少使用食管核素检查作为GERD诊断的手段。

二、食管诱发试验

在20世纪的中后期，对部分具有烧心或胸痛症状而经过常规的动态pH监测、内镜或试验性治疗无法确诊的患者，常常采用食管诱发试验来确定患者的症状是否源于食管，如食管酸灌注试验（bernstein test）、依酚氯铵试验（tensilon test）、食管气囊扩张试验等。由于食管诱发试验在不同反流病类型中结果差别较大，如食管炎患者对酸敏感，容易得出阳性结果，而巴雷特食管患者对酸敏感性降低，易得出假阴性结果，从而限制了其应用。同时诱发试验有潜在的风险，如气囊扩张导致食管穿孔等，目前临床上已较少使用。

三、食管测压

食管测压技术可借助压力传感器测量食管腔内压力，通过该技术可发现GERD患者下食管括约肌（LES）静息压低下或瞬间LES松弛，这些是GERD常见的病理机制。尽管食管测压能反映食管胃交接区（EGJ）的屏障功能，却不能直接反映胃食管反流。因此在GERD患者的诊断中，该技术主要用于帮助食管pH电极定位，术前评估食管功能和预测手术抗反流治疗的疗效。

食管测压可评价三部分食管的功能：下食管括约肌、食管体部及上食管括约肌（UES）。目前GERD的研究已经发现，部分GERD患者下食管括约肌及食管体部功能存在异常，但是上食管括约肌的功能如何目前未见报道，后者的功能是否与GERD的食管外表现如咽喉不适等症状相关也还需进一步研究。

有学者在食管测压过程中发现一种称为"食管共腔现象（esophageal common cavity）"的情况，指的是在至少两个远端食管测压通道观察到食管体部压力迅速增高至胃内压力水平，这种压力随着原发或继发蠕动的出现而逐渐下降。其可能原因为LES松弛后，一定容量的反流物充盈食管远端所致。有人提出将这种现象作为食管测压中反映胃食管反流的证据，但是也有人认为"食管共腔现象"只是食管远端为液体或气体充盈的结果，并不能代表此时食管与胃内是相通的，因而也就不能作为反流的证据。

近年来食管测压技术迅速发展，出现了高分辨率食管测压（HRM）及三维高分辨率食管测压（3D-HRM）。新技术为研究胃食管反流病患者食管动力障碍提供了有利的条件，研究发现在GERD患者中应用最新的食管测压的芝加哥分类3.0标准，其最常见的动力学障碍为无效食管动力及片段蠕动，前者定义为超过50%的食管吞咽呈现无效蠕动（食管远端收缩强度<450mmHg·s·cm），后者则表现为超过50%的食管吞咽呈现蠕动波中断超过5cm。作为GERD围手术期重要的评估手段，HRM可排除贲门失弛缓、Jackhammer食管等不适合进行胃底折叠术的重度动力障碍性疾病。

四、胃镜检查

胃镜检查通常作为诊断GERD的一线检查手段，可以客观地反映食管黏膜损伤的程度，用于糜烂性食管炎、巴雷特食管及食管狭窄的诊断及治疗效果的评估，同时可排除各种上消化道恶性病变。欧美国家对于反流症状的患者，仅在具有报警症状如体重下降、呕血或黑便、吞咽困难者等，以及常规治疗效果欠佳者，进行胃镜检查。由于中国地区为上消化道肿瘤的高发地区，早期胃镜检查可避免肿瘤的漏诊，且中国地区胃镜检查普及率高，检查成本较西方国家低，因此中国GERD专家共识意见推荐对于具有典型反流症状的患者进行早期胃镜检查。值得注意的是，国内外研究结果显示因烧心症状行内镜检查者，只有约30%的患者发现存在糜烂性食管炎，而多数患者无黏膜破损的表现，这些患者的诊断需要其他诊断方法。

五、24小时食管pH监测

24小时食管pH监测通过将pH监测导管从鼻腔插入食管腔内，并在体外一端连接记录仪，记录食管内和/或胃内pH的变化，其意义在于证实是否存在酸反流。24小时食管pH监测能详细显示酸反流、昼夜酸反流规律、酸反流和症状的关系及对治疗的反应，使治疗个体化。巴雷特食管的阳性率最高，可达85%以上，糜烂性食管炎的阳性率约为75%，非糜烂性反流病患者则阳性率只有50%左右。必须指出的是，所有进行pH监测的GERD患者，均须注意异常酸反流与症状关联的情况。评价酸反流与症状是否关联的指标较多，包括症状指数（SI）、症状关联可能性（SAP）等。食管pH监测过程中，反流症状后5分钟内出现反流的症状将被标记，而SI则计算24小时内伴随反流的反流症状占总反流症状的比例，超过50%定义为阳性。SAP的计算则将24小时监测划分为每2分钟的区域，通过统计学方法计算反流引起症状发生的可能性，该值超过95%定义为阳性。

对于表现为咽喉不适、声嘶、哮喘及非心源性胸痛等不典型症状的GERD患者及难治性的患者，24小时食管pH监测提供了有效的检测手段。但是检测咽喉反流中pH感应电极的放置位置存在争议，有学者将其置放于上食管括约肌以上，也有研究将其置放于上食管括约肌以下。而部分PPI治疗后症状未能缓解的患者，则可行24小时食管和胃的pH监测，了解食管和胃酸控制的情况，是否存在夜间酸突破等。

24小时食管pH监测的缺点是具有侵入性，容易引起患者不适，也较耗时。很多患者在检查过程中会因为不适而刻意减少日常活动，或者调整饮食习惯，从而降低了该检查的阳性率。另外因导管固定不好导致导管移位影响结果的情况也时有发生。此外，有研究指出24小时pH监测的日间变异率较大，且该技术只能检测酸性液体反流，对于其他目前比较关注的反流包括气体反流和非酸反流等仍无法检测。

六、24小时食管多通道腔内阻抗-pH监测

24小时食管多通道腔内阻抗监测是通过阻抗导管上一系列相邻电极所形成的环路中阻抗的变化来监测反流的。通过顺行或逆行的阻抗变化可区分吞咽和反流，而阻抗值的变化则可判断液体或气体反流。目前食管多通道腔内阻抗导管均带有pH监测通道，可联合pH和阻抗的变化进一步区分酸反流（pH<4）、弱酸反流（pH在4~7之间）及弱碱反流（pH>7），提高研究反流与症状关联程度的可能性。

根据目前的研究资料显示，该技术检测各种反流的敏感性超过90%。随着该技术的成熟，阻抗导管目前最多可有3个pH通道及6个阻抗通道，所以联合阻抗-pH监测目前在功能上已经完全可以取代单纯pH监测，用于GERD的诊断，尤其是以非酸反流为主的非糜烂性反流病患者的诊断。在对抗反流手术前及术后的评估、难治性GERD病因的寻找、不典型反流症状的GERD患者的诊断及确诊功能性烧心方面也有较大作用。

由于阻抗值的大小取决于电极周围的环境构成的电传导性，包括食管腔内横径、食管壁的厚度、食管黏膜状态（如食管炎、巴雷特食管），最重要的是食管腔内物质的导电性能，所以该检查技术可以反映食管黏膜的状态，如糜烂性食管炎和巴雷特食管的阻抗监测基线较低，临床上有学者采用平均夜间阻抗基线（MNBI）作为诊断GERD的一个重要方法，该方法测量夜间静息状态时无吞咽情况下食管阻抗的基线平均值，有研究认为该值在2 300以下可诊断GERD。此外，有学者认为食管阻抗-pH监测也可对食管功能进行评估，反流后吞咽诱发蠕动波（PSPW）通过计算反流后伴随食管清除活动的食管蠕动的比例，间接反映食管蠕动功能，目前已有临床研究证实其价值。

七、食管胆汁反流测定

部分GERD患者有非酸性反流物质因素的参与，特别是与胆汁反流相关。Bilitec 2000胆汁反流监测仪是光纤分光光度计，可通过检测胆红素来反映是否存在胆汁反流及其程度。多数学者将胆红素的吸收值<0.14作为Bilitec的监测阈值。

该检查的缺点在于固体食物颗粒容易堵塞探头小孔影响检查结果，患者在监测过程中需避免进食与胆汁吸收光谱相似的食物，且多数十二指肠内容物的反流与胃内容物的反流同时存在，即胆汁反流合并酸反流，因此胆汁反流检测的应用有一定局限性。一般用于食管异常酸暴露已控制、症状仍未缓解的GERD患者，以寻找难治性GERD的病因。

八、无线pH监测

Bravo无线便携式食管pH监测是将一个

6mm×6mm×26mm 的胶囊电极通过胃镜固定于食管齿状线上 6cm 处，利用生物遥测技术，将记录到的 pH 数据以无线方式传输到受试者腰间的接收器上，因而无导管电极留置。

该技术可克服传统 pH 测技术对患者行动和饮食的限制，提高了耐受性，并降低了导管移位的发生率，因此通过 Bravo 法可监测更长的时间，可达 48~96 小时，对一些需监测较长时间但又无法耐受常规 pH 监测的患者有一定的应用前景。还有研究指出 Bravo 法测得的 pH 比导管法更加接近于真实值。目前尚缺乏 Bravo 法在评价反流事件与症状发作相关性方面的研究。

在测定酸反流次数方面，同一个体、相同时间段内，导管法比 Bravo 法测得的反流次数更多，这种差异主要与短反流事件（反流时间短于 12 秒）有关。导管法可记录到更多的短反流事件。另外胶囊是在内镜直视下放置的，由于肉眼对 LES 位置的判断不准确，导致放置的位置容易出现偏差。胶囊电极由于价格较昂贵，限制了进行多部位检测的可能。有些患者在监测过程中出现胸痛，个别报道有食管穿孔的不良事件。

九、黏膜阻抗检测技术

依据食管阻抗 -pH 监测过程中，阻抗基线可以反映黏膜完整性的状态，有学者研发了食管黏膜阻抗监测技术。该方法通过内镜检查的活检通道，将黏膜阻抗检测导管前端设置的黏膜阻抗环直接接触食管黏膜，测量接触点的食管黏膜阻抗。已经证实该方法可区分 GERD 患者、嗜酸性食管炎及健康志愿者的食管黏膜。近期该方法得到进一步改进，研究者将黏膜阻抗导管设置成多通道及多方向，并将其设置于球囊表面，球囊可在食管腔内扩张，从而使阻抗检测导管紧密贴在食管黏膜，避免误差，且多通道的设置可使其测量食管黏膜阻抗依据食管长度的变化，更好地与嗜酸性食管炎鉴别。目前该项技术在 GERD 中的诊断地位还有赖于更大样本的临床研究证实。

十、唾液蛋白酶检测

胃蛋白酶是由胃主细胞分泌的胃蛋白酶原转变而来，其在食管或者更近端部位如咽喉、气道的出现提示了胃食管反流的存在。Sifrim 等人通过检测 100 例无症状志愿者及 111 例以烧心为主诉的患者的唾液蛋白酶，建立了唾液蛋白酶在志愿者中的正常值，并且借助联合阻抗 -pH 监测，发现 GERD 和食管高敏感患者的唾液蛋白酶的浓度明显高于功能性烧心患者，其阳性结果诊断 GERD 和食管高敏感的敏感性和特异性分别为 78.6% 和 64.9%。该方法简便、快捷、无创，研究显示高胃蛋白酶浓度（>210ng/ml）的阳性样本表明症状可能是由于反流引起的，特异性为 98.2%。但是之后的研究显示，唾液蛋白酶的检测存在较大的变异，我国的研究也发现该技术并不能很好地区分反流和非反流的患者；因此 2019 年 Sifrim 等人发表了研究，提出唾液蛋白酶的检测结果与质子泵抑制剂治疗的结果不相符，暂不适合应用于临床。

十一、咽喉反流检测技术

传统咽喉反流监测技术具有局限性，比如导管 pH 电极定位不准确、咽喉酸反流 pH 值尚未有统一标准等。为了克服传统咽喉反流检测的局限性，DeMeester T R 团队研发了一项新型咽喉反流检测技术——Restech，它是一个含微型 pH 电极及参考电极的直径为 1mm 的水滴状 pH 检测仪，定位于悬雍垂下 5~10mm 处，可同时检测液状及气雾状成分反流物。该方法采用 Ryan 评分判断阳性标准，直立位置的 Ryan 评分异常为大于 9.4，而仰卧位 Ryan 评分高于 6.8 则异常。近年来临床研究显示，该技术检测结果跟临床结果不相符，因此应用有待进一步验证。

十二、内镜下腔内功能性成像探头（endoscopic functional luminal image probe，EndoFLIP）

EndoFLIP 通过管腔内放置逐渐充盈的球囊导管，检测管腔的可扩张性。球囊内含有阻抗感应器，可检测所在平面的横截面积，同时球囊中的压力感应器可以检测球囊内的实时压力，等容状态下最小横截面与压力的比值为可扩张性指数。这一技术可用来检测 GERD 患者的抗反流屏障功能，并用于指导胃底折叠术的角度。

结语：尽管胃食管反流检测技术日益发展，目前胃镜和食管阻抗 -pH 监测仍然是普及率较广的公认主要诊断手段。胃镜有助于判断食管黏膜状态，而食管阻抗-pH 监测则有利于判断是否存在客观反流及反流与症状的关联程度。新的检查手段有利于我们更好地了解 GERD 的发病机制、更准确判断食管及食管外症状是否与反流相关，但其准确性及特异性有待临床进一步证实。

（肖英莲 陈旻湖）

第三节 诊疗策略选择

【摘要】

GERD 的总体治疗目标是缓解症状、愈合食管炎、预防并发症及提高生活质量。但由于 GERD 的临床症状变化多样，需根据患者的具体情况制订不同的治疗方案，治疗策略也有所不同。本节主要介绍各种治疗策略并评价各自的优缺点。

【学习要点】

1. GERD 的各种治疗方法。

2. 药物、内镜和手术治疗方法的优缺点。

【思考题】

1. 胃食管反流病的治疗方法有哪些？

2. 胃食管反流病治疗的常用药物有哪些？

3. 胃食管反流病的内镜和手术治疗原则是什么？

GERD 的治疗主要针对其发病机制，包括减少胃酸分泌的质子泵抑制剂（proton pump inhibitor，PPI）、促胃肠动力药物及抗反流手术等。GERD 的治疗分为以下几大部分：一般治疗（包括生活方式的改变）、药物治疗、内镜下治疗及手术治疗等。

一、改变生活方式

一些日常生活习惯可能是引起 GERD 症状的诱发因素，如咖啡、酒精、碳酸饮料、吸烟及睡眠体位等。GERD 患者应注意避免诱发症状发作的不良生活方式：

1. 避免摄入可引起下食管括约肌松弛而造成反流的食物，如咖啡、酒精、巧克力、高脂食物等。

2. 避免服用酸性食物，如柑橘、碳酸饮料、酸辣食物，这些食物可通过直接刺激食管黏膜而加重烧心症状。

3. 控制体重，养成良好的生活习惯，如戒烟、睡眠时抬高床头和避免餐后 2~3 小时内睡卧等，这些措施有助于减少反流、加强食管酸清除，从而减少食管酸暴露。

二、药物治疗

1. **抑酸药物** 抑制胃酸分泌的抑酸药是 GERD 治疗史上的里程碑，其中 PPI 的疗效最为显著。PPI 通过与 H^+/K^+-ATP 酶共价结合而阻断了胃酸分泌的最后共同途径。H_2 受体拮抗剂（histamine-2 receptor antagonists，H_2RA）竞争性地阻断组胺刺激引起的胃酸分泌，血浆半衰期短，抑酸强度不如 PPI。抗酸剂仅起到中和胃酸或酸性食物的作用，对胃酸分泌无影响。

PPI 是 GERD 治疗的首选药物。多个荟萃分析显示，在食管炎愈合率、愈合速度和反流症状缓解率方面，PPI 均优于 H_2 受体拮抗剂，是治疗 GERD 的首选药物。对于标准剂量 PPI 治疗未完全缓解的患者，两项随机对照研究发现换用另一种 PPI 或将原有 PPI 剂量加倍均可改善症状。在使用双倍剂量 PPI 时，应分两次分别在早餐前和晚餐前服用。研究显示这种给药方式比早餐前 1 次服用双倍剂量 PPI 能更好地控制胃内 pH。因此，单剂量 PPI 治疗无效可改用双倍剂量，一种 PPI 无效可尝试换用另一种 PPI。另外，为了达到更理想的症状控制和食管炎愈合状态，PPI 治疗的疗程至少应为 8 周。发表于 2006 年的一篇荟萃分析比较了埃索美拉唑与奥美拉唑、泮托拉唑、兰索拉唑治疗反流性食管炎的效果，研究显示，无论使用哪一种 PPI，治疗 8 周的食管炎愈合率（77.5%~94.1%）均高于治疗 4 周（47.5%~81.7%）。

RE 及 NERD 治疗均首选 PPI，其剂量和疗程据严重程度有所不同。洛杉矶分级为 C 级和 D 级的 RE 推荐双倍剂量的 PPI，疗程至少 8 周，8 周后复查消化内镜，黏膜愈合者可进入维持治疗阶段；若治疗 8 周后黏膜未愈合，则需要加大剂量及延长质子泵抑制剂使用时间至黏膜愈合，随后进入维持治疗阶段。洛杉矶分级为 A 级和

B级的RE患者与NERD患者的治疗方法类似，可使用标准剂量的质子泵抑制剂，疗程8周，以症状缓解作为治疗的主要目标。

GERD往往需要维持治疗。研究显示NERD及轻度食管炎（LA-A和LA-B级）患者可采用按需治疗或间歇治疗。按需治疗指患者根据自身症状出现的情况自行服用药物，以症状的满意控制为目的，用药剂量及频次可参考初始治疗。间歇治疗指当患者症状出现时给予规律服药一段时间，通常为两周，以达到症状的缓解。PPI为首选药物，抗酸剂也是可选药物。对于停用PPI后症状持续存在的GERD患者，以及重度食管炎（洛杉矶分级C和D级）和巴雷特食管患者需要PPI长期维持治疗。最近日本的前瞻性随机研究比较了PPI长期维持治疗与按需治疗在RE中的疗效，发现维持治疗RE患者，8周症状缓解率为76.3%，明显高于按需治疗的51.3%，24周的黏膜愈合率85.0%明显高于按需治疗的44.4%。

长期使用PPI可产生潜在不良反应。关于其不良反应，我国2014年、2020年胃食管反流病专家共识及2013年美国胃肠病学院的指南均作了详细阐述。PPI的潜在不良事件包括头痛、腹泻和消化不良等，发生率<2%。虽无临床资料支持，但出现这些不良事件时，可尝试更换另一种PPI。已知有骨质疏松的患者仍可应用PPI。对髋骨骨折和骨质疏松的担忧应不影响长期使用PPI的决定，除非有其他髋骨骨折的危险因素。PPI治疗是难辨梭状芽孢杆菌感染的危险因素，在易感患者中应用需谨慎。胃酸有杀灭或抑制细菌的作用，长期应用PPI通过提高胃内pH，可能促进肠道菌群增生，从而增加难辨梭状芽孢杆菌感染的概率。有研究提示短期应用PPI者，社区获得性肺炎的风险增加。但未发现长期应用PPI者社区获得性肺炎的风险增加的证据，因而如果需要用长期使用PPI治疗，不必考虑社区获得性肺炎风险增加这个因素。在同时应用氯吡格雷的患者中，不需要改变PPI治疗，因不增加心血管不良事件的风险。早期PPI与抗血小板药物联用对心血管事件发生率的影响有争议，西方国家早期研究认为两者合用会增加心血管事件的发生率，近期前瞻性对比研究认为两药合用对心血管事件发生率的影响无显著性差异，我国尚无高质量的大宗随机对照研究。

H_2受体拮抗剂治疗GERD的疗效不如PPI，目前仅推荐用于下列情况：①NERD患者症状缓解后的维持治疗；②PPI治疗期间存在夜间反流客观证据者。夜间酸突破的定义是PPI每日2次饭前服用，夜间（22:00~06:00）胃内pH<4.0的连续时间>60分钟。超过75%双倍剂量PPI治疗患者存在夜间酸突破，临睡前加用H_2受体拮抗剂可减少其夜间酸突破，改善症状。一项回顾性非对照临床试验提示双倍剂量PPI睡前加用H_2RA后，72%患者症状改善。有研究提示长期使用H_2RA易发生耐药，建议间歇性使用或按需睡前加用。

抗酸药起效快、作用时间短，常用于NERD及轻度食管炎缓解症状的按需治疗。有研究比较埃索美拉唑与铝碳酸镁按需维持治疗NERD的疗效，结果显示铝碳酸镁与埃索美拉唑疗效相似，提示抗酸药在NERD及轻度食管炎症状的控制有一定的作用。

钾离子竞争性酸阻滞剂（P-Cab）是近年来新研发的新型抑酸药物，该药与H^+/K^+-ATP酶的钾离子竞争结合位点，阻止该酶的构象变化，从而起到抑酸的作用。现有的临床研究显示该制剂对反流性食管炎的疗效与PPI相当，且该药可同时与静止期和激活质子泵结合，无需在餐前服用，可提高患者的依从性。

2. 抗反流药物 研究表明一过性下食管括约肌松弛（TLESRs）是GERD患者发生反流的主要机制。GERD患者中往往可见EGJ的顺应性提高，TLESRs增加，从而使近端反流更易发生。因此，使用药物抑制TLESRs是一个具有前景的GERD治疗方法。

巴氯酚（baclofen）是一种$GABA_B$激动剂，可在中枢和外周抑制控制TLESRs的迷走神经通路。不仅可以减少TLESRs和反流事件，还可以降低餐后酸性和非酸性反流时间、夜间反流和嗳气。目前仍没有关于GERD患者长期使用巴氯芬的疗效及安全性的临床研究。巴氯芬可通过血脑屏障，产生困倦、头晕、嗜睡、恶心、呕吐等神经系统不良反应。推荐在难治性GERD患者中使用。

3. 促动力药 GERD患者的胃食管反流量

增多、食管酸清除时间延长，可能与食管蠕动功能减弱或食管裂孔疝等因素引起的下食管括约肌功能障碍有关。通过缩短反流物与食管黏膜的接触时间可减少症状的发生。除了避免饱餐后平卧、睡眠时抬高床头等改变生活方式外，促胃肠动力药物理论上可以增强食管蠕动而加强食管酸清除作用。在PPI治疗基础上加用促动力药可以加强胃排空，减少TLESRs的发生从而减少食管酸暴露。研究显示甲氧氯普胺可提高下食管括约肌静息压力，加强食管蠕动和改善胃排空，因此可以用于伴有胃排空延迟的GERD患者中。但目前仍无高质量证据支持甲氧氯普胺单独或联合用药治疗GERD的有效性。

甲氧氯普胺的中枢神经系统副反应表现为困倦、躁动、易激动、抑郁、肌张力障碍和迟发性不自主运动等，虽然发生率不到1%，但由于疗效不确切，用于GERD治疗时可能弊大于利，目前不建议其用于GERD治疗。

多潘立酮是外周多巴胺受体激动剂，可促进胃排空，但未有明确证据证实其在治疗GERD的疗效。近期有报道多潘立酮有使心脏QT间期延长的副作用，女性长期使用有泌乳的不良反应，使用时应加以注意。

目前临床使用的促动力药还有莫沙必利及伊托必利，前者为选择性5-HT_4受体激动药，能促进乙酰胆碱的释放，刺激胃肠道而发挥促动力作用，从而改善功能性消化不良患者的胃肠道症状。后者具有多巴胺D_2受体拮抗和乙酰胆碱酯酶抑制的双重作用，通过刺激内源性乙酰胆碱释放并抑制其水解而增强胃与十二指肠运动，促进胃排空。目前国内一些小样本的研究提示这两种促动力药有利于增强质子泵抑制剂对GERD的症状缓解作用，但缺乏高质量的对照研究证实其疗效。

4. 黏膜保护剂 通过降低食管黏膜对腔内物质的通透性可减少胃反流物对食管黏膜的毒性作用。瑞巴派特可以提高胃黏膜上皮屏障作用，可能对食管黏膜起一定保护作用。有研究显示联合使用瑞巴派特和兰索拉唑15mg比单用兰索拉唑15mg能更好地使LA-A级和B级RE患者维持症状的长期缓解。铝碳酸镁具有黏膜保护和中和胃酸的作用，在GERD患者中可快速改善其症状，但其作用时间短，且无胃酸分泌的抑制作用，仅用于轻度反流病患者。

5. 低剂量抗抑郁药 一些GERD，尤其是NERD患者存在对食管刺激的高敏感性。食管球囊扩张试验或食管酸灌注试验（Bernstein test）已经证实部分GERD患者存在食管高敏感现象。相对于正常志愿者，食管高敏感患者对刺激的感受阈值减低，对疼痛的感知阈值也降低。相对于症状与酸反流事件密切相关者，症状与酸反流事件不相关的患者更容易发生焦虑症和癔症。人群调查也显示焦虑症和抑郁症均可提高反流症状的发生率。由此可见PPI治疗效果欠佳者有可能合并精神心理障碍。Nojkov等学者的研究也证实了PPI疗效欠佳者同时合并抑郁症的可能性大。

GERD患者常诉生活不良事件会诱发或加重其烧心症状。精神心理应激与食管对刺激的感知提高密切相关，可能是通过周围和中枢的机制加重了食管痛觉高敏感性。最近一个研究显示机体处于焦虑状态后，酸诱导的食管高敏感性会增加。因此精神心理应激可导致食管高敏感状态，这种改变可能通过中枢神经系统介导或同时受到应激所致的食管黏膜完整性受损影响。

抗抑郁药物可从中枢神经系统和/或感觉传入神经调控食管敏感性，可能对这些患者有效。既往研究显示低剂量三环类抗抑郁药物对PPI治疗反应差的胸痛患者治疗有效。曲唑酮，一种选择性5-羟色胺再摄取抑制剂（selective serotonin reuptake inhibitors，SSRIs），与安慰剂比较能更有效治疗与食管收缩异常相关的食管症状，如胸痛、吞咽困难、烧心和/或反流等。西酞普兰为选择性的SSRIs，可明显提高正常志愿者的食管球囊扩张的感知阈值和痛觉阈值，还可以延长食管酸暴露引起烧心不适所需的时间。一个随机对照试验显示西酞普兰20mg/d，顿服，使用6个月后食管酸敏感患者的难治性反流症状得到明显改善。综上所述，抗抑郁药可缓解具有食管高敏感GERD患者的食管不适和烧心症状。

6. 复方海藻酸钠 胃内酸袋（gastric acid pocket，GAP）是指食管下括约肌下方胃食管连接部一段很短的特殊区域，GAP的存在被视为导致GERD发生的机制之一。GAP常出现于餐后15分钟，持续至餐后约90分钟，平均pH为1.6，明显低于餐后胃内缓冲区平均pH。GAP的形成因素与胃液逃逸了食物缓冲作用、食管裂孔疝以及所进食的食物种类有关。健康人中也可存在GAP，但GERD患者的GAP更长。除外PPI外，还可以使用海藻酸盐、胃底折叠术等针对酸袋进行GERD治疗。海藻酸可在近端胃内形成物理屏障，可有效减少远端食管的餐后酸暴露时间，提高反流物的pH。小样本的临床研究提示，尽管该药不能减少反流事件数量，但能置换或中和餐后酸袋。

三、针灸治疗

中国传统医药对GERD亦有治疗作用，如针灸治疗。有研究以30例单剂量PPI治疗无效的GERD患者为研究对象，显示加用针灸治疗比PPI加量至双倍剂量能更有效地控制酸反流和烧心。目前尚缺乏大样本对照研究证实针灸可作为PPI治疗无效患者的替代治疗方法。

四、催眠疗法

患者的心理状态可影响其对PPI治疗的反应。对PPI治疗效果不佳的患者，减轻其心理负担可能有利于提高疗效。催眠疗法可用于对此类患者的辅助治疗，尤其对于GERD不典型症状可能有效。一个纳入28名非心源性胸痛患者的随机临床试验，结果显示相对于对照组，催眠疗法组患者对疼痛的感受明显改善。另一个以癔球症患者为研究对象的研究也发现催眠疗法是一种有效的治疗方法。但以上研究均未单独对GERD患者进行分析，因此催眠疗法对GERD辅助治疗的确切疗效仍有待于更大规模的临床研究中验证。

五、抗反流外科手术治疗

腹腔镜下胃底折叠术可有效控制与酸反流相关的GERD。当PPI治疗有效且需要维持治疗而患者不愿长期服药时，可以考虑外科手术治疗。也有研究认为非酸反流相关的GERD症状能够在抗反流手术后得到改善。不建议对与症状无关的非酸反流者、PPI治疗无效的食管外症状者行手术治疗。目前最常用的抗反流手术术式是腹腔镜下胃底折叠术（nissen fundoplication）。2010年发表的一篇荟萃分析比较了外科治疗与药物治疗的疗效，结果显示，在随访3个月和1年时，外科治疗组的健康相关生活质量评分和反流相关生活质量评分均优于药物治疗组，术后并发症的发生率为0.9%~14%，包括腹胀（14.0%）、食管狭窄（0.9%）和呼吸道感染（1.8%），均未发生与手术相关的死亡。关于抗反流手术的长期疗效，有4项随机临床对照研究分别对EE患者术后随访5~12年，均显示外科治疗组疗效优于药物治疗组。

此外，确诊GERD的患者若PPI治疗失败，且其失败的原因为反流控制不良，也是抗反流手术的适应证之一。有研究表明腹腔镜下胃底折叠术能有效改善酸和弱酸反流，术后有较高的症状缓解率。通常认为，PPI疗效欠佳的GERD患者手术治疗效果不如PPI治疗有效者。但也有小样本的研究显示难治性GERD患者抗反流手术后随访3年，症状缓解率及停药后食管阻抗-pH监测结果仍较为理想。

不建议对与症状无关的非酸反流者行手术治疗。小样本研究发现弱碱反流在术后反而有所增加。GERD相关的食管外症状的外科手术疗效尚未明了，有研究发现PPI治疗无效的慢性咽部症状患者并不能从胃底折叠术中获益，因此也不建议对PPI治疗无效的食管外症状者行手术治疗。2013年美国胃肠病学院颁布的GERD指南指出需谨慎选择抗反流手术患者，且手术前需进行评估如食管测压等排除动力障碍性疾病。

六、内镜治疗

目前用于GERD内镜治疗方法主要有射频治疗（stretta procedure）、注射或植入技术和内镜腔内胃食管成形术3类。其中射频治疗和经口内镜下胃底折叠术（transoral incisionless fundoplication，TIF）是近年来研究的热点。

射频治疗是一种针对胃食管反流病的内镜下微创治疗方法，在胃镜的引导下将一根射频治疗导管插入食管，将射频治疗仪电极刺入食管下括约肌和贲门肌层，多层面多点对胃食管结合部位进行烧灼。通过热能引起组织破坏、再生，诱导胶原组织收缩、重构，并阻断神经通路，从而增加食管下括约肌厚度和压力，减少一过性下食管括约肌松弛，以达到改善反流症状的目的。目前已有4篇关于射频治疗的随机临床对照研究发表，其中3项随机临床对照研究与假手术组对照，随访3~6个月，结果显示手术组症状改善及生活质量评分均优于假手术组。另一项随机临床对照研究比较射频治疗与PPI治疗的疗效，发现射频治疗可减少PPI的用量。但上述研究均缺乏长期随访的结果。此外，大部分患者术后虽然症状改善，但仍有反流症状，仍需使用PPI治疗，而pH监测参数和食管炎愈合率等客观指标改善不明显。因此，射频治疗的长期有效性仍需进一步的研究证实。

TIF是近年来新兴的内镜下抗反流手术，该术在内镜下将齿状线附近胃食管交接处的全层组织通过牵引器旋转下牵拉4~5cm并固定，形成一个胃腔内全层抗反流阀瓣，达到治疗食管裂孔疝、增加下食管括约肌压力（LESP）的目的。相对于腹腔镜下胃底折叠术，创伤更小。一篇随机、多中心、交叉对照研究纳入63例GERD患者，结果显示在术后6个月，手术组症状缓解率和食管炎愈合率均优于高剂量PPI组。TIF术可在短期内改善患者症状，减少PPI使用，目前已成为治疗GERD的热门技术，但其远期疗效尚需验证。

内镜下注射治疗是在内镜下用注射针于食管下段－贲门局部黏膜下注射生物相容性物质或硬化剂，以增加LES压力，达到抗反流的目的。根据不同注射材料，包括Enteryx法、Gatekeeper法、Durasphere法。前二者由于安全性问题已被停用。Durasphere是由悬浮于含3%β－葡聚糖水基载体凝胶热解碳衣锆珠组成的生物相容可注射的填充无菌新型材料。该疗法在内镜下于食管齿状线附近4个象限黏膜下层注射Durasphere材料，以增加LES压力。美国一项单中心研究对10例GERD患者行Durasphere注射，随访12个月显示，7例患者完全停用PPI，9例患者PPI用量减少50%以上，DeMeester评分由治疗前的44.5降至26.5，4例患者食管pH检测恢复正常。全部患者耐受良好；除少数患者有不适感外，无不良事件发生。无糜烂、溃疡等食管炎发生，注射部位亦未出现材料脱落或迁移，说明Durasphere法可有效改善GERD症状，减少PPI用量，且不良反应小。尽管Durasphere法已获得FDA批准，但目前治疗GERD的研究较少，多为小样本、短期试验。有待进一步行大样本对照研究及长期随访，观察其确切疗效及安全性。

近年来内镜下抗反流技术发展较快，还有例如抗反流黏膜切除术（ARM）等，但是均为小样本、短疗程的研究，有待更大样本的观察。

七、治疗新进展

GERD治疗新进展包括LinX抗反流磁环及LES电刺激疗法（Endostim）等。LinX抗反流磁环是由一串含磁力的钛珠构成的圆环，可经腹腔镜置于患者胃食管交界的LES处。静息状态下，该系统主要靠钛珠间的弱磁力吸引关闭LES，增强抗反流屏障。研究结果提示LinX抗反流磁环能长期改善GERD症状，降低患者对PPI的依赖性，提高生存质量，且LinX抗反流磁环植入操作简单、不改变正常胃食管解剖结构，可重复性强，是一种值得进一步研究的抗反流治疗手段。其主要并发症为术后吞咽困难。迄今为止该技术最长随访时间为5年，更长期的疗效及合并症包括植入物对胃食管交界处的长期异物刺激等仍需进一步通过随访研究进行观察。

Endostim（LES-EST）是一种通过电刺激LES治疗CERD的方法，作用原理是经腹腔镜将双电极脉冲式刺激器置于患者LES处，通过间歇电脉冲刺激方式使LES收缩，增强LES压力，维持正常的LES功能，但不影响松弛。LES-EST治疗GERD的短期疗效显著，现有的时间最长的疗效观察为1年。目前欧洲地区正在进行该技术的多中心临床对照研究，试图通过该长期研究探讨该技术治疗GERD的疗效。

八、胃食管反流病治疗流程

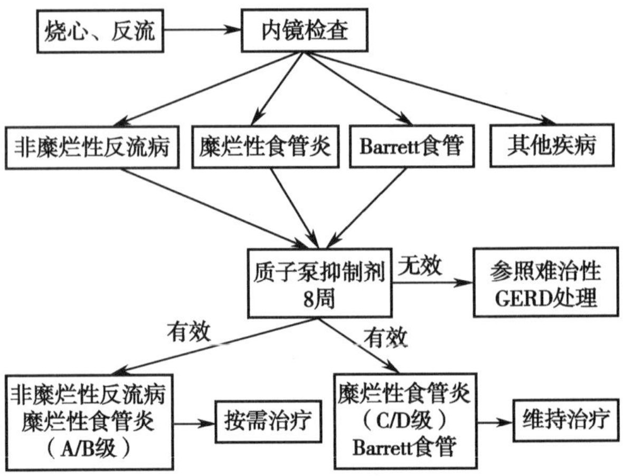

结语：GERD的治疗有赖于多种措施，包括生活方式的改善、药物治疗、内镜及外科手术等。生活方式的改善仅能起辅助作用，药物治疗是GERD的主要治疗手段，其中质子泵抑制剂的疗效最佳。内镜下治疗和外科抗反流手术有助于增强抗反流屏障，但是需谨慎选择适应证。

（肖英莲　陈旻湖）

第四节　共识意见解读与认识过程

【摘要】

本节针对GERD的相关共识意见进行了解读，包括《2016亚太共识：胃食管反流病的管理》及《2020年中国胃食管反流病专家共识》，探讨中国地区胃食管反流病的诊治最新推荐意见及难治性胃食管反流病的诊治流程。

【学习要点】

1. 2020年中国胃食管反流病专家共识。
2. 难治性GERD的原因及处理方法。

【思考题】

1. 2020年中国胃食管反流病专家共识意见的内容有哪些？
2. 难治性GERD的常见原因及处理方法。

GERD的发病率逐渐增多，相关检测技术及治疗方法更新较快，因此关于GERD的诊治共识意见近年来在各国均有更新，本节着重对《2020年中国胃食管反流病专家共识》进行解读，并依据《2016年亚太共识：胃食管反流病的管理》探讨对难治性GERD的认识。

一、2020中国GERD专家共识解读

本共识在《2014年中国胃食管反流病专家共识意见》的基础上，保留了症状学部分和传统诊断方法部分，对新的诊断和评价方法进行了阐述。食管黏膜阻抗技术是近年来研发用于GERD诊断的新技术。该技术通过检测食管黏膜瞬时阻抗值，反映食管黏膜屏障功能，进而判断是否存在长期慢性反流，检测方法微创、方便。研究发现GERD患者的食管黏膜阻抗值明显低于非GERD患者，食管黏膜阻抗值随着检测部位的升高而增加，且食管黏膜阻抗值对于诊断食管炎具有较高的特异性和阳性预测价值。后续该技术不断改进，目前已经采用球囊导管，阻抗检测通道位于球囊两侧，可更好贴合食管准确检测黏膜阻抗值，并形成黏膜阻抗地形图，直观对GERD进行诊断。内镜下功能性腔内成像探针（endolumenal functional lumen imaging probe，EndoFlip）技术是一项用来评价管腔结构扩张程度的新技术，该技术将球囊放置于GERD患者的胃食管交界处，通过球囊内阻抗通道测量所在平面等容扩张时压力与横截面积的比值，判断GERD患者胃食管交界处的可扩张性，有利于患者抗反流屏障功能的评估和指导抗反流手术。

治疗方面，新的抑酸药物钾离子竞争性酸阻滞剂（P-CAB）为GERD的治疗提供了新的选择，本共识增加了P-CAB的临床研究证据。P-CAB通过竞争性阻断H^+-K^+-ATP酶中钾离子的活性，抑制胃酸分泌。多项临床研究显示P-CAB在食管炎黏膜愈合率和反流症状的缓解方面不劣于PPI。因此推荐P-CAB可作为GERD的首选治疗药物。抗酸剂是临床常用的药物，其快速中和胃酸，可缓解反流症状，本次共识意见根据RCT研究的证据，推荐将其用于GERD的对症治疗，但不主张长期使用。促动力药物亦为中国GERD治疗领域的常用药物，既往我国的GERD共识意见未将其列入推荐意见。根据荟萃分析结果提示，促动力药物联合质子泵抑制剂可改善GERD患者的症状，但是对其内镜下黏膜愈合率无影响，因此本次共识意见提出促动力药联合抑酸药物对缓解GERD患者的症状可能有效，但其证据级别为中等。

近年来国内抗反流的内镜手术和外科手术逐渐增加，本共识针对其疗效和适应证进行了详细阐述。其中内镜下射频消融临床研究证据较多，国内外RCT研究提示射频治疗短期内能改善GERD患者的各项临床观察指标，包括食管酸暴露明显降低、烧心症状显著改善；长期治疗也提示约50%患者可停用质子泵抑制剂，生活质量改善。因此本次共识将提出内镜下射频消融术可改善GERD的症状。其他内镜下治疗方法包括经口无切口胃底折叠术、抗反流黏膜切

除术等，因长期疗效证据不足，暂未列入推荐意见。胃底折叠术是GERD的经典术式，对GERD疗效好，安全性高，长期效果明确，推荐用于不愿长期使用PPI治疗的GERD患者。磁环括约肌增强术（magnetic sphincter augmentation，MSA）通过腹腔镜将磁珠环置于胃食管交界处，增强抗反流屏障，也被称为LinX抗反流磁环术，是GERD治疗领域新的手术方式，短期研究提示该手术可改善GERD的症状，减少病理性酸反流；但其长期随访研究还不多，需要更强的循证医学证据。

难治性GERD和食管外症状的患者仍然是临床面临的难题，现有的证据提示对这些患者需进一步详细检查和评估，其处理需要个体化策略。本次共识意见明确难治性GERD定义为双倍剂量质子泵抑制剂治疗8周后反流、烧心等症状无明显改善者，其具体的处理意见与后述的亚太共识类似。

二、2016年亚太胃食管反流病的治疗共识中难治性GERD解读

难治性GERD尚无统一定义，目前不同的共识意见对其疗程和剂量有不同的定义。比如亚洲人群中胃内壁细胞数量少于西方人群，且在PPI代谢过程中起重要作用的CYP2C19酶以慢代谢型为主，因此有研究指出标准剂量的PPI治疗无效即可认为“难治”。关于疗程，目前大多数GERD的治疗共识推荐使用PPI至少8周，而有研究认为合并食管裂孔疝等危险因素的患者治疗疗程需更长，因此建议治疗12周无效方定义为“难治”。尽管存在以上争议，临床中仍然需要一个明确的难治性GERD的定义来界定这部分患者，并提出解决方案。因此，我国2014年的专家共识中提出难治性GERD定义为双倍剂量的PPI治疗8~12周后烧心和/或反流症状等症状无明显改善。2016年亚太地区关于难治性GERD的专家共识，提出了类似的难治性GERD的定义。关于难治性GERD的发生率，亚太共识提出，该现象非常常见，尤其是在非糜烂性反流病中。

关于难治性GERD的原因，我国共识意见并未提出明确的分类。临床实践中，我们往往考虑以下一些因素：患者的依从性差，未规范服用PPI；抑酸不足；非酸反流及食管高敏感等。2016年亚太共识意见针对难治性GERD的原因明确进行了归纳，该共识为难治性GERD的可能原因提供了全面的分析。总体说来，难治性GERD的原因包括反流相关的因素及非反流相关的因素。前者包括抑酸不足、非酸反流及食管高敏感等；后者则包括食管动力障碍性疾病、其他原因的食管炎及功能性食管疾病等。据前所述，中国人群中壁细胞数量相对较少，且CYP2C19酶多为慢代谢型，因此抑酸不足的比例较低。食管动力障碍性疾病则有赖于特殊的检查手段进行确诊，其他类型的食管炎包括嗜酸性食管炎等在中国的发病率低，尚未引起临床重视。

针对难治性GERD，需进行相应的评估和处理。目前临床常用的评估手段包括胃镜、食管测压及24小时食管阻抗-pH监测等。胃镜检查建议进行食管活检，以排除嗜酸性食管炎等。食管测压有利于诊断食管重度动力障碍性疾病包括贲门失弛缓及Jackhammer食管等。而24小时食管阻抗-pH监测可判断患者是否为GERD，以及反流症状与反流事件的关联程度。

难治性GERD的处理需依据其病因进行个体化治疗，如优化PPI治疗，进行抗反流手术，使用疼痛调节剂等。亚洲地区的GERD患者服用PPI的依从性较差，往往未能按医嘱服用，因此需调整患者的依从性，从而优化PPI治疗。为提高患者依从性，可选择右兰索拉唑缓释制剂，无需餐前服用，但我国尚未有该剂型。此外部分患者可根据是否合并胃排空障碍症状，加用促动力药物。中国专家共识及亚太共识均提出不建议在质子泵抑制剂治疗无效且无反流证据的患者中进行外科手术治疗。针对难治性GERD，亚太共识提出图4-4-1诊治流程供临床参考。

结语：难治性GERD是临床面临的棘手问题，其病因多样化导致临床医生对其认识不足。既往我们认为其原因主要为抑酸不足，因此采用更换PPI种类，加大剂量等方法，但临床收效甚微。目前我们认为非酸反流、食管高敏感及一些食管功能性疾病在其中扮演更重要的角色，因此相应的评估和治疗也进行了调整。

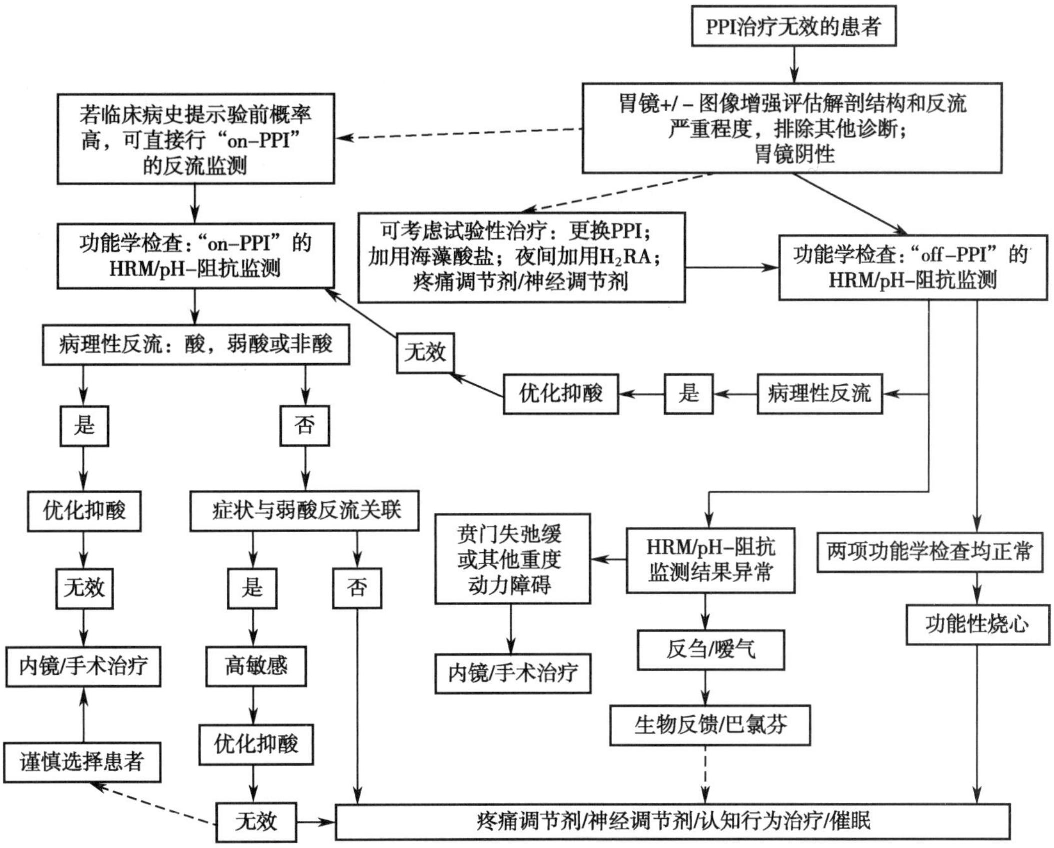

图 4-4-1 难治性 GERD 诊治流程

（肖英莲 陈旻湖）

参考文献

[1] Vakil N, van Zanten S V, Kahrilas P, et al. The montreal definition and classification of gastroesophageal reflux disease: a global, evidenceĉbased consensus. Am J Gastroenterol, 2006, 101: 1900-1920.

[2] 中华医学会消化病学分会 . 2014 中国胃食管反流病专家共识 . 中华消化杂志, 2014, 34(10): 649-661.

[3] Katz P O, Gerson L B, Vela M F. Guidelines for the diagnosis and management of gastroesophageal reflux disease. Am J Gastroenterol, 2013, 108: 308-328.

[4] Smith J A, Decalmer S, Kelsall A, et al. Acoustic cough-reflux associations in chronic cough: potential triggers and mechanisms. Gastroenterology, 2010, 139: 754-762.

[5] Xiao Y L, Nie Y Q, Hou X H, et al. The efficacy, safety and cost-effectiveness of hydrotalcite versus esomeprazole in on-demand therapy of NERD: A multicenter, randomized, open-label study in China. J Dig Dis, 2013, 14: 463-468.

[6] Sifrim D, Zerbib F. Diagnosis and management of patients with reflux symptoms refractory to proton pump inhibitors. Gut, 2012, 61: 1340-1354.

[7] Fock K M, Talley N, Goh K L. Asia-Pacific consensus on the management of gastro-oesophageal reflux disease: an update focusing on refractory reflux disease and Barrett's oesophagus. Gut, 2016, 65(9): 1402-1415.

[8] El-Serag H B, Sweet S, Winchester C C, et al. Update on the epidemiology of gastro-oesophageal reflux disease: a systematic review. Gut, 2014, 63: 871-880.

[9] Vakil N, van Zanten S V, Kahrilas P, et al. The Montreal definition and classification of gastroesophageal reflux disease: a global evidence-based consensus. Am J Gastroenterol, 2006, 101: 1900-1920.

[10] Aziz Q, Fass R, Gyawali C P, et al. Functional Esophageal Disorders. Gastroenterology, 2016, 150: 1368-1379.

[11] Xiao Y L, Peng S, Tao J, et al. Prevalence and symptom pattern of pathologic esophageal acid reflux in patients

with functional dyspepsia based on the Rome Ⅲ criteria. Am J Gastroenterol, 2010, 105: 2626-2631.

[12] Kahrilas P J, Bredenoord A J, Fox M, et al. The Chicago classification of esophageal motility disorders. Neurogastroenterol Motil, 2015, 27: 160-174.

[13] Gyawali C P, Kahrilas P J, Savarino E, et al. Modern diagnosis of GERD: the Lyon Consensus. Gut, 2018, 67: 1351-1362.

[14] Zhang M, Chen M, Peng S, et al. The Rome Ⅳ versus Rome Ⅲ criteria for heartburn diagnosis: A comparative study. United European Gastroenterol J, 2018, 6: 358-366.

[15] Peng S, Cui Y, Xiao Y L, et al. Prevalence of erosive esophagitis and Barrett's esophagus in the adult Chinese population. Endoscopy, 2009, 41: 1011-1017.

[16] Zhang M, Tan N, Li Y, et al. Esophageal physiologic profiles with in erosive esophagitis in China: Predominantly low-grade esophagitis with low reflux burden. Neurogastroenterol Motil, 2019: e13702.

[17] Qiu B, Zhang X, Bai T, et al. The importance of pH reflux monitoring test for the management of low-grade esophagitis in Chinese patients. Neurogastroenterol Motil, 2019, 31: e13653.

[18] Vakil N, Vieth M, Wernersson B, et al. Diagnosis of gastro-oesophageal reflux disease is enhanced by adding oesophageal histology and excluding epigastric pain. Aliment Pharmacol Ther, 2017, 45: 1350-1357.

[19] Richter J E, Rubenstein J H. Presentation and Epidemiology of Gastroesophageal Reflux Disease. Gastroenterology, 2018, 154: 267-276.

第五章　幽门螺杆菌感染与其相关疾病

第一节　国内外幽门螺杆菌感染处理共识的变迁

【摘要】

我国幽门螺杆菌感染处理共识报告自2000年首次发表以来，历经4次更新，本节针对我国5次幽门螺杆菌诊治共识意见的制定历程进行了系统回顾，对历次共识意见的修改内容和背景，结合国际Maastricht共识（马斯切赫特共识）进行了介绍和比较，提出了国内外共识意见的差异和未来的发展趋势。

【学习要点】

1. 我国历次共识意见的主要内容及修改的背景。

2. 国际Maastricht历次共识的主要内容，以及与国内共识意见的异同。

【思考题】

1. 2017年第五次全国幽门螺杆菌感染处理共识报告的修改内容有哪些？

2. 我国共识意见的制定为什么不能照搬国际共识，如何看待我国共识与国际共识的异同？

1983年，澳大利亚学者Warren和Marshall成功从胃黏膜标本中分离出幽门螺杆菌（*Helicobacter pylori*，Hp），并发现Hp感染与慢性胃炎，消化性溃疡的发病密切相关，Warren和Marshall因此荣获2005年诺贝尔生理学或医学奖。

此后，随着Hp研究的深入，越来越多的证据表明Hp感染与胃黏膜相关淋巴样组织淋巴瘤（gastric mucosa-associated lymphoid tissue lymphoma，胃MALT淋巴瘤）、胃癌等胃肠道及胃肠外疾病密切相关。

1994年，美国国立卫生研究院（NIH）发布了第一部Hp相关指南，将消化性溃疡列为Hp的根除指征，该指南指出根除Hp可促进溃疡愈合、显著降低溃疡复发率和并发症发生率。此后20余年，一些重要的国际Hp感染共识相继颁布，Hp根除指征范围不断扩大。我国人口众多，Hp感染率高，构成了严重的疾病负担，如何制定符合中国国情的Hp感染处理策略，成为历次共识制定的核心问题。

一、幽门螺杆菌感染处理共识报告历程

我国于2000—2017年期间颁布了5次Hp诊治共识。历次共识围绕着“Hp感染诊断，Hp根除指征，Hp根除治疗，Hp与胃癌关系”等关键问题进行论述，共识制定过程中既借鉴国际共识经验，又结合我国国情。以下通过结合历次国际Maastricht等共识报告内容对我国5次共识制定的背景及主要内容进行阐述：

1. 1997年Maastricht-Ⅰ共识报告及2000年《幽门螺杆菌若干问题的共识意见》　1997年欧洲幽门螺杆菌研究小组发布的Maastricht-Ⅰ共识报告在1994年NIH指南基础上进一步拓展了Hp根除指征，并依据证据的等级分为强烈推荐（消化性溃疡、低级别胃MALT淋巴瘤等）、建议（消化不良、胃癌家族史等）及不确定（无症状患者等）。推荐尿素呼气试验作为诊断Hp感染及根除的检测方法。此外，推荐PPI三联疗法（预期的ITT根除率大于80%）作为根除Hp的治疗方案，补救治疗应参考首次治疗的抗生素选择，铋剂四联疗法可应用于补救治疗中。

两年后，我国幽门螺杆菌科研协作组发布了《幽门螺杆菌若干问题的共识意见》。此次报告中首先规范了幽门螺杆菌的英文缩写；其次，鉴于当

时根除 Hp 预防胃癌的干预试验结果尚未发布,因此,提出 Hp 与胃癌的关系仍有待进一步的研究证实。报告中的 Hp 根除指征与 Maastricht-Ⅰ共识报告相类似;而在诊断 Hp 感染及根除方面,我国提出 Hp 感染的诊断可基于科研诊断标准或临床诊断标准。推荐 Hp 形态学检测或尿素酶依赖性试验作为判断 Hp 根除的检测方法。最后,报告推荐 PPI 三联疗法、铋剂 + 两种抗生素疗法或其他方案(H_2 受体拮抗剂联合 PPI 三联等)作为根除 Hp 的治疗方案,但后两者均未得到 Maastricht-Ⅰ共识报告的推荐。

2. 2002 年 Maastricht-Ⅱ共识报告及 2004 年《幽门螺杆菌共识意见》 随着 Hp 流行病学研究相继发表,2002 年 Maastricht-Ⅱ共识报告中提出 Hp 感染已成为一个公共健康问题,应引起重视。报告中首次提出针对 45 岁以下的持续消化不良患者实施"检查及治疗"策略及消化性溃疡患者实施"搜寻与治疗"策略。Maastricht-Ⅰ共识报告推荐的根除指征在 Maastricht-Ⅱ共识报告中得到了进一步的推荐(推荐强度增强),且报告中新增了两项 Hp 根除指征(功能性消化不良及胃食管反流病)。此外,粪便抗原试验可作为诊断 Hp 感染及根除的检测方法,而 Maastricht-Ⅰ共识报告推荐的血清学检查未在此次共识中推荐。Hp 感染的治疗方案分为一线及二线治疗方案。其中,一线治疗方案包括 PPI/ 枸橼酸铋雷尼替丁三联疗法,二线治疗方案包括铋剂四联疗法(铋剂可获得的地区)及 PPI 三联疗法(铋剂不可获得地区)。报告还就儿童 Hp 的诊治内容进行了相应的阐述。

2004 年我国发布了《幽门螺杆菌共识意见》,主要结合 Maastricht-Ⅱ共识报告内容对 Hp 领域的重要问题进行了相应阐述。与第一次 Hp 共识相比,此次共识推荐的根除指征中增加了功能性消化不良(functional dyspepsia, FD)及胃食管反流病(gastroesophageal reflux disease, GERD),且有明显异常的慢性胃炎患者必须根除 Hp。在第一次共识的基础上,推荐粪便抗原试验作为诊断 Hp 现症感染的检测方法。Hp 根除方案的选择与 Maastricht-Ⅱ共识报告类似,分为一线治疗方案及二线治疗方案,但一线治疗方案中仍保留铋剂 + 两种抗生素疗法。

3. 2007 年 Maastricht-Ⅲ共识报告及 2008 年《第三次全国幽门螺杆菌感染若干问题共识报告》 2007 年 Maastricht-Ⅲ共识报告保留了 Maastricht-Ⅱ中强烈推荐的根除指征,FD 修改为非溃疡性消化不良,且证据级别和推荐强度均为最高级。此外,新增了两项根除指征(不明原因缺铁性贫血和特发性血小板减少性紫癜)。报告中强调了不宜在反复腹痛的儿童中实施 Hp"检测和治疗"策略,此类患者诊断重点是寻找腹痛的原因,并非检测 Hp。推荐尿素呼气试验、粪便抗原检测、以及血清学检测作为检测 Hp 的非侵入手段,并指出了血清学检测作为一些特定患者(消化性溃疡出血,萎缩性胃炎等)的 Hp 感染检测方法。尿素呼气试验和粪便抗原检测(备选)可作为评估 Hp 根除的检测方法。Hp 根除方案分为一线、二线及三线治疗。临床实践中应结合当地克拉霉素耐药率选择治疗方案,共识肯定了铋剂四联方案在根除 Hp 中的疗效。Hp 与胃癌关系在此次共识报告中做了着重强调,提出 Hp 感染是非贲门胃癌发生的常见风险因素,根除 Hp 可预防胃癌,且最佳根除时机是癌前病变(萎缩、肠化)发生前。

随后一年,我国发布了《第三次全国幽门螺杆菌感染若干问题共识报告》,报告中的 Hp 根除指征与 Maastricht-Ⅲ共识报告相类似,将不明原因缺铁性贫血、特发性血小板减少性紫癜等胃肠外疾病纳入 Hp 根除适应证中。支持"个人要求治疗患者"行 Hp 根除治疗。考虑到根除 Hp 并不是为了治疗 GERD,将 GERD 列入根除 Hp 适应证并不符合逻辑,故将 GERD 从 Hp 根除指征中删除。将 Hp 感染临床标准和科研标准合二为一,诊断方法分为侵入性和非侵入性,推荐尿素呼气试验,粪便抗原检测(单克隆法),快速尿素酶试验作为 Hp 感染及根除的检测方法。在治疗方面,共识意见与 Maastricht-Ⅲ共识报告相似,PPI 三联 7 天疗法为根除首选方案,为避免继发耐药,四联疗法也被推荐为一线治疗方案,补救治疗首选四联疗法。

4. 2012 年 Maastricht-Ⅳ共识报告及 2012 年《第四次全国幽门螺杆菌感染处理共识报告》 Maastricht-Ⅳ共识报告在 Hp 根除指征方面修改的内容较少,强调长期使用 PPI 的 Hp 阳性患者根除Hp可消除胃内炎症、预防萎缩性胃炎的发生。提出在Hp感染率>20%地区实施Hp“检测和治疗”策略是恰当的，这一策略的实施需要考虑当地的成本-效益分析，不适用于有报警症状或者年长患者（具体年龄应根据当地胃癌发生风险确定）。在Hp感染检测方面，Maastricht-Ⅳ共识报告提出尿素呼气试验仍为Hp感染检测方法的首选，经过验证的单克隆抗体粪便Hp抗原试验与尿素呼气试验效果相当。随着克拉霉素耐药率增加，经典三联疗法的根除率已下降至<80%（不可接受），Maastricht-Ⅳ共识报告对Hp的治疗做了重点修改。在克拉霉素低耐药（<15%）地区，一线治疗方案推荐含克拉霉素三联疗法或铋剂四联疗法，二线治疗方案推荐铋剂四联疗法或含左氧氟沙星三联疗法。在克拉霉素高耐药（>15%）地区，一线治疗方案推荐铋剂四联疗法（铋剂可获得地区）或序贯疗法或伴同疗法（铋剂不可获得地区）。二线治疗方案推荐含左氧氟沙星三联疗法。三线治疗时推荐行药敏实验。Maastricht-Ⅳ共识对Hp与胃癌关系做了进一步的强调：Hp感染是胃癌发生的主要病因，根除Hp是降低胃癌发生率的最有效策略。

同年我国发布了《第四次全国幽门螺杆菌感染处理共识报告》，增加长期服用PPI为Hp根除适应证。考虑到我国内镜费用低、普及率高，上消化道肿瘤发病率高，此次共识不推荐对年龄<45岁新发或未调查的消化不良患者实施“检测和治疗”策略。治疗方面，在借鉴Maastricht-Ⅳ共识基础上，结合我国铋剂易获得、铋剂四联疗法根除率高、安全性好等情况，此次共识放弃经典三联疗法，推荐铋剂+PPI+两种抗菌药物（共五种组合）的铋剂四联疗法，因这些方案根除率均较高，故提出不区分一线和二线，在疗程上放弃以往共识推荐的7天疗法，推荐10天或14天治疗，并提出青霉素过敏者特殊人群的根除方案。

5. 2017年Maastricht-Ⅴ共识报告及2017年《第五次全国幽门螺杆菌感染处理共识报告》

2015年发表的《Hp胃炎京都全球共识》（京都共识）对Maastricht-Ⅴ共识及我国共识有重要影响和借鉴意义。京都共识重点提出Hp胃炎应被视为一种感染（传染）性疾病，Hp阳性者应给予根除治疗，除非存在抗衡因素；Hp胃炎是部分消化不良患者症状的原因，将Hp相关消化不良定义为一种独特实体，即器质性消化不良，根除Hp应作为消化不良处理的一线治疗。Maastricht-Ⅴ共识接受京都共识观点，指出Hp胃炎是一种传染病，Hp胃炎相关消化不良是一个独特的疾病，在一些患者中可产生消化不良症状，在做出可靠的功能性消化不良诊断前，必须排除Hp胃炎。但Maastricht-Ⅴ共识并未就“Hp阳性者应给予根除治疗，除非存在抗衡因素”这一观点形成共识，即根除Hp仍存在指征。在诊断方面，Maastricht-Ⅴ共识指出：推荐尿素呼气试验或单克隆粪便抗原试验为Hp“检测和治疗”策略检测手段。如行内镜检查，无活检禁忌，推荐快速尿素酶试验。根除治疗后复查推荐尿素呼气试验和单克隆粪便抗原试验，不再推荐快速尿素酶试验。在治疗方面，共识强调目前推荐的根除Hp方案疗程应延长至14天，除非10天疗程被证明有效。克拉霉素高耐药率（>15%）地区，如不进行药敏试验，应放弃克拉霉素三联疗法，推荐铋剂四联疗法或伴同疗法。在克拉霉素和甲硝唑双重高耐药地区，推荐铋剂四联方案作为一线疗法。在克拉霉素低耐药率地区，推荐克拉霉素三联疗法作为一线经验治疗，铋剂四联方案作为替代。克拉霉素三联疗法、非铋剂四联疗法失败后，均推荐经典铋剂四联疗法或含氟喹诺酮类药物的三联疗法或四联疗法作为补救治疗。含铋剂的四联疗法失败后，推荐含氟喹诺酮类药物的三联疗法或四联疗法。推荐二线治疗失败后行药敏试验指导治疗。Hp与胃癌的关系得到进一步明确，共识指出Hp感染是胃癌的主要病因，环境因素起次要作用，萎缩和肠化生发生前实施根除治疗可更有效地降低胃癌发生风险。根除Hp预防胃癌在胃癌高风险社区具有成本-效益优势。

随后，我国发布了《第五次全国幽门螺杆菌感染处理共识报告》，本次共识的制定在方法学上首次参照了国际共识制订的流程，即应用GRADE系统和改良的DELPHI方法进行，成为第五次共识制定的一大亮点。我国第五次共识同样接受京都共识观点，提出Hp胃炎是一种感染性疾病（传染性疾病），根除对象可扩展至无症状者。将2012年第四次共识根除指征中“个人要求治疗”

修改为“证实有幽门螺杆菌感染”。提出 Hp 胃炎可在部分患者中引起消化不良症状，根除 Hp 后可使部分患者的症状获得长期缓解，是优先选择。此次共识认为对胃癌低发区特定患者实行 Hp“检测和治疗”策略对未经调查消化不良处理是适当的，但结合我国国情需要将年龄阈值降至 <35 岁。共识推荐尿素呼气试验、快速尿素酶试验分别为非侵入性、侵入性幽门螺杆菌检测首选方法。推荐尿素呼气试验为根除治疗后的首选评估方法。Hp 根除治疗方面，在第四次共识推荐的 5 个铋剂四联方案的基础上，增加了 2 个，即 7 个铋剂四联方案，除含左氧氟沙星的方案不作为初次治疗方案（可用于补救治疗）外，根除方案不分一线、二线。第五次共识就 Hp 与胃癌关系进行了充分陈述，认为 Hp 感染是预防胃癌最重要可控的危险因素，根除 Hp 预防胃癌在胃癌高发区人群中具有成本 - 效益比优势，推荐在胃癌高发区人群中实行 Hp“筛查和治疗”策略。此外，本次共识还就特殊人群（儿童、老年人）Hp 感染，Hp 感染与胃肠道微生态进行陈述。此次共识是对以往共识的进一步完善，共识制订借鉴学习了国际 Hp 共识，并密切结合了我国国情，充分遵循了循证医学证据，科学性强。对规范我国 Hp 感染处理起重要作用，为国际 Hp 研究提供了中国经验和观点。

二、国内外共识意见的比较和差距

自 1994 年第一部 Hp 相关指南发布以来，国内和国际先后制定并更新了若干共识意见，推动和规范了 Hp 相关疾病的防治。总体来说，国内外共识意见在 Hp 根除指征、感染诊断，根除治疗较为相近，Hp 与胃癌关系亦得到国内和国际共识明确。但国内共识与国际共识（主要是京都共识和 Maastricht 共识）在有一些方面仍有不同。

在根除指征方面，京都共识提出 Hp 胃炎应被视为一种传染性疾病，Hp 阳性者应给予根除治疗，除非存在抗衡因素。我国第五次共识提出 Hp 胃炎是一种感染性疾病（传染性疾病），根除治疗对象可扩展至无症状者。但鉴于目前我国人群 Hp 感染率高（50% 左右），克拉霉素、甲硝唑、左氧氟沙星耐药率均超警戒线，Hp 根除后再感染风险尚不确切等现状，主动筛查所有 Hp 阳性者并进行治疗在我国不现实且难以实现，因此，共识提出我国现阶段仍需根除指征以便主动对获益较大的人群进行 Hp 检测和治疗。

我国 Hp“检测和治疗”策略的实施也与国际共识有所不同，Hp“检测和治疗”策略是一种用非侵入性方法（尿素呼气试验或粪便抗原试验）检测 Hp，阳性者即给予根除治疗的策略，“检测和治疗”策略适合在胃镜检查费用高和上消化道肿瘤发病率低的地区实施，国际上广泛用于未经调查消化不良的处理。第五次共识报告提出 Hp“检测和治疗”策略对未经调查消化不良处理是适当的，此策略不适用于胃癌高发区消化不良患者，在胃癌低发区实施此策略应排除具有报警症状和胃癌家族史者，并将年龄阈值降至 <35 岁。

我国第四次共识推荐的治疗方案为 5 个铋剂四联方案。铋剂四联方案因其根除率高得到了国际 Maastricht-Ⅴ等共识的认可和推荐，尤其是在克拉霉素高耐药地区。国外共识将治疗方案分为一线、二线及三线方案，且推荐疗程为 14 天（除非证实 10 天治疗方案有效）。我国的第五次共识在第四次共识的基础上增加了 2 个方案，共推荐了 7 个铋剂四联方案，疗程为 10~14 天。为了保持与第四次共识的连续性，便于我国临床医生应用，推荐的 7 个治疗方案没有分为一线、二线及三线，仍分为初次治疗及补救治疗方案。由于我国非铋剂四联方案的根除率受耐药率的影响，故未被共识推荐应用于 Hp 根除治疗中。

与国际共识相比我国共识的制定仍有部分差距，主要在于：

（1）共识制定方法的科学性：国际共识的制定流程采用的是 GRADE 系统和 Delphi 方法，以条款形式表现；国内共识的制定则多采用专家讨论，举手表决的方法，以陈述形式表现；两者相比后者科学性欠佳。我国第五次 Hp 共识的制定首次参照国际共识制订标准，即应用了 GRADE 系统和改良的 Delphi 方法，并将既往的陈述改为条款形式，表明我国共识制定方法与国际接轨，科学性更强。

（2）循证医学证据的应用：国外更早的应用循证医学证据为基础制定共识，使共识意见对临床实践指导性更强、条理更清晰。我国早期共识的制定中，有些条款的推荐尚缺乏国人的流行病学资料，而参照的是国际资料，这一不足在后期的共识制定中已逐渐得到改进。

(3) 内容的全面性：国外更早在共识意见中将 Hp 感染相关内容阐述的较为全面。如 2002 年 Maastricht-Ⅱ共识意见就已详细阐述了 Hp 与相关疾病特别是 Hp 与胃癌的关系，对儿童 Hp 感染治疗及耐药情况等进行了详细介绍，我国第五次共识才有了这些内容的全面描述。

三、我国 Hp 诊治共识的延续和发展

Hp 与相关疾病的关系是历次共识的重点，随着 Hp 感染相关疾病谱的拓展，Hp 根除指征范围不断扩大。如 Hp 与胃癌的关系贯穿了每一次共识，并不断更新、完善，起初第一次共识对于 Hp 与胃癌的关系并不确切，随后共识中 Hp 与胃癌的关系得到逐步肯定。同样，Hp 与 FD 的关系也随着共识的更新完善得到了确认。对于无症状 Hp 感染者是否应该治疗问题是许多临床医师经常碰到的临床难题，起初共识意见不支持对此类患者治疗，随着对 Hp 致病的认识深入，第三次共识将“个人强烈要求治疗者”是否根除 Hp 从第二次共识意见的“不明确”修改为“支持”，第五次共识进一步将“证实有幽门螺杆菌感染”列入根除指征。Hp 的根除治疗是历次共识重点阐述内容，我国根除方案经历了从三联到四联、从 7 天到 10~14 天的变化以达到满意的根除效果。由我国拓展的铋剂四联方案得到了国际共识的引用、认可。经过数次共识的更新，Hp 感染的诊断及根除后的评估也更加规范。此外，每次共识的更新也使得共识意见变得更加全面，如 2012 年第四次共识提出了青霉素过敏者的推荐根除方案，第五次共识着重强调了 Hp 与胃癌的关系，提出了特殊人群（儿童、老年人）Hp 感染处理原则等。

临床共识最大价值在于指导临床实践，Hp 共识的制定对于加深临床医师对于 Hp 感染致病的认识，规范 Hp 诊治、提高根除率起到重要作用。我国 Hp 共识意见正在努力并逐渐做到以下的原则：在借鉴国际共识基础上，结合我国国情，制定适合我国的指导意见；强调应用循证医学证据为基础，尽量纳入我国高质量数据制定共识，使得共识意见更为科学严谨；共识意见的陈述既要与国际共识接轨，又要易于临床医生操作，提高对临床实践的指导意义。

大量循证医学证据证明根除 Hp 获益远大于弊，早根除早获益。因此，要提高医务人员和公众对 Hp 感染危害的正确认识，当前我国 Hp 感染防治中的重点问题已不再是是否需要根除，而是应该如何规范 Hp 诊治，提高 Hp 治疗特别是初次治疗的根除率。统一认识，以最新 Hp 共识意见为基础，结合患者个体情况，规范 Hp 感染诊治，是我国当前 Hp 感染防治的当务之急。

（吕农华 胡 奕）

第二节 根除幽门螺杆菌指征

【摘要】

2015 年发表的京都共识及 2018 年发表的《2018 休斯顿共识：幽门螺杆菌感染检测》均提出治疗所有 Hp 感染者。我国 Hp 感染具有独特的国情：①感染人数众多；②耐药形势严峻；③参与 Hp 治疗的医生多，治疗难规范；在我国实行主动、全面筛查 Hp 阳性者并给予治疗，目前不现实也难于做到。因此，我国 2017 年第五次共识提出现阶段仍然需要根除指征，以便主动对获益较大的人群进行 Hp 检测和治疗。

【学习要点】

1. 掌握 Hp 根除治疗指征及根除的意义。
2. Hp 检测和治疗策略的适用范围和人群。
3. 特殊人群 Hp 感染的处置。

【思考题】

1. 我国共识的根除适应证中“证实有 Hp 感染”与国际共识的“治疗 Hp 阳性者”有何意义上的区别，为什么？
2. 为什么将根除 Hp 作为 Hp 感染消化不良的一线治疗？
3. 如何把握特殊人群根除 Hp 的指征？

鉴于 Hp 胃炎是一种感染性疾病，感染后难以自行清除，且感染结局难以预测。因此 2015 年京都共识提出了“治疗所有 Hp 阳性者，除非有抗

衡因素”。2018年美国休斯敦共识提出治疗所有活动性Hp感染者，与京都共识观点相一致。

我国Hp感染具有独特的国情：①感染人数众多；②耐药形势严峻；③参与Hp治疗的医生多，治疗难规范。因此，我国现阶段根除Hp仍需要指征。

一、共识强烈推荐和推荐的Hp根除治疗指征

我国最新的第五次Hp共识的根除指征在第四次Hp共识的基础上仅修改了一条，即将原来“个人要求治疗”改为“证实有Hp感染”（表5-2-1）。12项根除指征分为强烈推荐和推荐两个层次。

表5-2-1 幽门螺杆菌根除指征

幽门螺杆菌阳性	强烈推荐	推荐
消化性溃疡（不论是否活动和有无并发症史）	✓	
胃黏膜相关淋巴组织淋巴瘤	✓	
慢性胃炎伴消化不良症状		✓
慢性胃炎伴胃黏膜萎缩、糜烂		✓
早期胃肿瘤已行内镜下切除或胃次全手术切除		✓
长期服用质子泵抑制剂		✓
胃癌家族史		✓
计划长期服用非甾体抗炎药（包括低剂量阿司匹林）		✓
不明原因的缺铁性贫血		✓
特发性血小板减少性紫癜		✓
其他幽门螺杆菌相关性疾病（如淋巴细胞性胃炎、增生性胃息肉、Menetrier病）		✓
证实有幽门螺杆菌感染		✓

强烈推荐的Hp根除指征为2项：消化性溃疡及胃MALT淋巴瘤，推荐依据分别为：①Hp感染是约90%以上十二指肠溃疡及70%~80%胃溃疡的病因，根除Hp使Hp阳性消化性溃疡不再是一种慢性、复发性疾病，而是可以完全治愈；根除Hp预防溃疡出血的价值亦得到证实，因此，对Hp阳性的消化性溃疡，无论活动与否，无论有无并发症均应常规根除Hp。②Hp阳性的局部阶段（Lugano Ⅰ/Ⅱ期）胃MALT淋巴瘤根除Hp后，60%~80%的患者可获得缓解。根除Hp已成为Hp阳性低级别胃MALT淋巴瘤的一线治疗。

推荐的Hp根除指征共10项，主要基于以下依据：①Hp胃炎伴消化不良症状的患者，根除Hp可使部分患者的症状获得长期缓解，是最经济有效的方法。②慢性胃炎伴胃黏膜萎缩、糜烂可进一步进展为肠上皮化生、异型增生及最后导致胃癌的发生，根除Hp使胃黏膜活动性炎性反应得到消退，延缓或阻止胃黏膜萎缩发生和发展。③早期胃肿瘤已行内镜下切除或胃次全手术切除患者根除Hp可显著降低异时性胃癌的发生风险。④长期服用PPI会使Hp胃炎分布发生改变，增加胃体胃炎发生风险，胃体萎缩为主的低胃酸或无酸型胃炎发生胃癌的危险性显著升高。根除Hp可降低或消除长期服用PPI者胃体胃炎发生风险。⑤有胃癌家族史者是胃癌发生高风险个体，根除Hp可以消除胃癌发病的重要因素，从而提高预防效果。⑥服用阿司匹林或非甾体消炎药会增加Hp感染患者发生消化性溃疡风险，服用此药物前根除Hp可降低溃疡发生风险。⑦Hp感染与成人和儿童的不明原因缺铁性贫血密切相关，根除Hp可提高血红蛋白水平。⑧Hp阳性特发性血小板减少性紫癜患者根除Hp后，约50%的成人患者和约39%的儿童患者血小板水平可得到提高。⑨根除Hp对淋巴细胞性胃炎、胃增生性息肉等疾病有效。⑩“证实有Hp感染”，这一条的修改遵循的是世界胃肠病组织指南：“治疗所有Hp阳性者，如无意治疗就不要检测”。与京都共识提出“治疗所有Hp阳性者”的主动筛查和治疗相比，我们国家目前采取的是一种被动策略，即已经检测为Hp阳性者，不管是否有根除指征，如无抗衡因素，均应给予Hp根除治疗。

二、Hp相关消化不良

2015年京都共识将Hp相关消化不良定义为一种独特的疾病，属器质性消化不良，认为在做出可靠的功能性消化不良诊断前，必须排除Hp胃炎，将根除Hp作为Hp感染消化不良处理的一线治疗。Maastricht-Ⅴ共识和我国第五次共识接受

京都共识的观点。

Hp 胃炎可在部分患者中产生消化不良症状，主要证据包括：①Hp 感染者消化不良发生率高于无感染者；②志愿者吞服 Hp 后诱发胃炎和消化不良症状；③根除 Hp 可使部分患者的消化不良症状缓解，疗效高于安慰剂；④Hp 胃炎存在胃黏膜炎性反应、胃肠激素和胃酸分泌水平改变，影响胃十二指肠敏感性和运动，与消化不良症状产生相关。

Hp 胃炎伴消化不良症状患者根除 Hp 后消化不良变化分为 3 类：①症状得到长期（>6 个月）缓解；②症状无改善；③症状短时间改善后又复发。目前认为第 1 类患者应属于 Hp 相关消化不良，这部分患者的 Hp 胃炎可以解释其消化不良症状，属于器质性消化不良。后两类患者虽然有 Hp 感染，但根除 Hp 后症状无改善或仅有短时间改善（后者不排除根除方案中 PPI 的作用），仍可作为功能性消化不良。

2005 年美国《胃肠病学会消化不良处理评估报告》指出：总体而言，在功能性消化不良治疗中已确立疗效（与安慰剂治疗相比）的方案是根除 Hp 和 PPI 治疗；对于 Hp 阳性患者根除 Hp 是最经济有效的方法，因为 1 次治疗可获得长期效果。功能性胃肠病罗马Ⅳ标准也接受上述观点。京都共识推荐根除 Hp 作为 Hp 感染消化不良处理的一线治疗，因为这一策略不仅疗效相对较高，而且可以预防消化性溃疡和胃癌，减少传染源。

我国第五次共识提出 Hp“检测和治疗”策略对未经调查消化不良处理是适当的。但需注意的是，我国胃镜检查费用较低，胃癌发病率存在显著的地区差异。胃癌高发区消化不良患者中实施 Hp“检测和治疗”策略有漏检上消化道肿瘤的风险，因此，此策略不适用于我国胃癌高发区。在胃癌低发区实施此策略应排除具有报警症状和胃癌家族史者，并将年龄阈值降至 <35 岁。

三、特殊人群（14 岁以下儿童及 70 岁以上老年人）Hp 感染

与成人相比，儿童 Hp 感染者发生严重疾病包括消化性溃疡、萎缩性胃炎和胃癌等疾病的风险低，且根除治疗不利因素较多，包括抗生素选择余地小和对药物不良反应耐受性低。同时，儿童 Hp 感染有一定的自发清除率，根除后再感染率也可能高于成人。因此不推荐对 14 岁以下儿童常规检测 Hp。但有消化性溃疡的儿童推荐行 Hp 检测和治疗；根除 Hp 可能对部分消化不良儿童的症状有效，已接受内镜检查的儿童建议行 Hp 检测与治疗。

老年人身体状况不一，根除 Hp 获益各异，故对老年人 Hp 感染的根除治疗应进行获益 - 风险综合评估和个体化处理。老年人基础病变相对较多，服用心脑血管药物种类也多，根除 Hp 治疗药物的耐受性降低，发生抗生素不良反应的风险以及药物之间的相互作用发生相对增加，因此把握好老年人的根除指征至关重要。有关老年人中相对突出的服用阿司匹林或非甾体抗炎药和维生素 B_{12} 吸收不良等已列入出成人 Hp 根除指征。

（吕农华　朱振华）

第三节　耐药问题及治疗药物选择

【摘要】

随着 Hp 对克拉霉素和甲硝唑耐药率的不断升高，过去常用的标准三联疗法 Hp 根除率已降低至不可接受水平，我国第四次共识就已不作推荐。当前根除 Hp 的主要治疗方案为铋剂四联方案，第五次共识推荐了 7 个铋剂四联方案，选择时不分一线和二线，仅分为初治和补救治疗。铋剂四联已被国际最具权威的 Maastricht-Ⅴ共识推荐为全球高耐药地区的一线治疗方案。

【学习要点】

1. Hp 耐药现状。

2. 国际上新推荐的 Hp 根除治疗方案及其在我国的应用情况。

3. 铋剂四联治疗方案选择。

【思考题】

1. 我国 Hp 耐药情况特点？

2. 如何评价 Hp 根除方案的疗效？

3. 铋剂四联方案作为根除 Hp 的首选方案的优势？

在过去的30多年里，随着国内外一系列有关Hp感染诊治的指南和共识的制定和推广，Hp感染临床诊治方面已取得了长足的进展，然而寻求一种安全、高效、价廉的Hp根除治疗方案仍是医务工作者的一大难题。

作为最具影响的国际共识，Maastricht-Ⅴ共识在Hp根除治疗方面指出应根据当地克拉霉素耐药率选择相应的治疗方案。在克拉霉素高耐药率（>15%）地区，推荐铋剂四联疗法或伴同疗法；在克拉霉素低耐药率地区，推荐克拉霉素三联疗法作为一线经验治疗，铋剂四联方案作为替代。国际共识相继更新带给我们不少启发，然而，我国Hp感染具有独特的国情及特点，国际共识只可借鉴而不能照搬，因此，需要针对临床实践出现的一些新的重要问题寻找适合我国国情的Hp感染治疗方案。

一、我国Hp耐药特点

我国Hp耐药形势严峻，Hp对克拉霉素、甲硝唑和左氧氟沙星（氟喹诺酮类）的耐药率呈上升趋势。2010—2016年，中华医学会消化病学分会幽门螺杆菌学组进行了覆盖全国13个省（自治区、直辖市）的Hp耐药流行病学调查，结果显示我国Hp对克拉霉素（22.1%）、甲硝唑（78.2%）及左氧氟沙星（19.2%）的耐药率均超过了国内外共识限定的警戒线，且克拉霉素和甲硝唑双重耐药率为17.8%。可喜的是Hp对呋喃唑酮（0%）、阿莫西林（3.4%）、四环素（1.9%）的耐药率各地均处于低水平。

二、我国Hp根除治疗方案的选择

1. Hp治疗方案的疗效评价 Maastricht-Ⅰ共识提出推荐的根除Hp治疗方案其根除率按意向治疗（intentional treatment，ITT）分析应大于80%，此后Maastricht的5次共识均按这一标准提出推荐治疗方案。然而，按感染性（或传染性）疾病治疗的要求，这只是一个最起码的标准，理想的治愈率应大于95%，甚至接近100%。*Helicobacter*杂志主编Graham教授提出一个评价Hp根除方案的评分表（表5-3-1、表5-3-2），并指出如果只有最低标准，不利于追求更高标准的研究，不利于对各种治疗方案的评估和比较。

表5-3-1 根除Hp的评级标准（根据ITT分析）

评级	根除率	评分
A	≥95%	优
B	90%~94%	良
C	85%~89%	一般
D	81%~84%	尚可接受
E	≤80%	不可接受

表5-3-2 根除Hp的评级标准（根据PP分析）

评级	根除率	评分
A	≥95%	优
B	90%~94%	良
C	86%~89%	尚可接受
D	≤85%	不可接受

2. 非铋剂四联方案 随着Hp耐药率的上升，荟萃分析结果显示全球标准三联疗法的Hp根除率已低于80%。依据Hp根除方案评价标准，该方案已不被接受。Maastricht-Ⅳ共识已推荐用非铋剂四联方案（PPI+阿莫西林+克拉霉素+甲硝唑）替代克拉霉素三联疗法。非铋剂四联方案根据其给药方法不同分为序贯疗法（前5天或7天口服PPI+阿莫西林，后5天或7天口服PPI+克拉霉素+甲硝唑）、伴同疗法（10天或14天同时服用4种药物）和混合疗法（前5天或7天与序贯疗法相同，后5天或7天与伴同疗法相同）。这3种疗法中，伴同疗法服用药物数量最多，相对疗效最高。克拉霉素或甲硝唑单一耐药即可降低序贯疗法疗效，该方案在成人中的应用已被摒弃。当克拉霉素和甲硝唑双重耐药时，该四联疗法事实上是PPI+阿莫西林两联疗法，降低伴同疗法根除率。当克拉霉素和甲硝唑双重耐药率>15%时，伴同疗法也难以获得高根除率，故Maastricht-Ⅴ共识不予推荐。我国报道的克拉霉素和甲硝唑双重耐药率已超过这一阈值，因此，我国第五次Hp共识不推荐非铋剂四联方案作为根除Hp的治疗方案。

3. 铋剂四联方案 在克拉霉素、左氧氟沙星和甲硝唑高耐药率情况下，14天三联疗法（PPI+阿莫西林+克拉霉素，PPI+阿莫西林+左氧氟沙星，PPI+阿莫西林+甲硝唑）加入铋剂仍能提高Hp根除率。铋剂的主要作用是对Hp耐药菌株额外增加30%~40%的根除率。此外，铋剂具有不耐药、安全性高、治疗失败后抗生素选择余地大等优势。目前已有将铋剂、四环素和甲硝唑置于同一胶囊中的新型制剂，在全球推广应用。

我国的相关研究拓展了铋剂四联方案，第五次Hp共识推荐了7种经验治疗铋剂四联方案，所有方案中均含有PPI和铋剂，因此选择方案就是选择抗生素组合。第五次Hp共识推荐的抗生素组成方案包括：①阿莫西林+克拉霉素；②阿莫西林+左氧氟沙星；③阿莫西林+呋喃唑酮；④四环素+甲硝唑；⑤四环素+呋喃唑酮；⑥阿莫西林+甲硝唑；⑦阿莫西林+四环素。这些方案的组成、药物剂量和用法见表5-3-3。疗程推荐为14天或者10天，如当地某些方案10天的疗程的根除率接近或达到90%，则仍可选择10天疗程，否则尽可能将疗程延长至14天，以期获得更高的根除率。

由于以上7种方案均有较高的根除率（均可达到85%~94%），各有特点，除含左氧氟沙星的方案（作为补救治疗备选）外，方案不分一线和二线。初次治疗可选择6种方案（不选含左氧氟沙星方案）；初次治疗失败后，补救治疗避免选择已用过的方案，可选含左氧氟沙星方案，因此仍有6种方案可供选择（图5-3-1）。克拉霉素和左氧氟沙星应避免重复使用。

表5-3-3　推荐的幽门螺杆菌根除四联方案中的抗生素

方案	抗菌药物1	抗菌药物2
1	阿莫西林1 000mg/次，2次/d	克拉霉素500mg/次，2次/d
2	阿莫西林1 000mg/次，2次/d	左氧氟沙星500mg/次，1次/d或200 mg/次，2次/d
3	阿莫西林1 000mg/次，2次/d	呋喃唑酮100mg/次，2次/d
4	四环素500mg/次，3次/d或4次/d	甲硝唑400mg/次，3次/d或4次/d
5	四环素500mg/次，3次/d或4次/d	呋喃唑酮100mg/次，2次/d
6	阿莫西林1 000mg/次，2次/d	甲硝唑400mg/次，3次/d或4次/d
7	阿莫西林1 000mg/次，2次/d	四环素500mg/次，3次/d或4次/d

注：标准剂量（质子泵抑制剂+铋剂；2次/d，餐前0.5小时口服）+2种抗生素（餐后口服）。标准剂量质子泵抑制剂为艾司奥美拉唑20mg、雷贝拉唑10mg（或20mg）、奥美拉唑20mg、兰索拉唑30mg、泮托拉唑40mg、艾普拉唑5mg，以上选一；标准剂量铋剂为枸橼酸铋钾220mg（果胶铋标准剂量待确定）。

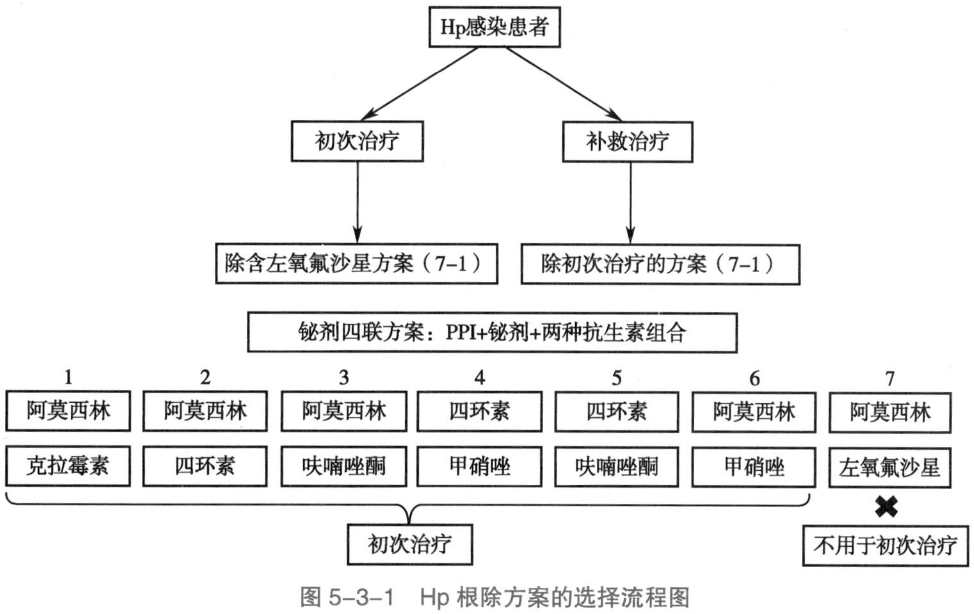

图5-3-1　Hp根除方案的选择流程图

青霉素过敏者推荐的铋剂四联方案抗生素组合为：①四环素＋甲硝唑；②四环素＋呋喃唑酮；③四环素＋左氧氟沙星；④克拉霉素＋呋喃唑酮；⑤克拉霉素＋甲硝唑；⑥克拉霉素＋左氧氟沙星。应注意方案⑤和⑥组合中的2种抗生素Hp耐药率已很高，如果选用，应尽可能将疗程延长至14天。

4. 基于药敏试验的三联方案 不论初次治疗或补救治疗，如需选择含克拉霉素、甲硝唑或左氧氟沙星的三联方案，应进行药物敏感试验。与经验治疗四联方案相比，基于药物敏感试验的三联方案应用药物数量少，不良反应可能会降低。但药物敏感试验增加了费用，其准确性和可获得性也是影响其推广的因素。因此药物敏感试验在根除Hp治疗中的成本－效益比尚需进一步评估，其适用于一线、二线还是三线治疗仍有争议。

5. 其他

（1）非铋剂黏膜保护药物根除Hp：国外和国内多中心的研究提示三联治疗联合聚普瑞锌可以显著提高Hp根除率。

（2）中药根除Hp：某些中药或中成药可能有抗Hp的作用，但确切疗效和如何组合根除方案，尚待更多研究验证。

（3）益生菌根除Hp：某些益生菌可在一定程度上降低Hp根除治疗引起的胃肠道不良反应。但目前益生菌在根除Hp治疗中的辅助作用尚有争议，相关荟萃分析得出不同结论，共识报告也有不同观点。因此，益生菌是否可提高Hp根除率尚有待更多研究证实。

（4）治疗的注意事项：Hp根除治疗后，应常规评估其是否根除。评估根除治疗后结果的最佳方法为尿素呼气试验，粪便抗原试验可作为备选。评估应在治疗完成后不少于4周进行。

（吕农华 朱振华）

参考文献

[1] Warren J R, Marshall B. Unidentified curved bacilli on gastric epithelium in active chronic gastritis. Lancet, 1983, 321(8336): 1273-1275.

[2] Lang L, Barry M. 2005 Nobel laureate in medicine and physiology. Gastroenterology, 2005, 129: 1813-1814.

[3] Suerbaum S, Michetti P. *Helicobacter pylori* infection. N Engl J Med, 2002, 347(15): 1175-1186.

[4] Yamada T, Searle J G, Ahnen D, et al. *Helicobacter pylori* in peptic ulcer disease. JAMA, 1994, 272(1): 65-69.

[5] European *Helicobacter pylori* Study Group. Current European concepts in the management of Helicobacter pylori infection. The Maastricht Consensus Report. Gut, 1997, 41: 8-13.

[6] 中华医学会消化病学分会．幽门螺杆菌若干问题的共识意见．中华消化杂志，2000，20(2)：117-118.

[7] Malfertheiner P, Megraud F, O'morain C, et al. Current concepts in the management of *Helicobacter pylori* infection-The Maastricht 2-2000 Consensus Report. Aliment Pharmacol Ther, 2002, 16(2): 167-180.

[8] 中华医学会消化病学分会．幽门螺杆菌共识意见．中华消化杂志，2004，24(2)：126-127.

[9] Malfertheiner P, Megraud F, O'Morain C, et al. Current concepts in the management of *Helicobacter pylori* infection: the Maastricht Ⅲ Consensus Report. Gut, 2007, 56(6): 772-781.

[10] 中华医学会消化病学分会，幽门螺杆菌学组/幽门螺杆菌科研协作组．第三次全国幽门螺杆菌感染若干问题共识报告．中华内科杂志，2008，47(4)：346-349.

[11] Malfertheiner P, Megraud F, O'Morain C A, et al. Management of *Helicobacter pylori* infection-the Maastricht Ⅳ/Florence consensus report. Gut, 2012, 61(5): 646-664.

[12] 中华医学会消化病学分会幽门螺杆菌学组/全国幽门螺杆菌研究协作组．第四次全国幽门螺杆菌感染处理共识意见．中华内科杂志，2012，51：1-6.

[13] Sugano K, Tack J, Kuipers E J, et al. Kyoto global consensus report on *Helicobacter pylori* gastritis. Gut, 2015, 64(9): 1353-1367.

[14] Malfertheiner P, Megraud F, O'Morain C A, et al. Management of *Helicobacter pylori* infection-the Maastricht Ⅴ/Florence Consensus Report. Gut, 2017, 66(1): 6-30.

[15] 中华医学会消化病学分会幽门螺杆菌和消化性溃疡学组，全国幽门螺杆菌研究协作组．第五次全国幽门螺杆菌感染处理共识报告．中华内科杂志，2017(7)：532-545.

[16] Fallone C A, Chiba N, van Zanten S V, et al. The Toronto consensus for the treatment of *Helicobacter pylori* infection in adults. Gastroenterology, 2016, 151(1): 51-69. e14.

[17] El-Serag H B, Kao J Y, Kanwal F, et al. Houston Consensus Conference on testing for *Helicobacter pylori* infection in the United States. Clin Gastroenterol Hepatol, 2018, 16(7): 992-1002. e6.

[18] Herrero R, Park J Y, Forman D. The fight against gastric cancer-the IARC Working Group report. Best Pract Res Clin Gastroenterol, 2014, 28(6): 1107-1114.

[19] 谢川，吕农华．中国幽门螺杆菌感染现状与根除治疗的利弊．中华内科杂志，2017，56(5): 327-330.

[20] Graham D Y, Lu H, Yamaoka Y. A report card to grade *Helicobacter pylori* therapy. Helicobacter, 2007, 12(4): 275-278.

[21] 刘文忠．"第五次全国幽门螺杆菌感染处理共识报告"解读．胃肠病学，2017，22(6): 321-323.

[22] Tan B, Luo H Q, Qian J M. Polaprezinc combined with clarithromycin-based triple therapy for Helicobacter pylori-associated gastritis: A prospective, multicenter, randomized clinical trial. PLOS ONE, 2017, 12(4): e0175625.

第六章　慢性胃炎

慢性胃炎（chronic gastritis）是指由多种病因引起的慢性胃黏膜炎症病变。对慢性胃炎的认识可以追溯到20世纪30年代，Cole、Bencdict等多组研究人员开始对慢性胃炎的一系列症状进行了描述和归纳；而随着胃镜的发明和越来越广泛的应用，慢性胃炎作为一个临床疾病开始得到重视和研究，对其的认识也逐步在症状、内镜表现和病理表现等多方面深入和完善。大部分的慢性胃炎是无症状的，但其发病率高且一般随年龄增长而增加，且是消化性溃疡、胃增生性息肉及胃肿瘤的高危因素，故是临床需要高度重视的疾病。目前，胃镜及活检组织病理学检查是诊断和鉴别诊断慢性胃炎的主要手段。

第一节　慢性胃炎分类的沿革——数十年的发展和探索

【摘要】

慢性胃炎是临床常见的消化系统疾病之一。数十年来，随着对慢性胃炎了解的深入，其分类也几经变革。病因、内镜及病理表现是其主要依据，内分泌学、免疫学等多种因素也涉及其中。悉尼系统和新悉尼系统由于其标准化和可重复性的突出特点而被广泛应用，我国现行的分类方法也是在其基础上根据我国国情进一步完善而来。此外还有些特殊类型的胃炎需引起重视。

【学习要点】

1. 慢性胃炎的分类方法。
2. 慢性胃炎分类的临床意义。

【思考题】

1. 慢性胃炎的分类主要基于哪些方面？
2. 现行的慢性胃炎分类方法主要有哪几种？各有何长短处？我国的分类方法为何？
3. 慢性萎缩性胃炎病理诊断中要注意哪些问题？

一、慢性胃炎的历史分类

1947年，半屈式胃镜的发明者Schindler在*Gastritis*一书中把慢性胃炎分为特发性胃炎（idiopathic）和伴随性胃炎（accompanying other gastric pathology）二大类，即Schindler分类。特发性指未合并胃溃疡、胃癌及做过胃部手术者，具体再分为3种：浅表性胃炎、萎缩性胃炎（chronic atrophic gastritis）和肥大性胃炎。这种单纯形态学分类法为以后的胃炎分类奠定了最初始的框架。

1972年的Whitehead分类法在浅表性胃炎和萎缩性胃炎分类的基础上强调病理组织学的重要性，要求对黏膜损害的部位、腺体萎缩程度、胃炎活动性和化生及其类型进行报告。这一分类法曾在我国被广泛采用，亦是后来的悉尼分类法的重要的基础。

同一时期，随着慢性胃炎发病机制逐步被揭示，Strickland和Mackay提出了Strickland分类，建议把慢性萎缩性胃炎分为A、B两型。A性萎缩性胃炎常为累及胃体的弥漫性萎缩，与自身免疫异常相关。患者体内存在异常的壁细胞抗体和内因子抗体，一方面使得壁细胞被破坏，胃酸分泌显著降低甚至无酸，一方面内因子分泌减少，引起维生素B_{12}吸收不良，伴发恶性贫血。B型萎缩性胃炎为胃窦为主的多灶性炎症，病因主要被认为是化学损伤、过咸食物等非特异性的因素，胃酸正常或轻度降低，少数可发展为胃癌。Strickland分类突出了自身免疫这一病因，把与恶性贫血有关的免疫异常的胃炎和非特异性炎症区分开，对预后也有一定的提示作用，在胃炎分类的发展史上有其特殊的地位。悉尼系统中的胃体胃炎和胃窦胃炎，新悉尼系统将萎缩性胃炎分为自身免疫性胃炎和多灶性萎缩性胃炎两类，概念均取自于此。但是对于占大多数的B型胃炎没有足够多的重视和深入，包括其与细菌感染的关系［即后来被证实的幽门螺杆菌（*Helicobacter pylori*，Hp感染）］。

到了20世纪80年代，Correa基于流行病学的角度提出了Correa分类，强调慢性胃炎的分类与预后相关，分为与恶性贫血（pernicious anemia）相关的A型（自身免疫型胃炎）、与十二指肠溃疡相关的B型（高分泌型胃炎）及与胃癌相关的AB型（环境型胃炎）。此后，他又进一步结合组织病理学，提出萎缩性胃炎分为弥漫性胃体萎缩性胃炎（自身免疫相关）和多灶性萎缩性胃炎（环境、饮食相关）。Correa分类强调流行病学和预后，进一步丰富和细化了慢性胃炎分类。

在上述分类的基础上，20世纪90年代提出了悉尼系统（The Sydney System）及其重要补充新悉尼系统（The Updated Sydney System）。悉尼系统是Misiewicz等在1990年第九届世界胃肠病学术大会上提出。此分类法是由组织学和内镜两部分组成，组织学以病变部位为核心，确定3种基本诊断：①急性胃炎；②慢性胃炎；③特殊类型的胃炎。以病因学和相关因素为前缀，组织形态学描述为后缀，并对肠上皮化生（肠化生、肠化，intestinal metaplasia，IM）、炎症的活动性、炎症、腺体萎缩及Hp感染分别给予程度分级。内镜部分以肉眼所见的描述为主，并区别病变程度，确定7种内镜下胃炎的诊断，即：①红斑渗出性胃炎；②平坦糜烂性胃炎；③隆起糜烂性胃炎；④萎缩性胃炎；⑤出血性胃炎；⑥反流性胃炎；⑦皱襞增生性胃炎。悉尼系统对慢性胃炎的分类和以往相比明显进行了细化，比较具体，有利于诊断的标准化，但该分类过于烦琐，不易推广，也未能解决内镜所见与组织学不一致的问题。1994年各国胃肠病理学家在休斯敦召开胃炎专题研讨会，两年后发表了修订意见——新悉尼系统（The Updated Sydney System）。修订的悉尼系统取消“全胃炎”术语，重点强调了有胃黏膜固有腺体萎缩和非萎缩区别，将慢性胃炎分为非萎缩性胃炎和萎缩性胃炎两大类，后者再分为自身免疫性胃炎和多灶性萎缩性胃炎。浅表性胃炎改称为非萎缩性胃炎。统一了胃炎有关的组织解剖学定义和术语。为了统一判断标准，提高病理切片在不同观察者之间的一致性，采用直观模拟评分（visual analogue scale）法帮助分级。以5种形态学变量（Hp、炎症、活动性、萎缩和肠化）或6种形态学变量（另外包括异型增生）来描述胃炎的病理组织学情况。这些病理变化程度可分为无、轻度、中度和重度等4级。

悉尼系统及新悉尼系统是慢性胃炎的分类史上集大成者，强调部位、形态学和病因学三者结合，具有标准化和可重复性的突出特点，具有里程碑式的意义，目前我国及国际上所采用的慢性胃炎分类标准均是在这一系统上进一步发展完善而成的。

二、慢性胃炎的分类现状

对慢性胃炎的病因认识是其分类的重要基础。在2016年第十版的*Sleisenger and Fordtran's Gastrointestinal and Liver Disease*中根据病理及形态特征将慢性胃炎分为三类：弥漫性胃窦炎（diffuse antral gastritis）、环境性化生性萎缩性胃炎（environmental metaplastic atrophic gastritis，EMAG）和自身免疫性化生性萎缩性胃炎（autoimmune metaplastic atrophic gastritis，AMAG），其中弥漫型胃窦炎对应新悉尼系统中的非萎缩性胃炎，Hp为其主要病因，而环境性化生性萎缩性胃炎和自身免疫性化生性萎缩性胃炎统称慢性萎缩性胃炎。

目前认为Hp感染是慢性胃炎最常见的原因，其病理特征之一是胃黏膜被含有拉塞尔小体（Russell body）的浆细胞浸润黏膜为特征（Russell小体胃炎）；之二是可逆性结节性胃炎，其在Hp根除后可以恢复，但是这种结节性胃炎并非Hp感染所特有，其他如克罗恩病、梅毒性胃炎、淋巴细胞性（变异型）胃炎、胶原性胃炎和胃继发性淀粉样变性等亦可出现。

慢性萎缩性胃炎可以是局部性或弥漫性的，通常是斑片状的。环境性化生性萎缩性胃炎（EMAG）的特点是胃窦和胃体都可有黏膜萎缩和肠化生。EMAG的发病是多因素的，但Hp感染起着最重要的作用，而遗传和环境因素，特别是饮食，也很重要；而肠化生是异型增生和胃癌的危险因素。EMAG的易感人群包括非裔美国人群、斯堪的纳维亚人、亚洲人、拉美裔人、中南美人、日本人和中国人。自身免疫性化生性萎缩性胃炎（AMAG），也称为弥漫性胃体萎缩性胃炎，是一种自身免疫原因破坏胃体腺体而导致的胃炎，常伴发恶性贫血，易感人群为北欧或斯堪的纳维亚背景的患者和非裔美国人群。

国内对于慢性胃炎的分类共识也根据我国的具体国情几经完善。2000年的井冈山共识中总结了我国多年慢性胃炎的研究经验，在悉尼分类法的基础上将慢性胃炎分为浅表性胃炎（superficial gastritis）（亦称非萎缩性胃炎）、萎缩性胃炎和特殊类型胃炎三种类型，加上病因学诊断，并对幽门螺杆菌、炎症、活动度、萎缩和肠化分别给予程度分级。井冈山共识中的分类方法是在我国沿用最广的方法。此后的数次共识会议中进一步强调慢性胃炎的病因在分类中的重要性。在2017年的上海共识中指出，Hp感染（Hp infection）是慢性胃炎最主要的病因；胆汁反流、长期服用NSAID（包括阿司匹林）等药物和乙醇摄入是慢性胃炎相对常见的病因；自身免疫性胃炎在我国相对少见；其他感染性、嗜酸性粒细胞性、淋巴细胞性、肉芽肿性胃炎和Ménétrier病相对少见。目前国内慢性胃炎的分类主要参考沿用井冈山共识，一般基于其病因、内镜所见、胃黏膜病理变化和胃炎分布范围等相关指标进行分类：基于病因可将慢性胃炎分成Hp胃炎和非Hp胃炎两大类；基于内镜和病理诊断可将慢性胃炎分成萎缩性和非萎缩性两大类；基于胃炎分布可将慢性胃炎分为胃窦为主胃炎、胃体为主胃炎和全胃炎三大类。

三、某些特殊类型胃炎

慢性胃炎除萎缩性胃炎和非萎缩性胃炎两类外，尚有少部分是特殊类型胃炎，包括疣状胃炎、化学性胃炎、淋巴细胞性胃炎、肉芽肿性胃炎、嗜酸细胞性胃炎、胶原性胃炎、放射性胃炎、感染性（细菌、病毒、真菌和寄生虫）胃炎和Ménétrier病等。

（一）疣状胃炎

疣状胃炎（verrucous gastritis）又称痘疱状胃炎或慢性糜烂性胃炎，其特点是再发生或持续性胃多发性糜烂，其发生机制可能与Hp感染、免疫机制异常和高酸分泌有关。糜烂呈特征性的疣状，多数分布于幽门腺区和移行区范围，少数可见于整个胃。多数隆起中央有糜烂、色淡红或覆有黄色薄膜。注意与Ⅱ型早期胃癌、息肉、假性淋巴瘤和非萎缩性胃窦胃炎伴隆起型糜烂者鉴别。其可能有一定胃癌发生率。值得一提的是，根据笔者的临床经验，患疣状胃炎或慢性萎缩（或非萎缩）性胃炎伴疣状变化的患者，不但临床症状较明显，其病理组织学改善亦相当困难。

（二）淋巴细胞性胃炎

淋巴细胞性胃炎（lymphocytic gastritis）是一种特殊类型的慢性胃炎，较少见，病因尚不清楚。其病理学特点为胃表面和小凹上皮内密集淋巴细胞浸润，内镜表现为胃黏膜皱襞增大增粗、结节状改变和糜烂等。病变以胃体为主，也可累及全胃。临床表现为上腹痛、恶心和体重下降及厌食。病因不明，可能与免疫反应有关。应用常规治疗胃病药物无效，而应用免疫抑制剂和激素可取得较好效果。

（三）Ménétrier病

Ménétrier病（Ménétrier's disease）是一种罕见的原因不明的胃黏膜腺体增生病，以胃内黏膜良性增生肥厚为主要表现。该病以内镜下胃体、底巨大黏膜皱襞和低蛋白血症为特征，其病因尚不清楚。最初Menetrier于1888年发现并描述为片状多发腺瘤，故而得名。本病曾有多种不同的名称，如胃黏膜巨大肥厚症、巨大肥厚性胃炎、胃巨大皱襞肥厚、胃黏膜息肉样肿、胃腺乳头状瘤病、肥厚性增生性胃炎等。由于其临床表现不典型，临床上不易诊断，误诊率极高，国内报道甚少。

四、关于慢性胃炎分类的思考

从我们在慢性胃炎分类中对病因和预后的重视可以看出，慢性胃炎诊断本身的临床意义有限，胃炎的分类的重要价值在于它能否提供的其炎症的潜在病因、相关预后等的信息，比如是否需要根除幽门螺杆菌，是否需要制定自身免疫性疾病随访策略，是否需要进行胃癌监测等。故其详细诊断需要包括内镜下描述、活检部位和数量，组织学描述等，这也要求不同中心诊断须有较高的一致性和信息完整性，而悉尼系统和新悉尼系统之所以被广泛接受和发展沿用，很重要的原因是其为诊断领域带来了标准化和可重复性。随着我们对慢性胃炎认识的加深，其分类也许还会进一步演变，但归根结底是为了给后续的临床治疗和相关疾病预防及监测提供方向。WHO 已经颁布的第十一版国际疾病分类（International Classification of Diseases，ICD）中慢性胃炎分类方法（详后）也在被关注和讨论中。

第二节　慢性胃炎治疗要点——看似简单又不简单

【摘要】

慢性胃炎治疗目的是去除病因、缓解症状和改善胃黏膜组织学，其原则是在针对病因的基础上的个体化治疗。Hp 的根除是慢性胃炎治疗的重要方面；而抑酸治疗和胃黏膜保护剂的应用是其重要手段；改善消化不良等症状的促动力药物、消化酶类等多种药物等在临床上亦有应用。本节将对其逐一介绍。

【学习要点】

1. 慢性胃炎的治疗目的和原则。
2. 慢性胃炎治疗的主要方面。
3. 慢性胃炎的主要治疗药物。

【思考题】

1. 慢性胃炎的治疗原则是什么？
2. 慢性胃炎的对因治疗主要有哪几方面？
3. 根除幽门螺旋杆菌在慢性胃炎治疗中有何意义？

前面提到，对慢性胃炎的病因认识演变是其分类演变的重要原因，同样，这也促进了慢性胃炎治疗的进展。胃内攻击因子与防御修复因子失衡是慢性胃炎的发病机制，其中 Hp 感染是主要的攻击因子，另外，化学损伤（胆汁反流、非甾体抗炎药、吸烟、酗酒等）同为攻击因素。慢性胃炎的治疗应尽可能针对病因，遵循个体化原则。治疗目的是去除病因、缓解症状和改善胃黏膜组织学。无症状、Hp 阴性的慢性非萎缩性胃炎无需特殊治疗。而慢性胃炎患者出现的症状应隶属于“消化不良”范畴，包括酸相关的上腹隐痛（可有餐前痛、夜间痛）、反酸或吞酸、上腹嘈杂、烧心等；动力或消化酶或 Hp 感染引起的腹胀、早饱、恶心呕吐或嗳气等。上述症状与胃镜甚至显微镜下所见无直接相关性，也无特异性。对慢性萎缩性胃炎，特别是严重的慢性萎缩性胃炎或伴有重度肠化或上皮内瘤变者应注意预防其恶变。

一、Hp 的根除治疗——来自诺贝尔奖的肯定

特殊细菌的感染这一病因在 20 世纪 70 年代就被提及，但当时并不明确具体的病原体，直到 20 世纪 80 年代 Hp 的作用开始被证实并命名，并在 2005 年被授予诺贝尔生理学或医学奖。随着 Hp 被发现和其治疗方案的不断更新，Hp 根除在慢性胃炎发病中的作用日益被重视。国内从最早的慢性胃炎井冈山共识开始，Hp 相关性胃炎及其治疗就被特别列出和强调。2014 年在日本京都举行的“Hp 胃炎全球共识”会议更是再次强调了其重要性并促进治疗方案的规范化。在最近版的国际疾病分类 ICD-11（表 6-2-1）中“Hp 引起的胃炎”是和自身免疫性胃炎等被单独在前几位列出的亚类。鉴于本书中将有专门章节叙述相关内容，故在此不再赘述，但无论如何还是需反复强调，Hp 感染是慢性胃炎最主要的病因，而对于有 Hp 感染的慢性胃炎，无论有无症状和并发症，均应进行 Hp 根除治疗，除非有抗衡因素存在。Hp 根除治疗是慢性胃炎治疗的重中之重。

表 6-2-1　慢性胃炎的国际疾病分类第 11 版（ICD-11）

编号	胃炎分类
DA42	胃炎
DA42.0	自身免疫性胃炎
DA42.1	Hp 引起的胃炎
DA42.2	嗜酸性粒细胞性胃炎
DA42.3	淋巴细胞性胃炎
DA42.4	变应性胃炎
DA42.40	IgE 介导的过敏反应引起的变应性胃炎
DA42.41	非 IgE 介导的过敏反应引起的变应性胃炎

续表

编号	胃炎分类
DA42.4Y	其他特指的变应性胃炎
DA42.4Z	变应性胃炎，未特指的
DA42.5	十二指肠胃反流引起的胃炎
DA42.6	Ménétrier 病
DA42.7	具有特异性内镜下或病理学特征的病因不明的胃炎
DA42.70	病因不明的急性浅表性胃炎
DA42.71	病因不明的慢性浅表性胃炎
DA42.72	病因不明的急性出血性胃炎
DA42.73	病因不明的慢性萎缩性胃炎
DA42.74	病因不明的化生性胃炎
DA42.75	病因不明的肉芽肿性胃炎
DA42.76	病因不明的肥厚性胃炎
DA42.7Y	其他特指的病因不明的胃炎，伴特异性内镜下或病理学特征
DA42.8	外部原因引起的胃炎
DA42.80	酒精性胃炎
DA42.81	放射性胃炎
DA42.82	化学性胃炎
DA42.83	药物性胃炎
DA42.8Z	外部原因引起的胃炎，未特指的
DA42.9	胃蜂窝织炎
DA42.Y	其他特指的胃炎
DA42.Z	胃炎，未特指的

二、抑酸治疗——不可或缺

此处的抑酸治疗药物主要指质子泵抑制剂（proton pump inhibitor，PPI）和 H_2 受体拮抗剂（H_2-receptor antagonist，H_2RA）。胃酸/胃蛋白酶在胃黏膜糜烂（尤其是平坦糜烂）和上腹痛或上腹烧灼感等症状的发生中起重要作用，抗酸或抑酸治疗对愈合糜烂和消除上述症状有效；服用引起胃黏膜损伤的药物如非甾体抗炎药 NSAID（包括阿司匹林）后出现慢性胃炎症状者可根据病情或症状严重程度选用 PPI、H_2 受体拮抗剂；在慢性胃炎的治疗中，建议 PPI 应用需遵从个体化原则，对于长期应用者要掌握适应证、有效性和患者的依从性，并全面评估获益和风险。亦有证据证明抑酸治疗对于消化不良症状有效。此外，PPI 也是 Hp 根除治疗方案中必不可少的组成部分。因抑酸剂治疗将是本书酸相关疾病中阐述重点，故此处也不再赘述，但亦需强调抑酸治疗是慢性胃炎治疗中的重要方面，抑酸剂是慢性胃炎治疗中应用最广泛的药物之一。

三、胃黏膜保护——重要的武器

（一）胃黏膜屏障

关于胃黏膜屏障功能的研究由来已久。1964 年美国密歇根大学 Horace Willard Davenport 博士首次提出“胃黏膜具有阻止 H^+ 自胃腔向黏膜内扩散的屏障作用”。1975 年，美国密歇根州 Robert 博士发现前列腺素可明显防止或减轻非甾体抗炎药（nonsteroidal anti-inflammatory drug，NSAID）和应激等对胃黏膜的损伤，其效果呈剂量依赖性，从而提出细胞保护（cytoprotection）的概念。1996 年加拿大的 Wallace 教授较全面阐述胃黏膜屏障，根据解剖和功能将胃黏膜的防御修复分为五个层次——黏液-碳酸氢根屏障、单层柱状上皮屏障、胃黏膜血流量、免疫细胞-炎症反应和修复重建因子作用等。

近年来，有关前列腺素（prostaglandin，PG）和胃黏膜血流量等成为胃黏膜保护领域的研究热点。这与 NSAID 的广泛应用带来的副作用日益引起学者的重视有关。消化道黏膜细胞富含合成 PG 的环氧合酶，胃内主要合成前列腺素 E（prostaglandin E，PGE）和前列腺素 I_2（prostaglandin I_2，PGI_2）最多，可提供直接细胞保护作用和适应性细胞保护作用。其作用机制为舒血管效应、促进黏膜细胞碳酸氢根分泌、抑制胃酸、胃蛋白酶分泌、诱导表皮生长因子（epidermal growth factor，EGF）、成纤维生长因子（fibroblast growth factor，FGF）合成等。而 NSAID 的系统作用是不可逆地抑制环氧合酶（cyclooxygenase，COX）活性，进而减少黏膜 PG 的合成；同时作为一种弱酸性的脂溶性化合物，可穿透黏液层向黏膜渗透，其产生的H^+中和了碳酸氢根，增强了胃酸及胃蛋白酶的侵袭作用；再者NSAID也可以与Hp、酒精、吸烟等产生协同作用，加重消化道损伤。

然而，当机体遇到有害因素强烈攻击时，仅依靠自身的防御修复能力是不够的，强化黏膜防卫能力，促进黏膜的修复是治疗胃黏膜损伤的重要环节之一。

（二）常用胃黏膜保护药物

具有增强胃黏膜防御功能或者防止胃黏膜屏障受到损害的一类药物统称为胃黏膜保护剂。主要包括以下几类：

1. 胶体铋剂 能在酸性介质中形成高黏度的溶胶，与溃疡面及炎症表面有较强的亲和力，可在黏膜表面形成牢固的保护膜。同时由于可沉积于Hp的细胞壁导致细胞壁破裂，并抑制细菌酶的活性，干扰细菌的代谢，从而起到杀灭细菌、提高黏膜修复率的作用。

2. 前列腺素及其衍生物 此类药物由于其广泛的全身及局部效应，以及特异性针对前列腺素这一机体炎症反应中重要的炎性介质，故在治疗有广阔的应用前景。由于天然的PG口服后会被胃酸和胃蛋白酶分解破坏，人工合成的PG及衍生物避免了这一缺点，可抑制组胺和胃酸合成，同时还增加黏膜血流与黏蛋白和碳酸氢根分泌。

3. 硫糖铝 在酸性环境下，可解离、聚合为不溶性胶体，保护黏膜；同时能吸附胃蛋白酶和胆盐，抑制他们的活性；促进胃黏液的分泌，刺激局部PG的合成与释放，提高细胞活性。

4. 瑞巴派特 具有保护黏膜，清除羟基自由基的作用。通过降低脂质过氧化等作用保护因自由基所致的胃黏膜损伤；抑制炎性细胞浸润。同时可阻止Hp黏附至上皮细胞、降低Hp产生的细胞因子浓度等而用于治疗Hp。

5. 替普瑞酮 是一类萜类物质。可促使胃黏膜的主要防御因子糖蛋白、磷脂质增加，提高防御能力；防止黏膜细胞增殖能力下降，促进损伤修复；促进内源性PG的合成。

6. 吉法酯 为合成的异戊间二烯化合物，具有加速新陈代谢、调节胃肠功能和胃酸分泌、保护胃肠黏膜的等作用。作用机制可能是直接作用于胃黏膜上皮细胞，增强其抗溃疡因子的作用。

7. L-谷氨酰胺类 该类药物能对胃肠黏膜上皮成分已糖胺及葡萄糖胺的生化合成有促进作用，故对损伤有保护和修复作用。

8. 依卡倍特钠 可与胃黏膜形成膜屏障，尤其在损伤部位有很高的结合性；可与蛋白酶原和蛋白酶结合抑制蛋白酶活性而具有直接抗蛋白酶作用；促使PG增加，从而使黏膜防御因子增强；也可以通过对尿素酶的抑制作用对Hp起到杀菌作用。

9. 聚普瑞锌 是一类锌和L肌肽的螯合物，可以诱导HSPs的产生，发挥胃黏膜保护作用。另外，有研究报道该类药物有抑制幽门螺杆菌的作用，从而提高幽门螺杆菌的清除率。

四、其他药物

胆汁反流也是慢性胃炎的病因之一，幽门括约肌功能不全导致胆汁反流入胃，后者削弱或破坏胃黏膜屏障功能，使胃黏膜遭到消化液作用，产生炎性反应、糜烂、出血和上皮化生等病变。针对胆汁反流，熊去氧胆酸和铝碳酸镁具有一定的中和脂溶性胆汁酸毒性的作用。促动力药如盐酸伊托必利、莫沙必利和多潘立酮等可防止或减少胆汁反流。

上腹饱胀或恶心、呕吐的发生可能与胃排空迟缓相关，胃动力异常是慢性胃炎不可忽视的因素，促动力药亦可改善上述症状。

针对进食相关的中上腹饱胀、纳差等消化不良症状可应用消化酶制剂，目的在于进食同时提供充足的胰酶，以帮助营养物质的消化、缓解相应症状。

各种消化不良症状且伴明显精神心理因素的慢性胃炎患者可用抗抑郁药或抗焦虑药。流行病学调查发现，精神心理因素与消化不良症状发生相关，尤其是焦虑症和抑郁症。抗抑郁药物或抗焦虑药物可作为伴有明显精神心理因素者，以及常规治疗无效和疗效差者的补救治疗，包括三环类抗抑郁药或选择性5-羟色胺再摄取抑制剂等。

五、饮食保健——息息相关的叮嘱

饮食和生活方式的调整可能是合理的建议，虽然尚无明确的证据显示某些饮食摄入与慢性胃炎症状的发生存在因果关系，且亦缺乏饮食干预疗效的大型临床研究，但是饮食习惯的改变和生活方式的调整是慢性胃炎治疗的一部分。目前临床常用的改善生活方式的建议包括饮食调整，如少量、多餐，避免高脂饮食和/或辛辣、酸性食物等。临床医生也常建议患者避免引起胃黏膜损伤的药物如NSAID；改善生活习惯，减少或避免饮用过多咖啡、大量饮酒及吸烟；多食新鲜蔬菜和水果而不过度食用腌制或烟熏食物、含盐分过多的食物。

六、关于慢性胃炎治疗的思考

慢性胃炎由于其高发病率，是消化科常见疾病之一。其治疗简言之："去除病因，缓解症状，改善预后"，看似并不复杂。但在临床实践中常见复杂的情况：患者可能具有多重病因，如Hp感染合并胆汁反流，这种情况需对病因层层分析，在不同的治疗阶段及时调整方案进行治疗；患者可能具有多重的症状，如反酸合并消化不良，治疗中需根据患者的具体情况制定几类药物的联合治疗方案并根据疗效随时调整；顽固的消化不良症状还需鉴别是否有精神心理因素并适当干预，这也是近年来日益被重视的一个方面；中医中药的治疗虽然尚缺乏多中心、安慰剂对照、大样本、长期随访的临床研究，但对于常规药物无法缓解的顽固症状也有缓解的可能，甚至可能有助于改善胃黏膜病理状况。总之，除了目前已知治疗药物的相关研究进展以外，鉴于慢性胃炎的临床复杂性，个体化治疗是慢性胃炎治疗中的要点和难点，也是需要探索的方向之一。此外，前文提到过，慢性萎缩性胃炎是胃癌发生的高风险因素之一，中度以上的萎缩性胃炎，尤其是重度萎缩伴有重度肠化或异型增生者，因癌变可能性增大，要高度警惕、积极治疗、密切随访。因此，对于慢性萎缩性胃炎的治疗，癌变的监测和预防是同样非常重要的部分，我们将在下一节专门阐述这一内容。

第三节 慢性萎缩性胃炎癌变监测和预防——另一个战场

【摘要】

慢性胃炎的预后中最应引起重视的是慢性萎缩性胃炎和胃癌的关系。对慢性萎缩性胃炎癌变的监测和预防是慢性胃炎诊治工作中的重要内容之一。在临床工作中需提高对萎缩性胃炎癌变的预警和早诊的意识，一方面需强调对高危人群的发现和管理，在高危人群中监测和筛查癌变情况，另一方面需通过去除病因、内镜下切除癌前病变或药物等进行预防。这些对降低胃癌发病率均具有积极的价值。本节将对相关内容进行介绍。

【学习要点】

1. 慢性萎缩性胃炎和胃癌的关系。
2. 慢性萎缩性胃炎癌变预警和早诊的方法。
3. 慢性萎缩性胃炎的分期和"胃龄"在癌变预警中的应用。
4. 慢性萎缩性胃炎癌变的预防手段。

【思考题】

1. 慢性萎缩性胃炎的随访中注意哪些问题？
2. 如何应用"胃龄"进行慢性萎缩性胃炎的转归预警？
3. 目前主要从哪些方面对萎缩性胃炎癌变进行预防？

一、慢性萎缩性胃炎与胃癌

对萎缩性胃炎与胃癌的关系的研究由来已久，在20世纪70年代提出的Strickland分类中就指出，B型的萎缩性胃炎有发展为胃癌的可能。目前认为，中、重度慢性萎缩性胃炎有一定的癌变率。胃萎缩背景下胃癌风险增加的机制可能与低酸输出（低或无氯氢化物）有关，低酸输出易导致非螺旋杆菌有机体细菌过度生长、N-亚硝基化合物形成增多以及胃腔中抗坏血酸分泌减少。循环胃泌素水平随着酸产量的减少而增加，胃泌素持续升高可能导致异常生长和肿瘤进展风险增加。反复或持续Hp感染、不良饮食习惯等均为加重胃黏膜萎缩和肠化生的潜在因素。流行病学分析发现我国多个胃癌高发地区的Hp感染率明显高于低胃癌发病率地区的Hp感染率。Hp感染的高阳性率基本显示与胃内病变的一致性。近年,国际上至少3个共识意见和国内2个共识意见的内容涉及Hp感染及其与胃癌发生和预防的关系。如《幽门螺杆菌胃炎京都全球共识》强调Hp感染是胃癌发生的主要原因,主张通常要根除之以预防胃癌的发生。Maastricht Ⅴ共识等也较明确地肯定了其在胃癌发生中的主要作用。此外,水土中含过多硝酸盐,微量元素比例失调,吸烟,长期饮酒,缺乏新鲜蔬菜与水果和所含的必要营养素,经常食用霉变、腌制、熏烤和油炸等快餐食物,过多摄入食盐,有胃癌家族史,均可增加慢性萎缩性胃炎患病风险或加重慢性萎缩性胃炎甚至增加癌变可能。

二、萎缩性胃炎癌变的预警和早诊

(一)强调高危人群的发现与管理

如何界定和监测萎缩性胃炎可能癌变的高危人群?日本医师和学者曾主张通过钡剂或血清胃蛋白酶原(pepsinogen)Ⅰ、胃蛋白酶原Ⅱ的检测作为初筛,尔后进行内镜检查。尽管日韩两国都逐渐更多地应用内镜作为筛查手段来发现和管理高危人群,但费用问题仍然困扰着其工作人员和政府。哪些萎缩性胃炎患者有一定癌变倾向?近年,研究者发现可通过综合胃蛋白酶原、胃泌素-17(gastrin-17)、非侵入性Hp检查、内镜与病理结果相结合的可操作的与胃癌风险相关的萎缩性胃炎评估(operative link on gastritis assessment, OLGA)或可操作的与胃癌风险相关的肠化评估(operative link for gastric intestinal metaplasia assessment, OLGIM)分期等完成对高危患者的筛查。

血清胃蛋白酶原Ⅰ、胃蛋白酶原Ⅱ和胃泌素-17的检测可能有助于判断有无胃黏膜萎缩和程度。如与抗Hp抗体检测联合,则有助于风险分层管理。胃蛋白酶原水平反映胃黏膜的功能状态,当胃黏膜出现萎缩,胃蛋白酶原Ⅰ和胃蛋白酶原Ⅱ水平下降,胃蛋白酶原Ⅰ水平下降更明显,因而胃蛋白酶原Ⅰ/Ⅱ比值随之降低。欧洲和日本曾经以此作为胃癌风险筛查,而在我国,血清胃蛋白酶原检测作为常规体检项目也在开展中。

在胃炎新悉尼系统对炎性反应和萎缩程度的半定量评分的基础上,采用胃炎分期代表胃黏膜萎缩范围和程度,将慢性胃炎的组织病理学与癌变危险性联系起来的慢性胃炎OLGA、分期系统为我们预测萎缩性胃炎进展提供较直观的信息(表6-3-1)。高危等级OLGA分期(Ⅲ、Ⅳ期)与胃癌高危密切相关,但是医师间判断的一致率相对较低。2010年又提出根据胃黏膜肠化生的OLGIM(表6-3-2)。与OLGA相比,OLGIM分期系统可显著增加观察者之间的一致性,与胃炎严重程度的相关性至少仍然很强。因此,在预测癌前病变患者的胃癌风险上,OLGIM整体可能优于OLGA,但是一些潜在的胃癌高危个体有可能被遗漏。OLGA和OLGIM系统有助于胃炎癌变危险的分层管理,在临床实践中,推荐OLGA和OLGIM结合使用,可更精确地预测胃癌风险。

表6-3-1 胃黏膜萎缩程度分期(OLGA)

萎缩评分		胃体			
		无萎缩(0分)	轻度萎缩(1分)	中度萎缩(2分)	重度萎缩(3分)
胃窦	无萎缩(0分)	0期	Ⅰ期	Ⅱ期	Ⅱ期
	轻度萎缩(1分)	Ⅰ期	Ⅱ期	Ⅱ期	Ⅲ期
	中度萎缩(2分)	Ⅱ期	Ⅱ期	Ⅲ期	Ⅳ期
	重度萎缩(3分)	Ⅲ期	Ⅲ期	Ⅳ期	Ⅳ期

表 6-3-2 胃黏膜肠化程度分期（OLGIM）

肠化评分		胃体			
		无肠化（0分）	轻度肠化（1分）	中度肠化（2分）	重度肠化（3分）
胃窦	无肠化（0分）	0期	Ⅰ期	Ⅱ期	Ⅱ期
	轻度肠化（1分）	Ⅰ期	Ⅱ期	Ⅱ期	Ⅲ期
	中度肠化（2分）	Ⅱ期	Ⅱ期	Ⅲ期	Ⅳ期
	重度肠化（3分）	Ⅲ期	Ⅲ期	Ⅳ期	Ⅳ期

其实，除 Hp 感染情况等重要因素外，年龄与组织学的萎缩甚至肠化的出现相关。我们首先提出了"胃龄（stomach age）"概念并建立了判断模型以预警慢性萎缩性胃炎转归。"胃龄"提示胃的生物学年龄真实反映胃衰老程度。精确模型依据端粒长度而测定计算；简易模型由胃镜病理组织学结果和病史及生活习惯评估。参考该 Δage（胃龄与实际年龄差）而确定内镜等随访间期，有助于减少遗漏癌变并节约医疗费用（图 6-3-1）。对于胃龄与实际年龄差别较大者，可给予更大的关注。

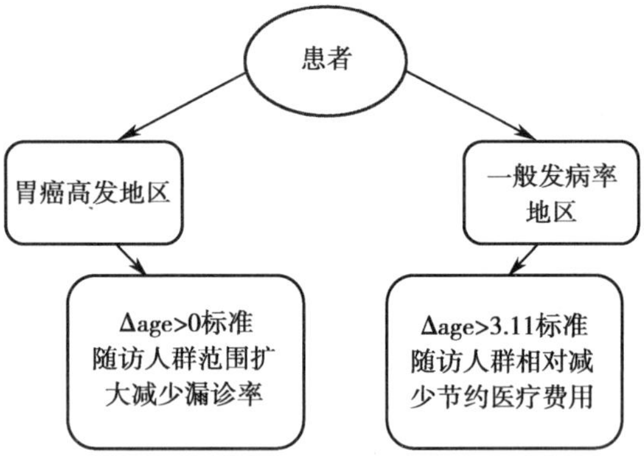

图 6-3-1 胃龄 Δage 值的推荐应用

（二）在高危人群中行内镜和病理监测

随着内镜技术的日益成熟，各种特殊内镜包括色素内镜、窄带成像放大内镜和共聚焦显微内镜等应运而生，但关键是要打好在白光内镜下细心准确地判别萎缩性胃炎癌变征象的基础，要按照指南共识要求并结合患者实际活组织检查行病理组织学检查。

（三）正确认识胃癌前期变化

首先，关于胃癌前期变化的定义尚未完全统一。我国临床医师多习惯将癌前状态（即癌前疾病如慢性萎缩性胃炎）和癌前病变（precancerous lesions，主要是指异型增生即上皮内瘤变）视为胃癌前期变化。Sleisenger 胃肠病学将慢性萎缩性胃炎、肠化生和异型增生、胃息肉、部分胃溃疡、残胃和 Ménétrier's 病笼统地归为胃癌前状态或胃癌前情况（premalignant conditions）。而现在西方学者常将慢性萎缩性胃炎（伴有或不伴有肠化生）也视为广义的胃癌前病变。

其次，对于肠化分型的临床意义，也经历了认识上的波折，曾认为不完全性大肠型肠化癌变可能性较大，后又发现肠化生分型不如肠化范围临床意义大；而 Correa 教授团队的 meta 分析又显示大部分的临床证据支持肠化分型对预测胃癌风险的价值。笔者认为在评估慢性萎缩性胃炎癌变风险时，要综合内镜与病理组织学结果，从萎缩与肠化的范围、程度（获知 OLGA 或 OLGIM 系统分期情况）并结合肠化分型综合考量，并对上皮内瘤变（即异型增生）给予特别关注。

三、萎缩性胃炎癌变的预防

（一）内镜下切除高危的癌前病变

内镜下切除较重的癌前病变黏膜是有效的预防胃癌的手段。与传统手术比较，内镜下治疗不仅疗效相当，而且创伤小，并发症少，费用相对低廉。因此被推荐为高级别上皮内瘤变的首选治疗方法。主要包括内镜下黏膜切除术（endoscopic mucosal resection，EMR）和内镜黏膜下剥离术（endoscopic submucosal dissection，ESD）。日本同行始于 1968 年而完善于 1999 年开展的 EMR 和 ESD，具有明显降低胃癌发病率的作用。

（二）根除 Hp

如前所述，Hp 感染有促进慢性萎缩性胃炎发展为胃癌的作用。根除 Hp 可以明显减缓癌前病变的进展，并有可能减少胃癌发生的危险。《幽门螺杆菌胃炎京都全球共识》特别倡导根除 Hp 预防胃癌。新近发表的一项根除 Hp 后随访 14.7 年的研究报告称，Hp 根除治疗组（1 130 例）和安慰剂组（1 128 例）胃癌的发生率分别是 3.0% 和 4.6%。随访时间越长，则对胃癌的预防效果越佳，即便根除 Hp 时已经进入肠化或上皮内瘤变阶段，亦有较好的预防作用；根除 Hp 对于轻度慢性萎缩性胃炎将来的癌变具有较好的预防作用；根除 Hp 对于癌前病变病理组织学的好转有利；与欧美国家相比，包括我国等在内的东亚国家根除 Hp 以预防胃癌更符合卫生经济学标准。

（三）癌变的其余药物预防

迄今为止尚缺乏公认的、十分有效的逆转萎缩、肠化和异型增生的药物，但是一些饮食方法或药物已经显示具有诱人的前景。

1. COX-2 抑制剂的化学预防　环氧合酶（cyclooxygenase，COX）是前列腺素（PG）合成过程中的限速酶，它将花生四烯酸代谢成各种前列腺素产物，后者参与维持机体的各种生理和病理功能。COX 是膜结合蛋白，存在于核膜和微粒体膜。胃上皮壁细胞、肠黏膜细胞、单核 / 巨噬细胞、平滑肌细胞、血管内皮细胞、滑膜细胞和成纤维细胞可表达 COX-2。COX-2 与炎症及肿瘤的发生、发展有密切关系，并且可作为预防、治疗炎症和肿瘤的靶分子，因而具有重要的临床意义。研究表明，在一些癌前病变如巴雷特食管、肠化、异型增生和消化道息肉中，COX-2 表达显著增强，可见 COX-2 能促进肿瘤细胞生长，在肿瘤的发生、发展过程中发挥重要作用。关于 COX-2 的致癌机制尚不完全清楚，可能促进内皮细胞的迁移和管腔形成而促进肿瘤细胞相关的血管生成，增加癌细胞的侵袭性，或直接激活癌基因或引起抑癌基因突变等，故 COX-2 抑制剂的价值可能会主要表现在癌症的预防和胃癌前病变的早期治疗上。但心血管系统的不良反应使选择性 COX-2 抑制剂的临床应用受到极大的限制。

2. 生物活性食物成分　早在 1995 年，日本学者提出了“特别有益于健康的食物（foods for specified health use）”，随后统称为功能性食物（functional foods），即指某些含有一定生理活性功能的物质，摄入后具有预防疾病、增强体质或延缓衰老等生理功能的食物。目前，多将功能性食物的概念上升到生物活性食物成分（bioactive food components）的高度进行研究。近年来的研究显示饮食中的一些天然食物成分有一定的预防胃癌作用。

（1）叶酸：是 B 族维生素之一。主要存在于蔬菜和水果，人体自身不能合成叶酸，必需从膳食获取，若蔬菜和水果摄入不足，极易造成叶酸缺乏，而叶酸缺乏将导致 DNA 甲基化紊乱和 DNA 修复机制减弱，并与人类肿瘤的发生有关。具有较高叶酸水平者发生贲门癌和非贲门胃癌的概率是低叶酸含量人群的 27% 和 33%。Mayne 等在美国进行的一项关于饮食营养素摄入与食管癌及胃癌发病风险的研究中发现，叶酸摄入量最低的人群患食管腺癌、食管鳞癌、贲门癌及胃癌的相对危险度比叶酸摄入量最高的人群分别高出 2.08 倍、1.72 倍、1.37 倍和 1.49 倍。萎缩性胃炎和胃癌发生中不仅有叶酸水平的降低，更有总基因组 DNA 和癌基因低甲基化的发生。我们实施的动物实验表明叶酸可预防犬胃癌的发生率。也曾进行了叶酸预防慢性萎缩性胃炎癌变的随机对照的临床研究，证明叶酸可改善病理组织学情况并降低胃癌发生率。也有研究者提出在肿瘤发展的不同阶段，叶酸可能具有双重调节作用：在正常上皮组织，叶酸缺乏可使其向肿瘤发展；适当补充叶酸则抑制其转变为肿瘤；而对进展期的肿瘤，补充叶酸则有可能促进其发展。因此补充叶酸需严格控制其干预剂量及时间，以便提供安全有效的肿瘤预防而不是盲目补充叶酸。

（2）维生素 C：传统的亚硝胺致癌假说和其他的研究结果提示，维生素 C 具有预防胃癌的作用，机制之一可能与纠正由 Hp 引起的高胺环境有关。维生素 C 是一种较好的抗氧化剂，能清除体内的自由基，提高机体的免疫力，对抗多种致癌物质，此外维生素 C 也具有抗感染和恢复细胞间交通的作用。有人曾给胃癌高发区居民补充足够的维生素 C，一定时间后发现这些居民体内及尿中致癌物亚硝胺类含量明显降低。胃病患者进行血清学检测和胃液分析，发现萎缩性胃炎和胃癌患者的胃液内维生素 C 水平都普遍低于其他胃病患者，并伴有 pH 和亚硝酸盐水平异常升高。当然，该方面也有一些矛盾之处：对51例多病灶萎缩性胃炎患者进行抗Hp及大剂量维生素C（1g/d）治疗3个月后，发现鸟氨酸脱羧酶（ornithine decarboxylase）和COX-2的表达明显减弱，并抑制了致炎细胞因子的释放，同时增加了表皮生长因子和转化生长因子的产物，明显改善了胃黏膜内外分泌活性。该研究显示维生素C不具备抗Hp的作用。但胃液维生素C预防胃癌的疗效在Hp感染时显著降低。如果Hp感染患者的维生素C浓度降低，则对胃癌细胞的抑制作用消失。值得注意的是，维生素C对胃癌的保护作用主要发生在肿瘤形成的起始阶段，这种保护作用在吸烟或酗酒者中无效。

（3）维生素E：一项意大利的研究证实高摄入维生素E的胃癌患者生存期延长，但是我国共识意见认为其预防胃癌的作用目前仍有争议，且多认为无效。

（4）维生素A类衍生物：对胃癌可能有一定预防作用。不同的维生素A衍生物对胃癌的影响不同，其最佳剂量与肿瘤抑制的相关性还需进一步实验证明。

（5）茶多酚：富含茶多酚的绿茶有降低萎缩性胃炎发展为胃癌的危险性。饮茶可以减缓胃黏膜炎症的发生，从而降低慢性胃炎的发病。中国和日本都有研究发现，饮绿茶和发生胃癌的危险性之间，有明显的负相关，但也有报道则发现负相关无显著性，而且在一项日本的前瞻性研究中也未能证实绿茶的预防作用。目前认为茶叶对胃癌的保护作用主要发生在那些大量饮茶者中。在一项国内的报道中，每年饮茶3kg以上者的胃癌发病率呈显著下降趋势。绿茶和红茶中的儿茶素可以诱导胃癌细胞凋亡，而对正常细胞影响较小。

（6）大蒜素：可减少Hp引起的萎缩性胃炎的胃癌发生率，可能与其影响代谢酶的活性及抑制肿瘤细胞增殖和诱导凋亡有关。研究显示大蒜素具有极强和广泛的杀菌能力，从而阻止Hp引起的胃炎，此外，大蒜素还具有降低胃内亚硝酸盐含量和抑制硝酸盐还原菌的作用，最终降低胃癌的发生。流行病学研究显示种植大蒜以及素有食用大蒜习惯的地区和人群，胃癌的发病率较低，并且长期食用生大蒜者胃内亚硝酸盐的含量远低于其他人群。最近研究还发现大蒜的主要成分大蒜素可以抑制胃癌细胞的增殖，诱导其发生分化和凋亡。大蒜素可以在胃癌细胞中激发一系列与细胞凋亡通路相关蛋白质的表达响应，进一步抑制胃癌细胞。

（7）微量元素硒：硒能有效抑制氧自由基的生成，清除人体代谢过程中所产生的自由基，阻止胃黏膜坏死，促进黏膜的修复和溃疡的愈合，预防癌变，无论对萎缩性胃炎还是对胃癌的预防有一定的作用，但过量应用却有一定的肝、肾毒性。其合适的剂量与疗程，尚待研究。一般认为，无机硒（亚硒酸钠）毒性大，其吸收前必须先与肠道中的有机配体结合才能被机体吸收利用，而肠道中存在着多种元素与硒竞争有限配体，从而大大影响无机硒的吸收。有机硒是以主动运输机制通过肠壁被机体吸收利用，其吸收率高于无机硒；被人体吸收后可迅速地被人体利用，且安全较高。近年，有学者认为纳米硒的生物活性比有机硒、无机硒高且具有更高的安全性。以上问题值得重视，须深入研究。

四、思考与展望

萎缩性胃炎癌变的监测预防是一个多方面的庞大的体系，对这一体系的不断改进和规范化对于降低胃癌的发病率将起到重要作用。

（一）监测方式的多样化和经济化

从患者的依从性和我国医药经济水平的具体情况来说，内镜的筛查无法成为首选。目前已经逐渐开展的在常规体检人群中加入Hp检测、血清胃蛋白酶原Ⅰ/Ⅱ比值检测等是值得推广的筛查项目。而一系列新的可预示胃黏膜病变进展的指标，如AMPH\PCDH10、RSPO2、SORCS3和ZNF610的甲基化等都在被开发和探索中。

（二）内镜随访监测的规范化

对于萎缩性胃炎患者来说，胃镜和病理的随访间期定位多长才能既提高早期胃癌的诊断率，又方便患者和符合医药经济学要求，这也一直是不同地区和学者分歧较大的问题。从我国国情而言，城市和乡村有不同胃癌的发生率和医疗条件差异。活检有中-重度萎缩并伴有肠化的慢性萎缩性胃炎1年左右随访一次，不伴有肠化或上皮内瘤变的慢性萎缩性胃炎可酌情内镜和病理随访。伴有低级别上皮内瘤变并证明此标本并非来于癌旁者，根据内镜和临床情况缩短至6个月左右随访一次；而高级别上皮内瘤变需立即确认，证实后以内镜下治疗或手术治疗。为了便于对病灶监测、随访，有条件时可考虑进行胃黏膜定标活检技术（marking targeting biopsy，MTB）。该技术采用胃黏膜定标活检钳和定标液对活检部位进行标记定位，同时取材活检，可对可疑病变进行准确定位和长期随访复查。糜烂性胃炎建议的定标部位为病灶处，慢性萎缩性胃炎的定标部位为胃窦小弯、胃窦大弯、胃角、胃体小弯、胃体大弯及病灶处。但需指出的是，萎缩病灶本身就呈“灶状分布”，原定标部位变化不等于未定标部位变化。不能简单拘泥于与上次活检部位的一致性而忽视了新发病灶的活检。目前认为萎缩/肠化的范围是判断严重程度的重要指标，这是定标不能反映的。

（三）药物干预的节点

已知萎缩性胃炎可能经历慢性炎症→萎缩→肠化→异型增生等多个步骤最终发展至胃癌（Correa模式），亦有萎缩与肠化的逆转报道，是否在萎缩的发生与发展过程中存在某一不可逆转点（the point of no return）？但是否所有病患均有逆转可能？在哪个节点进行干预能起到更好的效果？这些都还在争论中，需要进一步的研究和论证。

（房静远　赵树靓）

参 考 文 献

[1] Correa P. Chronic gastritis: a clinico-pathological classification. Am J Gastroenterol, 1988, 83(5): 504-509.

[2] Misiewicz J J. The Sydney System: a new classification of gastritis. Introduction. J Gastroenterol Hepatol, 1991, 6(3): 207-208.

[3] Dixon M F, Genta R M, Yardley J H, et al. Classification and grading of gastritis. The updated Sydney System. International Workshop on the Histopathology of Gastritis, Houston 1994. Am J Surg Pathol, 1996, 20(10): 1161-1181.

[4] Mark F, Lawrence S F, Lawrence J B. Sleisenger and Fordtran's Gastrointestinal and Liver Disease. 10th ed. Philadelphia: Elsevier Saunders, 2016: 868-883.

[5] 中华医学会消化病学分会. 全国慢性胃炎研讨会共识意见. 胃肠病学, 2000, 5(2): 77-79.

[6] 中华医学会消化病学分会. 中国慢性胃炎共识意见(2017年,上海). 中华消化杂志, 2017, 37(11): 721-737.

[7] 杨晓欧, 钱家鸣, 陈蔷. 聚普瑞锌诱导HSP70保护大鼠胃黏膜损伤. 胃肠病学和肝病学杂志, 2014, 23(1) 50-53.

[8] Tan B, Luo H Q, Qian J M. Polaprezinc combined with clarithromycin-based triple therapy for Helicobacter pylori-associated gastritis: A prospective, multicenter, randomized clinical trial. PLOS ONE, 2017, 12(4): e0175625.

[9] Sugano K, Tack J, Kuipers E J, et al. Kyoto global consensus report on Helicobacter pylori gastritis. Gut, 2015, 64(9): 1353-1367.

[10] Talley N J, Locke G R, Saito Y A, et al. Effect of amitriptyline and escitalopram on functional dyspepsia: a multicenter, randomized, controlled study. Gastroenterology, 2015, 149(2): 340-349.

[11] Sipponen P, Maaroos H I. Chronic gastritis. Scand J Gastroenterol, 2015, 50(6): 657-667.

[12] Malfertheiner P, Megraud F, O'Morain C A, et al. Management of Helicobacter pylori infection-the Maastricht V/Florence Consensus Report. Gut, 2017, 66(1): 6-30.

[13] Yanaoka K, Oka M, Mukoubayashi C, et al. Cancer high-risk subjects identified by serum pepsinogen tests: outcomes after 10-year follow-up in asymptomatic middle-aged males. Cancer Epidemiol Biomarkers Prev, 2008, 17(4): 838-845.

[14] Rugge M, Correa P, Di Mario F, et al. OLGA staging for gastritis: a tutorial. Dig Liver Dis, 2008, 40(8): 650-658.

[15] Capelle L G, de Vries A C, Haringsma J, et al. The staging of gastritis with the OLGA system by using intestinal metaplasia as an accurate alternative for atrophic gastritis. Gastrointest Endosc, 2010, 71(7): 1150-1158.

[16] Isajevs S, Liepniece-Karele I, Janciauskas D, et al. Gastritis staging: interobserver agreement by applying OLGA and OLGIM systems. Virchows Arch, 2014, 464(4): 403-407.

[17] Gao Q Y, Wang Z H, Cui Y. et al. Evaluation and clinical significance of the stomach age model for

evaluating aging of the stomach–a multicenter study in China. BMC Clin Pathol, 2014, 14: 29.

[18] Wong B C, Lam S K, Wong W M, et al. Helicobacter pylori eradication to prevent gastric cancer in a high–risk region of China: a randomized controlled trial. JAMA, 2004, 291(2): 187–194.

[19] Ma J L, Zhang L, Brown L M, et al. Fifteen–year effects of Helicobacter pylori, garlic, and vitamin treatments on gastric cancer incidence and mortality. J Natl Cancer Inst, 2012, 104(6): 488–492.

[20] Schneider B G, Mera R, Piazuelo M B, et al. DNA Methylation Predicts Progression of Human Gastric Lesions. Cancer Epidemiol Biomarkers Prev, 2015, 24(10): 1607–1613.

[21] 中华中医药学会脾胃病分会，中国医师协会中西医结合医师分会消化病学专业委员会．胃黏膜定标活检技术临床应用共识（2018）．中国中西医结合杂志，2018，12：1496–1500.

第七章　胃癌

第一节　胃癌研究的历史回顾与前景

【摘要】

胃癌（gastric cancer）是全球最常见的恶性肿瘤之一，其死亡率为第三位。全球每年新增胃癌病例约100万，其中2/3源于亚洲。在中国，胃癌引起死亡约占全球的一半。胃癌研究的历史就是人类认识和抗争这一疾病的历史，可以大致分为胃癌病因的研究和胃癌治疗的研究。本节主要介绍胃癌治疗的研究历史，包括手术、化疗、靶向及免疫治疗。新的药物靶点发现及临床应用是未来的方向。

【学习要点】

1. 胃癌切除术和胃癌根治术的演变。
2. 胃癌化疗的主要方案。
3. 胃癌靶向治疗的靶点。

【思考题】

1. 为什么说胃癌D2手术是胃癌治疗的标准手术方法？
2. 联合化疗/靶向治疗能提高胃癌手术的疗效吗？

胃癌是全球最常见的恶性肿瘤之一，其死亡率为第三位。全球每年新增胃癌病例约100万，其中2/3源于亚洲。在中国，胃癌引起死亡约占全球的一半。胃癌的发生是遗传与环境因素共同作用的结果。肠型胃癌与环境及饮食因素关系密切，多发生在中老年人，历经多步骤多阶段，不同地域、不同民族的发病率差异较大，男女比例约为2∶1。而弥漫型胃癌则与遗传因素更密切，多发生在年轻人，有一定家族史，男性与女性比例相近，全球发病率相差不大。

胃癌研究的历史就是人类认识和抗争这一疾病的历史。可以大致分为胃癌病因的研究和胃癌治疗的研究。胃癌这一疾病直到19世纪中还没有为人们所认识。1835年法国解剖学家J. Cruveilhier首先对良性和恶性胃溃疡做了描述，才让人们开始了解胃癌的特点和危害。但是真正认识并实施外科治疗胃癌是在19世纪后叶。

1881年1月29日在奥地利维也纳由德籍外科医生T. Billroth成功完成了世界上第1例胃癌胃切除加胃十二指肠吻合手术，也就是后人所称的比尔罗特Ⅰ式吻合（Billroth Ⅰ anastomosis）。虽然患者术后4个月因癌肿复发死亡，尸检发现胃窦复发癌块巨大，但胃十二指肠吻合口及其上下两角愈合良好。更重要的是，Billroth医生早在手术前4年就开始和助手一起在动物实验室进行狗的胃切除手术实验，经过他们反复的实验，研发出后来称之为Billroth Ⅰ的手术。这也许是最早的胃癌研究，探索出治疗胃癌的有效方法，揭开了外科手术治疗胃癌的崭新一页，使外科手术成为治疗胃癌的首选方法，并一直持续了一百多年。胃切除术成功后，很快就成为当时治疗胃癌的主要方法。随后主要探索胃切除的安全性与消化道重建的合理性，人们进行了大量的临床研究，建立Billroth Ⅱ式等胃切除重建方式，胃癌的治疗也随着胃切除术的发展和完善而不断进步。

胃癌治疗的第二次进步出现在20世纪40年代，1944年日本的Tajikani提出胃癌的系统性淋巴结清除，并带领日本胃癌研究在胃癌淋巴结转移的规律与合理的清除范围方向上前行，将胃癌的外科治疗带入了胃癌根治术阶段。胃癌根治术是在胃切除的基础上对淋巴结转移进行积极的治疗，即胃切除治疗胃癌的直接浸润，淋巴结清除则是治疗胃癌最常见的转移方式淋巴结转移。这一阶段临床研究的主要内容是淋巴结转移的规律与合理的清除范围。人们经过反复研究，将与胃癌转移相关的淋巴结标记为1~16组，以癌为中心按照由近及远的原则将各组淋巴结分为第1、2、3站。胃癌根治术就是在淋巴结分组、分站的基础上进行分类，清除了癌周所有的第1站淋巴结就为D1手术，清除了所有的第1、2站淋巴结则为D2手术，清除了所有的第1、2、3站淋巴结则为D3手术。从胃切除术到胃癌根治术，在经历了曲折、漫长的临床探索之后，使胃癌的5年生存率达到40%~50%。胃癌D2手术已成为目前胃癌的标准手术方法。

20世纪80年代以后，随着新的化疗药物不断出现，胃癌的术前和术后辅助化疗方案在临床试验中有的也呈现一定疗效，延长患者生存时间。从最初的5-氟尿嘧啶、丝裂霉素、阿霉素3种药物联合方案（FAM方案），到氨甲蝶呤、氟尿嘧啶、阿霉素3药联合方案（FAMTX方案）可以改善某些胃癌患者生存时间。90年代出现表柔比星、顺铂、氟尿嘧啶（ECF方案）的联合方案用于治疗晚期胃癌，较前可以延长患者生存时间、减少严重不良反应。随后ECF方案成为治疗晚期胃癌的标准治疗方案。进入21世纪以来，多西他赛（Docetaxel）联合氟尿嘧啶、顺铂治疗方案显示可以延长有扩散的胃癌患者生存时间，但有明显的不良反应，许多患者不能耐受。仅用氟尿嘧啶联合顺铂方案也可缩小或稳定晚期胃癌。而奥沙利铂、氟尿嘧啶、亚叶酸联合治疗方案的不良反应少，治疗效果与氟尿嘧啶联合顺铂相似。把新方案中的氟尿嘧啶替换成口服药物卡培他滨后同样有效，而使用卡培他滨方案的患者更容易接受门诊治疗。近期韩国的临床试验结果显示，术后卡培他滨联合奥沙利铂辅助治疗胃癌患者的3年生存率达到75%，而单用手术治疗患者为60%。

胃癌的靶向治疗和免疫治疗是近年兴起的胃癌辅助治疗，是未来一段时间研究的重要内容和方向。在晚期胃癌的临床研究中获得阳性结果的靶向药物仅有曲妥珠单抗、雷莫芦单抗和阿帕替尼3种，它们对胃癌患者总生存期有一定改善，已被批准用于临床。曲妥珠单抗用于HER2阳性胃癌较单用化疗药物可明显提高胃癌患者的无进展生存期（PFS）6.7个月，疾病进展风险较对照组下降29%，中位生存期13.8个月，死亡风险较对照组下降26%。雷莫芦单抗（Ramucirumab）是一种靶向VEGFR通路的抗血管生成抗体，FDA批准雷莫芦单抗用于治疗晚期胃癌或胃食管连接处癌，用于既往化疗失败后治疗胃癌药物。REGARD是一项雷莫芦单抗二线治疗转移性胃和胃食管交界腺癌的随机、开放、安慰剂对照的Ⅲ期研究，结果表明，实验组的中位总生存期（OS）为5.2个月（对照组3.8个月），表明雷莫芦单抗二线治疗转移性胃和胃食管交界腺癌患者有生存获益。另一项临床试验结果显示，雷莫芦单抗单药或联合紫杉醇都可以延长患者生存时间。阿帕替尼是另一种VEGF抗体，在二线治疗进展的晚期胃癌中的Ⅲ期临床研究结果表明，阿帕替尼组的总生存期为6.5个月、PFS为2.6个月，较安慰剂的4.7个月和1.8个月明显延长。Pembrolizumab是一种抗PD-1单克隆抗体，属于免疫检测点抑制剂，美国FDA已批准Pembrolizumab用于治疗复发性局部晚期或转移性胃癌/胃食管结合部腺癌且肿瘤表达PD-L1的患者。KEYNOTE-059研究对象是初治的复发或转移性胃和胃食管交界处腺癌患者，分别接受Pembrolizumab联合传统化疗（顺铂联合氟尿嘧啶类药物）和Pembrolizumab单药治疗，前者总体客观缓解率（ORR）为60%，其中PD-L1阳性者为69%，中位PFS为6.6个月，中位OS为13.8个月。后者全为PD-L1阳性患者，客观缓解率达26%，疾病控制率达36%，77%的患者肿瘤靶病灶有缩小，中位PFS为3.3个月，中位OS为20.7个月。免疫治疗联合化疗高达60%的有效率提示，Pembrolizumab在晚期胃癌中的应用还可以更加提前，可能是未来一线和二线治疗的选择。此外，对于PD-L1阴性或未检测的患者也可考虑采用免疫联合化疗来增加有效率。

（吴开春）

第二节 病因学研究及预防策略

【摘要】

胃癌的发生是遗传与环境因素等多因素共同作用的结果。近年来，幽门螺杆菌感染一直是胃癌病因学研究的重点，根除幽门螺杆菌也对预防胃癌具有重要意义。而弥漫型胃癌则与遗传因素更密切,多发生在年轻人,有一定家族史,男性与女性比例相近,全球发病率相差不大。

【学习要点】

1. 胃癌的病因及高危因素。

2. 胃癌病因学的最新研究进展。

3. 幽门螺杆菌是胃癌病因学的重点也是难点。

【思考题】

1. 胃癌的高危因素有哪些?

2. 胃癌病因学的最新研究成果有哪些?

3. 怎样认识幽门螺杆菌与胃癌的关系?

4. 怎样认识幽门螺杆菌感染与其他胃癌致病因素的关系?

胃癌的病因虽经数十年的深入研究仍无明确定论,一般认为与环境、饮食、幽门螺杆菌感染及遗传因素有关。

一、环境因素

胃癌的地理分布特点是:在北半球,胃癌高发区位于纬度较高的地区,在南半球则趋向海拔较高的地区。我国属于胃癌高发区。高发区胃癌的发生可能与地区、土壤及水源中盐类和微量元素的含量有关,例如高发区水土中硒、镍、钴的含量和硫酸盐的含量常高于低发区。

二、饮食因素

在我国以人群为基础的大样本病例对照研究表明,高腌制饮食人群较正常人群发生非贲门胃癌的危险性(OR 值)高至 27.1,而蔬菜、水果和大豆类食品可将非贲门胃癌的危险性分别降低至 0.3、0.2 和 0.04。胃癌高发区居民喜食盐腌食品,其中除有高盐外,还有大量亚硝基化合物。食物中盐分过高可增加幽门螺杆菌的感染率,可使 *COX-2* 转基因动物模型的胃癌发生增加,还可使动物模型中亚硝酸盐致突变率增加,高盐饮食人群的胃癌发生率较一般人群高 50%~80%。亚硝基化合物是胃癌的致癌物质已有诸多证据,其中硝酸盐在高盐作用下还原为亚硝酸盐更为重要,我国胃癌高发区人群水、蔬菜中的亚硝基化合物前体物硝酸盐明显多于低发区,而高发区人群胃内亚硝基化合物总量也较低发区人群高。我国胃癌高发区居民中的新鲜水果和蔬菜摄入量不足,血清维生素 C、β- 胡萝卜素和维生素 E 水平明显降低。这些物质具有很强的抗氧化能力,可阻断胃内亚硝基化合物的合成,维持细胞正常分化功能。一项欧洲的大样本前瞻性研究中,对 683 例胃癌患者进行分析,表明含黄酮类食物可有效降低妇女罹患胃癌的危险性。此外,饮酒者胃癌的危险性增加至 1.72。

三、遗传因素

大量流行病学资料显示,胃癌的发病有家族聚集性。胃癌患者的一级亲属患胃癌的概率是正常人的 2~3 倍。因此家族史是胃癌的重要发病因素之一。这在弥漫型胃癌尤其如此,家族性弥漫性胃癌的发生与 *CDH1* 基因突变密切相关。一项研究对 1 085 例有胃癌家族史的人群进行 *CDH1* 基因突变检测,突变率为 38.4%。

某些细胞因子(如 IL-1)基因多态性与胃癌的易感性有关,如:携带 *IL-1β-31T* 和 *IL-1β-511T* 基因型的个体如有幽门螺杆菌感染,则其 IL-1β 的合成增加,胃酸分泌减低,萎缩性胃炎和胃癌的发生率增加;近年来引起研究者重视的核编码胞苷脱氨基酶,在炎性相关肿瘤中,可以分级调控免疫球蛋白基因重组和介导其高频突变,而导致胃癌的发生。近期国内一项Ⅱ期病例对照研究初步证实幽门螺杆菌相关宿主基因(幽门螺杆菌黏膜效应因子 *PGC* 基因和幽门螺杆菌细胞信使 *PTPN11* 基因)可与幽门螺杆菌相互作用,促进萎缩性胃炎和胃癌的发生。此外,近期动物研究表明,在胃癌动物模型中采用地西他滨(2′- 脱氧 -5- 氮杂胞啶)进行 DNA 脱甲基治疗可降低动物幽门螺杆菌相关胃癌的发生率。因此,了解某个基因或某个位点的单核苷酸多态性(SNP),有助于预测对胃癌的易感性。

四、幽门螺杆菌感染

大量的回顾性和前瞻性流行病学资料表明,幽门螺杆菌感染与胃癌的发生存在显著相关性。幽门螺杆菌感染率高的地区和人群,其胃癌发生率也增高。前瞻性病例对照研究显示,感染幽门螺杆菌的患者发生胃癌的概率较对照组高

3~8倍。动物实验证实，幽门螺杆菌感染蒙古土沙鼠60周后有37%发生胃腺癌。若在21周时根除幽门螺杆菌，则可使50周时致癌剂诱导的胃腺癌发生率显著下降。在我国以人群为基础的大样本病例对照研究表明，感染幽门螺杆菌的人群比未感染人群发生非贲门胃癌的危险性（OR值）高至3.2。在中国台湾的一项回顾性研究中，对2004年至2008年行根除幽门螺杆菌的人群进行5年随访，结果初步表明，根除幽门螺杆菌可降低77.2%的萎缩性胃炎发生率，降低67.4%的消化性溃疡发生率和25%的胃癌发生率，但同时也增加了6%的食管炎的发生率，更具体全面的结论仍需要长期随访。此外，幽门螺杆菌作为致癌因子在黏膜相关淋巴样组织（MALT）淋巴瘤的发生发展中起重要作用，MALT淋巴瘤导致的胃癌占胃癌总体的3%。幽门螺杆菌被国际癌症研究机构（IARC）列为人类Ⅰ类致癌原。

幽门螺杆菌导致胃癌的机制尚不完全清楚，可能与幽门螺杆菌感染的炎症产物引起胃黏膜上皮损伤和细菌代谢产物直接转化胃黏膜上皮有关。已知幽门螺杆菌毒力因子CagA毒素可经由CagA致病岛基因编码蛋白构成的细菌Ⅳ型分泌系统进入胃上皮细胞，诱导细胞内酪氨酸磷酸化，并与信号转导和细胞重塑相连，活化核转录因子NF-κB，诱导促炎细胞因子IL-8的产生，引起细胞增殖。幽门螺杆菌造成胃黏膜损伤，并引起一系列与胃癌形成有关的分子生物学改变，在胃癌发生的早期即癌前病变及以前阶段发挥作用。

五、胃癌的预防策略

针对饮食因素进行胃癌预防，无疑是最简便易行的方法。在食物中添加抗氧化物质如维生素C、维生素E、β-胡萝卜素、硒等，可使胃癌发生的危险性降低。大剂量叶酸似乎可延缓胃癌的发展。但这些研究在不同人群、不同时间的结果有一定差异，尚无单用一种维生素或药物足以预防胃癌的证据。若多食用富含抗氧化剂的新鲜水果和蔬菜，减少使用冰箱及食用盐腌制品，多能达到预防胃癌的目的。

对有胃癌家族史的人群有些专家研究者推荐进行*CDH1*基因突变筛查。随着对胃癌遗传因素的研究深入，会发展出更好更具体的胃癌遗传学筛查策略。

根除幽门螺杆菌作为胃癌预防的策略是非常有前景的，备受人们关注。包括我国在内的多项根除幽门螺杆菌预防胃癌或逆转癌前病变的研究显示，在胃癌高发区进行抗幽门螺杆菌治疗，可使部分癌前病变的程度减轻，不典型增生好转，这与维生素C和β-胡萝卜素的治疗作用相同。根除幽门螺杆菌后随访7.5年，胃癌发病率与安慰剂对照组无差异，但如果将没有肠化和不典型增生的患者分出来看，则根除幽门螺杆菌使胃癌的发生显著减少，表明根除幽门螺杆菌对已发生癌前病变的患者可能不再有预防胃癌的作用，因此预防应该尽早。在胃癌高发的日本，幽门螺杆菌感染被认为是主要致病因素，因此有专家学者呼吁在青年人中采用筛查和根治幽门螺杆菌来预防胃癌，50岁以上的人群则把根治幽门螺杆菌作为胃癌的一级预防，胃镜检查作为二级预防措施。随着随访时间的进一步延长，根除幽门螺杆菌预防胃癌的结论将会更加明朗。尽管幽门螺杆菌感染是胃癌的主要危险因素之一，在世界范围内约50%人群感染幽门螺杆菌，只有不到2%的感染者发展为胃癌，表明在感染幽门螺杆菌之后仍有其他胃癌高危因素（如遗传、饮食、生活方式等）与幽门螺杆菌感染因素通过长期多步骤复杂的相互作用最终导致胃癌的发生。

非甾体抗炎药（NSAID）能够抑制环氧合酶（COX）活性，特别是抑制了在胃癌组织高表达的COX-2，进而抑制花生四烯酸合成前列腺素，阻止肿瘤发生和发展。长期服用NSAID或选择性COX-2抑制剂可预防胃肠道肿瘤。通过对9项病例对照和配对研究中的2 831例胃癌患者分析发现，使用NSAID显著降低了非贲门胃癌的发生，与不使用NSAID者相比，常规使用者发生胃癌的危险性（OR值）低至0.72，表明NSAID对胃癌的发生确有预防作用。

从以上胃癌预防的经验不难看出，肿瘤预防的有效实施多是建立在对肿瘤病因学充分认识基础上的，肿瘤病因学研究的进展，特别是肿瘤分子机制的阐明，将会极大推动肿瘤预防的进步。因此，有理由相信，随着科学技术的发展和进步，肿瘤的本质终会被认清，肿瘤防治也将会成功。

（吴开春）

第三节 胃癌的诊断——问题与陷阱

【摘要】

胃癌严重危害人类健康。我国每年新发胃癌患者达40万人，死亡人数达30万人，均居世界首位。胃癌的预后与病期密切相关。防治胃癌的关键在于"三早"，即早期发现、早期诊断、早期治疗。胃癌的早期诊断是全球性的研究热点，更是研究的难点。应着力研究胃癌筛查的新方法，同时综合运用放射影像、内镜及病理学等诊断方法，准确判断肿瘤分期，以期合理选择综合治疗手段，使患者最大获益。

【学习要点】

1. 胃癌的流行病学特征及目前预后现状。

2. 胃癌高危人群的概念和早期诊断的筛查策略。

3. 内镜、活检和影像学在胃癌诊断中的地位。

4. 新型内镜技术在胃癌诊断中的优势。

【思考题】

1. 胃癌的高危因素有哪些？

2. 内镜在临床应用中的利弊各是什么？

3. 阻碍胃癌患者预后改善的主要因素有哪些？

4. 如何看待我国胃癌诊断标准与NCCN标准的区别？

胃癌严重危害人类健康。我国每年新发胃癌患者达40万人，死亡人数达30万人，均居世界首位。胃癌的预后与病期密切相关，根据日本国立癌症中心病例统计，Ⅰ期胃癌切除术后五年生存率为93%，Ⅱ期胃癌为76%，Ⅲ期胃癌为49%，Ⅳ期胃癌为19%。因此，防治胃癌的关键在于"三早"，即早期发现、早期诊断、早期治疗。理论上胃癌的筛查是早期诊断胃癌的最佳方法，但全球除日本和韩国政府资助开展胃癌无症状人群筛查外，其他地区均无胃癌的大规模人群筛查。胃癌的早期诊断是全球性的研究热点，更是研究的难点。因此如何在探究病因机制的基础上减少胃癌的发病，同时研究胃癌筛查的新方法，成为消化科医生必须思考的问题。对于未能早期诊断的患者，综合运用放射影像、内镜及病理学等检查方法，准确判断肿瘤分期，在此基础上选择合理的综合治疗手段，避免不必要的手术创伤，均有助于患者获益。

一、胃癌的早期诊断与筛查

目前临床上"早期胃癌(early gastric cancer)"通常是指癌组织局限于黏膜和黏膜下层，而不论有无淋巴结转移(侵及黏膜下层者中11%~40%有局部淋巴结转移)。临床上，早期胃癌多无症状或仅有消化不良症状，患者很少主动求医，在我国70%以上的胃癌患者就诊时已发展至晚期。理论上发现早期胃癌最有效的方法是进行人群筛查。在胃癌早期诊断和治疗先进的日本，自1983年起就开展了政府资助的大规模无症状人群筛查，采用胃气钡双重造影或检测血清胃蛋白酶原初筛和胃镜检查确诊，每年普查人数在300万~500万，每年发现胃癌3 000~6 000例，发现率约为0.12%，其中早期胃癌约占50%。自2000年以来日本已将胃镜检查作为胃癌普查的直接方法，进一步提高了早期胃癌的发现率，达到了68%，成绩显著。但是在我国由于普查的成本太高，加之人口基数太大，且胃癌发病率地区差异明显，胃癌普查在我国尚无法实施，还需寻找其他替代手段。

首先是选择胃癌高危人群作为普查对象，可大大缩小普查范围，降低普查成本。在胃癌高发区进行选择性的地区普查是方法之一，在我国山东临朐、山东牟平、福建长乐、辽宁庄河等地，都进行过较大规模的胃癌普查，且有连续多年的持续随访，是我国胃癌研究的重要基地。但即使这样仍耗资巨大，胃癌高发现场的维持及相关流行病学和临床研究需要大量资金。

其次是利用胃癌高危因素分析，选出高危人群行内镜检查，可一定程度上降低普查成本。高危因素包括：男性，一级亲属胃癌史，年龄大于40岁，吸烟，高盐饮食，熏制食物，血清胃蛋白酶原降低和幽门螺杆菌感染等。最近来自中国大陆和中国台湾的研究报道表明清除幽门螺杆菌并不能降低肠上皮化生的癌变率，这意味着清除幽门螺杆菌在预防胃癌中的作用还有待进一步研究，但其仍是一个胃癌高危因素。

另一种方法是对胃癌前病变人群进行定期随访。癌前病变包括：萎缩性胃炎、肠上皮化生和不典型增生，其癌变率据估计分别为0~1.8%、0~10%、0~73%，其他的还有慢性胃溃疡（恶变率为1%~3%）、胃息肉（增生性息肉恶变率1%左右，腺瘤性息肉恶变率40%~70%）、胃黏膜巨大皱襞症（恶变率10%~13%）。目前对于癌前病变的分类、分级主要依据组织病理特征，不能预测和判断病变进展、癌变危险性的高低。将生物标志物与组织病理特征相结合，建立分子病理分型，对于预测、判断癌变的危险性有重要帮助。MG7抗原（MG7-Ag）的水平与胃癌的分期和预后相关，明显优于其他肿瘤标志物及其他肿瘤相关抗原，显示出较好的临床应用前景。大规模临床研究证实，用MG7抗体免疫组化方法观察随访胃癌前病变，1 090例胃黏膜不典型增生患者MG7-Ag阳性率为41.8%，经10~78个月的随访，MG7-Ag阳性患者中有6例发生胃癌，而MG7-Ag阴性患者无1例发生胃癌。在山东胃癌高发现场采用免疫组织化学技术，对连续10余年随访人群的胃黏膜标本进行了一组预警胃癌生物指标的筛检，通过在高危人群中的前瞻回顾性研究，证明MG7和1A6两个生物标记物能预测胃黏膜癌前病变的进展，具有重要的预警价值。此外，利用灵敏特异的MG7免疫PCR技术在山东临朐县胃癌高发区人群中进行了大规模双盲检测，2 835份血清的胃癌阳性检出率为72.7%。研究结果表明，MG7和1A6预警标志物的检测能有效地筛查胃癌高危个体，与免疫PCR技术相结合，可组成比较理想的筛查体系；胃黏膜上皮异型增生呈MG7及1A6阳性表达着与阴性表达者相比较，其癌变危险性增加40多倍，预测癌变时间能提前5年。这一预警系统将有助于胃癌高危个体的筛查，提高胃癌早期诊断水平。

二、胃癌诊断的现状与挑战

胃癌的诊断目前主要依靠内镜检查及组织活检，结合病史（包括临床症状）、影像学和血清学检查进行综合判断。尚无某一单项检查的特异性、灵敏度、有创性和费用均令人满意。胃癌的诊断仍需综合运用上述检查方法，合理取舍，而形成一个成熟的诊断策略。例如，首先可以根据病史（如慢性萎缩性胃炎史、慢性胃溃疡史、胃息肉、恶性贫血等）和胃癌高危因素（如性别、吸烟、家族史、年龄大于40岁、高盐饮食、多食烟熏食物等）缩小筛查范围。血清标记物显著升高有助于临床医生下决心选择内镜（必要时加活检）等有创性检查手段，且能取得病理学资料。超声内镜（EUS）发现体积较小的胃部肿瘤敏感性高，有助于确诊及分期。高速螺旋CT对于胃占位病变性质及手术能否切除的判断已有较高的准确率。然而，胃癌诊断仍面临许多困难。

（一）胃癌患者缺乏早期特异性临床症状

早期胃癌常无症状。上腹部不适、恶心、呕吐、呕血或黑便、腹部肿块等症状则有可能出现在胃癌发生发展过程中的不同阶段，但均无特异性。早期胃癌常无明显体征，晚期胃癌或存在远处转移灶时有可能出现上腹部肿块、直肠前方触及肿物、锁骨上淋巴结肿大等体征。实验室检查可见约50%患者有缺铁性贫血，粪便隐血试验呈阳性，对诊断有一定提示意义。血清标志物如胃蛋白酶原、癌胚抗原（CEA）和CA19-9等对胃癌诊断缺乏足够敏感性和特异性，不应作为常规检测。因此，大部分胃癌患者诊断时已至进展期或晚期胃癌，即使早期胃癌患者赴医院就诊得到的正确诊断率亦不高，这些原因是导致胃癌预后不佳的关键所在。

（二）内镜技术在胃癌诊断中仍不可或缺

上消化道内镜目前仍是胃癌最行之有效的检查方式，不仅可以提供病变的位置，大小等，还可以对病变取活检。由于我国属胃癌高发地区且胃镜检查费用较发达国家低，所以胃镜得到较普遍的使用，对胃癌的诊断起到了重要作用。但在胃镜下发现早期胃癌仍有很大差距。近几年内镜技术得到了长足的发展，临床上出现的一些新内镜技术对癌前病变的检查更加准确，内镜下早期胃癌的漏诊率更低，可显著提高胃癌的早期诊断率。色素内镜就是其一，它利用靛胭脂对病灶染色，凸显病灶，提高了胃癌的肉眼诊断率和准确的活检定位。荧光内镜可根据荧光光谱的特征差异做出良恶性病变的判断。放大内镜可观察到胃小凹形态和微血管形态，借以鉴别早期胃癌的特征性改变。窄带成像（NBI）内镜利用窄光谱成像原理区分表层黏膜结构异常，特别对凹陷性的不典型增生病变能加以鉴别。放大内镜窄带成像技术已进入临床，可观察到黏膜层的微血管和病灶表面微结构，能更准确可靠地诊断早期胃癌。激光共聚焦显微内镜（laser confocal endomicroscopy）具有极高的分辨率，可直接观察到细微的胃黏膜上皮层结构，能识别出肠上皮化生和早期胃癌等病变。细胞内镜（endocytoscopy）是一个能从常规内镜活检管道插入的微小内镜，其图像放大倍数可达 450~1 200 倍，近似于光镜下的组织学图像，在亚甲蓝喷染后能观察到胃黏膜肠上皮化生和早期胃癌病变，并可不取活检进行病理诊断，在不久的将来可能在胃癌的诊断上发挥巨大作用。但是这些新的内镜技术仍取代不了普通白光胃镜这种侵入式检查方式，后者对患者仍有创伤，有一定概率发生并发症（胃镜检查并发症总体发生率为 2.13%，其中以咽部疼痛及损伤最为多见，占 67.9%，其次是少量出血 18.1%，颈部皮下气肿 6.67% 等）。此外患者对胃镜的耐受性个体差异也较大，临床上有相当一部分人不愿做此检查。近年来已出现了融合多排 CT 技术的虚拟胃镜技术，还有磁场可控的胶囊胃镜技术，随着研究深入及技术成熟，这些非侵入式的检查很可能在未来成为胃癌检查的新方法。

（三）合理运用影像学对诊断帮助较大

准确的分期对于肿瘤患者的治疗方案选择至关重要，胃癌亦如此。多种影像学技术在胃癌的诊断分期中发挥重要作用。超声内镜可以检测肿瘤浸润的深度，并可检测肿大淋巴结，为胃癌分期提供依据。来自日本和韩国的研究表明，超声内镜对于胃癌原发灶 T 分期准确率为 65%~75%，对淋巴结转移诊断（N 分期）准确率为 64%，尤其对 T3、T4 期肿瘤诊断准确率更高于 T1、T2 期和淋巴结分期，因此美国国立综合癌症网络指南（NCCN）规定超声内镜为 T3、T4 期胃癌的常规检查。MRI 可以提供良好的软组织对比度和空间三维重建技术，但是其检测时间较长，再加上胃肠蠕动因素，因此 MRI 在胃癌成像上受到限制，只适用于一部分不适合 CT 检查的患者。多层螺旋 CT 检查速度快，可以将呼吸的干扰降到最低，并可通过计算机精确成像和对比剂的使用来增强肿瘤的成像效果。有研究表明多层螺旋 CT 在肿瘤 T 分期中具有明显的优势，但准确率仍需进一步验证。对于胃癌的远处转移（M 分期），在我国运用最多的是胸部 X 线片和腹部超声，用于检查肺和肝脏的转移灶。PET-CT 可检查出远处实体器官的肿瘤转移灶。但是由于 PET-CT 成本高，对局部和腹腔淋巴转移的检测不可靠，NCCN 推荐在其他检查方法检测不出胃癌远处转移时使用 PET-CT 进行检查。

综上，对于进展期胃癌，腹部和盆腔 CT 或 MRI 是必不可少的，必要时还需增强 CT。此外，根据 NCCN 指南，全身骨扫描、胸部 CT、PET/CT（当测不到 M1 时）、超声内镜（只对 T3、T4 期胃癌）、胸部 X 线片和腹部超声均被列入进展期胃癌的常规检查。而在我国，由于经济水平、医疗资源等因素，这些只作为可选检查项目，需要医生根据临床实际情况，要求或建议患者做其中的一部分或者全部检查。这就对国内的临床医生提出更高的要求，需在相应的病情下选择最佳的检查策略。

胃癌的早期诊断水平不仅取决于胃癌在特定人群的发病情况，而且与社会经济发展状况、科学技术进步程度、文化教育水平和医疗水平密切相关。选取恰当的胃癌早期诊断的方法，制订早期胃癌筛查策略，依照国情因人因时因地而异，才可能真正有效地发现早期胃癌，提高胃癌的早期诊断水平。对于进展期胃癌的诊断需要综合运用多种检测手段，明确诊断、合理分期，以指导临床治疗，提高胃癌治疗的有效率，避免部分患者不必要的手术创伤及医疗成本。

三、胃癌诊断流程

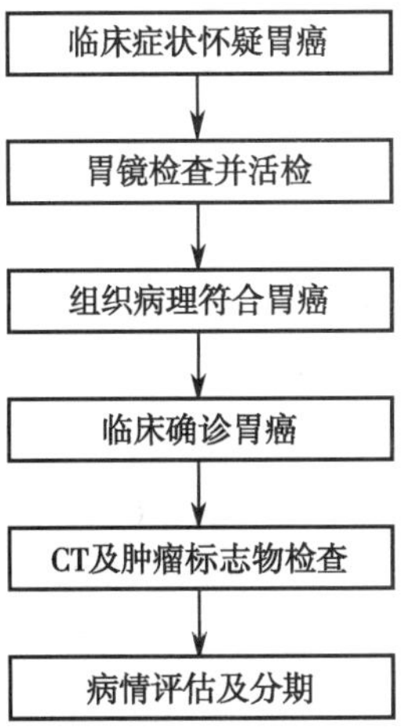

（吴开春）

第四节 早期胃癌

【摘要】

早期胃癌是指病变位于黏膜或黏膜下层以内,不管是否淋巴结转移。5年存活率较高,因此胃癌早期诊断至关重要,胃镜及病理活检是确诊早期胃癌的有效方法,早期胃癌的内镜下治疗方法包括EMR和ESD。

【学习要点】

1. 早期胃癌的定义。
2. 早期胃癌的诊断方法。
3. 早期胃癌的内镜下治疗。

【思考题】

1. 早期胃癌的定义及大体形态的分型是什么?
2. 早期胃癌的诊断方法有哪些?
3. 早期胃癌的内镜治疗方法有哪些?如何选择相应的治疗方法?

早期胃癌是指病变位于黏膜或黏膜下层以内,不管是否淋巴结转移。胃癌的5年存活率因为诊断时阶段不同预后明显不同,早期胃癌的5年存活率为85%~98%,而晚期胃癌的5年存活率仅为30%~40%。因此胃癌早期诊断至关重要,是符合关于肿瘤防治战略关口前移的政策。

我国早期胃癌的诊断与日本有着较大的差距,目前报道国内早期癌占胃癌的比为10%~20%,而日本达到68%。因此,如何提高早期胃癌的诊断率是至关重要的。

一、早期胃癌的诊断

早期胃癌在临床上往往没有症状或仅有上腹部不适等非特异症状,因此如何发现早期胃癌一直是研究的焦点。在一些胃癌发病率较高的国家如日本则通过普查方法以期提高早癌的诊断率。通常方法包括气钡双重造影、胃镜、血清胃蛋白酶原和Hp抗体测定等。大量研究表明气钡双重造影对胃癌诊断的敏感性60%~80%,特异性为80%~90%;胃镜的敏感性为78%。血清胃蛋白酶原判断的敏感性为40%~80%,特异性低于80%;而Hp抗体检查判断敏感性88%,特异性为41%。内镜检查因其对胃癌检出率较气钡双重造影更高(0.3% vs 0.088%),已被日本、韩国等国家作为胃癌普查的首要方法。

胃镜及病理活检是确诊早期胃癌的有效方法,胃镜检查除了普通光学内镜检查外,目前为了提高早期癌的诊断,还发展了各种色素内镜,电子染色如NBI、智能分光比色内镜、I-SCAN等,放大内镜和共聚焦内镜等技术。不管是什么新的技术,首先是进行常规内镜检查时能发现可疑的病变,然后进一步通过这些高新技术和准确的活检来明确才能诊断。因此,普通内镜检查是发现早期癌的根本。这里要求患者做好充分的术前准备,包括禁食、解痉、祛黏液等。消化内镜医生检查时对影响观察的气泡、黏液进行进一步的清理,认真、详尽地对各部位进行检查,对任何可疑的病变进行活检或进一步放大、染色检查以提高早癌的诊断能力。消化内镜医生要有对早期胃癌诊断的意识和经验,需要具备识别早期胃癌内镜下特点及分型的知识。

早期胃癌根据其大体形态分为以下几个类型:Ⅰ型为隆起型,即病变呈表面隆起,外现呈结节状或息肉状改变,基宽而无蒂。Ⅱ型为平坦型,即病变没有明显隆起及凹陷,与周围黏膜差别不很大;该型又可分为3个亚型:Ⅱa型为表浅隆起型,即病变呈局限的轻度隆起,高度不超过黏膜厚度的2倍;Ⅱb型为表面平坦型,即病变表面粗糙不平,与周围黏膜比较只具有色泽改变,苍白或发红,并无隆起及凹陷;Ⅱc型为表面凹陷型,即病变较周围黏膜稍有凹陷,肉眼观察为浅糜烂或浅溃疡,边缘不规整,深度不超过黏膜厚度。Ⅲ型为凹陷型,即病变有明显凹陷,但黏膜溃疡深度不超过黏膜下层,周围皱襞有中断,边缘常有结节状隆起或增粗成杵状。临床上所见的早期胃癌常常并不以单一类型表现,各种类型可同时出现在同一癌灶上,称之为混合型,如按巴黎分型可有0-Ⅱa+Ⅱc、0-Ⅱc+Ⅱa、0-Ⅱc+Ⅲ型等。巴黎分型还对早癌病变高度差界限做了规定,胃早癌0-Ⅰ型与0-Ⅱ型间为2.5mm,0-Ⅱ型与0-Ⅲ型间为1.2mm。

此外,近年日本学者又提出了早期胃癌的EUS分型,将T1期的肿瘤分成2个亚型:T1m(黏膜内癌,限于第一至二层)和T1sm(黏膜下层癌，不超过第三层）。这一分型对于胃癌的内镜下治疗很有指导意义。对于没有淋巴结转移的T1m期胃癌行内镜黏膜切除术预后极佳，五年生存率与手术切除无显著差异。

二、早期胃癌的治疗

20世纪80年代以前，早期胃癌的治疗以外科为主，但对高龄、高危或拒绝手术的患者只能选择内镜下激光治疗或局部抗癌药物注射治疗。然而，这种肿瘤毁损治疗后往往会有残留而引起复发，同时不能获取组织学病理学资料以判断其是否残留。而内镜下病变切除不用经过腹部手术，创伤小，风险低，既可能完整切除病变，还可以通过获得的标本获取组织病理学资料以判断病变切除的完整性。

内镜下治疗目前比较通用的方法包括内镜黏膜下切除术（endoscopic mucosal resection，EMR）和内镜黏膜下剥离术（endoscopic submucosal dissection，ESD）。

1978年开始，随着EMR技术的发展，内镜下早期胃癌的切除术成为胃癌治疗的一线治疗方法，EMR技术包括剥脱活检法、内镜下双圈套息肉切除术和内镜下局部注射高渗钠肾上腺素切除术等多种内镜下切除术。EMR有效地解决了早期胃癌治疗后完整回收组织标本的问题，从而对癌灶标本可行组织学检查以明确其范围和浸润深度，且治疗结果通过内镜和组织学病理学结果进行评价，因此成为早期胃癌首选的治疗方法。一般认为，一半以上的早期胃癌可通过内镜下切除术将病灶完整切除。在一些有经验的中心，早期胃癌非外科手术治疗已达70%~80%。EMR主要适用于直径小于2cm的分化型黏膜内隆起型癌，或直径小于1cm无溃疡的分化型黏膜内凹陷型癌。一项研究从1991年到2000年间对726个患者进行EMR手术，结果显示48%有病变残留，其中89%只在一侧边缘阳性，随诊显示其中的93%并没有复发，其他进行了胃的切除手术的21个患者没有发现淋巴结转移。但是另外的39例因垂直切缘阳性、脉管浸润24例进行手术后发现17%有淋巴结转移。

EMR只适用于一些小的病变，对于病变较大的有通过分片切除存在的残留率高的问题，况且位于胃体小弯、后壁和贲门附近等一些困难的部位，进行EMR治疗一次切除病灶比较困难，因此后来发展出内镜黏膜下剥离术（ESD）。

ESD通过采用不同切开器械和手法，沿病灶周边切开胃黏膜，剥离整个病灶，实现一次性全部切除。由于ESD是从病灶四周正常黏膜切开，沿黏膜下层剥离黏膜肌层与固有肌层，因此能完整切除早癌病灶。这样ESD治疗早期胃癌的适应证就没有病变大小的限制。ESD主要是技术难度大、耗时长、须麻醉，出血、穿孔等并发症相对较多。当然随着设备的不断更新和技术的不断成熟，这些不足可被逐渐克服。Kosaka对472位患者570个胃早期病变进行ESD手术随诊5年，结果显示病变一次切除率为97.7%，垂直边缘和侧缘的残留率分别为3.7%和3.4%，穿孔和出血的发生率分别为5.3%和4.3%，复发率为1.1%。

由于淋巴结转移是内镜手术无法判断和处理的问题，通过大量临床和病理学研究显示，在一定病变范围内淋巴结转移率可以很低甚至为零，据此日本癌症研究会制定了早期胃癌的治疗方法选择方案见表7-4-1。

对于内镜下切除标本需要通过认真的病理学处理，需要对标本的侧切缘、垂直切缘是否有残留进行判断，并明确是否有脉管浸润，因为如果脉管浸润则出现淋巴结转移的概率大，因此推荐补充外科手术。而垂直切缘残留也有主张进一步外科手术。侧切缘阳性可以进一步随诊或追加手术。

表7-4-1 早期胃癌治疗原则

组织分型	浸润深度					
	黏膜层癌/mm				黏膜下层癌/mm	
	无溃疡		有溃疡		SM1	SM2
	≤20	>20	≤30	>30	≤30	任何直径
分化型癌	EMR	ESD	ESD	外科手术	ESD	外科手术
未分化型癌	考虑外科手术	外科手术	外科手术	外科手术	外科手术	外科手术

总之，早期胃癌及时治疗的预后好，部分可以通过 EMR、ESD 等内镜微创方法进行治疗。由于早期胃癌往往没有症状或症状非特异，靠临床症状诊断很困难，因此关键的问题是如何发现早期胃癌。在发病率高的地区通过普查是方法之一，在内镜检查中仔细观察，及时发现早期病变也是非常重要的。

（杨爱明　吴开春）

参考文献

[1] Figueiredo C, Machado J C, Pharoah P, et al. Helicobacter pylori and interleukin 1 genotyping: an opportunity to identify high risk individuals for gastric carcinoma. J Natl Cancer Inst, 2002, 94: 1680-1687.

[2] Forman D, Nowell D G, Fullerton F, et al. çAssociation between infection with Helicobacter pylori and risk of gastric cancer: evidence from a prospective investigation. BMJ, 1991, 302: 1302.

[3] Watanabe T, Tada M, Nagai H, et al. Helicobacter pylori infection induces gastric cancer in Mongolian gerbils. Gastroenterology, 1998, 115: 642.

[4] Xiao S D, Meng X J, Shi Y, et al. Interventional study of high dose folic acid in gastric cancer in beagles. Gut, 2002, 50: 61-64.

[5] Wong B C, Lam S K, Wong W M, et al. Helicobacter pylori eradication to prevent gastric cancer in a high risk region of China: a randomized controlled trial. JAMA, 2004, 291: 187-194.

[6] Wong W M, Huang J Q, Zheng J F, et al. Nonĉsteroidal anti inflammatory drug use and the risk of gastric cancer: a systematic review and meta analysis. J Natl Cancer Inst, 2003, 95: 1784-1791.

[7] Wang X Q, Yan H, Terry P D, et al. Interaction between dietary factors and Helicobacter pylori infection in noncardia gastric cancer: a population-based case-control study in China. J Am Coll Nutr, 2012, 31: 375-384.

[8] He C, Tu H, Sun L, et al. The aldehyde dehydrogenase 2 (ALDH2) Glu504Lys polymorphism interacts with alcohol drinking in the risk of stomach cancer. Carcinogenesis, 2013, 34: 1450-1457.

[9] Asaka M. A new approach for elimination of gastric cancer deaths in Japan. Int J Cancer, 2013, 132: 1272-1276.

[10] Conteduca V, Sansonno D, Lauletta G, et al. H. pylori infection and gastric cancer: state of the art. Int J Oncol, 2013, 42: 5-18.

[11] Zamora-Ros R, Agudo A, Lujan-Barroso L, et al. Dietary flavonoid and lignan intake and gastric adenocarcinoma risk in the European Prospective Investigation into Cancer and Nutrition (EPIC) study. Am J Clin Nutr, 2012, 96: 1398-1408.

[12] Chiba T, Marusawa H, Ushijima T. Inflammation-associated cancer development in digestive organs: mechanisms and roles for genetic and epigenetic modulation. Gastroenterology, 2012, 143: 550-563.

[13] Shen L, Shan Y S, Hu H M, et al. Management of gastric cancer in Asia: resource-stratified guidelines. Lancet Oncol, 2013, 14: e535-e547.

[14] Inamoto K, Kouzai K, Ueeda T, et al. CT virtual endoscopy of the stomach: Comparison study with gastric fiberscopy. Abdom Imaging, 2005, 30: 473-479.

[15] Lin J T. Screening of gastric cancer: Who, when, and how. Clin Gastroenterol Hepatol, 2014, 12: 135-138.

[16] Tsunehiro T, Yoshiro S, Yuko K. Gastric cancer: Current status of diagnosis and treatment. Cancers, 2013, 5: 48-63.

[17] Nagahama T, Yao K, Maki S, et al. Usefulness of magnifying endoscopy with narrow-band imaging for determining the horizontal extent of early gastric cancer when there is an unclear margin by chrmoendoscopy (with video).Gastrointest Endosc, 2011, 74: 1259-1267.

[18] Leung W K, Wu M S, Kakugawa Y, et al. Screening for gastric cancer in Asia: current evidence and practice. Lancet Oncol, 2008, 9: 279-287.

[19] Cho E, Kang M H, Choi K S, et al. Cost effectiveness outcomes of the national gastric cancer screening programme in South Korea. Asian Pac J Cancer Prev, 2013, 14: 2533-2540.

[20] Wang J, Xu L, Shi R, et al. Gastric atrophy and intestinal metaplasia before and after Helicobacter pylori eradication: a meta-analysis. Digestion, 2011, 83: 253-260.

[21] Lee Y C, Chen T H, Chiu H M, et al. The benefit of mass eradication of Helicobacter pylori infection: a community-based study of gastric cancer prevention. Gut, 2013, 62: 676-682.

[22] Ezoe Y, Muto M, Uedo N, et al. Magnifying narrowband imaging is more accurate than conventional white-light imaging in diagnosis of gastric mucosal cancer.

Gastroenterology, 2011, 141: 2017–2025.

[23] Uedo N, Fujishiro M, Goda K, et al. Role of narrow band imaging for diagnosis of early–stage esophagogastric cancer: current consensus of experienced endoscopists in Asia–Pacific region. Dig Endosc, 2011, 23(suppl 1): 58–71.

[24] Hamashima C, Shibuya D, Yamazaki H, et al. The Japanese guidelines for gastric cancer screening. Jpn J Clin Oncol, 2008, 38: 259.

[25] Hamashima C, Saito H, Nakayama T, et al. The standardized development method of the Japanese guidelines for cancer screening. Jpn J Clin Oncol, 2008, 38: 288.

[26] Nagano H, Ohyama S, Fukunaga T, et al. Indications for gastrectomy after incomplete EMR for early gastric cancer. Gastric Cancer, 2005, 8: 149.

[27] Ryu K W, Choi I J, Doh Y W, et al. Surgical indication for non–curative endoscopic resection in early gastric cancer. Ann Surg Oncol, 2007, 14: 3428.

[28] Yamamoto H, Kita H. Endoscopic therapy of early gastric cancer. Best Pract Res Clin Gastroenterol, 2005, 19: 909.

[29] Ahn J Y, Jung H Y. Long–term outcome of extended endoscopic submucosal dissection for early gastric cancer with differentiated histology. Clin Endosc, 2013, 46(5): 463–466.

[30] Kosaka T, Endo M, Toya Y. Long–term outcomes of endoscopic submucosal dissection for early gastric cancer: A single–center retrospective study. Dig Endosc, 2014, 26: 183–191.

第八章　消化道出血与非甾体抗炎药所致胃肠损伤

第一节　急性上消化道出血急诊诊治共识意见解读

【摘要】

急性上消化道出血（acute upper gastrointestinal bleeding，AUGIB）是一种临床常见急症，有潜在生命威胁。近年来死亡率并未随着药物及内镜治疗的发展而显著下降，近几年来国内外关于急性上消化道出血的诊治有多部指南颁布，尤其在紧急评估及处置、急诊内镜治疗时机、内镜治疗前后用药方法、三次评估等方面均有一定更新，本节就国内外急性上消化道出血诊治共识意见主要内容进行解读。

【学习要点】

1. 急性上消化道出血的三次评估。
2. 急性非曲张静脉性消化道出血及曲张静脉性出血药物治疗的进展。
3. 急诊内镜的种类及时机。
4. 药物及内镜治疗失败患者的治疗策略。
5. 急性上消化道出血患者抗血小板药物的使用。

【思考题】

1. 对急性上消化道出血的三次评估分别包括哪些内容？
2. 急诊内镜对急性上消化道出血的止血方法有哪些？各治疗方法的适应证及优势何在？
3. 输血指征是什么？
4. 血容量充足的判断评估指标？
5. 存在胃肠道不良事件高危患者，使用抗血小板药物有何注意事项？

急性上消化道出血是临床常见急症。2002年英国社会胃肠病学内镜委员会发表了第一篇系统性的非静脉曲张性上消化道出血指南后，至今，各国学术机构根据本国医疗情况先后发表了多部AUGIB处理指南或意见共识。

我国先后于2011年、2015年出版了《急性上消化道出血诊治流程专家共识》（下文中简称“国内共识”），2015年共识在2011年共识的基础上进行了修订，主要修改了如下内容：急性上消化道出血诊治流程；补充了食管胃静脉曲张出血患者的紧急治疗措施；增加了对再出血和死亡风险以及多器官功能障碍评估；强调了不同疾病患者急诊内镜治疗时机；增加了血容量是否充足判定的指标－血乳酸盐，此指标是反映组织缺氧高度敏感的指标之一。2015年共识的重点是针对AUGIB患者的病情评估、稳定循环和初始的药物止血治疗。为临床医师如何正确判断评估AUGIB病情，采取急救止血措施，合理选择药物治疗等提供了一定的依据。

自2002年之后，国外共识修订工作经过7年的不断研究及发展，2015年欧洲胃肠内镜学会（European Society of Gastrointestinal Endoscopy，ESGE）发表《非静脉曲张性上消化道出血管理指南》，下文简称“ESGE指南”。2018年亚太工作组对2011年《亚太地区非静脉曲张性上消化道出血专家共识意见》进行修订，以下统称“2018年亚太共识”。内镜治疗是AUGIB治疗的“金标准”，多将患者的治疗分为三个阶段：内镜前治疗、内镜止血和内镜后治疗。指南和共识在AUGIB患者三个阶段的临床管理方面更为关注。目前，2015年发布的ESGE指南和2018年发表的亚太共识被大多数国家临床医师认可并参照执行，我国多采用2015年国内共识参照执行处理AUGIB患者。本节综合国内外各共识指南意见，就AUGIB的诊断、病情评估、急救措施、药物治疗等方面作一解读。

一、AUGIB 临床诊断和常规检查

AUGIB 的临床确诊需先排除来自呼吸道、口腔、鼻腔、咽喉的出血，诊断主要依靠典型的临床表现（呕血、黑粪及失血性周围循环衰竭等症状）、实验室检查（呕吐物或黑粪隐血试验呈强阳性、血红蛋白浓度、红细胞计数、血细胞比容下降等）及胃镜检查、选择性腹腔动脉造影等来判断。其中最为主要的是急诊胃镜检查，可在内镜直视下顺序观察食管、胃、十二指肠球部直至降段，从而判断出血病变的部位、病因及出血情况。当患者病情严重不宜行急诊胃镜检查或急诊胃镜检查失败者，可选择性多层螺旋 CT 血管成像（multidetector CT angiography，MDCTA）检查，该项检查目前也被认为是一种快速易行的诊断检查手段，具有覆盖范围广泛和扫描时间更短、扫描层厚更薄以及强大的图像后处理能力等优势，能够快速准确定位出血点。

二、AUGIB 患者病情判断

（一）AUGIB 患者病情紧急评估

AUGIB 患者入院需及时并准确进行临床病情评估，为患者后续合理治疗提供基础。患者入院病情严重程度的紧急评估最有价值的指标是血容量减少所导致周围循环衰竭的临床表现，而周围循环衰竭又是急性大出血导致死亡的直接原因。因此，AUGIB 患者应将周围循环状态的有关检查放在首位，并据此做出相应的紧急处理。意识状态[根据格拉斯哥昏迷评分（glasgow coma scale，GCS）做出判断，评分 <8 应立即对呼吸道采取保护措施]、气道通畅情况、呼吸情况及血流动力学情况均为判断周围循环状态的关键，需进行动态观察，综合各项指标加以判断。对意识丧失、呼吸停止及大动脉搏动不能触及的患者立即开始心肺复苏；一旦患者出现严重的意识障碍、血压下降幅度大于 15~20mmHg、心率上升幅度大于 10 次 /min 或患者进入休克状态，则应立即积极抢救。

（二）AUGIB 患者病情二次评估

本次评估应在大出血患者解除危及生命的情况、液体复苏和药物治疗开始后，或初次评估患者病情较轻、生命体征平稳的状况时进行。综合病史、全面查体和实验室和影像学检查等，对患者出血情况的严重程度、出血是否停止及预后做出准确有效地判断、评估。入院时伴有低血容量休克的患者因需要紧急复苏可先快速粗略地了解其用药史，当其病情稳定后医师要获得患者近一段时期内完整的用药史，其中要包括过去胃肠道有无出血病史及其出血病因，因为 60% 的 AUGIB 患者近期出血灶与过去的出血灶为同一部位。完整的药物服用史可以为出血病因提供线索。研究表明，服用非甾体抗炎药（nonsteroidal anti-inflammatory drug，NSAID）或大剂量（≥325mg/d）阿司匹林的患者发生 AUGIB 比例比正常人高 5 倍，服用抗凝药物、小剂量阿司匹林（<100mg/d）或抗血小板药物患者发病率较正常人高 3 倍。

患者的个人史同样可以为病因提供线索。大量酗酒的患者肝硬化、门静脉高压及食管静脉出血的发生率均高于正常人。AUGIB 肝硬化患者 60% 约为食管曲张静脉出血，酗酒亦可引起消化道溃疡的发病。吸烟可延缓溃疡灶的愈合，引起消化道出血。本次体格检查仍需进行生命体征的检查以判断患者病情是否稳定。特别注意直肠指检的重要性，包括判断出血类型（便血、栗色便、黑便）；大便隐血；检查是否存在痔疮或肛裂。

对于出血预后的评估“共识”中采用了 3 种评分系统即 Rockall、Glasgow Blatchford Score（GBS）和 Child-Pugh，这 3 种评分系统在临床应用中各有其优缺点。GBS 评分系统基于简单的临床与实验室检查变量无需内镜检查，即可对患者做出病情危险程度的分级及治疗需求的预测，可在急诊早期应用；Rockall 评分系统包含内镜检查可快速准确地对早期 AUGIB 患者再出血、是否需要手术治疗及死亡率进行预测；Child-Pugh 评分系统则主要针对肝硬化患者出血后预后情况进行判断。2016 年，Mokhtare M 等人比较了 GBS 与 Rockall 评分系统对 AUGIB 患者是否需要输血、再出血、ICU 入住率和内镜干预方面的预测作用，结果表明 GBS 优于 Rockall 评分系统。大量的临床研究证实得到了一致的结果，亚太工作组建议使用 GBS（表 8-1-1）评分预测非静脉曲张性上消化

道出血(nonvariceal upper gastrointestinal bleeding, NVUGIB)患者的临床结果。得分为0~1分可安全出院,后期可选择内镜检查。而得分为10~12分常需要频繁输血和内镜下检查治疗等干预有关。

表 8-1-1 Glasgow Blatchford 评分表

项目		检测结果	评分
收缩压 /mmHg		100~109	1
		90~99	2
		<90	3
血尿素氮 /(mmol/L)		6.5~7.9	2
		8.0~9.9	3
		10.0~24.9	4
血红蛋白 /(g/L)	男性	120~129	1
		100~119	3
		<100	6
	女性	100~119	1
		<100	6
其他表现		脉搏≥100 次 /min	1
		黑便	1
		晕厥	2
		肝脏疾病	2
		心力衰竭	2

(三)三次评估

主要针对再出血和死亡风险、器官功能障碍进行评估。再出血和死亡风险采用 Rockall、Baltchford 评分系统和 Child-Pugh 分级进行评估。临床上多采用 Rockall 评分系统来进行急性上消化道出血患者再出血和死亡危险性的评估。该评分系统将患者分为高危、中危和低危人群,评分≥5 分为高危,3~4 分为中危,0~2 分为低危。但其变量中有内镜诊断内容,限制了在急诊诊疗中的早期应用。Baltchford 评分:该评分基于简单的临床与实验室检查变量,无需内镜检查且敏感性高,适合在急诊治疗中早期应用。评分≥6 分为中高危,<6 分为低危。在预测治疗需求或死亡风险方面,优于 Rockall 评分。Child-Pugh 分级:Child-Pugh 分级是评价肝硬化门静脉高压症患者肝储备功能的最常用手段,有重要的预测预后价值,也是采用不同治疗手段的基本参照标准,≤3 分预后较好,≥8 分死亡率高。上述评分体系因计算复杂,临床应用受限,2011 年有研究显示 AIMS65 评分在预测上消化道出血患者病死率方面优于 GBS 评分,而后者在预测输血率方面优于前者;两者在预测再出血和需收入 ICU 救治方面差异无统计学意义。另一项研究显示,在预测住院病死率方面,AIMS65 评分优于 GBS 评分和内镜 Rockall 评分,与全 Rockall 评分相当;在预测收入 ICU 救治和住院时间方面,AIMS65 评分优于以上其他评分系统。然而,近期大样本量、多中心研究显示,与 Rockall 评分、AIMS65 评分相比,在预测干预措施(包括输血、内镜治疗、手术等)与病死率方面,GBS 评分系统最优。一项纳入 26 项研究的系统评价也证实了这一观点。因此,AIMS65 评分系统的临床价值尚待进一步确认。

此外,多器官功能障碍的诊断标准在 2015 年国内共识中被提及。

(1)心血管功能障碍诊断标准:①收缩压<100mmHg;②平均动脉压<70mmHg;③发生休克、室性心动过速或室性纤颤等。符合以上三项中的一项即可诊断心律失常、心肌梗死。

(2)呼吸功能障碍诊断标准:氧合指数(PaO_2/FiO_2)<300mmHg 即可诊断。

(3)中枢神经功能障碍诊断标准:①意识出现淡漠或躁动、嗜睡、浅昏迷、深昏迷;②GCS≤14 分。具备上述两项中的一项即可诊断。

(4)凝血系统功能障碍诊断标准:①血小板计数(PLT)$<100\times10^9$/L;②凝血时间(CT)、活化部分凝血酶原时间(APTT)、凝血酶时间(PT)延长或缩短,3P 试验阳性。具备上述两项中的一项即可诊断。

(5)肝脏系统功能障碍诊断标准:①总胆红素>20.5μmol/L;②血白蛋白<28g/L。具备上述两项中的一项即可诊断。

(6)肾脏系统功能障碍诊断标准:①血肌酐>123.76μmol/L;②尿量<500ml/24h。具备上述两项中的一项即可诊断。

(7)胃肠功能障碍诊断标准:①肠鸣音减弱或消失;②胃引流液、便潜血阳性或出现黑便、呕血；③腹内压（膀胱内压）≥11cmH_2O。具备上述三项中的一项即可诊断。

（四）AUGIB患者药物治疗

抑酸药物的最佳抑酸水平：胃内pH>4每天达到8小时以上，pH>6每天达到20小时以上。抑酸药物能提高胃内pH值，还可促进血小板聚集和纤维蛋白凝块的形成，避免血凝块过早溶解，有利于止血和预防再出血，同时治疗消化性溃疡。主要的抑酸药物有H_2受体拮抗剂（H_2RA）和质子泵抑制剂（PPI），H_2受体拮抗剂可能会发生药物耐药，从而影响其发挥正常抑酸功能。一项大型临床研究和两篇荟萃分析显示静脉滴注或口服H_2RA并不能有效抑制消化性溃疡出血，因此该类药物不推荐常规用于急性消化性溃疡引起的出血。静脉滴注PPI可达到长效持久的抑酸作用并且不会发生耐药现象，荟萃分析结果肯定了给予高危患者静脉滴注大剂量PPI制剂（80mg静脉注射+8mg/h持续72小时）可有效减少再出血、手术的发生，并能提高内镜治疗成功率减少死亡发生，该剂量亦被共识推荐。与其他药物或内镜治疗相比不论是生长抑素或奥曲肽都不能有效改善非静脉曲张性急性上消化道出血患者预后，因此生长抑素类药物不推荐常规应用于非静脉曲张出血患者，主要应用于静脉曲张出血患者（首选药物），可选择性应用于出血量较大的患者。对于肝硬化急性静脉曲张破裂出血者活动性出血时可预防性应用抗菌药物助于止血，减少早期再出血及感染，提高生存率。（表8-1-2为治疗药物推荐）。

表8-1-2 药物治疗推荐

药物	推荐
奥曲肽/生长抑素	静脉曲张出血首选药物，有效预防内镜治疗后肝静脉压力梯度升高
促胃动力药物（红霉素）	怀疑胃内有残留血液可选择性使用
内镜治疗前PPI使用	急诊胃镜检查延误、患者为急性非静脉曲张性上消化道出血、怀疑高危病灶，需要输血治疗的患者
H_2受拮抗制剂	—
内镜治疗止血后PPI使用	PPI 80mg静脉注射+8mg/h维持72小时静脉滴注
血管升压素及其类似物	控制静脉曲张出血，但不良反应较多，病死率无降低，使用最高剂量时间<24小时，可联合使用硝酸酯类药物
抗生素	肝硬化静脉曲张破裂出血者预防性使用减少早期再出血及感染，提高存活率
止血药物	不推荐作为一线药物

（五）AUGIB患者内镜检查及治疗

内镜检查在上消化道出血的诊断、危险分层及治疗中有重要作用。当患者有AUGIB的临床表现时，应尽可能在24小时内行内镜检查，即急诊内镜检查。对怀疑肝硬化静脉曲张出血的患者，应在住院后12小时内行急诊内镜检查。2018年亚太共识推荐对于血流动力学不稳定或失血性休克患者，在入院12小时内进行紧急内镜检查可以使患者在液体复苏和血流动力学稳定后受益。然而，不需要对所有出现NVUGIB的患者进行紧急内镜检查。目前尚未见到急诊内镜检查可直接降低死亡率的研究报道，现有资料显示，早期行急诊内镜检查与延迟行内镜检查相比具有减少低危和高危患者再出血率和手术并缩短住院时间的优点。并且内镜检查尚未发现严重的并发症。检查需要在少数患者中推迟进行，包括怀疑胃肠道穿孔患者和急性冠状动脉综合征患者。医师还可根据患者内镜下溃疡表现预测患者不进行内镜下治疗再出血发生率（表8-1-3），选择合理的治疗方案。急诊内镜检查提示无需内镜下止血治疗和再出血风险的低危患者可回家口服PPI继续治疗；内镜检查提示高风险病灶患者则需内镜下的止血治疗。然而急诊内镜仍存在一定的危险，包括心血管容量复苏不充分，氧饱和度低，隐蔽的出血灶持续出血给内镜检查提供不理想的视野使得重复进境检查。英国国家卫生临床规范研究院（National Institute for Health and Clinical Excellence，NICE）在管理AUGIB指南中推荐血流动力学不稳定的AUGIB患者在积极体液复苏后应立即行内镜检查。

内镜医师可采用局部注射、热凝止血、机械止血等技术止血。当镜下评分为高危患者时，应采取去甲肾上腺素盐水（1∶10 000）联合其他止血

表 8-1-3 溃疡灶内镜下表现预测再出血发生率

Forrest 分级	溃疡病变	再出血发生率
$Ⅰ_a$	活动性动脉喷射状出血	55%
$Ⅰ_b$	活动性渗血	55%
$Ⅱ_a$	血管裸露	43%
$Ⅱ_b$	附着血凝块	22%
$Ⅱ_C$	黑色基底	10%
Ⅲ	基底部清洁	5%

技术对出血灶进行治疗。不推荐常规复查胃镜，再出血患者常规推荐行二次内镜治疗。对部分初始止血后再出血风险高的患者，例如血流动力学状态不稳、严重贫血（Hb<80g/L）、活动性出血（Forrest Ⅰa/Ⅰb）、巨大溃疡（>2cm）、呕血和 Forrest Ⅱa 类溃疡等，在进行止血并使用 PPI 后可考虑复查内镜。尽管已经及时行内镜下止血治疗，但高危患者再出血发生率仍可达到 24%，近期也有研究报道 PPI 治疗联合内镜下止血治疗可使高危患者的再出血发生率降至 10%，高危患者可在首次胃镜检查发现活动性出血并行适当治疗 24 小时后复查内镜，回顾性及前瞻性研究提示复查内镜可有效减少再出血的发生率。对于常规止血方法难以控制出血者，内镜吻合夹闭系统（over-the-scope-clip，OTSC）是有效的补救手段，此对于常规止血方法无效的出血病灶或复发性消化性溃疡出血，有条件的医院建议采用 OTSC 进行补救治疗。

（六）输血治疗

许多研究指出红细胞输注治疗可用于急性消化道出血（acute gastrointestinal bleeding，AGIB），因为在急性失血时组织的灌注量和供氧量均显著减少，输血治疗可以抢救大失血患者。然而在许多出血病例中情况并非如此，最安全最有效的输血治疗方案存在争议。一些观察研究及小型对照研究显示血容量减少的贫血患者行输血治疗会对机体产生有害作用；动物实验显示因门静脉高压出血的动物行输血补充血容量治疗后可使门静脉压力反弹性增高增加再出血危险。目前用于 AUGIB 输血治疗方案主要有限制性输血和开放性输血治疗方案，开放性输血是指按传统的策略进行输血（阈值多为 90~100g/L），限制性输血是指采用更低的输注阈值进行输血（阈值多为 70~80g/L）。两种方案在疾病治疗中的应用尚存在一定争议。随机对照研究及 meta 分析均显示，与开放性输血相比，对上消化道出血患者采取限制性输血可改善预后，减少再出血率和降低病死率。亚太工作组建议对 NVUGIB 采用限制性输血策略，但未说明阈值应为 70g/L 还是 80g/L。2018 年《急性非静脉曲张性上消化道出血诊治指南》提出大多数 AUGIB 患者并不需要输血治疗，但当出血量大表现出明显血流动力学状态不稳定危及生命时，应当行输血治疗。“共识”推荐下列情况时可输血，紧急时输液、输血同时进行：①收缩压 <90mmHg，或较基础收缩压降低幅度 >30mmHg；②血红蛋白 <70g/L，血细胞比容 <25%；③心率增快（>120 次 /min）。输血治疗的目标是改善患者组织供氧量。血容量充足的判定及输血目标：收缩压 90~120mmHg；脉搏 <100 次 /min；尿量 >40ml/h；血 Na^+<140mmol/L；意识清楚或好转；无显著脱水貌。对大量失血的患者输血达到血红蛋白 80g/L，血细胞比容 25%~30% 为宜，不可过度，以免诱发再出血。血乳酸盐是反映组织缺氧高度敏感的指标之一，血乳酸盐水平与严重休克患者的预后及病死率密切相关，不仅可作为判断休克严重程度的良好指标，而且还可用于观察复苏的效果，血乳酸恢复正常是良好的复苏终点指标。安全有效的输血方案的制定不仅依赖于血红蛋白的水平还要根据其他一些因素，包括合并症、年龄、血流动力学状态等。此外，2018 年亚太共识指出血小板输注对于服用抗血小板药物的上消化道出血患者无益。

（七）AUGIB 患者会诊

当患者为持续性活动性出血、出血量较大、再次出血、出血伴有严重的腹痛、曲张静脉出血和严重的急腹症时需要请外科医师会诊。如果患者伴有胸痛、既往有冠状动脉疾病、血流动力学不稳定、疑似心肌梗死或伴有严重的心律失常时需请心脏科医师会诊。患者表现为明显的失血体征如休克、持续性便血或合并有严重并发症时需转入 ICU 持续心电监护。急诊科医师接诊 AUGIB 患者需及时请消化科医师会诊。

（八）AUGIB 的诊治流程图（图 8-1-1）

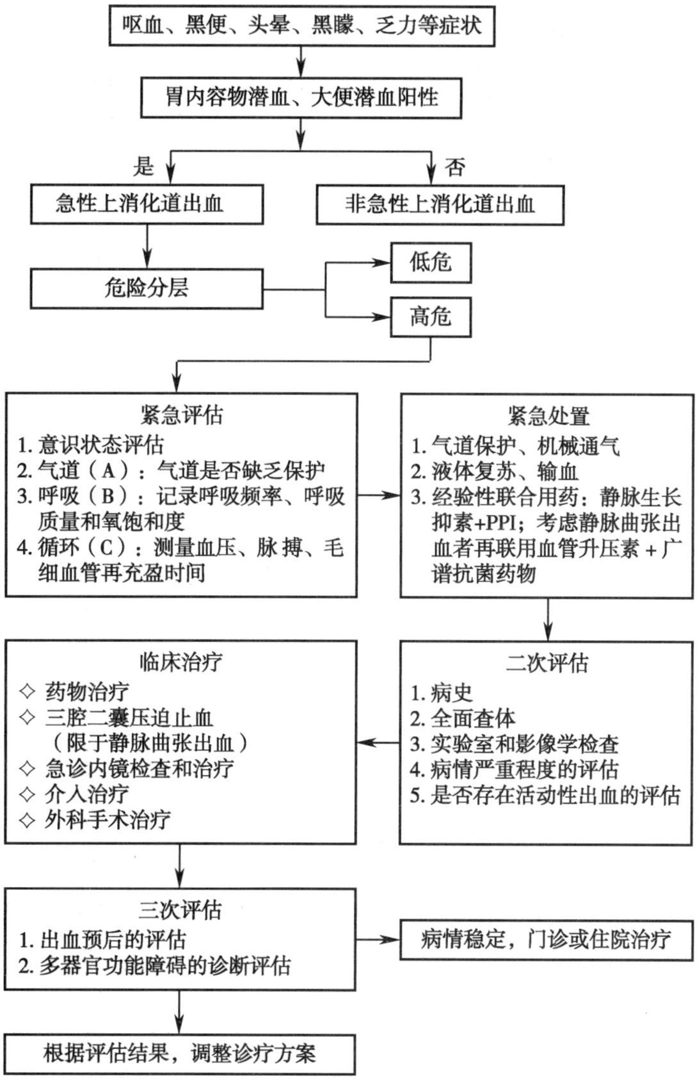

图 8-1-1　急性上消化道出血诊治流程图

（九）AUGIB 患者抗血小板药物的使用

ESGE 指南推荐对需要长期抗凝治疗的患者，NVUGIH 后应重启抗凝治疗。重新开始抗凝治疗的时机应该根据患者基础情况而定。对于大多数患者来说，在出血事件后 7~15 天恢复华法林是安全的，并且可以有效预防血栓栓塞并发症。对于血栓形成高风险的患者，可在出血后 7 天内恢复抗凝治疗。对接受低剂量阿司匹林作为心血管疾病一级预防并发生消化性溃疡出血的患者暂停阿司匹林，咨询心血管医生，重新评估目前服用阿司匹林的风险及益处，可在溃疡愈合后恢复小剂量的阿司匹林，如果临床需要可提前恢复。对接受低剂量阿司匹林用于心血管疾病二级预防的患者若出现消化性溃疡出血，再出血低危患者（如 Forrest 分级为Ⅱc 或Ⅲ）内镜后立即恢复阿司匹林；高危患者（如 Forrest 分级为Ⅰa、Ⅰb、Ⅱa、Ⅱb）应在充分内镜下止血治疗后 3 天恢复阿司匹林。对接受双抗治疗发生消化性溃疡出血的经皮冠脉内支架植入术（percutaneous coronary intervention，PCI）患者，以下建议可供参考，但尚需高循证证据支持：可以继续小剂量阿司匹林治疗，而对于血栓形成有高风险的患者，氯吡格雷不建议停药超过 7 天，但此建议提出需要尽早咨询心血管专家确定恢复第二联抗血小板药物的时机。

2018 年亚太共识推荐对于血栓形成的高危患者，出血停止后应立即恢复抗血小板药物治疗。与氯吡格雷合并用药时，不推荐特定的 PPI。对于服用双抗患者发生上消化道出血时，至少恢复一种抗血小板药物。对于口服抗凝药物（direct oral anticoagulation therapy，DOAC）患者或华法林的血栓形成高危患者发生溃疡性出血，出血停止后应立即恢复 DOAC 或华法林。

（十）2018《亚太地区非静脉曲张性上消化道出血专家共识意见》与 2015 欧洲胃肠内镜学会（ESGE）《非静脉曲张性上消化道出血管理指南》主要差异

1. **初始评估和危险分层** 2018 亚太共识中未确定出血患者接受输血治疗的指征及复苏；ESGE 管理指南提出输血目标是使患者血红蛋白控制在 70~90g/L，临床证据显示血容量不足或有显著合并症（如缺血性心血管疾病）目标值应更高，这点在亚太共识中均未提及。

2. **内镜检查前药物治疗** ESGE 指南提出可在内镜检查前行 PPI，而 2018 年亚太共识推荐对于 24 小时内无法获得早期内镜检查，建议使用内镜检查前 PPI，而不推荐在内镜检查前对病情稳定的患者行应用静脉注射 PPI。ESGE 提出具体剂量，推荐内镜检查前行大剂量 PPI 治疗（静脉注射 80mg 后 8mg/h 输注），还推荐在内镜检查前 30~120 分钟静脉输注红霉素（单次剂量 250mg）提高诊断率减少内镜复查，但并不能改善临床转归（如进一步出血、外科手术或死亡）；并可在内镜检查延迟或无法进行时 PPI 静脉给药减少进一步出血。

3. **内镜检查时机** ESGE 指南推荐在患者血流动力学复苏后早期（≤24 小时）行上消化道内镜检查，高危患者应更早（<12 小时）考虑。高危患者包括尽管持续液体复苏但血流动力学仍不稳定（心动过速，低血压）；呕吐物为血性或鼻胃管抽吸出血性物质；有禁忌证不能中断抗凝治疗的。2018 年亚太共识推荐对于血流动力学不稳定或失血性休克患者，在入院 12 小时内进行紧急内镜检查可以使患者在液体复苏和血流动力学稳定后受益。然而，不需要对所有出现 NVUGIB 的患者进行紧急内镜检查。

4. **内镜治疗** ESGE 推荐对所有消化性溃疡出血的患者行 Forrest 分级，以区分低危者和高危者。ESGE 推荐活动性溃疡出血患者（Forrest 分级Ⅰa、Ⅰb）联合使用肾上腺素注射和另外一种内镜下止血方法（接触热疗法如双极电凝法、热探头法，机械法或注射硬化剂法）。对于无活动性出血的裸露血管（Forrest 分级Ⅱa）单用机械法、灼烧法、注射硬化剂法，或联合肾上腺素注射治疗，不推荐肾上腺素注射作为内镜下单一治疗。对活动性 NVUGIH 患者若标准的内镜下止血措施不能控制出血，建议应用局部喷洒止血或 OTSC 作为内镜下补救治疗。2018 年亚太共识指出对 NVUGIB 患者内镜下无法成功止血患者，内镜下喷洒止血喷雾剂可用于暂时止血。2018 年亚太共识建议推荐在传统内镜治疗难治性病变中使用 OTSC，如内镜止血夹、热装置或内镜注射。OTSC 可能在初级治疗中发挥作用，特别是在大血管消化性溃疡出血中。

5. **内镜检查后药物治疗** ESGE 推荐对已行内镜下止血治疗和黏附血凝块未行内镜下止血治疗的患者给予大剂量 PPI 治疗，静脉注射 80mg 后连续静脉输注（8mg/h）至内镜检查或治疗后 72 小时。此点亚太共识未提及。

6. **溃疡再出血的长期预防** ESGE 指南推荐由消化性溃疡引起的 NVUGIH 患者急性期即检测幽门螺杆菌，若阳性给予适当的抗生素治疗，若阴性建议复查。应确保幽门螺杆菌在此类患者中被根除。亚太共识中未提及溃疡性出血的幽门螺杆菌根治。

7. **EMR 或 ESD 术后迟发性出血的内镜治疗** 与消化性溃疡治疗相似，并未证实 PPI 治疗效果好于 H_2RA。

（金世柱 钱家鸣）

第二节 急性下消化道出血

【摘要】

急性下消化道出血（lower gastrointestinal bleeding，LGIB）是指十二指肠与空肠移行部屈氏韧带以下的小肠和结肠疾患引起的急性肠道出血。病因大多为消化道疾病本身所致，少数可能继发于全身性疾病。治疗上以止血、补充血容量为主，与此同时寻找下消化道出血部位、疾病性质进行原发病的病因治疗尤为重要。

【学习要点】

1. 急性下消化道出血的主要病因。
2. 急性下消化道出血处理原则。
3. 影像学检查在急性下消化道出血病因诊断中的地位。
4. 消化内镜技术在诊断及治疗急性下消化道出血中的优势。

5. 了解小肠出血的诊治及新的指南内容。

【思考题】

1. 急性下消化道出血的主要病因有哪些?

2. 哪些临床症状与体征对于判断急性下消化道出血的病因具有诊断价值?

3. 各种消化内镜技术对于急性下消化道出血的诊断价值有哪些异同?

4. 为什么说影像技术及消化内镜技术的进展使部分急性下消化道出血患者避免了不必要的手术?

5. 结肠镜检查诊断下消化道出血的优势和局限性是什么?

急性下消化道出血是目前急诊及消化内科常见急症。解剖学上LGIB定义为源自十二指肠悬韧带远端的出血。急性LGIB多表现为便血突然发作,然而在少数情况下,来自小肠或右半结肠的出血可表现为黑便或柏油样便。小肠解剖上包括十二指肠、空肠和回肠。因十二指肠出血通常可通过上消化道内镜诊断,故狭义的小肠出血是指Triez韧带以下的空肠和回肠出血。来自小肠(中段消化道)的出血与结肠出血在临床表现、处理和预后方面有所不同,美国ACG指南中将LGIB定义为源自结肠或直肠的便血,但在本文中将一并叙述。

近年统计数字表明,急性下消化道出血的每年住院率为(33~87)/10万。住院患者病死率为2.5%~3.9%,一年后再出血率为13%~19%。随着阿司匹林、非甾体抗炎药及抗凝血药物的广泛应用,其发病率有所升高。对急性下消化道出血的及时判断及处理,对改善患者预后,降低死亡率、降低住院天数具有重要的意义。

一、急性下消化道出血的主要病因

引起下消化道出血的最常见原因为结直肠肿瘤,肠道炎症性病变为次。缺血性肠病、溃疡性结肠炎、克罗恩病、肠伤寒、肠结核和坏死性小肠炎有时可以发生大量出血。

1. 原发于结直肠的疾病

(1)良、恶性肿瘤:恶性肿瘤包括癌、类癌、恶性淋巴瘤、平滑肌肉瘤、纤维肉瘤、神经纤维肉瘤;良性肿瘤有平滑肌瘤、脂肪瘤、血管瘤、神经纤维瘤、囊性淋巴管瘤、黏液瘤等。肠道间质瘤也可引起出血。

(2)息肉:多见于大肠,主要是腺瘤性息肉,还有幼年性息肉病及Peutz-Jeghers综合征(Peutz-Jeghers syndrome,又称黑斑息肉综合征)。

(3)炎症性病变:感染性肠炎有菌痢、肠伤寒、肠结核及其他细菌性肠炎等;寄生虫感染有包括阿米巴、血吸虫、蓝氏贾第鞭毛虫、钩虫或鞭虫感染所致的肠炎,非特异性肠炎有溃疡性结肠炎、克罗恩病、结肠非特异性孤立溃疡等。此外,还有抗生素相关性肠炎、出血坏死性小肠炎、放射性肠炎等,NSAID引起的小肠溃疡。

(4)血管病变:缺血性肠病是老年人血管病变引起下消化道出血原因之一。静脉曲张(注意门静脉高压所引起的少见部位静脉曲张出血,可见于直肠、结肠和回肠末端)、毛细血管扩张症、血管畸形(其中毛细血管发育不良、血管扩张常见于老年人,为后天获得,常位于盲肠和右半结肠,可发生大出血)。

(5)肠壁结构性病变:憩室[小肠梅克尔憩室(Meckel diverticulum)比较常见]、肠重复畸形、肠气囊肿病(多见于高原居民)、肠套叠等。

(6)肛门病变:痔疮和肛裂。

2. 小肠出血 小肠出血较少见,一般在经上消化道内镜检查和结肠镜检查未发现明显病因的持续性或复发性消化道出血者大多源于小肠出血。小肠出血可能是隐性的,也可能是显性的。小肠出血有多种原因,其发生率在一定程度上取决于患者年龄。40岁以下的患者中,小肠出血更可能是由炎症性肠病、Meckel憩室、恒径动脉破裂出血或小肠肿瘤(如质瘤、淋巴瘤、类癌、腺癌或息肉)引起。大于40岁者,小肠出血更可能由血管病变、糜烂或非甾体抗炎药相关性溃疡引起。

3. 全身性疾病累及肠道 白血病和出血性疾病;风湿性疾病和系统性红斑狼疮、结节性多动脉炎、白塞综合征(Behcet syndrome);恶性组织细胞病;尿毒症性肠炎。腹腔邻近脏器恶性肿瘤浸润或脓肿破裂侵入肠腔可引起出血。

二、急性下消化道出血诊断中需要注意的主要问题

1. 主要临床症状

(1)便血:少量显性出血可见鲜红色、果酱

样或咖啡色样便；少数速度慢，在肠腔停滞时间过久会呈现黑色。急性大量出血呈大量鲜红色血便。

（2）循环衰竭的表现：心悸、头晕、出汗、虚脱、休克。

（3）原发病的临床症状及体征：较为常见的是各种特异性肠道感染、炎症性肠病、下消化道憩室、息肉、肿瘤、痔肛裂等，出血性疾病、结核病、系统红斑狼疮等各有特殊的临床表现和体征。

2. 诊断要点 病史询问和体格检查是必要的诊断步骤。病史询问中应注意年龄、既往病史、粪便的性状与颜色及伴随症状，如是否有腹痛、消瘦、发热等。

（1）年龄因素：老年人需考虑肠道肿瘤、缺血性肠病及结肠血管扩张。儿童考虑感染性肠炎、血液病、肠道憩室和幼年息肉。

（2）粪便的颜色与性状：出血部位越高，便血的颜色越暗；出血部位越低，便血的颜色越鲜红，或表现为鲜血。此外与出血的速度和数量密切相关，如出血速度快和出血数量大，血液在消化道内停留的时间短，即使出血部位较高，便血也可能呈鲜红色。

如在排便后滴鲜血，而且与粪便不相混杂者多见于内痔、肛裂或直肠息肉；中等量以上便血多见于缺血性结肠炎、急性出血性坏死性肠炎、回肠结肠憩室和肠系膜及门静脉血栓形成，甚至上消化道病变出血也可表现为大量便血。血与粪便相混杂同时伴有黏液者，应考虑结肠癌、结肠息肉病、溃疡性结肠炎；粪便呈脓血样或血便伴有黏液和脓液，应考虑菌痢、结肠血吸虫病、溃疡性结肠炎、结肠结核等。

（3）既往病史：高血压病史、动脉硬化及口服避孕药可引起缺血性肠炎；原有血液系统、结缔组织疾病过程中发生消化道出血需考虑原发病引起的肠道出血。腹部放疗需考虑放射性肠炎。

（4）伴随症状：便血伴有剧烈腹痛，甚至出现休克现象，应考虑肠系膜血管栓塞、出血性坏死性肠炎、缺血性结肠炎、肠套叠等；便血伴有腹部肿块者，应考虑结肠癌、肠套叠等。便血伴有发热可见肠道炎症性病变，以及全身性疾病以肠道表现为主的疾病，如白血病、淋巴瘤、恶性组织细胞病等；便血伴有皮肤或其他器官出血征象者，要注意血液系统疾病、急性感染性疾病、重症肝病、尿毒症、维生素 C 缺乏症等情况。

三、急性下消化道出血病因及定位诊断方法

1. 留置胃管 胃管吸引如抽出的胃液内无血液而又有胆汁，则可肯定出血来自下消化道。

2. 实验室检查 血常规及血液凝血机制检查，除外血液系统病；伤寒、副伤寒检查；粪便细菌培养及寄生虫的检查。

3. 肛门直肠指检 是一种简便易行却非常重要的临床检查方法。通过指诊可以触摸到直肠下端及肛管有无肿物和压痛、触痛，以诊断是否有良性肿瘤、恶性肿瘤、感染、肛裂等疾病；可以触到括约肌间沟，了解括约肌的紧张度以推断某些病症；根据指套上是否染血及血迹颜色，协助早期发现直肠、结肠癌、溃疡性结肠直肠炎、痔、肛门裂等疾病。

4. 内镜检查 结肠镜检查是诊断和治疗急性下消化道出血的首选初始检查，是目前明确急性下消化道出血病因最主要的检查方法。它的优点为直视性，对可疑病灶可取活检，并可同时进行内镜下止血治疗。但其需要肠道准备，且属于侵入性操作，需在操作前进行内镜及镇静相关的风险评估。

一般建议对于有持续性出血或高危因素的患者，结肠镜检查应在就诊后 24 小时内进行，前提是要做好充分的结肠准备，紧急结肠镜检查（入院 12 小时内）对再出血、手术需求、住院天数和死亡率等情况的临床获益尚不明确。

研究发现因下消化道出血而接受结肠镜检查的患者中，45%~90% 可见明确或潜在的出血灶。但需在检查中充分观察肠黏膜，必要时需要进行灌洗以便确定出血部位。尽可能观察回肠末端，以排除小肠近端病灶出血。如结肠镜未发现活动性出血部位并不能排除存在更近端出血灶的可能。部分出血病因可通过内镜干预治疗，如憩室出血、血管发育异常、痔、息肉切除术后出血等。

由于无肠道准备时行结肠镜检查盲肠插镜率较低，而且结肠腔内的血液或大便会影响出血灶的检出。可根据患者的耐受情况采取快速大剂量清肠法，即在 3~4 小时内给予 2~4L 聚乙二醇清

肠，不能经口者可使用鼻胃管，但有误吸或液体过剩风险的患者应谨慎使用。

对于持续性出血患者出血部位不明者，亦可采用推进式小肠镜筛查部分上消化道或近端小肠，因为此类患者中多达15%存在上消化道出血灶。当可疑出血部位在小肠更远段，可选择胶囊内镜检查或经肛小肠镜检查。对于血流动力学稳定且没有重度出血征象者，胶囊内镜检查是评估小肠出血较好的选择，前提是患者没有该检查的禁忌证（如小肠梗阻、狭窄或憩室）。胶囊内镜的主要优点是非侵入性，且多数时候能检查全小肠，其主要缺点是不能活检及进行治疗干预，而且并非所有小肠黏膜都能被观察到。

5. 钡剂灌肠及结肠双对比造影　注入钡剂后，自肛管通过气囊注气1 000ml左右，在透视下观察肠曲扩张满意后即可拔除肛管，让患者做数次360°翻转，使结肠形成良好的双对比显影，采用分段摄片的方法，包括直肠侧位、乙状结肠仰卧、俯卧及斜位片，一般摄片10~15张，除能显示病变轮廓外，还能观察结肠的功能改变，后者是内镜检无法观察到的。但检查必须在消化道出血停止后进行。

6. 选择性血管造影　当肠道出血速度达0.5ml/min时通过选择性肠系膜动脉或腹腔动脉造影可以显示造影剂外溢现象，诊断符合率达88.9%。但选择性血管造影须通过股动脉插管的操作，属于有创检查，是其缺点。

7. 核素扫描　经内镜及放射线检查阴性的病例可做放射性核素扫描。方法是采用核素锝-99m（^{99m}Tc）胶体硫或^{99m}Tc高锝酸盐标记的自体红细胞，从静脉注入患者体内。当有活动性出血而出血速度能达到0.1ml/min核素便可以显示出血部位，注射1次^{99m}Tc标记的红细胞可明确患者消化道出血的大致部位，是检测消化道活动性出血较敏感的检查方法。

选择性血管造影及核素扫描均要求检查时存在活动性出血才能发现出血灶。对于病情不稳定以至于无法进行结肠镜检查的重度出血患者，或结肠镜干预后仍有重度持续性出血的患者，可使用放射性核素显像来挑选适合接受后续血管造影的活动性出血患者。主要缺点是需要患者有活动性出血才能发现出血灶，且仅能将出血定位到一个大致的腹部区域。

8. 小肠影像学检查　CT/MRI作为非侵入性检查，患者容易接受。它可以在相对短的时间及较少的费用完成对整个小肠的评价，观察到腹部实质脏器及肠腔内外情况，并可以显示病变及毗邻血管、淋巴结之间的关系。适合不能耐受内镜检查及内镜不能通过的患者。

9. CT血管造影　特点为普及、操作快速且微创，此外还可提供解剖细节，可能有助于决定后续治疗方案。CT血管造影可检出速率为0.3~0.5ml/min的出血。它通常采用多排螺旋CT。血管造影通常用于因重度出血伴血流动力学不稳定而无法行内镜检查的患者，其缺点是无法实施治疗，有辐射暴露，而需静脉给予造影增强剂，对肾功能受损及造影剂过敏者禁用。

经导管栓塞术是一种确定的出血治疗手段，对远端血管行超选择性栓塞术可降低肠梗死风险。在发现有活动性出血的患者中，80%可行超选择性栓塞术，其控制出血的成功率为97%。然而，超选择性栓塞术后发生肠梗死的风险最高达20%，还可能引发其他严重并发症，包括动脉损伤、血栓形成和肾衰竭。

以上各种检查方法在临床应用中需要合理应用，需掌握各种检查方式的优缺点、适应证和禁忌证。文献报道，在急性下消化道出血中结肠镜检查具有最好的诊断治疗优势，如表8-2-1所示。

表8-2-1　各种检查方式诊断处理急性下消化道出血能力的比较

检查方法	诊断率/%	治疗率/%	再出血判断率/%	并发症/%	肠道准备	活动性出血时检查
结肠镜	74~100	8~37	0~24	0~2	是	否
血管造影	23~72	14~100	1~57	0~60	否	是
放射性核素	40~73	无	无	少见	否	是
CT	24~94	无	无	0~11	否	是

四、急性下消化道出血的评估和危险度分层

急性下消化道出血患者的初始评估和处理应同时进行。评估的目的是确定出血部位和严重程度、启动合理的医疗资源、开始一般支持治疗和启动复苏。初始评估包括病史收集、体格检查、实验室检查,某些情况下还需鼻胃管灌洗或上消化道内镜检查。

1. 伴随症状及病史 腹痛提示存在炎症性出血灶,如缺血性或感染性结肠炎、穿孔(如,重度上消化道出血患者的消化性溃疡穿孔)。应询问患者是否存在既往消化道出血史以及患者的既往病史、用药史,尤其是与出血相关的药物,如非甾体抗炎药(NSAID)、抗凝药和抗血小板药物。还应询问患者是否存在可能提示特定出血病因的症状。

2. 体格检查 包括生命体征以明确血流动力学稳定性,主要腹部体征及肛门指检等。低血容量的表现包括:静息状态下心动过速、直立性低血压(从卧位变为立位时,收缩压降低 20mmHg 以上和/或心率增加 20 次/min)及仰卧位低血压等。

3. 实验室检查 应进行全血细胞计数、血清生化检查、肝功能检查和凝血功能检查。初始血红蛋白水平应该每 2~8 小时监测 1 次,具体取决于出血严重程度。

4. 评估是否存在上消化道出血 10%~15% 的重度便血患者会有上消化道出血灶。提示上消化道出血灶的表现包括:血流动力学不稳定、直立性低血压、血尿素氮(BUN)/肌酐比值或尿素/肌酐比值升高(分别为 >20∶1~30∶1 和 >100∶1)。另一方面,如果大便中有血凝块,那么出血灶位于上消化道的可能性则会降低。如怀疑上消化道出血,可进行鼻胃管灌洗观察灌洗液,恰当复苏后可立即行上消化道内镜检查。若灌洗结果为阴性(无咖啡色液体或血性液体),则表明十二指肠悬韧带[(又称屈氏韧带(ligament of Treitz)]近端无活动性上消化道出血。

5. 急性下消化道出血的高危因素 包括:血流动力学不稳定(低血压、心动过速、直立性低血压、晕厥)、持续性出血、严重合并症、高龄、因其他原因住院的患者发生出血、有憩室病或血管发育异常导致消化道出血的既往史、近期使用阿司匹林、凝血酶原时间延长、腹部无压痛、贫血及 BUN 水平升高、白细胞计数异常。具有高危特征的患者应收入重症监护病房以进行复苏、密切观察和可能的治疗性干预。

6. 复发性下消化道出血的评估 对于近期复发性下消化道大出血患者,应复行结肠镜检查,必要时还需进行内镜下止血。与再出血有关的因素包括:存在严重基础性疾病或合并症、使用抗血小板药/抗凝药/NSAID、出血灶的位置和首次止血治疗方式。

五、治疗

虽然部分 LGIB 患者的出血可以自发停止且预后良好,但在老年患者中,下消化道出血的发病率和死亡率在持续增加,特别是对于存在合并症的患者,更需及时、积极进行有效治疗。急性 LGIB 患者在初步评估、血流动力学复苏和危险度分层后,应立即考虑结肠镜检查的可行性和时机,是否可行肠道准备及内镜下止血,同时也应考虑内镜以外的诊断和治疗策略。而治疗原则主要针对病因和出血部位。

(一)一般急救措施

1. 一般支持治疗 吸氧,立即建立适当的静脉通路,如果需行紧急上消化道内镜,初始应完全禁食。对于血流动力学不稳定或复苏期间需要密切监测的患者,应考虑置入肺动脉导管。

2. 液体复苏和输血 充分的复苏和稳定病情对急性消化道出血患者至关重要。有液体过剩风险的患者可能需要密切监测联合肺动脉导管放置。如果初始复苏未能改善血压,应加快补液速率,并考虑采取紧急干预。在液体复苏期间,根据实验室检查结果评估是否需要输血至关重要。决定是否启用输血必须因人而异,一般无合并症的年轻患者在血红蛋白还未降至 70g/L(7g/dl)以下时可能无需输血,但年龄较大或有重度合并症者需输注浓缩红细胞。此外,对于活动性出血合并低血容量的患者,即便血红蛋白未出现明显异常,通常也有输血指征。

(二)止血治疗

1. 凝血酶保留灌肠 对左半结肠以下出血

可能有效。

2. 内镜下止血　急诊结肠镜检查如能发现出血病灶，可以试行内镜下止血。

3. 血管活性药物应用　血管升压素、生长抑素静脉滴注有一定作用。如做动脉造影，可在造影完成后动脉滴注血管升压素 0.1~0.4U/min，对右半结肠及小肠出血止血效果优于静脉给药。

4. 动脉栓塞治疗　对动脉造影后动脉输注血管升压素无效的病例，可做超选择性插管，在出血灶注入栓塞剂。本法主要缺点是可能会发生肠梗死。

5. 紧急手术治疗　经内科保守治疗仍出血不止，危及生命，无论出血病变是否确诊，均是紧急手术的指征。与术前已明确出血部位的患者相比，术前未明确出血部位的患者进行结肠切除术后的并发症发病率和死亡率更高，因此应尽可能在术前找到出血灶。

（三）病因治疗

针对不同病因选择药物治疗、内镜治疗及择期外科手术治疗。

六、指南推荐

（一）小肠出血

2007 年我国消化病专家制定了中国不明原因消化道出血诊断和处理推荐流程。2012 年更新版中将小肠 CT 造影、胶囊内镜、小肠镜等共同列为小肠的主要检查技术。2018 年由于各项研究证据更为充分，对小肠出血的诊治流程进行了进一步优化和更新（图 8-2-1），并编撰了《小肠出血诊治专家共识意见（2018 年，南京）》，发布于 2018 年《中华消化杂志》。

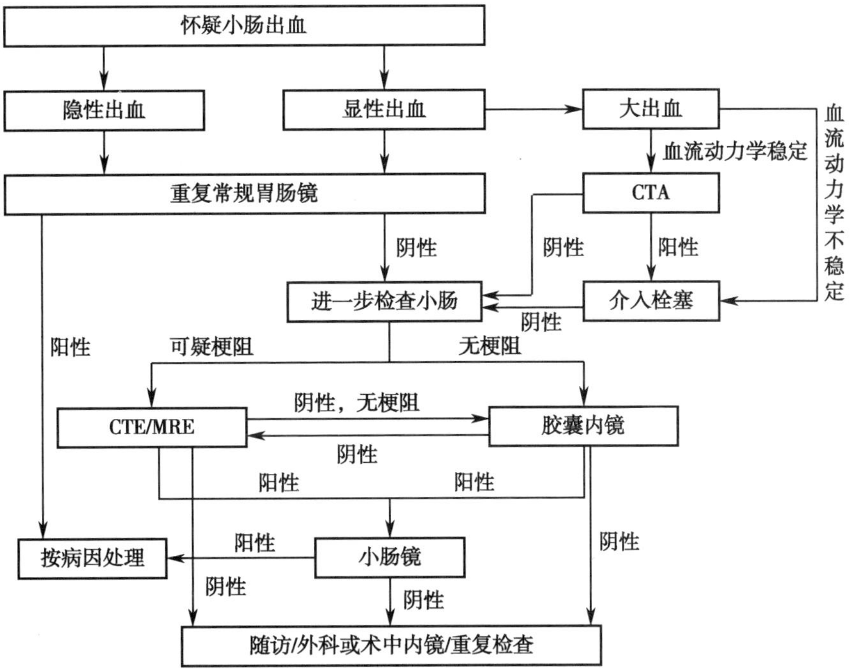

图 8-2-1　小肠出血诊治推荐流程
（资料来源：《小肠出血诊治专家共识意见（2018 年，南京）》）

新版共识意见重新明确了小肠出血的定义，明确指出血管畸形是小肠出血的最常见原因。同时对小肠出血各种诊断方法的选择，包括胶囊内镜、小肠镜及影像学检查和血管造影、核素扫描等影像学技术进行了详细阐述。在药物治疗方面，生长抑素类似物可能具有一定疗效，然而尚需进一步通过高质量随机对照研究加以证实，抗血管生成药物沙利度胺对胃肠道血管病变所致反复出血患者具有很好的长期疗效。干预性治疗措施（如内镜治疗、放射介入治疗或手术治疗）对部分伴活动性出血可暂时起到止血作用，但因病灶常多发、隐匿，很难根治病灶，术后复发率很高。

新版共识意见中有以下重要指导意见：

1. 诊断　对于反复出血或既往检查不完善的患者，可以考虑重复常规内镜检查。如果两次常规内镜检查均未明确出血原因，下一步应该检查小肠。胶囊内镜是常规内镜检查阴性、怀疑小肠出血患者的首选检查方法。小肠CT造影是胶囊内镜检查阴性、怀疑小肠出血患者的首选影像学检查方法。优先行小肠镜检查一般用于有胶囊内镜检查禁忌、出血量较大或考虑行内镜下治疗的患者。对于以上多种检查手段未能明确病因或无法行小肠镜检查的患者，推荐手术探查和术中内镜检查。

2. 治疗 对经胶囊内镜或小肠镜发现活动性出血灶，且同时存在进行性贫血加重或活动性出血的患者，如有条件应采取内镜下止血治疗。内镜下治疗措施应根据当地医疗条件、患者病因及治疗应答情况综合决定。如果存在持续性或复发性出血，或无法定位出血灶，则推荐补铁治疗、生长抑素或抗血管生成药物（沙利度胺）治疗。对于血流动力学不稳定的急性大出血患者，可首选血管造影，并可立即行栓塞治疗。小肠出血一旦病因明确或发现原发灶，即应针对病因或原发灶治疗。

（二）急性下消化道出血

2016年美国胃肠病学院（ACG）发布了急性下消化道出血患者管理指南，为临床医生概述了27个关键推荐，并根据证据强度将这些建议进行等级划分，提供了关于急性下消化道出血初步评估和管理、结肠镜检查的应用、非结肠镜检查方法的选择、治疗决策的制定和预防出血复发的建议。该指南强调了下消化道出血的评估、诊疗流程，也重点提出了内镜干预的时机以及准备工作和具体治疗措施，也提出对于复发性下消化道出血预防的较强推荐。（图8-2-2）

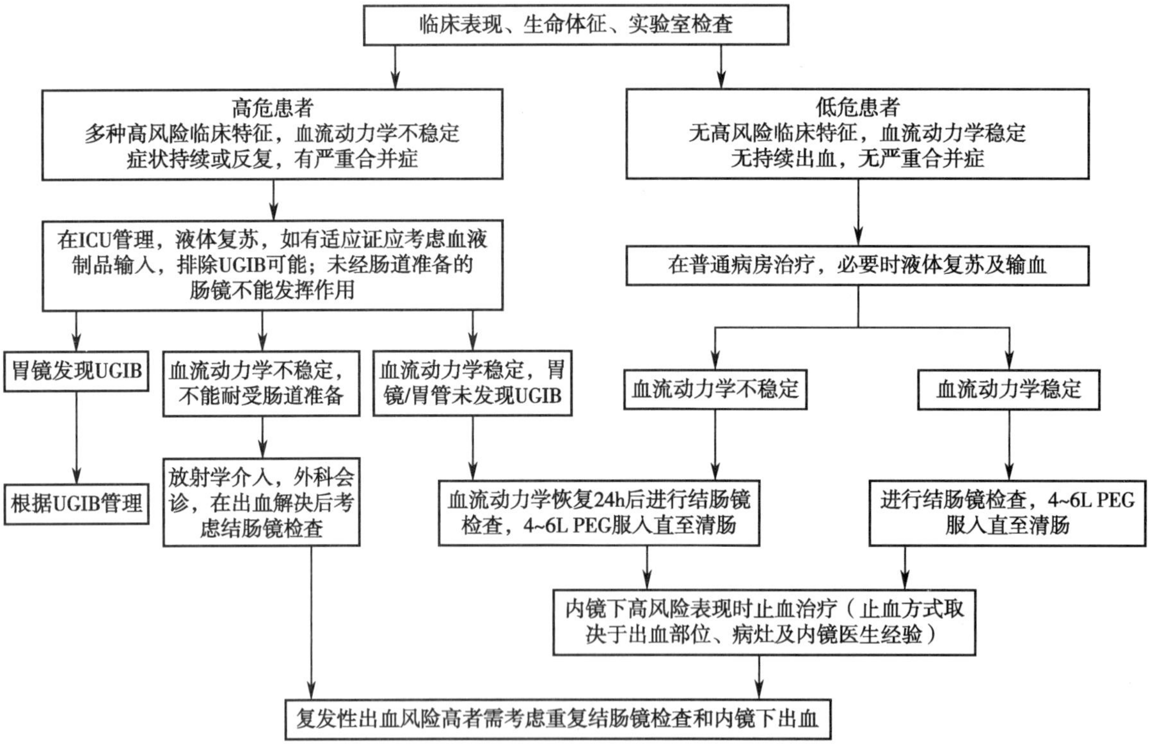

图8-2-2 ACG指南关于急性下消化道出血的分层和治疗流程

UGIB，上消化道出血；CTA，CT血管造影；NGT，鼻胃管；DAPT，双抗治疗；PEG，聚乙二醇

急性LGIB患者的初步评估和管理包括血流动力学复苏，风险分层，抗凝和抗血小板药物（抗血栓药）管理。血流动力学状态应该作为复苏初步评估的必要，并以临床参数为依据进行风险分层。对于血红蛋白低于70g/L（存在合并症，特别是缺血性心脏病的患者阈值应为90g/L）应推迟进行内镜检查，首先给予浓缩红细胞纠正贫血。

与血流动力学不稳定相关的便血提示上消化道出血可能，因此需要上消化道内镜检查。对多数患者而言，结肠镜检查应该是首选诊断方法，但要在充分肠道准备后进行。结肠镜下可见活动性出血（喷射性出血或血液渗出）、非出血性裸露血管及血凝块附着者应尽可能采取内镜下止血治疗，内镜下止血方式由出血病因、部位及内镜医师的经验决定。例如憩室出血建议使用消化内镜下止血夹治疗；扩张血管出血推荐进行非接触式氩离子凝固术治疗（APC）；息肉切除术后出血可采用机械性止血或接触性热传导止血联合或不联合注射稀释性肾上腺素。影像学检查和干预应在持续出血的高风险患者中考虑，包括不能充分复苏，及对肠道准备和结肠镜检查不能耐受者。预防复发性出血的策略应该予以考虑。反复下消化道出血预防手术应该是个体化的，出血来源应该在切除术前经过仔细定位。

该指南也提出了关于抗凝药和抗血小板药管理的建议，指出抗凝药和抗血小板药管理的决策应因人而异。对于正在使用抗凝药物的患者，需进行包括血液科、心内科、神经内科和消化内科在内的多学科会诊以权衡停用抗凝治疗的风险，如针对心血管疾病一级预防而使用阿司匹林者可停用该药；但对高危心血管疾病患者应继续使用阿司匹林进行二级预防。对于过去90天内曾发生急性冠脉综合征、过去6周内植入了金属裸支架或过去6个月内植入了药物洗脱支架的患者，不应停用双联抗血小板疗法。消化道出血控制后应何时恢复使用上述药物也取决于患者的血栓形成和再出血风险。已确定有心血管疾病，需要阿司匹林患者一般在出现停止后和至少7天尽快恢复阿司匹林。具体时间取决于出血严重程度、止血是否充分和血栓栓塞事件风险。

小结

对急性下消化道出血患者，及时启动初始评估至关重要，初步评估包括病史收集、体格检查、实验室检查，必要时及时留置胃管及行上消化道内镜检查，以评估出血严重程度、排除上消化道出血可能，在初步评估的基础上应同时对患者开始一般支持治疗和液体复苏，同时评估是否需输血、处理凝血障碍等问题。结肠镜检查是诊断和治疗急性下消化道出血的首选方法。对于病情不稳定者，可进行肠系膜血管造影。下消化道出血的治疗取决于出血灶的位置。许多病例可在行结肠镜检查或血管造影时进行治疗，从而控制出血，但部分下消化道出血需立即手术。对出血控制患者，亦应进行再出血的风险评估和预防。

（袁耀宗 夏 璐）

第三节 非甾体抗炎药所致胃肠道损伤认识回顾和展望

【摘要】

非甾体抗炎药（non-steroidal anti-inflammatory drug，NSAID）在世界范围内广泛应用，临床上被广泛应用于肌肉－骨骼疼痛、关节炎等风湿性疾病的治疗，其中阿司匹林在预防和治疗心肌梗死和脑卒中方面有重要作用。然而，NSAID就像一把“双刃剑”，一方面有消炎止痛等作用；而另一方面又会引发多种并发症，其中最为常见的是胃肠道方面的副作用，也是最严重的副作用之一。了解NSAID的分类、相关胃肠道损伤机制以及危险因素对于预防其发生有重要价值。

【学习要点】

1. 非甾体抗炎药所致胃肠道损伤的流行病学特征。

2. 非甾体抗炎药所致胃肠道损伤的发病机制。

3. 非甾体抗炎药所致胃肠道损伤的危险因素。

【思考题】

1. 非甾体抗炎药的种类有哪些？对胃肠道损伤的风险如何？

2. 非甾体抗炎药通过哪些机制导致胃肠道损伤？

3. 非甾体抗炎药所致胃肠道损伤有哪些危险因素和高危人群？

一、流行病学

非甾体抗炎药是一大类具有抗炎、镇痛和解热等作用的药物，在临床上被广泛应用于肌肉－骨骼疼痛、关节炎等风湿性疾病的治疗及心脑血管疾病的预防。在美国，超过半数的65岁以上老年人至少每周服用7片以上的NSAID药物；在1999—2000年间，共有10亿张处方，NSAID药物销售额达50亿美元，非处方药的销售额达18亿美元。在意大利，NSAID药物的费用在整个直接医疗费用中名列第二位。据统计，全世界每天超过 3 000 万人服用 NSAID 药物。发展中国家关于 NSAID 使用情况方面的数据较少。

然而，NSAID 同时也会引发多种并发症，如胃肠道损伤、心血管事件、肝肾功能损伤和血小板抑制等，其中最为常见的是对胃肠道的损害。NSAID 相关胃肠道损伤包括胃炎、食管炎、溃疡、出血及穿孔等，发生风险相较于未用药者增加 4~6 倍。据估计，10%~60% 的 NSAID 服用者有消化不良症状的产生；而 5%~15% 服用 NSAID 的风湿性关节炎患者由于消化不良症状而要求停用。接受传统 NSAID 治疗的患者中，消化性溃疡的患病率为 10%~30%，比普通人群高出 10~30 倍。而既往有消化性溃疡病史的人群中，NSAID 相关性胃肠病的发生率高达 33%~50%。NSAID 已成为继幽门螺旋杆菌之后，引发消化性溃疡的第二大病因。但由于 NSAID 具有镇痛作用，50%~85% 的患者无明显临床症状，所以实际发生的溃疡可能更高。NSAID 相关胃溃疡的发病率高于十二指肠溃疡。流行病学调查显示，在服用 NSAID 的人群中，胃溃疡发生率为 12%~30%，十二指肠溃疡发生率为 2%~19%；发生胃溃疡的概率比未用药者约高 40 倍，发生十二指肠溃疡的概率约高 8 倍。在英国，每年约 10 000 人因 NSAID 相关性胃肠损害住院，约 2 000 人因此死亡。美国 NSAID 相关性胃肠损害的死亡率与白血病和 AIDS 相似。

NSAID 除了可以引起上消化道（胃、十二指肠）黏膜损伤外，也能对小肠、大肠黏膜造成损伤。随着近年来胶囊内镜及小肠镜的应用，NSAID 导致的小肠黏膜损伤逐渐被关注。据报道，在 713 例尸检病例中，249 例在死前 6 个月内曾服用 NSAID，其中 21 例（8.4%）存在非特异的小肠溃疡，而且有 3 例死于长期服用 NSAID 所致的小肠溃疡并发穿孔；而 464 例未服用 NSAID 的病例中，仅有 3 例（0.6%）发现小肠溃疡。我国的相关研究也发现，在 171 例长期服用 NSAID 的患者中，小肠黏膜损害的发生率为 64.3%，其中消化道出血为最常见临床表现；内镜下表现以黏膜糜烂（71.8%）最为常见，空肠糜烂及黏膜下出血发生率高于回肠，溃疡发生率低于回肠。英国研究者应用胶囊内镜检查服用 NSAID 达 2 周的健康志愿者，发现小肠损伤的发生率为 68%。服用 NSAID 至少 3 个月的关节炎患者中，高达 71% 患者被发现存在 NSAID 相关小肠黏膜损伤，而未服用 NSAID 的对照组仅为 10%（$p<0.001$）。日本的研究报道在 1 035 例行双气囊小肠镜的病例分析中，约一半病例的小肠黏膜损害与 NSAID 相关。

二、NSAID 的发展史

自古以来人们就采用含水杨酸的植物来治疗疾病。早在数百年前，古埃及就用桃金娘科植物的干叶煎药涂于背部和腹部，缓解子宫疼痛，希腊人用柳树和白杨木树皮提取物治疗眼疾，咀嚼柳树皮缓解分娩疼痛和退热。1763 年，英国的 Edward Stone 发现柳树皮中起镇痛作用的苦味物质水杨苷，并描述用柳树皮浸出液治疗发热和间日疟。后来直到 1860 年，德国 Kolbe 和 Lautemann 合成了苦味水杨酸。1897 年，年轻化学家 Felix Hoffman 从柳树皮中分离出活性成分并合成乙酰水杨酸即阿司匹林。后来陆续开发的一类药物如安替比林、非那西丁、对乙酰氨基酚、保泰松、芬那酸和吲哚美辛等都具有与阿司匹林相近的抗炎和镇痛作用，因其与糖皮质激素明显不同，被统称为非甾体抗炎药。1971 年，John Vane 等发现 NSAID 抑制环氧合酶（cyclooxygenase，COX），使前列腺素（prostaglandin，PG）产生减少；1991 年，Herschman 等用分子克隆技术证实了 COX 有两种同工酶。根据 COX 理论，两种特异性 COX-2 抑制剂塞来昔布、罗非昔布相继诞生。然而，2004 年 9 月，因服用罗非昔布的患者心血管事件发生率增高，默沙东公司宣布在全球范围内撤回罗非昔布。

三、NSAID 的分类

NSAID 主要通过抑制 COX 阻断花生四烯酸合成炎症介质 PG 而发挥消炎、镇痛和解热的作用。人体类主要存在两种 COX，即 COX-1 和 COX-2。COX-1 诱导产生的前列腺素主要起生理和保护功能，如维持胃肠道黏膜的完整性、调节肾血流量和血小板功能。COX-2 主要在巨噬细胞、成纤维细胞、软骨、内皮及表皮细胞中表达，在基础状态下水平极低，一旦受细胞因子或内皮素刺激，其表达量会数十倍增长，产生前列腺素参与炎症反应。

临床上根据药物对 COX-1 与 COX-2 选择性的不同，将 NSAID 分为以下 4 类：

1. COX 非特异性　即同时抑制 COX-1 和 COX-2，如布洛芬、奥沙普嗪、萘普生、双氯芬酸钠、高剂量阿司匹林、吲哚美辛、吡罗昔康等。

2. COX-1 特异性　只抑制 COX-1，对 COX-2 没有活性。目前只有小剂量阿司匹林被列入此类。

3. COX-2 选择性　即在抑制 COX-2 的同时并不明显抑制 COX-1，但在较大剂量时也抑制 COX-1。这类药物在体外实验中对抑制重组 COX-2、COX-1 所需浓度上的差异通常达 2~100 倍，如美洛昔康、尼美舒利、萘丁美酮、依托度酸等。

4. COX-2 特异性　即只抑制 COX-2，对 COX-1 没有活性。这类药物在体外实验中抑制重组 COX-2、COX-1 所需浓度上的差异一般大于 100 倍，如罗非昔布、塞来昔布。

COX-2 代谢生成的 PG 会引起炎症和疼痛，选择性抑制 COX-2 可以减少炎症，但不阻断胃黏膜中 COX-1 的生理作用，因此具有良好的胃肠道安全性。COX-2 活性抑制可能与以下几个途径有关：①前炎性因子丝裂素可被受体拮抗剂或抗体阻断；②一旦细胞活化，COX-2 的合成也可被 NSAID 药物抑制；③当 COX-2 被合成后，选择性 COX-2 抑制剂则抑制花生四烯酸经 COX-2 代谢产生炎性介质 PG，同时不影响前列环素的生成。PG 有多个亚型，COX-1 与 COX-2 代谢的 PG 亚型不同，所产生的影响不同，如两者产生的前列腺素 E_2（PGE_2）、前列腺环素 I_2（PGI_2）等亚型可引起炎症，但部分亚型也具有黏膜保护作用，如 PGE_2。选择性 COX-2 抑制剂在阻止 PGE_2 引起炎症作用的同时，也阻止了其对胃黏膜的保护作用。

四、NSAID 所致胃肠损伤

（一）NSAID 所致胃、十二指肠损伤的临床表现

NSAID 所致胃、十二指肠损害的临床表现主要为胃灼热、上腹饱胀、上腹痛及恶心、呕吐等症状，甚至发生上消化道出血、穿孔等，内镜下主要表现为胃十二指肠糜烂、出血、溃疡。NSAID 所致胃、十二指肠黏膜损伤内镜下表现有其特征性，如胃溃疡比例较高，胃内多发性溃疡更多见，病灶小于 1.0cm 者占绝大多数；合并 Hp 感染的溃疡经常发生在胃体，而未合并 Hp 感染的溃疡常发生在胃窦。同时，也常见胃体、胃底的多处散在斑片状出血、糜烂灶，或伴陈旧性血痂。

（二）NSAID 引发胃、十二指肠损伤的机制

1. 抑制 COX 活性　胃肠道组织中广泛表达结构酶 COX-1，诱导产生内源性 PGE_2 和 PGI_2，二者均具有促进胃黏膜形成、改善胃黏膜血流量、减少胃酸分泌、维持黏液和黏膜屏障功能等作用。诱导酶 COX-2 在正常胃肠组织中不表达，但在细胞因子和内毒素等诱导下高表达，与炎症、肿瘤细胞增殖等病理反应密切相关。长期使用非选择性 NSAID 致使 COX 活性被抑制，PG 合成不足，胃肠道黏膜抵抗力削弱，这是 NSAID 造成消化道黏膜损伤的一个重要原因。NSAID 相关性胃肠道损伤主要源于 COX-1 被抑制，而药物发挥的抗炎、镇痛作用在于对 COX-2 的抑制，因此使用选择性抑制 COX-2 的 NSAID 就可以在发挥抗炎作用的同时减少胃肠道副作用。

然而，近期的研究发现在溃疡修复过程中，溃疡边沿有较高的 COX-2 诱导酶表达，提示 COX-2 诱导酶在溃疡的愈合和修复中起一定的保护作用。近年来的临床研究也发现，COX-2 抑制剂如塞来昔布所致胃、十二指肠损害的危险性与某些传统 NSAID 如双氯酚酸并无明显差别。COX-2 抑制剂对胃、十二指肠依然存在一定的损害作用，其胃肠道的安全性并没有当初想象的那么理想。

另外，花生四烯酸除经 COX 代谢生成 PG 外，还可经脂肪氧化酶（lipoxidase，LOX）代谢生成白三烯（leukotriene，LT）。当 COX 被抑制后，LOX 代谢途径激活，经 LOX 代谢途径产生的 LT 迅速增多，其中 LTB4、LTC4 和 LTD4 能够促进中性粒细胞大量聚集和脱颗粒，形成白细胞血栓，同时 LT 对平滑肌有强烈收缩作用，引起胃黏膜血管强烈收缩，造成黏膜局部缺血损伤；LOX 代谢途径被激活，释放超氧离子和过氧化氢等活性氧，造成黏膜细胞的损伤。

2. 直接损伤胃黏膜屏障　胃黏膜外层是由

胃黏液、碳酸氢盐、免疫球蛋白、表面活性磷脂等构成的黏液－碳酸氢盐－磷脂屏障。表面活性磷脂可以增加黏液的黏滞性，维持黏膜表面疏水性，通过阻止 H^+ 的反向扩散而减少胃黏膜损伤。NSAID 可在胃腔内形成大量 H^+，H^+ 与黏液层中的碳酸氢盐发生反应，削弱黏液－碳酸氢盐－磷脂屏障；并且和磷酸酯类结合，改变黏膜层的疏水性，使黏膜受 H^+、胃蛋白酶及幽门螺杆菌等侵袭性因子攻击。胃黏膜保护剂瑞巴派特可通过保持黏膜疏水性完整从而保护黏膜免受 NSAID 损伤，印证了 NSAID 对胃黏膜屏障的直接损伤机制。

3. 诱导细胞凋亡 在胃内酸性环境下，脂溶性非离子状态的酸性 NSAID 易通过离子阱作用通过细胞膜聚集到胃黏膜细胞内，在胞内中性环境中解离成离子型，引起线粒体损伤，导致细胞能量生成障碍，促进细胞凋亡。研究发现，吲哚美辛呈时间依赖性地增加细胞凋亡，其机制可能与氧化磷酸化解偶联消融线粒体膜电位，释放细胞色素 C，引起 caspase 蛋白酶级联，以及导致活性氧的爆发，细胞内脂质过氧化等相关。

4. 抑制上皮细胞再生 细胞的增殖和再生是溃疡愈合的必要条件，生长因子在其中具有重要作用。研究证实，胃溃疡边缘的上皮细胞再生被 NSAID 抑制，增殖的细胞减少，溃疡愈合速度减慢。另外，多胺在高水平时能够促进细胞的快速增殖，低水平时则促进细胞凋亡。NSAID 可通过引起多胺的损害，抑制上皮细胞增殖和再生。

5. 增加诱导性一氧化氮含量 诱导型一氧化氮酶（inducible nitric oxide synthase，iNOS）是在刺激因子的诱导下产生，催化生成大量诱导型一氧化氮（nitric oxide，NO），促进各种炎症反应，可引起细胞和组织的损伤。有研究通过 *iNOS* 基因敲除小鼠和 iNOS 抑制剂证实吲哚美辛通过 iNOS 介导的炎症作用引起严重胃损伤，而 iNOS 介导产生的诱导型 NO 在其中发挥主要作用，诱发多种炎性介质，延迟溃疡愈合。

（三）NSAID 所致下消化道损伤的临床表现

NSAID 所致肠道损害的临床表现多样，症状方面如腹痛、腹胀、便秘等，也有不明原因的慢性肠道出血及其导致的慢性缺铁性贫血、低蛋白血症等；还可以表现为大出血、溃疡、狭窄、肠梗阻、肠病（如蛋白质丢失等）及"隔膜样疾病"（小肠），或非特异性结肠炎、穿孔、原有结肠病变加重。NSAID 引起的胃肠道损害可以仅局限于小肠和大肠，而不出现胃和十二指肠的损害。

值得注意的是，下消化道如小肠等部位有着其特有的不同于上消化道的某些表现。首先，对于 NSAID 致小肠黏膜损伤并发的出血，其发生率不低。一项对 3 年期 283 例小肠切除标本的回顾性研究中发现，11 例发生了 NSAID 相关小肠并发症，而其中 50% 表现为肠道出血。第二，NSAID 导致的小肠穿孔的发生率比较低。但是在尸检研究中，有 3 例的死因为 NSAID 引起的小肠穿孔，所以尽管其发生率低，仍应该引起重视。第三，小肠损伤可以表现为"隔膜样疾病"，引起肠腔狭窄、梗阻，这一点是其比较特殊的病征。据报道，存在 NSAID 引起的小肠溃疡的病例中，17% 发生了肠道梗阻。目前认为，隔膜可能是继发于溃疡愈合后的增生反应，黏膜下层纤维化、黏膜肌层增厚，形成 2~4mm 厚的隔膜，多见于中段小肠，易引起肠道狭窄，表现为急性或亚急性肠道梗阻等。

（四）NSAID 引发下消化道损伤的机制

1. COX 抑制与肠道细菌的协同作用 NSAID 引发小肠和大肠损害的机制可能与引发胃、十二指肠损害的机制不同。动物实验确实证实外源性 PG 可显著抑制吲哚美辛导致的小肠损伤。但是，是否通过抑制 COX 活性而引发小肠和大肠损害，则存在一定的争议。研究认为，NSAID 引起的小肠黏膜损伤需在 COX-1 和 COX-2 都被抑制后才可能发生。类似于胃酸是胃黏膜损伤的重要攻击因子之一，小肠腔内的细菌可能亦有着同样的地位。动物实验发现，NSAID 在无菌小鼠中不会引起小肠损伤。NSAID 可能通过损害局部肠黏膜上皮、破坏肠黏膜屏障而导致肠道细菌入侵肠黏膜。

2. 增加游离胆盐的细胞毒作用 有学者提出，NSAID 可通过胆盐的细胞毒作用损伤小肠黏膜。高浓度的游离胆盐和胆盐微胶粒均有细胞毒作用。研究发现增加卵磷脂可降低胆盐浓度，减少黏膜细胞摄取胆盐。通过吲哚美辛诱导大鼠消化道溃疡出血，在胆汁中添加胆盐可加重溃疡出血，对比之下，添加卵磷脂可有效缓解出血。此外，有进入肠肝循环的 NSAID 如吲哚美辛、双氯芬酸钠比不进入肠肝循环的阿司匹林、舒林酸和萘丁美酮对肠道的损伤更大，可能是因为肠肝循环延长了药物与小肠黏膜的作用时间有关。

3. 系统和局部多因素共同作用　目前而言，多认为NSAID引起的小肠损伤是多种因素共同作用的结果，包括系统的和局部的作用，如微循环障碍、肠道动力紊乱、NO、炎症因子等均可能参与了损伤，破坏了稳态平衡。国外学者提出了“三阶段攻击假说”解释可能的损伤过程。首先，NSAID溶解了小肠黏膜上皮细胞表面磷脂层的类脂，上皮细胞内的线粒体受到直接的损害。随之，线粒体的损害导致细胞间的能量不足，钙离子外流，诱导产生自由基，进而细胞间连接断裂，小肠黏膜通透性增加，黏膜屏障被削弱；最后，胆汁、蛋白水解酶、肠道细菌或毒素等攻击因素侵蚀损伤黏膜上皮细胞，引发炎症反应，最终导致黏膜损伤等病变。另外，最近有报道发现脂多糖（LPS）/Toll样受体4（TLR4）/MyD88-依赖信号通路在小肠黏膜损伤的发生、发展中也起了重要作用。

五、NSAID引发胃肠损害的危险因素

在使用NSAID前，应该积极评估患者的胃肠损害风险。引发NSAID相关胃肠损害的危险因素可能包括：①有消化性溃疡病史者；②高龄患者；③联合用药；④高剂量或多种NSAID同时使用；⑤幽门螺杆菌感染。

（一）消化道溃疡病史

美国胃肠协会在关于NSAID相关溃疡并发症防治指南中提出，既往有消化道溃疡或出血病史，尤其是近期发病者，为NSAID相关胃肠损害的危险因素。已有不少研究显示，有消化性溃疡病史者服用NSAID，其发生胃肠道损害的危险性大为增加，是无溃疡病史者的5.9倍；而既往有消化性溃疡并发症病史者（如消化道出血、穿孔等）的胃肠损害风险则是15.4倍。

（二）高龄患者

几乎所有NSAID相关研究都显示高龄是发生胃肠损害的独立危险因素。在小于60岁的人群中，服用NSAID发生胃肠道损害的相对危险度为1.8，而60~75岁者为3.5，大于75岁者则为8.9。动物实验证实，随着年龄的增长，胃黏膜PG合成减少，碳酸氢盐分泌显著降低，并伴有胃基础血流量的减少，胃黏膜屏障的修复能力下降。因此随着年龄增加，胃黏膜对NSAID导致的损伤更敏感，整体防御功能显著减退。

（三）联合用药

类固醇类激素是溃疡的独立危险因素。同时服用糖皮质激素（泼尼松≥10mg/d）或抗凝剂将大大增加发生胃肠道损害的危险性。NSAID与糖皮质激素同时服用发生胃肠道损害的相对危险度在1.8~14.6之间。抗凝药会增加消化道出血的风险。有研究表明，冠脉支架植入术后3个月内，单独服用阿司匹林组患者未发生消化道出血，而阿司匹林联用华法林组上消化道出血发生率为20%。两种药物的相互作用可能其重要作用。NSAID不仅能减弱血小板聚集，还能通过作用于肝微粒体酶而延缓华法林的代谢，加强其抗凝作用，从而增加出血风险。

（四）高剂量或多种NSAID同时使用

无论采用何种剂型和剂量，NSAID均有一定的胃肠道损害危险性，但在一定范围内，胃肠损害的风险随剂量增大而增加。每天服用阿司匹林75mg、150mg及300mg发生溃疡出血的危险性分别为2.3倍、3.2倍及3.9倍。同时服用多种NSAID将增加胃肠道并发症的风险。相比之下，疗程越长，胃肠损害风险却不随之增加。疗程小于1个月者危险性为8倍，1~3个月者为3.3倍，3个月以上者为1.9倍。提示在NSAID使用早期胃肠损害风险较高，但随着疗程延长而降低。动物实验表明，小鼠长期服用阿司匹林后，胃十二指肠黏膜内转化生子因子α含量增加，刺激细胞增殖和黏膜修复，胃黏膜细胞的增殖和黏膜快速修复是其对NSAID产生适应性的一个重要机制。

NSAID种类不同，其引发胃肠损害的危险性也不相同，吡罗昔康对胃肠道损害最严重，其消化道溃疡并发症危险性是未用药者的4.8~19.1倍，吲哚美辛为1.3~13.9倍，萘普生为2.8~9.9倍，布洛芬、塞来昔布、双氯酚酸相对更安全。与传统NSAID相比，COX-2抑制剂可使胃溃疡发生的相对危险度减低82%，可使十二指肠溃疡发生的相对危险度减低60%。

（五）幽门螺杆菌感染

*Lancet*杂志发表的一篇meta分析文章纳入了25个针对幽门螺杆菌（*Helicobacter pylori*，Hp）感染和服用NSAID相互关系的研究，认为NSAID

与Hp均为消化性溃疡和出血的独立致病因素，两者存在协同致病作用。结果发现，只感染Hp或单独使用NSAID，溃疡发生的可能性增加20倍，2种因素若同时存在，则溃疡发生的可能性增加61倍，提示Hp感染会增加服用NSAID患者发生消化道并发症的风险。已经长期服用NSAID的患者中，溃疡的发生可能主要由NSAID本身引起，单纯根除Hp并不会带来明显的益处，即Hp对服用NSAID患者的影响主要是在服用NSAID的早期阶段。2008年美国心血管学会提出，在开始长期抗血小板治疗前，建议既往溃疡病史患者检测并根除Hp。有研究表明，高风险患者在使用NSAID前进行根除Hp治疗可显著减少消化道溃疡的发生。

总之，NSAID所致的胃肠道损伤在临床中比较常见，是目前这一大类药物使用必须要面对的问题。通过了解其致病机制和高危因素，对不同的患者进行危险度分层，合理选择不同类型的NSAID。此外，应该尽可能使用最低剂量、最小胃肠毒副作用的NSAID，也应该尽可能避免合并使用NSAID、糖皮质激素和抗凝剂。NSAID所致小肠损害发生率不低，但目前仍存在不少空白地带，需要进一步大型研究。在防治NSAID所致胃、十二指肠损害时，应该衡量不同预防策略的利与弊，综合多学科知识进行联合诊治，合理使用医疗资源。

（杨 丽 王小泽）

第四节 非甾体抗炎药所致胃肠损伤诊断、预防与治疗策略

【摘要】

非甾体抗炎药（non-steroidal anti-inflammatory drugs，NSAID）在临床上被广泛应用于风湿性疾病和心脑血管疾病的预防和/或治疗。但是NSAID在发挥抗炎镇痛作用的同时又易引起胃肠损伤。如何预防与治疗NSAID所致的胃肠损伤不仅是消化内科专业的常见问题，也受到风湿内科、心血管内科和神经内科等专业的关注。因此，运用合理方法诊断、预防与治疗NSAID所致胃肠损伤十分重要。

【学习要点】

1. NSAID所致胃肠损伤的诊断。

2. NSAID所致胃肠损伤的预防与治疗策略。

【思考题】

1. NSAID所致小肠损伤的特点是什么？如何诊断？

2. 一氧化氮/硫化氢供体型COX抑制剂预防NSAID所致胃肠损伤的机制是什么？

非甾体抗炎药通过抑制环氧合酶（COX）从而阻断花生四烯酸合成炎症介质前列腺素（PGs）而发挥抗炎镇痛作用，在临床上被广泛应用于风湿性疾病和心脑血管疾病的预防和/或治疗。然而，NSAID同时也会引起消化性溃疡、出血、穿孔、隔膜样疾病以及肠梗阻等胃肠损伤。本节主要阐述NSAID所致胃肠损伤的诊断、预防与治疗策略。

一、NSAID所致胃肠损伤的诊断

NSAID所致胃肠损伤需结合患者是否有NSAID用药史、是否存在NSAID胃肠损伤的危险因素、临床表现以及内镜下表现等，在排除其他疾病的基础上做出诊断。

（一）病史

注意询问患者是否有NSAID用药史，是否有抗血小板药或抗凝药用药史，是否合并Hp感染。

（二）NSAID所致胃肠损伤的危险因素

NSAID所致胃肠损伤的危险因素：①高龄（年龄>65岁）；②大剂量NSAID治疗（一般定义为处方推荐的最大剂量）；③联合用药（同时使用低剂量阿司匹林、糖皮质激素或抗凝剂）；④既往病史（主要指消化性溃疡或上消化道出血）；⑤合并疾病（主要是心血管疾病、肾病等）；⑥Hp感染；⑦吸烟。

根据患者危险因素可将其分为不同类型：低危（无危险因素）、中危（1或2个危险因素）、高危（>2个危险因素）。

（三）NSAID所致胃肠损伤的临床表现

40%的NSAID使用者有上消化道不适症状，主要为胃食管反流症状（烧心、反酸等）及消化不良症状（嗳气、早饱感、腹胀、餐后恶心等）；30%~50%的NSAID使用者虽无明显临床症状，

但内镜下可见糜烂、溃疡等黏膜损伤；严重的NSAID所致胃十二指肠损伤可出现出血、穿孔、梗阻等。

NSAID所致下消化道损伤的临床表现多样：可表现为腹痛、腹胀、便秘等；也可有慢性肠道出血及其导致的慢性缺铁性贫血、低蛋白血症等；还可表现为肠道通透性增加，黏膜炎症加重等；严重者可出现溃疡、大出血、隔膜样疾病、狭窄及肠梗阻等。NSAID引起的胃肠损伤可仅累及小肠和结直肠，而不出现胃和十二指肠损伤。

此外，由于NSAID具有镇痛作用，患者可无明显临床症状。

（四）内镜检查

1. 胃镜检查　胃镜检查是上消化道损伤最主要的诊断方法，可以明确黏膜损伤部位和特点。NSAID所致胃十二指肠黏膜损伤内镜下表现有其特征性：胃溃疡较十二指肠溃疡多见；主要分布于近幽门、胃窦和胃底部；溃疡形态多样，大小不等，呈多发、浅表性溃疡，溃疡周围黏膜无炎症表现。

2. 结肠镜检查　结肠镜检查可诊断末段回肠、结直肠病变。NSAID所致结肠损伤多发生于右半结肠，也可累及直肠，结肠镜下可表现为非特异性病变，包括黏膜糜烂、溃疡，可有隔膜样疾病和肠腔狭窄。NSAID所致结肠损伤可按如下标准诊断：①结肠镜证实的结肠损伤；②有NSAID用药史；③无其他病变，如炎症性肠病、感染性及缺血性结肠炎、淀粉样变等；④停用NSAID后结肠镜检查证实溃疡愈合。

3. 双气囊小肠镜及胶囊内镜检查　双气囊小肠镜及胶囊内镜检查可较好地评估小肠病变。NSAID所致小肠损伤在内镜下可表现为黏膜点状出血、红斑、绒毛缺失、糜烂、溃疡以及隔膜形成等。NSAID所致小肠损伤可按如下标准诊断：①有NSAID用药史；②内镜下发现糜烂、溃疡或典型的隔膜样狭窄；③停用NSAID后，临床表现及内镜下表现好转，但隔膜样疾病除外；④排除其他疾病，如炎症性肠病、感染性疾病、恶性肿瘤等。相比于双气囊小肠镜，胶囊内镜因其无痛、操作简便更易被接受，但对于隔膜样疾病、肠腔狭窄的患者，胶囊内镜则易发生嵌顿，嵌顿时可经双气囊小肠镜或外科手术取出。

（五）影像学检查

1. X线钡剂检查　包括钡餐和钡灌肠，一般主张进行双重气钡造影。这类检查无创，患者较易接受。对于狭窄、隔膜样疾病及较大溃疡的敏感性较好，但对于较平坦的、炎症较轻的病变容易漏诊。X线钡剂检查存在一定的局限性，不能直观地评价肠腔内的情况，适用于有内镜检查禁忌证的患者。

2. CT/MR小肠成像　通过使用肠道对比剂充盈小肠肠腔，CT/MR小肠成像可较好地评估小肠隔膜样疾病及肠腔狭窄。由于可以同时评估多处肠腔狭窄，CT/MR小肠成像可用于因肠腔狭窄无法行胶囊内镜或双气囊小肠镜检查的患者。对于胶囊内镜下不明显的肠腔外病变，CT/MR小肠成像也有较好的检查效果，有助于与肠腔外病变相鉴别。

二、NSAID所致胃肠损伤的预防与治疗

对于哪些措施和药物可以有效预防或治疗NSAID所致胃肠损伤，循证医学方面的证据尚不够充足，目前认为最为有效的措施是立即停用NSAID。但是绝大多数风湿性疾病、心脑血管疾病患者常常需要长期服用NSAID，且停用NSAID的风险大于获益。因此需根据患者的危险因素等进行综合评估，采取相应的替代手段及防治措施以减轻NSAID所致胃肠损伤。

目前公认的NSAID所致胃肠损伤防治措施有：去除相关危险因素，如清除Hp；抑制胃酸分泌，如PPI、H_2RA等；保护消化道黏膜，如米索前列醇、瑞巴派特等；使用选择性COX-2抑制剂。此外，有研究报道调节肠道菌群、使用新型NSAID等对防治NSAID所致胃肠损伤也有一定作用。

（一）根除Hp

NSAID与Hp在导致消化性溃疡的相互作用关系方面，曾有较大争议。NSAID与Hp关系较为复杂的原因有：NSAID在老年人中使用较多，而老年人中Hp的感染率相对较高；NSAID与Hp两种因素若同时存在，有时较难区分溃疡是由NSAID或Hp感染单独引起，亦或由两种因素协同所致。*Lancet*杂志发表的一篇meta分析文章纳入了25个针对Hp与NSAID相互关系的研究，

认为 NSAID 与 Hp 感染均为消化性溃疡和出血的独立危险因素，且两者存在协同致病作用。只感染 Hp 或单独使用 NSAID，溃疡发生的可能性增加 20 倍，两种因素若同时存在，溃疡发生的可能性则增加 61 倍。有学者进一步分析认为，两者对于十二指肠溃疡的发生有协同促进作用，而对于胃溃疡而言，NSAID 是主要的损伤因素，Hp 的作用并不明显。根除 Hp 可降低 NSAID 所致溃疡的发生率，促进溃疡的愈合并降低再出血风险。

研究表明，Hp 感染可增加 NSAID 及低剂量阿司匹林导致的胃十二指肠溃疡发生风险。在开始服用 NSAID 之前根除 Hp 可降低 NSAID 所致胃十二指肠溃疡发生的风险，尤其是有溃疡病史者。然而，在已经长期服用 NSAID 的患者中，根除 Hp 并不能降低胃十二指肠溃疡的发生率。为了降低 NSAID 所致胃肠损伤的风险，建议患者在服用 NSAID 前常规筛查 Hp，一旦发现阳性，应根除 Hp 之后再服用 NSAID。

（二）抑制胃酸分泌

PPI 通过有效抑制胃酸被广泛地用于酸相关性疾病，在 NSAID 所致胃十二指肠损伤治疗与预防中的疗效已经得到肯定。一项纳入 31 项研究（共计 12 532 名受试者）的 meta 分析表明，与安慰剂相比，PPI 可显著降低 NSAID 相关内镜下溃疡及并发症发生率，且不同种类的 PPI 效果和安全性无明显差异。常规剂量的 H_2RA 对预防与治疗 NSAID 导致的内镜下十二指肠溃疡有一定的效果，但预防 NSAID 导致的内镜下胃溃疡是无效的。而双倍剂量的 H_2RA 与安慰剂相比，对预防 NSAID 导致的内镜下胃溃疡和十二指肠溃疡均有一定作用。总之，H_2RA 在预防与治疗 NSAID 所致胃十二指肠损伤中的价值有限。

但是近年来的研究也表明，PPI 和 H_2RA 可加重 NSAID 所致小肠损伤，其中高龄（>65 岁）、服用 PPI 及 H_2RA 是发生 NSAID 所致小肠损伤的独立危险因素。另一项研究也表明奥美拉唑和兰索拉唑可加重萘普生或塞来昔布导致的小肠溃疡和出血。奥美拉唑并不引起黏膜损伤或炎症，但可导致肠道菌群的种类和数量发生显著改变，其中空肠放线菌和双歧杆菌的数量下降可达 80%。在服用萘普生和奥美拉唑的同时服用双歧杆菌等调节肠道菌群，可预防小肠溃疡及出血。将 PPI 治疗后的小鼠空肠菌群移植入无菌小鼠肠道，无菌小鼠发生的 NSAID 所致肠道损伤更严重，这表明 PPI 可通过影响肠道菌群来加重 NSAID 所致肠道损伤。一项前瞻性双盲临床研究表明，选择性 COX-2 抑制剂联合 PPI 显著增加小肠损伤发生率。越来越多的研究表明，PPI 及 H_2RA 可加重 NSAID 所致小肠损伤，但仍需要更多的循证医学证据来证实。

（三）黏膜保护剂

1. 米索前列醇 米索前列醇是合成的前列腺素类似物，通过直接作用于壁细胞而发挥效应，可以维持黏膜血流、刺激碳酸氢盐和黏液的分泌、抑制胃酸分泌，从而减少胆汁和 NSAID 所致的胃黏膜损伤。在针对 NSAID 所致胃黏膜损伤的防治研究中，米索前列醇的预防与治疗作用都已得到肯定。米索前列醇可显著降低 NSAID 所致胃溃疡和十二指肠溃疡发生率。在 NSAID 所致小肠损伤的研究中，米索前列醇也可以有效预防与治疗 NSAID 所致小肠损伤。另外一项随机双盲多中心临床对照研究表明，因阿司匹林导致小肠溃疡出血的患者，在继续服用阿司匹林的情况下，米索前列醇可使 28.6% 的小肠溃疡完全愈合。但是，由于米索前列醇的胃肠道不良反应较多，其中最为常见的腹泻和腹痛发生率可高达 30%，且可致流产，限制了它在消化系统疾病中的应用。

2. 瑞巴派特 瑞巴派特除可增加黏液及刺激前列腺素产生外，也具有抗炎作用。瑞巴派特是自由基清除剂，通过抑制超氧化物产生和髓过氧化物酶活性发挥作用。一项纳入 15 项随机对照临床研究（共计 965 名受试者）的 meta 分析表明，与安慰剂相比，瑞巴派特可预防短期服用 NSAID 所致的胃十二指肠损伤，也可预防 NSAID 所致小肠损伤。而且，同时给予 PPI 或 H_2RA 时，NSAID 所致小肠损伤加重，但同时给予瑞巴派特仍可预防小肠损伤。

3. 伊索拉定 伊索拉定可加强细胞间紧密连接并降低黏膜通透性，从而增强黏膜屏障。伊索拉定对 NSAID 所致小肠损伤的预防作用已经在动物实验和健康志愿者中得到证实。一项随机对照临床研究表明，在 NSAID 所致小肠损伤患者中，与安慰剂相比，伊索拉定能显著促进小肠损伤的愈合。但该研究的样本量较少，目前仍需要更多的循证医学证据来证明伊索拉定在NSAID所致胃肠损伤中的作用。

（四）使用选择性或特异性COX-2抑制剂

预防NSAID所致胃肠损伤的另一个可能途径是使用选择性或特异性COX-2抑制剂。COX-2抑制剂的广泛应用是基于COX理论。在20世纪90年代初研究发现，COX可分为COX-1与COX-2两种异构体。COX-1是结构酶，介导生理性前列腺素合成，主要在胃肠、肾及血小板中合成，并通过各种机制调节外周血管张力，以维持肾血流量，保护和调节胃肠道及血小板的正常生理功能。COX-2是诱导酶，介导病理性前列腺素合成，主要存在于炎症部位，如滑膜细胞、内皮细胞和巨噬细胞，在外界刺激因子的作用下，COX-2促使炎症介质前列腺素的合成并引起炎症反应。总之，与传统非特异性COX抑制剂相比，由于减少了对COX-1的抑制，COX-2选择性或特异性抑制剂引起的严重胃肠损伤发生率显著降低。

与传统NSAID相比，COX-2抑制剂可使胃肠不良事件的相对危险度降低50%，使严重胃肠不良事件（穿孔、梗阻、上消化道出血）的相对危险度降低60%。选择性COX-2抑制剂对上消化道黏膜的损伤较小，但这种获益在患者同时服用阿司匹林的情况下则会被抵消。但另一项研究表明，选择性COX-2抑制剂与传统的NSAID相比，可显著降低胃肠非活动性出血的发生率，对于消化道活动性出血，二者发生率并无显著差异；在规律服用低剂量阿司匹林的患者中，选择性COX-2抑制剂也可较好地降低非活动性出血发生率。一项纳入82项研究（共计125 053名受试者）的meta分析表明，选择性COX-2抑制剂联合PPI可使溃疡并发症降低93%，而非选择性COX抑制剂联合PPI可使溃疡并发症降低53%、症状性溃疡降低89%。选择性COX-2抑制剂联合PPI预防胃肠损伤的效果优于单用选择性COX-2抑制剂，也优于非选择性COX抑制剂联合PPI。

对于小肠损伤，动物实验表明，敲除*COX-2*后，半数小鼠肠道通透性正常，无炎症和溃疡，但也有半数小鼠有小肠损伤和溃疡；在长期服用选择性COX-2抑制剂的小鼠中也有类似的发现。近年来的临床研究也表明，长期使用COX-2抑制剂也会导致小肠损伤，但由于无COX-1抑制作用，COX-2抑制剂导致的小肠损伤较少。但并非所有的选择性COX-2抑制剂都可减少小肠损伤的发生，非选择性COX抑制剂和依托考昔可通过局部作用导致小肠损伤，而塞来昔布不会导致小肠损伤。COX-2抑制剂对小肠损伤的预防作用仍需要更多的研究证实。

关于COX-2抑制剂的心血管安全性，PRECISION临床试验表明塞来昔布并不优于布洛芬和萘普生。一项meta分析表明塞来昔布显著增加急性冠脉综合征等心血管不良事件的发生风险。尽管选择性COX-2抑制剂塞来昔布与传统NSAID相比，可显著降低胃肠损伤的风险，但同时也会增加心血管不良事件的发生风险。使用选择性COX-2抑制剂前需考虑患者心血管危险因素并权衡利弊，争取使患者最大程度获益。（表8-4-1）

表8-4-1　合并胃肠道和心血管风险的NSAID使用者预防方案推荐

	低消化道风险	中消化道风险	高消化道风险
低心血管风险	仅NSAID（建议使用导致溃疡风险最低的有效剂量）	NSAID+PPI/米索前列醇	替代治疗或COX-2抑制剂+PPI/米索前列醇
高心血管风险（需小剂量阿司匹林）	萘普生+PPI/米索前列醇	萘普生+PPI/米索前列醇	避免NSAID或COX-2抑制剂应用，使用替代治疗

（五）一氧化氮/硫化氢供体型COX抑制剂

NSAID的COX抑制作用对肠道微循环有重要影响。参与调节肠道微循环的介质主要包括前列腺素、白三烯、一氧化氮（NO）及硫化氢（H_2S）。在肠道损伤后，这些介质可增加肠道微循环血流。而由于具有对COX的抑制作用，NSAID可减缓上述介质引起的代偿性肠道微循环血流增加。此外，NSAID可诱导内皮中性粒细胞黏附分子的表达，从而减少微循环血流。由于可增加肠道微循环血流、减少内皮中性粒细胞黏附，NO和H_2S可用于预防NSAID所致的胃肠损伤。NO和H_2S也可预防内皮损伤和心肌缺血，从而降低

NSAID 所致心血管不良事件发生风险。

NO- 萘普生（AZD-3582）是一种可释放 NO 的萘普生衍生物。在临床前研究中，AZD-3582 引起的上消化道损伤发生率较萘普生低。在Ⅱ期双盲临床试验中，AZD-3582 引起的胃十二指肠溃疡发生率较萘普生低，但并无显著差异。

ATB-346 是一种可释放 H_2S 的萘普生衍生物。动物实验中萘普生或塞来昔布可导致严重的消化道出血，但 ATB-346 并不导致严重的胃肠损伤；在同时服用低剂量阿司匹林和 PPI 的情况下，萘普生和塞来昔布可导致严重的小肠溃疡和出血，但 ATB-346 不引起小肠损伤。在Ⅱ期临床研究中，ATB-346 导致的胃十二指肠溃疡发生率显著低于萘普生。

（六）肠道菌群

近年来的研究表明，吲哚美辛可引起肠道菌群种类和数量的改变，而肠道菌群的改变也可影响吲哚美辛的代谢。研究肠道菌群与 NSAID 的相互作用并采取相应的干预措施成为预防 NSAID 所致胃肠损伤的新方向之一。吲哚美辛等 NSAID 可通过脂多糖（LPS）/Toll 样受体 4（TLR4）/MyD88- 依赖的信号通路导致小肠损伤，而 LPS 是革兰氏阴性菌细胞壁的主要成分。因此，可通过抑制革兰氏阴性菌来预防与治疗 NSAID 所致肠道损伤。阿莫西林和氨曲南可显著降低肠道内革兰氏阴性菌含量，并抑制 NSAID 所致的肠道损伤，而主要作用于革兰氏阳性菌的万古霉素则不能抑制 NSAID 所致的肠道损伤。与同时服用双氯芬酸及安慰剂的受试者相比，同时服用双氯芬酸及利福昔明的受试者肠道黏膜损伤发生率更低。

有研究表明，干酪乳杆菌代田株可抑制 LPS/TLR4 信号通路，从而预防吲哚美辛导致的小肠损伤。但也有研究发现鼠李糖乳杆菌可加重吲哚美辛导致的小肠损伤，乳酸双歧杆菌对吲哚美辛导致的小肠损伤无影响。因此，益生菌是否可以在 NSAID 导致的胃肠损伤中发挥保护作用，仍需要更多的研究证实。

（七）饮食

近年来的研究表明，饮食因素在 NSAID 所致胃肠损伤的发生发展中具有重要作用。研究发现，乳铁蛋白可预防 NSAID 导致的肠道损伤。在动物实验中，与正常饮食（膳食纤维 2.8%）相比，高膳食纤维（7.2%）饮食显著增加吲哚美辛引起的肠道损伤，而低膳食纤维（0.4%）饮食则降低肠道损伤；在低膳食纤维饮食中增加不溶性膳食纤维（6% 纤维素）可显著增加肠道损伤。因此，饮食因素有望成为预防 NSAID 所致胃肠损伤的策略之一。

（八）其他

近年来纳米技术飞速发展，soluMatrix 精细微粒技术已经被用于制备低剂量纳米剂型的 NSAID。纳米剂型的 NSAID 通过降低药物微粒的大小，使得药物更易被吸收至病变部位，极大地提高了药物的生物利用度。目前 FDA 批准了三种纳米剂型的 NSAID：zorvlex（双氯芬酸），vivlodex（美洛昔康）和 tivorbex（吲哚美辛）。一项纳入了 403 例患者的Ⅲ期临床试验表明 5mg 或 10mg 纳米剂型的美洛昔康可以显著降低不良反应发生率，尤其是 NSAID 所致胃肠损伤。尽管目前的研究表明纳米剂型的美洛昔康比传统剂型的美洛昔康在药代动力学、疗效和降低不良反应方面更为优越，但仍需更多大样本的临床试验评估纳米剂型 NSAID 的远期疗效和安全性。

肠肝循环是 NSAID 引起小肠损伤的机制之一。NSAID 被吸收后在肝脏内进行葡萄糖醛酸结合反应并分泌入胆汁，细菌 β- 葡萄糖醛酸酶可使 NSAID- 葡萄糖醛酸降解，促进 NSAID 在回肠的重吸收。抑制 β- 葡萄糖醛酸酶则可减少 NSAID 的肠肝循环，进而减少 NSAID 导致的小肠损伤。尽管仍缺少相关的循证医学证据，但 β- 葡萄糖醛酸酶抑制剂也是预防 NSAID 所致小肠损伤的研究方向之一。

沃诺拉赞与 K^+ 竞争性抑制 H^+/K^+-ATP 酶，而且不需要在酸性条件下诱导激活。因此，与兰索拉唑相比，沃诺拉赞的抑酸作用更强更持久。一项随机对照临床研究表明，在长期服用 NSAID 的患者中，沃诺拉赞和兰索拉唑预防 NSAID 所致消化性溃疡复发的效果相同，并且长期服用沃诺拉赞的安全性与兰索拉唑相似，因此沃诺拉赞有可能成为高危患者预防 NSAID 所致胃肠损伤的药物之一。

日本的一项临床研究表明，使用 TNF-α 抑制剂可以降低 NSAID 所致的严重小肠损伤风险。这表明抑制 TNF-α 可预防 NSAID 所致的严重小肠损伤，但是仍需要更多的循证医学证据。

总之，在临床实践中，应该尽可能使用最低剂量、最小毒副作用的 NSAID 制剂，避免联用抗血小板药或抗凝药。不同的患者可能存在不同的风险，因此应进行全面评估、综合分析各种危险因素、衡量不同策略的利与弊，并应用多学科知识进行联合诊疗，进而达到防治 NSAID 所致胃肠损伤的目的。（图 8-4-1）

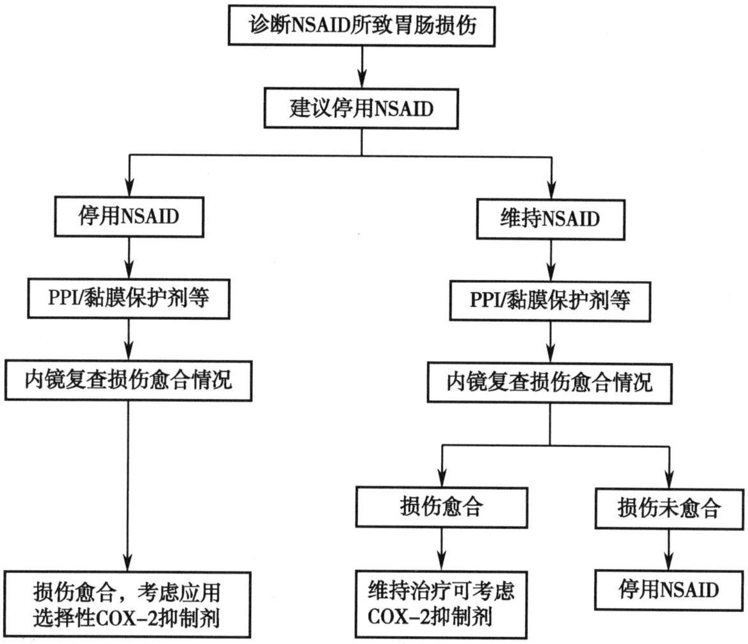

图 8-4-1　NSAID 所致胃肠损伤治疗流程

（董卫国）

参 考 文 献

[1] Acosta R D, Abraham N S, Chandrasekhara V, et al. The management of antithrombotic agents for patients undergoing GI endoscopy. Gastrointest Endosc, 2016, 83: 3-16.

[2] Akashi M, Ando T, Hamashima T, et al. Multiple Colon Ulcers with Typical Small Intestinal Lesions Induced by Non-Steroidal Anti-Inflammatory Drugs. Internal Med, 2015, 54(16): 1995-1999.

[3] Allison M C, Howatson A G, Torrance C J, et al. Gastrointestinal damage associated with the use of nonsteroidal anti-inflammatory drugs. N Engl J Med, 1992, 327: 749-754.

[4] Altman R, Hochberg M, Gibofsky A, et al. Efficacy and safety of low-dose solu Matrix meloxicam in the treatment of osteoarthritis pain: a 12-week, phase 3 study. Curr Med Res Opin, 2015, 31(12): 2331-2343.

[5] Angtuaco T L, Reddy S K, Drapkin S, et al. The utility of urgent colonoscopy in the evaluation of acute lower gastrointestinal tract bleeding: a 2-year experience from a single center. Am J Gastroenterol, 2001, 96: 1782-1785.

[6] Aoki T, Hirata Y, Yamada A, et al. Initial management for acute lower gastrointestinal bleeding. World J Gastroenterol, 2019, 25(1): 69-84.

[7] Bardou M, Youseff M, Toubouti Y, et al. Newer endoscopic therapies decrease both rebleeding and mortality in high risk patients with acute peptic ulcer bleeding: a series of meta-analyses. Gastroenterology, 2003, 123: A239.

[8] Bjarnason I, Scarpignato C, Holmgren E, et al. Mechanisms of damage to the gastrointestinal tract from non-steroidal anti-inflammatory drugs. Gastroenterology, 2018, 154(3): 500-514.

[9] Blackler R W, Gemici B, Manko A, et al. NSAID-gastroenteropathy: new aspects of pathogenesis and prevention. Curr Opin Pharmacol, 2014, 19: 11-16.

[10] Bombardier C, Laine L, Reicin A, et al. Comparison of upper gastrointestinal clinical toxicity of rofecoxib and naproxen in patients with rheumatoid arthritis VIGOR Study Group. N Engl J Med, 2000, 343: 1520-1528.

[11] Bresalier R S, Sandler R S, Quan H, et al. Cardiovascular events associated with rofecoxib in a colorectal adenoma chemoprevention trial. N Engl J Med, 2005, 352: 1092-1102.

[12] Bryant R V, Kuo P, Williamson K, et al. Performance of the Glasgow Blatchford score in predicting clinical outcomes and intervention in hospitalized patients with upper GI bleeding. Gastrointest Endosc, 2013, 78(4): 576-583.

[13] Cappell M S, Friedel D. Initial management of acute upper gastrointestinal bleeding: from initial evaluation up to gastrointestinal endoscopy. Med Clin North Am, 2008, 92: 491-509.

[14] Chan F, Chung S, Suen B, et al. Preventing recurrent upper gastrointestinal bleeding in patients with Helicobacter pylori infection who are taking low-dose aspirin or naproxen. N Engl J Med, 2001, 344(13): 967-973.

[15] Chan F K L, Hung L C T, Suen B Y, et al. Celecoxib versus diclofenac and omeprazole in reducing the risk of recurrent ulcer bleeding in patients with arthritis. N Engl J Med, 2002, 347: 2104-2111.

[16] Chan F K L, To K F, Wu J C Y, et al. Screenĉandĉtreat Helicobacter pylori to reduce the risk of peptic ulcers for patients starting long term non-steroidal anti-inflammatory drug treatment: a double blind randomized placebo controlled trial. Lancet, 2002, 359: 9-13.

[17] Chang C H, Lin J W, Chenet H C, et al. Non-steroidal anti-inflammatory drugs and risk of lower gastrointestinal adverse events: a nationwide study in Taiwan. Gut, 2011, 60: 1372-1378.

[18] Correction: Asia-Pacific working group consensus on non-variceal upper gastrointestinal bleeding: an update 2018.Gut, 2019, 68(2): 380.

[19] Coxib and traditional NSAID Trialists'(CNT) Collaboration. Vascular and upper gastrointestinal effects of non-steroidal anti-inflammatory drugs: meta-analyses of individual participant data from randomised trials. The Lancet, 2013, 382(9894): 769-779.

[20] Czymek R, Grossmann A, Roblick U, et al. Surgical Management of Acute Upper Gastrointestinal Bleeding: Still a Major Challenge. Hepatogastroenterology, 2012, 59: 768-773.

[21] Dinesen L, Benson M. Managing acute upper gastrointestinal bleeding in the acute assessment unit. Clin Med, 2012, 12: 589-593.

[22] Dworzynski K, Pollit V, Kelsey A, et al. Management of acute upper gastrointestinal bleeding: summary of NICE guidance. BMJ, 2012, 344: e3412.

[23] Endo H, Higurashi T, Hosonoet K, et al. Efficacy of Lactobacillus casei treatment on small bowel injury in chronic low-dose aspirin users: a pilot randomized controlled study. J Gastroenterol, 2011, 46: 894-905.

[24] Filippone A, Cianci R, Milano A, et al. Obscure and occult gastrointestinal bleeding: comparison of different imaging modalities. Abdom Imaging, 2012, 37: 41-52.

[25] Fornai M, Antonioli L, Colucci R, et al. NSAID-induced enteropathy: are the currently available selective COX-2 inhibitors all the same?. J Pharmacol Exp Ther, 2014, 348(1): 86-95.

[26] Frost J, Sheldon F, Kurup A, et al. An approach to acute lower gastrointestinal bleeding. Frontline Gastroenterology, 2017, 8: 174-182.

[27] Frye J M, Hansel S L, Dolan S G, et al. NSAID enteropathy: appearance at CT and MR enterography in the age of multi-modality imaging and treatment. Abdom Imaging, 2015, 40(5): 1011-1025.

[28] Fujimori S, Seo T, Gudis K, et al. Prevention of nonsteroidal anti-inflammatory drug-induced small-intestinal injury by prostaglandin: a pilot randomized controlled trial evaluated by capsule endoscopy. Gastrointest Endosc, 2009, 69(7): 1339-1346.

[29] García-Rayado G, Mercedes N, Angel L. NSAID induced gastrointestinal damage and designing GI-sparing NSAID. Expert Rev Clin Phar, 2018, 11(10): 1031-1043.

[30] Ge Z Z, Chen H M, Gao Y J, et al. Efficacy of thalidomide for refractory gastrointestinal bleeding from vascular malformation. Gastroenterology, 2011, 141: 1629-1637.

[31] Geffroy Y, Rodallec M H, Boulay-Coletta I, et al. Multidetector CT angiography in acute gastrointestinal bleeding: why, when, and how. Radio Graphics, 2011, 31: E1-E12.

[32] Goldstein Jay L, Cryer B. Gastrointestinal injury associated with NSAID use: a case study and review of risk factors and preventative strategies. Drug Healthc Patient Saf, 2015, 7: 31-41.

[33] Goldstein J L, Correa P, Zhao W W, et al. Reduced incidence of gastroduodenal ulcers with celecoxib, a novel cyclooxygenase 2 inhibitor, compared to naproxen in patients with arthritis. Am J Gastroenterol, 2001, 96: 1019-1027.

[34] Graham D Y, Opekun A R, Willingham F F, et al. Visible

small-intestinal mucosal injury in chronic NSAID users. Clin Gastroenterol Hepatol, 2005, 3: 55–59.

[35] Gralnek I M, Ching J Y L, Maza I, et al. Capsule endoscopy in acute upper gastrointestinal hemorrhage: a prospective cohort study. Endoscopy, 2013, 45: 12–19.

[36] Gralnek I M, Dumonceau J M, Kuipers E J. Diagnosis and management of nonvariceal upper gastrointestinal hemorrhage: European Society of Gastrointestinal Endoscopy (ESGE) Guideline. Endoscopy, 2015, 47 (10): a1–a46.

[37] Green B T, Rockey D C, Portwood G, et al. Urgent colonoscopy for evaluation and management of acute lower gastrointestinal hemorrhage: a randomized controlled trial. Am J Gastroenterol, 2005, 100: 2395–2402.

[38] Hayashi Y, Yamamoto H, Takauchi H, et al. Nonsteroidal anti-inflammatory drug-induced small-bowel lesions indentiped by double-balloon endoscopy: endoscopic features of the lesions and endoscopic treatments for diaphragm disease. J Gastroenterol, 2009, 44 (Suppl XIX): 57–63.

[39] Holster I L, Kuipers E J, Tjwa E. Hemospray in the treatment of upper gastrointestinal hemorrhage in patients on antithrombotic therapy. Endoscopy, 2013, 45: 63–66.

[40] Huang J Q, Sridhar S, Hunt R H. Role of Helicobacter pylori infection and non-steroidal anti-inflammatory drugs in peptic-ulcer disease: a meta-analysis. Lancet (North American Edition), 2002, 359 (9300): 0–22.

[41] Hunt R, B Lazebnik L, C M Y, et al. International Consensus on Guiding Recommendations for Management of Patients with Nonsteroidal Antiinflammatory Drugs Induced Gastropathy-ICON-G. Euroasian J Hepatogastroenterol, 2018, 8: 148–160.

[42] Hwang J H, Fisher D A, Ben-Menachem T, et al. The role of endoscopy in the management of acute non-variceal upper GI bleeding. Gastrointest Endosc, 2012, 75: 1132–1138.

[43] Isomura Y, Yamaji Y, Yamada A, et al. Irsogladine improves small-intestinal injuries in regular users of nonsteroidal anti-inflammatory drugs. Gastrointest Endosc, 2014, 80 (1): 118–125.

[44] Iwai T, Ichikawa T, Kidaet M, et al. Protective effect of geranylgeranylacetone against loxoprofen sodium-induced small intestinal lesions in rats. Eur J Pharmacol, 2011, 652: 121–125.

[45] Jairath V, Barkun A N. Improving outcomes from acute upper gastrointestinal bleeding. Gut, 2012, 61: 1246–1249.

[46] Jairath V, Kahan B C, Gray A, et al. Restrictive versus liberal blood transfusion for acute upper gastrointestinal bleeding (TRIGGER): a pragmatic, open-label, cluster randomised feasibility trial. Lancet, 2015, 386: 137–144.

[47] Jairath V, Kahan B C, Logan R F, et al. Outcomes following acute nonvariceal upper gastrointestinal bleeding in relation to time to endoscopy: results from a nationwide study. Endoscopy, 2012, 44: 723–730.

[48] Jairath V. Acute upper gastrointestinal bleeding—time for some new triggers?. Transfus Med, 2013, 23: 139–141.

[49] Kamei K, Kubo Y, Kato N, et al. Prophylactic effect of irsogladine maleate against indomethacin-induced small intestinal lesions in rats. Digest Dis Sci, 2008, 53 (10): 2657–2666.

[50] Kamil R, Geier M, Butler R, et al. Lactobacillus rhamnosus GG exacerbates intestinal ulceration in a model of indomethacin-induced enteropathy. Digest Dis Sci, 2007, 52 (5): 1247–1252.

[51] Kearney P M, Baigent C, Godwin J, et al. Do selective cyclo-oxygenase-2 inhibitors and traditional non-steroidal anti-inflammatory drugs increase the risk of atherothrombosis?. Meta-analysis of randomized trials. BMJ, 2006, 332: 1302–1308.

[52] Kyaw M H, Koji O, Ching J Y L, et al. Misoprostol heals small bowel ulcers in aspirin users with small bowel bleeding. Gastroenterology, 2018, 155 (4): 1090–1097.

[53] Laine L, Curtis S P, Cryer B, et al. Assessment of upper gastrointestinal safety of etoricoxib and diclofenac in patients with osteoarthritis and rheumatoid arthritis in the Multinational Etoricoxib and Diclofenac Arthritis Long-term (MEDAL) programme: a randomised comparison. Lancet, 2007, 369 (9560): 465–473.

[54] Laine L, Bombardier C, Hawkey C, et al. Stratifying the risk of NSAID related upper gastrointestinal clinical events: results of a double blind outcomes study in patients with rheumatoid arthritis. Gastroenterol, 2002, 123: 1006–1012.

[55] Lanas A, Garcíarodríguez L A, Arroyo M T, et al. Risk of upper gastrointestinal ulcer bleeding associated with selective cyclo-oxygenase-2 inhibitors, traditional non-aspirin non-steroidal anti-inflammatory drugs, aspirin and combinations. Gut, 2006, 55 (12): 1731–1738.

[56] Lanas A, Baron J A, Sandler R S, et al. Peptic ulcer and bleeding events associated with rofecoxib in a 3-year colorectal adenoma chemoprevention trial.

Gastroenterol, 2007, 132: 490–497.

[57] Lanas A, García–Rodríguez L A, Polo–Tomás M, et al. The changing face of hospitalisation due to gastrointestinal bleeding and perforation. Aliment Pharmacol Ther, 2011, 33: 585–591.

[58] Lau J Y W, Barkun A, Fan D, et al. Challenges in the management of acute peptic ulcer bleeding. The Lancet, 2013, 381: 2033–2043.

[59] Laursen S B, Dalton H R, Murray I A, et al. Performance of new thresholds of the Glasgow Blatchford score in managing patients with upper gastrointestinal bleeding. Clin Gastroenterol Hepatol, 2015, 13: 115–121.

[60] Levine J E, Leontiadis G I, Sharma V K, et al. Meta–analysis: the efficacy of intravenous H2–receptor antagonists in bleeding peptic ulcer. Aliment Pharmacol Ther, 2002, 16: 1137–1142.

[61] Liang X, Bittinger K, Li X, et al. Bidirectional interactions between indomethacin and the murine intestinal microbiota. Elife. 2015, 4: e08973.

[62] Luigi M, Pilar G I, Xavier C. Management of NSAID–associated peptic ulcer disease. Expert Rev Gastroenterol Hepatol, 2016, 10(6): 723–733.

[63] Maiden L, Thjodleifsson B, Theodors A, et al. A quantitative analysis of NSAID–induced small bowel pathology by capsule enteroscopy. Gastroenterology, 2005, 128: 1172–1178.

[64] Malfertheiner P, Megraud F, O'Morainet C A, et al. Management of Helicobacter pylori infection—the Maastricht Ⅳ/ Florence Consensus Report. Gut, 2012, 61: 646–664.

[65] Maniar K H, Jones I A, Vangsness C T, et al. Lowering side effects of NSAID usage in osteoarthritis: recent attempts at minimizing dosage. Expert Opin Pharmaco, 2018, 19(2): 93–102.

[66] Markova I, Kluchova K, Zboril R, et al. Small bowel imaging–still a radiologic approach ?. Biomed Pap Med Fac Univ Palacky Olomouc Czech Repub, 2010, 154: 123–132.

[67] Matsumoto T, Kudo T, Esaki M, et al. Prevalence of non–steroidal anti–inflammatory drug–induced enteropathy determined by double–balloon endoscopy: a Japanese multicenter study. Scand J Gastroenterol, 2008, 43: 490–496.

[68] Mitsui K, Fujimori S, Tanaka S, et al. Retrieval of Retained Capsule Endoscopy at Small Bowel Stricture by Double–Balloon Endoscopy Significantly Decreases Surgical Treatment. J Clin Gastroenterol, 2016, 50(2): 141.

[69] Mizokami Y, Oda K, Funao N, et al. Vonoprazan prevents ulcer recurrence during long–term NSAID therapy: randomised, lansoprazole–controlled non–inferiority and single–blind extension study. Gut, 2018, 67(6): 1042–1051.

[70] Mokhtare M, Bozorgi V, Agah S, et al. Comparison of Glasgow–Blatchford score and full Rockall score systems to predict clinical outcomes in patients with upper gastrointestinal bleeding. Clin Exp Gastroenterol, 2016, 9: 337–343.

[71] Muñoz–Navas M. Capsule endoscopy. World J Gastroenterol, 2009, 15: 1584–1586.

[72] Nissen S E, Yeomans N D, Solomon D H, et al. Cardiovascular safety of celecoxib, naproxen, or ibuprofen for arthritis—NEJM. N Engl J Med, 2016, 375(26): 2519–2529.

[73] NiwaY, Nakamura M, Ohmiya N, et al. Efficacy of rebamipide for diclofenac–induced small–intestinal mucosal injuries in healthy subjects: a prospective, randomized, double–blinded, placebo–controlled, cross–over study. J Gastroenterol, 2008, 43: 270–276.

[74] Oakland K, Isherwood J, Lahiff C, et al. Diagnostic and therapeutic treatment modalities for acute lower gastrointestinal bleeding: a systematic review. Endoscopy International Open, 2017, 05: E959–E973.

[75] Pilotto A, Seripa D, Franceschi M, et al. Genetic susceptibility to nonsteroidal anti–inflammatory drug–related gastroduodenal bleeding: role of cytochrome P450 2C9 polymorphisms. Gastroenterology, 2007, 133: 465–471.

[76] Raju G S, Gerson L, Das A, et al. American Gastroenterological Association(AGA) Institute technical review on obscure gastrointestinal bleeding. Gastroenterology, 2007, 133: 1697–1717.

[77] Rostom A, Wells G A, Tugwell P, et al. Prevention NSAID–induced gastroduodenal ulcers. Cochrane DB Syst Rev(Online), 2000, 4(4): CD002296.

[78] Samaha E, Rahmi G, Landi B, et al. Long–Term Outcome of Patients Treated With Double Balloon Enteroscopy for Small Bowel Vascular Lesions. Am J Gastroenterol, 2012, 107: 240–246.

[79] Satoh H, Amagase K, Takeuchi K. Mucosal protective agents prevent exacerbation of NSAID–induced small intestinal lesions caused by antisecretory drugs in rats. J Pharmacol Exp Ther, 2013, 348(2): 227–235.

[80] Satoh H, Shiotani S, Otsuka N, et al. Role of dietary fibres, intestinal hypermotility and leukotrienes in the pathogenesis of NSAID–induced small intestinal ulcers in cats. Gut, 2009, 58(12): 1590–1596.

[81] Scarpignato C, Dolak W, Lanas A, et al. Rifaximin Reduces the number and severity of intestinal lesions associated with use of nonsteroidal anti-inflammatory drugs in humans. Gastroenterology, 2017, 152(5): 980-982.

[82] Schmidt A, Goelder S, Messmann H, et al. 62 over-the-scope-clips versus standard endoscopic therapy in patients with recurrent peptic ulcer bleeding and a prospective randomized, multicenter trial(Sting). Gastrointest Endosc, 2017, 85: AB50.

[83] Sigthorsson G, Simpson R J, Wally M, et al. COX-1 and 2, intestinal integrity, and pathogenesis of non steroidal anti-inflammatory drug enteropathy in mice. Gastroenterogy, 2002, 122: 1913-1923.

[84] Silver A, Bendick P, Wasvary H. Safety and efficacy of superselective angioembolization in control of lower gastrointestinal hemorrhage. Am J Surg, 2005, 189: 361-363.

[85] Sostres C, Gargallo C J, Lanas A. Nonsteroidal anti-inflammatory drugs and upper and lower gastrointestinal mucosal damage. Arthritis Res Ther, 2013, 15(3 Supplement).

[86] Soyer P. Obscure gastrointestinal bleeding: difficulties in comparing CT enterography and video capsule endoscopy. Eur Radiol, 2012, 22: 1167-1171.

[87] Strate L L, Gralnek I M. Management of Patients with Acute Lower Gastrointestinal Bleeding. Am J Gastroenterol, 2016, 111(4): 459-474.

[88] Sugimori S, Watanabe T, Tabuchi M, et al. Evaluation of small bowel injury in patients with rheumatoid arthritis by capsule endoscopy: effects of anti-rheumatoid arthritis drugs. Digestion, 2008, 78: 208-213.

[89] Sun H, Jin Z Y, Li X G, et a1.Detection and localization of active gastrointestinal bleeding with multidetector row computed tomography angiography: a five-year prospective study in one medical center. J Clin Gastroenterol, 2012, 46: 31-34.

[90] Sung J S, Choong-K N, Sun G L, et al. Non-steroidal anti-inflammatory drug-induced enteropathy. Intestinal Research, 2017, 15(4): 446-455.

[91] Svarta S, Segal B, Law J, et al. Diagnostic yield of repeat capsule endoscopy and the effect on subsequent patient management. Can J Gastroenterol, 2010, 4: 441-444.

[92] Takeuchi K, Satoh H. Management of NSAID/aspirin-induced small intestinal damage by GI-sparing NSAID, anti-ulcer drugs and food constituents. Curr Med Chem, 2012, 19(1): 82-89.

[93] Tsoi K K, Ma T K, Sung J J. Endoscopy for upper gastrointestinal bleeding: how urgent is it?. Nat Rev Gastroenterol Hepatol, 2009, 6: 463-469.

[94] Vaduganathan M, Cannon C P, Cryer B L, et al. Efficacy and safety of proton-pump inhibitors in high-risk cardiovascular subsets of the COGENT trial. Am J Med, 2016, 129: 1002-1005.

[95] Vergara M, Cataln M, GiSBErt J P, et al. Meta-analysis: Role of Helicobacter pylori eradication in the prevention of peptic ulcer in NSAID users. Nihon Rinsho Japanese Journal of Clinical Medicine, 2015, 21(12): 1411-1418.

[96] Villanueva C, Colomo A, Bosch A, et al. Transfusion strategies for acute upper gastrointestinal bleeding. N Engl J Med, 2013, 36: 11-21.

[97] Walker T G, Salazar G M, Waltman A C. Angiographic evaluation and management of acute gastrointestinal hemorrhage. World J Gastroenterol, 2012, 21(18): 1191-1201.

[98] Wallace J L, Syer S, Denou E, et al. Proton pump inhibitors exacerbate NSAID-induced small intestinal injury by inducing dysbiosis. Gastroenterology, 2011, 141(4): 1314-1322.

[99] Wang Z, Chen J Q, Liu J L, et al. CT enterography in obscure gastrointestinal bleeding: a systematic review and meta-analysis. J Med Imaging Radiat Oncol, 2013, 57: 263-273.

[100] Washio E, Esaki M, Maehata Y, et al. Proton pump inhibitors increase incidence of nonsteroidal anti-inflammatory drug-induced small bowel injury: a randomized, placebo-controlled trial. Clin Gastroenterol Hepatol, 2016, 14(6): 809-815.

[101] Watanabe T, Higuchi K, Kobata A, et al. Non-steroidal anti-inflammatory drug-induced small intestinal damage is Toll-like receptor 4 dependent. Gut, 2008, 57(2): 181-187.

[102] Watanabe T, Nishio H, Tanigawa T, et al. Probiotic Lactobacillus casei strain Shirota prevents indomethacin-induced small intestinal injury: involvement of lactic acid. Am J Physiol Gastrointest Liver Physiol, 2009, 297(3): G506-513.

[103] Watanabe T, Sugimori S, Kameda N, et al. Small bowel injury by low-dose enteric-coated aspirin and treatment with misoprostol: a pilot study. Clin Gastroenterol Hepatol, 2008, 6(11): 1279-1282.

[104] Watanabe T, Tanigawa T, Nadatani Y, et al. Risk factors for severe nonsteroidal anti-inflammatory drug-induced small intestinal damage. Digest Liver Dis, 2013, 45(5): 390-395.

[105] Watanabe T, Tanigawa T, Shiba M, et al. Anti-tumour necrosis factor agents reduce non-steroidal anti-inflammatory drug-induced small bowel injury in rheumatoid arthritis patients. Gut, 2014, 63(3): 409-414.

[106] Watanabe T, Higuchi K, Kobata A, et al. Non-steroidal anti-inflammatory drug-induced small intestinal damage is Toll-like receptor 4 dependent. Gut, 2008, 57: 181-187.

[107] Waterman M, Eliakim R. Capsule enteroscopy of the small intestine. Abdom Imaging, 2009, 34: 452-458.

[108] Westerhof J, Weersma R K, Koornstra J J. Investigating obscure gastrointestinal bleeding: capsule endoscopy or double balloon enteroscopy?. Neth J Med, 2009, 67: 260-265.

[109] Wilkins T, Khan N, Nabh A, et al. Diagnosis and management of upper gastrointestinal bleeding. Am Fam Physician, 2012, 85: 469-476.

[110] Wong J C, Lau J Y, Tang R S, et al. 785 urgent versus early endoscopy for upper gastrointestinal bleeding with Glasgow-Blatchford score ≥12. Gastroenterology, 2015, 148: S-154.

[111] Yang J Y, Lee T C, Montez-Rath M E, et al. Risk factors of short-term mortality after acute nonvariceal upper gastrointestinal bleeding in patients on dialysis: a population-based study. BMC, 2013, 14: 97.

[112] Yang M, He M, Zhao M, et al. Proton pump inhibitors for preventing non-steroidal anti-inflammatory drug induced gastrointestinal toxicity: a systematic review. Curr Med Res Opin, 2017: 1-8.

[113] Yoda Y, Takeuchi K, Kato S, et al. Search for Prophylactic Drugs against NSAID-Induced small Intestinal lesions in Rats. Gastroenterology, 2008, 134: supplement 1, A-528.

[114] Yuan J Q, Tsoi K K F, Yang M, et al. Systematic review with network meta-analysis: comparative effectiveness and safety of strategies for preventing NSAID-associated gastrointestinal toxicity. Aliment Pharm Ther, 2016, 43(12): 1262-1275.

[115] Zhang S, Qing Q, Bai Y, et al. Rebamipide helps defend against nonsteroidal anti-inflammatory drugs induced gastroenteropathy: a systematic review and meta-analysis. Digest Dis Sci, 2013, 58(7): 1991-2000.

[116] Zink S I, Ohki S K, Stein B, et al. Noninvasive evaluation of active lower gastrointestinal bleeding: comparison between contrast-enhanced MDCT and 99mTc-labeled RBC scintigraphy. AJR Am J Roentgenol, 2008, 191: 1107-1114.

[117] 国家风湿病数据中心,中国系统性红斑狼疮研究协作组.非甾体消炎药相关消化道溃疡与溃疡并发症的预防与治疗规范建议.中华内科杂志,2017,56(1):81.

[118] 中国医师协会急诊医师分会.急性上消化道出血急诊诊治流程专家共识.中国急救医学,2015,35:865-873.

[119] 中国医师协会内镜医师分会消化内镜专业委员会.急性非静脉曲张性上消化道出血诊治指南.中华内科杂,2019,58(3):173-180.

[120] 中华消化杂志编辑委员会.小肠出血诊治专家共识意见(2018年,南京).中华消化杂志.2018.38(9):577-582.

[121] 周金秋,梁金,张巧,等.非甾体抗炎药相关小肠黏膜损害的临床表现及内镜下特点探讨.临床内科杂志,2019,36(1):15-18.

第九章　炎症性肠病

第一节　炎症性肠病诊断和治疗共识意见变迁

【摘要】

自 1978 年我国首次发表溃疡性结肠炎诊断共识意见以来，之后历经 5 次针对炎症性肠病诊断和治疗共识意见制定、补充、更新、修改。本节针对 IBD 诊断和治疗共识意见制定的历程进行了回顾和展望，并对“克罗恩病和肠结核鉴别诊断”的临床问题在每次共识意见中的建议进行剖析，也针对每次共识意见的主要内容和不足之处进行分析和讨论。此外，还比较了国内外共识意见的差异，指出未来的发展方向和前景。

【学习要点】

1. 克罗恩病和肠结核鉴别诊断。

2. 6 次炎症性肠病诊治共识意见的主要内容及不足之处。

3. 国内外炎症性肠病诊治共识意见的差异。

【思考题】

1. 克罗恩病和肠结核鉴别诊断要点有哪些？

2. 2018 年炎症性肠病诊治共识意见的主要内容有哪些？

3. 中国和国外炎症性肠病共识意见的异同有哪些？

炎症性肠病（inflammatory bowel disease，IBD）是一类消化道非特异性炎症性疾病，包括克罗恩病（Crohn disease，CD）和溃疡性结肠炎（ulcerative colitis，UC）两类疾病。1859 年英国 Samuel Wilks 医生在国际上首次提出 UC 的命名。1956 年，由文士域教授首次发表了关于我国 23 例 UC 病例特点描述的论著，是中国开始认识和诊断 UC 的历史节点。20 世纪 20 年代末，Crohn 医生将与 UC 类似的一类疾病进行了临床和病理资料总结，后期命名为 CD。中国较早的 CD 文献是文士域教授在 1956 年发表的《胃、十二指肠及空肠的克隆氏病一例报告》。之后我国对该类疾病的认识从零的突破踏上探索、深入认识的历程。

而在 IBD 认识的过程中，研究者发现我国与西方国家相比，该类疾病特点有很多不同之处。例如，我国病原体流行率远远高于 IBD 的发病率，而病原体引起肠道感染之后，可以模拟 IBD 的表现。在临床工作中，UC 与感染性肠炎的鉴别、CD 和肠结核的鉴别诊断等等都是易于混淆、非常重要的临床问题，所以如何体现我国疾病人群特点并制定应对策略，成为共识制定中的主旨原则。

一、炎症性肠病诊治共识意见历程

自 1978 年提出我国第一个 UC 诊断共识意见以来，我国 IBD 诊断和治疗共识意见制定和修改经历了探索、认识、循证的历程，在制定和修改共识意见的历程中，国内临床医生提出很多临床问题期望通过“共识”解答，期望共识意见能够指导临床实践。比如 CD 和肠结核鉴别诊断的问题：由于我国结核杆菌感染率较高，结核分枝杆菌感染的患病率远远高于 IBD，两者在临床表现、内镜、影像、病理等方面有相似之处，然而治疗原则相差甚远，如何诊断和鉴别诊断是重要的临床问题。鉴于此，潘国宗等人于 20 世纪 80 年代相继发表了多篇国内研究；1993 年太原第一次制定 CD 诊治共识意见中，对 CD 和肠结核鉴别诊断也提出了明确的建议；之后发表 2000 年成都 IBD 诊治共识、2007 年济南 IBD 诊治共识、2012 年广州 IBD 诊治共识、2018 年北京 IBD 诊治共识，不仅不断完善了 UC 和 CD 的诊疗策略，对于这个重要临床问题也都给予了更新及解答。以下对6个共识内容进行分析：

（一）1978年杭州UC诊断共识意见

这是我国第一次提出UC诊断标准，但这次共识中，尚未能体现UC与感染性结肠炎之间的关系，只是将UC称为慢性非特异性溃疡性结肠炎。

（二）1993年太原IBD诊治共识意见

1993年全国慢性非感染性肠道疾病学术研讨会上，进行了IBD诊治共识意见的讨论和修订。从研讨会的名称中，我们就可以"一窥真相"，IBD是一类非感染性肠道疾病，与肠道感染性疾病完全不同。

1. 首次提出明确UC定义　该次共识意见提出明确的UC定义，并重点提出对于疑诊UC的患者应除外肠道感染，包括多次粪便培养、行乙状结肠镜或结肠镜检查并进行黏膜活检。

2. 首次提出CD的诊断标准和流程　该次共识意见最大的贡献是首次提出CD的诊断标准和流程，认真回答了临床中CD和肠结核鉴别诊断的思路。共识意见提出以下情况多考虑CD：出现肠瘘、肠壁或器官脓肿、肛门直肠周围病变、活动性便血、肠穿孔等并发症，或病变切除后复发。以下情况多考虑肠结核：结核接触史和既往史、闭经、生殖系结核或伴随其他器官结核、血腺苷脱氢酶（adenosine deaminase，ADA）活性增高。鉴别诊断有困难者建议先行抗结核治疗。

（三）2000年成都IBD诊治共识意见

该次共识意见完善了1993年IBD的共识意见，对IBD诊疗给予了宏观的阐述，并提出了重视鉴别诊断和癌变等问题。

1. 强调初诊UC病例随访的重要性　在该次共识意见中，再次强调初诊UC的病例要随访3~6个月，目的仍然是强调UC与肠道感染性疾病及其他类型的疾病鉴别诊断的重要性。

2. UC诊断和治疗内容的补充　该次共识意见完善了UC肠外表现和并发症的特点，完善了病理组织学的特点和治疗原则。促使我们对UC的认识更深入，鉴别诊断更清晰。

3. CD诊断要点更为明确　在CD方面，不仅诊断上提出了国际公用的克罗恩病活动指数（Crohn's disease activity index，CDAI）、提出世界卫生组织（World Health Organization，WHO）诊断要点等，更加明确的提出了CD和肠结核鉴别困难的病例要随访3~6个月。

（四）2007年济南IBD诊治共识意见

该共识意见全面完善了2000年共识意见，在诊断标准上写法更符合诊断步骤和临床思维的程序，引入了一些国际公认的概念，与国际接轨；更加细化阐述了CD和肠结核的鉴别诊断，包括临床表现、实验室检查、横行溃疡的内镜表现、病理表现等。强调了鉴别感染性肠炎的重要性。当然除此之外，由于国际对IBD有着"飞跃"的认识，我国的共识意见为了在"标准化"方面缩短与国外的差距，也引入了一些概念：蒙特利尔分型、Best CDAI评分、未定型结肠炎、IBD类型待定、UP-DOWN治疗理念、非特异性结肠炎、暴发型UC、顽固性UC、激素抵抗和激素依赖等。

（五）2012年广州IBD诊治共识意见

该共识意见制定中引入DELPHI方法，在诊断流程中更清晰，提出临床疑诊、临床拟诊和临床确诊。在诊治细节方面更具体。将CD和肠结核鉴别诊断单独作为一个附件进行阐述，强调了结核杆菌T细胞斑点试验（T-cell spot of tuberculosis，T-SPOT. TB）、内镜下纵行溃疡和环形溃疡、病理切片中肉芽肿大于400μm、肉芽肿融合等特点在鉴别诊断中的价值。对于共识意见的完善还体现在以下方面：细化病理诊断的要点，细化药物治疗方案和流程，提出IBD癌变的概念和诊治原则。

（六）2018年北京IBD诊治共识意见

在该共识中，仍然采用DELPHI方法制定共识意见，提出更为明确的PICO问题，根据具体临床科学问题进行共识制定。共识意见中引入更多我国数据，强调药物浓度监测，有利于精准诊断和治疗。更关注血栓、机会感染等重要问题。而在2018年北京IBD诊治共识制定前，由于考虑到感染问题在我国的特殊性，发表了《炎症性肠病合并机会性感染专家共识意见》，着重阐述了IBD诊治过程中肠结核的诊疗问题。

二、国内外IBD诊治共识意见的比对和差距

IBD这一类疾病在西方国家更为多发，患病率最高可达249/100 000，英国、美国、欧洲相继发

表诊治指南、共识意见、说明和技术综述等以规范临床实践。而我国自从1956年报道IBD以来，也相继发表六个相关诊治建议指导临床实践。总体来说，国内外在诊断标准、诊断流程、治疗目标、治疗原则和治疗手段方面较为相近，但也存在一定差距，表现如下：

（1）循证医学证据引用：国外多采用循证医学级别较高的证据为基础制定共识和指南，引用的多为证据等级较强的临床研究。如2004年英国胃肠病学会制定“成人IBD处理指南”，该指南针对每条建议给予证据等级标准，使得建议对临床实践指导性更强、条理更清晰。

（2）全面：国外更早在指南和共识意见中将IBD的诊断和治疗、相关并发症和肠外表现的诊治、特殊人群的诊治阐述的较为全面。如2006年欧洲克罗恩病与结肠炎组织（European Crohn's and Colitis Organization，ECCO）在*GUT*上发表了CD的共识意见，分为3个部分，分别为定义与诊断、CD治疗、CD特殊情况的处理。

（3）体现对患者的服务和关怀：如2004年英国制定的“成人IBD处理指南”，阐明了IBD对患者与社会的影响、患者的知情权以及患者的教育和培训等。

我国专家和学者在制定共识意见的历程中也意识到了这些差距，逐步地进行改进和完善：我国2012年和2018年IBD诊治共识意见中分别引入了DEPHI方法进行共识意见制定；2018年组织了工作组，包括了循证医学专家、消化内科专家、放射科专家、病理学专家、超声科专家等进行共识意见制定工作。2012年IBD共识意见考虑到了内容的完善与全面性；2018年的IBD诊治共识意见中引入患者长期管理、与患者共决策的建议。另外我国的IBD诊治共识意见制定中，结合了我国疾病人群的特点和临床问题进行了重点阐述，如肠结核、感染性肠炎、肠白塞病和肠淋巴瘤等鉴别诊断。这些改进和完善都代表了我国IBD诊治共识意见向国际化、标准化迈进的趋势。但我们须认识到尚存在一些不足之处，如尚欠缺我国疾病人群高质量的数据等等。

三、我国IBD诊治共识的延续和发展

自1978年至2018年这40年的历程中，IBD诊治共识的制定经历了探索、认识、循证的阶段，每一次共识意见的制定代表了对临床问题认识的一次深入：比如CD和肠结核诊疗问题，贯穿了每一次共识，并不断更新、完善。当然还有很多其他的问题需要共识解答和指导，如IBD诊治中心质量控制问题、肠内营养问题、血栓防治问题等等。为了进一步完善和扩展IBD诊治共识意见对临床实践的指导价值，相继发表了一系列补充共识意见，包括：2013年提出《炎症性肠病营养支持治疗专家共识（2013年·深圳）》，2016年提出《建立我国炎症性肠病诊治中心质量控制指标的共识》，2017年提出《建立全国通用的炎症性肠病诊治过程的关键性质量控制指标的共识意见》，2017年提出《炎症性肠病合并机会性感染专家共识意见》，2018年提出《中国住院炎症性肠病患者静脉血栓栓塞症防治的专家共识意见》。当然还有其他一些共识意见，如IBD合并妊娠诊治共识意见、IBD治疗药物浓度监测共识意见、肛周CD诊治共识意见等。

总之，临床共识和指南意见制定的价值在于指导临床实践，我国IBD诊治共识的制定，对于降低我国IBD疾病人群的死亡率、降低疾病负担起到重要作用，而我国IBD诊治共识意见也正在努力并逐渐做到以下的原则：制定结合我国特点的指导意见，充分考虑患者长期管理的重要性和患者意愿；尽量纳入我国高质量数据，并且尽量使得共识意见清晰、易于操作，加强对临床实践的指导意义。当然要想真正符合我国IBD疾病人群特点，缩短和西方国家的差距，尚需致力于IBD的临床医师们、特别是年轻医师，努力创新、精诚协作、严谨求实，探索出最适合我国国情的IBD诊治措施。

（钱家鸣　杨　红）

第二节　流行病学与发病机制

【摘要】

炎症性肠病（inflammatory bowel disease，IBD）是一组慢性非特异性肠道炎症性疾病。其流行趋势存在东西方差异，近年来西方国家IBD发病率增长速率趋于平缓，而亚洲国家包括我国呈快速增长趋势。IBD为慢性病程，迁延反复，其病因尚

未完全阐明，发病机制与遗传、环境、肠道细菌及免疫等多因素有关。了解IBD的东西方流行趋势、病因、疾病病程史，研究和掌握IBD的发病机制，对IBD临床诊治水平的提高以及疾病预防均有重要作用。

【学习要点】

1. 炎症性肠病发病率及患病率的地理、人群分布差异。

2. 溃疡性结肠炎与克罗恩病的疾病自然史特征及差异。

3. 炎症性肠病遗传易感性研究的发现及发展过程。

4. 炎症性肠病基因的遗传多态性研究及在炎症性肠病发病中的具体机制。

5. 环境、细菌、基因及免疫等因素在炎症性肠病发病中构成的复杂网络。

【思考题】

1. 炎症性肠病危险因素和保护因素有哪些?

2. 溃疡性结肠炎和克罗恩病自然史、病程有哪些差异?

3. 炎症性肠病发病机制包括哪些?

4. 炎症性肠病在遗传易感性、肠道菌群及免疫3个方面有哪些联系？列举重要的通路。

炎症性肠病是一组慢性非特异性肠道炎症性疾病，主要包括溃疡性结肠炎（UC）和克罗恩病（CD）。还有一部分患者难以区分UC或CD，即仅有结肠病变，但内镜及活检缺乏UC或CD的特征，临床可诊断为IBD类型待定（inflammatory bowel disease unclassified，IBDU）。而未定型结肠炎（indeterminate colitis，IC）则指结肠切除术后病理检查仍无法区分UC和CD者，对于初始诊断为IBDU和/或IC的患者均需随访。IBD呈慢性病程，多反复发作，迁延不愈，严重影响患者预后和生活质量，带来沉重经济负担。因此，研究IBD的发病机制和流行病学特征，对于认识和治疗该病具有极其重要的作用。

一、流行病学

IBD是世界范围内的疾病，但不同国家、地区、种族人群的发病率差异很大，目前世界各地的UC、CD发病率分别在0.5/10万~24.5/10万、0.1/10万~16/10万之间。这种明显的地域和种族差异原因至今尚未完全阐明，可能与不同的饮食、生活习惯及生活环境、遗传背景相关。

（一）流行特征

1. 地理分布 18世纪工业革命期间，UC始出现于西欧，而19世纪早期UC发病率呈缓慢增长趋势。1932年西方报道了第一例CD。19世纪50年代人类文明进入快速发展阶段，随着经济增长、自动化、饮食结构改变等，IBD的发病率也呈迅速增长。近年来，西方国家IBD发病趋势已趋于稳定。目前北美、北欧、西欧、英国报道的IBD发病率较高，其发病率和患病率如表所示（表9-2-1）。20世纪80年代亚洲地区IBD报道少，近30年来呈逐年增长趋势，但较西方国家仍偏低。1956年我国报道了第一例UC，之后陆续有病例报告和病例总结。基于人群基础研究显示我国广州地区IBD发病率最高，其次为香港和澳门，这三个城市化地区的发病率由过去的0.54/10万升至3.44/10万。其他地区方面，武汉发病率达1.96/10万（UC 1.16/10万~1.75/10万，CD 0.33/10万~0.68/10万），黑龙江省大庆市发病率达1.77/10万（95%置信区间1.16~2.59）。我国一项患病率报告结果显示，2013年24省城镇医保职工克罗恩病粗患病率达3.2/10万。总体而言，我国IBD发病率低于韩国、印度等亚洲国家。

表9-2-1 不同地域的IBD最高估计发病率与患病率（/10万）

	UC		CD	
	发病率	患病率	发病率	患病率
北美	23.14	286.3	23.82	318.5
西欧	17.2	412	10.5	322
东亚	4.6	57.3	3.2	18.6
东南亚	0.68	6.67	0.41	2.17
西亚	6.5	106.2	8.4	53.1
南亚	6.76	44.3	3.5	41.4

2. 人群分布

（1）年龄：西方国家的研究显示IBD发病年龄多呈双峰状分布，第一高峰CD为20~30岁，UC为30~40岁，第二个较小的高峰为60~70岁。我国报道CD最常发生于青年期，发病高峰年龄为18~35岁，UC发病高峰年龄则多集中分布在20~49岁,第二高峰较少出现。而儿童IBD占IBD患病总数的7%~20%,并呈现增长趋势。

（2）性别：根据我国统计资料,在第一发病高峰UC男女发病率差异不明显（1.0∶1~1.3∶1）,而CD患者男性略多于女性,男女比约为1.5∶1。国外流行病学研究表明在第二发病高峰（年龄>60岁）UC的男性患病率更高（男性vs女性：52%~62% vs 38%~48%）,而CD则女性患病率更高（男性vs女性：27%~52% vs 48%~73%）,我国缺乏第二发病高峰相应资料。

（3）种族：白种人较黑种人、黄种人更易发病。我国属于多民族国家,目前已有来自汉族、维吾尔族与藏族罹患IBD的病例报道,但尚无确切各民族间发病差异的研究。

3. 危险因素　包括遗传（见“发病机制”）与环境（吸烟、饮食、感染、社会心理因素）等。吸烟与IBD的关系已得到证实,吸烟能促进CD的发展,但对UC却具有一定保护作用。烟草中的尼古丁可以影响细胞和体液免疫,增加肠黏液分泌,减少肠蠕动,故对UC有保护作用,但可特异性影响CD的自噬及增加血凝机制、促进血栓形成等促进CD发展。口服避孕药、高脂饮食、少果蔬饮食、少母乳喂养史、沙门氏菌和弯曲杆菌感染、抑郁焦虑、工作和生活压力太大等也会增加罹患IBD的概率。我国一项较大样本的IBD病例对照研究,纳入745例UC患者和745例无消化系统疾病并暴露在相似环境因素下的同事、邻居、朋友作为对照,结果显示IBD家族史、感染性肠病为UC的危险因素,吸烟、饮茶、母乳喂养为UC保护的因素。

环境危险因素分析结果为预防疾病提供了一些参考指标,如适当吃些水果、牛奶等有益食品,尽量少食冰箱储存3日以上的食物,保证充足的睡眠时间等。但这些研究均为病例对照研究,尚不能明确因果关联,仍需多中心、多地域、多种族队列研究探讨我国疾病人群重要的危险因素,以利于宣教和预防。

（二）疾病病程史

1. 病变部位与临床分型　UC按病变部位可分为直肠炎、左半结肠炎、广泛性结肠炎或全结肠炎,如全结肠炎逆行累及末端回肠炎,称为倒灌性回肠炎（backwash ileitis）。按临床分型可分为初发型、慢性复发型。西方国家研究显示,病变位于直肠、左半结肠（包括直乙型）、全结肠的患者各占1/3。约50%UC患者为慢性复发型。

CD可累及胃肠道的任一或多个肠段,以回肠末段和近端结肠多见。关于CD临床分型国内外主要采用蒙特利尔分型标准。不同人种间疾病表型有所差异（表9-2-2）,但总体而言,结肠CD通常比回肠末端CD临床症状重,2%~8% CD患者合并上消化道CD。2019年我国一项多中心登记研究结果显示小肠型CD占27.8%,结肠型占14.4%,回结肠型占56.2%;非狭窄非穿透型、狭窄型、穿透型CD分别占49.9%、29.9%、20.2%。该研究结果和之前一项系统综述研究中亚洲人种的疾病表型分布基本一致。

表9-2-2　不同人种的IBD疾病表型分布

	白种人	黄种人	黑种人
CD病变部位			
小肠型	27%	24%	14%
结肠	34%	28%	24%
回结肠	39%	46%	46%
上消化道	4%	8%	2%
CD疾病行为			
非狭窄非穿透	69%	61%	55%
狭窄	17%	21%	19%
穿透	13%	14%	29%
CD合并肛周病变	14%	23%	31%
UC分型			
直肠	28%	27%	18%
左半结肠	36%	35%	39%
广泛结肠	36%	37%	40%

2. 病程　非活动性IBD患者临床缓解后1年内的缓解率为80%~90%,复发风险仅20%;而活动性患者缓解后随访1年复发率高达70%。约1/3的UC患者可维持10年不复发,但妊娠期UC易于复发,妊娠对CD发病率和复发率影响较小。CD复发率较高,15%~30%的CD患者病程中会出现肛瘘或肛周病变。70%~80%的CD患者在20年内需要行肠道手术,一般术后2~3年内会出现肠道病变及临床症状。UC手术率较CD低,20%~30%的患者25年内需要手术治疗,结肠

切除术为最常见的手术方式。一部分 UC 患者接受全结直肠切除术或回肠储袋肛管吻合术数年后可发生诊断向 CD 的转变。

二、发病机制

IBD 的病因及发病机制至今尚未完全明确，目前普遍认为 IBD 发生是环境、遗传和免疫等多因素相互作用的结果，即在遗传易感性与环境因素基础上，肠道菌群驱动的肠黏膜免疫失衡，进而引起一系列的肠道慢性炎症反应。

（一）遗传易感性

IBD 具有遗传易感性，其主要证据来源于不同人种的 IBD 发病率、家族聚集现象及双胞胎的研究。白人发病率较高，黑人、亚洲人和拉丁美洲人发病率较低，而犹太人发病危险比非犹太人高 2~4 倍。IBD 有家族聚集现象，其阳性家族史为 5%~20%。IBD 患者一级亲属的发病率是普通人群的 7~10 倍，家族成员患 IBD 的临床特征也呈高度一致。双胞胎同患 IBD 则更有力地说明 IBD 发病可能与遗传相关。丹麦一项纳入 29 421 对双胞胎的研究发现，单卵双生双胞胎的 CD 共同发病率为 58.3%，UC 共同发病率为 18.2%，而双卵双胞胎的 CD、UC 发病率分别为 0 和 4.5%。

早期基因研究发现 *HLA DR2*、*DR9* 和 *DRB1*0301* 与 UC 相关，而 *DR7*、*DRB3*0301* 和 *DQ4* 则与 CD 相关。随着人类基因组学研究进展，采用遗传连锁分析方法，发现了 CD 的第一个易感基因 *NOD2*（现命名为 *CARD15*），全基因组关联研究（Genome Wide Association Studies，GWAS）推动了 IBD 易感基因和发病机制的研究。至今 GWAS 共发现了至少 200 个易感基因。IBD 易感位点分布于第 1、3、4、5、6、7、10、12、14、16、19 号和 X 号染色体，其中第 16、12、6、14、5、19、1 和 3 号染色体分别被命名为 IBD1~9（IBD1 和 IBD8 同为 16 号染色体），提示 IBD 是多基因参与的复杂疾病，且 CD 的遗传易感度高于 UC。超过 60 个已知的 IBD 易感基因已经得到了重复，其中多种基因同时与 UC 和 CD 相关（表 9-2-3）。对于直接参与 IBD 发病的易感基因功能学研究中，*NOD2*、*ATGl6L1/IRGM* 及 *IL23/TH17* 基因的遗传多态性研究得到证实。另外研究显示近 70%IBD 与其他免疫相关疾病如 1 型糖尿病、乳糜泻、类风湿关节炎等有相同易感位点，提示这些疾病有共患病的基础。

表 9-2-3 IBD 易感基因

与 CD 相关	与 CD 和 UC 均相关	与 UC 相关
NOD2/CARD5、*ATG16L1*、*IRGM*、*LRRK2*、*PTPN22*、*CCR6*、*IL2RA*、*IL18RAP*、*IL27*、*ERAP2*、*ITLN1*、*CCL2/CCL7*、*TNFSF11*、*BACH2*、*TAGAP*、*VAMP3*、*DENNDIB*、*DNMT3A*、*GCKR*、*THADA*、*SP140*、*PRDX5*、*ZPF36L1*、*ZMIZ1*、*MUC1/SCAMP3*、*CPEB4*、*FADS1*、*5q31*（*IBD5*）	*IL-23R*、*IL12B*、*STAT3*、*AK2*、*TYK2*、*DRB*、*MST1*、*IL10*、*CARD9*、*REL*、*PRDM1*、*TNFSF15*、*ICOSLG*、*IL1R2*、*YDJC*、*SMAD3*、*PTPN2*、*NKX2-3*、*CREM*、*C11Orf30*、*ORMDL3*、*RTEL1*、*PTGER4*、*KIF21B*、*CDKAL1*、*ZNF365*	*ECM1*、*HNF4A*、*CDH1*、*LAMB1*、*GNA12*、*IFNγ/IL26*、*IL8RA/IL8RB*、*IL2/IL21*、*IL7R*、*TNFRSF9*、*TNFRSF14*、*FCGR2A*、*IRF5*、*LSP1*、*OTUD3/PLA2G2E*、*DAP*、*PIM3*、*CAPN10*

1. *NOD2/CARD15* 基因　核苷酸寡聚结构域 2（nucleotide oligomerization domain 2，NOD2）是天然免疫中重要的模式识别受体（pattern recognition receptor，PRR）之一，其编码的 NOD2 蛋白由 2 个氨基端 caspase 补充区域（caspase activating recruitment domains，CARDs）、1 个核苷酸结合区域（NOD）和 1 个羧基端富含亮氨酸重复单位区域（leucine-rich region，LRR）组成。*NOD2* 主要表达于单核细胞、巨噬细胞与树突状细胞，主要功能有：①通过 LRR 识别细菌的胞壁酰二肽（muramyl dipeptides，MDP），诱导 NF-κB 活化；②诱导防御素和反应活性氧的产生；③参与自噬作用，协助抗感染及清除受损或衰老的细胞结构。*NOD2 702W*、*G908R* 和 *L10076insC* 3 个基因变异与 CD 的相关性最高。*NOD2* 突变后防御素的表达水平下降，NF-κB 以及 NF-κB 依赖的促炎介质均减少而导致抗菌能力下降，大量细菌的入侵诱发肠黏膜过度的免疫反应。30% 以

上的高加索人 CD 患者有 *NOD2* 基因的突变。但中国、日本、韩国等亚洲国家人群中并未发现 *NOD2* 基因的相关变异，提示 IBD 的易感基因可能存在地域及种族的差异。

2. *ATGl6L1* 基因和 *IRGM* 基因　自噬在维持细胞质内环境稳定和细胞自主抵御胞内微生物的过程中起着重要作用，抑制自噬就会导致炎症和组织损伤。ATGl6L1 是自噬体形成过程中不可缺少的一种蛋白质。*ATGl6L1* 基因单核苷酸多态性（SNP）rs2241880 位点发生 T300A 变异后，阻断了吞噬泡转变成自噬体的过程，抵御细菌入侵能力降低，该过程参与 CD 的发生。这种变异已在高加索人中证实，且 *NOD2* 基因与 *ATGl6L1* 基因存在相互作用。但目前我国、韩国和日本人群的研究均未发现 *ATGl6L1* 与 IBD 的易感性相关。*IRGM* 为调控自噬作用的另一基因，该基因位于 5 号染色体的 p33.1，编码自噬诱导蛋白。IRGM rsl336118 位点多态性与 CD 有较强关联，触发 IRGM 蛋白的异常表达可影响肠组织胞内抗原菌的及时清除。然而我国汉族人群的相关研究同样未发现 *IRGM* 与 CD 的相关性。

3. *IL23/TH17*　2006 年 Duerr 等利用 GWAS 对 567 例回肠型 CD 及 571 例对照组进行检测，找出 CD 患者 *IL23R* 的 3 个 SNP 位点 rs11209026，rs2066843，rs2076756 显著高于正常对照组。之后发现 *IL23 R391Q* SNP 与 UC 相关。我国虽在汉族 CD 患者中检测到 *IL23R* 的 rs11465788 多态性位点，但并不导致氨基酸序列改变，对于 CD 的影响还需进一步研究。近年来利用 GWAS 发现 IL-23/Th17 通路中的更多易感性基因，如 *IL-12B*、*STAT3*、*JAK2*、*IL-10*、*IL-22*、*IL-26*、*TNFSF15* 等。*TNFSF15* 在东西方人中存在相同的遗传变异，但亚洲的变异频率更高。

此外，对我国汉族人群的研究显示 *CTLA-4* 基因 A+49G 和 C-318T、MICA 与 MICB 多态性与 UC 易感性相关。

（二）肠道菌群

人体肠道内的细菌总数约大于 10^{14}，菌种约 500 余种。肠道正常菌群中，10~20 种细菌含量较高，包括拟杆菌、乳酸杆菌、双歧杆菌、粪球菌、粪链球菌、大肠埃希菌等。正常菌群发挥着重要的生理功能，包括：①营养作用；②防御作用；③免疫调节作用；④促进生长、抗衰老及抑制肿瘤作用；⑤改变药物治疗有效性。由此可知，胃肠道菌群参与人体的生理、生化、病理和药理等多个代谢过程。

目前认为 IBD 发病和肠道菌群失调有关，相关证据有：

1. IBD 的发病部位　直肠、结肠、回肠等是肠道接触细菌最多的部位，使用广谱抗生素和益生菌可改善肠道炎症。

2. IBD 患者和正常对照组相比有肠道菌群丰度差异，炎症部位和没有炎症部位也存在菌群丰度差异。IBD 患者肠道内的正常菌群种类和数量减少，而致病菌、条件致病菌明显增多。16SRNA 技术检测显示厌氧菌和大肠埃希菌数量增加，双歧杆菌、拟杆菌或乳酸杆菌数量减少，梭状芽孢杆菌部分菌种消失。正常菌群减少导致提供肠上皮细胞的丁酸盐等能源产量降低；致病菌与条件菌群可分泌肠毒素或直接破坏肠上皮而致肠黏膜通透性增加，进一步激活免疫系统。

3. 动物在无菌环境中饲养不产生炎症，重新输入肠菌后，很快诱发肠炎。而自幼居住更清洁的环境、城市化和儿童时期过早过多使用抗生素，这种缺乏早期微生物暴露情况可能会减弱负性调节途径，影响免疫系统建立和完善，使具有遗传易感性的宿主对肠道共生微生物免疫反应过度活跃，引起 IBD 发病。

4. 对特定细菌的研究　近年来发现毛螺菌科的 *Blautia* 菌属、粪杆菌属和瘤胃球菌属可能是影响 IBD 的关键菌属。其中 CD 患者粪便样本中菌类减少最多是毛螺菌科和瘤胃菌科，而增加最多的是肠杆菌科；UC 中主要减少的是拟杆菌科，增加的则是毛螺菌科。其中特定有害菌种包括黏膜黏附侵袭型大肠埃希菌（adhesion invasive *Escherichia Coli*，AIEC），其在 CD 患者回肠末端浓度较高。AIEC 可通过黏附于肠上皮细胞表面，分泌 α- 溶血素破坏肠黏膜屏障，亦可侵入肠上皮细胞和巨噬细胞内，刺激 IL-8 及 TNF-α 分泌及肉芽肿形成。弯曲菌属是与 UC 发病及病情加重相关的一种致病菌，其能破坏上皮紧密连接，为非侵袭性的肠道共生菌穿透上皮层提供便利。

而粪杆菌属的柔韧梭菌的减少与回肠型 CD 关系密切，但目前该菌种丰度和疾病的相关性仍未完全确定。研究表明柔韧梭菌除减少丁酸盐生成外，还跟 IL-10 表达下降与 IL-12 表达升高有关。在 Caco2 细胞、外周血单核细胞以及肠组织培养液中，均验证了柔韧梭菌属能促进 IL-10、抑制 IL-12 表达。此外与 IBD 发病相关的病原菌还有艰难梭菌、耶尔森菌、鼠伤寒沙门氏菌、幽门螺杆菌、李斯特菌、肠毒素脆弱类杆菌、产酸克雷伯菌、假单胞菌等，但迄今仍未发现导致 IBD 的特异性病原菌。

肠道微生态环境是近年来学者探索 IBD 发病机制及治疗的重点。研究显示肠道微生态改变与遗传因素密切相关，*NOD2/CARD15* 基因突变个体的肠道菌群有异常强的黏附肠细胞的能力，*ATG16L1* 基因突变与肠道潘氏细胞失去清除细胞内病原体感染的能力有关，另外 *RGM*、*IL-23R*、*TNFSF15* 等与肠道菌群有关。除肠道菌群外，肠道中也存在多种真菌和病毒，它们（如噬菌体）可能通过影响肠道菌群分布而直接或间接地影响宿主，在 IBD 发病机制中发挥作用。

（三）免疫机制

1997 年，Sartor 提出免疫调节异常在 IBD 发病中占有中心地位的假说，随后越来越多的学者认为 IBD 是一种与肠黏膜有关的免疫性疾病。

1. 肠黏膜屏障 是指将肠腔内细菌、抗原等物质与肠黏膜固有层免疫细胞隔离开，避免固有层免疫激活的肠黏膜结构，主要由肠上皮细胞层、紧密连接及其肠表面的黏液层所构成。肠黏膜上皮细胞中潘氏细胞可分泌防御素，IBD 中防御素分泌含量减少，且潘氏细胞受内质网压力影响，产生未折叠蛋白反应（unfolded protein response，UPR），可诱导细胞凋亡，调节 UPR 的 X-盒结合蛋白 1（X-box binding protein 1，XBP1）变异也被证实与 IBD 相关。而对结肠上皮进行单细胞转录组测序的研究也发现以前未知的细胞亚型，包括肠隐窝内不同分化程度的祖细胞、结肠细胞和杯状细胞。该研究还在 IBD 患者样本中观察到杯状细胞的位置重构，这和杯状细胞表达的抑制细菌生长的抗蛋白酶分子 WFDC2 的下调相一致。在体内，WFDC2 保持上皮细胞之间紧密连接的完整性，防止共生细菌入侵和黏膜炎症。构成上皮细胞间紧密连接的结构性蛋白表达谱发生变化，Occludin、Claudin-1 和 Claudin-4 表达减少，Claudin-2 表达增加，也可导致肠黏膜通透性增加。有研究显示维生素 D 受体（vitamin D receptor，VDR）对小鼠结肠炎的黏膜屏障功能有重要保护作用。而研究也表明，VDR 可调节低氧状态下结肠细胞系 DLD-1 肠上皮屏障蛋白的表达，提示 VDR 通路可能为低氧环境下保护肠黏膜屏障的另一重要机制。

2. 免疫细胞 肠道天然免疫系统细胞由单核吞噬细胞、树突状细胞（dendritic cell，DC）、中性粒细胞、淋巴细胞、NK 细胞、NKT 细胞、M 细胞等组成。这些细胞中表达天然免疫重要的 2 类 PRR，即 NOD2 与 Toll 样受体（toll-like receptors，TLR），成为识别、吞噬、清除病原体，维持肠道内环境稳定的重要免疫防线。存在炎症时，内皮细胞表达黏附分子，招募上述细胞聚集在炎症局部，产生大量的细胞因子如 TNF-α、IL-8，进而招募更多炎症细胞，以增强、放大炎症连锁反应。而 IBD 由于存在易感性，PRR 的变异导致免疫细胞识别病原体的能力减弱，肠菌的入侵激活固有层内的免疫细胞，过度的炎症反应导致水肿，激活凝血系统，诱导肉芽肿生长，最终产生一系列组织黏膜的损伤坏死。

适应性免疫系统包括产生分泌型 IgA 和 IgG 的 B 细胞，以 Th1、Th2 或 Th17 反应为主的 T 细胞以及调节性 T/B 细胞。一直以来认为 IBD 发病与 Th1/Th2 失衡有关。CD 与 Th1 介导的免疫反应异常相关，而 UC 被认为是 Th2 作用的结果。Th1 型免疫反应中 Th1 细胞过度表达 IFN-γ、IL-2 和 TNF-α。Th2 型介导免疫反应中则以 IL-4、IL-5、IL-13 分泌升高为主。Th17 与调节性 T 细胞（Treg）的参与致病补充了 IBD 的 Th1/Th2 失衡学说。Th17/IL-23 轴在 CD 发病中具有重要作用。Th17 由 TGF-β、IL-6、IL-23、IL-1β、STAT3 和 TNFSF15 等刺激生成，TGF-β 和 IL-6 的共同存在是 Th17 细胞分化启动的必要条件。Th17 细胞一旦分化便开始自分泌 IL-21 和 IL-23R，两者将进一步参与 Th17 细胞的发展。Th17 还可分泌 IL-17A、IL-17F、TNF-α、IL-6 和 IL-22 等炎性细胞因子，这些细胞因子可诱导其他细胞产生趋化因子和抗原肽等，介导炎症细胞局部浸润从而导致黏膜组织损伤。而IL-23与IL-12有共同组分p40亚单位（IL-12B），抗IL-12 p40抗体能一定程度的缓解肠道炎症。Treg细胞可通过产生大量IL-10下调炎症反应，研究显示IBD患者中Treg细胞数量相对减少。

单细胞测序技术的发展也更进一步认识了免疫细胞在IBD疾病进展的作用。如Martin JC等在部分患者的炎症组织中发现由IgG浆细胞、单核巨噬细胞、活化T细胞和基质细胞组成的细胞模块，并称之为GIMATS模块。而该模块也存在于抗TNF治疗抵抗的患者中，提示免疫细胞组成的细胞模块可能和药物疗效相关。

3. **细胞因子** 促炎症细胞因子（IL-1、IL-6、IL-8、TNF-α和IFN-γ）增多，抗炎细胞因子（IL-4、IL-10和TGF-β）减少，是引起肠黏膜免疫反应异常和慢性炎症的主要原因。NF-κB是一种高度保守的转录因子，可与众多细胞基因的启动子或增强子转录序列特异性结合，从而参与炎症因子的转录调控，成为IBD病理生理过程中的枢纽。TNF-α增高可促进内皮细胞和单核细胞分泌细胞因子，诱导基质细胞分泌基质金属蛋白酶（matrix metalloproteinase，MMP）造成组织损伤，并激活、动员未成熟的DC进入局部淋巴结，启动病理性的Th1型免疫反应。IL-6也是一种IBD的致病因子，是决定$CD4^+$T细胞是分化为Treg细胞还是Th17细胞的关键因子。IL-6存在时，$CD^+CD25^+Foxp3^+$T细胞分化为Th17细胞，而Th17细胞可表达趋化因子受体6（chemokine receptor 6，CCR6），CCR6与配体CCL20相互作用，介导淋巴细胞归巢。IBD患者CCR6与CCL20的高表达吸引淋巴细胞趋化至肠黏膜炎症部位而加重炎症反应。

近年来，遗传、环境、细菌及免疫等因素在IBD发病机制中的作用得到重视，并取得了长足的进展，各因素间可能存在内在联系和相互影响机制。但若将这些机制构成复杂的信号网络，找出信号转导的关键靶点，将能为IBD的病因和治疗提供重要线索。而近年来，由于我国IBD发病率呈进行性增长趋势，也需要更多学者们的关注和研究IBD流行病学趋势、危险因素和发病机制，探索适合我国疾病人群的防治措施。

（杨 红 钱家鸣）

第三节 诊断方法与困难

【摘要】

炎症性肠病（IBD）是一种病因尚不明确的慢性非特异性肠道炎症性疾病，包括溃疡性结肠炎（UC）和克罗恩病（CD）。我国IBD的发病率逐年增高，随着内镜诊断技术以及对IBD认识的提高，消化内科、胃肠外科、影像科、病理科、检验科、营养科、心理科等多学科团队（MDT）的建立，对于IBD的诊断和治疗有了很大的进展。但是IBD缺乏诊断的“金标准”，需要结合临床表现、内镜、病理组织学和影像学进行综合分析，在排除感染性和非感染性结肠炎的基础上才能做出诊断。

【学习要点】

1. UC和CD的典型临床表现。
2. UC和CD内镜及病理组织学鉴别要点。
3. UC病变的分型与分度。
4. CD与肠结核的鉴别诊断。

【思考题】

1. UC和CD的临床表现、内镜及病理组织学诊断与鉴别诊断要点有哪些？
2. CD的肠外表现有哪些？
3. CD的肛周病变包括哪些？
4. 依据蒙特利尔标准，如何对CD的发病年龄、发病部位及表型进行分型？

UC缺乏诊断的“金标准”，需要结合临床表现、内镜、病理组织学和影像学检查进行综合分析，在排除感染性和非感染性结肠炎的基础上做出诊断。

一、溃疡性结肠炎

（一）诊断方法

1. **病史** 注意询问有无近期旅游史、有无不洁饮食史及特殊用药史（特别是非甾体抗炎药）、有无炎症性肠病家族史等；

2. **临床表现** UC的典型临床表现为持续或反复发作的黏液脓血便，可伴有腹痛；病变如果累及直肠，可能出现里急后重、大便失禁；病变如果主要累及远端结肠,则可能表现为便秘。重度UC患者还可能出现发热、疲劳及体重下降等全身症状。

3. **体征** 应注意一般生命体征(心率、血压),营养状态(身高、体重、体重指数),腹部检查及有无肠外表现(口、皮肤、关节、眼)。

UC患者尤其是轻度UC患者体检一般无阳性体征,中到重度UC患者可能有腹部压痛、低血压、心动过速等表现。

4. **实验室检查** 尽管不能依靠实验室检查确诊,但有助于评估UC病情及排除其他肠炎。血常规、红细胞沉降率、C反应蛋白、粪便钙卫蛋白等有助于评估疾病严重度。重度、难治性UC必须进行血清、DNA或者免疫组化检查了解有无合并巨细胞病毒及二重感染。粪便常规检查和培养有助于排除艰难梭状芽孢杆菌感染、沙门氏菌、志贺氏菌、阿米巴肠病、血吸虫病等疾病。UC患者抗中性粒细胞胞质抗体(antineutrophil cytoplasmic antibodies,ANCA)阳性有助于诊断。

5. **内镜检查**

(1)结肠镜:UC病变多累及直肠,向结肠近端扩展,呈连续性、弥漫性分布。UC起病时,30%~50%UC患者仅有直肠和乙状结肠受累,20%~30%可能表现为左半结肠炎,仅有20%UC患者病变超过脾区乃至累及全结肠。极少数活动性全结肠炎UC患者可能出现倒灌性回肠炎(backwash ileitis)。UC患者的倒灌性回肠炎一般仅累及紧邻小段回肠,为连续、弥漫性病变,而CD患者的回肠炎一般呈局灶性分布,累及范围可能较广。

结肠镜下UC病变多表现为:①黏膜红斑;②黏膜充血、水肿,血管纹理模糊、紊乱或消失;③质脆、自发或接触出血和脓性分泌物附着;④黏膜粗糙、呈细颗粒状;⑤病变明显处可见弥漫性、多发性糜烂或溃疡;⑥结肠袋变浅、变钝或消失以及假息肉和桥黏膜等。

(2)小肠镜:UC患者病变一般很少累及小肠。左半结肠炎伴有阑尾开口炎症改变或盲肠红斑改变在UC常见,无需进一步行小肠镜检查。全结肠炎UC患者可能出现倒灌性回肠炎,病变呈弥漫性分布。部分重度UC全结肠切除术后,会出现小肠炎,酌情考虑小肠镜检查。

6. **病理学检查** 活检应多点、多部位(病变与非病变部位)。目的主要是明确肠道是否表现为慢性炎症,并排除其他感染性和非感染性炎症。

UC病变一般限于黏膜和黏膜下层,主要表现为:①肠上皮坏死,黏膜表面糜烂,浅溃疡形成;②固有层弥漫性淋巴细胞、浆细胞浸润;③隐窝结构变形;④杯状细胞减少。

UC患者无特异性病理学表现,但是如果能发现以上典型的病理学表现,再结合临床,可做出UC的诊断。UC患者,尤其患结肠癌风险性高的UC患者,应注意其病理切片有无上皮细胞异型增生。

(二)完整的疾病评估有助于制定最佳治疗方案

UC诊断成立后,需要对临床病型、病变范围、严重程度、有无肠外表现等进行评估,做出完整的诊断,以利于全面估计病情和预后,制订最佳治疗方案。

1. **临床类型** 可分为初发型和慢性复发型。

(1)初发型:指无既往病史而首次发作,此型在鉴别诊断中要特别注意,亦涉及缓解后病变如何发展、如何进行维持治疗的考虑。

(2)慢性复发型:指临床缓解期再次出现症状,临床最常见。

2. **病变范围** 推荐采用Montreal分类(表9-3-1),该分型特别有助癌变危险度的估计及监测策略的制订,亦有助治疗方案选择。

表9-3-1 Montreal UC病变范围分类

分布		结肠镜下所见炎症病变累及的最大范围
E1	直肠	局限于直肠,未达乙状结肠
E2	左半结肠	累及左半结肠(脾曲以远)
E3	广泛结肠	广泛病变累及脾曲以近乃至全结肠

3. **严重程度** UC病情分为活动期和缓解期,活动期的疾病严重程度分轻、中、重度。大多数患者起病时都表现为轻度UC,大约27%患者起病时可能表现为中度UC,大约1%起病时表现为重度UC。改良的Truelove和Witts严重程度分类标准(表9-3-2)易于掌握、临床实用。改良

Mayo 评分（表 9-3-3）也可用于 UC 病情分度，但更多用于临床研究的疗效评估。

表 9-3-2 改良 Truelove 和 Witts 疾病严重程度分型

	轻度	重度
便次 /d	<4	≥6
便血	轻或无	重
脉搏	正常	>90 次 /min
体温	正常	>37.8℃
血红蛋白	正常	<75% 正常值
ESR/（mm/h）	<20	>30

注：中度为介于轻、重度之间；缓解期为无症状。

表 9-3-3 评估溃疡性结肠炎活动性的 Mayo 评分系统

排便次数 [a]
0= 排便次数正常
1= 比正常排便次数增加 1~2 次
2= 比正常排便次数增加 3~4 次
3= 比正常排便次数增加 5 次或以上
便血 [b]
0= 未见出血
1= 不到一半时间内出现便中混血
2= 大部分时间内为便中混血
3= 一直存在出血
内镜发现
0= 正常或无活动性病变
1= 轻度病变（红斑、血管纹理减少、轻度脆性增加）
2= 中度病变（明显红斑、血管纹理缺乏、脆性增加、糜烂）
3= 重度病变（自发性出血，溃疡形成）
医师总体评价 [c]
0= 正常
1= 轻度病变
2= 中度病变
3= 重度病变
a 每位受试者作为自身对照，从而评价排便次数的异常程度。
b 每日出血评分代表一天中最严重出血情况。
c 医师总体评价包括其他 3 项标准：受试者对于腹部不适的回顾、总体幸福感以及其他表现，如体检发现和受试者表现状态。

注：评分≤2 分，且无单个分项评分 >1 分，为临床缓解；3~5 分轻度活动；6~10 分中度活动，11~12 重度活动。

评估疗效"有效"的定义是，Mayo 评分相对于基线值的降幅≥30% 及≥3 分，而且便血的分项评分降幅≥1 分或该分项评分为 0 分或 1 分。

4. 肠外表现和并发症

（1）肠外表现：尽管 UC 主要累及肠道，但是病变也可能同时累及全身其他器官。国外 UC 的肠外表现较常见，约占患者的 30% 左右，国内多中心研究显示占 7.1%~20.9%，近年报道有增多趋势，可能与认识水平提高有关。

1）皮肤黏膜表现：UC 患者最常见的皮肤黏膜损害为口腔溃疡、结节性红斑和坏疽性脓皮病。

2）眼部损害：在国外，5%~8% 的活动性 UC 患者可发生巩膜外层炎（episcleritis）或前葡萄膜炎（anterior uveitis）。亦可发生结膜炎、角膜炎、虹膜炎。眼病常随严重的结肠炎出现，可同时伴有关节炎及皮肤病变。UC 患者最常见的眼部损害为巩膜炎和葡萄膜炎，也可表现为虹膜炎和结膜炎。

3）肝胆系统疾病：UC 发生肝胆系统肠外表现较常见，国外为 25%~50%，国内仅约 10%。UC 患者肝胆系统疾病可能表现为原发性硬化性胆管炎、脂肪肝及自身免疫性肝病。UC 患者出现原发性硬化性胆管炎时一般无症状，通常在生化检查时有碱性磷酸酶增高而被发现。

4）骨与关节系统：为最常见的肠外表现之一，占 UC 所有肠外表现的 7%~25%。分为外周性与中轴性关节病两大类，前者多为急性多关节炎，少有小关节炎；后者包括骶髂关节炎、强直性脊柱炎。

5）血栓栓塞性疾病：IBD 患者出现动静脉血栓的发生率约 5%，其危险性为正常人的 3 倍，与疾病活动性和严重度有关。发生部位可为腹腔、下肢或颅内。偶有浅表游走性血栓性静脉炎。发生机制可能与 UC 伴随的高凝状态、血小板增多、凝血因子增加有关。

（2）并发症：包括中毒性巨结肠、肠穿孔、消化道大出血和癌变。

1）中毒性巨结肠：典型的中毒性巨结肠表现为结肠肠腔明显扩张，≥6cm 或者盲肠肠腔 >9cm，同时出现全身中毒症状，比如发热、腹痛、白细胞增多。UC 患者发生中毒性巨结肠时可能出现肠穿孔，且死亡率高。对全结肠型及重度 UC 患者行肠镜检查可能诱发中毒性巨结肠。

2）肠穿孔：中毒性巨结肠 UC 患者容易出现

肠穿孔，肠穿孔及腹膜炎是超过50%UC患者的死因。

3）消化道大出血：10%UC患者可能出现消化道大出血，3%UC患者可能因为严重的消化道大出血而需要进行肠切除。

4）癌变：有研究表明，病史超过30年的UC患者，患结肠癌的比例高达20%~30%，而普通人群结肠癌的患病率仅为2%。UC患者患结肠癌的危险因素包括：病变范围广、病期长、发病年龄早、重度炎症、合并原发性硬化性胆管炎及有结肠癌家族史。

（三）鉴别诊断

1. CD　如果CD仅累及结肠则临床表现与UC相似，难以鉴别。CD的以下特征有助于与UC相鉴别：出现肛周瘘管、溃疡、脓肿等肛周疾病，出血量不大，结肠镜下直肠未受累而末端回肠有局灶性炎症，小肠镜下发现空回肠局灶性病变，活检发现非干酪性肉芽肿。UC患者可能出现抗中性粒细胞胞质抗体阳性，CD患者可能出现抗酿酒酵母抗体（anti-saccharomces cerevisiae antibody，ASCA）阳性，但是二者用来鉴别UC和CD实用性不大。

2. 急性感染性肠炎　各种细菌感染，如志贺菌、肠弯曲菌、沙门菌、产气单孢菌、大肠埃希菌、耶尔森菌等。常有流行病学特点（如不洁食物史或疫区接触史）、急性起病常伴发热和腹痛，具自限性（病程一般数天至1周、不超过6周）；抗生素治疗有效；粪便检出病原体可确诊。

3. 阿米巴肠病　流行病学特征，果酱样大便，结肠镜下溃疡较深、边缘潜行、间以外观正常黏膜，确诊有赖于粪便或组织中找到病原体，非流行区患者血清抗阿米巴抗体阳性有助诊断。高度疑诊病例抗阿米巴治疗有效。

4. 肠道血吸虫病　疫水接触史，常有肝脾大。确诊有赖粪便检查见血吸虫卵或孵化毛蚴阳性；急性期肠镜直乙结肠见黏膜黄褐色颗粒，活检黏膜压片或组织病理见血吸虫卵。免疫学检查有助鉴别。

5. 药物相关性肠炎　非甾体抗炎药可能引起腹泻及出血，表现为与UC相似的临床症状，其肠镜下表现也与UC相似，仔细询问用药史有助于鉴别。

（四）溃疡性结肠炎诊断流程图（图9-3-1）

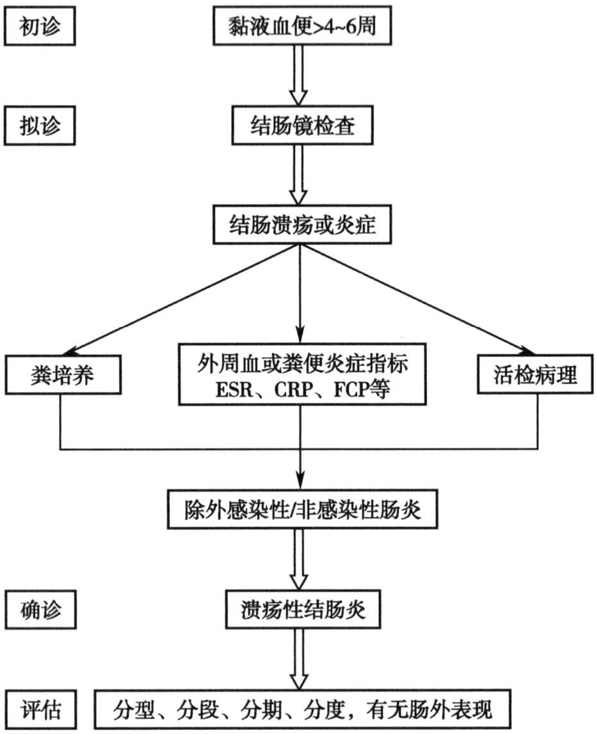

图9-3-1　溃疡性结肠炎诊断流程图

克罗恩病的诊断必须依靠综合分析和动态观察。

CD临床表现复杂、疾病过程中病情多变，病变无特异性，需要鉴别的疾病很多，且由活检发现特异性的病理组织学改变的检出率很低。因此，要对临床表现、影像学检查、内镜检查、活检病理组织学所见进行全面分析，从各种检查中将能够反映CD特征之所见综合起来进行诊断。

二、克罗恩病

（一）诊断方法

1. 病史　详细的病史询问应包括从首发症状开始的各项细节，特别注意询问大便有无带血及黏液；还要注意近期旅游史、有无不洁饮食史及用药史（特别是非甾体抗炎药）、阑尾手术切除史、吸烟史、有无炎症性肠病家族史。

2. 临床症状

（1）腹痛：CD患者腹痛一般为中等度腹部痉挛性疼痛，部位以右下腹多见，与末端回肠病变有关，其次为脐周或全腹痛。

（2）腹泻：常为超过6周的慢性腹泻，大便一般为糊状或水样便，无脓血或黏液。腹泻主要由病变肠段炎症渗出、蠕动增加及继发性吸收不良所引起。

（3）便血：仅40%~50%CD患者可能出现血便，明显低于溃疡性结肠炎出现血便的频率，且便血量一般较少。

（4）腹部包块：部分CD患者可能出现腹部包块，以右下腹和脐周多见，肠粘连、肠壁和肠系膜增厚、肠系膜淋巴结肿大、内瘘或者腹内脓肿为网膜所包裹等均可引起腹块。

（5）发热：CD活动性肠道炎症、组织破坏后毒素吸收及继发感染等均能引起发热。1/3 CD患者表现为间歇性低热或中等度发热。

（6）营养不良：营养不良的CD患者可表现为消瘦、贫血、低白蛋白血症、维生素缺乏、电解质紊乱等，可由食欲减退、慢性腹泻、肠道吸收障碍或消耗过多所引起。

3. 体征 体检应特别注意一般生命体征（心率、血压），营养状态（身高、体重、体重指数），腹部检查（压痛、有无腹部包块、瘘管等），肛周检查（有无肛周皮赘、包块、脓肿、溃疡、瘘管等），直肠指诊及注意有无肠外表现（口、皮肤、关节、眼）。

（1）瘘管形成：瘘管是CD的特征性临床表现，因透壁性炎性病变穿透肠壁全程至肠外组织或空腔脏器而成，分内瘘和外瘘2种，前者多通向其他肠段，后者多通向阴道、膀胱、腹壁或肛周皮肤。14%~26% CD患者会在其病程中出现各种瘘管，其中肛周瘘管占50%以上，肠段之间瘘管约占25%，直肠阴道瘘约占10%，其他瘘管占10%~15%。

（2）肛周病变：20%~30%CD患者可能出现肛周病变，伴有结肠病变特别是直肠炎的CD患者出现肛周病变的概率更高，因此对CD患者尤其是有结肠受累的CD患者进行肛周检查非常重要。CD可能出现各种肛周病变，包括肛周瘘管与脓肿、直肠肛门腔病变（肛周溃疡、肛裂、肛门直肠狭窄）、直肠肛门皮肤黏膜病变（皮赘和痔疮）以及肿瘤。

4. 实验室检查 常规检查血常规、血肝肾功能、红细胞沉降率、C反应蛋白、粪便钙卫蛋白等，还应检查血清铁、转铁蛋白、维生素 B_{12}、叶酸等。粪便常规检查和培养不少于3次，以排除艰难梭状芽孢杆菌感染、阿米巴肠病、血吸虫病等疾病。γ-干扰素释放试验（如T-SPOT.TB）等排除结核。

5. 内镜检查

（1）结肠镜：肠镜检查和活检应列为CD诊断的常规首选检查，镜检应达末段回肠并活检。CD最具特征性的内镜表现为纵行溃疡和卵石样外观。其他非特异性但支持CD诊断的内镜下表现包括直肠未受累，病变肠段周围黏膜和血管网正常，孤立的末端回肠病变。

（2）小肠胶囊内镜：与CTE及MRE相比，胶囊内镜敏感性更高，但特异性较差，且不能对病变进行活检。对怀疑合并消化道狭窄的CD患者不能进行胶囊内镜检查，因为可能出现胶囊滞留危险。

（3）小肠镜：目前我国常用的是气囊辅助式小肠镜（BAE）。该检查可直视下观察病变、取活检及进行内镜下治疗，但为侵入性检查有一定并发症的风险。当临床高度怀疑小肠病变，可行小肠镜检查并活检，小肠镜下CD病变特征与结肠镜所见相同。

6. 病理组织学检查 需多段（包括病变部位和非病变部位）、多点取材，活检部位一定要包括末端回肠和直肠。

注意有无支持CD诊断的病理学表现：①隐窝变形；②固有层单核细胞浸润；③基底部淋巴浆细胞增多；④黏膜肌层增生；⑤幽门腺化生或潘氏细胞化生；⑥非干酪样坏死性肉芽肿。

非干酪样坏死性肉芽肿是CD的特异性表现，对诊断CD具有很高的特异性，但是只有15%~36%的CD患者行黏膜活检时能发现非干酪样坏死性肉芽肿，而且非干酪样坏死性肉芽肿也能见于其他病变，比如白塞病或者淋巴瘤。

7. 影像学检查

（1）X线片：怀疑有肺部结核时应行胸部平片检查。CD并发肠穿孔为慢性过程，因周围组织的包块，一般不会形成膈下游离气体，但是怀疑有因内镜操作诱发的急性穿孔时会有隔下游离气体形成，可行腹部平片检查明确诊断。

（2）CT或MR肠道显像（CT/MR enterography，CTE/MRE）：小肠镜只能发现肠黏膜病变，并且作为一项侵入性检查有一定风险性、费用较高，CTE或MRE有助于协助诊断CD。活动期CD典型的CTE表现为肠壁明显增厚（>3mm）；肠黏膜明显强化伴有肠壁分层改变，黏膜内环和浆膜外环明显强化，呈“靶征（target sign）”；肠系膜血管增多、扩张、扭曲，呈“木梳征（comb sign）”；相应系膜脂肪密度增高、模糊；肠系膜淋巴结肿大等。CTE或者MRE还能反映狭窄的存在及其可能性质（炎症活动性或纤维性狭窄）、肠腔外并发症如窦道、瘘管形成、腹腔脓肿等。

（3）钡剂灌肠及小肠钡剂造影：钡剂灌肠已被结肠镜检查所代替，但遇肠腔狭窄无法继续进镜者仍有诊断价值。小肠钡剂造影敏感性低，已被CTE或MRE代替，但对无条件行CTE检查的单位则仍是小肠病变检查的重要技术。CD消化道钡剂造影检查的特征为多发性、跳跃性病变，病变处见裂隙状溃疡、卵石样改变、假息肉、肠腔狭窄、僵硬，可见瘘管。

（二）完整的疾病评估有助于制订最佳诊治方案

CD诊断成立后，需要根据蒙特利尔标准对患者分型，根据CD活动指数对疾病活动度进行评分，并注意有无肠外表现、并发症及其他自身免疫疾病。完整的疾病评估有助于医生制定最佳治疗方案，判断疾病预后。

1. 临床类型 推荐按蒙特利尔CD表型分类法进行分型（表9-3-4）。在CD病程中，病变部位相对稳定，但是大多数患者的病型都随着病情进展而发生了变化。一项对法国CD患者的长期随访研究表明，最初诊断时70% CD患者为炎症型，17%为狭窄型，13%为穿透型，但是10年后再次随访时，27%的炎症型CD患者变成狭窄型，29%的炎症型CD患者变成了穿透型。

表9-3-4 CD的蒙特利尔分型

确诊年龄（A）	A1	≤16岁	
	A2	17~40岁	
	A3	>40岁	
病变部位（L）	L1	回肠末段	L1+L4*
	L2	结肠	L2+L4
	L3	回结肠	L3+L4
	L4	上消化道	
疾病行为（B）	B1**	非狭窄非穿透型	B1p***
	B2	狭窄型	B2p
	B3	穿透型	B3p
	P	肛周病变	

注：*L4可与L1至L3同时存在；**B1随时间推移可发展为B2或B3；***p为肛周病变，可与B1至B3同时存在。

2. 疾病活动性评估 临床上用CD活动指数（CDAI）评估疾病活动性的严重程度以及进行疗效评价。Harvey和Bradshow的简化CDAI计算法（表9-3-5）较为简便。Best的CDAI计算法更多应用于临床科学研究。

表9-3-5 简化CDAI计算法

项目	分数
一般情况	0：良好；1：稍差；2：差；3：不良；4：极差
腹痛	0：无；1：轻；2：中；3：重
腹泻	稀便每日1次记1分
腹块	0：无；1：可疑；2：确定；3：伴触痛
伴随疾病（关节痛、虹膜炎、结节性红斑、坏疽性脓皮病、阿弗他溃疡、裂沟、新瘘管及脓肿等）每种症状记1分	

注：≤4分为缓解期；5~8分为中度活动期；≥9分为重度活动期。

3. 肠外表现与并发症

（1）肠外表现：10%~35%的CD患者可能出现各种肠外表现，包括关节痛（炎）、口疱疹性溃疡、结节性红斑、坏疽性脓皮病、炎症性眼病、慢性活动性肝炎、脂肪肝、胆石症、硬化性胆管炎和胆管周围炎、肾结石、血栓性静脉炎、强直性脊椎炎、血管炎、淀粉样变性、骨质疏松和杵状指等。

（2）并发症：因CD病变可累及全肠道，容易出现各种急性（肠穿孔、梗阻）及慢性（狭窄、瘘管、脓肿、癌变等）并发症。

1）肠狭窄与梗阻：狭窄型CD较常见，一项美国的研究显示初次发病时狭窄型CD占4.6%，诊断后1年、5年、10年、20年累计CD狭窄的发生率分别为7.2%、12.4%、15.2%、21.6%。合并狭窄的CD患者通常表现为肠梗阻，据西方报道，CD患者合并肠梗阻发生率为10.5%~39.1%。

2）瘘管：是CD常见表现之一，具体见CD临床表现。

3）脓肿：是CD的常见并发症，如腹腔脓肿、肛周脓肿等。CD合并腹腔脓肿的发生率为10%~30%，CD合并肛周脓肿的发生率为11.2%~62%。

4）癌变：与UC相比，CD癌变率相对较低，其发生结肠癌的风险性大约是正常人群的2.5

倍，发生小肠癌的风险性大约是正常人的60倍。

（三）鉴别诊断

1. 肠结核 CD与肠结核的鉴别常会相当困难，尤其是在印度、中国等肠结核的高发区。

下列特征倾向于诊断CD：肛周病变（尤其是肛瘘/肛周脓肿），并发瘘管、腹腔脓肿，疑为CD的肠外表现如反复发作口腔溃疡、皮肤结节性红斑等；结肠镜下见典型的纵行溃疡、典型的卵石样外观；小肠镜下有空回肠节段性病变；活检发现非干酪样坏死性肉芽肿。

下列特征倾向于诊断肠结核：伴活动性肺结核；结肠镜下见典型的环形溃疡、回盲瓣口固定开放；活检见肉芽肿分布在黏膜固有层且数目多、直径大（长径>400μm）、特别是有融合；活检组织抗酸染色，阳性结核分枝杆菌DNA检测阳性，结核菌素试验强阳性或者血清γ-干扰素释放试验（如T-SPOT. TB）阳性。

鉴别困难者，可给予诊断性抗结核治疗，治疗数周内（4~8周）症状明显改善，并于2~3个月后肠镜复查病变痊愈或明显好转，可初步做出肠结核的临床诊断，但要注意进一步随访观察，部分CD患者抗结核治疗后也有可能出现症状缓解、肠镜下肠黏膜完全愈合。

2. 溃疡性结肠炎 见溃疡性结肠炎的鉴别诊断。

3. 肠易激综合征 某些CD患者因初次发病时症状较轻，也容易被误诊为肠易激综合征，当病变进展时才诊断为CD，为了避免在CD初期将其误诊为肠易激综合征，在诊断时需要密切注意患者是否同时存在以下报警症状：比如夜间腹泻、里急后重、大便带血、大便失禁或者体重下降等。

4. 白塞病 可表现为肠道单个或多个溃疡，但白塞病必须有反复发作的口腔溃疡，并同时具备复发性生殖器溃疡、眼损伤、皮肤损伤、针刺试验阳性中的2项即可诊断。

5. 肠淋巴瘤 原发性肠淋巴瘤与CD均以肠道溃疡为主要表现且病变部位并无明显差异，有时不易鉴别，特别是肠道T淋巴细胞瘤可表现为全肠道的多发性病变。病程短、单个部位受累、明显隆起性病变要注意原发性肠道淋巴瘤。活检是确诊依据，原发性肠道淋巴瘤起源于肠黏膜，理论上检出率应更高，因此疑为该病时，反复、多块、深取活检至关重要。

（四）克罗恩病诊断流程图（图9-3-2）

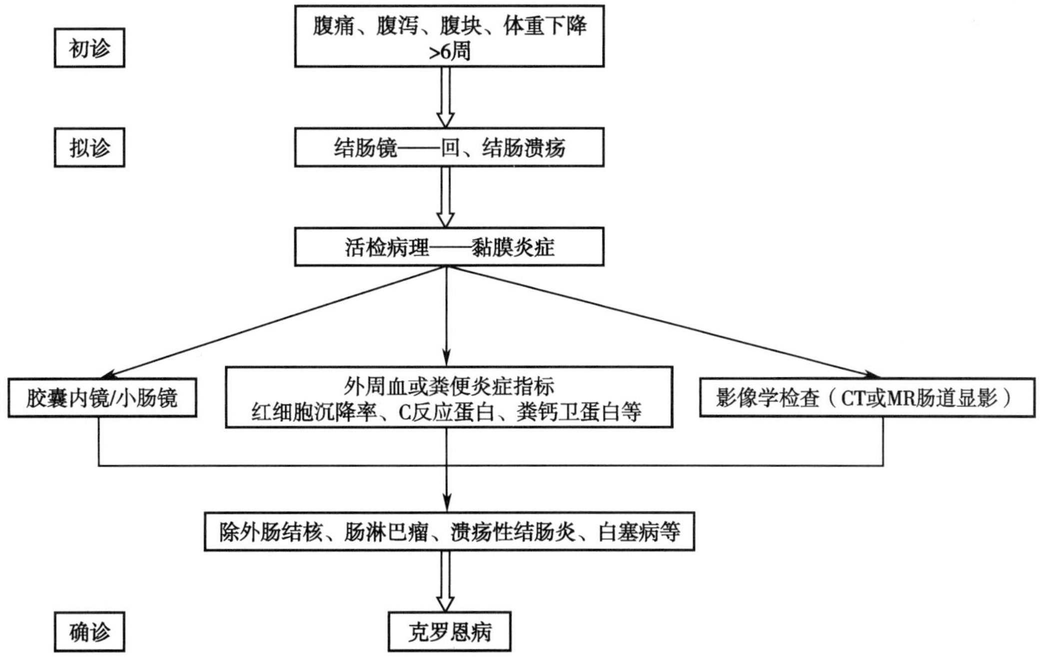

图9-3-2 克罗恩病诊断流程图

（梁 洁 吴开春）

第四节 传统治疗策略回头看

【摘要】

随着对IBD病因学研究的深入及对疗效的监测，IBD的治疗理念由控制炎症、缓解症状进展为黏膜愈合，IBD的治疗方案也因此由传统的“升阶治疗”发展为“加速的升阶治疗”方案。而以改变IBD自然病程、降低致残性为目标的治疗策略则更为积极，提出应该在IBD的早期阶段介入治疗。氨基水杨酸制剂、糖皮质激素（以下简称激素）及免疫抑制剂是IBD传统治疗方案主要的治疗药物，其规范化治疗仍然可达到临床缓解及黏膜愈合，改变IBD的自然病程和预后，尤其免疫抑制剂与新的生物制剂的联合应用是目前最有效的IBD治疗策略。IBD传统治疗药物经济实用，其策略为临床应用最广泛的方案之一。

【学习要点】

1. IBD的治疗目标。
2. 活动期UC和CD的治疗方案。
3. IBD升阶治疗方案。
4. 抗生素在UC和CD治疗中的合理应用。
5. UC和CD病情及疗效的监测。

【思考题】

1. IBD的治疗目标发生了怎么样的变化？
2. 氨基水杨酸制剂在IBD治疗中的适应证有哪些？
3. 激素及免疫抑制剂在UC中的应用。
4. 活动期UC的治疗方案有哪些？
5. 提示CD预后不良的危险因素有哪些？
6. 激素在CD中的应用需注意哪些事项？
7. 感染对IBD治疗的影响，感染的检测及治疗方案。
8. IBD的疗效监测方案。

随着对炎症性肠病（IBD）治疗效果的监测和随访，逐渐认识到IBD是一种慢性致残性疾病（chronic disabling conditions）。传统药物治疗的“升阶治疗”方案以控制炎症、缓解症状、改善生活质量为主要目标。但在临床实践过程中，传统治疗方案面临着缓解率有限、激素无效、激素依赖、复发率高、不能避免手术等诸多问题。如何准确地评价IBD的病情，制定合理的治疗方案；监测治疗效果，适时地调整治疗方案，使患者尽快达到黏膜愈合和深度缓解，恢复肠道功能是IBD治疗中亟待解决的问题。

IBD治疗传统药物包括氨基水杨酸制剂、糖皮质激素及免疫抑制剂三大类，随着对IBD病因和发病机制研究的不断深入，针对炎症新的靶点的生物制剂逐渐增多，IBD治疗的理念和治疗方案也在不断更新，回顾传统治疗策略的得与失，对IBD治疗的实施十分必要。

一、溃疡性结肠炎的治疗

（一）治疗目标

UC的治疗目标是诱导并维持临床缓解及黏膜愈合（mucosal healing，MH），防治并发症，改善患者生存质量，加强对患者的长期管理。研究表明达到黏膜愈合的患者的复发率、手术率和住院率均降低，有可能改变IBD的自然病程，基于此IBD的治疗已经超越了以往的缓解临床症状的目标而以黏膜愈合为目标。关于UC患者黏膜愈合的定义尚未达成共识，但多数人认为黏膜必须无活动性溃疡。

（二）活动期的治疗

治疗方案的选择建立在对病情进行全面评估的基础上，主要根据病情活动性的严重程度、病变累及的范围和疾病类型（复发频率、既往对治疗药物的反应、肠外表现等）制定治疗方案。对于疾病活动度及严重程度的评价需结合临床症状、实验室检查及内镜检查（改良的Mayo评分）。

治疗过程中根据患者对治疗的反应及对药物的耐受情况随时调整治疗方案。疗效的评价不仅是症状的消失或改善，更重要的是内镜下表现的改善，是否达到黏膜愈合。决定治疗方案前应向患者详细解释方案的效益与风险，与患者充分交流并取得合作之后实施。

1. 轻、中度溃疡性结肠炎

（1）氨基水杨酸制剂：轻、中度UC用5-氨基水杨酸（5-aminosalicylic acid，5-ASA）治疗，有近50%患者可以达到黏膜愈合。因此，氨基水杨酸制剂仍是治疗轻、中度UC的首选药物，包括传统的柳氮磺胺吡啶（sulfasalazine，SASP）和各种不同类型5-ASA制剂（表9-4-1）。SASP疗效

表 9-4-1 UC 氨基水杨酸制剂用药方案

药品名称		结构特点	释放特点	制剂	推荐剂量
SASP		5-ASA 与磺胺吡啶的偶氮化合物	结肠释放	口服:片剂	3~4g/d,口服
5-ASA 前体药	巴柳氮	5-ASA 与 P- 氨基苯甲酰 β 丙氨酸偶氮化合物	结肠释放	口服:片剂、胶囊剂、颗粒剂	4~6g/d,口服
	奥沙拉嗪	两分子 5-ASA 的偶氮化合物	结肠释放	口服:片剂、胶囊剂	2~4g/d,口服
5-ASA	美沙拉嗪	a:甲基丙烯酸酯控释 pH 依赖 b:乙基纤维素半透膜控释时间依赖	回肠末端和结肠 远段空肠、回肠、结肠	口服:颗粒剂、片剂 局部:栓剂、灌肠剂、泡沫剂、凝胶剂	口服:2~4g/d,分次口服或顿服 局部用药:栓剂,0.5~1g/次,1~2次/d;灌肠剂,1~2g/次,1~2次/d

与 5-ASA 制剂相似,但不良反应远较 5-ASA 制剂多见。尚缺乏证据显示不同类型 5-ASA 制剂在疗效上有差别。每天 1 次顿服美沙拉嗪和分次服用等效。

(2)糖皮质激素:UC 应用激素治疗的指征主要包括①中、重度 UC;②病变较广泛,如全结肠炎;③对氨基水杨酸类制剂无效或无反应;④疾病呈急性暴发过程,出现水和电解质紊乱、频繁便血、发热、中毒性巨结肠等;⑤伴有肠外表现,如关节炎、关节痛、虹膜炎、结节性红斑、坏疽性脓皮病、阿弗他溃疡等;⑥合并有慢性活动性肝炎;⑦其他因素,如维生素 D 缺乏相比维生素 D 充足的 UC 患者更需要激素治疗(47% vs 7%)。轻、中度 UC 在足量氨基水杨酸类制剂治疗(一般 2~4 周),症状控制不佳,尤其是病变较广泛者,应及时改用糖皮质激素。按泼尼松 0.75~1mg/(kg·d)(其他类型全身作用糖皮质激素的剂量按相当于上述泼尼松剂量折算)给药,达到症状缓解开始逐渐缓慢减量至停药,注意快速减量会导致早期复发。

(3)硫嘌呤类药物:包括硫唑嘌呤(azathioprine,AZA)和 6- 巯基嘌呤(6-mercaptopurine,6-MP),适用于激素无效或依赖患者。欧美推荐硫唑嘌呤的目标剂量为 1.5~2.5mg/(kg·d);我国的数据显示,低剂量硫唑嘌呤[(1.23±0.23)mg/(kg·d)]对难治性 UC 患者有较好的疗效和安全性。另外对激素依赖 UC 患者,低剂量硫唑嘌呤[1.3mg/(kg·d)]可有效维持疾病缓解。UC 的临床治疗中有时会将氨基水杨酸制剂与硫嘌呤类药物合用,但氨基水杨酸制剂会增加硫嘌呤类药物骨髓抑制的毒性,需要严密监测。

(4)沙利度胺:一般应用于难治性 UC 的治疗,但因为国内外均为小样本临床研究,故不作为首选治疗药物。

(5)英夫利西单抗(infliximab,IFX):当激素和免疫抑制剂治疗无效时,可考虑 IFX 治疗。国外研究已肯定其疗效,我国 IFX Ⅲ期临床试验也肯定了其对中重度 UC 的疗效,其 8 周临床应答率为 64%,黏膜愈合率为 34%。

(6)选择性白细胞吸附疗法:其主要机制是减低活化或升高的粒细胞和单核细胞。我国多中心初步研究显示其治疗轻、中度 UC 有一定疗效。对于轻、中度 UC 患者,特别是合并机会感染者可考虑应用。

2. 重度 UC 是病情变化迅速,常规治疗效果欠佳,临床处理棘手,手术率和死亡率较高的急危重疾病。该病需要临床医生利用客观的评分标准以及各种检查方法进行快速全面诊断,推荐将静脉激素治疗作为一线治疗方案,激素抵抗患者可使用环孢素或 IFX 作为二线治疗,一旦发生严重并发症或内科治疗无效时应及时选择外科手术治疗。

(1)一般治疗:①补液、补充电解质,防治水、电解质、酸碱平衡紊乱,特别是注意补钾。便血多、血红蛋白过低者适当输红细胞。病情严重者暂禁食,予肠外营养。②粪便及外周血检查是否合并艰难梭菌（*Clostridium difficile*, *C. diff*）或CMV感染，粪便培养排除肠道细菌感染，如有需做相应处理。③注意忌用止泻药、抗胆碱能药物、阿片类制剂、NSAID等，以免诱发结肠扩张。④对中毒症状明显者可考虑静脉使用广谱抗生素。

（2）静脉使用糖皮质激素：为首选治疗措施，重症UC应首先采用静脉糖皮质激素冲击治疗3~5天，甲基泼尼松龙40~60mg/d，或氢化可的松300~400mg/d，剂量加大不会增加疗效，但剂量不足会降低疗效，再根据患者应答情况决定下一步治疗策略。约2/3的重度UC患者对激素冲击治疗应答良好，然而约1/3的患者存在激素抵抗现象，这些患者需要及时采取二线药物治疗或行手术切除结肠。

（3）转换治疗：在静脉使用足量激素治疗3天仍然无效时，应转换治疗方案。所谓"无效"除看排便频率和血便量外，宜参考全身状况、腹部体检及血清炎症指标进行判断。判断的时间点定为"约3天"是欧洲克罗恩病和结肠炎组织（European Crohn's and Colitis Organisation, ECCO）和亚太共识的推荐，亦宜视病情之严重程度和恶化倾向，可适当延迟（7天）。但应注意，不恰当的拖延势必增大手术风险。①环孢素（cyclosporine, CsA）：2~4mg/（kg·d）、静脉滴注。该药起效快，短期有效率可达60%~80%，可有效减少急诊手术率。使用期间需定期监测血药浓度（有效浓度100~200ng/ml），严密监测不良反应。有效者待症状缓解，改为继续口服一段时间（不超过6个月），逐渐过渡到硫嘌呤类药物维持治疗。研究表明，以往服用过硫嘌呤类药物者的环孢素短期和长期疗效均显著差于未使用硫嘌呤类药物者。②他克莫司：作用机制与环孢素类似，属于钙调磷酸酶抑制剂。研究显示，他克莫司治疗重度UC短期疗效基本与环孢素相同。③IFX：是重度UC患者较为有效的挽救治疗措施，CRP增高、低血清白蛋白等是IFX临床应答差的预测指标。④手术治疗：对于重度UC患者来说外科手术不应作为最后的选择方案，因为这类患者一旦延误手术时机往往会导致死亡率增加。外科手术的绝对指征是肠穿孔、肠梗阻、腹腔脓肿及癌变等严重并发症。相对手术指征则包括重症患者伴中毒性巨结肠以及内科"拯救"治疗（环孢素或IFX治疗）连续使用7天无应答。应与外科医师和患者密切沟通，与视具体情况决定立即手术治疗。

（4）血栓预防和治疗：研究显示中国IBD患者静脉血栓发生率为41.45/10万，重度UC患者活动期时静脉血栓形成的风险大大提高，故建议可预防性使用低分子肝素以降低血栓形成风险。

（5）合并机会感染的治疗：重度UC患者特别是发生激素无效时要警惕机会性感染的可能，一旦合并C. diff感染和CMV结肠炎，应尽快给予积极的药物治疗。治疗C. diff感染的药物有甲硝唑和万古霉素等。治疗CMV结肠炎的药物有更昔洛韦和膦甲酸钠等。

3. 远端结肠炎的治疗 UC往往累及远端结肠，远端UC（distal colitis, DC）占初诊UC的60%~85%。远端UC的定义尚不完全统一，多指病变局限于直肠和乙状结肠，也有人认为是病变局限于距肛门30~50cm范围内的结肠（累及直肠、乙状结肠和降结肠），未越过结肠脾曲。远端结肠炎症累及的部位往往是局部制剂治疗可以达到的部位，强调局部治疗（病变局限在直肠用栓剂、局限在直肠乙状结肠用灌肠剂），口服与局部用药联合疗效更佳。轻度远端结肠炎可视情况单独局部用药或口服和局部联合用药；中度远端结肠炎应口服和局部联合用药；对病变广泛者口服与局部用药联合应用也可提高疗效。局部用药有美沙拉嗪栓剂0.5~1g/次、1~2次/d；美沙拉嗪灌肠剂1~2g/次、1~2次/d。糖皮质激素如氢化可的松琥珀酸钠盐（禁用酒石酸制剂）100~200mg/晚。布地奈德泡沫剂2mg/次，1~2次/d，适用于病变局限在直肠者，该药糖皮质激素的全身不良反应少。据报道不少中药灌肠剂如锡类散亦有效，但缺乏多中心临床试验资料。

对于重度和5-ASA无效或不能耐受的远端结肠炎患者可考虑激素局部和口服治疗。大部分患者经治疗后可取得临床缓解，但仍有少部分患者经治疗4~8周仍不能取得临床缓解，这部分患者被称为难治性远端UC，其活动期的处理包括：静脉激素治疗，剂量为40~60mg/d，取得临床缓解后可考虑减量。AZA和6-MP对那些激素无效或撤退困难的患者有效，大量证据显示AZA/6-MP能够使40%~70%的激素抵抗或对5-ASA无效的UC患者诱导缓解和维持缓解，在激素依赖的患者中可以使70%患者减少激素使用。因为AZA/6-MP起效慢，因此对大部分难治性远端结肠炎患者推荐使用起效快的静脉激素，联合AZA或6-MP进行维持治疗。

4. 难治性直肠炎（refractory proctitis）的治疗 发生的原因主要有患者依从性不佳、药物黏膜浓度不足、局部并发症认识不足（感染等）、诊断有误（IBS，CD，黏膜脱垂，肿瘤等）、常规治疗疗效欠佳。此时需要临床医师全面评估患者诊断、患者用药依从性和药物使用充分性。必要时可考虑全身使用糖皮质激素、免疫抑制剂及生物制剂治疗。

5. 抗生素在UC中的应用 细菌感染可能是IBD的启动因子，因此，抗生素在IBD中的合理使用将对疾病的发展起到重要作用。大量研究已经证实在CD患者中使用抗生素有明确疗效，而对UC患者是否应使用抗生素及如何使用抗生素还存在争议。2012年国内有meta分析研究了626名UC患者使用抗生素的治疗情况，结果表明抗生素对UC的诱导缓解有效。目前，重症、暴发型UC及合并有感染或中毒性巨结肠的患者应使用抗生素，而对于轻、中度UC患者不提倡常规使用抗生素。抗生素使用前应尽量行血培养、大便培养等检查以明确病原体，并行药敏试验，根据药敏结果选取最敏感药物进行对应治疗。如各种手段无法明确病原体，可考虑使用广谱抗生素治疗。

（三）缓解期的维持治疗

UC维持治疗的目标是维持临床和内镜的无激素缓解。除轻度初发病例、很少复发且复发时为轻度而易于控制者外，均应接受维持治疗。糖皮质激素不能作为维持治疗的药物。维持治疗药物的选择视诱导缓解时用药情况而定。

（1）氨基水杨酸制剂：由氨基水杨酸制剂或糖皮质激素诱导缓解后以氨基水杨酸制维持，用原诱导缓解剂量的全量或半量；如用SASP维持，剂量一般为2~3g/d，并补充叶酸；远段结肠炎以美沙拉嗪局部用药为主（直肠炎用栓剂每晚1次；直乙结肠炎灌肠剂隔天至数天1次），加上口服氨基水杨酸制疗效更好。

（2）巯嘌呤类药物：激素依赖者、氨基水杨酸制剂不耐受者可选用巯嘌呤类药物，剂量与诱导缓解时相同。

（3）其他：肠道益生菌和中药治疗维持缓解的作用尚待进一步研究。

氨基水杨酸制剂维持治疗的疗程为3~5年或更长。巯嘌呤类药物维持治疗的疗程未有共识，视患者具体情况而定。

（四）治疗流程图（图9-4-1）

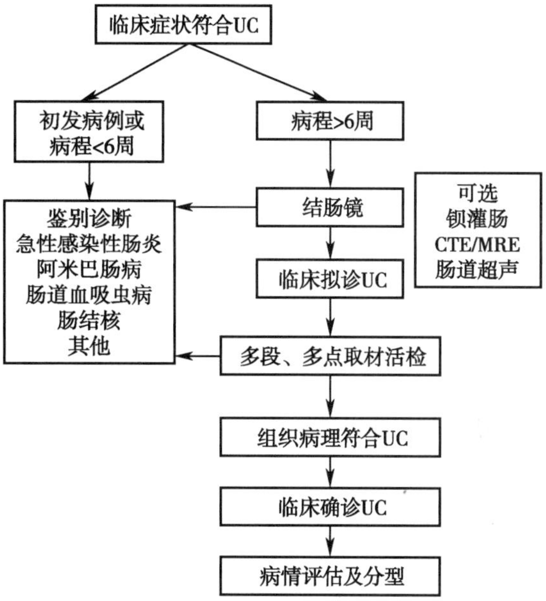

图9-4-1 溃疡性结肠炎治疗流程

二、克罗恩病的治疗

（一）治疗目标

目前我国以诱导缓解和维持缓解，内镜下黏膜愈合，防治并发症，改善生存质量为CD的治疗目标。传统药物治疗起到十分重要的作用。

（二）活动期治疗

治疗方案的选择应建立在对病情进行全面评估的基础上。开始治疗前应认真检查有无全身或局部感染，特别是使用全身作用激素、免疫抑制剂或生物制剂者。临床上用CDAI评估疾病活动性的严重程度，内镜下病变的严重程度及炎症标志物，如血清C反应蛋白、粪钙卫蛋白水平亦是疾病活动性评估的重要参考指标。结核分枝杆菌、假单胞菌、大肠杆菌、脆弱拟杆菌等都被报道与CD有密切关系。肠道细菌被认为是参与CD的始动和持续因素，而目前治疗CD主要集中在抗炎药物及免疫抑制剂。决定治疗方案前应向患者详细解释方案的效益和风险，在与患者充分交流并取得合作后实施。同时，在治疗过程中根据对治疗的反应及对药物的耐受情况随时调整治疗方案，确定治疗方案前应向患者详细解释方案的效益与风险。

1. 一般治疗

（1）必须要求患者戒烟：继续吸烟会明显降低药物疗效、增加手术率及术后复发率。

（2）营养支持：CD 患者营养不良常见，注意检查患者的体重及体重指数（body mass index，BMI），铁、钙等物质及维生素（特别是维生素 D、维生素 B_{12}）缺乏，并作相应处理。对重症患者可给予营养支持治疗，首选肠内营养，不足时辅以肠外营养。

2. 根据对病情预后评估制定治疗方案 近年研究提示，CD 患者早期积极治疗有可能提高缓解率以及减少缓解期复发率。而对哪些患者需要早期积极治疗，取决于对患者预后的评估，需要预测“病情难以控制”的高危因素。所谓“病情难以控制”，一般指患者在短时间内出现复发而需要重复激素治疗或发生激素依赖，或在较短时间内需行肠切除术等预后不良的表现。目前，较为认同的预测“病情难以控制”的高危因素包括合并肛周病变、广泛性病变（病变累及肠段累计 >100cm）、食管胃十二指肠病变、发病年龄小、首次发病即需要激素治疗等。对于有 2 个或以上高危因素的患者宜在开始治疗时就考虑给予早期积极治疗；从以往治疗经验看，接受过激素治疗而复发频繁（一般指每年复发≥2 次）的患者亦宜考虑给予更积极的治疗。所谓早期积极治疗系指不必经过“升阶治疗”阶段，活动期诱导缓解的治疗的初始就给予更强的药物。主要包括两种选择：激素联合免疫抑制剂或直接予抗 TNF-α 单克隆抗体。

3. 活动期 CD 的治疗

（1）轻度活动性 CD 的治疗

1）氨基水杨酸类制剂：SASP 或 5-ASA 制剂可用于结肠型，美沙拉嗪可用于末段回肠型和回结肠型。

2）布地奈德：病变局限在回肠末段、回盲部或升结肠者，布地奈德疗效优于美沙拉嗪。对上述治疗无效的轻度活动性 CD 患者视为中度活动性 CD，按中度活动性 CD 处理。

（2）中度活动性 CD 的治疗

1）糖皮质激素：是最常用的治疗药物。病变局限在回盲部者，为减少全身作用糖皮质激素相关不良反应，可考虑选用布地奈德，但该药对中度活动性 CD 的疗效不如全身作用糖皮质激素。

2）免疫抑制剂：激素无效或激素依赖时加用巯嘌呤类药物或氨甲蝶呤。有研究证明这类免疫抑制剂对诱导活动性 CD 缓解与激素有协同作用，但起效慢（硫唑嘌呤要在用药达 12~16 周才达到最大疗效），因此其作用主要是在激素诱导症状缓解后，继续维持无激素缓解。

硫唑嘌呤（AZA）与 6- 巯基嘌呤（6-MP）同为巯嘌呤类药物，两药疗效相似，初始使选用 AZA 或是 6-MP，主要是用药习惯问题，我国医师使用 AZA 的经验较多，部分使用 AZA 出现不良反应的患者转用 6-MP 后可以耐受。巯嘌呤类药物无效或不能耐受者，可考虑换用氨甲蝶呤（MTX）。

3）生物制剂：抗 TNF-α 单克隆抗体用于激素或上述免疫抑制剂治疗无效、激素依赖者或不能耐受上述药物治疗者。

4）其他：氨基水杨酸类制剂对中度以上活动性 CD 疗效不明确。环丙沙星和甲硝唑仅用于有合并感染者。其他免疫抑制剂、益生菌、外周血干细胞或骨髓移植等治疗 CD 的价值尚待进一步研究。

（3）重度活动性 CD 的治疗：重度 CD 患者病情严重、并发症多、手术率及病死率高，应及早采取积极有效的措施处理。

1）确定是否存在并发症：局部并发症如脓肿或肠梗阻，全身并发症如机会性感染。强调通过细致检查尽早发现并作相应处理。

2）全身作用糖皮质激素：口服或静脉给药，剂量为相当于泼尼松 0.75~1mg/（kg·d）。

3）IFX：视情况，可在激素无效时应用，亦可早期就应用。

4）手术治疗：激素或传统治疗无效者可考虑手术治疗，手术指征和手术时机的掌握应从治疗开始就与外科医师密切配合共同商讨。

5）综合治疗：合并感染者给予广谱抗生素或环丙沙星及 / 或甲硝唑。视病情给予输液、输血及输白蛋白。视营养状况及进食情况给予肠外或肠内营养支持。

（4）难治性CD的治疗：目前，难治性CD尚无统一定义，ECCO共识意见提出难治性CD应该包括激素抵抗或激素依赖CD、免疫抑制剂难治性CD、生物制剂难治性CD；此外，对于合并狭窄、瘘管、脓肿、重度感染及营养不良等并发症或伴随长期慢性活动与反复发作、病情不愈者也应划为难治性CD。与预后不良的难治性CD有关的危险因素包括：回肠病变、上消化道受累、吸烟、复杂的疾病行为（狭窄或穿孔）、年轻时发病和肛周病变。此外，与巨细胞病毒感染、艰难梭菌感染、低蛋白血症及重度营养不良等有关。对存在这些危险因素的患者应予积极治疗以改变其病程，如早期应用免疫抑制剂（AZA、6-MP、MTX），对病情重或复发者早期考虑予以IFX。营养治疗应作为重要辅助手段，轻度患者可考虑试用全肠内营养作为一线治疗。同时应注意处理各种复杂的并发症。

在排除影响治疗效果的因素，如饮食不当、吸烟、合并感染、使用非甾体抗炎药等，及胆盐吸收障碍、局部并发症（脓肿形成、肠腔狭窄或梗阻）以后，难治性CD的治疗首先考虑巯嘌呤类似物（硫唑嘌呤、6-巯基嘌呤）和氨甲蝶呤。抗TNF-α抗体及手术可以作为免疫抑制剂无效时的选择，适当条件下可考虑免疫抑制剂与生物制剂联合用药。其他药物包括环孢素、他克莫司、麦考酚酸酯等也有临床应用的循证医学证据。根据患者的个体情况，也可以考虑造血干细胞移植术、白细胞吸附血浆分离置换术及体外光分离置换疗法。一旦具有手术指征，或权衡药物治疗利弊与手术利弊后认为手术对患者更受益，则可早期行手术治疗。营养支持也是重要的辅助治疗方法。

（5）抗生素在CD治疗中的合理应用：活动性CD的治疗中最常使用的抗生素是甲硝唑、环丙沙星和利福昔明。甲硝唑对诱导CD缓解有重要作用，机制可能包括：①抗微生物作用；②免疫抑制作用；③对组织愈合的直接作用。相对于小肠型CD，甲硝唑治疗结肠型和回-结肠型CD更为有效，小肠和结肠之间肠道菌群差异可能有助于解释不同的甲硝唑疗效。环丙沙星能有效地抑制肠道细菌的生长，并有免疫调节的作用。口服环丙沙星（500mg，2次/d）对活动期回结肠型CD最有效，短期疗效堪比美沙拉嗪，并对美沙拉嗪耐药者有很好疗效。适量的应用环丙沙星或甲硝唑联合环丙沙星作为辅助性治疗结肠型CD有效，但对于单纯性小肠型CD疗效较差。两者与布地奈德（9mg/d）联合使用对活动期结肠CD有明显疗效。

抗生素用于肠切除术后防止复发、治疗肛周疾病和感染并发症时疗效获得肯定。而使用奥硝唑（1g/d）亦能显著降低肠道切除术后的复发率，但有32%的患者因不能耐受而终止治疗。甲硝唑和环丙沙星已经被多项研究证实能有效减少瘘管的流量，促进瘘管愈合。当CD患者临床症状恶化时，应考虑合并艰难梭菌感染的可能。此时应尽快检验大便并尽早进行经验性治疗，不必等到粪检结果。治疗的主要药物是抗生素，最常用的是甲硝唑和万古霉素。

有学者提出使用抗生素后再使用益生菌改变肠道菌群环境，以治疗活动期CD并维持其缓解。联合治疗多采用肠道不吸收的广谱抗生素治疗急性期症状，再选择益生菌维持治疗。

（6）并发症的治疗：由于CD的肠道病变为透壁性炎症，肠道损伤远高于UC，如狭窄、瘘、穿孔等。CD患者由于长期反复腹泻、肠道功能障碍，导致营养不良，而治疗以激素和免疫抑制剂为主，使患者免疫功能处于低水平，更容易并发各种感染，或难以避免手术。CD并发症的治疗，首先是控制活动性CD，对于已经出现并发症的患者，应该早期使用免疫抑制剂或IFX，再配合抗生素或手术治疗。

1）肠梗阻：由纤维狭窄所致的肠梗阻视病变部位和范围行肠段切除术或狭窄成形术。短段狭窄肠管（一般指<4cm）可行内镜下球囊扩张术。炎症性狭窄引起的梗阻如药物治疗无效可考虑手术治疗。

2）腹腔脓肿：先行经皮脓肿引流及抗感染，必要时再行手术处理病变肠段。

3）瘘管形成：首先要通过症状和体格检查，尤其是麻醉下肛门指检（EUA），并结合影像学检查（如MRI或及超声内镜或经皮肛周超声检查）等了解是否合并感染以及瘘管的解剖结构（一般将肛瘘分为单纯性和复杂性两大类）。在此基础上制定治疗方案。结肠镜检查了解直肠乙状结肠病变的存在及严重程度有助指导治疗。

存在活动性肠道CD者必须积极治疗活动性CD。如有脓肿形成必须先行外科充分引流，并给予抗生素治疗。无症状的单纯性肛瘘无需处理。有症状的单纯性肛瘘以及复杂性肛瘘首选抗生素如环丙沙星或/及甲硝唑治疗，并以AZA或6-MP维持治疗。对复杂性肛瘘，IFX与外科及抗感染药物联合治疗，疗效较好。

应由肛肠外科医师根据病情决定是否需要手术以及术式的选择（如单纯性肛瘘瘘管切除术、复杂性肛瘘挂线疗法，乃至肠道转流术或直肠切除术）。

非肛周瘘管（包括肠皮瘘及各种内瘘）的处理是一个复杂的难题，应由内外科密切配合进行个体化处理。

4）急性穿孔：需急诊手术。

5）大出血：内科治疗（包括内镜止血）无效出血不止危及生命者，需急诊手术。

6）癌变：需手术治疗。

（三）缓解期的维持治疗

应用糖皮质激素诱导缓解的CD患者往往需要继续长期使用药物，以维持撤离激素的临床缓解。激素依赖的CD是维持治疗的绝对指征。其他情况宜考虑维持治疗，包括重度CD药物诱导缓解后、复发频繁CD、临床上有被视为有"病情难以控制"的高危因素等。

糖皮质激素不应用于维持缓解。用于维持缓解的主要药物如下：

1. 氨基水杨酸制剂　使用氨基水杨酸制剂诱导缓解后仍以氨基水杨酸制剂作为缓解期的维持治疗。但氨基水杨酸制剂对激素诱导缓解后维持缓解的疗效不确定。

2. 硫嘌呤类药物或氨甲蝶呤　硫唑嘌呤是激素诱导缓解后用于维持缓解最常用的药物，能有效维持撤离激素的临床缓解或在维持症状缓解下减少激素用量。硫唑嘌呤不能耐受者可试换用6-MP。巯嘌呤类药物无效或不能耐受者，可考虑换用MTX。上述免疫抑制剂维持治疗期间复发者，首先要检查药物依从性及药物剂量是否足够，以及其他影响因素。

3. 抗TNF-α单克隆抗体　使用抗TNF-α单克隆抗体诱导缓解后应以抗TNF-α单克隆抗体维持治疗。

（四）治疗流程图（图9-4-2）

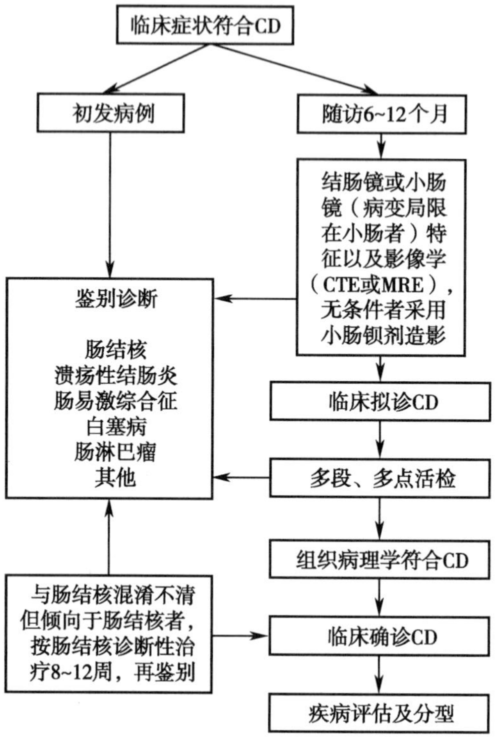

图9-4-2　克罗恩病治疗流程图

三、回顾与展望

随着对IBD传统治疗方法疗效的监测和总结，渐已认识到IBD的治疗需要超越简单控制症状，黏膜愈合及改善IBD患者预后将成为IBD基本的治疗目标。在不久的将来，UC达到组织学愈合（histological healing）、CD达到全层愈合（transmural healing）可能成为IBD治疗的最终目标，以达到改变导致IBD慢性丧失功能化（chronic disabling conditions）的疾病过程。传统治疗仍然是IBD的基本治疗方法，其规范化治疗仍然可达到临床缓解及黏膜愈合，从而改变IBD的病程和预后。纵观国际进展，各类新型药物不断涌现，为治疗IBD带来更多新前景。生物制剂的进展最为迅速，IFX作为最早的抗TNF-α单克隆抗体，是鼠源性序列嵌合人源性序列，之后全人源化单克隆抗体阿达木单克隆抗体（adalimumab，ADA）和戈利木单克隆抗体（golimumab）相继问世，阿达木单克隆抗体在我国目前已经完成临床注册研究。美国FDA分别在2012年和2013年批准了阿达木单克隆抗体和戈利木单克隆抗体用于治疗中度至重度 UC 的治疗。另外，干细胞移植和菌群移植在 IBD 治疗中也显示了较好的疗效。相信将来也必将有更多符合成本 - 效益的临床治疗方案和更适合中国疾病人群的治疗手段供临床应用。

（黄梅芳 齐 健 商 建）

第五节 生物制剂在炎症性肠病治疗中的应用前景

【摘要】

炎症性肠病（IBD）病因及发病机制尚未阐明，传统治疗药物如美沙拉嗪、甾体类皮质激素及免疫抑制剂等无论在诱导缓解与维持缓解方面均远未能达到理想疗效。而生物制剂阻断 IBD 发病炎症通路中关键炎症因子明显提高了 IBD 的临床疗效。本节介绍生物制剂在 IBD 治疗中的现状、存在问题及发展趋势。

【学习要点】

1. 传统 IBD 治疗药物存在的主要问题。

2. 治疗 IBD 生物制剂的分类及研发概况。

3. 抗肿瘤坏死因子单克隆抗体的主要适应证及注意事项。

【思考题】

1. 使用抗肿瘤坏死因子单克隆抗体时如何预防继发性感染？

2. 目前治疗 IBD 药物疗效欠理想的主要原因是什么？

一、生物制剂的分类

1. 抗肿瘤坏死因子单克隆抗体 肿瘤坏死因子（tumor necrosis factor，TNF）在炎症性肠病（IBD）炎症通路中起关键作用。抗 TNF-α 单克隆抗体可结合可溶性和跨膜的 TNF-α，激活补体，通过补体依赖的细胞毒作用，介导 T 细胞凋亡，抑制炎症反应。用于活动期克罗恩病（CD）及溃疡性结肠炎（UC）的诱导缓解及维持治疗。

英夫利西单抗（Infliximab，IFX）是 1998 年上市的第一种用于 IBD 治疗的生物制剂，为抗 TNF-α 的人鼠嵌合 IgG1 单克隆抗体，用于重度 UC 的补救治疗及难治性 CD 的治疗。研究表明对糖皮质激素治疗效果不好的重度 UC，IFX 疗效与环孢素相近，可以降低急诊外科手术率。IFX 可以提高 CD 的临床缓解率，促进肠黏膜愈合和瘘管的闭合，降低复发率及外科手术率，提高患者的生命质量。IFX 的用法为在第 0、2、6 周以 5mg/kg 剂量静脉滴注诱导缓解，随后每 8 周以相同剂量维持治疗。

随着临床应用经验的积累，IFX 的使用策略也在不断演变中。早期主要采用升阶梯策略，即在常规药物治疗无效的患者中使用。后来有研究认为在有不良预后高风险患者中早期使用，疾病活动控制后再改为免疫抑制剂维持治疗，可以取得更好的疗效，此为降阶梯疗法。至于 IFX 使用中的原发性无反应、继发性失反应、是否与免疫抑制剂联合使用、维持治疗的时间及停药时机等问题，可参考相关文献。

阿达木单抗（Adalimumab，ADA）是一种完全人源化的、抗 TNF-α 单克隆 IgG1 抗体。具有免疫原性低、可皮下注射、使用方便等优点，国际上用于 UC 及 CD 的治疗，我国已经批准用于 CD 的治疗。ADA 用法为第 0 周 160mg、第 2 周 80mg 皮下注射诱导缓解，之后每 2 周 40mg 皮下注射维持治疗。

其他抗 TNF-α 单克隆抗体制剂还有赛妥珠单抗（Certolizumab）及戈利木单抗（Golimumab），临床研究均证实在 IBD 的治疗中比安慰剂有效。

2. 整合素抑制剂 IBD 的异常免疫应答包括淋巴细胞过多的向肠道迁徙。拮抗 T 细胞与 B 细胞表面表达的整合素可阻断淋巴细胞向靶器官迁徙。

那他珠单抗（Natalizumab）为人源化的非选择性抗 α4 整合素的 IgG4 抗体，可同时阻断 α4β1 与血管细胞黏附因子 1（vascular cell adhesion molecule 1，VCAM-1）、α4β7 与黏膜地址素细胞黏附因子 1（mucosal addressin cell adhesion molecule 1，MAdCAM-1）之间的信号转导，阻断 α4β1 和 α4β7 整合素介导的淋巴细胞聚集、迁移，从而发挥抗炎作用。多项临床研究证实那他珠单抗对中重度 CD 的诱导缓解和维持治疗有效，但也发现那他珠单抗可能会引起进行性多灶性白质脑病（progressive multifocal leukoencephalopathy，PML）。美国食品药品管理局仅批准那他珠单抗用于其他药物治疗失败或不耐受的成人中重度CD，目前欧盟未批准该药在临床使用，我国也未引进。

维得利珠单抗（Vedolizumab）为特异性整合素α4β7单克隆抗体，可特异性阻断肠黏膜组织内整合素α4β7介导的MadCAM-1信号转导。临床研究证明维多珠在活动性CD及UC的诱导缓解和维持治疗方面有效。最近的一项国际多中心临床研究结果显示，维得利珠单抗在治疗中重度UC方面，疗效优于阿达木。美国及欧盟均已批准维得利珠单抗用于中重度UC和CD的治疗，我国也已批准该药用于CD及UC的治疗。

依曲利（Etrolizumab）可选择性结合整合素α4β7和αEβ7的β7亚基，分别阻断整合素α4β7与MAdCAM-1和αEβ7与E-cadherin的结合。一项随机、双盲、安慰剂对照的临床试验显示依曲利治疗中重度UC有效，治疗CD的临床试验正在进行中。

MAdCAM-1是内皮细胞上的整合素α4β7的配体，通过α4β7-MAdCAM-1相互作用，实现淋巴细胞向炎症部位的迁移。MAdCAM单抗是选择性针对肠道MAdCAM-1的人源IgG2抗体，初步临床研究显示对中重度UC的诱导缓解有效。

脂质第二信使分子1-磷酸鞘氨醇（sphingosine-1-phosphate，S1P）与1-磷酸鞘氨醇受体（S1PRs）结合参与细胞因子生成和介导淋巴细胞迁移。T细胞主要表达S1PR1。S1P/S1PR1在T细胞迁移中发挥核心作用，影响T细胞成熟、归巢和活化，成为治疗免疫性疾病新的作用靶点，目前针对S1PR1的药物也正在开发中。

3. JAKs抑制剂 JAKs是细胞内的非受体酪氨酸蛋白激酶，转换细胞外的刺激从而调节淋巴细胞生长、存活、分化、增殖、迁移，调控T细胞及B细胞活性。

托法替尼（Tofacitinib）对JAK1和JAK3具有选择性抑制作用，临床研究结果显示其对常规治疗失败的中重度UC有效，而对中重度CD则疗效与安慰剂无显著性差异。其他选择性JAK抑制剂包括Filgotinib及Upadacitinib等，正在临床试验中。

4. 细胞因子抑制剂 促炎因子包括IL-2、IL-3、IL-4、IL-5、IL-6、IL-12、IL-15、IL-21及IFN-γ等在IBD发病中起重要作用，抑制异常升高的促炎因子可有效治疗IBD。

乌司奴单抗（Ustekinumab）可作用于IL12/IL23亚基p40，抑制IL12/IL23与T细胞、NK细胞和抗原呈递细胞表面受体结合。乌司奴单抗已被证明可有效治疗银屑病和银屑病关节炎，初步临床研究结果表明对抗TNF药物治疗失败的中重度CD的诱导缓解及维持治疗效果优于安慰剂组。该药对UC临床疗效的临床研究正在进行中。我国已经批准乌司奴单抗用于CD的治疗。

拮抗IL23（人源化IL23 p19单克隆抗体Guselkumab、Mirikizumab、Risankizumab）及IL6等促炎因子的单克隆抗体正在临床验证中。

5. 口服小分子制剂 组织转化生长因子β1（TGF-β1）可通过信号通路中的SMAD2/3，实现维持细胞稳态及发挥抗炎作用，SMAD7可阻断SMAD2/3活化，这是IBD患者TGF-β1表达升高但不能有效发挥抗炎作用的原因。口服制剂SMAD7反义寡核苷酸mongersen特异性结合*SMAD7* mRNA并促进其降解，减少SMAD7的产生和活化，从而保留了TGF-β1的抗炎作用。初步临床研究结果显示口服SMAD7反义寡核苷酸mongersen可有效治疗CD。

二、生物制剂治疗IBD的临床评价及注意事项

在生物制剂问世前，IBD的治疗药物主要依靠氨基水杨酸制剂、糖皮质激素及免疫抑制剂。氨基水杨酸制剂主要用于轻、中度UC的诱导缓解及维持治疗，对CD的疗效未得到证实。糖皮质激素用于中重度UC及CD的诱导缓解，由于长期使用存在明显的副反应，不能用于维持治疗。免疫抑制剂用于IBD的维持治疗，存在骨髓抑制、肝肾功能损伤等不良反应，疗效也远未达满意。过去IBD的治疗目标，也只是诱导缓解及维持缓解。然而部分患者、特别是CD患者，临床症状虽然缓解，但内镜下肠道损伤依然存在，甚至进展，因而肠梗阻及穿透等并发症随着病程而增加。据报道，高达80%的CD患者最终需要接受最少一次肠道切除手术，严重影响患者的生命质量。

生物制剂的问世，为IBD的治疗带来革命性

改变，第一个治疗IBD的生物制剂抗TNF-α单克隆抗体应用于临床已有20余年。抗TNF-α单克隆抗体在提高CD黏膜愈合率，降低复发率、外科手术率及住院率方面比传统药物有优势。随着生物制剂的应用及疗效的提高，近年来IBD的治疗目标已经发生改变，黏膜愈合成为治疗的新靶标，因为黏膜愈合预示着可以减少复发的风险。甚至有人提出治疗目标应该包括炎症指标如血C反应蛋白及粪钙卫蛋白恢复正常、肠壁结构恢复正常。

生物制剂的临床使用，还有很多需要回答的问题。首先是疗程问题，对于一个应答良好的患者，究竟应该维持多长时间？目前没有明确的答案。一般认为理想情况下，应该使用至临床缓解、黏膜愈合、C反应蛋白降低至正常范围至少一年才考虑停药。停药后如果复发，再次用药依然有效。其次是联合用药问题，IFX治疗早期（前6个月）联合使用免疫抑制剂（硫唑嘌呤）可降低其免疫原性，提高临床缓解率和黏膜愈合率。但长期联合治疗可能增加机会性感染和淋巴瘤的发生风险，EB病毒阳性者、老年患者及年轻患者联合治疗需谨慎。有研究提示，对于应答良好者，联合用药并不能提高疗效，但对于出现抗药抗体者，免疫抑制剂可以降低生物制剂的免疫原性，提高生物制剂血药浓度，提高疗效。因此，对于在治疗过程中出现失反应者，建议行生物制剂血药浓度及抗药抗体浓度测定，并根据检测结果决定是否调整生物制剂剂量或注射周期、联合使用免疫抑制剂，或换用其他作用机制的药物。

生物制剂通过阻断炎症通路的关键节点或致炎因子治疗IBD，在提高疗效的同时也存在一些不良反应。特别应注意继发性感染，尤其是与免疫抑制剂或糖皮质激素合用时，感染风险包括严重的细菌、真菌感染以及诱发潜在的病毒感染。我国尤应注意结核分枝杆菌感染及肝炎病毒感染。对潜在结核感染患者，在抗TNF治疗前建议给予1~2种结核杀菌药预防性抗结核治疗3周，抗TNF治疗时继续用该抗结核方案至少6个月。治疗期间一旦诊断活动性结核，应立即停用抗TNF药物，并予规范抗结核治疗。 HBsAg阳性且肝功能正常患者，不论HBV-DNA水平，均需预防性使用核苷酸类药物进行抗病毒治疗，推荐在抗TNF治疗前2周开始，持续至抗TNF药物停用后至少6个月。

三、生物制剂治疗IBD的展望

虽然生物制剂的临床使用提高了IBD的疗效，部分改善了IBD的预后，但与理想的治疗效果还有很大的距离。主要问题是目前IBD的病因及发病机制尚未阐明。未来通过基因组学、免疫组学、代谢组学及微生物组学等研究，找出IBD发病炎症网络中的关键靶点或因子，并根据这些关键靶点或因子，开发高疗效、低不良反应的药物，制定个体化的治疗方案，有望进一步提高疗效，改善IBD患者的预后。

（陈旻湖）

第六节　炎症性肠病非药物治疗现状及前景

【摘要】

炎症性肠病（IBD）是一类疾病过程较为复杂的疾病，药物研发极大地促进了IBD患者疾病治疗目标的实现："黏膜愈合、降低手术切除率、降低死亡率"。然而目前药物治疗较治疗目标的实现仍有一定距离，部分患者出现药物治疗无效、药物治疗继发失效、不能耐受药物治疗、需要外科手术干预等多种情况。因此，一些非药物治疗手段兴起并转化入临床应用。目前非药物治疗的措施包括：干细胞移植、粪菌移植、选择性白细胞吸附等。广义的非药物治疗措施也可以包括内镜治疗。这些治疗措施已经在IBD临床研究和/或临床实践应用中显现了一定的疗效，并有较好的安全性，具有一定的临床应用的前景，但非药物治疗也有其局限性，因此要正确地对待各种治疗措施的适应证。

【学习要点】

1. IBD非药物治疗的措施和意义。

2. 干细胞移植治疗IBD的临床疗效和相关副作用。

3. 粪菌移植治疗IBD的临床疗效和困惑。

4. 选择性白细胞吸附治疗IBD适应证和相关副作用。

5. 内镜在 IBD 治疗中的前景和应用。

【思考题】

1. 干细胞移植治疗 IBD 的作用机制?

2. 干细胞移植中干细胞的来源及干细胞移植治疗的相关副作用?

3. 粪菌移植研究现状和副作用?

4. 选择性白细胞吸附治疗 UC 患者的适应证?

5. 内镜治疗 IBD 的适应证?

炎症性肠病(IBD)是一类慢性病程、迁延不愈的肠道疾病。目前其药物治疗包括传统的药物治疗如氨基水杨酸制剂、免疫抑制剂,也有生物制剂和小分子制剂的"靶向"治疗,如抗 TNF-α 制剂等,这些治疗药物无疑极大促进了治疗目标的实现(黏膜愈合、降低手术切除率、降低死亡率)。然而 IBD 是一类治疗较为复杂的疾病,部分患者出现药物治疗无效、药物治疗继发失效、不能耐受药物治疗等多种情况,部分患者不得不手术干预故非药物治疗手段的进步对于全面实现 IBD 治疗目标是必要的。

IBD 的非药物治疗的措施包括干细胞移植、选择性白细胞吸附和粪菌移植等。内镜治疗也可归属与广义的非药物治疗措施中。这些治疗手段已经在 IBD 临床研究和/或临床实践应用中显现了一定的疗效,并有较好的安全性,具有一定的临床应用的前景。

一、干细胞移植治疗 IBD

干细胞移植(stem cell transplantation)治疗 IBD 是一类新兴的治疗方法,动物模型和临床研究均显示自体或同种异体移植干细胞对于 IBD 具有一定的治疗作用。目前为止,可用于移植的干细胞种类较多,按组织来源,可分为骨髓来源造血干细胞(hematopoietic stem cell, HSC)、间充质干细胞(mesenchymal stem cell, MSC)、外周血干细胞(peripheral blood stem cell, PBSC)、胚胎干细胞(embryonic stem cell, ESC)、脐带血干细胞(umbilical cord blood stem cell, UCBSC)、脂肪来源干细胞(adipose stem cell, ASC)和皮肤组织来源的人工诱导多能干细胞(induced pluripotent stem cell, iPSC)等。HSC 和 MSC 是目前临床治疗和研究中应用最多的干细胞,干细胞移植的临床试验的疗效、副作用及进展状况可在 *Clinical Trials* 官网中进一步了解。

(一)HSC 移植治疗 IBD

骨髓来源造血干细胞移植治疗(hematopoietic stem cells transplantation, HSCT)是治疗血液系统和淋巴系统肿瘤的重要方法,文献报道一些白血病患者在接受 HSCT 治疗后,其共患的某些自身免疫性疾病也可以得到缓解,因此推测免疫性疾病应用 HSCT 也能获得治疗作用。自体 HSCT 机制可能与清除患者体内致病的活性细胞有关,而异体 HCST 有可能实现重建受体免疫,而达到弥补免疫缺陷的目的。1992 年 Yin JA 报道一例溃疡性结肠炎(UC)合并急性髓细胞性白血病患者,接受化学疗法及同种异体 HSCT 后,白血病和 UC 病情均得到部分缓解。1993 年 Drakos 等报道非霍奇金淋巴瘤合并克罗恩病(CD)患者进行自体 HSCT 后获得两种疾病的缓解。2005 年 Oyama 等报道了 12 例难治性 CD 进行自体 HSCT,研究结果显示随访 7~37 个月中,11 例患者能维持临床缓解。之后也有少数研究提示了 HSCT 在 IBD 治疗中的作用。

但 HSCT 有一定局限性,包括疾病复发、骨髓再生障碍引起感染、出血等并发症,以及免疫抑制药物引起毒副作用及长期并发症(如恶性疾病等)。异体 HCST 还可以引起急慢性移植抗宿主病、肝静脉栓塞病等。这些局限性限制了其在 IBD 患者中的应用。2018 年欧洲克罗恩病结肠炎协会(ECCO)和欧洲血液和骨髓移植学会(European Group for Blood and Marrow Transplant, EBMT)联合综述了自体 HSCT 治疗重度 CD 的临床应用,提出目前的临床研究仅限于在散发病例报告、小规模临床试验和数据库分析层面,推荐自体 HSCT 仅在专业中心进行。

(二)MSC 移植治疗 IBD

MSC 是一种具有自我复制能力和多向分化潜能的成体干细胞,具有归巢、组织修复和免疫调节功能。其治疗 IBD 机制与抑制 T 细胞和 B 细胞增殖、分化、影响树突细胞成熟、募集 Treg 细胞等有关,MSC 可分化为多种间充质谱系细胞,通过原位替换功能失调细胞,促进组织修复和黏膜愈合。MSC 不同于骨髓造血干细胞,其来源广泛,包括骨髓、脂肪组织、羊膜、胎盘、牙髓、外周血等。目前国际细胞治疗协会制定的 MSC 基本定义为：①在培养基中可黏附于塑料；②在体外分化条件下至少可分化成成骨细胞、脂肪细胞和软骨；③CD105、CD73 及 CD90 阳性率至少 95%；④血细胞生成抗原（如 CD45、CD34）、单核细胞、巨噬细胞标志物（CD14 或 CD11b）和 B 细胞标志物（CD79、CD19）均阴性（阳性率≤2%）；⑤在无 IFN-γ 等刺激下不表达 HLA-DR。

由于 MSC 的免疫调节和组织修复的功能，其在 IBD 中的治疗作用及安全性日益受到关注并成为临床研究的热点。其中骨髓来源、脂肪来源和脐带血来源 MSC 更受到关注。有研究提示脂肪组织和脐带血 MSC 的免疫抑制作用优于骨髓 MSC，MSC 相关临床试验可于 *Clinical Trials* 官网进一步了解。

其中最值得一提是 MSC 针对 CD 合并肛瘘的治疗。队列研究发现 CD 肛周瘘管的累积发病率 20%~25%、治疗较为困难，而 MSC 治疗结果显示超过 50% 的 CD 患者可达到完全缓解，其中约 75% 可维持缓解至少 24 周。CD 合并肛瘘的临床试验多应用脂肪组织来源 MSC，研究显示注射剂量和给药方案（单次注射或多次重复注射）疗效差异不大。2016 年 *Lancet* 发表一项应用脂肪源性 MSC（Cx601）治疗 24 例 CD 伴复杂肛周瘘管患者的开放性、Ⅰ期 /Ⅱa 期临床研究。结果显示治疗 24 周后，56% 患者的瘘管外口能完全闭合，且 MRI 证实积液消失；之后Ⅲ期临床试验也显示了较好的疗效。2018 年 3 月，Cx601 被欧盟批准上市，用于对至少一种传统或生物疗法反应不足的非活动性 / 轻度活动性 CD 成人患者复杂性肛周瘘的治疗。

MSC 治疗 IBD 安全性相对较好，但由于其具有激活癌基因、失活抑癌基因的肿瘤细胞特性，且细胞连续传代可导致分化，因此是否有诱发新生肿瘤的问题尚需要长期随访观察。

干细胞移植作为治疗 IBD 的新兴手段，在近几年基础研究和临床研究都取得了重大进展，国家各项基金政策也给予极大的支持，但其治疗 IBD 仍然有很多尚待解决的问题，首先是相应的法规、政策，其次是治疗细胞的选择，自体、异体移植方案的选择，干细胞移植途径、剂量等应用的选择，以及适应证的选择，最后还有经济成本效益的评估等。

二、选择性白细胞吸附治疗 IBD

选择性白细胞吸附（granulocytes and monocytes absorption，GMA）采用体外血液净化的方法，通过吸附性血液净化器去除血液白细胞中的粒细胞和单核细胞，以减轻致炎细胞及其释放的物质对机体的免疫攻击，达到保护器官的目的。

早在 1980 年，有学者尝试用离心式血液分离法进行淋巴细胞血浆提取术，之后反复改良；至 20 世纪 80 年代末，发明了白细胞吸附滤过器分离法取代离心法，选择性吸附粒细胞和单核细胞以用于治疗 IBD，该方法最早在日本应用，并具有一定疗效。我国 2017 年发表了一项多中心临床研究显示 GMA 治疗轻、中度 UC 有效率达 70.59%。根据我国《炎症性肠病诊断和治疗的共识意见 2018 · 北京）》推荐：对于轻、中度 UC 患者，特别是合并机会感染者可考虑应用 GMA 疗法。

GMA 治疗不良反应包括深静脉血栓、面色潮红、头痛等副作用，另外我们尚需要考虑治疗成本效益、维持治疗选择等问题。

三、粪菌移植治疗 IBD

粪菌移植（fecal microbiota transplantation，FMT）是将健康人粪便中的功能菌群，移植入患者胃肠道内，重建受体部位菌群环境，达到治疗疾病的目的。粪菌移植在我国应用可追溯到公元 300 年至 400 年间。东晋时期葛洪撰写《肘后备急方》记载“饮粪汁一升，即活”。2013 年美国 Surawicz 等将 FMT 首次写入临床指南，用于治疗复发性难辨梭状芽孢杆菌感染。肠道菌群在疾病中的作用和 FMT 日益受到学者们的关注。

1989 年 Bennet 等首次报道了 FMT 治愈 1 例严重 UC，之后大量证据表明了 FMT 对 IBD 尤其是 UC 有一定的治疗作用。一项关于 FMT 治疗 IBD 的系统综述共 41 项 UC 领域的研究，系统评估了 FMT 在 UC 中的作用，其中 9 项病例报告、5 项病例分析、23 项前瞻性队列研究、4 项随机对照研究（randomized controlled trial，RCT），共纳入 555 例 UC 患者，总体有 36%（201/555）UC 患者可以达到临床缓解。其中 23 项前瞻性队列研究中，总的临床缓解率33%（95%置信区间23%~43%），临床反应率52%（95%置信区间40%~64%）。此外，该系统综述还纳入11项CD研究，包括4项病例报告、7项前瞻性队列研究，共纳入83例CD患者，总的临床缓解率达50.5%。其中只有1个研究报告了治疗后内镜结果，该研究中纳入6个病例，所有患者均未达到内镜缓解。

FMT报道的不良反应主要是一过性的胃肠道非特异性症状，此外，肺部感染、肠道机会性感染、中毒性巨结肠和脓毒症等也有报道。2016年一项系统综述纳入50篇临床研究，汇总分析得出粪菌移植的不良反应共有78种，发生率为28.5%，最常见的不良反应是腹部不适；其中44种为严重不良反应，发生率为9.2%，其中死亡率为3.5%；通过上消化道进行的粪菌移植发生不良反应的概率高于下消化道。

肠道微生态与全身多疾病密切相关，在本书中多个章节均有所阐述，提示FMT未来可能会有广泛的临床应用前景。但需要注意的是，FMT走向临床广泛应用还任重道远，需要样本制备流程标准化、规范化，标准化中需要规范供体来源、供体筛查、粪菌液制备、移植途径等，需要相关伦理准则、法律法规的完善，另外适应证的选择也非常重要，需要临床研究设计的标准化和严谨化。

四、内镜治疗IBD

按照传统的理念，IBD患者药物治疗无效或不能耐受药物治疗时，或者出现并发症时，往往会考虑外科手术治疗，然而随着内镜技术的发展，我们认识到在某些情况下，消化内镜治疗可以代替或延缓外科手术治疗，减低外科肠道切除率，并为患者争取药物治疗的时机。

IBD患者内镜治疗包括息肉切除、癌前病变内镜下治疗、肠管狭窄和瘘管内镜治疗。其中肠道狭窄治疗手段包括：内镜气囊扩张（endoscopic balloon dilation）、内镜支架植入（endoscopic stenting）、病变局部药物注射（intralesional drug injection）和针刀电切术（needle knife electro incision）等。IBD合并肠瘘的内镜治疗包括氰基丙烯酸酯胶、纤维蛋白胶，以及应用高糖局部应用等。

内镜治疗在IBD诊治过程中不可或缺，但选择的时机、选择的方法和降低并发症发生率目前尚无共识，仅在少部分有丰富经验的IBD中心有所尝试，因此未来需要在严谨的大样本临床研究基础上制定相关共识、指南或指导意见。

综上，随着临床技术手段的进步，非药物治疗的方法日渐增多并日趋成熟。但就目前来说，这些方法适应证尚未得到公认，用药剂量、用药途径以及短期和长期的不良反应也尚未完全明确。因此，IBD非药物治疗方法有待更深入的临床研究进行验证，从而成为IBD常规治疗的一部分。

（钱家鸣　杨　红）

第七节　多学科协作与良好的质量控制在炎症性肠病诊治中的意义

【摘要】

炎症性肠病（IBD）主要累及青壮年，临床表现复杂，病情迁延，并发症发生率高，是致残性疾病，诊断与治疗需要中心化及多学科团队（multi-disciplinary team，MDT）协作。良好的IBD诊治中心质量控制对规范IBD诊治、提高治疗效果、防止误诊误治、降低外科手术率及致残率、提高患者生命质量起关键作用。

【学习要点】

1. MDT的概念及运行模式。
2. IBD-MDT的主要构成学科。
3. IBD诊治中心的质量控制要点。

【思考题】

1. IBD诊治为什么需要MDT？
2. 消化内科医生在IBD-MDT中扮演什么角色？

一、多学科团队的概念

多学科团队是针对某一器官或系统疾病，至少来自两个以上学科固定的专家构成工作组，通过定时、定址的会议，有计划、合理地为患者提出最科学的诊疗建议的工作模式。MDT不等于多学科会诊，也不等于综合治疗，后者更多的针对的是疾病的具体诊疗方法，MDT强调的是以患者为中心、以专家组为依托的管理制度和工作模式。

建立和开展 MDT 包括以下几点要素：①有疑难、复杂、需要多学科诊疗的病种；②有能够平等交流的多学科团队；③参加人员有兴趣、需求及长期合作的意愿；④有明确的 MDT 讨论制度，包括参加人员、会议时间、地点、病例条件及数量等。

二、多学科团队在炎症性肠病诊疗中的重要作用

IBD 临床表现复杂，并发症发生率高，诊断缺乏"金标准"，治疗效果欠理想，诊治过程经常涉及多个学科，单个学科往往难以给患者准确的诊断或恰当的治疗，因此 IBD 符合开展 MDT 的条件。IBD 的 MDT 涉及的主要学科包括消化内科、胃肠外科、病理科及影像科，其他科室包括风湿免疫科、血液科、营养科、儿科、妇产科、心理科及临床药学和护理专业也经常需要参加讨论。消化科医生在 IBD-MDT 中应起核心与纽带作用，MDT 讨论的组织者与决策者通常也由消化科专家担任。

1. MDT 在 IBD 诊断中的作用　迄今为止，IBD 的诊断缺乏"金标准"，诊断的确立需要结合临床及内镜表现、影像学及病理组织学特征综合考虑。如当溃疡性结肠炎（UC）治疗效果不好或病情加重的时候，需要病理科医生注意患者有无合并巨细胞病毒感染，影像科医生注意有无中毒性巨结肠的存在。克罗恩病（CD）的诊断及鉴别诊断更是需要 MDT 讨论。我国肠结核依然常见，CD 与肠结核的临床及内镜下表现有时难以区分，两者的鉴别诊断几乎每次 MDT 讨论都会涉及。相关学科信息的交流与讨论尤为重要，如果临床提示患者 γ- 干扰素释放试验阳性，影像科提示存在腹腔内淋巴结钙化或环状强化，病理科提示肠镜活检组织显微镜下可见体积比较大的肉芽肿或存在肉芽肿融合现象，即肠结核的可能性比较大，可以开始抗结核治疗。肠道溃疡性病变并非都是 IBD，除了与肠结核鉴别外，还需与很多可以引起肠黏膜损伤的疾病鉴别，如肠白塞病、非甾体抗炎药相关性肠炎、缺血性肠炎、血吸虫性肠炎、肠淋巴瘤或肠癌、淀粉样变肠道受累等，各学科医生通过 MDT 讨论可以充分交流信息、相互提示、相互质疑，直到达成共识，避免学科之间因信息沟通不畅而导致延误诊断甚至错误诊断。MDT 团队也可以通过手术后或治疗后病例回顾，完善或纠正之前的诊断，总结经验，吸取教训，共同提高诊断水平。

2. MDT 在 IBD 治疗中的作用　MDT 在 IBD 治疗决策中起关键作用，重症患者或复杂病例的治疗更是需要多学科的共同决策。例如对于一个重度 UC 患者，经内科静脉使用足量糖皮质激素 3~5 天后病情没有好转，此时就需要 MDT 讨论，确认是否继发巨细胞病毒或艰难梭菌感染、是否存在结肠扩张，决定是否转换环孢素或抗 TNF-α 单抗治疗，抑或外科手术治疗。再如 CD 患者存在肠道狭窄及不完全性肠梗阻症状，需要 MDT 讨论明确以下几个问题：①肠道狭窄的性质、长度及范围。影像科医生可以根据磁共振小肠成像特征，做出狭窄的性质（以炎症水肿为主、纤维增生为主或是两者均有）、狭窄的长度、狭窄是局限性还是多节段性、狭窄近端肠段扩张的程度等判断，为治疗决策提供有用信息。②消化内、外科医生结合患者具体情况及狭窄性质讨论下一步治疗方案，如果梗阻症状不严重、狭窄以炎症水肿为主且近端肠段扩张不明显，可以考虑暂时内科药物加强治疗；如果梗阻症状明显、狭窄以纤维增生为主、近端肠段扩张明显，则应准备外科手术。如果狭窄肠段长度在 4cm 之内，可以先尝试内镜下扩张治疗。③肠梗阻患者由于长期食物摄入不足，常存在营养不良及各种维生素、微量元素缺乏，对疾病康复、特别是术后康复影响很大，需要营养科医生指导营养支持治疗。④如果患者是儿童或妊娠期妇女，需要儿科医生或妇产科医生参与制定治疗方案；如果患者由于长期疾病存在明显焦虑或抑郁，需要心理科医生指导心理障碍方面的治疗。

总而言之，IBD 的诊治，特别是接诊疑难患者的 IBD 转诊中心，需要 MDT 团队的良好合作，才能高质量地完成 IBD 的诊治任务。

三、炎症性肠病诊治中心的质量控制

随着 IBD 发病率的升高及知识的普及，各地医疗机构诊治 IBD 的机会增多，纷纷成立 IBD 诊治中心。不同地区、不同医院对 IBD 的诊治水平参差不齐。相对于世界发达国家，我国专科医生缺乏系统培训，IBD 诊治经验相对不足，IBD 诊

治存在不少问题。文献报道我国 UC 和 CD 的漏诊率分别为 32.1% 和 60.4%，不规范治疗也十分常见。如长期使用糖皮质激素治疗 IBD，不但不能很好控制 IBD 的病情，还可出现感染、糖尿病、高血压、骨质疏松等药物不良反应，严重影响治疗效果，影响患者预后及生命质量。近几年欧美国家为规范 IBD 的诊治，颁布了 IBD 诊治质量标准。为加强我国 IBD 诊治中心的质量控制，缩小不同医院诊疗水平的差异，达到 IBD 诊疗与管理同质化、改善 IBD 患者治疗结局的目的，中华医学会消化病学分会炎症性肠病学组颁布了我国 IBD 诊治质量控制标准及 IBD 诊治中心质量评估体系，为我国 IBD 诊治中心的建设提供了依据，对规范 IBD 诊治行为，提高诊治水平有重要意义。

我国 IBD 诊治中心质量评估体系由三部分组成，即 IBD 中心组织架构、诊疗过程指标和诊疗结果指标。IBD 中心组织架构衡量指标主要包括专业人员的配备和资源，多学科团队合作模式，硬件设施和技术，特殊检查条件或途径，电子化数据记录，患者宣教、随访、服务平台，专病门诊和病床，标准化操作流程。我国的共识意见特别强调多学科合作及定期会诊在 IBD 诊疗中的重要性。

诊疗过程衡量指标对医疗质量的改进更敏感，更容易被医院及医生接受。IBD 诊疗过程衡量指标包括：诊断前的鉴别和检查、确诊后的筛查和评估、不同药物的规范使用、监测和优化、特殊患者的处理原则和流程、癌变筛查的时机和方式、手术前后的评估、处理和跟进。我国的过程管理需特别强调 CD 与肠结核的鉴别诊断，使用糖皮质激素、免疫抑制剂及生物制剂之前肝炎病毒及潜在结核感染的筛查与处理。

结果衡量指标描述患者接受诊疗后最终的结局，如疾病缓解率、生活质量、并发症、致残率及死亡率等，是衡量 IBD 中心诊疗质量的客观指标。该指标有一定的滞后性，往往需要若干年才能看到结果。

参照其他慢性病的管理模式，建立 IBD 慢病管理模型，鼓励患者参与诊疗决策，提高患者依从性是提高诊疗质量的有效举措。应用新的信息技术辅助疾病管理，如远程医疗管理、疾病随访监测、疾病知识学习和专业人员在线培训等，是 IBD 诊疗中心质量管理与提高值得进一步探索与实践的方向。

通过 IBD 中心质控评估体系标准的学习与推广，对促进我国各地 IBD 诊疗中心的标准化建设与过程管理，最终达到提高我国 IBD 诊疗质量、改善 IBD 患者结局的目的有十分重要的意义。

（陈旻湖）

参 考 文 献

[1] Molodecky N A, Soon I S, Rabi D M, et al. Increasing incidence and prevalence of the inflammatory bowel diseases with time, based on systematic review. Gastroenterology, 2012, 142(1): 46-54.

[2] Crohn B B, Ginzburg L, Oppenheimer G D. Regional ileitis. A pathological and clinical entity. JAMA, 1984, 251(1): 73-79.

[3] 文士域，胡樊华，费立民，等．溃疡性结肠炎二十三例之分析与探讨．中华内科杂志，1956，3(5)：333-345.

[4] 文士域，赵溥泉，李恩生．胃、十二指肠及空场的克隆氏病一例报告．中华内科杂志，1956，4(5)：379-381.

[5] 中华医学会消化病分会．对炎症性肠病诊断治疗规范的建议．胃肠病学，2001，6(1)：56-59.

[6] 中华医学会消化病学分会炎症性肠病协作组．对我国炎症性肠病诊断治疗规范的共识意见．中华消化杂志，2007，27(8)：545-550.

[7] 中华医学会消化病学分会炎症性肠病学组．炎症性肠病诊断与治疗的共识意见．中华消化杂志，2012，32(12)：796-813.

[8] 中华医学会消化病学分会炎症性肠病学组．炎症性肠病诊断与治疗的共识意见(2018 年，北京)．中华消化杂志，2018，38(5)：292-311.

[9] Ng S C, Shi H Y, Hamidi N H, et al. Worldwide incidence and prevalence of inflammatory bowel disease in the 21st century: a systematic review of population-based studies. Lancet, 2018, 390(10114): 2769-2778.

[10] Li Y, Chen B, Gao X, et al. Current diagnosis and management of Crohn's disease in China: results

from a multicenter prospective disease registry. BMC Gastroenterol, 2019, 19(1): 145.

[11] Stepaniuk P, Bernstein C N, Targownik L E, et al. Characterization of inflammatory bowel disease in elderly patients: A review of epidemiology, current practices and outcomes of current management strategies. Can J Gastroenterol Hepatol, 2015, 29(6): 327-333.

[12] Shi H Y, Levy A N, Trivedi H D, et al. Ethnicity Influences Phenotype and Outcomes in Inflammatory Bowel Disease: A Systematic Review and Meta-analysis of Population-based Studies. Clin Gastroenterol Hepatol, 2018, 16(2): 190-197.

[13] Kaplan G G, Ng S C. Understanding and preventing the global increase of inlammatroy bowel disease. Gastroenterology, 2017, 152: 313-321.

[14] Hhlig H H, MuiseA M. Clinical genomics in inflammatory bowel disease. Trends in Genetics, 2017, 33(9): 629-641.

[15] Mc Govenrn D, Kugathasan S, Cho JH. Genetics of inflammatory bowel disease. Gastroenterology, 2015, 149(5): 1163-1776.

[16] Schirmer M, Garner A, Vlamakis H, et al. Microbial genes and pathways in inflammatory bowel disease. Nat Rev Microbiol, 2019, 17(8): 497-511.

[17] Parikh K, Antanaviciute A, Fawkner-Corbett D, et al. Colonic epithelial cell diversity in health and inflammatory bowel disease. Nature, 2019, 567(7746): 49-55.

[18] 王征，杨红，金梦，等. 维生素 D 受体对低氧下结肠细胞屏障蛋白的作用. 中国医学科学院学报，2019，41(4): 506-511.

[19] Martin J C, Chang C, Boschetti G, et al. Single-Cell Analysis of Crohn's Disease Lesions Identifies a Pathogenic Cellular Module Associated with Resistance to Anti-TNF Therapy. Cell, 2019, 178(6): 1493-1508.

[20] Jiang X L, Cui H F. An analysis of 10218 ulcerative colitis cases in China. World J Gastroenterol, 2002, 8(1): 158-161.

[21] Hong Y, Yumei L, Wei W, et al. The incidence of inflammatory bowel disease in Northern China: a prospective population-based study. Plos one, 2014, 9(7): e101296.

[22] Lees C W, Barrett J C, Parkes M, et al. New IBD genetics: common pathways with other diseases. Gut, 2011, 60(12): 1739-1753.

[23] Ng S C, Tang W, Ching J Y, et al. Incidence and phenotype of inflammatory bowel disease based on results from the Asia-Pacific Crohn's and colitis epidemiology study. Gastroenterology, 2013, 145: 158-165.

[24] Cosnes J, Gower-Rousseau C, Seksik P, et al. Epidemiology and natural history of inflammatory bowel diseases. Gastroenterology, 2011, 140: 1785-1794.

[25] Molodecky N A, Soon I S, Rabi D M, et al. Increasing incidence and prevalence of the inflammatory bowel diseases with time, based on systematic review. Gastroenterology, 2012, 142: 46-54.

[26] Gionchetti P, Dignass A, Danese S, et al. 3rd European evidence-based consensus on the diagnosis and management of Crohn's disease. J Crohns Colitis, 2017, 11(2): 135-149.

[27] Satsangi J, Silverberg M S, Vermeire S, et al. The Montreal classification of inflammatory bowel disease: controversies, consensus, and implications. Gut, 2006, 55(6): 749-753.

[28] 黄超群，王德欣. 结肠型与非结肠型克罗恩病的预后及预后不良相关危险因素分析. 胃肠病学和肝病学杂志，2018，27(5): 518-522.

[29] 陈白莉，钱家鸣，吴开春，等. 英夫利西治疗活动性溃疡性结肠炎疗效与安全性的临床研究. 中华炎性肠病杂志(中英文)，2017，1(1): 20-23.

[30] Lai Y M, Yao W Y, He Y, et al. Adsorptive Granulocyte and Monocyte Apheresis in the Treatment of Ulcerative Colitis: The First Multicenter Study in China. Gut Liver, 2017, 11(2): 216-225.

[31] 李骥，韦明明，费贵军，等. 环孢素 A 治疗糖皮质激素抵抗的重度溃疡性结肠炎疗效观察. 中华内科杂志，2017，56(4): 279-283.

[32] 柳婧，高翔，陈烨，等. 中国炎症性肠病患者深静脉血栓情况调查：一项全国多中心回顾性研究. 中华炎性肠病杂志(中英文)，2017，1(1): 24-28.

[33] 中华医学会消化病学分会炎症性肠病学组. 炎症性肠病合并机会性感染专家共识意见. 中华消化杂志，2017，37(4): 217-226.

[34] Harbord M, Eliakim R, Bettenworth D, et al. Third European Evidence-based Consensus on Diagnosis and Management of Ulcerative Colitis. Part 2: Current Management. J Crohns Colitis, 2017, 11(7): 769-784.

[35] Shi H Y, Chan F K, Leung W K, et al. Low-dose azathioprine is effective in maintaining remission in steroid-dependent ulcerative colitis: results from a territory-wide Chinese population-based IBD registry. Therap Adv Gastroenterol, 2016, 9(4): 449-456.

[36] Komaki Y, Komaki F, Ido A, et al. Efficacy and Safety of Tacrolimus Therapy for Active Ulcerative Colitis; A

Systematic Review and Meta-analysis. J Crohns Colitis, 2016, 10(4): 484-494.

[37] Panes J, Garcia-Olmo D, Van Assche G, et al. Expanded allogeneic adipose-derived mesenchymal stem cells (Cx601) for complex perianal fistulas in Crohn's disease: a phase 3 randomised, double-blind controlled trial. Lancet, 2016, 388(10051): 1281-1290.

[38] Matsumoto T, Motoya S, Watanabe K, et al. Adalimumab Monotherapy and a Combination with Azathioprine for Crohn's Disease: A Prospective, Randomized Trial. J Crohns Colitis, 2016, 10(11): 1259-1266.

[39] Nitzan O, Elias M, Peretz A, et al. Role of antibiotics for treatment of inflammatory bowel disease. World J Gastroenterol, 2016, 22(3): 1078-1087.

[40] Bressler B, Marshall J K, Bernstein C N, et al. Clinical practice guidelines for the medical management of nonhospitalized ulcerative colitis: the Toronto consensus. Gastroenterology, 2015, 148(5): 1035-1058.

[41] Armuzzi A, Pugliese D, Danese S, et al. Long-term combination therapy with infliximab plus azathioprine predicts sustained steroid-free clinical benefit in steroid-dependent ulcerative colitis. Inflamm Bowel Dis, 2014, 20(8): 1368-1374.

[42] Yi F, Zhao J, Luckheeram R V, et al. The prevalence and risk factors of cytomegalovirus infection in inflammatory bowel disease in Wuhan, Central China. Virol J, 2013, 10: 43.

[43] Lei Y, Yi F M, Zhao J, et al. Utility of in vitro interferon-gamma release assay in differential diagnosis between intestinal tuberculosis and Crohn's disease. J Dig Dis, 2013, 14(2): 68-75.

[44] Romkens T E, Kampschreur M T, Drenth J P, et al. High mucosal healing rates in 5-ASA-treated ulcerative colitis patients: results of a meta-analysis of clinical trials. Inflamm Bowel Dis, 2012, 18(11): 2190-2198.

[45] 冉文斌, 欧阳钦, 董烈峰, 等. 硫唑嘌呤治疗顽固性溃疡性结肠炎 24 例回顾性分析. 中华内科杂志, 2012, 51(8): 613-617.

[46] Bitton A, Buie D, Enns R, et al. Treatment of hospitalized adult patients with severe ulcerative colitis: Toronto consensus statements. Am J Gastroenterol, 2012, 107(2): 179-194.

[47] 杨荣萍, 高翔, 何瑶, 等. 克罗恩病预后不良预测因素的研究. 胃肠病学, 2012, 17(3): 151-155.

[48] Yi F, Chen M, Huang M, et al. The trend in newly diagnosed Crohn's disease and extraintestinal manifestations of Crohn's disease in central China: a retrospective study of a single center. Eur J Gastroenterol Hepatol, 2012, 24(12): 1424-1429.

[49] Peyrin-Biroulet L, Ferrante M, Magro F, et al. Results from the 2nd Scientific Workshop of the ECCO. I: Impact of mucosal healing on the course of inflammatory bowel disease. J Crohns Colitis, 2011, 5(5): 477-483.

[50] Ford AC, Bernstein CN, Khan KJ, et al. Glucocorticosteroid therapy in inflammatory bowel disease: systematic review and meta-analysis. Am J Gastroenterol, 2011, 106(4): 590-599.

[51] 中华医学会消化病学分会炎症性肠病学组. 抗肿瘤坏死因子-α 单克隆抗体治疗炎症性肠病的专家共识(2017). 中华消化杂志, 2017, 37(9): 577-580.

[52] Coskun M, Vermeire S, Nielsen O H. Novel Targeted Therapies for Inflammatory Bowel Disease. Trends Pharmacol Sci, 2017, 38(2): 127-142.

[53] Olivera P, Danese S, Peyrin-Biroulet L. Next generation of small molecules in inflammatory bowel disease. Gut, 2017, 66(2): 199-209.

[54] Danese S, Fiocchi C, Panés J. Drug development in IBD: from novel target identification to early clinical trials. Gut, 2016, 65(8): 1233-1239.

[55] Mao F, Tu Q, Wang L, et al. Mesenchymal stem cells and their therapeutic applications in inflammatory bowel disease. Oncotarget, 2017, 8(23): 38008-38021.

[56] Dave M, Jaiswal P, Cominelli F. Mesenchymal stem/stromal cell therapy for inflammatory bowel disease: an update review with maintenance of remission. Curr Opion Gastroenterol, 2017, 33(1): 59-68.

[57] Snowden J A, Peanes J, Tobias A, et al. Autologous haematopoietic stem cell transplantation (AHSCT) in severe Crohn's disease: a review on behalf of ECCO and EBMT. J Crohns Colitis, 2018, 12(4): 476-488.

[58] Turse E P, Dailey F E, Naseer M, et al. Stem cells for luminal, fistulizing, and perianal inflammatory bowel disease: a comprehensive updated review of the literature. Stem cells and Cloning, 2018, 11: 95-113.

[59] 罗贯虹, 王新, 吴开春. 干细胞治疗在炎症性肠病中的研究进展. 胃肠病学, 2010, 15(11): 641-645.

[60] Drakos P E, Nagler A, Or R. Case of Crohn's disease in bone marrow transplantation. Am J Hematol, 1993, 43(2): 157-158.

[61] Paramsothy S, Paramsothy R, Rubin D T, et al. Faecalmicrobiota transplantation for inflammatory bowel disease: a systematic review and meta-analysis. J Crohns Colitis, 2017, 11(10): 1180-1199.

[62] Sun D L, Li W M, Li S M, et al. Fecal microbiota transplantation as novel therapy for ulcerative colitis. Medicine, 2016, 95(23): e3765.

[63] Wang S, Xu M, Wang W, et al. Systematic Review:

Adverse Events of Fecal Microbiota Transplantation. PLoS One, 2016, 11(8): e0161174.

[64] Lai Y M, Yao W Y, He Y, et al. Adsorptive granulocyte and monocyte apheresis in the treatment of ulcerative colitis: the first multicenter study in China. Gut and Liver, 2017, 11(2): 216–225.

[65] Tharian B, George N, Navaneethan U. Endoscopy in the diagnosis and management of complications of inflammatory bowel disease. Inflamm Bowel Dis, 2016, 22(5): 1184–1197.

[66] Scoville E A, Schwarta D A. Endoscopy in inflammatory bowel disease: advances in disease management. Gastrointest Endosc, 2017, 86(6): 952–961.

[67] Melmed G Y, Siegel C A, Spiegel B M, et al. Quality indicators for inflammatory bowel disease: development of process and outcome measures. Inflamm Bowel Dis, 2013, 19: 662–668.

[68] Louis E, Dotan I, Ghosh S, et al. Optimising the Inflammatory Bowel Disease Unit to Improve Quality of Care: Expert Recommendations. J Crohns Colitis, 2015, 9(8): 685–691.

[69] 中华医学会消化病学分会炎症性肠病学组. 建立我国炎症性肠病诊治中心质量控制指标的共识. 中华内科杂志, 2016, 55(7): 568–571.

[70] 中华医学会消化病学分会炎症性肠病学组. 建立全国通用的炎症性肠病诊治过程的关键性质量控制指标的共识意见. 中华炎性肠病杂志, 2017, 1(1): 12–19.

[71] 中华医学会消化病学分会炎症性肠病学组. 中国炎症性肠病诊疗质量控制评估体系. 中华消化杂志, 2018, 38(12): 793–794.

[72] Hong L, Meng J, Huimin Z, et al. Increasing newly diagnosed inflammatory bowel disease and improving prognosis in China: a 30-year retrospective study from a single centre. BMC Gastroenterol, 2020, 20(1): 377.

[73] 杨红, 周如宁, 钱家鸣, 等, 2013 年中国 24 省份城镇医保职工克罗恩病患病率调查, 中华医学杂志, 2020, 36, 2861–2866.

第十章　结直肠癌的发生、早期诊断与筛查策略

结直肠癌包括结肠癌和直肠癌，通常指结直肠腺癌，约占全部结直肠恶性肿瘤的95%。尽管其发病机制尚未完全阐明，但目前认为结直肠癌发生与发展系环境因素与遗传因素综合作用的结果。环境因素主要为肠道微生态、饮食结构、体育活动、烟酒嗜好等。越来越多的证据表明，复杂肠菌等微生物及其代谢产物紊乱参与结直肠肿瘤的发生。

结直肠癌的早期发现和及早预防至关重要。筛查是结直肠癌预警和早期诊断的重要手段。目前国际和我国针对结直肠癌推荐的筛查方式包括问卷调查、粪便隐血实验、粪便DNA检测等，确诊依赖肠镜和病理组织学检查。大规模自然人群筛查不适合我国国情，“伺机性筛查”实用、经济的特点可能更符合现阶段我国国情。

第一节　发病机制与流行病学情况变迁和思考

【摘要】

结直肠癌的发病机制尚未完全清楚，目前认为主要是环境因素与遗传因素综合作用的结果。环境因素主要为肠道微生态、饮食结构、体育活动、烟酒嗜好等。仅有5%~10%的结直肠癌发生有明确的遗传因素参与。我国结直肠癌的发病率、病死率呈增长趋势，且存在地区性差异。东部地区结直肠癌发病率、死亡率最高，这可能与东部发达地区人群生活方式明显西化有关。结直肠癌的生存率与诊断时的临床分期密切相关。

【学习要点】

1. 结直肠癌发病机制中环境因素与遗传因素的作用。

2. 结直肠癌流行性学特征。

【思考题】

1. 结直肠癌发生中环境因素作用的研究有哪些进展?

2. 你如何看待结直肠肿瘤患病率和病死情况的变迁问题?

一、发病机制

结直肠癌的发病机制尚未完全清楚，目前认为主要是环境因素与遗传因素综合作用的结果。

（一）环境因素

结直肠癌的发生与环境因素密切相关。如若这些环境因素被逐渐阐明，理论上大多结直肠癌是可以预防的。部分环境因素的证据来自对移民和其子女的研究。移民从低危国家移居至高危国家后，其结直肠癌的发病率将逐渐升高至居住国人群水平。举例而言，中国和日本人的结直肠癌发病率虽明显低于美国，但移民到美国的第一代即见结直肠癌发病率上升，第二代已接近美国人的发病率。除去迁移因素，城镇化也是影响结直肠癌发病率的重要因素。结直肠癌的发病率在城市人群中明显高于农村人群，这种趋势在男性较女性更明显，在结肠癌较直肠癌更为突出。

饮食结构明显影响结直肠癌的罹患风险，膳食结构的合理调整可以大幅度地降低结直肠癌发病率。高脂饮食，尤其是动物脂肪是结直肠癌发病的主要高危饮食因素。高脂饮食促进了肠道细菌将胆汁酸盐转化为具有致癌性的亚硝基化合物。过多的肉类食物同样可促进结直肠癌的发生，其中可能的机制涉及肉类中的血红蛋白。另外，一些肉类在高温加工过程中产生了杂环胺和多环芳香烃，这两类物质具有致癌性。此外，一些流行病学研究发现多量摄入蔬菜、水果可降低结直肠癌的发病风险。最新发表在*Lancet*上的一

项研究纳入了185项前瞻性研究和58项临床试验，发现每增加8g/d的膳食纤维摄入量可以降低约8%结直肠肿瘤发生风险。其机制主要是由于膳食纤维摄入降低了粪便中致癌物质的浓度，增加了粪便体积，加速了粪便的转运。另外，食物来源的维生素对结直肠癌也有一定影响。维生素C、维生素D和β-胡萝卜素可降低结直肠肿瘤的发病风险，但维生素A和维生素E的摄入与之无关。当然该结果尚需大型随机对照研究进一步验证。

一些生活方式因素被证实与结直肠癌相关，其中最为主要的是缺乏运动和超重。现已有大量证据显示经常规律运动可降低结直肠癌风险，这种关联度在结肠癌较直肠癌更为明显。适度持久的运动可以增加代谢，提高氧摄入量，进一步提高身体代谢效率和能力，降低血压和胰岛素抵抗。超重是结直肠癌的高危因素，超重增加了循环中雌激素含量，并降低胰岛素敏感性，在一定程度上降低了能量的利用效率，而能量低效率释放与结直肠癌发病相关。

吸烟和结直肠癌的关系也已明确，研究证据显示有12%结直肠癌的死亡与吸烟相关。吸烟可以促进结直肠腺瘤的发生和生长，而结直肠腺瘤是结直肠癌的癌前病变。有吸烟史的结直肠癌患者发病年龄较无吸烟史患者更早。此外，饮酒亦增加结直肠癌的发病风险，是年轻人罹患结直肠癌的危险因素，并且增加远端结肠腺瘤的发生。这主要是由于乙醇的代谢中间产物乙醛其具有一定的致癌性。饮酒和吸烟相互影响，在饮酒情况下，烟草造成的DNA突变不能得到有效的修复。而乙醇可作为一个伴随因素，同时受到前列腺素、脂质过氧体和氧自由基等的调控，促进其他致癌分子进入黏膜上皮细胞。大量饮酒还可造成其他营养元素缺乏，导致机体对致癌物质缺乏抵抗。

（二）遗传因素

5%~10%的结直肠癌发生有明确的遗传因素参与。典型例子如家族性腺瘤性息肉病（family adenomatous polyposis，FAP）和Lynch综合征。Lynch综合征又称家族遗传性非息肉病结直肠癌（hereditary nonpolyposis colorectal cancer，HNPCC），2010年之后国际上统一不再使用HNPCC之名，是最常见的遗传性结直肠癌综合征。这是一种常染色体显性遗传病，其发病与DNA修复过程中的基因突变相关，这些基因主要是*MLH1*、*MSH2*、*MSH6*、*PMS2*。有研究显示，携带*MLH1*、*MSH2*、*MSH6*、*PMS2*突变基因的人群在70岁时结直肠癌累积发病率分别为46%、35%、20%和10%。此外，*EPCAM*基因缺失也可导致Lynch综合征，通过启动子甲基化引起*MSH2*基因沉默。Lynch综合征占所有结直肠癌患者的2%~6%，Lynch综合征相关基因突变者最终有70%~80%发生结直肠癌，其发病年龄多在40岁左右，肿瘤多位于近端结肠。而FAP是重要的抑癌基因*APC*发生突变而引发。FAP与1%的结直肠癌有关，和Lynch综合征不同，其患者在青少年时已发生了数以百计的息肉，且这些息肉可在20岁左右开始发生恶变，如未进行全结肠切除，至40岁则几乎所有患者均发生结直肠癌。

（三）疾病因素

结直肠腺瘤不完全等同于结直肠息肉。结直肠息肉分为肿瘤性和非肿瘤性息肉，肿瘤性息肉属于腺瘤，是结直肠癌最主要的癌前病变。同样，腺瘤并不一定都表现为息肉样新生物，也有部分扁平状病变。早在1993年，就有学者对1 418例完成肠镜检查者随访了5.9年，发现内镜下摘除结直肠腺瘤并进行内镜监测随访可降低75%以上结直肠癌的发生。

炎症性肠病（IBD）也是结直肠癌的癌前病变，其中以溃疡性结肠炎（UC）关系更为密切，反复炎症反应是癌变的基础。结直肠癌在UC患者中的发病率比普通人群高2.4倍。病程、病变范围是UC患者结直肠癌发生的高危因素，病程超过10年的全结直肠病变者癌变风险最高。原发性硬化性胆管炎（primary sclerosing cholanitis，PSC）是IBD癌变发生的另一危险因素。

二、流行病学

（一）结直肠癌的发病率

在全球范围内，结直肠癌占全部恶性肿瘤的9%，结直肠癌的发病率和死亡率分别居肿瘤的第3位和第4位，男女性别差异不显著。据估计，结直肠癌全球每年新发病患者数达136万。根据国际癌症研究组织（the International Agency for Research on Cancer，IARC）提供的数据显示结直肠癌发病率最高的国家为澳大利亚、新西兰、加拿大、美国和部分欧洲，最低的国家包括中国、印度、部分非洲和南美洲国家。在发达国家和地区中，结直肠癌病例数占全部肿瘤病例数63%，高发区的发病率可较低发区增高10余倍。例如，在美国、澳大利亚、新西兰和西欧国家，结直肠癌的发病率高达40/10万，而在非洲和部分亚洲国家，其发病率不足5/10万。值得注意的是结直肠癌的发病率不仅在全球分布差异较大，且其发展趋势在不同国家和地区也有所不同。在西欧和北欧，结直肠癌的发病率基本保持恒定，在美国发病率甚至呈现下降趋势。而在一些国家，尤其是由低收入转为高收入的国家，如日本、新加坡和东欧，其人群结直肠癌的发病率呈现急速增长趋势。同样，随着我国人群饮食结构的改变，结直肠癌新发病例亦日益增多。资料显示2007年全国肿瘤登记地区结直肠癌发病率（粗率）较之2003年，男性由25.6/10万上升至32.5/10万，女性则由22.7/10万上升至26.7/10万。2015年结直肠癌发病率仍持续上升，根据《2015年中国癌症统计数据》显示，结直肠癌在我国男性和女性最常见的肿瘤中分别列第5位和第4位，2015年男性新发病例约有22万，女性新发病例约有16万。其发病率在我国存在地区性差异，东部地区结直肠癌发病率、死亡率最高，这可能与东部发达地区人群生活方式明显西化有关。

（二）结直肠癌的病死率

在全球范围而言，结直肠癌的病死率为发病率的一半左右。最新资料统计，2012年全球有70万例患者因结直肠癌而死亡，病死率居恶性肿瘤第4位。在北美、澳大利亚、新西兰和西欧，结直肠癌的病死率近年来呈明显下降趋势，如美国2002年至2005年是以每年4.3%的速度下降；而在部分东欧国家，结直肠癌的病死率每年以5%至15%的速度上升。

我国结直肠癌的病死率呈增长趋势，男性由2003年的12.3/10万升至2007年的15.6/10万、女性由2003年的11.1/10万升至2007年的12.7/10万。2015年结直肠癌病死率居恶性肿瘤第5位，男性死亡病例达到11万，女性死亡病例达到8万。

（三）结直肠癌的生存率和预后

结直肠癌的生存率与诊断时的临床分期密切相关，发病时未转移者、局部转移者和远处转移者的5年生存率分别为90%、70%和10%。总体而言，结直肠癌发现的越早，则远期生存概率越大。自从1960年以来，各期的结直肠癌的生存率均有明显的提高，5年生存率在卫生事业发展充分的地区和国家上升得更为明显。在美国，1995年至2000年之间，结直肠癌的5年生存率每年以超过10%的速度增加，男性从50%提高至64%，女性从52%提高至63%，2014年结肠癌和直肠癌的5年生存率分别为64.9%和64.1%。在中国，由于早期筛查和诊疗技术进步，结肠癌5年生存率从2000年的51.4%提高至2014年的57.6%，直肠癌5年生存率从2000年的49.5%提高至2014年的56.9%。

（房静远）

第二节 肠道菌群与膳食纤维是影响结直肠肿瘤发生的环境因素

【摘要】

结直肠肿瘤的发生是宿主遗传因素和环境因素共同作用的结果。环境因素主要包括饮食和肠道稳态等，后者主要由肠道微生态与肠黏膜屏障构成；肠道菌群及其代谢产物形成肠道微生态。饮食结构尤其是膳食纤维摄入可通过改变肠道菌群而在一定程度上影响肿瘤相关（参与结直肠黏膜细胞增殖、凋亡和代谢及肠黏膜免疫功能）基因和信号通路，从而参与结直肠肿瘤的发生。

【学习要点】

膳食纤维、肠道菌群及其代谢产物参与结直肠肿瘤发生发展的可能机制。

【思考题】

1. 肠道菌群影响结直肠癌发生的可能机制是什么？

2. 膳食纤维发生作用以及影响结直肠癌发生发展的机制？

一、肠道菌群异常与结直肠肿瘤

结直肠肿瘤发生的场所存在大量的肠道菌群，后者的数量、种类、部位以及代谢产物必然影响前者。肠道菌群与结直肠肿瘤发生的关系受到学者们的广泛关注。

早在20世纪70年代，美国学者就发现普通小鼠较无菌小鼠更易发生结直肠肿瘤。1997年，Dove等人发现无菌的$APC^{min/+}$小鼠肠腺瘤发生率为普通小鼠的二分之一，这一发现表明肠道微生物群有助于结直肠肿瘤发生发展。作为2011年医学十大突破之一，肠菌与结直肠肿瘤的关系研究成果荣登2011年12月19日出版的美国《时代周刊》(*Time*)。2011年10月在线发表于《基因组研究》(*Genome Research*)、来自美国和加拿大研究小组的两项研究均显示肠道细菌与结直肠癌之间存在明显关联。研究者们首次发现具核梭形杆菌主要存在于癌区黏膜内而很少出现在正常肠黏膜。几乎同时，2011年10月在第19届欧洲消化疾病周(UEGW)上，法国的Sobhani I教授认为结直肠癌是肠道微生态相关性疾病。通过粪便DNA分析，他发现结直肠癌和对照组粪便中菌群明显不同。将结直肠癌患者粪便移植到无菌小鼠肠道内，则该小鼠肠黏膜出现异常隐窝灶和细胞增殖；如果应用化学诱癌剂，则较之对照更容易出现结直肠癌。

该研究领域，国内学者也有新发现。赵立平教授等以454焦磷酸测序技术发现结直肠癌患者肠道内一类似于脆弱拟杆菌(*Bacteroides fragilis*)的细菌明显升高，而属于罗氏菌属(*Roseburia*)和其他毛螺菌科(*Lachnospiraceae*)的产丁酸盐的5种细菌则显著降低。我们课题组亦证实，在进展性结直肠腺瘤(colorectal adenoma，CRA)患者粪便中，与丁酸盐酵解相关的菌属，如梭菌属、罗氏菌属、真细菌属均较健康对照组显著减少，而条件致病菌肠球菌属、链球菌属均增高。除细菌之外，于君教授近期发表于*GUT*的研究发现结直肠癌患者肠内真菌构成发生改变，担子菌门中的红酵母菌属、马拉色菌属和子囊菌门中的支顶孢菌属均增高，酵母菌属、肺孢子菌属等数量减少。

特定肠道细菌影响结直肠肿瘤发生的机制是目前研究的热点。众多体外研究显示，具核梭形杆菌影响结直肠肿瘤的发生、转移和预后，其机制可能包括以下几个方面：①募集髓样细胞改变肿瘤免疫微环境；②通过Fap2蛋白黏附于癌细胞表面并抑制NK细胞和T细胞的活性；③通过菌体表面的FadA黏附因子黏附并侵入肠上皮细胞，与细胞表面的E-钙黏蛋白(E-cadherin)结合并激活β-catenin信号通路；④激活Toll样受体4(TLR4)，增加miRNA-21表达；⑤通过活化p38促进基质金属蛋白酶(matrix metalloproteinase，MMP)-9和MMP-13的分泌，增强具核梭形杆菌的侵袭能力。Bullman教授在结直肠癌转移病灶中发现活的具核梭形杆菌的存在，通过全基因组测序证实转移灶中的具核梭形杆菌与原发癌灶同源，随结直肠癌细胞一起迁徙到转移灶中。除此之外，具核梭形杆菌还可以改变结直肠癌患者化疗疗效。其可以通过促进TLR4和髓样分化因子MYD88选择性下调miRNA-18a和miRNA-4802的表达，继而激活自噬，使结直肠癌患者对奥沙利铂和5-氟尿嘧啶产生化疗耐药。

当然除了具核梭形杆菌外，其他几种细菌如肠产毒型脆弱拟杆菌(ETBF)、厌氧消化链球菌、溶血性大肠杆菌、微小微单胞菌等也与结直肠肿瘤的发生息息相关。ETBF可产生脆弱毒素通过IL-17R、NF-γB和STAT3信号通路产生炎症级联反应，促进肠癌发生。厌氧消化链球菌可与肠上皮细胞表面TLR2和TLR4相互作用，增加活性氧产生，从而促进结肠细胞的胆固醇合成和细胞增殖。肠道菌群的代谢产物如丁酸盐和次级胆汁酸对结直肠肿瘤的发生发展也起着不容小觑的作用，丁酸盐的作用将在下文详细叙述。

二、膳食纤维在肠道菌群介导下影响结直肠肿瘤的发生发展

通常情况下，肠道菌群与人体和外部环境保持着一种平衡状态，当机体受到某些内因或外因的作用，如膳食结构的不合理、感染、胃肠功能紊乱、外科手术、癌症、免疫功能低下、精神应激、使用抗菌药等，该平衡被打破则可能形成肠道菌群失调，表现为肠道菌群的种类、数量、比例、定位和代谢特征的变化。膳食纤维和肠内容物排空时间等影响肠道菌群的平衡。

膳食纤维可增加粪便的体积、软化粪便、刺激结肠内的发酵、降低血中总胆固醇和/或低密度胆固醇的水平等。一般认为蔬菜中含纤维素3%、水果中含2%左右。人体本身没有消化利用这些膳食纤维的酶，而肠道菌群则分解膳食纤维

而产生小分子内源性代谢产物——2~6 个碳链的有机短链脂肪酸（short-chain fatty acid，SCFA）。目前多项研究结果显示，膳食纤维不同可改变肠道菌群的组成。欧洲和非洲的婴幼儿在母乳喂养时期肠道菌群组成无明显差异，但进入学龄前期后，两地饮食习惯不同导致肠道菌群组成出现差异。非洲儿童摄入较多膳食纤维，其肠道内可分解膳食纤维的拟杆菌如普氏菌（prevotella）和木杆菌（xylanibacter）数量明显多于欧洲儿童，而埃希菌属和志贺菌属数量较低。丁酸（常以丁酸盐形式存在，Butyrate）是 SCFA 的主要产物，能被上皮细胞吸收利用，是人类肠上皮细胞最重要的能量来源，同时在促进细胞分化成熟、调节基因表达、维持肠道内环境稳定和预防结直肠癌发生等方面发挥有益的作用。

有关膳食纤维与结直肠癌发生风险的研究并非完全一致。多数流行病学调查认为纤维素饮食与结直肠癌发生率呈负相关，但部分学者认为并无关系。造成该差异主要原因包括纤维素来自不同食物、食物间复杂的相互作用、食物纤维存在异质性（heterogeneous nature）、肠道中产生的 SCFA 量不同、测量纤维的方法各有不同以及研究的观察终点不同等。肠道代谢物 SCFA 是肠道菌群与宿主共同代谢膳食纤维的产物，可以反映肠道菌群的状态，并在共栖菌与宿主摄入的膳食纤维之间起桥梁作用。因此，如果直接检测粪便中 SCFA，非常有助于明确其与纤维素饮食以及结直肠癌的关系。

欧洲癌症与营养前瞻性调查（the European Prospective Investigation into Cancer and Nutrition，EPIC）是关于膳食对结直肠肿瘤作用全球范围内最大型的前瞻性研究，认为膳食纤维可显著降低结直肠肿瘤发病风险。在一项临床横断面调查中，我们将 47 例健康对照者和 47 例进展性腺瘤患者按照膳食纤维摄入积分分别纳入低纤维亚组和高纤维亚组。在健康对照组中，高纤维亚组的粪便丁酸水平和产丁酸菌均高于低纤维亚组。在高纤维亚组中，健康对照组的粪便丁酸水平和产丁酸菌均高于进展性腺瘤组。同时，以多元 Logistic 分析比较了 344 例健康对照组与 344 例进展性腺瘤组的生活方式与环境暴露信息，发现 4 种与进展性腺瘤显著相关的因素，摄入蔬菜、粪便乙酸和丁酸高水平是其保护因素，而具有胃肠肿瘤家族史（直系家族成员）是进展性腺瘤的危险因素。进展性腺瘤组粪便中 SCFA 水平低于健康对照组。这是首次分析结直肠肿瘤患者的膳食纤维与肠道菌群和 SCFA 变化的关联研究。有趣的是，不同浓度的丁酸盐对细胞增殖的作用效果和机制不同，这种现象称为丁酸悖论。低浓度的丁酸盐可促进正常肠上皮细胞的生长和增殖，高浓度时丁酸盐可作为组蛋白去乙酰化抑制剂（histone deacetylase inhibitor，HDACi），抑制肿瘤细胞增殖。这种现象可能与肿瘤细胞的 Warburg 效应有关，阻断 Warburg 效应的肿瘤细胞与正常细胞相似，低浓度（0.5mmol/L）丁酸盐促进其增殖，而未经处理的肿瘤细胞在该浓度下增殖较慢。

三、膳食纤维、肠道菌群与代谢组学

随着各项研究对肠道菌群正常生理功能以及当其稳态失调对机体功能影响的揭示，对肠道菌群的代谢底物膳食纤维及代谢产物 SCFA 的关注再次成为研究热点之一。近来在代谢组学基础上提出了“完整系统生物学”（global systems biology）概念，将宿主、肠道菌群及其他环境因素看成一个整体来进行研究，以期进一步阐明疾病在人体内的发生代谢机制，以及膳食纤维代谢产物 SCFA 在结直肠肿瘤预防中的可能机制。

肠道菌群在肠内发挥其生理或病理作用的过程中，与肠菌的代谢产物、肠黏膜屏障功能特别是免疫功能、胆汁酸代谢状况等有密切的相互作用，其中又都与饮食结构有关。一方面，肠道菌群能合成多种物质（如结直肠杆菌合成维生素 K_2），满足人体需要和影响物质吸收。另一方面，肠道菌群的构成受到宿主遗传表型、饮食、年龄、性别等诸多因素的影响。尽管宿主因素对于肠道菌群的形成起决定性作用，在一个相对短的时间内，宿主的遗传特征是相对稳定的，而此时外界环境因特别是饮食对菌群组成结构的影响不容忽视。甚至认为具有相同饮食结构的不同物种其肠道菌群结构彼此相似。

Rothshild 教授将 1 046 名不同祖先起源的健康以色列人纳入研究，这些个体具有相对共同的环境因素，发现个体的遗传和单核苷酸多态性

（SNP）均与粪便微生物组成无明显相关性。同时，他发现有同居经历的无血缘关系人群的粪便菌群组成之间存在显著相关性，而无同居经历的亲属间粪便菌群组成无相关性。英国学者通过 2 252 对双胞胎研究发现肠道菌群的平均遗传率仅为 1.9%。另外，在 Rothschild 教授的研究中，超过 20% 的肠道菌群 β- 多样性差异（个体间微生物组成相似性的一个指标）是由于饮食和生活方式相关的环境因素影响产生的。因此，在宿主与肠道微生物共同进化的过程中，饮食对菌群结构的影响与宿主基因型至少有着同等重要的作用。更充分说明了宿主的基因并非影响肠道菌群的唯一因素，后天的环境因素对菌群的形成起着更为重要的作用。同时，饮食及膳食成分也可通过去甲基化、组蛋白赖氨酸苯甲酰化等多种机制影响基因表观修饰，从而改变基因表达，比如 SCFA 可以增加组蛋白乙酰化。

尽管有关肠道菌群宏基因组学的研究方兴未艾，但从应用角度出发，通过改善饮食结构调整肠道菌群从而减少结直肠肿瘤发生的研究应该更具有临床实践意义，需要我们更加重视。

（陈萦晅　熊　华）

第三节　结直肠癌的早期诊断方法及意义

【摘要】

结直肠癌预后与早期诊断密切相关，然而早期结直肠癌多无症状，我国目前的确诊率仍然明显低于日本等东亚国家。结直肠癌的早期诊断包括：病史询问、体格检查、实验室诊断、影像学诊断及内镜诊断。提高结直肠癌的早期诊断率，做到早发现、早治疗，是提高生存率、改善预后的关键。

【学习要点】

1. 早期结直肠癌的概念，内镜下形态分型及诊断标准。

2. 结直肠癌早期诊断的方法。

【思考题】

1. 结直肠癌的早期诊断和早期结直肠癌的诊断有何不同？

2. 目前内镜诊断结直肠肿瘤有哪些进展？

3. 影像检查在结直肠癌诊断中有何作用？

一、早期结直肠癌概念的变迁

通常，早期结直肠癌指浸润深度局限于黏膜及黏膜下层的任一大小结直肠癌，即 Dukes A 期或 TNM 分期的 T1/2N0M0。其中局限于黏膜层的为黏膜内癌，浸润至黏膜下层但未侵犯固有肌层者为黏膜下癌。

目前早期结直肠癌检出率高低不一，究其原因，除检查的技术水平、仪器设备、是否开展黏膜染色和放大内镜等新技术外，内镜活检对早期结直肠癌诊断标准的不同也是检出率差异较大的原因之一。例如，内镜检查发现的息肉样病变，病理检查常报告为“息肉癌变”“异型增生伴局灶癌变”“重度异型增生”或“原位癌”，这些病变究竟是属于癌前病变还是浸润癌，是否行内镜下切除还是需外科手术或辅助化疗，观点不一，影响了临床早期结直肠癌的诊疗进展。

任何癌都会出现细胞或组织的异型性，为描述上皮细胞的这种恶性特征，曾先后采用过“间变（anaplasia）”“不典型增生（atypical hyperplasia）”“异型增生（dysplasia）”等术语。目前，“间变”一词已基本被摒弃，因为“间变”是指分化差的肿瘤。“不典型增生”因可出现于非肿瘤的炎性增生性病变中，因此目前局限于在妇科病理学上应用。“异型增生”专用于表述肿瘤细胞或组织形态变化，异型增生（无论程度如何）未出现侵袭行为者统称为癌前病变。凡腺瘤均有异型增生，因此异型增生也称腺瘤样增生。这一类的肠道病变主要有腺瘤性息肉、管状绒毛状腺瘤、绒毛状腺瘤、侧向发育型肿瘤（LST）、锯齿状腺瘤、伴异型增生的肠道炎症病变（如溃疡性结肠炎的癌前病变）等。

按照目前对结直肠癌的认识，只有当瘤细胞突破黏膜肌层浸润至黏膜下层时才能称为浸润癌，需要手术根除及化疗。那么异型增生局限于黏膜层内同时有基底膜突破出现所谓的局灶癌变或息肉癌变时，究竟应称早期癌，还是异型增生，历来国际上争议较多。日本学者将腺体的异型性定义为癌变，导致内镜诊断中有较高的早期癌检出率，而欧美学者则强调异型细胞需有明确的浸润证据方能确定为癌。但尽管术语不同，对于其治疗手段和策略在认识上惊人的一致，目前学者们都主张行内镜下切除即可，无需再行扩大外科手术或辅助化疗。为了统一不同的诊断术语，先后召开了多次国际研讨会，以规范治疗方案。1998 年维也纳国际研讨会上提出了一个国际统一的胃肠上皮性肿瘤分类建议标准，2002 年又对此标准进行了部分修订，称为 Vienna 2002 分类。该分类与 WHO 2000 年分类都将最早用于描述宫颈癌前病变的"上皮内瘤变"（intraepithelial neoplasia，IN）一词纳入消化道肿瘤的诊断，用来代替不典型增生或异型增生等名称。把胃肠黏膜从反应性增生到浸润性癌的系列变化分为反应性增生、不能确定的 IN（即难以区分是反应性增生还是异型增生）、低级别（LGIN）、高级别（HGIN）及浸润性癌五大类。LGIN 相当于轻度和中度异型增生，HGIN 在结直肠则包括腺瘤重度异型增生、原位癌、可疑浸润癌、黏膜内癌等 4 种病变。由于癌细胞只有在穿透黏膜肌层侵犯黏膜下层时才可能出现浸润转移，因此异型增生的细胞限于上皮内或瘤细胞，即使突破腺体基底膜侵犯黏膜固有层内而无穿透黏膜肌层者，均可视为 HGIN 而无需诊断为癌变以避免过度治疗。按照这一概念，黏膜下层癌才是真正意义上的早期癌。

二、早期结直肠癌的内镜下形态分型及诊断标准

（一）早期结直肠癌的内镜下形态分型

早期结直肠癌的内镜下肉眼形态分型参照日本内镜学会 1962 年早期胃镜的分类法分为两类基本型：隆起型和平坦型（图 10-3-1）。

1. 隆起型（Ⅰ型） 病变明显隆起于肠腔，基底部直径明显小于病变的最大直径（有蒂或亚蒂型）；或病变呈半球形，其基底部直径明显大于病变头部直径。此型根据病变基底及蒂部情况分为以下三种亚型：

有蒂型（Ⅰp）：病变基底有明显的蒂与肠壁相连。

亚蒂型（Ⅰsp）：病变基底有亚蒂与肠壁相连。

广基无蒂型（Ⅰs）：病变明显隆起于黏膜面，但病变基底无明显蒂部结构，基底部直径小于或大于病变头端的最大直径。

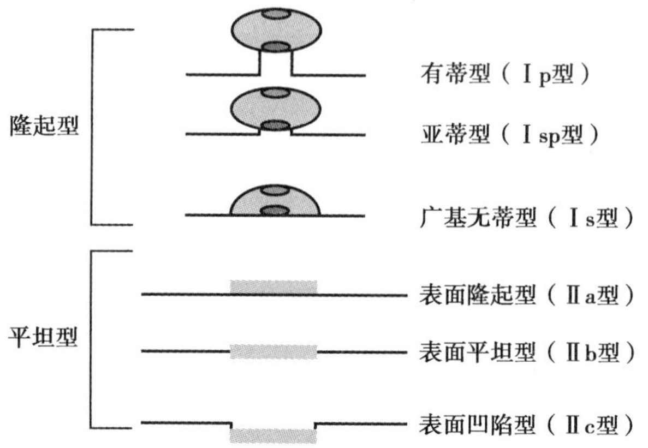

图 10-3-1 早期大肠肿瘤内镜下肉眼分型

［资料来源：李鹏，王拥军，陈光勇，等．中国早期结直肠癌及癌前病变筛查与防治共识．中国实用内科杂志，2015，35（3）：211-227］

2. 平坦型（Ⅱ型） 病变为紧贴黏膜面的地毯样形态，可略隆起于黏膜面或略凹陷于黏膜面，病变基底部直径接近或等于病变表层的最大直径，此型分为 4 个亚型：

（1）Ⅱa：表面隆起型

（2）Ⅱb：表面平坦型

（3）Ⅱc：表面凹陷型，包括表面隆起中心凹陷型Ⅱa+Ⅱc 和表面凹陷边缘隆起型Ⅱc+Ⅱa，前者的出现可能有两种情况，一为凹陷型转变而来，另一种为隆起表面Ⅱa 合并Ⅱc 型。后者的周边隆起则是由增生的黏膜构成。

（4）侧向发育型肿瘤（laterally spreading tumor，LST）：病变最大直径 10mm 以上。

（二）早期结直肠癌的诊断标准

由于只有确认癌细胞浸润至黏膜下层才能诊断为癌，那么内镜活检不能观察黏膜下病变时能否诊断结直肠癌？是消极观望还是采取积极的诊断措施（包括结合临床和内镜检查再取活检）？如果病变符合 HGIN 有明显的黏膜内浸润但又不能确定是否突破黏膜肌层时，需结合内镜形态学确诊。如果内镜下描述符合进展期肿瘤病变，或病变无内镜下切除的可能，病理活检符合 HGIN 就应直接报结肠腺癌；如果内镜描述属于腺瘤样病变，有内镜切除指征，那还是应报 HGIN，待内镜全瘤切除标本进行进一步的判断，如果瘤细胞浸润至黏膜下或蒂部有浸润，则需要建议补作外科根除术或辅助化疗。此外，也可根据黏膜浸润瘤间质的变化判断是否为癌或 HGIN，前者在异

型的腺体背景中黏膜结构消失而取代为致密结缔组织增生时，提示浸润癌已至黏膜下层，此时，即使黏膜肌层结构不明确，也应做出提示浸润癌的诊断。

三、结直肠癌的早期诊断

（一）病史询问和体格检查

病史询问方面：了解可能的危险因素，包括家族史。是否有任何以下症状：排便习惯的改变，如腹泻、便秘或大便变细，持续数日以上；便意不能为排便所缓解；直肠出血呈鲜红色；粪便中有血，使大便呈黑色；腹痛；虚弱和疲劳；不明原因的体重下降。

体格检查方面：检查腹部是否有肿块；直肠指检。

（二）实验室诊断

近年来，我国学者在细胞学、免疫学及分子生物学在结直肠癌早期诊断中的应用进行了大量有益的探索，包括血清肿瘤标志物检测（如：CEA、CA19-9、CA242、LEA、PHB1、PHB2 等）、癌相关基因（如：*P53*、*P73*、*K-RAS*、*APC*、*MYC* 等）及端粒酶检测、粪便脱落细胞学检测及肠道菌群检查等方法。但这些检查往往存在着敏感性与特异性不能兼顾、重复性差、价格昂贵等缺点，目前多数处于小样本或实验室探索阶段，难以大规模应用到临床，尚需进行分子流行病学的进一步验证。另外需要注意的是，血清标志物对结直肠癌的诊断能力均较低，且其对早期病变的敏感性较低，此外特异性也有限，如 CEA 诊断结直肠癌的特异性为 89%（95% 置信区间 88%~92%）。CEA 升高的其他原因包括胃炎、消化性溃疡、憩室炎、肝脏疾病、慢性阻塞性肺疾病、糖尿病，以及任何急性或慢性炎症状态，此外，吸烟者的 CEA 水平明显高于非吸烟者。

直接从粪便提取 DNA，检测 *K-RAS*、*P53* 和 *APC* 等突变可早期诊断结直肠癌，有望成为无出血的早期结直肠癌的一种新手段。粪便 DNA 检测具有取材方便及依从性好的优点，但目前尚缺乏大规模人群对照研究，其敏感性和特异性有待进一步提高。

转铁蛋白（transferrin，TRF）是血浆中主要的含铁蛋白质，负责运载由消化道吸收的铁和由红细胞降解释放的铁。转铁蛋白在健康人的粪便中几乎不存在，而在消化道出血时大量存在。血液中的血红蛋白和转铁蛋白的比值为 51.2/1，而粪便中的比值为 5.4/1。研究显示粪便转铁蛋白对结直肠腺瘤的检出敏感性高于免疫法粪隐血试验，且与粪隐血试验有一定的互补性。

（三）影像学诊断

1. 双重对比剂钡灌肠造影（double-contrast barium enema radiogra phy，DCBE） 结直肠癌在钡灌肠气钡双重造影下表现为黏膜皱襞破坏、充盈缺损、龛影、管腔狭窄、管壁僵硬、蠕动消失和周围脏器的压迫和移位。高质量的气钡双重造影可检查到微小癌灶，平坦隆起型（ⅡA 型）病灶的检出率可达 70% 以上。但对于结直肠弯曲部位及前后壁的微小病灶则检出率低。

2. CT 结肠成像（CT colonoscopy，CTC） CT 结肠成像可对充气扩张的结肠提供一种计算机模拟的腔内视角。可多方位、多角度、多层面显示结直肠病变部位，准确判断肠管的周径厚度，显示癌肿浸润范围及与周围肠管情况。管腔内重建图像，能清楚显示肠黏膜皱襞，有助于早期结直肠病变的检出。这项技术应用传统螺旋 CT 扫描或 MRI 获得大量连续数据，采用复杂的后处理软件来产生图像，可使操作者在洁净结肠腔内任意选定方向穿行和通过。但 CTC 不能对病变活检，对细小或扁平病变存在假阴性、因粪便可出现假阳性等。

与结肠镜检查相比，CT 结肠成像是一种敏感性相近而创伤性更小的替代选择。但是，考虑到结肠镜检查可以对操作过程中看到的病灶和所有肿瘤或息肉进行切除 / 活检，我们认为，结肠镜仍是检查诊断结直肠癌的“金标准”。当结肠镜检查使用受限时，优选 CT 结肠成像而不是钡灌肠。

（四）内镜诊断

结肠镜配合病理检查是诊断结直肠肿瘤的标准方法。肠道准备充分、退镜时仔细观察，均有助于提高结直肠肿瘤的检出率。腺瘤的大小、形态、部位及患者年龄及初次全结肠镜检查、腺瘤数均为全结肠镜检查时漏诊的危险因素，结肠镜医师检查时应尽量避免因以上因素导致的漏诊。研究表明，肿瘤 <10mm、平坦型、左半结肠、>60 岁、首

次检查 >2 个肿瘤的患者容易漏诊，因此应重视并加强对微小平坦型病变的诊断，对于左半结肠病变尤应仔细观察。

1. **重视微小病变及平坦型病变的检出** 随着临床研究的进展，色素内镜和放大内镜的应用，人们在内镜下不仅能见到隆起型病变，而且能发现越来越多的微小病变和平坦型病变。平坦型病变主要包括表面隆起型（Ⅱa）、表面平坦型（Ⅱb）、表面凹陷型（Ⅱc）、侧向发育型肿瘤（LST）四型。从结直肠癌的发生学来讲，结直肠癌的发生除了传统的腺瘤癌变理论外，de novo 学说也越来越引起人们的重视，后者指癌直接起源于结直肠正常黏膜生长中心的干细胞，癌组织周边无任何腺瘤成分，病变多小于 10mm，大体形态通常表现为浅表凹陷型（Ⅱc 或Ⅱc+Ⅱa）。基于此理论，同隆起型病变相比，微小病变和平坦型肿瘤具有更高的恶变倾向，尤其是凹陷型。对于隆起型肿瘤，由腺瘤发展成癌要经过 5~10 年以上，而有报道提示 LST 在 3 年内可发生癌变，凹陷型肿瘤即Ⅱc 病变在一发生时就可能是癌，并无息肉隆起阶段。由此可见，平坦型肿瘤和微小病变的早期发现对于早期结直肠癌的检出更为重要。

2. **结肠镜下黏膜染色技术** 结肠镜下黏膜染色技术能显著提高微小病变尤其是平坦型病变的发现率，并能更清晰显示所见病变的边界与表面结构，有利于结肠镜下初步判断病变性质。常用的染色剂为 0.2%~0.4% 的靛胭脂溶液（indigo carmine）。该染色剂不被黏膜吸收，呈鲜亮蓝色，对黏膜表面喷洒染色后，可在黏膜表面凹陷的微细结构内沉积使黏膜表面呈现良好的对比，有助于观察病变表面的微细结构及平坦型病变的边界，尤其是可提高结直肠平坦型病变的诊断率。也有研究表明，对结直肠黏膜首先以醋酸染色，再使用靛胭脂染色可提高对腺管开口判定的准确性。

3. **染色放大结肠镜技术结合腺管开口分型（pit pattern）** 采用染色放大结肠镜技术结合腺管开口分型有助于判断病变性质和浸润深度，做出与病理较为一致的诊断，从而决定是否可行结肠镜下治疗。可采用工藤腺管开口分型标准（图 10-3-2）判断病变是肿瘤性或非肿瘤性、良性还是恶性。目前认为腺管开口类型和病理组织学关系如下：

类型	形态	特点	Pit 大小 /mm	临床意义
Ⅰ型	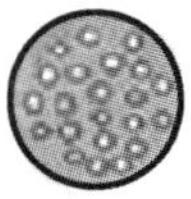	圆形	0.07 ± 0.02	正常黏膜
Ⅱ型	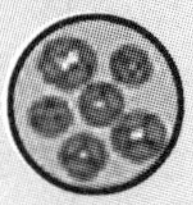	星型或乳头状	0.09 ± 0.02	炎性病变或增生性息肉
Ⅲ$_{\text{s}}$ 型	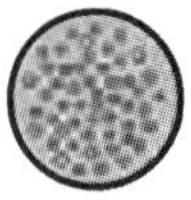	管状或圆盘状，比正常 Pit 小	0.03 ± 0.01	Ⅱc 病变，病理组织学多为腺瘤或早期结直肠癌
Ⅲ$_{\text{L}}$ 型	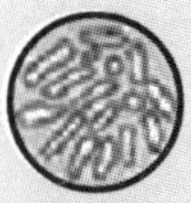	管状或圆盘状，比正常 Pit 大	0.22 ± 0.09	管状腺瘤
Ⅳ型	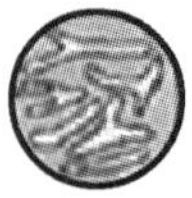	沟槽状，分枝状或脑回样	0.93 ± 0.32	绒毛状腺瘤
V$_{\text{i}}$ 型	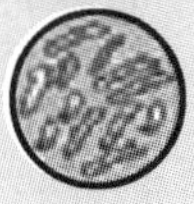	表现为Ⅲ$_{\text{s}}$，Ⅲ$_{\text{L}}$，Ⅳ型，腺管开口排列不规则，不对称，开口大小不均	N/A	早期癌
V$_{\text{N}}$ 型	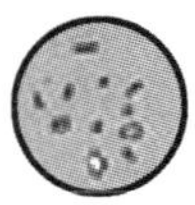	腺管开口消失或无结构	N/A	浸润癌

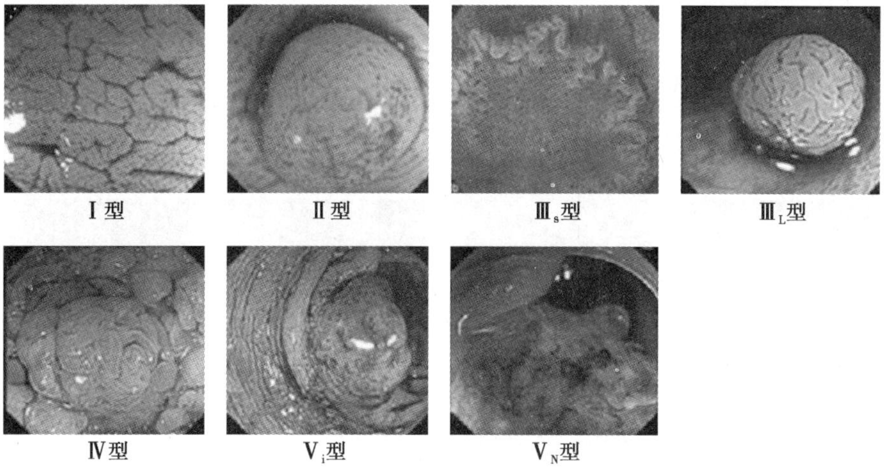

图 10-3-2　结肠隐窝形态的工藤分型

（资料来源：中华医学会消化病学分会，中国结直肠肿瘤筛查、早诊早治和综合预防共识意见．胃肠病学，2011，16（12）：735-744）

Ⅰ型：通常为正常黏膜，少部分炎性及增生性改变也表现为Ⅰ型腺管开口。此外，Ⅰ型应与特殊瘤样的$Ⅲ_S$型区别，后者往往集合了Ⅰ型和更小的圆形腺管开口。

Ⅱ型：主要为炎性病变或增生性息肉，腺管开口具有宽厚的间隙是其特点。

Ⅲ型（包括$Ⅲ_S$和$Ⅲ_L$型）：$Ⅲ_S$是凹陷型癌的基本腺管开口改变，$Ⅲ_L$则见于隆起型病变，从腺瘤到癌都可能会表现为Ⅲ型腺管开口，而$Ⅲ_S$通常和Ⅴ型同时在癌灶中出现，而$Ⅲ_L$型没有定形特征，为良性腺瘤的特点。

Ⅳ型：Ⅳ型类似早期癌，常在Ⅰp、Ⅰsp、Ⅰs中出现，有蓬松表面的珊瑚状结构，是绒毛状腺瘤的典型形态。

Ⅴ型：所有Ⅴ型都是癌，包括黏膜下癌或进展癌。

病变要注意与炎症性糜烂或溃疡区分。近年来，日本学者研究发现在$Ⅲ_L$型中病理学分型差别较大，因而提出将$Ⅲ_L$型进一步分出亚型，但目前尚未见大宗报道。

4. 内镜下窄带成像技术（narrow bind imaging，NBI）血管分型　内镜下窄带成像技术采用光学增强技术，提供的图像强调黏膜血管形态及表面结构，这样能增强黏膜表面的血管和其他结构的可见度，其视觉效果与色素内镜相似。NBI提供的图像强调黏膜表面血管网及表面构造。在NBI模式下，结肠黏膜表面的血管表现为褐色，深层血管为绿色。目前常用的NBI分型有Sano分型和Showa分型。前者简单而实用，分为3型：Ⅰ型，黏膜表面结构为规整的蜂巢样，血管网不可见；Ⅱ型，黏膜表面结构蜂巢样圆形，周围见到规整的血管网，血管管径均匀；Ⅲ型，围绕腺管开口周围的血管不规整分支中断，血管粗细不均（图10-3-3）。Sano分型对结直肠肿瘤性病变性质的判断敏感性、特异性可达90%以上，部分研究认为其优于色素内镜。相对于色素内镜，NBI操作更简便、耗时少，更容易推广应用，缺点是肠道准备要求较高，因为在NBI模式下肠液显示为淡红色类似血液的混合液体颜色，粪便的颜色也是红色的，与红色的息肉相似，从而易导致误诊及漏诊。但总而言之，NBI下血管分型有助于鉴别肠道肿瘤性和非肿瘤性病变，其敏感性和特异性较高，有助于治疗方式的选择。

5. 超声内镜技术　超声内镜技术则可以判别病变是局限于黏膜还是浸润至黏膜下以及周围有无淋巴的转移等，从而准确判断早期和进展期结直肠癌的浸润深度，对结直肠癌的T分期有较高准确性，是已公认的诊断结直肠黏膜下病变的最佳检查方法。可以为治疗方案的选择提供直接的依据。

四、结直肠肿瘤内镜处理后的监测与随访

美国AGA 2012年共识中提出了结直肠腺瘤摘除后如何随访和监测（表10-3-1）。

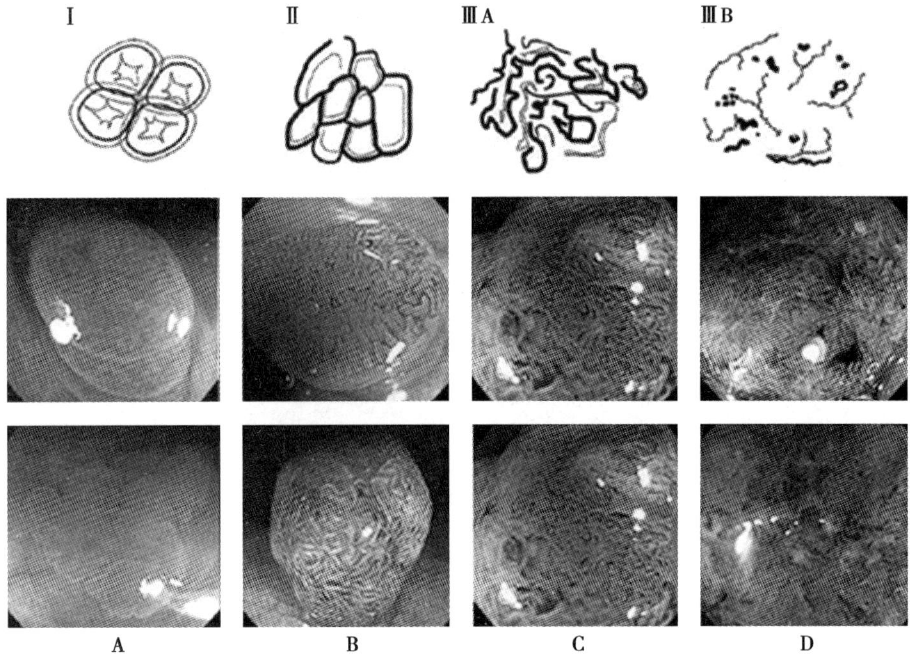

图 10-3-3　NBI 模式下结直肠癌前病变以及早期癌的 Sano 分型

A. Ⅰ型，多为增生性息肉；B. Ⅱ型，病理类型多为腺瘤，病变来自黏膜层；C. ⅢA 型，病理类型多为腺瘤，病变浸润至黏膜下浅层；D. ⅢB 型，病变浸润至黏膜下深层

（资料来源：中国早期结直肠癌及癌前病变筛查与诊治共识，中国实用内科杂志，2015，35（3）：211-227）

表 10-3-1　AGA 关于结直肠癌平均风险人群监测和筛查时间间隔的建议

肠镜检查发现	建议监测时间/年	证据等级
无息肉	10	中
直肠或乙状结肠的增生性息肉（<10mm）	10	中
1~2 个管状腺瘤（<10mm）	5~10	中
3~10 个管状腺瘤	3	中
>10 个腺瘤	<3	中
大于 1 个管状腺瘤≥10mm	3	高
大于 1 个绒毛状腺瘤	3	中
伴高度异型增生的腺瘤	3	中
锯齿状病变		
无异型增生无柄锯齿状息肉 <10mm	5	低
无柄锯齿状息肉≥10mm 或有异型增生无柄锯齿状息肉或传统型锯齿状腺瘤	3	低
锯齿状息肉病综合征	1	中

注意：以上建议都基于肠镜检查是完整和充分的，所有可见息肉都已完整切除。

但结合近年国际和我国报道的结直肠腺瘤摘除后再发的情况，我国人群结直肠腺瘤摘除后随访时间参照上述标准并做修订。其主要内容如下：进展性腺瘤患者应在 3~6 个月再次结肠镜检查，无腺瘤再发着，3 年后全结肠镜随访；有非进展性腺瘤再发者，1 年后全结肠镜随访；进展性腺瘤再发者，6 个月后全结肠镜随访，如发现高级别上皮内瘤变，及时内镜下干预（图 10-3-4）。

五、结直肠癌早期诊断的意义

结直肠癌预后与早期诊断密切相关，多数早期结直肠癌可以治愈，5 年生存率可达 90% 以上，而中晚期癌仅 40%~65%。因此，结直肠癌的早期防治问题一直是我国医务工作者研究的重点。但早期结直肠癌多无症状，确诊率低。复习文献报道，国内结直肠癌确诊时早期病例仅占 0~27%，平均 7%~23%。因此，提高结直肠癌的早期诊断率，做到早发现、早治疗，是提高生存率、改善预后的关键。

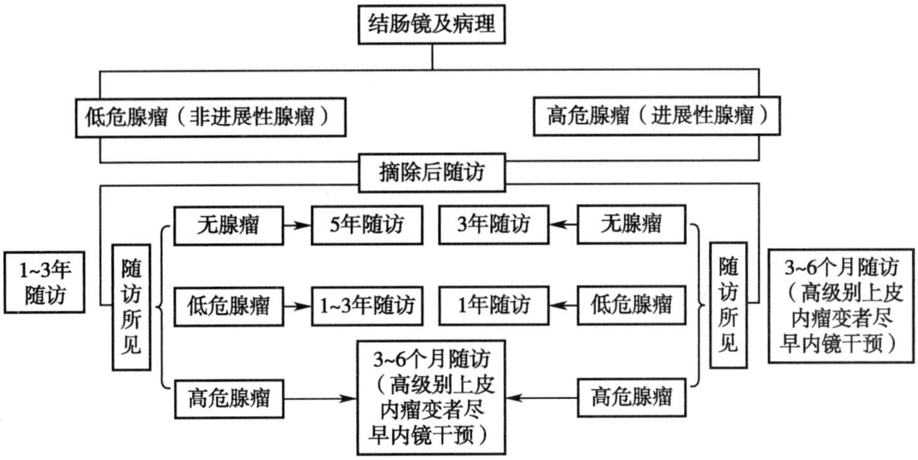

图 10-3-4 腺瘤性息肉摘除术后内镜随访线路图

六、部分临床常见问题

（一）微小病变和平坦型病变的发现较为困难，影响早期结直肠癌的诊断率

腺瘤癌变的理论早已为学术界所接受，且隆起型肿瘤基于其形态学特点，易于发现，患者在5~10年中只要接受一次全结肠肠镜检查即可检出并在腺瘤阶段切除，从而得到干预而不发生癌变，易于预防。而微小病变和平坦型病变的发现则较为困难。研究表明，这类病变占结直肠所有肿瘤的30%~48%。南方医科大学南方医院的内镜资料显示，2004年平坦型肿瘤检出率占结直肠肿瘤的17%，2005年为15%。但在我国其他的资料未发现明确报告，绝大多数报告还是以隆起型肿瘤为主。产生这种情况的主要原因有以下几点：①以往我国医师接受的传统肠镜训练，主要侧重于发现隆起型病变，缺少对平坦型病变或微小病变的认识和关注。②由于内镜水平的差异，即使内镜医师了解平坦型病变，但由于没有得到规范的专业训练，也难以发现病变。实际上，即使见到这些内镜征象，也由于不认识或者观察不仔细而漏诊。③色素内镜是发现平坦型病变的有效手段，但在我国仅有少数单位开展这项技术而98%以上的医疗单位尚未开展。

通过组织进行定期的学术活动及讲座、系统培训肠镜医师，以加深内镜医师对平坦型病变的识别能力；推广应用色素内镜和放大内镜，并进行普及教育则有利于解决上述问题。

（二）平坦型病变诊治技术尚不规范

目前，除对于平坦型病变和微小病变存在着认识差异外，已发现的一些微小病变和平坦型病变（如：Ⅱc和LST等）也存在着诊治方法采用不当的问题。平坦型病变的处理与隆起型病变是不一样的。首先，隆起型病变通常采用高频电圈套法息肉切除术（5mm以上的隆起型病变）或热活检钳除术（5mm以下的隆起型病变）就可以切除，但结直肠平坦型病变则不适合采用这一方法，处理不当会导致病变切除不完全而复发，甚至由于随访不严格而发展成癌。其次，平坦型病变病理活检的处理原则同隆起型病变也是不一样的。我国传统上发现病变需要取活检来证实其病理性质，再进行治疗。但这一传统诊断方法不适合于平坦型病变的诊治工作。平坦型病变经染色和放大内镜，根据腺管开口分型、有无充吸气变形等，基本可确定病变性质，从而选择治疗方法。平坦型病变在选择内镜下黏膜切除术（endoscopic mucosal resection，EMR）治疗时，不主张取活检，因活检可造成黏膜及黏膜下层的炎症，进而导致与固有肌层粘连，从而影响病变的完全剥离。并且，对于平坦型病变，单一部位活检并不能反映病变的全貌，随机取材可能会使局部癌变部位因检查方法不当而导致漏诊。南方医科大学南方医院的一组研究表明结直肠平坦型病变全瘤切除后采用实体镜观察并行靶向活检，可将早期结直肠癌检出率提高10%以上，并证实常规随机活检存在早期结直肠癌漏诊的可能性。

因此，对结直肠癌平坦型病变的诊疗过程与传统的隆起型肿瘤诊疗流程完全不同，规范平坦型病变的操作技术非常重要。针对以上问题，可采取以下相应对策：①采用全新的诊断技术，包括色素内镜、放大内镜及内镜下窄带成像技术等。对结直肠黏膜局部的发红、苍白、血管网消失，易出血、肠黏膜无名沟中断（interruption of the mucosal innominate groove）、病变周围白斑、黏膜粗糙变形和皱襞聚集等异常细微征象进行观察。②采用腺管开口分型、超声内镜判定病变性质，从而选择不同的处理方案。当发现病变后，应对病变性质做出即时判断，可采用工藤腺管开口分型标准（图 10-3-2）判断病变是肿瘤性或非肿瘤性、良性还是恶性。

（三）局灶性微小癌变影响早期结直肠癌的诊断率

一个完整切除标本仅有局灶性微小癌变时，随机取材切片难以准确将癌灶检出，而全瘤连续切片因工作量大、无法保留部分标本存档而无法在临床上应用。因此，如何靶向定位取材，准确检出微小癌灶是内镜医师和病理医师面临的一个重要问题。

为解决这一问题，日本学者将病理靶向取材窗口前移，由内镜医师进行全瘤的靶向定位并取材，一个内镜医师将病灶切除后，他将负责这个标本的实体镜下表面结构仔细观察，以发现可疑癌变部位，并在这一部位进行定位切片，从而可准确地为病理医师提供可疑部位的病理切片，使局灶性微小癌得以检出而不漏诊。根据日本内镜医师的经验，我国内镜医师也应将这一病理靶向定位工作重视起来，结合临床科研工作的开展以提高我国早期结直肠癌检出率，并规范结直肠平坦型病变的病理检查工作。采用全瘤活检，实体显微镜下靶向取材，将明显提高早期结直肠癌检出率。

（四）开展结直肠癌早期诊断应注意的问题

目前的研究已经证明结直肠癌的早诊早治是可以做到的，但目前在实施时常存在以下问题：

1. 我国绝大部分人群对自身健康关注不够，人们几十年来一直延续着有症状或症状严重才找医生的观念，对肠镜检查存在恐惧心理，而像结直肠癌这一类的病变一旦有症状则多属中晚期。

2. 各级医生对结直肠癌早期诊断的重要性也存在着认识不足的问题。例如：缺乏对结直肠癌筛查意义的了解，对预警症状重视不够，对肠镜检查的重要性认识有差距等。

3. 各级医生在肠镜检查技术上有差距常造成肠镜下的误诊、漏诊。

4. 目前尚缺乏统一的早期结直肠癌的诊治规范，造成诊治上一定程度的混乱。

针对上述问题，可以采取以下策略：①极具艺术性的结直肠癌筛查宣传工作对于提高肠镜检查率具有重要意义。在确定高危人群基础上，肠镜检查率的提高是发现早期结直肠癌和癌前病变的基础，同时进行干预治疗，不但提高早期结直肠癌的检出率，同时还可大幅度地降低结直肠癌的发病率及死亡率。②提高内镜诊查技术，强化舒适内镜的概念。随着内镜设备的研发和改善，操作越来越方便、灵活并易于插入。无痛内镜的引入更使患者乐于接受肠镜检查。但由于部分医师的操作技术及易于发生并发症所限，无痛肠镜不应普及，应仅限于一小部分肠镜操作水平高的专家来担任无痛肠镜的操作者。另外在我国 95% 的内镜医师采用的是双人操作法，这种技术方法落后，而且由于操作和插入不是同一个人，因此插入阻力及手感是操作者所不知的，造成患者痛苦较大；近年来国内在推广单人操作法，这种方法明显改善了操作的顺应性，医师的手感好，减少了盲目用力进镜，患者痛苦也明显减轻或消失，为舒适肠镜提供了良好的方法。③尽快、尽早地建立适合我国国情及各地区特点的、统一的早期结直肠癌的诊治规范，加强基层医师和社会全科医师的培训，增强对结直肠癌早期诊断重要性的认识，对于消化科门诊医师要尽可能把肠镜检查作为一项常规进行，尤其对高危无症状人群要定期进行肠镜检查。

（房静远）

第四节 结直肠肿瘤的筛查——我国相关最新共识意见解读

【摘要】

筛查是结直肠癌预警和早期诊断的重要手段。目前国际和我国针对结直肠癌推荐的筛查方式包括问卷调查、粪便隐血试验、粪便 DNA 检测等，确诊依赖肠镜和病理组织学检查。大规模自然人群筛查不适合我国国情，结直肠肿瘤“伺机性筛查”体现以人为本的理念，实用、经济，符合现阶段我国国情，是早期发现、早期诊断结直肠癌的有效途径，值得推广实施。

【学习要点】

1. 结直肠肿瘤筛查策略及伺机性筛查的流程。

2. 筛查对象的选择和筛检的频度。

【思考题】

1. 结直肠肿瘤筛查的程序如何？

2. 我国目前筛查存在的主要问题是什么？

3. 如何分析筛查的费用－效益问题？

国内外学者和医生们十分重视对结直肠肿瘤的筛查，为无症状人群中早期结直肠癌及癌前病变的发现提供基础和保证。一般说来，主要依靠粪便隐血试验、内镜（包括全结肠镜和乙状结肠镜）和一些影像学检查及实验室分析。随着共聚焦激光内镜、窄带内镜、放大内镜和色素内镜等技术的进步，内镜下识别扁平腺瘤的水平不断提高。而内镜下黏膜切除术和内镜黏膜下剥离术工作的开展，也为早期治疗结直肠肿瘤带来了极大的方便和成功。内镜摘除腺瘤可有效地预防结直肠癌的发生，但摘除后腺瘤的高再发率给临床随访工作带来诸多不利，且使预防效果变得不容乐观。这要求我们分析影响再发的因素，制订随访方式和相应的间隙期。

目前，国际上通用针对结直肠肿瘤的相关共识包括美国消化病学会和内镜学会（AGA/ASGE）共同制定的指南和亚太胃肠病学会的共识指南，而国内尚缺乏相应的、涵盖筛查与早期诊治和综合预防等内容的共识意见。为此，由中华医学会消化病学分会消化系统肿瘤协作组主办、上海交通大学医学院附属仁济医院消化学科暨上海市消化疾病研究所承办的《中国结直肠肿瘤筛查、早诊早治和综合预防共识意见》研讨会、《中国结直肠癌预防共识意见》研讨会分别于2011年、2016年在上海召开。来自全国各地的消化病学专家对共识意见草案进行了反复的讨论和修改，并以无记名投票形式通过了《中国结直肠肿瘤筛查、早诊早治和综合预防共识意见》及《中国结直肠癌预防共识意见（2016年，上海）》。

该共识意见充分考虑了我国结直肠肿瘤的流行病学资料、卫生经济学、结直肠肿瘤诊断治疗的最新进展后，结合了来自全国各地的消化病学、内镜学和病理学专家的意见制定而成。所以该共识意见较美国消化病学会和内镜学会（AGA/ASGE）共同制订的指南和亚太胃肠病学会的共识指南而言，体现了较多的中国特色。

一、序贯法粪隐血初筛方案

美国胃肠病学会2017年推荐每10年一次全结肠镜检查以及每年一次粪便隐血免疫化学测试。我们认为一般个体的结直肠癌筛检方案的选择应结合不同国家地区的卫生经济学现状而决定。我国人口众多，卫生医疗资源不足且分布不均，不适合对一般个体采用纤维乙状结肠镜、CT仿真结肠镜检查或全结肠镜等直接检查的方法。来自香港中文大学的一项卫生经济学研究比较了粪便隐血试验、纤维乙状结肠镜和全结肠镜筛查亚洲地区一般个体结直肠肿瘤的成本效益，其中发现粪便隐血试验作为结直肠肿瘤初步筛查的成本效益最优。粪便隐血试验的不足之处为敏感性和特异性较低。传统化学法粪便隐血试验一次检测的敏感性对结直肠癌为26%~69%，对结直肠腺瘤为9%~36%。但由于粪便隐血试验筛查通常为每1~2年重复进行一次，因此其检测结直肠癌的总敏感性高达90%。而新的免疫法粪便隐血试验使用人血红蛋白特异性抗体，具有更高的敏感性（66%~90%）和特异性（>90%），缺点为价格较高。为使普查方案具有较高的成本效益比，我国李世荣等于1988年设计“序贯法粪隐血初筛方案”，并多次在大规模人群筛查中进行论证。与单独使用化学法或免疫法粪便隐血试验相比，序贯法粪隐血初筛方案具有更好的成本效益比，同时具有很高的特异性和敏感性。系列研究表明序贯法粪隐血初筛方案用于一般危险人群的结直肠肿瘤筛查较为理想，适合我国国情。

所谓序贯粪便隐血试验，即在化学法基础上加做免疫法隐血试验，两种方法均可用于结直肠癌筛查（目前绝大多数基层医院仍采用各种化学法粪隐血试验），建议无症状人群筛查应用序贯法，其理由如下：

1. 并非粪便隐血试验试剂越敏感越好，依据如下：

（1）健康个体和结直肠癌患者粪便隐血量：一项同位素标记红细胞的研究提示：健康人每天可有（0.5 ± 0.4）ml 血液进入粪便。健康个体每天粪便中含有 Hb 为 60mg；60mg/150g 粪便 = 0.4mg/g 粪便，即 400μg/g。即健康个体平均每天粪便中 Hb 为 400μg/g。所以粪便隐血的阳性阈值选在这个数值可以检出绝大部分结直肠癌和少数健康人。

（2）2001 年北京 15 家医院应用市售的隐血试剂盒，联合进行了结直肠癌普查。实际普查 19 852 人，粪隐血阳性率为 5.6%，即 1 112 人粪便隐血阳性，其中接受结肠镜检查者 501 例，查出 14 例结直肠癌，对于结直肠癌来讲，501–14=487 人都是假阳性，即 97.2% 假阳性。该假阳性中，376 例是肠道其他疾病，而 111 例是健康人（即 22.15% 不应进行肠镜检查）。可见粪便隐血试验的敏感性不可过高。

2. 目前我们使用的免疫粪便隐血试剂的阳性阈值是 0.1~50μg，化学法是 50~200μg，所以以化学法初筛完全可以达到结直肠癌筛查的要求。加之，化学法粪便隐血试验的价格只有免疫法费用的 1/10~1/4。在较大人群筛查时，采取化学法粪便隐血试验可以明显节约费用。但由于化学法受食物和上消化道出血的影响，对于结直肠癌筛查讲，其假阳性过高（国人不控制饮食的化学法粪便隐血阳性率可以高达 35.36%，而国外仅 2%~4%），使后续的结肠镜检查数目过多，致使普查费用和肠镜检查的风险较高。对于结肠病变而论，免疫粪便隐血虽然价格较贵，但特异性强，为此我们在化学法粪隐血试验阳性的基础上，加做免疫粪隐血试验（大部分化学法阴性者不做），如此则可以降低化学法粪便隐血试验的假阳性率，而较少漏掉结肠出血病变。

3. **操作方法** 如图 10-4-1 装置，该采便瓶分为两部分，上端为带有采便棒的粪便容器，下端为另一容器。实验室接收到送来的标本后，分别将粪便放入两个瓶中，备查。绝大多数人化学法粪隐血试验阴性，则丢弃另一个容器。若化学法阳性，再用免疫法做一次（只有 5% 的筛查者需要做）。

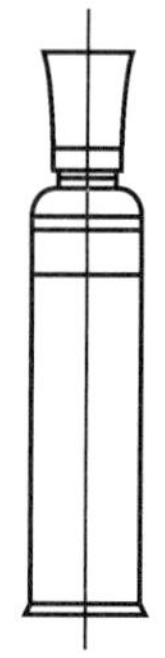

图 10-4-1 序贯粪便隐血试验

二、伺机性筛查

自 70 年代后期以来，我国结直肠癌筛查的研究工作在方法学和临床流行病学方面取得一些进展，但仍和发达国家相比有差距。美国癌症协会（American Cancer Society，ACS）最先于 1980 年发布正式的结直肠癌筛查指南，此后一些发达国家及各组织、机构均拟定各自的结直肠肿瘤筛查共识或指南，并根据研究进展及国情定期更新，有效降低结直肠肿瘤的发病率和病死率。但由于人群依从性较差，筛查率低，且耗费大量人力物力，结直肠肿瘤早诊、筛查工作在世界范围内面临着新的挑战。大规模自然人群筛查同样不适合我国国情。原因可归纳为：第一，我国人口基数大，即便采用廉价的粪隐血试验，仅筛查 60 岁以上人群，每年全国性结直肠癌筛查需要 180.81 亿元；如果根据中国癌症基金会制定的“中国主要癌症的筛查及早诊早治指南”的要求（40 岁以上的人群均需进行结直肠癌筛查），或国外指南（50 岁以上的人群均需进行筛查），这将是一个庞大的数字，显然国家财政和医疗保险无法承受。第二，进行大规模人群筛查需要大量的专职医务人员和专门的医疗设施，而我国现阶段卫生资源及人力资源短缺，无法实现上述职能。第三，以往结直肠癌筛查工作经验表明，我国结直肠癌筛查与西方国家类似，同样存在实际筛查率低、人群依从性差的问题。

“伺机性筛查”或称机会性筛查、个案筛查或个体筛查，是一种面对面的检查，可以是受检者主动找医生，也可以是医生根据受检者的危险水平决定筛查。这种筛查所针对的是个体，其目的主要在于早期检出结直肠肿瘤（包括癌前病变），提高治疗效果。与人群筛查相比，伺机性筛查虽然无法判断筛查工作是否影响人群结直肠肿瘤的发病率和病死率，但对于筛查个体而言可以发现早期癌和癌前病变，改善结直肠癌的预后。由于它是一种基于临床的筛查，简便、经济、可操作性强，不需要特殊经费支持和额外工作人员，且患者依从性较好，故有较强的可行性。结直肠肿瘤“伺机性筛查”体现以人为本的理念，实用、经济，符合现阶段我国国情；是早期发现、早期诊断结直肠癌的有效途径，可以通过早期干预治疗预防多数结直肠癌的发生，值得推广实施，体现了具有中国特色的卫生政策（图 10-4-2）。

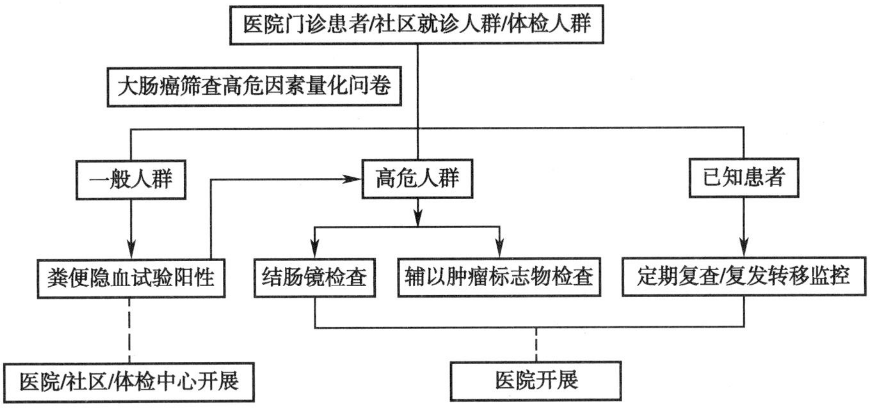

图 10-4-2 伺机性筛查流程图

三、结直肠腺瘤内镜处理后的监测与随访

美国消化病学会和内镜学会（AGA/ASGE）共同制订的指南中提出了结直肠腺瘤摘除后如何随访和监测。认为高危者（直径大于 1cm，发现高级别上皮内瘤变，3 个或更多息肉，绒毛状结构）3 年时复查肠镜；低危者（除上述）5~10 年随访一次肠镜；增生性息肉者，10 年时复查；一次检查超过 10 个息肉者，则据临床情况，下次随访时间须在 3 年内；对于无蒂扁平息肉，则应在 2~6 个月时复查明确摘除是否完全。上述指南的结直肠腺瘤内镜处理后的监测与随访间隔依据主要来自 1993 年发表在 *The New England Journal of Medicine* 上的美国国家息肉研究小组工作报告，该报告对 1 418 例结直肠腺瘤内镜下处理后患者随机分为 1 年后随访和 3 年后随访，两组患者中再发进展性结直肠腺瘤概率均为 3.3%。其次的证据来自丹麦的 Funen 结直肠腺瘤随访研究，该研究将结直肠腺瘤内镜下切除后患者分为 2 年随访组和 4 年随访组。随访结果发现 2 年随访组腺瘤再发率为 35.0%（28.7%~41.4%），4 年随访组腺瘤再发率为 35.5%（28.4%~42.7%），两组之间无明显差异。

但是近年来的研究发现结直肠腺瘤摘除后的腺瘤再发高峰出现提前趋势。Martinez 及其同事调查了 9 167 位结直肠腺瘤切除后患者对象，平均随访 4 年发现 46.7% 者又出现结直肠腺瘤、11.2% 为进展性结直肠腺瘤，并且 0.6% 演变为结直肠癌。来自国内的两项研究同样支持上述观点，我国五个医疗中心研究表明，进展性结直肠腺瘤摘除后 1 年再发率即高达 59.46%、5 年为 78.07%。其次来自南方医科大学南方医院的研究表明进展性结直肠腺瘤内镜下处理后 1~3 年内再发非进展性结直肠腺瘤和进展性结直肠腺瘤的概率分别为 32.6% 和 3.8%，而进展性结直肠腺瘤内镜下处理后 3~5 年内再发非进展性结直肠腺瘤和进展性结直肠腺瘤的概率分别为 58.1% 和 13.1%。上述研究提示对进展性结直肠腺瘤内镜下处理后在 1~3 年内进行监测与随访较为合适。基于上述国内外近年来的结直肠腺瘤内镜下处理后的流行病学资料，我们建议我国人群结直肠腺瘤摘除后随访时间参照上述标准并做修订。其主要内容如下：进展性腺瘤患者应在 3~6 个月再次结肠镜检查，无腺瘤再发着，3 年后全结肠镜随访；有非进展性腺瘤再发者，1 年后全结肠镜随访；进展性腺瘤再发者，6 个月后全结肠镜随访，如发现高级别上皮内瘤样变，及时内镜下干预。（图 10-3-4）

四、炎症性肠病相关的肿瘤的筛查

（一）溃疡性结肠炎癌变的全结肠镜筛查

全结肠病变和长期反复炎症是溃疡性结肠炎

癌变的主要高危因素。一般单纯直肠型和左半结肠型溃疡性结肠炎癌变率较低。研究认为溃疡性结肠炎病程10年以上的癌变率为2%、20年以上者为8%、30年以上则达18%；病程10年以下的癌变发生率很低。其他的高危因素还包括合并硬化性胆管炎、年轻时发病和肿瘤家族史。

根据溃疡性结肠炎癌变的高危因素，一般针对全结肠型患者在起病10年后、左半结肠型患者在起病15~20年后更应重视全结肠镜筛查。世界最大规模的筛查研究表明，平均5年的受益率达73%，而非筛查组仅为36%。说明针对性筛查有助于降低癌变的发生率。尽管如此，针对溃疡性结肠炎癌变的筛查方案的实施还未广泛开展，尚有待于患者和医生对筛查必要性的进一步认识。

（二）根据溃疡性结肠炎癌变的不同危险度分级，决定全结肠镜筛查的不同间隔时间

参照欧洲的2011年指南，溃疡性结肠炎相关性结直肠癌的发生分为三个危险度：①低危险度指全结肠病变但病变趋于稳定或左半结肠病变；②中危险度指全结肠病变，内镜下明确为轻度活动性炎症改变，炎症后的息肉形成，50岁或之后一级亲属中有结直肠癌病史；③高危险度指全结肠病变，内镜下明确为中重度活动性炎症改变，伴有原发性硬化性胆管炎病史，既往5年内有结肠狭窄或任何程度的上皮内瘤变（异型增生），50岁之前一级亲属中有结直肠癌病史。全结肠镜的筛查间隔时间按照不同危险度而不同，低危险度人群每5年、中危险度人群每3年、高危险度人群每年行全结肠镜检查。如全结肠镜检查未达盲肠，建议重复检查。

（三）溃疡性结肠炎患者全结肠镜筛查的主要目的

溃疡性结肠炎患者全结肠镜筛查的主要目的是尽早发现黏膜内上皮内瘤变（异型增生）及其相关性病灶。为此，必要时可多段多点活检以提高检出率，或可借助于色素内镜和放大内镜技术。

溃疡性结肠炎肠道黏膜病变大体上可呈平坦型病变，也可为增生性息肉样病变，包括异型增生相关性病灶或隆起（dysplasia-associated lesion or mass，DALM）。组织学上可以是①腺瘤性病变；②锯齿状病变；③绒毛高黏液分泌病变。晚期可有狭窄样病变。其中平坦型病变内镜发现较为困难。

（四）克罗恩病患者癌变的筛查

克罗恩病的癌变率接近于溃疡性结肠炎，包括结直肠癌和小肠肿瘤的发生；长期活动性病程是癌变发生的高危因素。累及结直肠的克罗恩病癌变的筛查方案与溃疡性结肠炎相似。

五、我国结直肠癌的筛查工作，尤其是现场流行病学研究进展缓慢

根据美国的统计，在20世纪70年代，其居民结直肠癌的病死率为28/10万，2000年为20/10万，下降了29%，其主要原因是近年大力开展无症状人群普查，检出大量“早期癌”和对癌前病变干预治疗的结果。美国国家息肉研究组的研究结果也提示，普查切除发现的息肉可明显减低结直肠癌的发病率。在我国也有大量资料表明对高危人群的追踪和筛查可以达到有效提高早期结直肠癌诊断率的目的。但是，筛查需要资金，筛查目标人群的选择、筛查的方式、方法和管理都影响着筛查的效益。

目前我国结直肠癌筛查工作包括现场流行病学的研究主要存在以下问题：第一，目前比较规范、完整和系统的结直肠癌流行病学调查主要集中在浙江的嘉善和海宁，但这两地是我国结直肠癌的高发区，并不能代表我国广大结直肠癌普通发病地区的情况。第二，缺乏一个相对统一的、适合国情和各地区具体情况的筛查方案，不同调查组筛查方案差异大，可比性较差，缺乏完整的成本－效益分析。第三，大多数现场流行病学调查人群为非自然人群，往往是来自企、事业单位等的特殊人群，不符合流行病学的研究原则；多数研究低龄人口的检出率是按比例计算出来的，并非实际调查；而且由于人们对结直肠癌筛查的意义及肠镜检查的重要性认识不足以及诊疗费用等问题，使肠镜检查的应答率极低，难以达到流行病学的要求。针对以上问题，以下对现状做一概述和分析。

（一）结直肠癌高危人群的确定

由于我国人口众多，现有卫生资源难以满足筛查的需要，故筛查应以高危人群为主体。近二十年来，有关结直肠癌高危人群的研究很多，但是结直肠癌的高危人群范畴各学者意见不统一，即使同一学者，前后也有差异。2018年5月，美国癌症协会（ACS）提出最新指南，定义结直肠癌高风险人群包括：有结直肠癌或某些息肉的家族

史者；有结直肠癌或某些息肉病史者；有炎症性肠病（溃疡性结肠炎或克罗恩病）病史者；有遗传性大肠癌综合征的家族史者，如家族性腺瘤性息肉病（FA）或Lynch综合征（也称为遗传性非息肉性结肠癌或HNPCC）；有接受腹部或盆腔射线治疗癌症的病史者。

南方医科大学南方医院的一组研究，根据北京的李世荣、浙江的郑树、上海的沈俊等采用的高危人群标准而制订的结直肠癌高危人群包括：①既往有结直肠癌病史或结直肠腺瘤史，已经治疗；②一级亲属中2人以上或1人50岁以前患有结直肠癌者；③遗传性非腺瘤性结肠癌（HNPCC）家系的成员；④疑本人属于家族性腺瘤性息肉病或遗传性非息肉病性结肠癌（包括Lynch Ⅰ型及lynch Ⅱ型）；⑤溃疡性结肠炎或克罗恩病迁延不愈10年以上；⑥本人曾患女性生殖器官恶性肿瘤，尤其是接受过下腹部放疗史10年以上者；⑦胆道疾患及胆囊切除10年以上。此标准除最后一点尚存在一定争议外，其余指标目前为大多数学者所接受（表10-4-1）。

表10-4-1　结直肠癌筛查高危因素量化问卷

ID编号：________判定结果：①高危②一般

调查对象姓名		性别	①男②女	年龄	
住址	________街道（乡镇）________社区（村）________幢（组） ________单元________室			邮编	
				家庭电话	
出生日期	年　月　日			单位电话	
身份证号码				手机号	
婚姻状况	①已婚　②未婚　③离婚　④丧偶　⑤未说明的婚姻状况（打“√”，下同）				
文化程度	①文盲　②小学　③中专、中学　④大学、大专　⑤研究生				
职　业	①农民　②工人　③个体户　④各类专业技术人员　⑤其他				

说明：请在下述相应的栏目打“√”或填写内容

一、本人有无慢性腹泻史　①有　②无

二、本人有无慢性便秘史　①有　②无

三、本人有无黏液和/或血便史　①有　②无

四、本人有无慢性阑尾炎或阑尾切除史　①有　②无

五、本人有无慢性胆囊炎或胆囊切除史　①有　②无

六、近二十年来本人有无不良生活事件史　①有　②无

如有，请打“√”：①离婚②配偶死亡③一级亲属死亡④子女下岗⑤其他

七、本人有无癌症史　①有　②无　③如有，请具体描述

什么癌：________发病时几岁：________诊断医院：________

八、本人有无肠息肉史　①有　②无

九、一级亲属（父、母、兄弟姐妹、子女）肠癌史　①有　②无　③不详

谁：____________发病时几岁：____在世与否：____________

谁：____________发病时几岁：____在世与否：____________

谁：____________发病时几岁：____在世与否：____________

十、吸烟史连续吸烟的时间：________每天吸烟量：____________

十一、你认为重要的其他疾病

十二、大便隐血检查第一次FOBT　①+　②-　第二次FOBT　①+　②-

调查员签名：　调查日期　年　月　日

备注：

1. 慢性腹泻指近2年来腹泻累计持续超过3个月，每次发作持续时间在1周以上。
2. 慢性便秘指近2年来便秘每年在2个月以上。
3. 不良生活事件史须发生在近20年内，并在事件发生后对调查对象造成较大精神创伤或痛苦。

（二）筛查对象的选择和筛检的频度

首先应考虑的因素是年龄，对此目前存在着一定的争议。美国癌症协会（ACS）于2018年发布的结直肠癌筛查指南认为，结直肠癌的一般风险人群应该在45岁时开始定期筛查；健康状况良好、预期寿命距当时年龄多出10年以上的人，应保持定期进行结直肠癌筛查，直至75岁；76~85岁的人应根据自己的个人意愿、预期寿命、总体健康状况和既往筛查史，与医疗服务者共同决定是否进行筛查；85岁以上的人不应进行任何形式的结直肠癌筛查。而对于结直肠癌高风险人群应在45岁之前开始结直肠癌筛查。

在我国，既往选用的调查人群年龄多在30岁以上。然而，我国结直肠癌筛检资料显示，在小于40岁的人群中，检出的结直肠癌仅占10%，而30~39岁这一年龄段却占总受检人数的31.4%，目标人群大，工作量繁重，影响工作效率，且花费昂贵。另外，从结直肠癌的发病年龄看，平均发病年龄为60岁左右，而其癌前病变——腺瘤/息肉发病的平均年龄约为50岁，提示样本区腺瘤-癌变时间约10年，有较长的时间供筛查和干预；同时，腺瘤/息肉的年龄分布在40岁以下约占25%，50岁以下约占44%。因此从筛查效率、经济效益和社会效益考虑，建议在我国进行结直肠癌筛选以50岁以上者为宜，而对于FAP及HNPCC家系则可以从青少年即开始进行。

需要注意的是，青年期（30岁以下）结直肠癌的症状较隐匿，发展迅速，误诊率高，大多数患者确诊时已属晚期。欧美报道青年期结直肠癌约占同期各年龄组结直肠癌的0.5%~11%，许岸高等调查的数据为5.3%，与欧美的情况相似。并且，其发病率呈上升趋势，值得临床重视。

（三）筛查策略分析

在筛查计划中，为节约资源提高效率，筛检对象往往限于高危人群，同时适当降低筛检频率。美国、丹麦、英国等设随机对照的队列研究，为循证医学一级证据。他们均采用化学法粪便隐血试验初筛、粪便隐血试验阳性者再行肠镜检查的筛查方案，对象为45~75岁或50~80岁志愿者，结果表明筛查能降低结直肠癌的累积死亡率，但筛查频度的不同会有不同的结果。美国志愿者组随访18年，每年1次的粪便隐血试验检查使结直肠癌累积死亡率下降33%，2年1次的粪便隐血试验检查则下降了21%。目前美国胃肠病协会2017年推荐的对于一般个体的结直肠癌筛检方案包括：①每10年一次全结肠镜检查和每年一次粪便免疫化学检测；或②每5年一次CT仿真结肠镜（CTC）检查，粪便DNA检测和每5~10年一次软式乙状结肠镜检查；或③每5年一次胶囊结肠镜检查。我国人口基数庞大。如对于普通危险人群采用全结肠镜等直接检查的方法，将产生巨量的全结肠镜应检人群，无法与当前的医疗资源相适应。所以《中国结直肠肿瘤筛查、早诊早治和综合预防共识意见》（2011）将筛查分成初筛确定高危人群，对高危人群进行全结肠镜诊断性筛查的方法，该方法可节约大量人力和物力。

（四）关于结直肠癌筛查的卫生经济学评价问题

成本效益分析是目前应用最多的一种卫生经济评价方法。成本指的是医疗花费，可以直接以货币单位作为依据，也可以通过具体的医疗服务作为参考对象间接获得数据，比如，患者的住院天数、投入的医护人员人数、诊疗器械等。效益指的是某种医疗措施产生的具体结果。成本效益分析的优点是可以在不同的医疗措施之间进行比较和决策时，用相对一致的比较单位进行评价。通常，卫生经济学评价主要从三个方面进行：①成本效果分析，即比较筛查投入的总费用与其获得的生物学效果的数量。②成本效益分析，即比较筛查投入的总费用与其获得的经济效益的比值。③成本效用分析，即比较筛查投入的总费用与其患者生活质量的改善之间的关系。

但到目前为止，系统完善的结直肠癌筛查的成本效益分析在国内尚为空白。其原因主要是在我国医疗服务体系、社会保障体系尚不完善，许多指标没有参考依据而无法进行量化评估。相信随着我国社会经济的不断发展，医疗服务体系、社会保障体系的不断完善，这一问题会逐步得到解决。

（陈萦晅　熊　华）

参考文献

[1] Reynolds A, Mann J, Cummings J, et al. Carbohydrate quality and human health: a series of systematic reviews and meta-analyses. Lancet, 2019, 393(10170): 434-445.

[2] 中华医学会消化病学分会,中华医学会消化病学分会肿瘤协作组. 中国结直肠癌预防共识意见. 中华消化杂志, 2016, 36(11): 721-733.

[3] 中国抗癌协会大肠癌专业委员会遗传学组. 遗传性结直肠癌临床诊治和家系管理中国专家共识. 实用肿瘤杂志, 2018, 33(1): 3-16.

[4] Møller P, Seppälä T, Bernstein I, et al. Cancer incidence and survival in Lynch syndrome patients receiving colonoscopic and gynaecological surveillance: first report from the prospective Lynch syndrome database. Gut, 2017, 66(3): 464-472.

[5] 陈萦晅,房静远. 具核梭杆菌与结直肠癌: 基础到临床. 中华消化杂志, 2018, 38(11): 762-764.

[6] Allemani C, Matsuda T, Di Carlo V, et al. Global surveillance of trends in cancer survival 2000-14 (CONCORD-3): analysis of individual records for 37 513 025 patients diagnosed with one of 18 cancers from 322 population-based registries in 71 countries. Lancet, 2018, 391(10125): 1023-1075.

[7] Coker O O, Nakatsu G, Dai R Z, et al. Enteric fungal microbiota dysbiosis and ecological alterations in colorectal cancer. Gut, 2019, 68: 654-662.

[8] Abed J, EmgåRd J E, Zamir G, et al. Fap2 mediates fusobacterium nucleatum colorectal adenocarcinoma enrichment by binding to tumor- expressed gal-GalNAc. Cell host microbe, 2016, 20(2): 215-225.

[9] Yang Y, Weng W, Peng J, et al. Fusobacterium nucleatum increases proliferation of colorectal cancer cells and yumor development in mice by activating toll-like receptor 4 signaling to nuclear factor-κB, and up-regulating expression of microRNA-21. Gastroenterology, 2017, 152(4): 851-866.

[10] Chung L, Orberg E T, Geis A L, et al. Bacteroides fragilis, toxin coordinates a pro-carcinogenic inflammatory cascade via targeting of colonic epithelial cells. Cell Host Microbe, 2018, 23(2): 203-214.

[11] Tsoi H, Chu E S H, Zhang X, et al. Peptostreptococcusanaerobius, induces intracellular cholesterol biosynthesis in colon cells to induce proliferation and causes dysplasia in mice. Gastroenterology, 2017, 152(6): 1419-1433.

[12] Donohoe D, Collins L, Wali A, et al. The Warburg effect dictates the mechanism of butyrate-mediated histone acetylation and cell proliferation. Mol Cell, 2012, 48(4): 612-626.

[13] Rothschild D, Weissbrod O, Barkan E, et al. Environment dominates over host genetics in shaping human gut microbiota. Nature, 2018, 555(7695): 210-215.

[14] Bonder M J, Kurilshikov A, Tigchelaar E F, et al. The effect of host genetics on the gut microbiome. Nat Genet, 2016, 48(11): 1407-1412.

[15] Zhang Y, Kutateladze T G. Diet and the epigenome. Nat Commun, 2018, 9(1): 3375.

[16] Santarelli R L, Pierre F, Corpet D E. Processed meat and colorectal cancer: a review of epidemiologic and experimental evidence. Nutr Cancer, 2008, 60: 131-144.

[17] Sakamoto T, Saito Y, Nakajima T, et al. Comparison of magnifying chromoendoscopy and narrow-band imaging in estimation of early colorectal cancer invasion depth: a pilot study. Dig Endosc, 2011, 23: 118-123.

[18] 郑树,张苏展,蔡善荣,等. 大肠癌筛查方案及其实践. 中国肿瘤, 2009, 18: 700-704.

[19] Yeoh K G, Ho K Y, Chiu H M, et al. The Asia-Pacific Colorectal Screening score: a validated tool that stratifies risk for colorectal advanced neoplasia in asymptomatic Asian subjects. Gut, 2011, 60: 1236-1241.

[20] Nicholson J K, Holmes E, Wilson I D. Gut microorganisms, mammalian metabolism and personalized health care. Nat Rev Microbiol, 2005, 3: 431-438.

[21] Kostic A D, Gevers D, Pedamallu C S, et al. Genomic analysis identifies association of Fusobacterium with colorectal carcinoma. Genome Res, 2012, 22: 292-298.

[22] Chen H M, Yu Y N, Wang J L, et al. Decreased dietary fiber intake and structural alteration of gut microbiota in patients with advanced colorectal adenoma. Am J Clin Nutr, 2013, 97: 1044-1052.

[23] Lu R, Wang X, Sun D F, et al. Folic acid and sodium butyrate prevent tumorigenesis in a mouse model of colorectal cancer. Epigenetics, 2008, 3: 330-335.

[24] Arumugam M, Raes J, Pelletier E, et al. Enterotypes of the human gut microbiome. Nature, 2011, 473: 174-180.

[25] 赵平,陈万青. 中国肿瘤登记年报. 北京: 军事医学科学出版社, 2011.

[26] Wada Y, Kudo S E, Misawa M, et al. Vascular pattern

classification of colorectal lesions with narrow band imaging magnifying endoscopy. Dig Endosc, 2011, 23 Suppl 1: 106–111.

[27] Rajapaksa R C, Macari M, Bini E J. Prevalence and impact of extracolonic findings in patients undergoing CT colonography. J Clin Gastroenterol, 2004, 38: 767–771.

[28] Arumugam M, Raes J, Pelletier E, et al. Enterotypes of the human gut microbiome. Nature, 2011, 473: 174–180.

[29] Wang T, Cai G, Qiu Y, et al. Structural segregation of gut microbiota between colorectal cancer patients and healthy volunteers. ISME J, 2012, 6: 320–329.

[30] Castellarin M, Warren R L, Freeman J D, et al. Fusobacterium nucleatum infection is prevalent in human colorectal carcinoma. Genome Res, 2012, 22: 299–306.

第十一章　功能性胃肠病

第一节　功能性胃肠病认识与发展

【摘要】

在最新的罗马Ⅳ标准中，功能性胃肠病（functional gastrointestinal disorders，FGIDs）又被称为肠－脑互动异常，定义为一组根据胃肠道症状分类的疾病，其症状产生与以下因素有关：动力紊乱、内脏高敏感、黏膜和免疫功能的改变、肠道菌群的改变、中枢神经系统处理功能异常。对功能性胃肠病的研究在全世界受到广泛关注，对其流行病学、发病机制、诊断和治疗等方面的研究也在不断进展之中。本节首先介绍了功能性胃肠病最新的罗马Ⅳ分类，并从流行病学、发病机制、诊断和治疗四个方面对功能性胃肠病的认识进行阐述，最后对功能性胃肠病罗马标准的历史变迁进行了介绍。

【学习要点】

1. 功能性胃肠病的罗马Ⅳ分类。
2. 功能性胃肠病的发病机制。
3. 功能性胃肠病的诊断和治疗要点。
4. 功能性胃肠病罗马标准的历史变迁。

【思考题】

1. 罗马Ⅳ中对功能性胃肠病是如何定义的？
2. 功能性胃肠病的发病机制有哪些？
3. 在目前功能性胃肠病的研究中，存在的主要问题有哪些？

功能性胃肠病发病率高，发病机制复杂，临床症状表现多种多样，目前仍缺乏有足够循证医学证据的单一有效的治疗方式，FGIDs严重影响患者的生活质量，给社会、医疗卫生系统及个人均带来非常高的经济负担。对FGIDs的研究在全世界得到广泛关注，对其流行病学、发病机制、诊断和治疗等方面的研究也在不断进展之中。

一、定义

随着对疾病认识的社会观点和不同的时代变迁、科学研究的不断进展、临床工作者认知的改变，FGIDs的定义也在不断变化和发展。既往的“二元论”认知中，将疾病人为地分为“器质性”和“功能性”疾病，而FGIDs即属于后者。在最新的罗马Ⅳ标准中，FGIDs又被称为肠－脑互动异常（disorders of gut-brain interaction），定义为一组根据胃肠道症状分类的疾病，其症状产生与以下因素有关：动力紊乱、内脏高敏感、黏膜和免疫功能的改变、肠道菌群的改变、中枢神经系统处理功能异常。罗马Ⅳ对FGIDs的最新定义与当前对FGIDs多因素病理生理机制的认识相一致，而这些不同的病理生理机制相互作用，共同决定了不同种类FGIDs的症状特点。

二、分类

目前对FGIDs的分类和诊断一般使用由罗马委员会制定的标准。最新的罗马Ⅳ中，根据人群特征、器官区域、症状特点等因素将FGIDs分为8大类：

A食管疾病：A1功能性胸痛；A2功能性烧心；A3反流高敏感；A4癔球症；A5功能性吞咽困难。

B胃十二指肠疾病：B1功能性消化不良（B1a餐后不适综合征，B1b上腹痛综合征）；B2嗳气症（B2a过度胃上嗳气，B2b过度胃嗳气）；B3恶心和呕吐症（B3a慢性恶心呕吐综合征，B3b周期性呕吐综合征，B3c大麻素剧吐综合征）；B4反刍综合征。

C 肠道疾病：C1 肠易激综合征（irritable bowel syndrome，IBS）（IBS 便秘型、IBS 腹泻型、IBS 混合型、IBS 不定型）；C2 功能性便秘；C3 功能性腹泻；C4 功能性腹胀 / 腹部膨胀；C5 非特异性功能性肠病；C6 阿片引起的便秘。

D 中枢介导的胃肠道疼痛病：D1 中枢介导的腹痛综合征；D2 麻醉剂肠道综合征 / 阿片引起的胃肠道痛觉过敏。

E 胆囊和 Oddi 括约肌（sphincter of Oddi，SO）疾病：E1 胆源性疼痛（E1a 胆囊功能障碍，E1b 胆管 SO 功能障碍）；E2 胰管 SO 功能障碍。

F 肛门直肠疾病：F1 大便失禁；F2 功能性肛门直肠疼痛（F2a 肛提肌综合征，F2b 非特异性功能性肛门直肠疼痛，F2c 痉挛性肛门直肠疼痛）；F3 功能性排便障碍（F3a 排便推进力不足，F3b 不协调性排便）。

G 儿童功能性胃肠病：婴儿 / 幼儿。G1 婴儿反胃；G2 反刍综合征；G3 周期性呕吐综合征；G4 婴儿腹绞痛；G5 功能性腹泻；G6 婴儿排便困难；G7 功能性便秘。

H 儿童功能性胃肠病：儿童 / 青少年。H1 功能性恶心呕吐病（H1a 周期性呕吐综合征，H1b 功能性恶心和功能性呕吐 H1b1 功能性恶心、H1b2 功能性呕吐，H1c 反刍综合征，H1d 吞气症）；H2 功能性腹痛病（H2a 功能性消化不良 H2a1 餐后不适综合征 H2a2 上腹痛综合征，H2b 肠易激综合征，H2c 腹型偏头痛，H2d 功能性腹痛综合征 - 非其他特指）；H3 功能性排便障碍（H3a 功能性便秘，H3b 非潴留性大便失禁）。

三、流行病学

无论是在世界范围内，还是在国内，FGIDs 都是消化科的常见病、多发病，国内外有大量的流行病学研究对各种 FGIDs 的流行病特点进行了调查研究。多数研究认为，FGIDs 的发病高峰年龄为中青年年龄段，女性发病率明显高于男性，这与女性的内分泌特点、心理承受能力、心理素质等因素相关。

消化不良是指位于上腹部的一个或一组症状，主要包括上腹部疼痛、上腹部烧灼感、餐后饱胀感、早饱，以及上腹部胀气、嗳气、恶心及呕吐等。如果在进行了包括上消化道内镜等相关检查后仍未发现有能够解释消化不良症状的生化和结构异常等器质性改变，则可初步考虑为功能性消化不良（functional dyspepsia，FD）。据统计，在亚洲人群中，具有消化不良症状的患者比例为 8%~30%，而 FD 患者的比例为 8%~23%。在具有消化不良症状表现的人群中，进行内镜检查后，绝大多数的患者最终被诊断为 FD。在亚洲的一项多中心调查研究中，研究者使用调查问卷对来自亚洲 9 个国家和地区的门诊患者进行调查分析，结果发现，纳入的 1 115 例消化不良患者中，最终有 43% 的患者被最终诊断为 FD。国内一项针对上海地区的 782 例连续患者进行的调查研究发现，782 例消化不良患者中，FD 患者为 543 例，占 69.4%，而器质性消化不良患者只有 239 例，仅占 30.6%。进一步分析发现，两组患者平均症状积分差异无统计学意义，但是器质性消化不良组上腹痛和饥饿痛的积分显著高于 FD 组。幽门螺杆菌是消化不良症状发生的重要原因，本研究发现，器质性消化不良患者幽门螺杆菌阳性率（53.1%）显著高于 FD（42.2%，$p<0.01$），但不同 FD 亚型组间幽门螺杆菌感染率差异无统计学意义。在马来西亚的一项研究中，纳入的 210 位具有消化不良症状的年轻患者中（纳入患者年龄 <45 岁），最终有 62% 的患者被诊断为 FD。上述研究表明，FD 与器质性消化不良有不同的临床特点，虽然消化不良患者中 FD 的比例较高，但是在临床中不可忽视存在器质性消化不良的可能。

在 FD 和器质性消化不良的鉴别中，尤其以消化道肿瘤最应引起重视。在新加坡进行的一项研究中，研究者对 1992—1998 年之间接受上消化道内镜检查的 10 488 位患者进行了统计分析，其中有消化不良症状的患者有 5 066 位，占纳入患者的 48.3%。这些消化不良症状患者中，只有 988 例患者（19.5%）的上消化道内镜检查发现了器质性病变，其中包括消化性溃疡、食管炎、胃癌和食管癌等病变，而其余的 4 078 例患者（79.5%）在上消化道内镜下均未见器质性病变，并最终被诊断为 FD。研究者进一步分析发现，随着年龄的增长，内镜下发现胃癌的比例增加，在 <35 岁患者中，1 000 例上消化道内镜检查中只有 0.68 例胃癌，<45 岁患者中，1 000 例上消化道内镜检查中有 1.15 例胃癌，而在 >45 岁的患者人群中，这一数字达到 9.60，意味着 1 000 例上消化道内镜检查中，有 9.60 例胃癌被发现。根据调查分析的结果，作者认为该研究能够为新加坡的消化不良患者是否应接受上消化道内镜检查提供决策方面的帮助和证据支持，作者认为，对于具有消化不良症状的新加坡患者，45 岁可能是进行内镜检查的合理年龄阈值，因为 45 岁以下患者中，胃癌发生的比例非常低。但是需要注意的是，这个年龄阈值在不同的研究中结论并不一样，如国内发表的一项研究中，对超过 10 万例因消化不良接受内镜检查的患者进行回顾性分析，结果发现只有 36~74 岁的吞咽困难症状，对恶性病变的提示价值有统计学意义。不同研究结论的不一致与研究方法、纳入人群以及不同地域的幽门螺杆菌感染率、消化道肿瘤发病率等多种因素均有关系。结合我国的实际情况，根据《中国早期胃癌筛查及内镜诊治共识意见（2014 年，长沙）》，我国将未经检查的消化不良患者的报警年龄设置为 40 岁。

IBS 是最常见的下消化道的 FGIDs，早期的调查研究认为亚洲人群中 IBS 的发病率可能低于白种人群，有研究发现 IBS 在泰国人群中的患病率是 4.4%，低于英国（13.6%）和美国（22.3%）人群中的患病率。但是后来的调查研究有不同的结论，使用罗马Ⅱ标准进行调查研究发现，虽然低于加拿大和英国 12% 的患病率，但是 IBS 在日本（9.8%）和新加坡（8.6%）这样的亚洲国家中的患病率与欧洲（9.6%）和澳大利亚（6.9%）类似，而在印度，IBS 的患病率只有 4.2%，不同地区患病率的不同可能与社会经济因素有关。

国内不同研究报道的 IBS 患病率有所不同，考虑与地域、调查方法、调查对象及使用诊断标准的不同等因素有关。国内发表的一项 meta 分析纳入 23 篇在中国人群中开展的关于 IBS 的横断面研究，结果发现，中国人群 IBS 的总体患病率为 6.5%，女性患病率高于男性，患病率较高的年龄段在 30~59 岁。进一步分析发现，肠道感染病史、焦虑、抑郁、食物过敏、饮酒等因素均会增加 IBS 的患病风险。亚组分析结果显示，不同诊断标准下 IBS 的患病率有所不同，Manning 标准、罗马Ⅱ标准和罗马Ⅲ标准下 IBS 的患病率分别为 11.8%、4.4% 和 8.9%。我国的调查研究还发现，学生群体中 IBS 的患病率相对较高，以罗马Ⅱ诊断标准进行统计，大学生和中小学生 IBS 的患病率分别为 15.7% 和 20.2%。

流行病学调查是研究 FGIDs 的基础和第一手资料，高质量的流行病学研究不仅能够提供发病率、影响因素、诊断准确性等方面的具体数据，还能够为针对 FGIDs 进行的内镜筛查、临床干预等临床决策提供重要的证据支持。但是需要注意的是，目前发表的针对 FGIDs 流行病学调查方面的研究虽然数量较多，但异质性较大，调查纳入的人群、采用的诊断标准、对不同诊断标准的理解、采用的调查分析方法等多个方面均存在很大的异质性，导致对发表的研究结果的比较、分析有一定的困难和差异，因此期待未来有统一标准、统一方法、不同国家和地区多中心的 FGIDs 全面的流行病学研究。

四、发病机制

FGIDs 的发病受多种因素的共同作用并相互影响，目前认为 FGIDs 的发病机制主要有以下方面：

（一）消化道动力异常

消化道动力异常被认为 FGIDs 发病的一个重要机制。多项研究使用不同的检测方法已经证实，FD 患者存在胃动力异常，主要包括胃容受性舒张功能下降、胃排空延迟以及胃电节律异常。在 FD 患者，使用恒压器检测的结果显示，餐后胃底容受性舒张功能明显降低。胃容受性舒张功能下降可能与早饱、体重下降等症状相关，但不同研究结论并不一致。明确胃容受性舒张功能与 FD 症状的关系，可以指导对 FD 进行靶向治疗，特异性改善胃容受性舒张功能，靶向治疗 FD 的不同症状。一项 meta 分析尝试探讨胃排空延迟和 FD 发病之间的关系，该研究总共纳入了 17 项研究，包括 868 例 FD 患者以及 397 例对照组患者，所有患者均使用闪烁扫描术对胃排空时间进行了评估，统计结果发现，FD 患者的固体胃排空时间是对照者的 1.5 倍，FD 患者中大约有 40% 存在胃排空延迟表现。该 meta 分析充分证实了胃排空延迟与 FD 之间的密切关系。而胃排空延迟可能与 FD 的餐后饱胀、恶心、呕吐等症状的发生有关。胃电节律异常是 FD 动力异常的另外一个重要表现，FD 患者餐前及餐后有更多异常的胃电图表现，提示靶向恢复正常胃电图可能对部分 FD 的治疗有效，而胃电图可作为协助诊断 FD 分型及评价药物疗效的新型方法。

不同亚型 IBS 的消化道动力改变趋势有所不同，与健康对照者相比，IBS 便秘型的口－盲传输时间明显延长而 IBS 腹泻型患者的口－盲传输时间缩短。有研究对 IBS 患者和健康对照者静脉注射促肾上腺皮质激素释放激素（corticotropin releasing hormone，CRH）后观察患者的胃肠道动力改变，结果发现，与健康对照者相比，CRH 的促动力作用更为明显，CRH 激发的腹部症状持续时间也更长，提示 CRH 相关的肠－脑互动在 IBS 的动力异常中发挥作用。虽然目前临床上通常会对 IBS 便秘型患者使用促动力药物，但是，实际上动力异常与 IBS 各种特定症状之间的相关性并不十分明确，内在机制也有待进一步深入探讨。

（二）内脏高敏感

内脏高敏感在 FD 的发病中有关键作用。首先表现为对机械扩张的高敏感，研究发现，同一扩张压力下，FD 患者感觉评分显著高于正常对照；同一扩张压力下，有更多的 FD 患者表现出上腹不适症状。FD 患者中，对机械扩张的高敏感，与 FD 中更多的餐后腹痛、嗳气、体重下降等症状相关。早先研究中，多数是在空腹状态下对纳入患者进行机械扩张高敏感的检测，但在临床中，约半数 FD 患者症状并非在空腹时出现，而是在进食后出现。因此，探讨进食后 FD 患者及健康对照者的内脏敏感性的变化就显得非常有意义，结果发现，FD 患者餐后感觉阈值显著低于空腹感觉阈值，但是健康者则无此趋势，这提示 FD 患者餐后症状的发生可能与其餐后发生的内脏高敏感变化密切相关。因此，对 FD 患者而言，尤其是对症状出现在餐后的患者，餐后内脏高敏感的检测同样非常重要。

FD 患者内脏高敏感的另外一种表现是对内源性、外源性的化学物质、胃酸或营养物质的高敏感。内脏高敏感患者感觉神经活动增强，因此上述物质对上消化道黏膜化学感受器的刺激可能更容易产生消化不良的症状表现。研究显示，与健康对照相比，FD 患者对外来酸的清除能力下降，而更明显的酸性环境可能与 FD 患者的恶心症状有密切关系。胃内滴注 0.1mol/L 的盐酸后，FD 患者表现出更为严重的上腹部不适症状，提示对酸刺激的高敏感反应是 FD 消化不良症状产生的一种重要机制。

与健康对照者相比，IBS 患者对结直肠扩张的感觉阈值明显降低，说明内脏高敏感状态是 IBS 的重要标志。不同的研究已经证实，内脏高敏感可能与排便异常、腹痛、腹胀等症状的产生有关，而对于内脏高敏感发生的机制，主要集中于中枢神经致敏和外周神经致敏两个方面，可能与受体及通道表达和功能异常、神经递质改变、肠道菌群及代谢产物异常等许多因素的改变有关。但是，虽然内脏高敏感在 IBS 的发病中占据着关键的位置，并非所有的 IBS 患者都存在内脏高敏感状态，提示 IBS 的发病仍然是一个多因素共同作用的结果。

（三）感染、炎症、免疫异常

幽门螺杆菌感染后可能会通过损伤胃黏膜微循环等作用导致明显的胃黏膜炎症，引起消化不良症状，对幽门螺杆菌阳性的消化不良，建议进行根除治疗。有研究探讨了肠道炎症、屏障功能及免疫在 FD 中的作用，结果发现，与健康对照组相比，FD 患者十二指肠黏膜通透性增加，细胞连接蛋白表达下降，黏膜中肥大细胞、嗜酸性粒细胞等炎性细胞浸润增加。这项研究对既往认为的 FD 患者不存在结构性改变这一观点提出了挑战。作者认为，肠黏膜屏障功能的破坏是 FD 发生的重要机制，修复屏障功能可能是 FD 的一个治疗方向。

部分 IBS 患者的症状发生于明确细菌、病毒、寄生虫等感染因素所致的胃肠炎、痢疾等消化道感染疾病之后，称为感染后 IBS，已经明确此类患者存在低度炎症反应。后续研究也发现，部分非感染后 IBS 患者同样存在消化道及全身免疫系统的低度活化。有学者对既往发表的对比 IBS 患者和健康对照者结肠黏膜活检标本中免疫细胞数目的相关病例对照研究进行了 meta 分析，总共纳入了 22 项研究，其中 IBS 患者 706 例，对照患者 401 例。结果发现，在降结肠、直肠乙状结肠，IBS 黏膜肥大细胞显著高于对照者，而在降结肠、直肠乙状结肠，IBS 黏膜 $CD3^+$ T 淋巴细胞、$CD4^+$ T 淋巴细胞显著高于对照者，但 $CD8^+$ T 淋巴细胞无差异。研究 IBS 小肠黏膜免疫细胞数目的研究较少，作者进行汇总分析后发现，多数研究认为IBS小肠黏膜肥大细胞数目显著高于对照者，但上皮内淋巴细胞数目的研究结果并不一致，相关研究较少，结果变异度也较大。同样已有较多研究对IBS患者和对照者血液中的促炎、抗炎因子进行了检测，但结果及趋势并没有明确的一致性。对结肠局部细胞因子变化趋势检测的研究相对较少，结果同样并不一致。汇总分析可以看出，IBS患者结肠中炎症因子IL-8增加，而抗炎因子IL-10水平降低，研究结果较为一致，但相关研究数目较少。数目增多或活化异常的免疫细胞、释放的炎症因子可通过多种方式影响肠道上皮通透性及黏膜屏障功能、肠神经系统功能以及外周感觉神经等，从而参与IBS内脏高敏感、动力异常等发病机制的过程。

但是，并非所有的IBS患者均存在免疫异常，而目前对IBS患者肠道、血清免疫细胞数目及炎症因子水平的研究较多，但受多种异质性因素影响，研究结果并不一致，未来相关研究应进一步扩大样本量并建立高标准、一致化的人群纳入、标本检测与评估等试验方法，并对免疫异常参与IBS的机制及靶向免疫异常治疗IBS的可能性进行更深入的探讨。需要特别注意的是，免疫细胞在不同肠段的分布是不一样的，即使是同一种免疫细胞，在不同的肠段，含量也是有显著差异的，这点在FGIDs相关的免疫功能研究中需要考虑在内。实验设计时，比如在获取黏膜标本的时候，需要考虑这个重要因素的影响。

（四）肠道菌群异常

感染后FD及IBS的发生，以及小肠细菌过度生长（small intestinal bacterial overgrowth，SIBO）在IBS发病中的相关研究，均提示人体与肠道菌群之间的相互作用在FGIDs的发病中起着至关重要的作用。研究发现，4%~78%的IBS患者存在SIBO，而在对照者这一比例为1%~40%，研究结果的变异度较大，原因可能与纳入人群、IBS的诊断标准及诊断SIBO的方法等方面的差异有关。小肠抽液进行细菌培养是诊断SIBO的“金标准”，但是此项检查方法需要在无菌、无氧条件下插管抽吸，可重复性较差，而厌氧菌的分离培养难度较大，因此在SIBO的研究中，多数研究者选择使用氢呼气试验进行SIBO的诊断，操作方法简单、无创，但氢呼气试验检查的准确性仍受到一定程度的质疑，影响了SIBO相关研究的说服力。研究发现，女性、高龄、IBS腹泻型、腹胀、质子泵抑制的使用、镇静剂使用及低血红蛋白等因素与IBS患者的SIBO相关。

随着菌群检测技术的飞速发展，尤其是不依赖于传统分离培养方法的菌群检测技术的发展，对肠道菌群的理解和研究也进入了新的阶段。越来越多的研究证实宿主与肠道菌群之间的相互作用在FGIDs的发病机制中发挥了极其重要的作用。多种菌群检测方法已经证实IBS患者的肠道黏膜和粪便菌群在种类、数量及功能上均发生了显著的变化。肠道菌群异常可能通过激活免疫反应、增加上皮通透性、激活伤害性神经传入通路及影响肠神经系统等多个方面参与IBS的发生发展。虽然对肠道菌群参与FGIDs的具体机制仍在不断探索之中，但是目前发表的大量临床试验已经证实饮食调节、益生菌、益生元、合生元以及非吸收抗生素在改善FGIDs患者腹痛、腹泻、便秘等腹部症状及提高患者生活质量等各个方面均有显著的疗效。

（五）肠-脑轴互动异常

中枢神经系统接受来自胃肠道感受器感知的信号并进行整合处理后，发送信号达到消化道的各种靶细胞从而影响胃肠道功能，这种脑和肠之间相互作用和影响可以保持消化道功能的稳态。肠-脑轴互动之间的任何一个环节发生异常，都可能会导致IBS等FGIDs的发生。5-羟色胺（5-HT）等神经递质、CRH等内分泌激素以及免疫异常导致的各种炎症因子的改变，构成了肠-脑轴互动异常中的神经-内分泌-免疫网络，通过各种机制参与FGIDs的发生发展。

（六）精神心理因素

与健康对照者相比，FD和IBS患者的焦虑、抑郁评分更高，而抗焦虑、抗抑郁治疗对部分FD和IBS患者症状均有显著的治疗作用，提示精神心理因素在FGIDs的发病中有一定的作用，但精神心理因素具体通过何种机制参与FGIDs症状的产生，目前并不清楚，肠-脑轴互动异常在这个过程中可能发挥了重要的桥梁纽带作用。

（七）遗传、环境、饮食等因素

基因多态性、某些特定饮食习惯、生活方式、环境因素等都可能参与了FGIDs的发生发展过程。某些特定的饮食与FGIDs症状的产生或加重有密切的关系，如有研究发现碳酸饮料、牛奶、洋葱等可能与腹胀相关，咖啡、巧克力、辣椒等可能与胃灼热症状有关。而可酵解的低聚糖、双糖、单糖和多元醇（fermentable oligosaccharides，disaccharides and monosaccharides and polyols，FODMAP）饮食在IBS中的重要作用也是近年来研究的热点。但是不同国家、地区和民族的人群之间遗传、环境、饮食等因素差异很大，这些因素在FGIDs发病中起到何种作用、具体通过哪些机制发挥作用，需要在不同人群中进行进一步的研究。

五、诊断

最新的罗马Ⅳ中，按照器官区域（食管、胃十二指肠、肠道、胆道、肛门直肠）对各种FGIDs进行了分类，并在每种疾病对应的章节中对各种疾病的诊断标准进行了详细的阐述。这些分类和诊断标准综合考虑了FGIDs的常见的病理生理特点，如动力异常、内脏高敏感、黏膜免疫改变、菌群失调、肠－脑互动异常等。根据罗马分类体系可对疾病做出分类诊断。一般而言，FGIDs的诊断首先需要满足某些特定的症状或体征，这些症状和体征可以通过详细的病史询问和体格检查进行确定，并且每种FGIDs的诊断需要满足特定的病程时限或发作频率要求，如FD和IBS的诊断标准中均要求“诊断前症状出现至少6个月，近3个月符合诊断标准”。在病史询问、体格检查的过程中，还需要仔细辨别有无报警症状以及可能存在的引起相同或相似症状的“器质性”疾病，尤其是需要排除肿瘤性病变，可根据不同情况针对性选择不同的辅助检查协助诊断。在FGIDs的诊断过程中，选择的辅助检查要求既不要漏诊器质性疾病，又尽可能减少不必要的检查，以达到最优的费效比，减少患者和社会的医疗经济负担。

六、治疗

罗马委员会提出了对FGIDs患者通用的治疗指南。首先应该通过各种方式建立良好的医患关系，这有助于提高患者的满意度和治疗的依从性。对于诊断为FGIDs的患者，建议根据患者症状的严重程度选择不同的治疗方案。对于症状轻微或症状不频繁的患者，治疗可以着重于宣传教育、安慰，以及避免和剔除引起不适症状的饮食和药物。对于主诉中等程度症状的患者，FGIDs的症状有时会影响患者的日常活动，这些患者比轻度症状者更容易受到精神心理因素的困扰，对于这类患者，建议进行症状监测，在症状发作且明显困扰患者或影响日常功能时，可以考虑使用针对特定症状的药物治疗，如果综合分析后认为患者的症状与应激等情绪关系密切，可以选择不同形式的心理治疗。少数症状顽固的重度症状的FGIDs患者，常常伴有焦虑、抑郁、躯体化症状、人格障碍等社会心理问题，此时良好的医患关系显得更为重要，抗抑郁治疗也被推荐使用，必要时可建议患者转诊至功能性胃肠病或疼痛治疗中心。在实际的临床工作中，很多临床医生，甚至包括FGIDs患者本身，可能会将非常多的注意力集中于对相关症状的药物治疗上，但是我们可以发现，罗马委员会的推荐意见中，症状相关的药物治疗只是治疗方案的一部分，对良好的医患关系的建立、精神心理因素的干预等方面的治疗措施应该给予足够的重视，这也从另一个方面体现出对FGIDs生物－心理－社会模式的认识和发展。

七、功能性胃肠病罗马标准的历史变迁

我们对FGIDs的认识和理解从生物医学简化论转化为更加整体化的生物－心理－社会模式，而对其病理生理的科学研究和临床实践的焦点从最初的胃肠动力异常扩展延伸到神经胃肠病学以及最新的肠－脑轴互动异常。这些认识和理解的进展，得益于逐步规范化的流行病学调查、逐渐深入的消化道病理生理学研究、不断受到重视的精神心理因素等各个方面的进展。其中，罗马委员会为FGIDs的科学研究、临床实践相关知识的传播和推广发挥了至关重要的作用。截至目前，以罗马标准的公布为节点，罗马委员会的工作可分为以下五个不同的阶段：

（一）罗马前

1978年发表了基于症状诊断IBS的Manning标准，明确了后来被用于罗马诊断标准中的IBS症状群。1984年，Grant Thompson和Aldo Torsoli教授组织成立了一个工作组，目的是制定IBS的诊断标准，并于1989年发表了IBS诊断的专家

共识文件。之后，数位研究 FGIDs 相关的各种器官系统的专家联合成立了一个工作委员会，制定了 FGIDs 的分类系统并发表于 *Gastroenterology International* 杂志，这是 FGIDs 的第一个按照解剖部位建立的分类。

（二）罗马Ⅰ

随着各种 FGIDs 诊断标准的不断建立和完善，罗马工作组在 1994 年发表了《功能性胃肠病：诊断、病理生理和治疗——多国的共识》，即罗马Ⅰ，其中包含了所有 FGIDs 诊断标准问卷的内容及相关的所有文章。罗马标准逐步开始被广泛认同并应用到各个研究者的研究和论文之中。

（三）罗马Ⅱ

罗马委员会邀请了来自 13 个国家的 52 位作者制定了罗马Ⅱ，并将罗马Ⅱ的各个章节的简要版本发表在 1999 年 *Gut* 杂志的专刊。

（四）罗马Ⅲ

随着罗马标准的不断推广和应用，罗马委员会能够获得更多的研究数据以协助制定最新的罗马Ⅲ，罗马Ⅲ增设了许多新的章节，并且采用了更多基于临床证据的数据，于 2006 年出版并将简要版本发表于 *Gastroenterology* 杂志。

（五）罗马Ⅳ

2016 年发布的罗马Ⅳ在罗马Ⅲ的基础上进行了部分内容的变更，主要包括增补了中枢介导的腹痛综合征、阿片引起的便秘等新的诊断，在某些不必要的病名中删去了“功能性”一词，增补和修改了肠道微生态与功能性胃肠病、功能性胃肠病的药理学和药代动力学等章节的内容，基于罗马委员会进行的“正常症状调查”的结果对诊断标准中的阈值进行了调整，新增了“反流高敏感”的诊断，对 Oddi 括约肌功能障碍的诊断标准进行了修订，将功能性胃肠病按照症状谱概念化，对 IBS 的诊断标准和亚型分类标准进行了修订，将有关恶心和呕吐的病症进行了合并。

从罗马前到罗马Ⅳ，罗马委员会的工作经历了五个不同的阶段，对 FGIDs 相关临床和科研工作的规范化提供了重要支持，世界范围内对 FGIDs 的认识逐步科学和规范，也为罗马标准的更新提供了越来越多的循证医学证据。但是，在 FGIDs 领域，仍有许多未知的领地需要我们去开发和探讨，未来对 FGIDs 流行病学特点、发病机制、诊断和治疗方面的研究仍将不断进行和深入，而针对中国国内人群进行高质量研究的设计和实施，为罗马委员会提供更多高质量的国内人群的数据支持，是国内 FGIDs 领域研究者需要重视的问题。

（李延青）

第二节 功能性胃肠病诊治原则与注意点

【摘要】

功能性胃肠病（FGIDs）发病率较高，但因其发病机制复杂、临床表现多样、个体差异大，且与器质性疾病有重叠现象，临床诊治较为困难。本节对功能性胃肠病诊断与治疗中的一些问题进行了讨论，并着重介绍了几种常见功能性胃肠病的具体诊断流程、鉴别诊断及治疗方法。

【学习要点】

1. 功能性胸痛的诊断及鉴别要点。
2. 功能性消化不良的诊断、鉴别诊断及治疗原则。
3. 肠易激综合征分型、诊断标准及鉴别。
4. 功能性便秘的诊治要点。

【思考题】

1. 功能性胸痛的鉴别？
2. 如何诊断功能性消化不良，需与哪些疾病鉴别？
3. 肠易激综合征如何分型，有什么要点？
4. 肠易激综合征诊断与鉴别诊断的要点有哪些？
5. 功能性便秘与肠易激综合征便秘型如何鉴别？

FGIDs 又称肠脑互动异常，是一组因动力紊乱、内脏高敏感、黏膜免疫功能改变、肠道菌群改变、中枢神经系统处理功能异常等因素引起的以腹痛、恶心呕吐、腹泻便秘、难以排出食物或粪便为特征的非器质性消化道紊乱性疾病。其包括的疾病种类繁多，临床上常见的有功能性胸痛（functional chest pain，FCP）、功能性消化不良（functional dyspepsia，FD）、肠易激综合征（irritable bowel syndrome, IBS）及功能性便秘（functional constipation, FC）等。虽然FGIDs症状复杂，缺乏特异性，且多有重叠，但应用症状学分类系统来指导临床实践和医学研究已为大多数胃肠病学家所接受，有助于指导临床诊断和治疗，可减少不必要的诊断学检查，目前仍然没有一种药物或单一疗法对FGIDs完全有效，治疗方法及药物的选择常常需要因人而异，采取综合的治疗措施。

一、功能性胸痛

功能性胸痛为非心源性胸痛（non-cardiac chest pain, NCCP）的亚型，指反复的、源于食管的、不可解释的胸骨后疼痛，其疼痛特征不能用反流性疾病或其他黏膜疾病和动力异常来解释。确诊前需排除心源性及其他食管相关的疾病。功能性胸痛的诊断主要为排除性诊断，其真正的患病率尚不清楚。目前对功能性胸痛的研究非常有限，认为痛觉过敏在其发病机制中占主要的地位，治疗主要为抗抑郁和心理治疗。

（一）诊断标准

必须包括以下所有条件：①胸骨后疼痛或不适；②无烧心和吞咽困难等与食管相关的症状；③无胃食管反流或嗜酸性粒细胞性食管炎导致该症状的证据；④无主要的食管动力障碍性疾病。

在诊断前，症状出现至少6个月，近3个月符合以上诊断标准，且症状出现频度为至少每周1日，必须排除心源性胸痛的诊断。一般来说，食管源性疾病是NCCP最常见的，确定为NCCP后需排除结构性、黏膜性、动力性疾病才能进一步确诊功能性胸痛，尤其是黏膜炎症（胃食管反流病、嗜酸性粒细胞性食管炎）和主要的动力障碍导致的疾病。

（二）病理生理

功能性胸痛的病理生理机制包括中枢和/或外周致敏导致的食管高敏感、内脏刺激引起的中枢神经系统处理过程发生的改变、功能轻度异常、自主神经活性的改变及心理的异常。

1. 感觉异常 功能性食管疼痛患者中均有食管疼痛感知的改变，即食管高敏感，主要表现为食管痛觉阈值降低，与大脑对内脏感觉传入信号处理过程强化有关。

2. 动力异常 静态后动态动力检测时很少发现胸痛与动力异常同时发生。功能性胸痛患者中异常的食管蠕动源于感觉触发而激活了食管感觉传入纤维，导致继发性的蠕动反应。这主要与纵行肌持续性收缩有关，无法用传统的管腔压力测定检出。

3. 自主神经功能紊乱 功能性胸痛患者常表现为基础心率快，迷走神经功能较低。因副交感神经系统具有镇痛效应，食管对刺激感觉增强是脑干介导的食管迷走神经调节的改变。

4. 心理因素 食管症状中，胸痛与心理异常关系密切，常见的心理障碍疾病为惊恐障碍、焦虑、重度抑郁障碍。这些心理障碍会使患者生活质量下降，胸痛发作频繁，对治疗效果满意度低。

（三）临床评估

病史和临床特征无法准确区分心源性、食管源性胸痛以及不同的食管病理生理性疾病，如GERD、嗜酸性粒细胞性食管炎和食管动力障碍等。因此，在排除心脏因素和非食管疾病如肺部胸膜疾病、肌肉骨骼疾病、腹腔病变（胆石症、胆囊炎、消化性溃疡）等引起的胸痛之后，需要进行相关的诊断试验来明确是功能性胸痛引起的。

1. 临床诊断方法

（1）PPI试验：简便易行，作为初筛方法，随着症状的减轻来识别食管异常酸反流，可作为NCCP患者中GERD的诊断试验，是排查GERD相关NCCP最先使用的方法。

（2）食管pH监测：24小时食管pH监测可证实是否存在病理性酸反流以及了解胸痛与酸反流的关系，用于排除GERD相关的NCCP；pH-阻抗监测主要用于双倍剂量PPI治疗无效的NCCP患者，较pH监测更加敏感；无线pH胶囊可延长pH监测时间，提高检出率，更有益于鉴别诊断。

（3）胃镜检查：常用于评估不能解释的上消化道症状，尤其是NCCP患者。其价值主要在于除外NCCP中Barrett食管、嗜酸性粒细胞性食管炎，明确反流性食管炎的诊断，提高诊断功能性胸痛的准确率。

（4）食管压力测定：仍然是检测食管动力异常的最佳评估方法。动力异常与胸痛的关系不明确、胸痛发作和动力异常出现的时间不一致，有助于排除动力障碍性疾病，如胡桃夹食管、弥漫性食管痉挛、贲门失弛缓症等。

（5）激发试验：包括食管球囊扩张和酸滴注

试验。酸滴注试验（Bernstein 试验）可鉴别心源性和食管源性疼痛，但对 GERD 相关疼痛的敏感性不足；食管球囊扩张在临床应用中也未标准化，而且具有侵入性，无法预测治疗结果，目前食管球囊扩张只是初步应用于科研。

（6）诱导性的药物试验：如依酚氯铵试验，可增强胆碱作用于毒蕈碱样受体的活性，导致食管体部收缩幅度升高，使患者产生典型胸痛。此试验敏感性很低，目前很少用于临床检查。

2. 心理评估　75% NCCP 患者同时患有心理疾病，功能性胸痛亦如此。当怀疑心理疾病特别是焦虑、惊恐发作、抑郁和躯体化障碍是症状产生的主要原因时，应考虑进行正式的心理评估，指导相关用药及治疗方法。

（四）治疗

功能性胸痛的治疗主要为药物治疗和心理治疗。抗抑郁药物可以调节中枢和外周的痛觉过敏，对疼痛的效果与情绪调节无关，因此即使患者未合并情绪障碍，这些药物仍然有效。但是，功能性胸痛合并心理疾病时，遗漏这些心理共病不利于治疗干预。

1. 药物治疗

（1）三环类抗抑郁药（tricyclic antidepressant，TCA）可使疼痛减轻，改善睡眠质量，减少感知症状，例如吞咽困难和疼痛。

（2）曲唑酮是四环类非典型抗抑郁药，具有中枢镇静作用和轻微的肌肉松弛作用，但无抗痉挛和中枢兴奋作用。

（3）选择性 5-HT 再摄取抑制剂（selective serotonin reuptake inhibitors，SSRIs），具有内脏性止痛效应，包括舍曲林、帕罗西汀等。

（4）选标准 5-HT 去甲肾上腺素再摄取抑制剂（selective serotonin-norepinephrine reuptake inhibitors，SNRIs）文拉法辛，可改善症状，但其不良事件相对较多，主要是睡眠障碍。

（5）腺苷拮抗剂：腺苷被认为是内脏疼痛包括食管疼痛的中间递质。茶碱是一种黄嘌呤衍生物，可以抑制腺苷诱导的胸痛和其他部位的疼痛。

（6）5-HT 受体激动剂和拮抗剂：可以调节疼痛，如昂丹司琼，可增加功能性胸痛患者的食管感觉阈值。

2. 心理治疗　心理治疗对 NCCP 和功能性胸痛患者有益，特别是当患者合并疑病症、焦虑和/或惊恐时。认知行为疗法能更有效治疗 NCCP 患者，生物反馈治疗和催眠治疗也有一定价值。

功能性胸痛诊治流程见图 11-2-1。

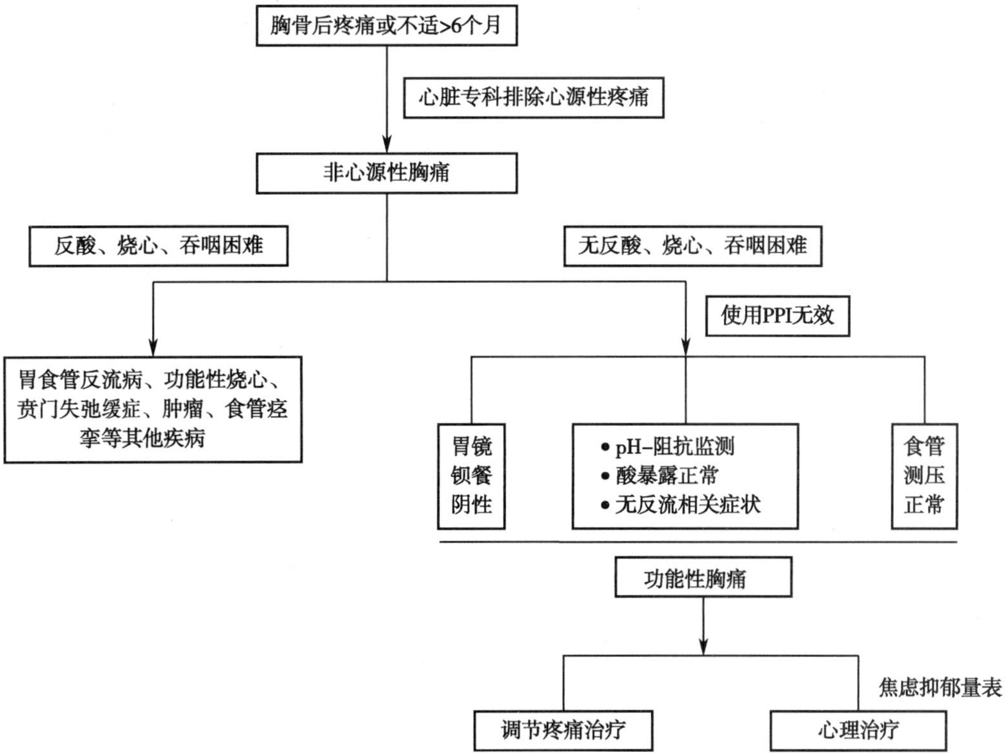

图 11-2-1　功能性胸痛临床诊治流程

二、功能性消化不良

功能性消化不良（FD）为存在一种或多种起源于胃、十二指肠区域的消化不良症状，包括餐后饱胀、早饱感、上腹痛、嗳气、恶心、呕吐等，并且缺乏能解释这些症状的任何器质性、系统性和代谢性疾病。其发病机制不明，通常认为包括感染后FD、十二指肠炎症、胃肠运动功能紊乱、内脏高敏感、黏膜和免疫功能改变、肠道菌群紊乱和中枢神经系统功能改变，治疗主要包括根除幽门螺杆菌、饮食调整、促动力剂、抑制剂及神经调节剂等治疗。

FD是临床上最常见的一种FGIDs。我国FD的患病率为23.29%，占消化门诊患者的近半数。

（一）病因和发病机制

FD的病因及发病机制仍未完全清楚。目前共识认为FD的症状主要由胃十二指肠动力异常和内脏高敏感性引起。其他相关的因素包括幽门螺杆菌感染、心理因素和饮食在内的其他致病因素。

1. 胃十二指肠动力异常 胃的排空延迟或加速、胃容受性舒张及收缩功能受损均可导致胃动力异常，是FD发病的重要机制之一。胃排空延迟与早饱、餐后饱胀、恶心、呕吐等症状的发生相关，胃容受性调节受损使食物在胃内分布异常，食物更多的分布于远端胃，造成胃窦负荷过重同时伴有胃窦动力减弱，这些因素共同作用下使胃排空受阻。

2. 内脏高敏感性 是指患者对胃内机械性刺激或化学性刺激的敏感性增加，从而产生消化不良的症状。

3. 幽门螺杆菌（*Helicobacter pylori*，Hp）感染 急性感染可诱发上、下消化道功能性胃肠疾病的症状已成为共识，这种现象被称为感染后肠易激综合征和感染后消化不良。Hp感染在FD中的作用一直存在争议。

4. 心理因素和饮食在内的其他致病因素 脑-肠轴现在被认为在FD的病因学中起着作用。患有焦虑症和抑郁症的患者发生FD的概率高于普通人群，而通过心理干预治疗与抗抑郁治疗，部分FD患者的症状确实得到了的缓解。

以上这些因素可以独立存在，也可能通过相互影响、相互促进来引发或者加重FD症状。

（二）临床表现

FD主要症状包括：餐后饱胀不适、早饱感、上腹部疼痛及上腹部烧灼感，常伴有嗳气。不少患者同时伴有失眠、焦虑、抑郁、头痛、注意力不集中等精神症状。

（三）诊断标准

罗马Ⅳ根据症状及频率将FD分为以下两种亚型：

1. 餐后不适综合征（postprandial distress syndrome，PDS） 必须符合以下1项或2项，且至少每周3日：①餐后饱胀不适（以致影响日常活动）；②早饱不适感（以致不能完成平时餐量的进食）。

诊断前上述症状出现至少6个月，近3个月符合以上诊断标准；常规检查（包括胃镜检查）未发现可解释上述症状的器质性、系统性或代谢性疾病的证据。

2. 上腹痛综合征（epigastric pain syndrome，EPS） 必须符合以下1项或2项，且至少每周1日：①中上腹痛（以致影响日常活动）；②中上腹部烧灼不适（以致影响日常生活）。

诊断前以上症状出现至少6个月，近3个月符合以上诊断标准；常规检查（包括胃镜检查）未发现可解释上述症状的器质性、系统性或代谢性疾病的证据。

功能性消化不良的分型是建立在不同症状的基础之上的，主要是依据上腹不适或疼痛进行分型，但由于临床上对上腹不适与疼痛的区分是困难的，不同亚型之间又显示有很大的重叠，2类亚型均缺乏稳定性，因此在临床实践应用中是有一定困难的。

（四）诊断程序

引起消化不良症状的疾病很多，因此FD作为一个排除性诊断，在实际工作中，要求既不漏诊器质性疾病，又不应无选择地对每例患者进行全面的实验室及特殊检查。注意消化不良症状的频率及程度，症状发生与进食、体位、排便的关系，有无夜间症状；患者进食量有无改变，有无体重下降及营养状况；有无反酸、胃灼烧、便秘、腹泻等重叠症状；注意患者的心理及情绪状态，必要时请相关科室会诊。

1. 病史采集 在病史采集过程中要注意患者有无报警征象、肿瘤家族史等。对有报警症状或年龄大于界定年龄（45~55 岁）的患者可安排胃镜检查。

2. 体格检查 注意患者有无贫血及其精神心理状态，腹部查体注意有无胃肠型，压痛及其部位、程度，有无包块，有无振水音等。

3. 辅助检查 初诊患者在详细询问病史及全面体格检查基础上，有针对性地选择检查。

（1）生化检查：包括肝、肾功及血糖等，排除肝肾功能损害或糖尿病引发的消化不良。

（2）肿瘤标志物：对于有报警征象者可以选择肿瘤标志物检查。

（3）上消化道内镜：可以发现胃、十二指肠炎症、溃疡及肿瘤等器质性疾病，同时可进行幽门螺杆菌的检查。在我国，建议胃镜作为首要及主要的检查手段。

（4）腹部 B 超：主要用于除外肝、胆、胰源性的消化不良，可以发现胆系结石或胆囊炎症、慢性胰腺炎或肝、胆、胰的肿瘤。

（5）胃肠动力相关检查：不作为常规检查。对于症状严重或常规治疗效果不佳的 FD 患者，可以进行胃电图、胃排空、胃容纳功能及感知功能的检查，对胃肠动力及其感知功能进行评估，指导或调整治疗方案。

（五）鉴别诊断

需要与器质性疾病包括食管、胃、十二指肠、肝、胆、胰及上消化道症状突出的其他系统疾病进行鉴别，特别是消化道溃疡及肿瘤。食管疾病与 FD 之间很可能存在症状重叠，罗马标准曾将以胃灼热为首要症状的患者从 FD 范畴中剔除，但新近研究表明，首要症状并不能可靠识别胃食管反流病（GERD），罗马委员会建议，经常出现典型反流症状时应先暂时诊断为 GERD，在临床实践中，如在给予足量的试验性抑酸治疗后，消化不良症状不能缓解，则胃灼热症状的存在不能排除 FD。

此外，在临床中经常观察到，FD 与肠易激综合征（IBS）之间也存在一定的症状重叠，但是因为 IBS 对 FD 症状及可能的病理生理机制具有较小影响，因此，IBS 的存在不能排除其他 FGIDs 的诊断。

（六）治疗原则

1. 一般治疗 首先应对 FD 患者进行对疾病的认知教育，反复地解释病情，使患者充分认识其所患疾病的良性本质，指导患者改善生活方式、调整饮食结构和习惯，如少量、多餐、避免高脂饮食。去除与症状相关的因素，提高患者应对症状的能力。

2. 经验治疗 适用于 40 岁以下、无警报征象、无明显精神心理障碍的患者，罗马Ⅳ委员会进一步强调了根除 Hp 在治疗 FD 中的重要性。Hp 在 FD 患者中更为普遍，并且一部分患者对根除有症状受益。《京都胃炎共识》提出了“幽门螺杆菌相关性消化不良”一词，用于治疗患有 FD 症状的幽门螺杆菌感染患者，并建议根除幽门螺杆菌作为感染的 FD 患者的一线治疗。此外，对于与进餐相关的消化不良（PDS 亚型）应以调整胃肠动力为主，选用促动力剂，必要时可合用抑酸剂作为二线治疗；与进餐非相关的消化不良（EPS 亚型）的患者胃肠呈高敏感性，应以降低胃内酸度、减少胃酸的刺激为主，选用抑酸剂，必要时合用促动力剂作为二线治疗。如经验性治疗 2~4 周症状无明显缓解，可尝试低剂量使用抗抑郁或抗焦虑剂等神经调节剂。

3. 常用药物

（1）根除幽门螺杆菌药物：常用四联疗法，即质子泵抑制剂、铋剂联合两种抗生素。

（2）抑酸剂：适用于 EPS 中以上腹痛、烧灼感为主要症状者。常用抑酸剂包括 H_2 受体拮抗剂（H_2RA）和质子泵抑制剂（PPI）。

（3）胃肠促动力剂：可明显改善与进食有关的上腹部症状。多潘立酮为选择性外周多巴胺 D_2 受体拮抗剂，能增加胃窦和十二指肠动力，促进胃排空。莫沙比利为选择性 5-HT_4 受体激动剂，刺激胃肠道而发挥促动力作用。

（4）胃黏膜保护剂：如铋剂、硫糖铝、替普瑞酮、铝碳酸镁等。

（5）抗焦虑、抗抑郁药物：对抑酸和促动力治疗无效，且伴有明显精神心理障碍的患者，可选择三环类抗抑郁药或 5-HT_4 再摄取抑制剂，宜从小剂量开始，注意药物副作用。

（6）其他药物：消化酶和微生态制剂可作为治疗消化不良的辅助用药，可改善与进餐相关的腹胀、食欲缺乏等症状。

我国 FD 诊治流程见图 11-2-2。

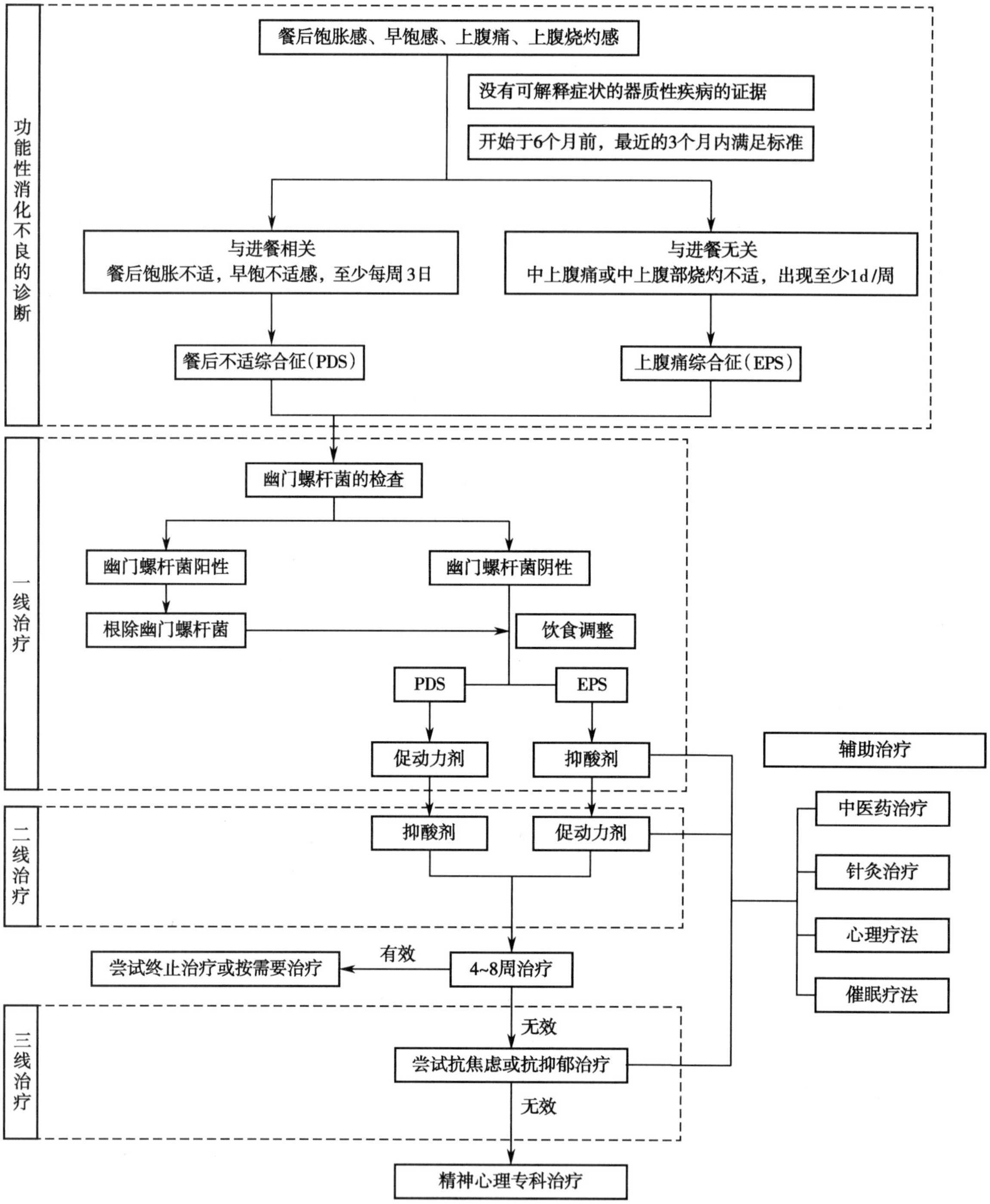

图 11-2-2 功能性消化不良临床诊治流程

三、肠易激综合征

肠易激综合征（irritable bowel syndrome，IBS）是一组以持续存在或间歇发作的腹痛伴排便习惯或大便性状改变为特征而无可解释症状的形态学或生化指标改变的功能性胃肠疾病。在全世界范围内发病率较高，一般发病率为10%~20%，女性多于男性，儿童的估计发病率与成人相似，老年人的报告频率有所下降。症状常反复发生，经常与其他功能性肠病有症状重叠，一方面给患者造成痛苦，影响生活质量，另一方面导致卫生医疗保健成本增加，消耗大量医疗资源，造成了严重的社会负担。

（一）病因与发病机制

发病机制尚不完全清楚，认为是多种因素的共同作用，病理生理机制包括胃肠动力学异常，内脏感觉异常，脑-肠轴与胃肠激素，肠道感染、炎症与菌群失调，精神心理因素等。

1. 胃肠动力学异常　IBS 是一种全消化道动力障碍性疾病，临床上该病常与胃食管反流病，功能性消化不良等重叠，提示可能存在上消化道动力异常。IBS 腹泻型（IBS-D）多表现肠道运动功能加速，IBS 便秘型（IBS-C）表现肠道运动功能延迟。

2. 内脏感觉异常　对各种生理和非生理刺激具有高敏感性。内脏高敏感可以发生在 IBS 患者外周感受器肠道、脑-肠轴信号转导途中、脊髓、脑等不同水平系统。

脑-肠轴是指胃肠道活动信息传入到中枢神经系统，中枢神经系统接收并整合后，经自主神经系统和神经-内分泌系统传送到肠神经或直接调控胃肠的效应细胞。脑-肠轴可以从不同水平通过多个信号通路参与胃肠道运动、分泌、免疫等各方面的调控，脑-肠轴不同水平调控的异常，都可以导致 IBS 的发生。

3. 肠道感染、炎症与菌群失调　部分 IBS 患者有急性胃肠炎的病史，在被肠道细菌、病毒或寄虫感染后，在病原体被清除及黏膜炎症消退以后会发生 IBS 样症状，称为感染后肠易激综合征。部分炎症性肠病缓解期患者也可能会出现 IBS 样的胃肠道症状，提示 IBS 患者可能存在长期肠道低度炎症。此外，IBS 患者小肠内存在细菌过度生长现象，可能参与的机制有微生物改变正常寄生菌破坏肠道黏膜屏障完整性；通过微生物与宿主的相互作用调控局部和全身免疫系统反应；消化道菌群的改变可以引起正常菌群相关的细胞因子释放，导致肠道异常变化。

4. 精神心理因素　IBS 患者常伴随着神经、精神症状，如失眠、烦躁、易怒、紧张、多疑等。经历过应激事件、精神创伤等刺激的人群 IBS 的发病率明显高于普通人群。

（二）临床表现与分型

IBS 的主要特征是伴有排便改变的反复发作的腹痛，同时缺乏可以解释症状的解剖或生化异常。常见症状有：

1. 腹痛　与排便相关的腹部疼痛主要来源于肠道，如果症状可由于排便缓解，预示这些症状可能起源于结肠，如果症状伴有排便频率或粪便性状的改变，预示症状可能与肠道的传输功能改变有关，反映肠道运动模式或分泌功能的变化。与锻炼、活动、排尿及月经相关的症状通常有肠道以外的其他原因。当 IBS 严重时这些症状也会随之加重，这可能与心理因素相关。

2. 粪便性状改变　由于多数患者的排便频率在正常范围内，其粪便性状（稀水样便 / 硬结便）基本可以反映肠道内容物的转运时间。

在没有使用泻药和止泻药的情况下，应用 Bristol 粪便性状量表，判断粪便性状（图 11-2-3）。

1型	分散的硬块，类似坚果，难以通过	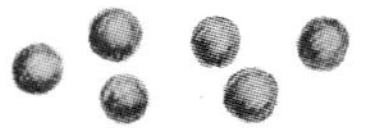
2型	呈腊肠状但为多块	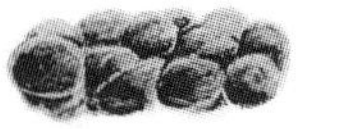
3型	呈腊肠状但在其表面有裂缝	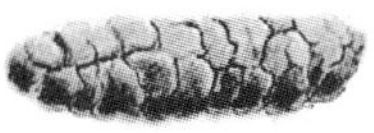
4型	呈腊肠状或蛇状，表面光滑且软	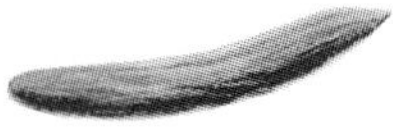
5型	软的团块有清楚的边缘（易于通过）	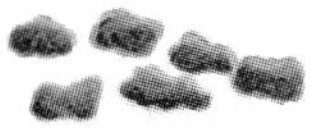
6型	绒毛片状且有碎边，软糊状粪便	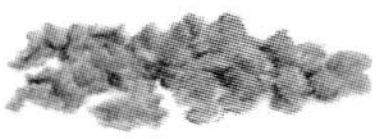
7型	水样，无固体粪便	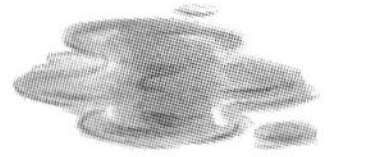

图 11-2-3　Bristol 粪便性状量表

3. 进食相关症状　早饱、恶心、呕吐、上腹胀痛是 FD 的症状，但也是 IBS 的常见症状。42%~87% 的 IBS 患者可以和 FD 重叠，50% 的患者报告症状可在进食后 90 分钟内加重，这可能是因为结肠或小肠对进食的反应。

4. 精神心理症状　许多 IBS 患者可同时伴有情绪障碍，抑郁、焦虑和疑病症等症状。

（三）诊断及鉴别诊断

反复发作的腹痛，近 3 个月内平均发作至少每周 1 日，伴有以下 2 项或 2 项以上：①与排便相关；②伴有排便频率的改变；③伴有粪便性状（外观）改变。

诊断前症状出现至少6个月，近3个月符合以上诊断标准。

IBS的诊断属于排除性诊断，按上述标准在排除可引起腹痛、腹泻、便秘的各种器质性疾病基础上方可做出诊断。

1. IBS亚型诊断标准　根据主导型的排便习惯及粪便性状对IBS进行亚型分类：

（1）IBS便秘型（IBS-C）：>25%的排便为Bristol粪便性状1型或2型，且<25%的排便为Bristol粪便性状6型或7型。

（2）IBS腹泻型（IBS-D）：<25%的排便为Bristol粪便性状1型或2型，且>25%的排便为Bristol粪便性状6型或7型。

（3）IBS混合型（IBS-M）：>25%的排便为Bristol粪便性状1型或2型，且>25%的排便为Bristol粪便性状6型或7型。

（4）IBS不定型（IBS-U）：患者符合IBS的诊断标准，但其排便习惯无法准确归入以上3型中的任何一型，故称之为不定型。

2. 肠易激综合征的诊断流程　IBS的诊断属于排除性诊断，按上述标准在排除可引起腹痛、腹泻、便秘的各种器质性疾病基础上做出诊断。

（1）病史采集：需了解患者的发病史、性格及家庭环境状况，评估患者的生活质量和对生活应激事件（如离婚，亲人过世或失业等）的应对能力。采集病史时应注意以下几点：腹痛是否在排便后缓解或与大便性状及排便频率有关，如果没有这些特点，要考虑到消化道肿瘤、炎症性肠病、泌尿生殖系统疾病等；腹痛发作频度，如为持续性，则应考虑到肿瘤及功能性腹痛的可能；是否具有报警征象，如果年龄大于45岁、黑便或便血、贫血、体重下降、病程较短以及存在肿瘤家族史等。

有条件的医院应对患者的精神心理状态进行评估，这对IBS患者，特别是严重的顽固性IBS患者的治疗有指导意义。

（2）体格检查：腹部查体可无异常，也可有轻微压痛，部分患者可触及乙状结肠。

（3）辅助检查：应根据患者的症状及体征特点，选择合适的辅助检查。对于初诊尤其是老年患者，应常规进行血、粪常规及粪便隐血检查。对于存在报警征象的患者，应进行内镜检查。在有条件的医院，可进行胃肠道动力及内脏敏感性的检查，对临床治疗有指导意义。

3. 鉴别诊断　IBS的诊断首先应排除器质性疾病，对于有报警征象的患者，特别是便血或隐血阳性患者，应仔细排查消化道肿瘤。以腹痛为主者，上腹或右上腹疼痛明显者应与胆系或胰腺疾病相鉴别；如腹痛位于下腹部，伴或不伴排尿和月经异常者，应考虑泌尿系或妇科疾病。以腹泻为主者应与炎症性肠病、肠道急慢性感染、乳糖不耐症、结肠憩室、慢性胰腺炎、吸收不良综合征等相鉴别。便秘为主者应与功能性便秘或其他继发性便秘鉴别。

（四）治疗

主要是积极寻找并去除促发因素和对症治疗，强调综合治疗和个体化治疗，包括一般治疗、药物对症治疗以及心理行为疗法。治疗方式的选择需要考虑患者疾病的严重程度和主导症状，以患者为中心进行个体化治疗。

1. 一般治疗

（1）患者教育：告知患者IBS的诊断，并详细解释疾病的良性性质，以解除患者顾虑和提高治疗信心，建立良好的医患关系，同时教育患者建立良好的生活习惯。

（2）饮食调整：建立规律的饮食模式，限制摄入潜在的饮食诱因（如酒精、咖啡因、辛辣食物和脂肪）等。

2. 药物对症治疗

（1）解痉剂：通过松弛胃肠道平滑肌而达到缓解腹痛等症状的药物，包括抗胆碱药物、选择性钙通道阻滞剂、外周阿片受体激动剂等。

（2）泻药：常用于治疗便秘型IBS。泻药一般分为渗透性泻药、刺激性泻药、盐性泻药、膨胀性泻药、润滑性泻药。根据便秘的轻重，有针对性地选择泻药。

（3）止泻药：其中洛哌丁胺是一种合成的阿片受体激动剂，可刺激肠神经系统中的抑制性突触前受体，导致蠕动和分泌的抑制，止泻效果好，适用于腹泻较为严重者，但不宜长期使用。轻症者宜使用吸附止泻药如蒙脱石散等，较为温和的缓泻药可以减少不良反应。

（4）5-HT类药物：可以弱化结肠运输，钝化胃结肠反射，并减少直肠敏感性和餐后运动，可有效缓解患者腹痛，但应警惕缺血性肠炎等不良反应的发生。普芦卡必利是高选择性、高亲和力的 5-HT_4 受体激动剂，对结肠的促动力效应尤为显著，可用于便秘型 IBS 患者。

（5）抗生素：利福昔明是一种难以吸收的利福霉素衍生物，可以抑制细菌转录，在胃肠道吸收不良，这降低了严重的全身副作用的风险。利福昔明的低吸收使得其在肠腔可以保持较高的有效浓度。

（6）益生菌：多数 IBS 患者存在肠道菌群紊乱，调整肠道菌群可对其症状改善产生积极的影响，益生菌可以改善黏膜完整性，并且通过调节肠道微生物群来恢复肠道屏障。

（7）抗抑郁药：抗抑郁药物主要包括三环类抗抑郁药 TCA，如丙咪嗪、迪普拉明、阿米替林等与新型的选择性 5-HT 再摄取抑制剂 SSRIs，如氟西汀、帕罗西汀、西酞普兰等。TCA 可缓解疼痛、直接影响胃肠道的运动及分泌功能，控制情绪稳定，SSRIs 有抗焦虑作用。

（8）促分泌剂：可促进肠道分泌，从而加快胃肠道运动，增加排便频率，也可降低痛觉神经的灵敏度从而减轻腹痛。

3. 心理治疗　心理治疗主要包括认知行为疗法、动态心理治疗、催眠疗法、暗示疗法等。改善 IBS 患者生活质量。

肠易激综合征临床诊治流程见图 11-2-4。

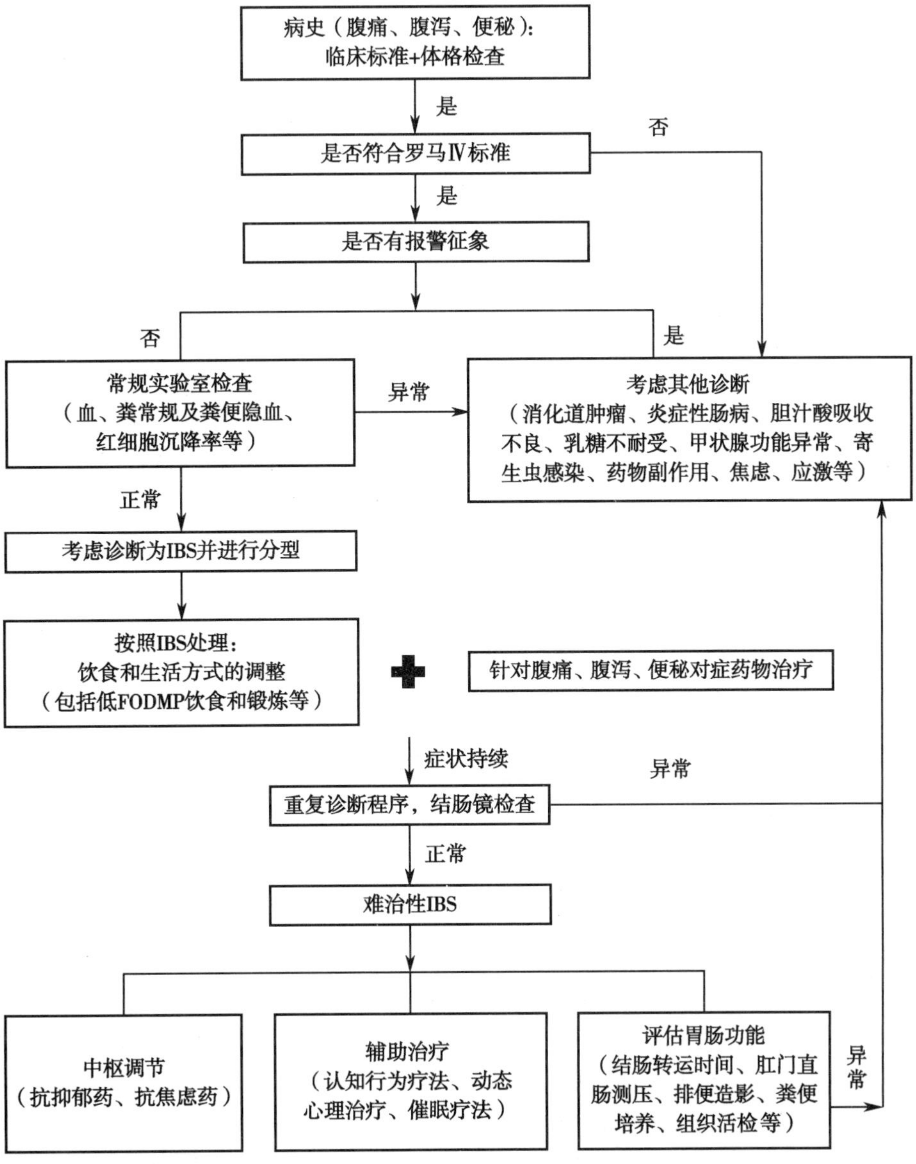

图 11-2-4　肠易激综合征临床诊治流程

四、功能性便秘

功能性便秘（functional constipation，FC）是指表现为排便困难、排便次数减少，或排便不尽感，并且不符合肠易激综合征的诊断标准，部分患者可能存在腹痛和/或腹胀症状，但这些不是主要症状。

（一）发病机制及分类

FC 的发病机制尚未完全阐明，目前认为与结肠运动功能障碍、肛门直肠功能障碍、精神心理异常等因素有关。根据病理生理学机制，便秘分为以下 3 型：

1. 慢传输型　结肠传输时间延长，结肠高振幅推进性收缩减少。

2. 排便障碍或直肠排出障碍型　腹肌、直肠、肛门括约肌和盆底肌肉不能有效地协调运动、直肠推进力不足、感觉功能下降。

3. 正常传输型　多见于 IBS-C，发病与精神心理异常等有关。

（二）诊断原则及流程

1. 诊断标准　必须包括下列 2 项或 2 项以上：

（1）1/4（25%）以上的排便感到费力。

（2）1/4（25%）以上的排便为干球粪或硬粪（Bristol 粪便性状量表 1~2 型）。

（3）1/4（25%）以上的排便有不尽感。

（4）1/4（25%）以上的排便有肛门直肠梗阻/堵塞感。

（5）1/4（25%）以上的排便需要手法辅助（如用手指协助排便、盆底支持）。

（6）每周自发排便少于 3 次。

并且不用泻药时很少出现稀粪，且不符合肠易激综合征的诊断标准。

诊断前症状出现至少 6 个月，近 3 个月符合以上诊断标准。

若在开始使用阿片类药物或改变阿片类药物的剂型或增加剂量过程中新出现的或加重的便秘症状，则考虑阿片类药物引起的便秘。

慢性便秘的患者当腹痛表现突出时，其诊断应考虑为便秘型肠易激综合征；而当腹痛轻微、便秘突出时，或随着便秘的改善腹痛可以缓解，则应诊断为功能性便秘。

2. 鉴别诊断　需要鉴别的主要是继发性便秘，主要包括以下几种因素：

（1）肠道疾病：结直肠肿瘤、肛管狭窄、直肠黏膜脱垂、先天性巨结肠（Hirschsprung 病）。

（2）代谢或内分泌紊乱：糖尿病、甲状腺功能减退、高钙血症、垂体功能低下、卟啉病。

（3）神经源性疾病：脑卒中、帕金森病、多发性硬化、脊髓病变、自主神经病及某些精神疾病。

（4）系统性疾病：系统性硬化、皮肌炎、淀粉样变。

（5）药物：麻醉剂、抗胆碱能药物、含阳离子药类药物（铁剂、铝剂、含钙剂、钡剂）、其他药物如阿片类制剂、神经节阻断药、长春碱类、抗惊厥药物、钙离子阻断剂等。

3. 诊断流程

（1）病史采集：询问病程及大便的频率、形状、便意、排便是否费力、有无不尽感、是否需要手法排便、用药史及盆腹腔手术史等，同时注意询问与便秘相关器质性疾病情况。

（2）体格检查：注意全身状况，有无贫血；腹部检查有无包块或胃肠型；肛门视诊及指诊注意有无表皮脱落、皮赘、肛裂、脓肿、痔疮、直肠脱垂、肛门狭窄、直肠及肛管占位性病变、有无指套染血，指检时可让患者做排便动作。

（3）辅助检查：常规需进行粪便常规及潜血检查，对怀疑有器质性病变患者应进行相应检查。特别是有报警征者，如年龄超过 40 岁、贫血、便血、粪潜血阳性、消瘦、腹块、明显腹痛、有肿瘤家族史等，应进行内镜和必要的实验室检查。

1）腹部平片：对于疑似肠梗阻患者，需进行腹平片检查。

2）钡剂灌肠：可以发现乙状结肠冗长、巨结肠、巨直肠、狭窄及占位性病变。

3）肠功能检查：包括结肠动力检查、结肠传输试验、肛管直肠测压、直肠气囊排出试验等。排粪造影：可发现肛管直肠的功能及形态变化。

4）肌电图：可以区分盆底随意肌群肌肉和神经功能异常，对出口梗阻型便秘的诊断具有重要意义。

（三）治疗

1. 一般治疗　调整生活方式，采取合理的饮食习惯，增加膳食纤维及水分的摄入量。另外，需保持健康心理状态，养成良好的排便习惯，同时进行适当有规律的运动及腹部按摩。

2. 药物治疗

（1）泻药：主要通过刺激肠道分泌、减少肠道吸收、提高肠腔内渗透压促进排便。

（2）促动力药物：莫沙比利、普芦卡必利为新型促动力药，促进胃肠运动同时还增加肛管括约肌的正性促动力效应和促肛管自发性松弛。

（3）促分泌剂：可刺激肠液分泌，促进排便。包括鲁比前列酮和利那洛肽。

（4）微生态制剂：通过肠道繁殖并产生大量乳酸和醋酸而促进肠蠕动。

3. 清洁灌肠　对有粪便嵌塞或严重出口梗阻的患者需采用清洁灌肠帮助排便。

4. 生物反馈疗法　借助声音和图像反馈刺激大脑，训练正确控制肛门外括约肌舒缩，从而阻止便秘发生。

5. 精神心理治疗　对合并精神心理障碍、睡眠障碍的患者给予心理指导、认知治疗等；合并有明显心理障碍的患者可予以抗抑郁焦虑药物治疗；对严重精神心理异常的患者应转至精神心理科，接受专科治疗。

6. 手术治疗　对严重便秘经上述治疗无效，可考虑手术治疗。

功能性便秘临床诊治流程见图 11-2-5。

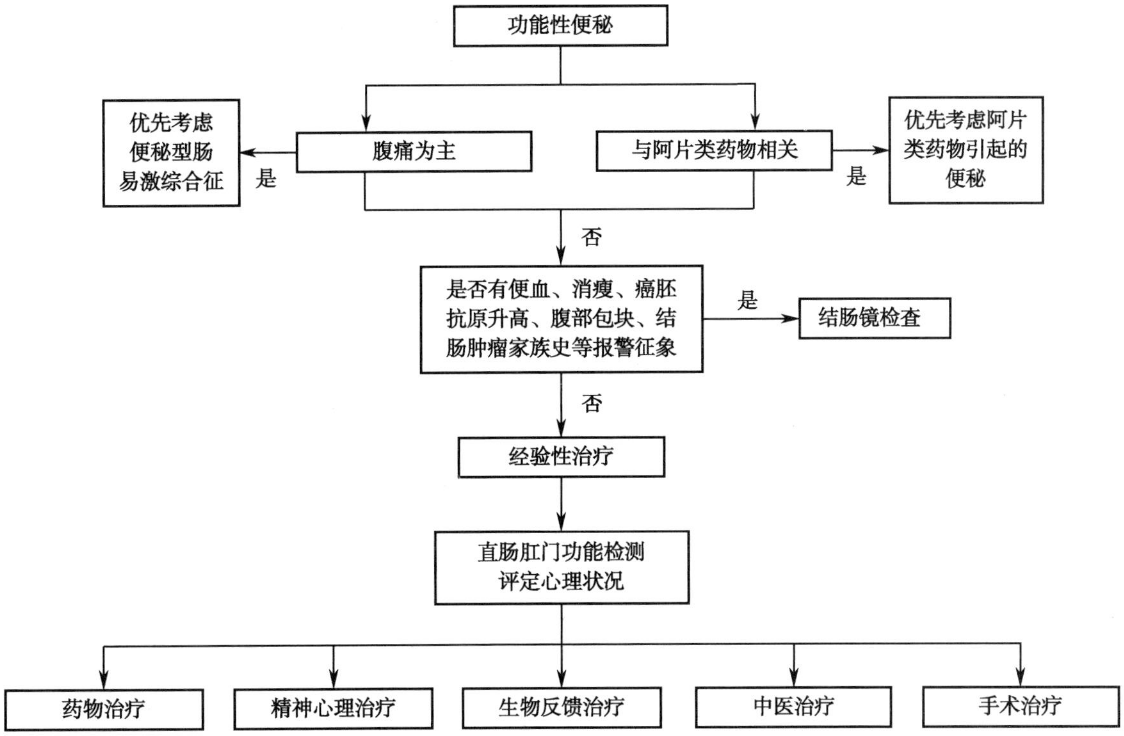

图 11-2-5　功能性便秘临床诊治流程

（王进海　郭晓燕）

第三节　罗马Ⅳ共识的要点解读

【摘要】

通过对罗马Ⅲ发布之后发表的一系列研究证据的汇总、分析和讨论，罗马委员会 2016 年发布了最新的罗马Ⅳ，其中对罗马Ⅲ的分类及部分具体内容进行了更新，本节介绍了更新的具体内容，并对罗马Ⅳ中功能性消化不良和肠易激综合征这两种常见功能性胃肠病的临床评价和治疗策略进行了解读。

【学习要点】

1. 罗马Ⅳ中对罗马Ⅲ功能性胃肠病的分类及部分具体内容进行的更新。

2. 功能性消化不良的临床评价方法和治疗策略。

3. 肠易激综合征的临床评价方法和治疗策略。

【思考题】

1. 罗马Ⅳ中在某些不必要的病名中删除“功能性”一词是基于哪些考虑？

2. 罗马Ⅳ中对肠易激综合征的诊断有哪些改动？

3. 如何看待功能性胃肠病诊断中报警症状的地位？

4. 尝试设计一项临床试验对功能性胃肠病的某种治疗方式进行疗效探讨。

罗马委员会成立于20世纪80年代后期，当时对功能性胃肠病病理生理机制的了解尚十分欠缺，没有相应疾病的诊断和分类系统，也没有足够的临床和基础科研的证据支持形成标准化的指南指导临床医生和患者。罗马委员会成立后，先后制定和发布了罗马Ⅰ、罗马Ⅱ、罗马Ⅲ共识，为功能性胃肠病知识在世界范围的传播和规范应用发挥了巨大的作用。尤其是在2006年罗马Ⅲ发布后，得到了世界范围内的广泛认可和执行，成为功能性胃肠病诊断标准制定、知识宣传和教育等方面的权威机构。罗马Ⅲ发布后，发表了数量庞大的基于该诊断体系的临床和基础科研研究，探讨了罗马Ⅲ共识的临床和基础应用价值，同时也对其存在的局限性提出了讨论。罗马委员会通过大量的前期工作，在诊断标准的简化、不同文化背景下功能性胃肠病的理解差异、诊断流程图的制定和应用、多维度临床资料剖析系统的提出、交互式智能软件平台等多个方面对罗马标准进行了更新和改进，并于2016年发布了最新的罗马Ⅳ共识。

一、罗马Ⅳ共识的变化

通过对罗马Ⅲ发布之后发表的一系列研究证据的汇总、分析和讨论，结合专家的共识意见，罗马委员会在罗马Ⅳ中对罗马Ⅲ中功能性胃肠病（functional gastrointestinal disorders，FGIDs）的分类及部分具体内容进行了更新。

（一）对诊断名称的修改：在某些不必要的病名中删除“功能性”一词

“功能性”这一词汇可能意味着疾病或症状的不特异性，在某些文化和语言中这个词汇可能还有某种意义上的贬义意味。除了上述“功能性”这一词汇本身的局限性，随着对肠神经系统、中枢神经系统及胃肠道动力、感觉、肠道微生态等多种FGIDs相关病理生理机制的深入研究，罗马Ⅳ认为肠-脑互动异常可能是对这些既往所称“功能性”疾病一个更加合适的解释。因此，罗马Ⅳ与之前版本的罗马标准的一个显著不同是尽量减少“功能性”这一词汇的使用，具体体现在以下几个方面：首先是将每章标题中的“功能性”一词删除；其次，对某些疾病，将名称中的“功能性”删除，如将罗马Ⅲ中的“功能性大便失禁”调整为“大便失禁”；再次，对一部分已有相关病理生理学机制证据的疾病，尝试在疾病名称中对相关机制进行体现，以助于对疾病的理解和认识，如罗马Ⅳ中以“中枢介导的腹痛综合征”代替罗马Ⅲ中的“功能性腹痛综合征”；但是，对某些需要与明确器质性病变相鉴别的相同名称的疾病，在名称中仍保留“功能性”这一描述，如仍使用功能性腹泻这一名称，以便于与各种器质性病变引起的腹泻相鉴别。

（二）对诊断分类的增补及合并

1. 增补新的诊断 罗马Ⅳ中新增加了麻醉剂肠道综合征/阿片引起的胃肠道痛觉过敏、中枢介导的腹痛综合征、阿片引起的便秘、大麻素剧吐综合征等多个FGIDs分类。由疾病的名称即可发现，这些疾病与其他FGIDs最大的不同在于它们具有引起相应症状的明确因素，去除致病因素（如麻醉剂、阿片、大麻素等）后症状可以恢复，因此严格来说这些疾病并非传统意义上的“功能性”疾病。但是，罗马委员会认为，这些疾病的临床表现与FGIDs类似，并且其显著的特征仍然是以中枢神经系统或肠神经系统功能的异常（即肠-脑互动异常）为表现，而且就目前的证据而言，这些疾病还未达到需要使用其他更为明确的器质性疾病解释和诊断的程度。因此，当前仍考虑将这些疾病归类于FGIDs范畴。

2. 新增加“反流高敏感”的诊断 在罗马Ⅳ的A3分类中，增加了“反流高敏感”这一诊断，特指患者的酸反流在正常范围（即属于生理性反流），但患者对生理性反流呈现高敏感反应而出现烧心症状。反流高敏感主要与FGIDs中的功能性烧心和胃食管反流病中的非糜烂性反流病相鉴别，前者是指患者有烧心症状，但缺乏烧心症状与胃食管反流相关的证据，而后者表现出的反酸、烧心症状与反流有密切的关系。

3. 将有关恶心和呕吐的病症合并　虽然恶心和呕吐是两种不同的消化系统症状，但是在实际临床工作中，这两种症状通常是相关联并且处理措施有很大的相似相通之处，基于上述考虑，罗马Ⅳ中，将罗马Ⅲ中的“慢性特发性恶心”和“功能性呕吐”合并为一个新的诊断，称为“慢性恶心呕吐综合征”。

（三）对部分章节的增补和修改

罗马Ⅳ中所有对章节内容的增补或修改，均是基于之前版本发布之后发表的一系列相关的临床和基础研究的证据支持。如为强调中枢神经系统在疾病症状中发挥的重要作用，罗马Ⅳ将之前版本中的“功能性腹痛综合征”更名为“中枢介导的胃肠道疼痛病”，包括中枢介导的腹痛综合征和麻醉剂肠道综合征。

随着微生物检测技术、测序技术及相关研究理念、研究方法的迅速发展，近年来在肠道微生态领域对FGIDs的发病机制、诊断、治疗干预等方面发表了一系列高质量、有影响力的研究。因此，在罗马Ⅳ中，新增了肠道微生态环境和功能性胃肠病这一章节，重点阐述肠道微生态、食物、营养等因素与肠腔微环境、肠道屏障、肠道免疫、肠神经系统以及中枢神经系统等方面的复杂网络关系，尝试多维度了解FGIDs的发病机制和过程。

为体现遗传学在患者药物治疗反应中可能的重要作用，在FGIDs的药理学、药代动力学之外，新增了药物基因组学方面的内容，相信基因层面的研究会对FGIDs患者的药物治疗提供更为前沿的指向性。

为了更好地体现FGIDs中生物－心理－社会模式这一更加新颖和全面的认识理念，罗马Ⅳ在罗马Ⅲ的基础上，新增了FGIDs的社会多元文化特征方面的证据描述和讨论，并将FGIDs的心理社会问题更新为生物心理社会问题。

（四）对部分诊断标准的修改

1. 诊断标准中阈值的调整　在确定最新的诊断标准和诊断阈值之前，罗马委员会使用制定好的诊断调查问卷，对大样本的非FGIDs人群进行了流行病学调查，以得到FGIDs各种症状在非患病人群中的频度分布等流行病学信息。因此，不同于既往罗马标准中诊断阈值的设定，罗马Ⅳ中对各种FGIDs的诊断标准中诊断阈值的设定有了充分的流行病学调查证据支持，对各个疾病诊断标准频度阈值的设定较以往更有说服力，也更容易被临床医生和患者理解和接受。

2. 肠易激综合征亚型分类标准的改变　与罗马Ⅲ标准一样，罗马Ⅳ仍然根据Bristol粪便性状量表将肠易激综合征（IBS）分为IBS便秘型、IBS腹泻型、IBS混合型、IBS不定型四个不同亚型，不同以往的方面在于，罗马Ⅲ中是以不正常粪便（糊状粪、水样粪或硬粪、干球粪）占总体粪便情况的比例进行亚型分类，而罗马Ⅳ中将IBS亚型分类标准更改为根据有不正常的粪便的比例而定，而不是所有的粪便性状。

3. 将“腹部不适”一词从IBS的诊断标准中删除　与之前罗马标准中使用的症状标准不同，在罗马Ⅳ中，不再使用“腹部不适”这一症状作为IBS的症状诊断标准。这是因为，新近的研究发现，患者容易将“腹部不适”理解为各种各样的不舒服的症状，而实际上最初罗马标准中是将“腹部疼痛或不适”考虑为涵盖从较轻的不适到较重的疼痛的腹部症状。但在实际应用中，发现患者和部分临床医生对“腹部不适”的理解可能已经偏离了罗马工作组的初衷。另外，“不适”这一词汇的描述在不同的文化背景中也存在理解和表意的差异。

4. 对Oddi括约肌功能障碍诊断标准的修订　对Oddi括约肌功能障碍进行括约肌切开术治疗可能会缓解疼痛症状，但同时存在出血、穿孔及潜在胰腺炎的风险，既往相关方面的研究证据不高，罗马Ⅲ亦未对此提出合适的指导意见。基于一项大规模随机对照临床试验的结果，罗马Ⅳ对Oddi括约肌功能障碍的诊疗流程进行了修改：将此前的Oddi括约肌功能障碍Ⅲ型删除；对缺乏胆管梗阻客观证据的患者推荐对症治疗，而非ERCP、括约肌切开术等有创性检查和治疗；对仅有中度胆管梗阻证据的Oddi括约肌功能障碍患者，在括约肌切开术前要积极考虑其他检查和治疗措施。

（五）将功能性肠病按照症状谱进行概念化

罗马Ⅳ中的功能性肠病包括肠易激综合征、功能性便秘、功能性腹泻、功能性腹胀/腹部膨胀、非特异性功能性肠病和阿片引起的便秘六类疾病。罗马Ⅳ中不再将这些疾病看作独立的病种，而是有着与病理生理机制特征相联系的症状谱，只是临床表现出的特征有所不同。比较有代表性的例子是慢性便秘和IBS便秘型，在罗马Ⅳ中这两种疾病均有自己独立的诊断标准，但是二者具有相似的病理生理机制，当患者的临床表现发生变化时（如由无腹痛开始出现腹痛），患者的诊断也可能随之发生变化。罗马Ⅳ提出这种按照症状谱进行概念化的理念，更加体现FGIDs发生的病理生理机制的作用，也可以更好地为FGIDs的科研和临床服务。当以科学研究为目的时，建议限定特定的诊断标准，这样能够将发病机制、治疗靶点方面的研究进行细化，有助于发现特征性的改变；但是在临床工作中，对于存在症状转换的患者，可能需要考虑针对共同症状谱的治疗措施（如针对精神心理因素的治疗）。另外比较有代表性的例子还有IBS的不同亚型之间，以及功能性便秘、功能性腹泻之间等。

二、功能性消化不良的要点解读

（一）定义与诊断

罗马Ⅳ仍沿用之前罗马Ⅲ对功能性消化不良（functional dyspepsia，FD）的定义，即具有餐后饱胀、早饱感、上腹痛、上腹部烧灼感这4项症状中的1项或多项，经过常规临床评估无法解释导致上述症状的原因，则被定义为FD。具体诊断标准为必须满足下列1和2的条件：①包括以下1项或多项：a. 餐后饱胀不适，b. 早饱不适感，c. 中上腹痛，d. 中上腹烧灼不适；②无可以解释上述症状的结构性疾病的证据（包括胃镜检查）。诊断标准中要求诊断前症状出现至少6个月，近3个月符合以上诊断标准。需要注意的是，临床医生、科研人员、患者对FD相关症状的定义存在一定程度的认识不清，很多情况下人们对消化不良症状的认识可能并不完全准确，因而可能会影响FD的规范化诊治及科学研究，为此罗马委员会对每一种消化不良症状进行了严格的定义和注释。另外，根据正常人群调查研究中得到的症状频度阈值，罗马委员会在FD的诊断中引入了最小频度阈值，高于此阈值的发作频度才会被纳入FD的诊断，因此在FD亚型的诊断标准中特意强调症状严重程度至少为“以致影响日常活动”。

同罗马Ⅲ一样，FD仍包括两种不同的亚型：餐后不适综合征（主要表现为餐后饱胀不适和早饱不适感）和上腹痛综合征（主要表现为中上腹痛和中上腹烧灼不适），上述两种亚型都有各自严格的诊断标准，罗马Ⅳ还列出了一系列未被纳入诊断标准但可以作为支持诊断的条件，有助于临床医生在诊断时参考和应用。流行病学研究已经证实了两种FD亚型的存在及显著差异，但是，一些研究同样发现两种亚型存在重叠的情况。两种不同亚型FD的发病机制的差异及各自独特的有效治疗方式，仍有待进一步研究探讨。

（二）临床评价

临床就诊的消化不良症状可分为两类人群：未经任何检查的消化不良患者和经过初步检查后考虑为FD的患者，两类患者的临床评价策略有所不同。

1. 未经检查的消化不良患者 患者出现消化不良症状后，多首先就诊于初级医疗机构，因此未经检查的消化不良患者多在初级医疗机构见到，对于此类患者，重点是通过详细的病史询问和细致的体格检查，明确患者是否考虑为FD诊断，并排除其他可能导致消化不良症状的因素，根据具体情况选择初步检查。关键的诊疗步骤有：收集患者来自上消化道症状的临床证据，排除警报征象，排除非甾体抗炎药或其他药物引起的消化不良，与胃食管反流病鉴别（必要时使用质子泵抑制剂试验性治疗），检测并治疗幽门螺杆菌感染，结合当地具体情况安排内镜检查。

2. 功能性消化不良患者 对于接受了初步评估和筛查之后符合FD诊断标准的患者，仍要根据患者的具体情况进行相关的检查。首先即内镜和幽门螺杆菌的检查。对FD患者进行上消化道内镜检查可排除肿瘤、溃疡等器质性病变，还可以协助与胃食管反流病等疾病进行鉴别，因此在患者有症状的情况下进行胃镜检查非常有必要。内镜检查的同时可以根据情况进行胃十二指肠的活检，胃活检是胃癌的确诊手段，也是鉴别良恶性溃疡的必要检测方法。除此之外，考虑到乳糜泻与消化不良之间可能的密切关系，根据患者病史及症状表现，如果考虑乳糜泻的情况，必要时可考虑取十二指肠活检以提供更多的鉴别信息。但此方面应用的临床价值尚未被完全证实，目前主要还在机制研究方面。幽门螺杆菌感染与胃癌、消化道溃疡关系密切，并且为可治愈性感染，罗马Ⅳ推荐对FD患者进行幽门螺杆菌感染的检测，可以选择呼气试验等非侵入性方法，也可以在胃镜检查的同时进行快速尿素酶检测，并推荐对幽门螺杆菌阳性患者进行根除治疗。钡餐对消化道黏膜病变检查准确度过低，腹部超声主要用于对肝胆疾病的鉴别诊断，CT和磁共振小肠成像也主要用于肠梗阻、炎症性肠病等肠道疾病的鉴别诊断。

胃排空延迟是FD发病中的重要病理生理机制，对胃排空的检测可以为患者的临床表现提供病理生理学方面解释，某些情况下胃排空检测的结果可以指导医生对FD进行靶向胃排空异常的针对性治疗。但是，目前胃排空的检查方法多种多样，尚缺乏标准化检查方案和结果解读，各项研究报道的结果也存在较多的差异，因此并未在临床真正普及。另外，对于胃排空延迟与FD症状之间的相关性，也存在不同的结论。基于以上因素的考虑，目前暂不推荐对FD患者常规进行胃排空的检查。

（三）治疗

1. 调整生活方式　建立良好的医患沟通关系是FD治疗的第一步，同时推荐患者调整饮食，可以尝试少量、多餐，避免高脂、咖啡、酒精及其他刺激性饮食，可能会缓解症状。

2. 根除幽门螺杆菌　2014发表的一项研究中，作者严格筛选后纳入了14项最新发表的设计良好的随机对照临床试验进行meta分析，以评估幽门螺杆菌根除治疗对FD患者消化不良症状的长期效果。结果发现，在幽门螺杆菌根除治疗组，消化不良症状的改善显著优于对照组（OR=1.38，$p<0.0001$）。进一步的亚组分析结果显示，与对照组相比，幽门螺杆菌根除治疗在欧洲（OR=1.49）、亚洲（OR=1.54）、美洲（OR=1.43）的FD人群中均具有良好的效果。在最新发表的《幽门螺杆菌胃炎京都全球共识》中，推荐幽门螺杆菌根除治疗为改善幽门螺杆菌感染消化不良症状的一线治疗（推荐等级：强烈；证据等级：高）。

3. 抑酸药物　推荐给予FD患者1~2周的试验性抑酸治疗。随机对照临床研究结果显示，质子泵抑制剂抑酸治疗对FD的治疗效果显著优于安慰剂，尤其是对溃疡型和反流型消化不良患者效果更佳，但是对动力障碍型FD治疗效果不明显。有研究发现，40mg/d剂量的法莫替丁对FD患者的临床症状也有明显的改善作用。考虑到法莫替丁的抑酸作用较弱，因此推测抑酸治疗可能与作用于嗜酸性粒细胞等抑酸机制之外的因素也有一定关系。

4. 促动力治疗和加速胃排空　促动力药的种类较多，均有各自的作用靶点和独特作用机制，临床可根据实际情况酌情选用。既往研究证实，西沙比利、多潘立酮等促动力药物对FD的治疗效果优于安慰剂，但这两种药物均存在可能引起严重心脏不良反应的风险。理论而言，按照胃排空检查的结果，对胃排空延迟的患者进行促动力治疗，是一种可行的治疗方案，但对改善胃排空和症状改善之间的关系进行的研究并未得到一致性结论，提示我们胃排空试验在FD患者促动力治疗中的导向价值仍有待进一步探索。

5. 胃底舒张药物　胃底容受性舒张功能受损是FD发病的另外一个重要机制，能够改善受损的胃底舒张功能。松弛近端胃的药物有坦度螺酮、丁螺环酮、舒马曲坦、中草药STW5等，这些药物在FD的治疗中都显示出一定的作用，但多数仍处于临床研究阶段。阿考替胺可拮抗胆碱能神经末梢毒蕈碱1型和2型受体并抑制胆碱酯酶，可同时松弛胃底及促动力治疗，已在日本批准用于FD的治疗。

6. 中枢作用的药物和心理治疗　一项随机、双盲、安慰剂对照临床试验的结果显示，三环类抗抑郁药物阿米替林对FD的治疗效果显著优于安慰剂，尤其对溃疡型FD效果更好，而选择性5-HT再摄取抑制剂艾司西酞普兰对FD的治疗效果并不优于安慰剂，但两种药物均可显著改善患者的生活质量。催眠治疗、认知－行为治疗等心理治疗可能对FD患者有一定的治疗效果，但证据等级偏低。随着肠－脑互动异常这一概念的逐步深入，中枢作用药物和心理治疗在FD治疗中的作用势必会受到越来越多的关注，但目前各种作用于中枢的药物及心理治疗对FD的治疗效果仍待有严格纳入和评估标准的临床试验验证。

7. 其他治疗　在FD发病机制的研究中发现肥大细胞及嗜酸性粒细胞介导的炎症反应参与了FD的发生，因此有研究探讨了抗嗜酸性粒细胞制剂作为FD治疗靶点的可能性，并在儿童患者中发现白三烯受体拮抗剂孟鲁司特对部分FD患者有治疗作用。而抗组胺药物亦可能是另外一个潜在的FD治疗药物。加味六君子汤、中药复方制剂提取物STW5对FD患者的治疗作用也已有临床试验证实。

三、肠易激综合征的要点解读

（一）定义与诊断

根据罗马Ⅳ定义，肠易激综合征（IBS）是一种功能性肠病，表现为反复发作的腹痛，与排便相关或伴随排便习惯改变。典型的排便习惯异常可表现为便秘、腹泻，或便秘与腹泻交替，同时可有腹胀/腹部膨胀的症状。

IBS的诊断标准：反复发作的腹痛，近3个月内平均发作至少每周1日，伴有以下2项或2项以上：①与排便相关；②伴有排便频率的改变；③伴有粪便性状（外观）改变，诊断前症状出现至少6个月，近3个月符合以上诊断标准。根据Bristol粪便性状量表判定的排便习惯改变的主要表现，IBS可分为IBS便秘型、IBS腹泻型、IBS混合型、IBS不定型4个不同的亚型。

对比罗马Ⅲ中对IBS的定义和诊断，可以发现，罗马Ⅳ中的一个重大改动是删除了“腹部不适”这一症状描述。对于作此改动的原因，主要是考虑到不同于“腹痛”这一被广泛认可的症状，不同患者甚至临床医生对“不适”这一症状的认识并不一致，对于“不适”的定义和代表的具体症状并不清楚，而且由于文化差异，在某些语言中甚至无法找到表达“不适”的词汇。如有研究使用调查问卷对123位IBS患者进行调查，结果发现患者认为腹痛与腹部不适为两种不同的症状，并且腹部不适包括腹胀、胀气、排便不尽感等多种症状，因此作者认为腹部不适症状为非特异性描述，不建议在诊断时使用。但是，需要注意的是，这些数据均来自西方人群，实际上，来着中国国内的调查数据显示，如果以最新的罗马Ⅳ标准（删除“腹部不适”）进行诊断，那么有大约22.6%的既往以罗马Ⅲ标准诊断的IBS患者将不符合IBS的诊断，而且，仅有腹痛和仅有腹部不适的两组患者之间的临床特征并无显著差异。因此，在中国人群的IBS诊断中是否应该删除“腹部不适”这一症状描述仍有待商榷，未来可针对表现为腹部不适和表现为腹痛的亚组人群进行进一步研究，以探讨两种不同症状表现内在的可能机制及对治疗选择的影响。

（二）临床评估

罗马Ⅳ鼓励临床医生基于症状做出IBS的诊断，从而尽量弱化IBS是一种“排除性”诊断这一既往的认识。但是，临床医生在进行IBS的诊断时，仍要从临床病史、体格检查、实验室检查和结肠镜检查这四个主要方面对患者进行细致的评估。

1. 临床病史 IBS主要是基于症状学表现的诊断，因此临床病史中主要症状的询问至关重要，对于怀疑IBS诊断的患者，要结合IBS诊断标准中的主要症状、发作频率、加重或缓解因素等要点进行病史询问，符合诊断标准的患者即可做出IBS的初步诊断。但是，特别需要注意的是，某些器质性疾病，如炎症性肠病、乳糜泻、乳糖不耐受甚至结肠肿瘤，可能会表现出类似IBS的症状，甚至会完全符合IBS的诊断标准。因此，在病史询问中要特别注意报警征象、肿瘤家族史等具有重要鉴别和提示意义的信息，不同国家和地区报警征象的内容并不完全一致，这与当地疾病的流行病学特点相关，常见的报警征象有便血、消瘦、发热、腹泻、腹部肿块、结直肠癌家族史等。在病史询问中，还应特别注意患者的饮食习惯及社会心理相关的因素，一方面有助于鉴别诊断部分继发性腹痛疾病；另一方面，对患者后续的治疗也非常有帮助。

2. 体格检查 体格检查有以下几个主要的目的：首先是通过细致的体格检查可以帮助发现腹部肿块等具有重要鉴别意义的体征；其次是通过肛门直肠指诊检查可以初步评估患者的肛门括约肌功能，这对排便异常的患者尤为重要；最后，细致的体格检查有助于缓解患者的焦虑情绪，建立良好的医患沟通关系。

3. 实验室检查 IBS诊断中相关的实验室检查主要是用于鉴别诊断以排除其他器质性疾病，如怀疑甲状腺功能异常导致的腹泻可以进行甲状腺功能的血清学检查，怀疑乳糜泻的患者可以考虑乳糜泻血清学检查，大便常规、寄生虫和虫卵检查对排除感染性腹泻非常有意义，有研究发现C反应蛋白和钙卫蛋白对鉴别IBS和炎症性肠病非常有价值。

4. 结肠镜检查 结肠镜检查在IBS的鉴别诊断中意义重大，通过结肠镜检查可以排除肿瘤、炎症性肠病等多种器质性病变，在IBS的发病机制和药物疗效研究中，还可以通过结肠镜检查获取结肠组织标本、肠腔粪便标本等样本进行组织学、分子生物学及菌群相关指标等的检测。罗马Ⅳ建议所有≥50岁的IBS患者（非洲裔美国人或非洲裔为≥45岁）均应接受结肠镜检查，对于年龄不符合此标准，但有报警征象、结直肠癌家族史及腹泻等其他特别症状时，也应进行结肠镜检查。对于结肠镜检查的指征，各个国家和地区同样有差异，可根据当地结直肠肿瘤等疾病的流行病学特点制定。

（三）治疗

IBS治疗的目的主要是消除患者顾虑、改善患者症状、提高患者生命质量，总体的治疗原则是建立良好的医患关系，根据患者症状严重程度进行分级治疗，结合患者病情进行个体化综合治疗。

1. 饮食和生活方式调整 首先是避免高脂、油腻食物及含乳糖食物等容易引起或加重IBS症状的食物。对IBS便秘型患者补充膳食纤维可能会缓解便秘症状，但对腹痛可能无效，甚至会加重腹痛。低FODMAP（fermentable oligosaccharides, disaccharides and monosaccharides and polyols）饮食对IBS的治疗作用近年来逐渐被重视并获得了较多临床和基础研究的证据。一项随机对照单盲临床试验将IBS患者分为两组，分别接受低FODMAP饮食和高FODMAP饮食，低FODMAP饮食干预后，患者IBS总体症状评分显著降低，尤其是腹痛症状减轻，患者对排便症状的满意度提高，IBS症状对日常生活的干扰降低；而高FODMAP饮食干预后，患者IBS总体症状评分增高，腹痛强度增加，提示低FODMAP饮食可以显著改善IBS患者的多种症状。对于FODMAP与IBS症状发生之间的具体机制，目前仍在进一步探讨之中，肠道菌群及其代谢产物在其中可能发挥了至关重要的作用。

2. 轻泻药、促分泌剂 轻泻药仍是IBS便秘型治疗中的常用推荐药物，如聚乙二醇可改善排便频率、粪便性状和排便费力症状。促分泌剂鲁比前列酮（选择性激活2型氯离子通道，氯离子主动分泌后增加肠液的分泌和肠道的运动性而增加排便）和利那洛肽（活化肠上皮细胞上的鸟苷酸环化酶C受体后引起细胞内cGMP生成及氯离子分泌）均已有较高质量的随机对照临床试验证实其在IBS便秘型中的治疗作用。

3. 解痉剂 西托溴铵、匹维溴铵等药物是解痉剂药物中的代表，薄荷油也具有解痉作用。已有较多相关的临床试验证实解痉剂在IBS治疗中的作用，但是多数研究发表时间较为久远，研究质量较低，另外，在临床试验中并非所有的解痉药物都显示出良好的治疗效果，而且部分种类的解痉药物在某些地区无法获得。

4. 作用于血清素受体的药物 虽然已有多项临床试验对多种激动或拮抗血清素受体的药物在IBS中的作用进行了评价，但是目前为止，只有5-HT_3受体拮抗剂阿洛司琼和雷莫司琼治疗IBS的证据最为充足。但是考虑到5-HT受体作用药物与缺血性肠炎、严重便秘等严重不良反应之间的可能关系，阿洛司琼在美国只被许可用于对常规治疗反应差的严重的女性IBS腹泻型患者，而雷莫司琼主要在日本、韩国、泰国等国家被许可用于IBS腹泻型。由于5-HT受体在消化道黏膜广泛分布，而5-HT受体的活化或拮抗可在胃肠道动力、内脏高敏感、肠道微生态等多个方面参与IBS的发病过程，因此对5-HT及其相关药物的深入研究将会为IBS的治疗提供广阔的选择。

5. 调节肠道菌群药物 肠道菌群在IBS发病中的作用受到越来越多的重视，调节肠道菌群也被视为是治疗IBS的有效措施。调节肠道菌群的常用药物有益生菌、益生元、合生元及抗生素。益生菌可以改善IBS患者的总体症状、腹胀及胀气不适等，是治疗IBS的有效药物，但是单一菌和混合菌孰优孰劣、益生菌的菌种选择和治疗疗程、益生菌治疗的确切机制和长期影响等问题，仍有待进一步明确。益生元和合生元治疗IBS的证据目前并不充足。利福昔明、新霉素等在肠道不吸收的抗生素在IBS中的治疗作用也得到了一定程度验证。

6. 抗抑郁药物 无论是临床试验还是meta分析的结果，均证实三环类抗抑郁药和选择性5-HT再摄取抑制剂均对IBS的总体症状缓解及疼痛改善有显著治疗作用，但是抗抑郁药物潜在的不良反应，以及患者和医生对抗抑郁治疗的接受程度影响了该类药物在临床中的应用。在使用抗抑郁药物之前，应在做好良好医患沟通的基础上，选择合适的用药人群，注意监测药物可能的不良反应。罗马Ⅳ中对“肠－脑互动异常”这一概念的全新解释，必将有助于推动抗抑郁药物的规范化应用。

7. 其他治疗方式 新近研究发现调节消化道胆汁酸或可治疗功能性肠病，鹅脱氧胆酸对IBS便秘型的治疗及胆汁酸螯合剂对IBS腹泻型的治疗均已有临床试验的结果。μ－阿片受体激动剂洛哌丁胺和新的混合型μ－阿片受体激动剂/δ－阿片受体拮抗剂艾沙度林可抑制肠道蠕动，可用于IBS腹泻型的治疗。肥大细胞稳定剂色甘酸钠、酮替芬对IBS的治疗作用也有临床试验进行了探讨，但发表的研究数量不多。美沙拉嗪对IBS治疗的效果，不同研究得出的结论并不一致。罗马Ⅳ中还介绍了其他一些潜在的治疗方式，如医用食品、粪便菌群移植、补充和替代治疗、植物药治疗、针灸疗法、行为治疗等，这些治疗方式的临床效果和安全性均尚待进一步临床试验研究证实，目前治疗IBS的证据尚不充足。

（李延青）

第四节 如何识别和治疗功能性胃肠病的心理因素

【摘要】

功能性胃肠病（FGIDs）是一组常见消化系统疾病，精神心理障碍是其原因之一。躯体、情感、社会应激性事件等可能影响FGIDs患者的临床表现和预后。临床医师可通过观察、问诊、选用合理的问卷量表对FGIDs患者心理因素进行早期识别和评估，以便及时进行针对性的治疗。FGIDs应遵循个体化治疗原则，采用心理治疗包括认知行为、催眠、暴露、精神动力人际心理治疗及精神类药物等措施缓解患者的临床症状。

【学习要点】

1. FGIDs常见的精神心理障碍类型及二者之间的关系。

2. FGIDs心理因素的识别及评估。

3. 精神类药物分类及临床应用。

【思考题】

1. 如何及早发现功能性胃肠病患者存在精神心理障碍？

2. 试述各类型精神心理障碍的临床特征。

3. 各类精神类药物的优缺点及在临床中如何选择？

一、功能性胃肠病与心理障碍

功能性胃肠病在人群的患病率为10%~20%，精神心理障碍是功能性胃肠病的病因之一，有研究显示30%~56%的FGIDs患者曾经有过受虐待史，尤以重症、难治性FGIDs的女性患者多见。躯体、情感、性虐待史和社会应激性事件可影响FGIDs患者的临床表现和预后。三分之二FGIDs患者存在共病，FGIDs患者常见的精神心理障碍为焦虑、抑郁、心境障碍和躯体形式障碍。

（一）抑郁障碍

抑郁障碍是指由多种原因引起的以显著的、持久的心境低落和兴趣丧失为主要临床特征的一类心境障碍。在基层医院中抑郁和FGIDs的共病率约为30%，三级医院中这个比例稍高。患有不同类型的FGIDs患者常合并有抑郁，女性患者的抑郁评分较高，与年龄无关。IBS-C、IBS-D、功能性便秘、功能性腹泻、功能性腹痛、功能性排便障碍的患者抑郁评分较高；FD与IBS重叠的患者与单纯的FD患者相比抑郁症状更明显；15%~38%的IBS患者会产生自杀意念。抑郁可使胃肠道症状持续存在或加重，与FGIDs的治疗转归相关，影响FD和IBS患者的预后和生活质量。

（二）焦虑障碍

焦虑障碍指在缺乏相应客观刺激情况下，出现的内心不安状态。表现为顾虑重重，紧张恐惧，坐立不安，严重时搓手顿足，惶惶不可终日，似有大祸临头的感受。在功能性胃肠病FGIDs患者中，女性检出率高于男性。有焦虑障碍的患者通常患有FGIDs，在FGIDs患者中，焦虑的发生率也明显高于正常人，且焦虑程度与胃肠道症状相关。FD伴有焦虑的患者胃排空率明显降低；焦虑还可作为IBS的诱发和加重因素，随着病情的迁延，加重IBS的症状，尤其以IBS-D患者多见。

（三）躯体化

躯体化是一种对心理社会压力做出反应并寻求医疗帮助的一种经历和共同的躯体痛苦倾向，与 FGIDs 是密切相关的。躯体化常见的胃肠道不适症状有腹痛、腹胀、恶心、呕吐、反酸、嗳气、腹泻等。IBS 患者的许多肠道外症状和难以解释的躯体症状都可以用躯体化来解释。FD 患者上腹部不适的阈值也与躯体化有关。

而且，躯体化还是影响 FGIDs 患者生活质量和症状严重程度的主要因素。FD 患者的躯体化是影响其总体健康相关生活质量及症状（health-related quality of life，HRQoL）严重程度最重要的独立危险因素。躯体化越严重的 IBS 患者越容易出现异常心理应激、严重焦虑情绪。

产生这种躯体化的原因包括：①患者把较多的注意力放在自身的躯体不适及相关事件中，使感觉阈值降低；②患者的人格特征和心境可影响认知过程，导致对感知的敏感和扩大化，从而对躯体的感觉信息增强。这些都与患者生活环境、受教育程度等事件密切相关。

二、功能性胃肠病心理因素的识别及评估

正确识别和评估 FGIDs 患者的心理因素对治疗十分重要。临床医生通常是从筛查的角度对患者的心理因素进行评估，以识别症状顽固、治疗反应不佳或因心理社会因素导致生活质量降低的患者。对患者进行心理评估时，需要有私密性，无批判或歧视，还需与患者进行充分地沟通和自由地交谈。通过观察和询问，根据患者就医历史、就诊过程中的表现，可初步对患者就医行为进行评估。通过采集病史及症状问诊可了解患者更多的行为表现。此外，还需了解患者目前及既往的治疗，询问是否得到专业医生诊治，及药物使用情况，进一步选用合理可信的问卷量表帮助完成心理评估。医生也应提供对整个评估结果的反馈，提出针对心理治疗的策略。

（一）影响 FGIDs 的重要心理因素的成人患者评估

1. 环境因素和应激生活事件 接诊过程中，医生应尽可能耐心询问患者相关环境因素，如近期离异、失业、经济问题和其他应激生活事件。此外，应评估患者对自己 FGIDs 的理解，有必要明确患者是否存在灾难化症状，比如“害怕到极点”，以及这些症状是否影响到患者的就医行为和其他行为，“您最害怕的症状是什么？”“症状出现时，您是否曾感受到无助”。需进一步确认患者的支持系统，在其生活环境中，谁能够在治疗实施中提供帮助，有什么可以利用的资源。对环境及应激事件的评估，可选择“生活经历调查（life experiences survey）”与“生活事件和困难量表（life event and difficulties schedule，LEDS）”。评价日常应激源可使用“感知压力量表”或“感知压力问卷”等工具。自评量表较简单、易行和经济，但结果易受被测评者的个性特征及精神状况影响，导致对应激事件的选择性回忆，产生评估偏倚。为提高收集信息的准确性，可采用详细的、以晤谈为基础的 LEDS 评估。

此外，讨论中涉及的敏感部分，如是否存在成人和儿童性虐待、躯体虐待、情感创伤以及亲密伴侣暴力行为等，需要建立在充分信任的基础上，要有耐心，确保隐私，如患者出现任何明显的应激反应，应给予尊重和安慰。匿名进行自评问卷调查，也是一种评估办法，但可能因选择性回忆导致对某些不愉快经历的过度报告。创伤史问卷（trauma history questionnaire，THQ）可用于成人患者临床及科研的自我评估。评估成人因创伤事件导致的主观困扰，可使用修订的事件影响量表（impact of event scale-revised，ISE-R）。

2. 精神共病 共病是指一种 FGIDs 同时存在一种或多种精神或生理状况。对有 FGIDs 与心理障碍共病的患者，需判断两者的关系，是由胃肠道症状引发患者的精神心理障碍，还是抑郁障碍的躯体化表现，若存在上述两种可能的因果关系，解决其因即可能缓解其果。通过仔细询问病史，了解患者近期做事缺乏兴趣或无愉快感，情绪低落或郁闷的体验，可初步评估患者是否存在抑郁表现。常规症状采集中询问其睡眠、食欲、性欲和注意力，有助于抑郁的评估。研究显示，15%~38% 的 IBS 患者存在自杀意念，与症状严重、影响生活及治疗不佳产生的无望感有关。因此，当存在抑郁尤其是患者感到绝望和腹痛严重或持续时，建议筛查有无自杀念头，通过询问“最近您是否情绪非常低落，并有自伤或

不想活下去的想法?”,确定是否需转诊心理专科进一步诊治。患者健康问卷-9(patient health questionnaire-9,PHQ-9)用于检测抑郁症状。医院焦虑和抑郁量表(hospital anxiety and depression scale,HADS)已被广泛应用于抑郁的评估。广泛性焦虑量表-7(generalized anxiety disorder-7,GAD-7)用于焦虑的评估。通过询问患者近期是否感到焦虑、紧张、注意力不集中、或有交感神经兴奋症状,如出汗、心悸、尿频、排尿困难等,可对焦虑症状进行初步识别。

3. 躯体化 躯体化的评估实际上是对患者表达的非特异性疼痛和躯体症状数目的评估。病史采集中注意患者描述的症状包括头痛、胸痛、心悸、四肢及关节疼痛、疲劳、咽喉紧缩感、吞咽困难、尿频、痛经和性交痛等。患者健康问卷-15(patient health questionnaire-15,PHQ-15)可对躯体化症状进行筛查,修订版儿童躯体化量表(children's somatization inventory revised,CSI-R-24)通过对24个非特异性躯体症状的感知程度的检测,进行躯体化的评估。

4. 健康相关的焦虑、认知和行为 询问患者产生症状的原因、对症状的担心程度,初步了解患者是否存在健康相关焦虑及认知。可选用修订版疾病感知问卷(revised illness perception questionnaire,IPQ-R)进行评价。症状特异性焦虑又称内脏特异性焦虑,表现为对胃肠道症状以及发生背景的担心和过度警觉,可以用内脏敏感指数(visceral sensitivity index,VSI)来评估。过度警觉还可选用躯体感觉评价问卷(body sensations interpretation questionnaire,BSIQ)或焦虑敏感指数(anxiety sensitivity index,ASI)来评估。

5. 疾病影响和生活质量 通过与患者交谈,了解其症状对日常生活的影响程度,如“疾病对您生活的影响有多大?给我举个例子”“这些症状影响了您的工作/家庭/活动吗?如何影响的”。可使用健康相关生活质量问卷(health-related quality of life,HRQOL)进行评估。医疗转归简明健康调查(medical outcomes study short-form health survey,SF-36)及其缩减版SF-12和SF-8已应用于IBS患者,SF-36表格是为个人访谈期间的自我管理、电话管理而设计。这些管理方法都已被成功使用。IBS生活质量量表(irritable bowel syndrome quality of life instrument,IBS-QOL)具有良好效度,能敏感地反映变化情况,被用于IBS治疗的临床试验。功能性消化疾病生活质量量表(functional digestive disorders quality of life,FDDQOL)可用于评估FD和IBS患者的健康相关生活质量。

(二)儿童及父母评估

父母对孩子疾病状态的认知和行为、父母的精神心理状态均可以影响孩子的就诊质量和临床转归,所以父母的评估在孩子FGIDs的整个诊疗过程中占据着重要位置。孩子在童年时期的负性生活事件不仅导致躯体症状,甚至可能产生长远的不良影响;由此可见,儿童时期的经历和精神心理障碍的评估将对患儿临床转归至关重要。儿童的评估有两个方面很重要,一是了解儿童对症状反应如何,二是把他们的苦恼和躯体化评估相联系。

1. 环境因素和应激生活事件 环境因素的评估主要涉及父母的信念和行为评估以及儿童时期的环境压力。父母对孩子症状的反应和看法以及父母是否为FGIDs患者在一定程度上影响着患儿就诊的质量和次数。环境压力评估在儿童时期主要涉及负性生活事件(包括性、身体和情感虐待),这些儿童时期发生的负性生活事件不仅仅可以导致躯体症状,还可能导致FGIDs的发生或加重FGIDs的程度。

(1)父母的认知和行为:父母对孩子疼痛认知的改变可以导致不同的临床转归。在儿童功能性腹痛随访研究中发现,父母正确的认知和反应可以明显减轻患儿的腹痛和胃肠道症状。目前较为公认的评估量表有父母对腹痛的担忧和看法问卷(WAP)、疼痛灾难化量表父母版(the parent view of pain catastrophizing scale,PCS-P)和成人对孩子症状反应问卷(adult response to child symptoms,ARCS)。WAP是由31条多维度的题项组成,包括4个维度:疼痛的真实性、对关怀的渴望、对于治愈和恶化因素的担心。该问卷评估了父母对孩子慢性疼痛的认知状态。PCS-P评价了父母对孩子灾难化认知,包括13条题项,评估灾难化的3个维度:放大、沉溺和无助。该量表主要由心理科医生、精神科医生和研究人员来实施。

对于患者而言，灾难化认知常常会导致FGIDs症状放大、疼痛加重、疼痛忍耐性减弱，给人际关系造成负面影响，引起担忧、痛苦和功能受损加重，从而影响患者的临床转归。父母对孩子疼痛的灾难性思考，在解释儿童疾病相关的养育压力、父母的抑郁和焦虑、孩子的残疾和上学情况方面有着重要的意义。ARCS包括29条题项，评估父母是否鼓励、劝阻或忽视孩子的生病行为，主要涉及3个维度：特征性保护、弱化、鼓励/监测。特征性保护是指把孩子置于消极的患者角色；弱化以谴责孩子生病行为特征；鼓励/监测是在监测孩子症状的同时让孩子积极地参加各种各样的活动。ARCS评估父母对孩子慢性疼痛的行为反应。

（2）性虐待/躯体虐待/情感虐待：躯体或性虐史与FGIDs症状的严重程度和临床转归有关，充分了解患者受虐史是非常有必要的，但与成人相比，收集儿童人群中有关性虐待、躯体虐待、情感虐待资料的方法较少。目前经过验证的量表主要有由国际预防儿童受虐待和被忽视协会（International Society for Prevention of Child Abuse and Neglect，ISPCAN）编制的儿童和父母问卷，以及由多中心团队编制的躯体虐待、性虐待和心理虐待的LONGSCAN自我报告量表。

2. 心理问题（包括焦虑、抑郁）和精神障碍　目前用于评估儿童焦虑和抑郁的常用方法是儿童多维度焦虑量表（multidimensional anxiety scale for children，MASC）和儿童抑郁量表（children's depression inventory，CDI）。

（1）健康相关焦虑、认知和行为：患儿过度担心存在的躯体症状，强化身体的感觉、担心疾病未被诊断、花过多的时间和精力关注自己的身体健康、缺乏一定的自知力，疾病焦虑障碍可导致明显的痛苦从而影响生活。疼痛反应量表（PRI）是可评估当儿童出现疼痛时的行为。疼痛行为量表（PBCL）用于评估疼痛行为相关的4个维度频率：身体扭曲活动、情绪异常、用面部表情/声音的表达、寻求帮助。

（2）疾病影响和生活质量：患者对疾病的认知-情感障碍，可导致FGIDs症状的强化及增多，诊疗次数增多及就诊质量下降，产生负面的人际关系影响，导致担忧、痛苦和功能受损，从而使生活质量下降。功能受损量表（FDI）评估了患者自我报告的因身体健康、活动能力和上学受到影响反映的躯体和心理功能受损。

三、功能性胃肠病心理因素的治疗

（一）药物治疗

FGIDs一线治疗失败即提示患者可能患有中重度抑郁，此时抗抑郁药物治疗是重要选择。治疗原则：根据患者的具体病因和诱发因素决定个体化治疗方案，通过心理、精神类药物等干预措施缓解患者的临床症状。由于此类药物对中枢神经系统及外周胃肠道均有作用，因此药物的选择需要取决于患者的症状严重程度、是否有精神科共病、用药史以及患者依从性。一般要求从最小剂量起始，逐步加量，用足疗程后仍无效，宜改用作用机制不同的药物。不主张联用两种以上抗抑郁药，尽可能单一用药。

1. 三环类抗抑郁药（tricyclic antidepressant，TCA）　包括去甲替林、地昔帕明、阿米替林、丙咪嗪、多虑平等。作用机制：抑制去甲肾上腺素及5-HT在脊髓及脊髓以上水平突触间隙的再摄取，提高突触间隙神经递质活性，改善焦虑抑郁症状，增高内脏敏感阈值，但镇痛作用并不依赖于抗抑郁作用，疗效与血药浓度无明显关系。因为三环类抗抑郁药有抗胆碱能作用，会造成口干、便秘等不良反应，而且与血药浓度相关，因此一般情况下TCA作为非便秘型IBS的首选药物。去甲替林、地昔帕明的抗胆碱能、抗组胺作用均较其他三环类药物较轻，耐受性较好，故优先选择。

2. 选择性5-HT再摄取抑制剂（selective serotonin reuptake inhibitor，SSRIs）　包括氟西汀、帕罗西汀、舍曲林、氟伏沙明、西酞普兰、艾司西酞普兰等。作用机制：选择性抑制突触间隙5-HT再摄取，因其对突触水平的去甲肾上腺素影响很小，故治疗效果弱于三环类药物，但对整体改善焦虑特异性胃肠道症状有效。

氟西汀对于合并有疲乏、精神迟滞等的患者最适用，但由于具有“激活”作用，因此不适用于合并失眠症的患者。其活性代谢产物半衰期可长达2周，因此在更换药物时需要注意。帕罗西汀与氟西汀不同，具有“平静”作用，可能与其有一定程度的抗胆碱能作用有关，同时可以引起口干、便秘等不良反应，突然停药可引起胆碱能反跳，包括静坐不能、不安、头晕等。

舍曲林不良反应为腹泻，因此更适用于合并有便秘的患者。氟伏沙明主要用于治疗强迫障碍和焦虑。突然停药会引起头晕、头痛、恶心、焦虑等，因此特殊职业包括司机和其他高危职业慎用。

西酞普兰不仅改善患者的抑郁焦虑情绪，也可减轻各种躯体化症状。在SSRIs中西酞普兰过量安全性较差，但较三环类药物仍有优势。艾司西酞普兰为纯化的S型西酞普兰，因此达到相同治疗效果的情况下，较西酞普兰药物浓度低，且药物相互作用少，因此在SSRIs中耐受性最好。

3. **选择性5-HT去甲肾上腺素再摄取抑制剂（selective serotonin-norepinephrine reuptake inhibitors，SNRIs）** 包括文拉法辛、度洛西汀等。作用机制：特异性地作用于5-HT受体和去甲肾上腺素受体，阻滞5-TH和去甲肾上腺素再摄取，因此较SSRIs镇痛作用更强。

文拉法辛改善胃容受性，改善结肠内球囊扩张刺激的敏感性，停药反应常见，如胃肠道反应、头晕等。度洛西汀对5-羟色胺转运体（serotonin transporter，SERT）和去甲肾上腺素转运体（norepinephrine transporter，NET）均有非常强的亲和力，较文拉法辛相比，度洛西汀是一种更加平衡的双回收抑制剂。除适用于严重抑郁外，还可改善慢性疼痛。慢性酒精中毒和肝功能不全者慎用，未经治疗的闭角型青光眼避免使用。

4. **扎哌隆类药物** 代表药物为丁螺环酮，用于增强抗抑郁药的疗效，具有5-HT_1激动剂的作用，可改善FD患者的症状。不良反应包括头晕头痛、胃肠功能紊乱。起效慢，突然停药不会引起明显不良反应。

5. **其他精神类药物** 米氮平是四环类抗抑郁药，可提高去甲肾上腺素和5-HT_{1a}活性，还具有止吐和促进食欲的作用，增加患者体重，可减轻FD患者的疼痛症状并使体重恢复。

（二）心理治疗

心理治疗主要包括了认知行为治疗、催眠疗法、暴露治疗以及精神动力人际心理治疗等。

1. **认知行为治疗（cognitive-behavioral therapy，CBT）** 认知行为治疗是一种根据人的认知过程，通过认知技术和行为技术来改变患者的不良认知，从而矫正并适应不良行为的心理治疗方法。它注重于问题、目标导向及时限性，指导人们如何控制当前问题及其维持因素。旨在改变消极的思维方式，从情感和生理上改变患者感觉方式。同时，对于FGIDs而言，CBT也结合了一些技术，主要包括了自我监测、认知重建、放松训练、冥想等。

（1）自我监测（self-monitoring）：是指患者对于问题行为的持续性、实时地记录。这就要求患者本人作为他们自我症状内外部线索因果链的观察者，有效地进行自我管理与干预。也便于治疗者了解患者问题行为或症状的性质、发生的频度及影响因素，为治疗方案的设计和治疗效果的客观评价提供资料和依据。

（2）认知重建（cognitive restructuring）：是指用于修正思维错误的一系列干预方式。患者与治疗师一起对其错误的思维进行分析和思辨，进一步验证证据，用更为合理和建设性的思维来取代错误的思维信念，改善患者症状。目标在于通过改变患者的认知、思想和意象活动，矫正患者的不合理行为。

（3）放松训练（relaxation procedures）：主要包括了渐进性肌肉放松、腹式呼吸训练等放松方式。目的在于帮助患者体会主要肌群的紧张感及放松感，进而学会调控，在短时间内得到深度放松，有助于患者达到对以前无法控制或不可预测症状的生理自控。

（4）冥想（meditation）：是一种自我指向的练习，通过专注呼吸、专注部分特别选择的词汇、对象而从日常思维中抽离，以达到平静、身体放松、心理平衡的状态。目的在于使患者通过冥想的方法，专注于客观的、不起反应的内在体验，降低负性情绪状态的强度。

2. **催眠疗法（hypnotherapy）** 催眠疗法是指通过策略性地使用一些可暗示感觉、知觉、思维和行为改变的语言，诱导出一种深度放松和/或集中的催眠状态。它是心理治疗的基础技术，可单独使用，也可以与其他心理治疗技术联合使用，有效改善FGIDs的胃肠道症状、胃肠外症状和睡眠障碍，减轻焦虑抑郁水平，从心身两方面提高患者的生活质量。催眠疗法主要包括两个阶段，第一阶段为“诱导阶段”，是治疗师使用心理意向和注意力控制技术帮助患者放松，第二阶段则为

“应用阶段”，即特定的治疗目标，如在催眠状态持续的过程中放松心情、缓解疼痛等。

3. **暴露治疗**（exposure treatment）　暴露疗法是系统性地帮助患者面对过度警觉、恐惧症状以及不愉快的内脏感受，让患者反复暴露于该情境或现场以诱发不愉快的感受。目标是帮助患者学会面对，减轻对胃肠道症状的灾难化认知、对症状的过度敏感、恐惧及不愉快的内脏感受，降低消除负性情绪。其基本原理是人们认为克服恐惧的最有效方法是直接面对它，这样自然的适应过程可以使恐惧减少。

4. **精神动力人际心理治疗**（psychodynamic interpersonal therapy，PIT）　它是一种领悟取向的心理治疗。治疗师以自己的感觉和反应，以反移情为工具来推动治疗进程，其目的是通过提高人际功能及理解自身和他人的能力来获得症状的缓解，从而减轻患者的情绪困扰及胃肠道症状。

四、功能性胃肠病心理因素评估流程（图 11-4-1）

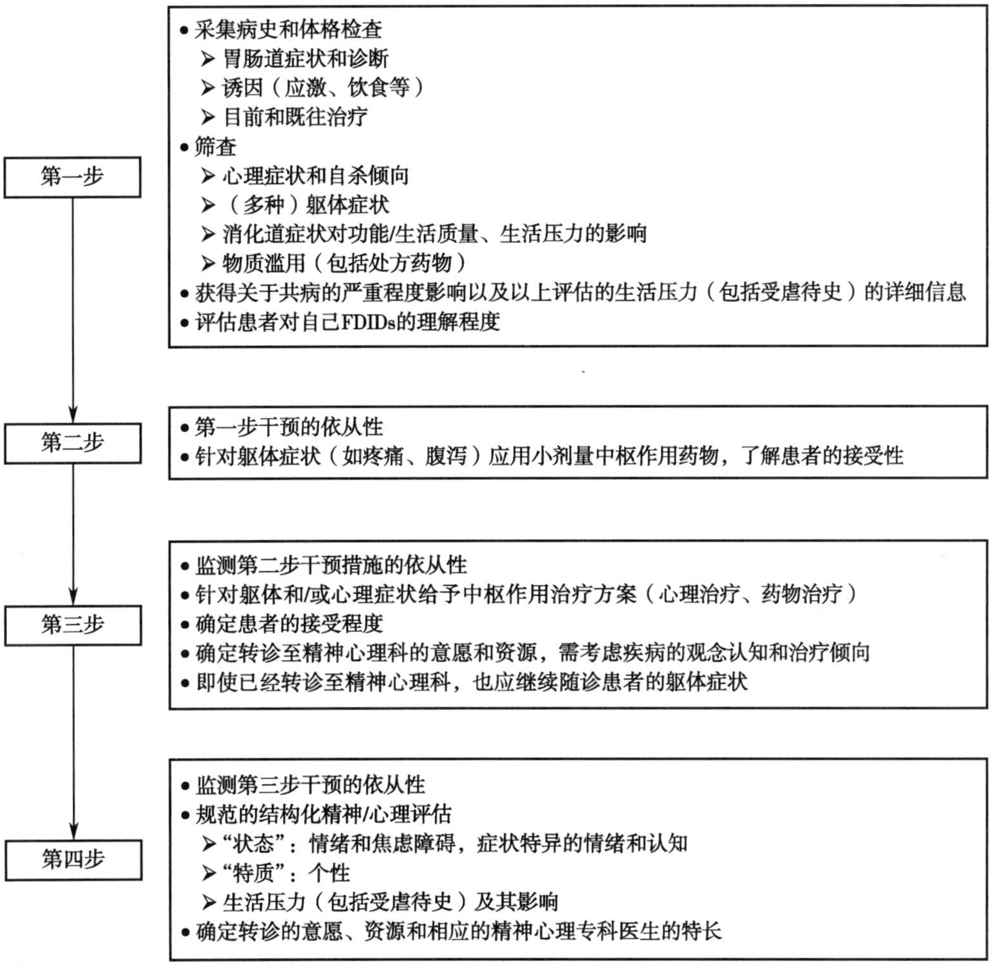

图 11-4-1　FGIDs 心理因素评估流程

（王进海　戴　菲）

参 考 文 献

[1] Ghoshal UC, Singh R, Chang FY, et al. Epidemiology of uninvestigated and functional dyspepsia in Asia: facts and fiction. J Neurogastroenterol Motil, 2011, 17(3): 235-244.

[2] 张璐，段丽萍，刘懿萱，等．中国人群肠易激综合征患病率和相关危险因素的 Meta 分析．中华内科杂志，

2014, 53(12): 969–975.
[3] Quartero AO, de Wit NJ, Lodder AC, et al. Disturbed solid-phase gastric emptying in functional dyspepsia: a meta-analysis. Dig Dis Sci, 1998, 43(9): 2028–2033.
[4] Mertz H, Naliboff B, Munakata J, et al. Altered rectal perception is a biological marker of patients with irritable bowel syndrome. Gastroenterology, 1995, 109(1): 40–52.
[5] Vanheel H, Vicario M, Vanuytsel T, et al. Impaired duodenal mucosal integrity and low-grade inflammation in functional dyspepsia. Gut, 2014, 63(2): 262–271.
[6] Simren M, Barbara G, Flint HJ, et al. Intestinal microbiota in functional bowel disorders: a Rome foundation report. Gut, 2013, 62(1): 159–176.
[7] Kulak-Bejda A, Bejda G, Waszkiewicz N. Antidepressants for irritable bowel syndrome-A systematic review. Pharmacol Rep, 2017, 69(6): 1366–1379.
[8] Feinle-Bisset C, Azpiroz F. Dietary and lifestyle factors in functional dyspepsia. Nat Rev Gastroenterol Hepatol, 2013, 10(3): 150–157.
[9] Halmos EP, Gibson PR. Controversies and reality of the FODMAP diet for patients with irritable bowel syndrome. J Gastroenterol Hepatol, 2019, 34(7): 1134.
[10] 方秀才,侯晓华,译. 罗马Ⅳ:功能性胃肠病(中文翻译版,原书第4版)第1卷. 北京:科技出版社, 2016.
[11] Drossman DA, Hasler WL. Rome Ⅳ functional GI disorders: disorders of gut-brain interaction. Gastroenterology, 2016, 150(6): 1257–1261.
[12] Simren M, Tack J. New treatments and therapeutic targets for IBSand other functional bowel disorders. Nat Rev Gastroenterol Hepatol, 2018, 15(10): 589–605.
[13] 中华医学会消化病学分会胃肠动力学组,中华医学会消化病学分会功能性疾病协作组. 中国功能性消化不良专家共识意见(2015年,上海). 中华消化杂志, 2016, 36(4): 217–228.
[14] 吴柏瑶,张法灿,梁列新. 功能性消化不良的流行病学. 胃肠病学和肝病学杂志, 2013, 22(1): 85–90.
[15] Adibi P, Keshteli AH, Daghaghzadeh H, et al. Association of anxiety, depression, and psychological distress in people with and without functional dyspepsia. Adv Biomed Res, 2016, 5(1): 195.
[16] 余姣,郑丹. 功能性消化不良的发病机制及治疗策略. 临床消化病杂志, 2017, 29(2): 122–125.
[17] Sugano K, Tack J, Kuipers EJ, et al. Kyoto global consensus report on Helicobacter pylori gastritis. Gut, 2015, 64(9): 1353–1367.
[18] Masuy I, Van OL, Tack J, et al. Review article: treatment options for functional dyspepsia. Aliment Pharmacol Ther, 2019, 49(9): 1134–1172.
[19] Ballou S, Keefer L. The impact of irritable bowel syndrome on daily functioning: Characterizing and understanding daily consequences of IBS. Neurogastroenterol Motil, 2017, 29(4): e12982.
[20] Buono JL, Mathur K, Averitt AJ, et al. Economic burden of inadequate symptom control among US commercially insured patients with irritable bowel syndrome with diarrhea. J Med Econ, 2017, 20(4): 353–362.
[21] Sugano K, Tack J, Kuipers EJ, et al. Kyoto global consensus report on Helicobacter pylori gastritis. Gut, 2015, 64(9): 1353–1367.
[22] Wang WH, Huang JQ, Zheng GF, et al. Effects of proton-pump inhibitors on functional dyspepsia: a meta-analysis of randomized placebo-controlled trials. Clin Gastroenterol Hepatol, 2007, 5(2): 178–185.
[23] Talley NJ, Locke GR, Saito YA, et al. Effect of amitriptyline and escitalopram on functional dyspepsia: a multicenter, randomized controlled study. Gastroenterology, 2015, 149(2): 340–349.
[24] McIntosh K, Reed DE, Schneider T, et al. FODMAPs alter symptoms and the metabolome of patients with IBS: a randomised controlled trial. Gut, 2017, 66(7): 1241–1251.
[25] Drossman DA, Chey WD, Johanson JF, et al. Clinical trial: lubiprostone in patients with constipation-associated irritable bowel syndrome--results of two randomized, placebo-controlled studies. Aliment Pharmacol Ther, 2009, 29(3): 329–341.
[26] Chey WD, Lembo AJ, Lavins BJ, et al. Linaclotide for irritable bowel syndrome with constipation: a 26-week, randomized, double-blind, placebo-controlled trial to evaluate efficacy and safety. Am J Gastroenterol, 2012, 107(11): 1702–1712.
[27] Ford AC, Moayyedi P, Lacy BE, et al. American College of Gastroenterology monograph on the management of irritable bowel syndrome and chronic idiopathic constipation. Am J Gastroenterol, 2014, 109 Suppl 1: S2–26.
[28] Qi Q, Zhang Y, Chen F, et al. Ramosetron for the treatment of irritable bowel syndrome with diarrhea: a systematic review and meta-analysis of randomized controlled trials. BMC Gastroenterol, 2018, 18(1): 5.
[29] Simren M, Barbara G, Flint HJ, et al. Intestinal microbiota in functional bowel disorders: a Rome foundation report. Gut, 2013, 62(1): 159–176.
[30] Pimentel M, Lembo A, Chey WD, et al. Rifaximin therapy for patients with irritable bowel syndrome without constipation. N Engl J Med, 2011, 364(1): 22–32.

[31] Lackner JM, Jaccard J, Baum C. Multidomain patient-reported outcomes of irritable bowel syndrome: Exploring person-centered perspectives to better understand symptom severity scores. Value Health, 2013, 16: 97-103.

[32] 韩麦,段丽萍. 功能性胃肠病与精神障碍共病的研究进展. 中华医学杂志, 2010, 90: 1580-1582.

[33] Dimsdale JE, Creed F, Escobar J, et al. Somatic symptom disorder: an important change in DSM. J Psychosom Res, 2013, 75(3): 223-228.

[34] Whitehead WE, Palsson OS, Levy RR, et al. Comorbidity in irritable bowel syndrome. Am J Gastroenterol, 2007, 102: 2767-2776.

[35] Van Oudenhove L, Vandenberghe Geeraerts B. Determinants of symptoms in functional dyspepsia: gastric sensorimotor function, psychosocial factors, or somalization ?. Gut, 2008, 57: 1666-1673.

[36] Jones MP, Coppens E, Vos R, et al. A multidimensional model of psychobiological interactions in functional dyspepsia: a structural equation modelling approach. Gut, 2013, 62: 1573-1580.

[37] 史丽丽,方秀才. 关注功能性胃肠病患者的疾病观念和疾病行为. 中华消化杂志, 2018, 9: 590-592.

[38] 柯美云. 如何识别和处理功能性胃肠病与心理障碍共病. 中华医学杂志, 2012, 92: 2233-2234.

[39] Levy RL, Langer SL, Romano JM, et al. Cognitive mediators of treatment outcomes in pediatric functional abdominal pain. Clinical Journal of Pain, 2014, 30: 1033-1043.

[40] Stahl SM. Stahl's Essential Psychopharmacology: Neuroscientific Basis and Practical Applications (4th ed). Cambridge University Press, 2013.

[41] 郝伟,于欣等. 精神病学. 第7版. 北京: 人民卫生出版社, 2013.

第十二章 胃肠道疾病与肠道菌群

第一节 胃肠道中肠道菌群组成及功能概述

【摘要】

人体肠道的肠道菌群种类繁多，是肠道微生态的重要组成。肠道微生态的紊乱与多种疾病的发生、发展密切相关。随着大量研究的不断深入，肠道微生态之间的相互作用，影响及调控因素逐渐明确。目前已证实肠道菌群紊乱与多种消化系统疾病，如功能性胃肠病、炎症性肠病、肝胆疾病密切相关。各种调控肠道菌群的治疗方法成为各种疾病治疗的新靶点。了解肠道菌群的构成、调控因素以及肠道菌群与宿主之间的相关作用，对明确疾病发生发展的机制及治疗靶点有重要作用。

【学习要点】

1. 肠道菌群的构成及分类。
2. 肠道微生态之间的相互作用。
3. 肠道菌群及其代谢产物的生理作用。
4. 肠道菌群的影响因素。
5. 肠道菌群与宿主之间的相关作用。

【思考题】

1. 为什么肠道菌群又被称为“被遗忘的器官”？
2. 肠道菌群的分类方法有哪几种？有何临床意义？
3. 肠道菌群的形成过程有什么特点？
4. 肠道菌群及其代谢产物有什么生理作用？
5. 影响肠道菌群的因素有哪些？主要因素是什么？
6. 为什么提出人类肠道肠型的概念？

一、肠道菌群的组成与肠道微生态

1. 肠道菌群的构成　人体胃肠道内有数量巨大、种类繁多的微生物定植，其中以细菌为主，还包括真菌、病毒、少量的古生菌及原虫等，统称为肠道菌群，又被称为“被遗忘的器官”。据目前了解，无论从数量还是临床意义上，细菌均占据主要地位，且当前研究也主要集中于细菌，故通常所述肠道菌群多指其狭义的概念，即限于细菌的范畴。据估计，肠道细菌数量高达 10^{14} 个，是人体细胞数量的 10 倍左右，包含 30 个属、1 000 余种，其携带基因组数目至少为人体基因组的 100~150 倍。因此，肠道菌群又被称为人类的“第二基因组”。肠道菌群主要包括以下 7 个菌门：厚壁菌门、拟杆菌门、放线菌门、变形菌门、梭杆菌门、疣微菌门和蓝藻菌门。其中，在健康成年人的肠道菌群中，厚壁菌门与拟杆菌门为优势菌，约占肠道菌群的 90%。

肠道菌群的构成具有高度的复杂性和动态性。在数量巨大、种类繁多的前提下，肠道菌群的复杂性主要体现在其分布的时间和空间特异性方面。肠道菌群的时间特异性主要指其形成经历了一段从无到有、趋于稳定的时间过程，该过程也体现了其动态性的特点；其空间特异性则具体表现在各段消化道之间菌群数量和种类上存在明显差异。肠道菌群分布的一般规律是，胃肠内细菌的数量自上而下逐渐增加，如胃和十二指肠中的细菌含量为 10^1~10^3/g，空肠和回肠中为 10^4~10^7/g，跨越回盲瓣后细菌含量明显增多，结肠中细菌含量为 10^{11}~10^{12}/g。在种类的分布上，胃、十二指肠及小肠上段的菌群以少量的链球菌等需氧菌为主，而远端回肠及结肠则以拟杆菌、大肠杆菌和芽孢杆菌为代表的厌氧菌为主。另外，肠道菌群的构成并不是一成不变的，而是受各种因素的影响或调控，处于动态变化中。

2. 肠道菌群的分类　在对肠道菌群的组成、功能等不断了解的基础上，为便于分析描述及更深入的研究，通常会根据具体情况对复杂的肠道菌群进行分类，目前常用的分类方法有以下几种：

（1）依据细菌定植部位：分为定植于黏膜层的膜菌群和定植于肠腔内黏膜表层的腔菌群。

（2）依据细菌来源：分为肠道常驻菌群（原籍菌群或固定菌群）和过路菌群（外籍菌群或游动菌群），前者为优势菌，在肠道中稳定存在，后者则数量少且不稳定。

（3）依据细菌需氧程度：分为厌氧菌、兼性厌氧菌及需氧菌。

（4）依据细菌作用：分为共生菌（又称有益菌或益生菌）、条件致病菌和病原菌。共生菌指在正常情况下肠道中正常存在的、与宿主共生的菌群，多为专性厌氧菌，是肠道的优势菌群，约占肠道菌群的 99% 以上，包括双歧杆菌、酪酸梭菌、凝结芽孢杆菌、乳酸杆菌、链球菌、蜡样芽孢杆菌、地衣芽孢杆菌等，对维持机体的健康至关重要。条件致病菌也是肠道中正常存在的菌群，以兼性厌氧菌为主，有一定的生理作用，当机体抵抗力下降或菌群失调时则可致病，如肠球菌、大肠杆菌和韦荣球菌。病原菌则是外来的致病性菌群，又称有害菌，如产气荚膜杆菌、葡萄球菌、肠出血性大肠杆菌、肠产毒性大肠杆菌、艰难梭菌等，正常情况下少量过路病原菌尚不足以致病，其数量较多时则致病。

3. 肠道菌群的形成　人体内肠道菌群的形成经历了一个从无到有、逐渐稳定的过程。目前大多数学者认为，肠道菌群的建立是自出生之后开始的。婴儿出生后，通过与外界环境的接触、饮食等途径，各种微生物进入肠道内定植，肠道菌群的数量和种类逐渐增多、组成结构趋于复杂，最终形成相对稳定的肠道微生态体系。通常，约 3 岁之后，肠道菌群的组成和丰度便可达健康成人水平。研究表明，机体进入老龄（一般指超过 65 岁）后肠道菌群会出现较明显的变化，具体表现为多样性减低、优势菌种发生变化、有益菌群数量减少、而兼性厌氧菌较前增加。

肠道菌群的组成由宿主基因型决定，同时受生产方式、后天的环境及饮食等因素的影响。顺产婴儿肠道菌群的组成与母亲产道内菌群的组成较为相似，而剖宫产婴儿由于受母体皮肤菌群、产房环境等因素的影响，其肠道菌群组成的差异较大。在婴儿早期肠道菌群的建立阶段，如果存在严重的营养不良、使用抗生素等因素，肠道菌群的种类和丰度则会显著降低，其发育成熟也会受到严重影响，且该影响可能具有终生效应。所以，肠道菌群的建立至成熟阶段可能是一个关键的调控节点。

4. 肠道微生态及相互作用　随着对肠道菌群及其生理病理意义的进一步研究，逐渐形成了肠道微生态的概念。肠道细菌、真菌、病毒等所有的肠道微生物及其代谢产物与宿主及环境之间相互作用，构成了一个复杂、庞大的微生态系统，即肠道微生态。而研究肠道微生物群与宿主之间相互关系的新兴生命科学，即为肠道微生态学。在正常生理状态下，肠道微生物群与宿主之间互利共生，并受环境因素的影响，形成一种动态平衡，称为肠道微生态平衡。此时，肠道菌群的种类、数量和分布等均处于一种相对稳定的状态，该状态对于肠道正常功能乃至整个机体健康的维持均具有重要的意义。

在肠道微生态的动态平衡中，众多肠道微生物之间并不是孤立存在的，而是通过各种相互作用机制，彼此相互制约、相互依赖，构成了一个庞大的功能上密切联系的微生物群落，共同参与宿主的消化吸收、物质代谢、免疫调节等生理过程，并防御肠道病原菌的感染，维持机体的稳态。肠道微生物之间的相互作用主要包括细菌、真菌、病毒等物种之间的相互作用及以肠道细菌之间为主的物种内菌种之间的相互作用两个方面。

目前，肠道微生物群落中各物种之间相互作用的相关研究较少。据了解，细菌、真菌与病毒之间存在相对稳定的竞争、协同及共生的关系。例如，菌群失调时，机体可能会发生肠道真菌和病毒感染；肠道病毒噬菌体通过在细菌之间运输基因，可帮助耐药基因扩散，有助于肠道细菌对抗生素产生耐药性。

肠道菌群之间存在竞争肠道的结合位点及营养物质的现象，特别是类群相似的细菌之间，由于代谢过程相似，其竞争通常更为明显。另外，肠道细菌还可通过分泌抗菌肽来抑制其他细菌的生长或毒力的表达。微生物群感效应也是肠道菌群之间相互作用的重要方式之一。群感效应是指细菌可产生一些特定的化学信号分子并分泌到菌体细胞外，当胞外的化学信号分子逐渐积累达到一定浓度阈值时，可进入细菌胞体内，与特定的转录调节蛋白结合，进一步激活特定基因的表达。细菌之间可通过群感效应完成信息交流，从而影响肠道微生态系统的平衡状态。常见的群感效应信号分子主要包括：介导革兰氏阴性菌的酰基高丝氨酸内酯（acyl-homoserine lactone，AHL）、介导革兰氏阳性菌的自体诱导肽（autoinducing peptides，AIP）和介导种间交流的自体诱导物Ⅱ类分子（autoinducer-2，AI-2）三类。

二、肠道菌群及其代谢产物的功能

在共同进化的过程中，肠道菌群与人体形成了一种和谐的共生关系。肠道菌群及其代谢产物，如乙酸盐、丙酸盐及丁酸盐等短链脂肪酸，通过参与机体一系列的生命活动，在维持机体内环境稳态中发挥重要功能。

1. 物质代谢与营养作用 在人体与肠道菌群共同进化形成的“超个体”中，人体与肠道菌群的代谢共同决定着人体的代谢表型。肠道菌群可通过提供酶等各种机制参与机体的糖类、脂肪和蛋白质的代谢。菌群代谢产物短链脂肪酸可降低肠道 pH，促进钙、铁及维生素 D 的吸收。双歧杆菌、乳酸杆菌等可以合成多种人体生长发育所必需的维生素，如叶酸等 B 族维生素、维生素 K、烟酸等。肠道菌群通过多种代谢通路参与物质代谢的同时也为宿主提供了各种营养物质，如其代谢产物丁酸盐是结肠上皮细胞主要的能量来源。

2. 生物屏障 由肠道菌群构成的生物屏障是肠黏膜屏障的重要组成部分。数量巨大、种类繁多的肠道菌群在肠道黏膜表面形成一层“菌膜”，通过竞争性抑制病原菌的黏附、与病原菌竞争营养物质等生物拮抗作用，有效阻止外来病原菌的入侵与定植。例如，双歧杆菌等益生菌可通过其表面的磷壁酸与肠道黏膜上皮细胞紧密结合，阻止病原菌的定植和入侵。肠道菌群还可以通过产生抑菌物质来抑制病原菌生长，如乳酸杆菌能产生乳酸、过氧化氢、细菌素等。

3. 免疫屏障及免疫调节作用 肠道菌群对人体的免疫作用包括两个主要方面，一是对局部肠黏膜免疫屏障的调节作用，二是对机体适应性免疫应答的调节作用。肠道菌群具有免疫刺激因子的作用，通过刺激免疫器官发育、充当免疫佐剂等作用，促进人体固有免疫及适应性免疫应答的发育和成熟，从而提高黏膜免疫和人体总体免疫水平。肠道菌群通过自身表面的脂多糖、鞭毛蛋白等组分与肠黏膜表面的 Toll 样受体、NOD 样受体等模式识别受体结合，激活相应的信号通路，促进免疫细胞的分化成熟和细胞因子的释放，从而调控相关的免疫反应。除细菌表面组分外，肠道菌群的代谢产物，包括短链脂肪酸、吲哚和多胺等物质，以及其代谢胆汁酸产生的次级胆汁酸、牛磺酸等，对机体免疫也有调控作用。有研究报道，无菌条件下饲养的动物存在明显的免疫系统发育成熟障碍及免疫应答缺陷，对疾病的易感性明显升高。

4. 维持肠道黏膜屏障的完整性 除通过构成生物屏障和调节免疫屏障来维护肠道黏膜屏障之外，肠道菌群还可以直接保护肠道黏膜上皮。肠道菌群能促进肠黏膜中黏蛋白的分泌、保护肠黏膜的紧密连接蛋白，从而维持机体肠黏膜屏障的完整性和通透性。另外，肠道的正常菌群及其代谢产物还可通过有效地阻止或杀灭病原菌来保护肠道黏膜免遭其侵犯，通过保护黏膜上皮的生长因子受体来维护肠黏膜损伤后的修复功能。

5. 抑癌作用 肠道菌群在肿瘤发生发展中的作用一直是研究的热点问题。其中，肠道的有益菌群及其代谢产物对结肠癌的抑制作用较为明确。目前研究表明，肠道有益菌群及其代谢产物的抑癌机制可能包括以下方面：抑制癌细胞的增殖和生长，促进其分化；抑制癌细胞的线粒体跨膜行为、产生氧化物质、促进核染色质缩合，进而诱导细胞凋亡；降低粪便中毒性物质导致的肠壁细胞 DNA 损伤；调节免疫活性等多个方面。例如，双歧杆菌能增强树突状细胞功能，提高 $CD8^{+}T$ 细胞的启动与聚集；肠道菌群代谢产物丁酸盐一方面能诱导结肠癌细胞细胞周期的停滞及细胞凋亡，另一方面能降低肠上皮细胞 DNA 的氧化损伤，减弱促癌相关酶的活性，从而抑制结肠癌的进展。除结肠癌外，肠道的有益菌群在肝癌、胃癌，甚至乳腺癌等非消化系统肿瘤的发生发展中也存在抑制作用,推测其抑癌机制与调节机体代谢免疫、维持内环境稳态密切相关。

6. 其他 除上述几大主要功能外,肠道菌群还有许多其他潜在功能。益生菌在肠道内代谢产生的维生素、氨基酸、核酸等物质对机体的生长发育具有重要意义。双歧杆菌等多种益生菌通过肝-肠循环作用于肝脏,调节胆汁酸排泄,降低胆固醇水平,对心血管起保护作用。另外,肠道菌群还在机体内分泌调控、抗衰老等其他方面发挥作用。

三、肠道微生态的影响因素

肠道微生态的组成及其动态平衡受多种因素的共同调控。其中,肠道微生态的组成主要与遗传背景相关,而其动态平衡受年龄、环境与饮食、药物等多种因素的影响。

1. 遗传背景与个体差异 作为同一种属,与其他物种相比,人类不同个体之间肠道菌群的组成存在相似性,即表现出一定的遗传稳定性。但是不同个体之间,肠道菌群的组成又呈现出一定的差异。宿主基因型在肠道菌群的形成过程中起着决定性作用,出生方式及各种后天的因素共同影响肠道菌群的组成结构。

2. 环境与饮食 地理等环境因素及饮食模式的不同是影响肠道菌群组成的重要因素。在长期相对固定的环境及饮食模式下,肠道菌群的组成可维持一定程度的稳定,当外部环境或饮食结构发生改变时,肠道菌群也会随之发生相应的变化。特别是饮食结构的改变,其对肠道菌群的影响往往是快速、直接的。饮食模式的不同具体包括碳水化合物、脂肪、蛋白质、纤维等各种营养素含量及外源性添加剂的不同。大量研究表明,不同微生物对碳水化合物、脂肪及不同来源的蛋白质具有不同的偏好。例如,与高脂肪、高动物蛋白、低膳食纤维饮食的欧洲儿童相比,以富含碳水化合物、膳食纤维的谷物为主食的非洲儿童粪便中拟杆菌丰度较高,而厚壁菌和肠杆菌丰度则较低。脂肪摄入量及脂肪酸的组成均会影响肠道菌群,通常认为不饱和脂肪酸有利于肠道微生态的平衡。当碳水化合物耗尽后,仅少数细菌能利用蛋白质作为能源,主要包括拟杆菌属、肠杆菌属和梭菌属等,其中不同来源的蛋白质对应相应的特征菌群。

3. 年龄 人的一生中,肠道菌群的组成随年龄的变化会发生相应的改变。出生后,肠道菌群开始建立,并逐渐趋于成熟,约3岁之后可达到健康成人水平,并建立起相对稳定的肠道微生态体系。一般来说,建立之初的成员以肠球菌和肠杆菌为主,随后严格的厌氧菌如拟杆菌、双歧杆菌逐渐增多;当年龄继续增加,进入老龄阶段后,肠道内兼性厌氧菌数目增加,有益菌数量则逐渐减少。

4. 药物 已知多种药物会对肠道菌群的组成结构产生明显影响,导致菌群失调,包括抗生素类、质子泵抑制剂、非甾体抗炎药、化疗药物、激素、免疫抑制剂、降脂类药物等,其中以抗生素类尤为明显。抗生素的过度使用能导致肠道菌群的多样性减低,同时诱导耐药基因的产生,获得耐药性的非优势菌群过度生长,从而引起肠道微生态紊乱。抗生素类药物的过度使用对肠道菌群的功能多样性也产生明显影响,特别在代谢和免疫方面,如短链脂肪酸产生减少、免疫细胞的破坏及细胞因子产生减少。另外,抗生素导致的共生菌数量减少或功能减弱使其对病原菌的定植抗性减低,特别是艰难梭菌,进而引发肠道感染性疾病。抗生素类药物对肠道菌群的影响程度与其抗菌谱、给药途径与剂量以及肠道内药物水平有关。如β-内酰胺类、克林霉素类药物经胆道排泄,在肠道内水平较高,对肠道菌群的影响则较为显著。

5. 肠道生理环境 菌群在肠道内的分布主要受肠道生理环境的影响。不同节段肠道内的pH、氧含量、胆汁酸浓度、抗菌肽分泌功能、营养成分等均存在一定的差别。因胃酸的存在,胃内几乎难以有幽门螺旋杆菌之外的细菌定植;而小肠和结肠内菌群种类和数量的不同也与pH有关。除pH外,小肠至结肠氧含量的变化也是影响菌群定植的重要因素,例如结肠因含氧量减低,多以厚壁菌门和拟杆菌门等厌氧菌为主。胆汁酸可通过直接杀伤部分细菌或通过调节肠黏膜的内分泌等功能间接调节肠道菌群的组成。研究证实,胆汁酸能溶解细胞膜,增加细胞膜的通透性,具有直接杀伤作用。另外,胆汁酸作为一种信号分子,通过与FXR等核受体或G蛋白偶联受体结合，诱导抗菌肽类物质的分泌，从而调节肠道菌群的构成。

6. 免疫状态 宿主与肠道菌群之间因相互制约、相互依存而维持着一种动态平衡，所以宿主免疫状态的改变势必将影响肠道菌群。宿主在严重疾病或药物因素导致的免疫力下降时，肠道菌群特别是病原菌常表现出生长繁殖加速，导致菌群失调，严重者会发生小肠细菌过度生长或细菌易位，引起肠源性感染和内毒素血症。

7. 医源性因素 除各种药物之外，手术、放疗、粪菌移植等其他医源性因素也会对肠道微生态产生影响。例如，包括胃肠手术在内的各类手术均有引发肠道菌群失调的风险，其原因是来源于多方面的。一方面，手术本身或手术相关的机体应激状态会改变肠道环境，直接影响肠道菌群；另一方面，术后患者全身状态往往较差，免疫力下降，再加上术后禁食及抗生素等药物的使用，均可对肠道菌群产生影响。

四、肠道菌群与宿主之间的相互作用

肠道菌群与宿主之间通过复杂的相互作用机制形成了一种相互制约、相互依存的稳定共生关系。一方面，宿主为肠道菌群提供了其赖以生存的环境及丰富的营养物质；另一方面，宿主免疫对肠道菌群的组成起着重要的调控作用，如宿主肠上皮可通过分泌抗菌肽和免疫球蛋白（sIgA、sIgG等）等物质调控肠道菌群的生长，影响肠道菌群的空间分布。另外，近期研究报道，肠上皮细胞分泌的 miRNA 能进入细菌并与其核酸序列结合，从而调控其基因的表达，影响细菌生长。同时，肠道菌群参与了宿主的许多生理过程，如消化吸收和物质代谢、免疫系统的发育成熟及调节过程、维持肠道黏膜屏障、维持机体内环境稳态、抑制肿瘤发生发展等，对于机体健康的维持至关重要。通过以上相互作用，肠道微生物与宿主之间形成动态平衡。当受到病理因素的作用时，该动态平衡将被打破，导致肠道菌群的组成或分布发生改变，即出现菌群失调或菌群易位，从而引起一系列疾病的发生或原有病情的加重。目前研究认为，肠道微生态的失衡与腹泻、便秘、消化不良、肠易激综合征、炎症性肠病、肠道恶性肿瘤、非酒精性脂肪性肝病、肝硬化、自身免疫性疾病、糖尿病、心血管疾病和神经精神性疾病等多种疾病的发生发展存在关联。

肠道微生物特定群落的功能与机体表型存在一定的对应关系。基于肠道微生物组成的复杂性，不同肠道环境中形成的微生物群落之间存在一定的差异。2011 年欧洲人体肠道微生态项目首席专家首次提出人类肠道肠型（enterotypes）的概念。通过对人群中微生物群落数据的聚类分析，将人类肠道微生物群落组成的变异划分为不同的集群（cluster），即肠型。目前研究已证实了以下 3 种肠型的存在：即肠型 1——拟杆菌肠型、肠型 2——普雷沃菌肠型、肠型 3——瘤胃球菌肠型。不同肠型之间的肠道微生物组成结构有明显的差异，该差异可能与功能上的差异存在一致性。如高纤维饮食人群多为普雷沃菌肠型，而普雷沃菌具有较强的降解植物纤维的能力。所以肠型有助于反映宿主肠道的功能状态。

在绝大多数健康成人中，肠道微生物群落的组成是相对稳定的，故肠型通常也是稳定的。但是当饮食、抗生素、粪便移植等干预因素存在时，肠型可能会发生改变。肠型的改变则可能意味着原有的肠道微生态平衡被破坏，机体的各种生理功能发生紊乱，从而导致疾病的发生发展。此时，人为干预调节肠道菌群，使之恢复原有的肠型可能是疾病治疗的一个关键靶点。

目前已有肠型与疾病相关的报道，如拟杆菌肠型可能与非酒精性脂肪性肝炎、结肠癌、乳糜泻、免疫衰老和低度炎症相关；普雷沃菌肠型可能与长期使用抗生素、2 型糖尿病、类风湿关节炎和艾滋病相关；瘤胃球菌肠型可能与动脉硬化风险增加相关。但是，目前肠型与疾病关系的研究尚处于初级阶段，希望随着研究的进一步深入，能为疾病的临床诊治提供更多思路。

（李景南）

第二节 肠道菌群与胃肠道疾病的关系

【摘要】

肠道菌群被认为是人体的“第二基因组”，它参与人体营养吸收、能量代谢、组织器官发育、免

疫防御和内分泌调节等重要生理过程，与宿主相互作用形成互利共生的统一体；在过去的十余年间，随着基因测序和生物信息学技术的进步，人类对肠道菌群与疾病关系的认识不断深入，肠道菌群失衡已被证实与胃肠道疾病、肝病、心血管病、肾脏病、神经精神异常及全身代谢性疾病等多种疾病密切相关，本节将重点阐述肠道菌群在胃肠道疾病发生发展中的作用及可能机制。

【学习要点】

1. 肠道菌群失衡相关胃肠道疾病的主要种类。

2. 胃肠道菌群对幽门螺杆菌感染和根除治疗的影响。

3. 肠道菌群失衡在艰难梭菌感染中的决定作用。

4. 炎症性肠病发生发展中肠道菌群及其代谢产物的变化特征。

5. 肠－脑轴在 IBS 发病中的作用。

6. 肠道菌群失衡的检测方法。

【思考题】

1. 肠道菌群失衡与哪些胃肠道疾病密切相关？

2. 肠道菌群调控胃肠道疾病发生的可能机制有哪些？

3. 肠道菌群失衡与胃肠道疾病发生是否有因果关系？

4. 肠黏膜屏障功能损伤是否与菌群失衡有关？

一、肠道菌群失衡相关胃肠道疾病

（一）幽门螺杆菌相关胃病

幽门螺杆菌（*Helicobacter pylori*，Hp）是定植于胃黏膜的革兰氏阴性微需氧菌，是胃炎和消化性溃疡的主要病因，与胃淋巴瘤和胃癌的发生密切相关。虽然随着卫生经济水平的提高，全球 Hp 感染率有下降趋势，但在发展中国家，Hp 感染依然是慢性胃病的主要病因。

1. Hp 感染对胃肠道菌群的影响 由于胃酸的存在，胃一度曾被认为是个“无菌”的器官，直到 Hp 被发现，人们才真正开始关心胃内微生物群，并且发现 Hp 并非胃内唯一的寄居微生物；近几年随着高通量测序技术和宏基因组学的发展和运用，越来越多的胃内微生物被鉴定，绝大部分是细菌。健康人胃内细菌主要以厚壁菌门、拟杆菌门、放线菌门和变形菌门为主，最常见的种属是链球菌属；而在 Hp 感染者，胃内微生物多样性明显减低，主要以 Hp 所在的变形菌门为主，占 90% 以上。在萎缩性胃炎患者，胃内主导菌群从普雷沃菌（*Prevotella*）向链球菌（*Streptococcus*）迁移；胃癌患者胃内各种链球菌属细菌明显占主导地位，其次是乳杆菌（*Lactobacillus*）、韦荣氏菌（*Veillonellaceae*）和普雷沃菌（*Prevotella*）；通过微生物组学技术比较胃炎、肠化和胃癌的胃内菌群组成，发现尽管不同的检测方法显示具体的差异菌属不一致，但胃癌患者胃内微生物组成明显不同于胃炎及肠化患者。动物实验显示，如果胃内没有共生菌群，Hp 感染后的小鼠胃黏膜炎性损伤明显减低，进展为上皮内瘤变的时间明显延长，表明除 Hp，其他细菌亦参与了胃内病变的发生，Hp 及其所处的整体微生物网络共同决定了疾病的表现。

Hp 感染对肠道微生物群是否有影响？研究表明 Hp 感染后肠道内肠杆菌（*Enterobacteria*）、梭状芽孢杆菌（*Clostridiae*）、韦荣氏菌（*Veillonellaceae*）数量均有所下降，乳杆菌［主要是嗜酸乳杆菌（*Lactobacillus acidophilus*）］数量则可增加。因多数关于肠道微生物群的研究来自粪便标本，其结果的改变很难判定是来自上游的胃还是下游的肠道，更多关于 Hp 与肠道微生物互作的证据应该来自感染者根除前后肠道菌群发生的变化。

2. Hp 根除治疗对菌群的影响 Hp 根除方案主要为含质子泵抑制剂（proton pump inhibitor，PPI）和两种抗生素的三联或四联疗法。PPI 强大的抑酸作用不仅降低了胃酸对外源性细菌的清除，同时使得机体消化能力减弱，高分子营养物质未经充分消化吸收进入肠道后可能促进某些病原菌生长；此外，PPI 也会降低胃内黏液浓度，延长胃的排空时间，引发小肠细菌过度生长以及艰难梭菌感染等肠道微生态失衡相关并发症。国内外多项研究显示长期使用 PPI 导致结肠菌群结构变化，主要表现为梭状芽孢杆菌减少，肠球菌（*Enterococcus*）及链球菌增加，是促进艰难梭菌感染和复发的重要危险因素。但国内此类报道甚少，除研究滞后外，可能跟中国人群更丰富的肠道菌群多样性降低了机会感染风险有关。

根除方案中另一类药物是抗生素，包括阿莫西林、克拉霉素、甲硝唑等，常规方案至少是两种抗生素的联用。抗生素可以显著改变肠道微生物组的结构、功能及多样性，并可能使肠道微生物群中部分细菌产生选择性耐药。奥美拉唑联合甲硝唑、阿莫西林或者克拉霉素方案常常导致耐药性链球菌、葡萄球菌、肠球菌及肠杆菌以及拟杆菌（*Bacteroides*）比例的增加。这种失衡的微生态环境可能是部分患者治疗中出现腹泻、腹胀以及恶心等不适的主要原因。有研究发现，以 PPI 联合克拉霉素、甲硝唑三联方案根除 Hp 感染者，可使肠道菌群多样性明显降低，尽管菌群在短期内可以恢复到治疗前水平，但始终处于“易激惹”的状态，完全恢复至治疗前水平最长所需时间可达四年。因此在《幽门螺杆菌感染的处理：Maastricht Ⅴ/Florence 共识报告》中指出：为避免长期临床后果，胃肠道微生物群不成熟或不稳定者根除 Hp 治疗需谨慎。

（二）艰难梭菌相关性腹泻

1. 定义及概述　艰难梭菌（*Clostridium difficile*，*C.diff*）是医院中抗生素相关性腹泻（antibiotic-associated diarrhea，AAD）的主要病原体，滥用抗生素将影响内源性肠道菌群的定植抗性，使 *C.diff* 过度生长并且分泌毒素 A、毒素 B 或二元毒素，导致肠黏膜炎症和艰难梭菌相关性腹泻（*Clostridium difficile* associated diarrhea，CDAD）。随着发病率、复发率及死亡率不断增加，CDAD 逐渐成为世界范围内一个广受关注的公共卫生问题，CDAD 占 AAD 的 15%~25%。据研究显示，美国 *C.diff* 感染（*Clostridium difficile* infection，CDI）发病率为 115.1/10 万，复发率为 12%~64%，死亡率从 2000 年之前的 1.5% 急剧上升至 7%~17%，这可能与近年来北美和欧洲国家新出现的高毒力 027 型变异菌株暴发流行有关。CDAD 的临床表现主要是腹痛、腹泻和便血。几乎所有的假膜性小肠结肠炎都由 CDI 引起的。CDAD 的一线治疗建议使用甲硝唑和万古霉素，但随着复发频率的增加，抗生素的治愈率逐渐下降。

2. 肠道菌群失调是 CDAD 的主要病理生理学基础　正常的肠道菌群对 *C.diff* 的生长具有显著的定植抗性。正常肠道菌群可通过定植抗性来防止外来病原体感染，这种过程涉及共生菌在肠道中争夺空间和营养；宿主肠道中具有相似营养和空间需求的细菌能够抑制 *C.diff* 的定植和生长。由于抗生素、免疫抑制剂和化疗药物等治疗手段的增加，住院患者的肠道菌群受到严重干扰，菌群丰度和多样性下降，导致定植抗性丧失，是 CDAD 发病的重要一步。除了通过争夺空间和养分，肠道菌群可调节初级和次级胆汁酸代谢以抑制 *C.diff* 的生长。初级胆汁酸盐、牛磺胆酸盐可激活 *C.diff* 芽孢在体内萌发，形成产毒的繁殖体，而鹅脱氧胆酸衍生物则抑制孢子萌发。抗生素治疗引发的肠道菌群改变导致盲肠中牛磺胆酸增加，而抑制孢子萌发的次级胆盐脱氧胆酸则降低。此外，肠道菌群失衡后分泌抗菌肽的有益菌减少，具有抑菌、抗炎、维持肠屏障完整性和免疫调节作用的产短链脂肪酸（short-chain fatty acid，SCFA）的菌群比例下降，也是促进 CDI 的重要机制。

3. 复发性艰难梭菌感染　复发性 CDI（recurrent CDI，RCDI）通常定义为在 CDI 首次治疗后 8 周内再次发生的感染，可能由菌株复燃或再感染造成。15%~30% 的 CDI 患者在抗菌治疗后首次复发，第二次复发率约为 40%。两次以上的复发率可增加到 45%~65%。CDI 的高复发率大大增加了治疗的难度和费用，两次以上复发的患者使用万古霉素进行治疗的有效率不足 30%，肠道菌群的多样性及稳定性降低可能是 RCDI 的根本原因；多项 RCT 研究证实粪菌移植（fecal microbiota transplantation，FMT）可成功应用于 RCDI 的治疗，单次 FMT 治愈率接近 90%，对 2 次以上复发的 RCDI 应选择 FMT 治疗已被列入临床诊治指南。FMT 对 RCDI 良好的治疗效果证实了恢复肠道菌群的多样性在疾病治疗中的重要性。

（三）炎症性肠病

1. 定义及概述　炎症性肠病（inflammatory bowel disease，IBD），包括溃疡性结肠炎（ulcerative colitis，UC）以及克罗恩病（Crohn disease，CD），主要表现为肠黏膜的慢性复发非特异性炎症反应。CD 可发生于消化道的任何部位，炎症损伤可累及肠壁全层甚至肠外组织；而 UC 主要发生于结肠和直肠的黏膜层。IBD 的主要病理机制尚未明确，目前认为是由于肠道微环境、宿主遗传易感性和黏膜免疫失衡之间的综合作用，其中肠道菌群结构及功能的特征性改变在IBD的诊断、治疗和预后预测中具有潜在的应用价值。

2. IBD肠道菌群失调的特征 IBD患者肠道菌群多样性较健康人明显下降，菌群结构和数量发生明显改变，UC和CD之间、疾病活动期和缓解期之间、甚至病变不同部位之间菌群结构均有差异。UC患者表现为肠杆菌（*Enterobacteriaceae*）、肠球菌（*Enterococcus*）、酿酒酵母菌（*Saccharomyces cerevisiae*）等细菌明显增多，梭状芽胞杆菌（*Clostridia*）、双歧杆菌（*Bifidobacteria*）、乳杆菌（*Lactobacilli*）等减少；CD患者放线菌门（*Actinomycetes*）、变形菌门（*Proteobacteria*）、厚壁菌门（*Firmicutes*）比例增加，而拟杆菌门（*Bacteroidetes*）明显减少。CD患者术后复发风险与肠道菌群改变也呈现一定关联，特别是普拉梭菌（*Faecalibacterium prausnitzii*）丰度降低和耐久肠球菌（*Enterococcus durans*）丰度增加提示术后复发可能性大。除了异常的细菌组成外，IBD患者肠道内病毒组也发生了变迁，例如尾状病毒（*Caudovirales*）数量明显增加，并与部分特定细菌拟杆菌之间存在负相关，而后者在IBD中比例明显下降。此外，微生物组功能分析还揭示了在IBD疾病状态下肠道菌群普遍存在乙酰化作用的增强和苯甲酸代谢途径的激活。

3. IBD中肠道菌群失调的病理生理机制

（1）直接诱发和促进IBD的发生：在正常情况下，梭状芽胞杆菌可刺激调节性T细胞的分化和成熟，提高宿主免疫耐受性并抑制肠道中的慢性炎症反应，维持肠道中的非炎性环境。IBD患者厚壁细菌门中的普拉梭菌、脆弱拟杆菌（*Bactaeroides fragilis*）等丰度明显减少，这些益生菌的减少降低了宿主调节免疫的能力并减少了抗炎物质的产生；而增加的致病菌肠杆菌、多杀性巴氏杆菌（*Pasteurella multocida*）、韦荣氏菌等可直接侵入并破坏肠上皮细胞间紧密连接，对肠黏膜屏障造成损害，诱发肠道高通透性和细菌易位。因此，肠道菌群整体多样性的下降和致病菌的增加与IBD慢性炎症的产生密切相关，细菌产物DNA基序或由细菌产生的脂多糖、糖蛋白-多糖甲酰基寡肽等也可直接诱导肠道和全身系统的炎症。

（2）营养物质代谢失衡：肠道内生理性细菌将食物中的膳食纤维转化为有益产物SCFA。SCFA可通过上调*Foxp3*转录因子的表达并激活G蛋白偶联受体43（G protein-coupled receptor 43，GPR43）下游信号来促进肠固有层调节性T细胞的分化成熟，维持肠道免疫稳态。而IBD肠道中产SCFA菌及SCFA含量呈现明显减少趋势，肠稳态遭受破坏。肠道菌群也可合成胆汁盐水解酶，参与胆汁酸的分解及其羟化作用，其产物是法尼醇X受体（farnesoid X receptor，FXR）的有效激动剂，FXR信号的活化可促进抗炎信号转导和肠屏障功能维护。IBD患者肠道中异常增加的结合胆汁酸可促进有害微生物*Bilophila wadsworthia*的生长，该菌不仅可以直接激活异常免疫反应，也可促进H_2S的产生以及抑制丁酸的氧化水平来损伤肠上皮屏障的完整性。同时，异常增加的结合胆汁酸损害了胆汁酸对FXR受体介导的抗炎信号，最终导致微环境中促炎因子水平升高。此外，色氨酸经肠道菌群代谢产物是肠上皮中广泛表达的核受体-芳香烃受体（aromatic hydrocarbon receptor，AhR）激动剂，可调节辅助性T细胞分化及抑炎因子IL-22的分泌，在宿主免疫维持中发挥重要调节作用。*Lactobacillus reuteri*将色氨酸转化为3-吲哚羧酸，并诱导AhR的表达上调，减少炎症反应。大多数IBD患者肠道色氨酸代谢紊乱，AhR下游信号持续失调，T细胞分化呈现异常。

（3）肠屏障功能受损：在健康状态下，肠道致病菌及其产生的毒素不会侵入肠黏膜或全身系统引发免疫反应，机体处于对肠道细菌的耐受状态，这种平衡主要取决于肠道菌群和免疫系统之间的肠黏膜屏障的稳定性，它主要由上皮细胞间紧密连接、杯状细胞分泌的黏液Mucins、IgA及抗微生物肽和一系列免疫细胞组成。肠道菌群的变化会损害肠黏膜屏障功能，促进IBD的发生和发展。在正常情况下，肠道菌群在肠上皮细胞表面形成一层生物膜屏障，抑制潜在病原菌对上皮细胞的黏附和定殖，还可通过营养竞争、调节肠腔pH和抗微生物肽的产生来抑制致病细菌的存活和繁殖，因而共生菌群形成的生物膜屏障也可被视为肠黏膜屏障的一部分。失调的肠道菌群可导致 RegⅢγ 等抗微生物肽以及 Mucins 黏液素的分泌减少，削弱肠黏膜屏障。此外，失调的菌群来源的细菌蛋白酶和各种毒素可损伤肠上皮紧密连接，造成上皮屏障功能障碍，易位的抗原和毒素分子等在肠黏膜下层和全身免疫系统中引起异常免疫反应，进入血流的细菌及其产物可通过 Toll 样受体或 NOD2 信号激活单核细胞巨噬细胞系统，刺激炎性因子的释放，加重炎症反应。

（四）肠易激综合征

1. 定义与概述 肠易激综合征（irritable bowel syndrome，IBS）是一种常见的功能性肠病，其特征在于反复发作的腹痛、腹胀、排便形状或频率的变化。2016 年修订后的诊断标准《功能性胃肠病：罗马Ⅳ》强调了 IBS 定义的反复腹痛，并制定了新的症状频率标准：在过去 3 个月内平均每周发作至少 1 天与排便相关的腹痛，发作伴随排便频率或形状的改变，病程至少超过 6 个月。IBS 全球患病率约为 11.2%。IBS 主要分为腹泻型（IBS-D）、便秘型（IBS-C）或混合型（IBS-M），美国 IBS 人群中各自的患病率分别为 26%、28% 和 44%。

2. IBS 患者肠道菌群特征 IBS 患者肠道菌群多样性明显下降，菌群结构和数量与健康者显著不同，主要表现为双歧杆菌和乳杆菌的数量显著减少。不同亚型 IBS 患者的肠道菌群变化也存在差异：IBS-D 患者的双歧杆菌和乳杆菌数量明显减少；IBS-C 患者这两类菌的减少不如 IBS-D 明显，但拟杆菌显著增加；IBS-M 患者的肠杆菌数量显著增加，乳杆菌的数量减少。

3. IBS 中肠道菌群失衡的表现及病理生理基础

（1）肠道气体产生量增加：腹胀是 IBS 的常见症状。在正常的进食条件下，肠内有淀粉和乳糖等底物，它们通过肠道细菌的作用发酵，产生适量的诸如氢气和甲烷等气体，但小肠细菌过度生长（small intestinal bacterial overgrowth，SIBO）会导致肠道中过量的气体产生和积聚，引起腹胀、胀气和肠管过度扩张，甚至可能引起腹痛。SIBO 是肠道菌群失衡的一种典型表现，目前诊断的“金标准”为侵入性检查后取得空肠黏膜行细菌培养，菌落数超过 1×10^5CFU/ml 可诊断为 SIBO；非侵入性诊断方法主要包括乳果糖氢呼气试验（lactulose hydrogen breath test，LHBT）和葡萄糖氢呼气试验（glucose hydrogen breath test，GHBT）等。IBS 患者中 SIBO 的发生率较高，针对 SIBO 的治疗可使 IBS 的症状部分缓解，更加表明两者之间存在密切相关性。

（2）肠黏膜炎症及免疫反应异常：约 10% 的 IBS 患者发生于感染性肠炎后，表明 IBS 患者的肠黏膜免疫应答和炎症反应与肠道微生物群的变化相关。正常情况下，肠黏膜免疫细胞上的模式识别受体可以识别肠道菌群的细菌成分或代谢产物；在 IBS 中，结肠黏膜上这些受体的表达增加，黏膜免疫反应增强，最终导致黏膜炎症反应。IBS 患者的症状轻重与结肠黏膜浸润的肥大细胞数量及功能呈正相关，特别是 IBS-D 患者。肠黏膜异常的炎症免疫反应可导致肠屏障受损，并引发肠运动和感觉功能异常进而加剧 IBS 的症状。

（3）损伤肠黏膜屏障：IBS-D 患者肠黏膜通透性增加与紧密连接蛋白 -1 的异常表达和分布有关，结肠黏膜中紧密连接蛋白 -1 的表达在大多数 IBS 患者中低于健康对照。通常，肠黏膜通透性增加与肠上皮细胞中细菌相关蛋白酶及其受体的活性有关。SIBO 患者肠道中的碳水化合物可在细菌发酵后产生有毒物质，从而破坏小肠和结肠黏膜。失衡的肠道菌群还可能阻止肠道中胆汁酸与甘氨酸和其他结合物的结合，导致游离胆汁酸的过量产生，对肠黏膜产生毒性作用，并刺激肠道的水分泌而导致腹泻。

（4）肠 - 脑轴失衡：肠道菌群及其代谢产物可影响肠道神经元形成、神经递质释放及其感觉运动功能的发挥，并对肠屏障功能产生间接影响；菌群也可以调控肠道免疫细胞的分化成熟，进而影响肠神经敏感性。细菌趋化肽甲酰甲硫氨酰 - 亮氨酰 - 苯丙氨酸和脂多糖可直接刺激肠神经系统，影响肠运动功能。菌群的代谢产物甲烷、硫化氢等可以抑制肠道平滑肌的收缩，延缓肠道的运输功能。SIBO 患者的肠道细菌合成短链脂肪酸水平增加，并促进肠道内分泌细胞合成分泌 5-HT，增加结肠收缩的频率和幅度，从而加速肠道蠕动和运输。而在回肠中，短链脂肪酸可诱导 YY 肽、神经降压素和胰高血糖素样肽 -1 的释放，最终导致近端小肠的蠕动减慢。肠道菌群的其他代谢物，如胆汁酸和 γ- 氨基丁酸，也可影响胃肠道运动。因此，肠道菌群紊乱可导致肠动力及感觉功能异常，引发 IBS 的一系列症状。

肠自主神经系统还可以与中枢神经系统形成联系，其中促肾上腺皮质激素释放因子（corticotropin releasing factor，CRF）和 5-HT 等生物活性物质在脑 - 肠轴传递中具有重要作用。多种细菌的代谢产物、菌体成分以及黏膜免疫反应释放的细胞因子等可以调控下丘脑 CRF 神经元，激活下丘脑 - 垂体 - 肾上腺轴，并通过释放儿茶酚胺影响胃肠道的运动和分泌。5-HT 可直接通过肠神经系统影响肠道的运动和分泌，传递肠道疼痛信号，并作为中枢神经系统的传递者，在控制情绪中发挥重要作用。IBS 患者通常伴有焦虑和抑郁等异常精神状态，可能与 5-HT 对肠神经系统和中枢神经系统的同时作用有关。

（五）乳糜泻

1. 定义与概述　乳糜泻（celiac disease，CeD）是指具有遗传易感基因的人群摄入麸质蛋白（来自大麦、小麦和黑麦及其制品）而引发的一种自身免疫性慢性炎症肠道疾病，主要表现为腹胀、腹泻、营养不良、发育迟滞等，诊断手段主要包括血清学抗体检测和小肠黏膜活检病理，目前唯一的治疗方式是终身严格的无麸质饮食（gluten-free diet，GFD）。CeD 人群患病率为 0.5%~1%，在没有血清学筛查的情况下，由于症状多样和对该病的认识缺乏，大多数病例未被明确诊断。CeD 在西方国家的患病率正在上升，1975—2000 年间，CeD 在美国的流行率增长了 5 倍，原因尚不清楚。CeD 好发于其一级亲属（10%~15%）和某些高危人群，特别是唐氏综合征、1 型糖尿病或 IgA 肾病等人群。

2. 肠道菌群在 CeD 发病机制中的作用　CeD 在西方国家“流行”很早就有文献记载，但这种“流行”的原因尚不清楚。综合流行病学、临床和动物研究结果表明，围产期的环境因素可能强烈影响人类的肠道微生态，早期广泛接触大量共生、非致病性微生物可能对 CeD 具有一定保护作用。

CeD 患者的肠道菌群相对于健康人具有更高的致病潜力，革兰氏阳性菌与革兰氏阴性菌比率显著降低，主要表现为拟杆菌门、厚壁菌门、大肠埃希菌、葡萄球菌等比例增加，而双歧杆菌、普雷沃菌、乳杆菌等减少。与对照婴儿相比，有家庭患病风险的新生儿肠道中拟杆菌门减少而厚壁菌门增加，并且这些婴儿粪便中乳酸代谢信号明显减少，微生物群中乳杆菌种类比例下降。CeD 患者的肠道菌群失调可破坏肠黏膜屏障，无法阻止有害抗原和病原体侵入宿主，激发免疫系统过度激活，从而导致 CeD 相关症状的发生发展。

迄今为止，GFD 是公认的治疗 CeD 最有效的方法，可减缓症状并恢复个体的健康。但是 GFD 过程中，患者肠道菌群并不能完全恢复，多数患者治疗后一段时间肠道中双歧杆菌和乳杆菌多样性依然呈现减少，而治疗前增加的拟杆菌、大肠埃希菌也持续存在。另外，CeD 患者相对于健康人肠道内 SCFA 含量显著降低，在 GFD 后，SCFA 含量也仅部分恢复，说明肠道菌群失衡参与了 CeD 的发生发展，但并非唯一因素。至于菌群与 CeD 发病是相关关系还是因果关系需要大规模的纵向研究，以确定肠道菌群是否以及如何影响遗传易感对象中的面筋耐受性以及后续的发生发展。

（六）结直肠癌

1. 定义及概述　结直肠癌（colorectal cancer，CRC）是常见的消化道肿瘤之一，每年有超过一百万的新发病例，每年死亡人数超过 60 万，是第三大常见癌症。约 10% 的 CRC 患者有家族史，90% 是散发性的。CRC 发生的危险因素包括缺乏运动、吸烟、食用红肉和加工肉类以及酒精消费等不健康行为，而肥胖、2 型糖尿病和 IBD 等也可增加 CRC 的发生风险。CRC 的发生是多因素、多步骤事件，以往的研究多归因于控制细胞增殖的各种基因的散发性突变，然而，越来越多的研究最近报道肠道微生物群也可能是 CRC 发展和进展的重要因素。

2. CRC 患者的肠道菌群特征　CRC 患者粪便中肠道菌群多样性及稳定性明显降低，具体表现为脆弱拟杆菌、肠球菌、大肠埃希菌、克雷伯菌、梭菌、链球菌等丰度较高，这类细菌与消化道炎症相关；而双歧杆菌、普拉梭菌、罗氏菌和毛螺菌明显减少，这些细菌普遍可将膳食纤维降解为丁酸盐，而丁酸盐可预防结肠上皮癌变和炎症反应。

肠道菌群不但与 CRC 的发生相关，而且与 CRC 的复发及转移相关。具核梭形杆菌（*Fusobacterium nucleatum*，*F.nucleatum*）在 CRC 组织中普遍增多，当肿瘤发生远处转移后，*F.nucleatum* 也随肿瘤转移至外周器官，提示了转移性肿瘤与原发性肿瘤之间菌群一致性。移植人类原发性 CRC 粪便的小鼠通过连续传代，会保留 *F.nucleatum* 致瘤活性，而用抗生素甲硝唑处理后的小鼠，*F.nucleatum* 丰度下降，且癌细胞增殖和整体肿瘤生长受到抑制。此外，肿瘤复发性患者的 *F.nucleatum* 含量显著增加，并可通过增加癌细胞自噬水平导致化疗耐药和术后肿瘤复发，从而引起 CRC 患者五年生存率降低。上述结果不仅为肠道菌群预测 CRC 化疗的疗效和预后提供了依据，而且为开发新型抗肿瘤药物提供了可行策略。

3. CRC 相关肠道菌群失衡的病理生理机制

（1）直接诱导肠上皮细胞 DNA 损伤和染色体不稳定：肠道菌群可以直接或通过产生毒性代谢物来破坏上皮 DNA，引起基因突变或诱导染色体不稳定性。例如，pks 阳性大肠杆菌编码聚酮化合物基因毒素“colibactin”，该毒素可显著下调肠上皮细胞中 DNA 错配修复蛋白的表达水平，触发 DNA 损伤途径；产毒拟杆菌分泌的毒素从肠上皮细胞切割 E- 钙黏蛋白并激活 Wnt/β-catanin 信号以诱导肠上皮细胞中的 DNA 损伤。一些革兰氏阴性菌产生细胞致死性肿胀毒素（cytolethal distending toxin，CDT），CDT 可作为核苷酸酶破坏宿主成纤维细胞染色体上的 *CII* 类基因同时阻碍该基因的修复，最后导致 CRC 的发生。肠杆菌科还可以产生多种有毒代谢物，如活性氧、活性氮、亚硝基化合物、β- 葡萄糖醛酸酶和精胺氧化酶，诱导肠黏膜细胞 DNA 损伤，进而诱发 CRC。

（2）慢性炎症及免疫反应失调：长期潜在的细菌感染可导致肠黏膜的慢性炎症，这与 CRC 的发生和发展直接相关。肠上皮细胞基因突变导致肠上皮细胞连接蛋白分解和黏液分泌减少，肠屏障破坏，肠道细菌易位到固有层，细菌和细菌产物与 Toll 样受体结合，促进 IL-23、IL-6、TNF-α 等释放，IL-23 活化下游 Th17 细胞，其分泌的 IL-17 通过 STAT3 途径调节血管生长因子的表达，影响肿瘤血管生成，促进上皮细胞的增殖和侵袭。在 CRC 相关肠道菌群中，部分有害菌可通过 Toll 样受体途径诱导上皮细胞表分泌 IL-17C，促进抗凋亡分子 Bcl-2 和 Bcl-xL 的高表达，抑制肠上皮细胞的凋亡，促进肿瘤发展。同时，TLRs 介导的 IL-1β、TNF-α 等炎症因子分子增加，诱导 COX-2 酶活性及下游分子前列腺素 E2 引发的炎症反应，从而促进肿瘤形成。*F.nucleatum* 能抑制 T 细胞介导的免疫反应，促进结直肠癌肿瘤细胞生长，且其 DNA 含量与结直肠癌患者的较短生存相关，是一种潜在的预后预测标记物。

（3）肠道菌群及宿主代谢异常：肠道菌群可以产生多种生物酶和代谢物，在完成有害物质转化的同时合成致癌物质。失衡的肠道菌群可作用于不同的底物，如胆汁酸、脂肪酸等，产生导致结直肠癌的致癌物质。近年来证实的酶主要包括 β- 葡萄糖醛酸酶和 7α- 脱氢酶；β- 葡萄糖醛酸酶释放与肝脏中 β- 葡萄糖醛酸结合的毒性内源或外源代谢物。初级胆汁酸如胆汁酸和鹅脱氧胆酸通过肠道厌氧菌 7α- 脱氢酶形成脱氧胆酸和石胆酸，去除 α- 羟基；脱氧胆酸钠是第一种已被证明可促进肿瘤形成的代谢产物。有益菌产生的丁酸盐可进入肿瘤细胞核，起到组蛋白去乙酰化酶抑制剂的作用，从而发挥抗肿瘤作用。G 蛋白偶联受体 43（G protein-coupled receptor43，GPR43）与 G 蛋白偶联受体 109A（G protein-coupled receptor 109A，GPR109A）为 SCFA 的主要受体之一，它是介导 SCFA 发挥抗癌作用的重要分子。

二、疾病相关肠道菌群的检测

（一）传统分离及培养组学

细菌培养是最传统的研究方法，利用各种选择培养基和特定培养条件，培养出的菌落通过双稀释和菌落计数确定。这种方法局限性非常大，自然界中 90% 以上的细菌是严格的厌氧细菌，难以在实验室中培养。对于肠道微生态系统，仅对部分微生物进行分析无法反映整个微生态系统与人类疾病之间的真实关系。近年来组学技术在传统培养中的应用逐渐发展形成了培养组学，并极大地提高了我们对人类肠道微生态的认识。通过优化各种培养条件并快速分离鉴定细菌使得数百种与人类相关的新微生物得以培养，为研究宿主－菌群相互作用提供了新视角。

（二）基因组测序

对于难以分离培养的微生物，基于 DNA 测序的检测更有利。近年来，随着高通量测序技术的发展，16S rRNA 基因测序技术在细菌的鉴定和分类中作用日显。16S rRNA 基因在细菌细胞中普遍存在，位于细菌基因组中的核糖体小亚基（约 1 540bp）。该区域含有 10 个保守区域和 9 个高变区域，保守区可用于设计引物进行目的片段扩增，通过分析高变区，可以鉴定细菌种类。目前，16S rRNA 基因的深度测序区域主要包括 V4 区、V3~V4 区和 V4~V5 区。迄今为止，16S rRNA 测序、宏基因组学和宏转录组学是微生物鉴定及分类的三种基本测序策略。其中 16S rRNA 测序在理解微生物组的分类组成方面发挥了关键作用；宏基因组学方法通过提供物种水平和菌株水平的表征来更好地理解微生物组；宏转录组学有助于检测不同微生物之间复杂相互作用的功能表征。然而，目前的测序方法仍存在许多问题，在测序中使用适当的阳性和阴性对照以更好地改善基于 NGS 的微生物组学研究。

（三）微流控技术

目前对微生物组中特定菌株的研究尚存在一定的困难，不同细菌在菌落中表现出不同的特征，基于微生物组检测标准方法只能显示异质群体的平均特征，在单个细胞水平上分析微生物缺乏一定的精确性。传统的“稀释培养方法”可以将菌群的复杂性降低到最小的生态功能单元，但对个体菌株的研究还不够准确。此外，人类胃肠道微生物群相对于实验室环境中的纯菌群环境显得更加复杂。微流体控制作为一种新技术，能够处理微结构中的纳米级体积结构，为观察单个微生物细胞提供了有吸引力的替代方案。微流体技术能够通过微流体芯片和细胞捕获来跟踪微生物细胞。现有的微流控芯片装置可分为四种类型：连续流装置、微滴装置、试纸装置和数字微流体装置。它可在单细胞水平上进行跟踪和连续监测，主要通过使用流体捕集器捕获单个细胞、微孔接种、潜在捕获、微滴包装和光学陷阱；结合微流控制，可以实现单菌株水平的基因测序、表达谱分析、代谢分析和疾病筛查，具有非常广阔的应用前景。

（四）流式细胞术

基因组测序通过将微生物分类组和代谢途径除以针对每次分析产生的样品序列库可以实现相对定量，这种方式检测微生物与宿主之间相互作用的能力有限，不能有效地提供有关物种丰度及其代谢潜力变化的程度或方向的信息。因此，为了真实地反映菌群－宿主相互作用，肠道菌群的研究必须基于绝对计数的结果。流式细胞仪计数结合扩增子测序，可用于构建微生物定量分析的工作流程。这种分析方法可以证明物种丰富度在介导微生物群落变异和个体间宿主表型的共变化过程中的作用，并可避免重建肠道菌群相互作用过程中的组成性效应。重要的是，流式细胞仪提供的菌群计数结果具有可重复性和再现性，并可在极短时间内对益生菌菌株进行鉴定及定量，为开发新一代益生菌及其质量控制提供了有效的工具。

（五）应用前景

肠道菌群中含有大量未被开发的信息，随着技术的进步，描述这些数据变得更加容易，并将进一步揭示宿主和肠道微生物群的互作机制。鉴定和描述肠道微生物群落未知的调节机制，将有助于微生物组调控新技术的出现，以预防、检测和治疗疾病。随着更快、更符合成本效益的测序平台和数据分析方式的诞生，利用微生物及其代谢物作为疾病生物标志物的构想正迅速成为可能。此外，培养技术的进步可通过合成微生物联合体研究复杂系统中微生物－微生物之间的相互作用，并且这些微生物的组合将有助于个体化药物的制备。

（陈　烨）

第三节　针对胃肠道菌群治疗的研究进展与思考

【摘要】

胃肠道菌群在胃肠道疾病的发生发展中扮演重要的角色，基于胃肠道菌群的治疗措施也受到较多的关注与研究，并成为目前研究的热点之一，本节介绍了针对胃肠道菌群进行治疗的干预措施及对消化道疾病和肝脏疾病的治疗进展，阐述其治疗机制和治疗原则，并对存在的问题进行总结。

【学习要点】

1. 胃肠道菌群的干预措施。
2. 针对胃肠道菌群对消化道疾病的治疗。
3. 针对胃肠道菌群对肝脏疾病的治疗。
4. 针对胃肠道菌群治疗疾病的机制。

【思考题】

1. 胃肠道菌群的干预措施有哪些？
2. 微生态制剂有哪些？
3. 目前粪菌移植对哪些疾病的治疗效果较好？存在的问题有哪些？
4. 针对胃肠道菌群治疗疾病中存在的问题有哪些？

胃肠道菌群失调参与人体各系统多种疾病的发病过程。针对胃肠道菌群进行的治疗，包括饮食、微生态制剂和粪便菌群移植等方法可有效调节菌群且无明显不良反应，已成为当今疾病治疗研究的热点之一。本文就胃肠道菌群调节在功能性胃肠病、幽门螺杆菌感染、炎症性肠病、非酒精性脂肪肝、结直肠癌等消化道疾病中的应用进行了回顾，对其机制进行了总结，同时对其发展趋势进行了展望。

一、胃肠道菌群的干预措施

（一）饮食

影响胃肠道菌群的因素有很多，其中饮食被认为是最为重要的因素之一。目前研究较多的用于菌群调整的饮食包括低 FODMAP（fermentable oligosaccharides, disaccharides and monosaccharides and polyols）饮食、地中海饮食、生酮饮食等。

医用食品是一种新型的受到关注的治疗方式，美国食品药品监督管理局将医用食品定义为“一种食品配方，是基于已知的科学的原理针对某种疾病或状态特定的营养需求拟定的膳食治疗剂，它需要在医生指导下使用或肠内管饲，且要经过医学的评估”。在我国，此类食品的名称为特殊医学用途配方食品，目前正处于起步阶段。

（二）微生态制剂

微生态制剂，是利用正常微生物或促进微生物生长的物质制成的、活的微生物制剂。也就是说，一切能促进正常微生物群生长繁殖的及抑制致病菌生长繁殖的制剂都称为“微生态制剂”。国际上将微生态制剂分为益生菌、益生元和合生元三种类型。

早在 1907 年，俄国微生物学家 Elie Metchnikoff 指出，食用酸奶有益健康，他认为这归功于酸奶里的保加利亚乳杆菌。目前被广泛接受的益生菌定义是“足量摄入后会发挥超出体内固有一般营养以外的健康作用的活微生物”。2016 年 12 月，国际益生菌与益生元协会对益生元的最新定义是：能够被宿主体内的菌群选择性利用并转化为有益于宿主健康的物质。益生元只能影响已经存在于肠道的细菌的生长。由于共生微生物已经占据了肠道中的生态环境，摄入的益生菌作为外源物种，在肠道中往往难以定植。这就促进了合生元、也就是益生菌和益生元组合的发展，如果益生菌和益生元搭配恰当，益生元会协助益生菌在肠道中稳定定植。益生菌、益生元和合生元统称为微生态制剂。

目前常见的益生菌分为细菌和真菌，其中细菌包括乳酸杆菌、肠球菌、双歧杆菌、芽孢杆菌、酪酸梭菌、大肠杆菌等，真菌主要为布拉氏酵母菌。益生元研究最多的主要有菊粉、低聚果糖衍生物、低聚半乳糖、抗性糊精等。微生态制剂可为单一菌种或多菌种混合制剂。

（三）粪菌移植

粪菌移植（fecal microbiota transplantation, FMT）是将健康人粪便中的功能菌群，移植到患者胃肠道内，重建新的肠道菌群，实现肠道及肠道外疾病的治疗。治疗后的肠道菌群往往与供体相似。FMT 的主要形式包括灌肠、空肠营养管、肠镜或者粪菌胶囊等。FMT 对肠道菌群的影响已经在很多疾病中被研究，目前最具循证学证据的是利用 FMT 的方式治疗难辨梭状芽孢杆菌感染。目前美国食品药品监督管理局已经将 FMT 归于药物类治疗，这在极大程度上促进了该技术的推广。

（四）药物

抗生素、传统中药包括利福昔明、小檗碱等都会对肠道菌群产生影响，并进一步对疾病的治疗产生有益影响。

（五）针对胃肠道菌群治疗的可能机制

饮食、微生态制剂、FMT和部分药物的摄入，能够引起菌群多样性和/或结构的有益改变，包括有益菌的增多、有害菌的减少、菌群短链脂肪酸发酵能力增强等方面，这些改变会进一步通过以下几种途径对机体发挥有益作用：①合成具有抗微生物作用的小分子或活性肽，抑制病原菌定植及其毒性因子合成；②通过减少黏液降解和增加黏液素基因表达，修复肠道细胞间紧密连接，维持肠黏膜屏障的完整性；③通过抑制肠道炎症反应，发挥有利于宿主的效应等。

二、针对胃肠道菌群对功能性胃肠病的治疗

（一）功能性便秘

罗马Ⅳ中，对于功能性便秘患者可以通过保障水分摄入、适度运动、建立良好排便习惯、药物治疗等手段进行治疗。此外多数治疗指南推荐，如果饮食和生活方式的调整无效，在考虑使用泻药或病理生理检查前，可选择膳食纤维或补充纤维素进行试验性治疗。可溶性且易酵解的纤维素能够对肠道微生态发挥调节作用。临床研究表明大部分轻度便秘患者使用纤维素可改善症状，推荐每日摄入纤维素总量为20~30g。而对于严重的结肠传输延缓和/或出口梗阻型便秘患者，纤维素治疗不易改善症状。

乳果糖、拉克替醇、甘露糖和山梨醇的渗透特性对便秘患者有益，能够改善便秘患者的症状。除了渗透特性外，研究表明上述物质在人小肠不能被吸收，而在结肠被细菌快速酵解成短链脂肪酸，同时，这些物质还能够调节肠道菌群，包括增加肠道菌群中短链脂肪酸的产生菌株：乳杆菌、双歧杆菌、粪杆菌属和梭菌属微生物数量等，进而促进排便。

益生元和合生元对慢性便秘患者也有治疗效果。一篇包括13项随机对照临床试验的meta分析表明益生元和合生元均可增加大便频率，改善大便硬度。然而，目前证据的质量较低，尚未在临床中得到推广。

FMT在慢传输型便秘中的治疗已有相关报道，其中一项纳入60位慢传输型便秘患者的随机对照临床试验结果表明，与传统方法相比，FMT在临床改善率方面优于对照组。尽管FMT治疗慢传输型便秘可能具有较好的应用前景，但目前相关研究报道较少，需要大规模临床试验的验证。

（二）肠易激综合征

肠易激综合征（IBS）由于发病率高、严重影响患者生活质量等问题，受到广泛重视，包括饮食、益生菌、FMT等调节肠道菌群的治疗方法均取得较大进展。

在饮食治疗IBS方面，如去麦胶和低FODMAP饮食，越来越受到重视，在指南中已经作为主要或辅助治疗IBS的措施。最近临床试验的数据表明去麦胶饮食可显著改善一部分IBS患者的症状，包括减少排便次数、降低小肠通透性等。

此外，越来越多的回顾性和前瞻性对照试验均显示低FODMAP饮食可以减少部分IBS患者体内发酵并显著改善患者症状。在一项随机、对照、单盲、交叉试验中，与高FODMAP组相比，低FODMAP组患者整体胃肠道症状评分显著下降，显示出较好的治疗效果。但由于低FODMAP饮食的复杂性和结构化饮食再恢复的需要，低FODMAP饮食干预治疗需要在IBS治疗小组配备训练有素的营养师，以便更好地发挥治疗效果。

除了上述的饮食疗法，牛血浆来源的免疫球蛋白分离产物，可作为一种医用食品为IBS的治疗提供一种有潜力的选择。它可以减轻腹痛、腹胀、排便次数等症状，但目前相关研究较少，尚处于初步研究探讨阶段。

在饮食疗法之外，研究表明服用益生菌可能对IBS患者有益。目前临床上常用的治疗IBS的益生菌包括双歧杆菌、乳杆菌、酪酸梭菌等益生菌菌株。此外，一项纳入了53项临床试验的meta分析显示，特定益生菌及其组合对IBS整体症状、腹痛、腹胀和排气有效。尽管目前发表的研究均证实一些单菌种和多菌种益生菌可能对IBS患者治疗有效，但是，还需要设计合理、方法严谨的随机对照试验来阐明益生菌具体的种类、剂量和用药时间等问题。

抗生素治疗IBS的研究中，研究最充分的是利福昔明。利福昔明属于不可吸收的广谱抗生素，鉴于利福昔明对IBS患者良好的治疗效果和较高的安全性，2015年5月美国食品药品监督管

理局批准利福昔明用于治疗 IBS 腹泻型。利福昔明治疗非便秘型 IBS 型患者，推荐剂量为 550mg，3 次 /d，疗程 2 周，能明显改善 IBS 患者整体症状和腹胀症状。

（三）腹泻

腹泻为消化系统常见临床症状，可由不同原因引起。基于菌群调节对腹泻治疗的研究主要包括抗菌药物相关性腹泻、放射性腹泻和感染性腹泻等。

1. 抗菌药物相关性腹泻 抗菌药物相关性腹泻多发生于 65 岁以上、长期应用广谱抗菌药物的老年住院患者，以艰难梭菌感染（*Clostridium difficile* infection，CDI）最为常见。在耶鲁与哈佛益生菌工作组 2015 益生菌应用共识中，推荐的预防抗生素相关腹泻的益生菌有鼠李糖乳杆菌 LGG、干酪乳杆菌 DN114G01、保加利亚乳杆菌、布拉氏酵母菌和嗜热链球菌复方制剂。此外，FMT 是 CDI 治疗的有效措施，FMT 一次治疗有效率可达 85%~90%，二次治疗有效率可达 100%，鉴于该疗法的优异效果，2013 年已将 FMT 写入美国 CDI 治疗指南，是目前难治性及复发性 CDI 的首选治疗方案。

2. 感染性腹泻 由病毒感染引起的感染性腹泻是全球范围内的常见医疗问题，婴幼儿感染性腹泻最常由轮状病毒感染引起。一项纳入 224 名急性轮状病毒感染性腹泻儿童的随机、双盲、安慰剂对照临床试验结果显示，益生菌合剂 VSL#3 治疗组腹泻发生率较对照组降低，患者病情缓解，补液次数减少，病程缩短，且未出现明显不良反应。

（四）功能性消化不良

调节菌群对功能性消化不良（functional dyspepsia，FD）同样有治疗效果。一项纳入 116 例 FD 患者的随机对照临床试验结果表明，格氏乳杆菌 OLL2716 对 FD 症状的消除率优于对照组，进一步的分析表明，益生菌的应用可以调节 FD 患者的肠黏膜菌群，使其更类似于健康者菌群。此外，研究表明，利福昔明（400mg，3 次 /d，服用 2 周）能够缓解 FD 患者症状，在 4 周时，利福昔明缓解嗳气和餐后充盈 / 肿胀的效果仍优于安慰剂组。亚组分析发现，女性 FD 患者治疗效果优于男性患者。

三、针对胃肠道菌群对幽门螺杆菌的治疗

幽门螺杆菌感染后，在胃内大量繁殖，可以引起胃内菌群的失调，因此，利用微生物间的相互抑制，有可能对幽门螺杆菌的清除起到有益作用，基于此，已有多项研究利用益生菌对幽门螺杆菌的根除治疗效果进行了研究。包括布拉氏酵母菌散、长双歧乳杆菌等微生态制剂能够提高幽门螺杆菌根除率，同时降低腹泻发生的频率。尽管微生态制剂在幽门螺杆菌根除治疗中的研究越来越多，也取得了较好的结果，但由于益生菌种类多，应用剂量不一，与根除幽门螺杆菌治疗联合用药的方法也未统一（根除治疗前、后或同时服用），因此，在国际和国内的幽门螺杆菌治疗的指南中，益生菌的应用并未获得一致的共识推荐。由于幽门螺杆菌根除方案中至少包含 2 种抗生素，抗生素的应用会使肠道菌群发生短期改变，在我国共识中，推荐在必要时可在根除幽门螺杆菌治疗的同时或根除治疗后补充微生态制剂，以降低抗生素对肠道微生态的不良影响，但同时也认为益生菌的使用是否可提高幽门螺杆菌根除率尚需更多设计良好的研究证实。

四、针对胃肠道菌群对炎症性肠病的治疗

炎症性肠病（IBD）包括溃疡性结肠炎和克罗恩病，IBD 患者肠道菌群失调，基于肠道菌群调节的治疗方法一直备受关注。利用益生菌对 IBD 患者进行干预已经有较多研究，但目前尚没有证据表明益生菌在诱导活动期溃疡性结肠炎或者克罗恩病缓解方面有益。在防止复发方面，益生菌与 5- 氨基水杨酸效果相当。在预防克罗恩病的复发方面尚缺乏高质量研究。

在 FMT 治疗 IBD 方面，一项基于 4 个 FMT 治疗溃疡性结肠炎的随机对照临床研究（277 例参与者）的 meta 分析表明，FMT 组的 UC 患者在 6~8 周的缓解率（28%）显著优于安慰剂组（8%）。上述数据表明，FMT 对溃疡性结肠炎具有很好的治疗效果。与此同时，一项针对 FMT 治疗 IBD 的系统性综述统计了 11 项克罗恩病研究的结果，结果显示 FMT 对克罗恩病治疗的缓解率

达 50.6%(42/83)。对于 FMT 对 IBD 的治疗,移植成功率依赖于供体菌群的多样性和组成,因此部分供体也被称为超级供体。对超级供体肠道菌群的深入研究有望为 IBD 患者提供更加有效的治疗手段。

五、针对胃肠道菌群对结直肠癌的治疗

已有研究表明,肠道菌群会影响结直肠癌放化疗治疗的效果,同时个别菌株,如具核梭形杆菌还被发现与结直肠癌的复发有关。因此肠道菌群调节在结直肠癌治疗中的作用受到关注。

临床研究表明,益生菌在阻止结直肠癌发生、提高结直肠癌治疗的安全性和有效性以及降低术后感染的发生率方面有一定作用。

六、针对胃肠道菌群对肝脏疾病的治疗

肝脏是消化系统的重要器官,自从 1998 年马歇尔提出肠 – 肝轴的概念之后,关于肠道菌群失衡与肝脏疾病关系的研究越来越多。因此,在肝脏疾病的治疗过程中,调节肠道菌群可能成为重要的治疗方法。

研究表明在脂肪肝患者中应用包括双歧杆菌、唾液链球菌、乳杆菌在内的益生菌,可以降低谷丙转氨酶、谷草转氨酶、血脂及炎症因子水平。在非酒精性脂肪性肝炎患者中,应用益生元可以调节患者肠道菌群组成,并改善患者肝脏组织学特征,同时益生元的应用可以显著降低脂肪变性和非酒精性脂肪性肝病的活动评分。此外,联合使用益生菌和益生元也会显著改善患者症状。

七、基于胃肠道菌群治疗消化系统疾病临床实践中的问题

目前已有较多研究通过调整胃肠道菌群对多种疾病进行治疗,但针对菌群的治疗仍然存在很多问题与挑战。

(一)人与人之间的菌群差异显著,难以进行标准化治疗

研究表明,不仅健康人与患者之间肠道菌群存在较大差异,不同国家和地区的健康人之间、患者之间的肠道菌群往往也存在较大差异,基于统计算法得到的菌群差异或者某种疾病的特征菌群受样本量、疾病严重程度、并发症、基础用药等因素的影响;测序技术的不统一,导致对同一种疾病的肠道菌群研究的结论往往存在较大差异,饮食或者遗传背景导致的菌群差异以及测序技术带来的菌群差异,会影响我们对于菌群干预效果的评估。

(二)益生菌与益生元种类繁多,且存在菌株之间的差异,在临床实践中很难选择

目前临床应用中的益生菌和益生元种类繁多、且来源不一。尽管同一种益生菌的基因组相似度极高,但临床研究发现益生菌的益生特性具有株特异性,因此临床应用中要考虑到益生菌的来源。同时尽管益生菌使用已经有百年以上历史,但绝大多数的功能有效性研究是在肠道菌群被充分认识之前开展,有系统性的局限性。此外,之前很多研究是益生菌生产企业自身主导,并非由公证的第三方推动,无法避免利益相关性,存在系统性偏倚风险。与此同时,还需要更多的研究来深入了解益生菌与益生元的协同作用,以便在临床更好地应用。

(三)基于菌群的疗法一般见效较慢,因此目前临床实践中仅作为辅助手段

尽管肠道菌群处于动态变化之中,但也存在肠道稳态,利用益生菌、益生元等手段打破肠道稳态并达到新的稳态,需要较长时间。已有临床试验中涉及菌群调节的,其周期一般在 4 周以上,部分研究周期甚至在 10 周以上,因此,基于菌群调节的治疗手段见效较慢,在目前的临床中往往作为辅助手段。

(四)FMT 中合适的供体很少,且存在潜在风险,导致该项技术在临床应用中难度很大

FMT 是目前研究最热门的肠道菌群调节手段之一,尽管其具有很长的研究历史,但其应用还受到很多方面的限制。其中,合适供体很少是最主要的限制之一,FMT 共识中要求在提供粪便之前,供体要进行面试筛查(传染病、胃肠道、新陈代谢和神经系统疾病以及可以影响肠道微生物组成的药物)、血液学和粪便检查以及精神因素等筛查,因此,能够合格提供粪便的供体非常少;二是由于肠道中存在大量除细菌之外的微生物,包括病毒、噬菌体、真菌等,我们对于这些微生物了解较少,这些组分对接受 FMT 患者的肠道菌群的长

期影响尚不明确；国内标准化的粪便菌群移植中心较少；以上原因也限制了FMT技术在我国消化系统疾病中应用。

八、展望

尽管基于菌群的治疗方法还存在一些问题，随着高通量测序技术、肠道菌群分离培养技术、无菌动物模型、人源化动物模型等的快速发展，我们对肠道菌群与疾病关系的理解日益深入，菌群与疾病的关系也从相关逐渐走向因果关系，同时前期临床试验结果证实的有效性，该方法仍具有较好的应用前景。世界各国均开展了卓有成效的研究，在益生菌及益生元药物开发、FMT标准化操作规范、随机对照临床试验设计和实施等方面均取得较大的进展。

近年来，更多益生菌、益生元被开发出来，包括嗜黏蛋白阿克曼菌，脆弱拟杆菌，多形拟杆菌，罗斯氏菌属微生物在内的多个细菌被认为具有潜在益生功能，有望成为新兴益生菌。母乳低聚糖（human milk oligosaccharides，HMO）是母乳中含量第三丰富的固体成分，也被认为是新型益生元，目前已成为配方奶粉中重要的成分之一，研究发现HMO具有促进婴儿肠道双歧杆菌的定植、抑制病原体感染、促进免疫发育等作用，其在干预消化系统疾病菌群失调中的作用有待研究。

FMT是目前干预肠道菌群的重要手段之一，目前在Clinic trials已完成或正在进行的关于FMT的临床试验有200多项，随着供体菌群筛查标准的和粪菌菌群库的建立、移植手段的规范和适应证的确立，FMT将在CDI、克罗恩病、非酒精性脂肪肝等消化系统疾病治疗中得到更多应用。

传统中医中药手段也被发现可以通过调节肠道菌群发挥治疗作用，已经成为目前研究的热点，有望在消化系统疾病的治疗中发挥更加重要的作用。

基于菌群研究的发展也加速了与微生物组相关产业的发生发展。国内外众多公司针对艰难梭菌感染、IBD、肿瘤等多种疾病，开发基于肠道菌群的治疗手段，部分产品已经进入临床研究，将为CDI、IBD等消化系统疾病的治疗提供新的选择。

人体微生物组研究逐步从实验室走向市场，将最前沿的基因组学科研成果应用于疾病诊断、健康管理及精准医学等领域，无疑是推动肠道菌群科技成果转化的极大动力。传统疾病检查手段结合肠道菌群检测、差异菌群分析，设计个体化的治疗方案，是精准医学的发展方向，也必将在今后的疾病临床治疗中发挥更加重要的作用。

（李延青）

参考文献

[1] Qin J, Li R, Raes J, et al. A human gut microbial gene catalogue established by metagenomic sequencing. Nature, 2010, 464(7285): 59-65.

[2] Sekirov I, Russell SL, Antunes LC, et al. Gut microbiota in health and disease. Physiol rev, 2010, 90(3): 859-904.

[3] Salazar N, Arboleya S, Valdes L, et al. The human intestinal microbiome at extreme ages of life. Dietary intervention as a way to counteract alterations. Front Genet, 2014, 5: 406.

[4] Sun CL, Relman DA. Microbiota's 'little helpers': bacteriophages and antibiotic-associated responses in the gut microbiome. Genome Biology, 2013, 14(7): 127.

[5] Whiteley M, Diggle SP, Greenberg EP. Progress in and promise of bacterial quorum sensing research. Nature, 2017, 551(7680): 313-320.

[6] Round JL, Mazmanian SK. The gut microbiota shapes intestinal immune responses during health and disease. Nat Rev Immunol, 2009, 9(5): 313-323.

[7] Resta-Lenert S, Barrett KE. Live probiotics protect intestinal epithelial cells from the effects of infection with enteroinvasive Escherichia coli(EIEC). Gut, 2003, 52(7): 988-997.

[8] Louis P, Hold GL, Flint HJ. The gut microbiota, bacterial metabolites and colorectal cancer. Nature reviews Microbiology, 2014, 12(10): 661-672.

[9] Helmink BA, Khan MAW, Hermann A, et al. The microbiome, cancer, and cancer therapy. Nat Med, 2019, 25(3): 377-388.

[10] De Filippo C, Cavalieri D, Di Paola M, et al. Impact of

diet in shaping gut microbiota revealed by a comparative study in children from Europe and rural Africa. P Natl Acad Sci USA, 2010, 107(33): 14691-14696.

[11] Modi SR, Collins JJ, Relman DA. Antibiotics and the gut microbiota. J Clin Invest, 2014, 124(10): 4212-4218.

[12] Martens EC, Neumann M, Desai MS. Interactions of commensal and pathogenic microorganisms with the intestinal mucosal barrier. Nat Rev Microbiol, 2018, 16(8): 457-470.

[13] Liu S, da Cunha AP, Rezende RM, et al. The Host Shapes the Gut Microbiota via Fecal MicroRNA. Cell Host Microbe, 2016, 19(1): 32-43.

[14] Arumugam M, Raes J, Pelletier E, et al. Enterotypes of the human gut microbiome. Nature, 2011, 473(7346): 174-180.

[15] Costea PI, Hildebrand F, Arumugam M, et al. Enterotypes in the landscape of gut microbial community composition. Nat microbiol, 2018, 3(1): 8-16.

[16] Lopetuso LR, Napoli M, Rizzatti G, et al. Considering gut microbiota disturbance in the management of Helicobacter pylori infection. Expert Rev Gastroenterol Hepatol, 2018, 12: 899-906.

[17] Lagier JC, Dubourg G, Million M, et al. Culturing the human microbiota and culturomics. Nat Rev Microbiol, 2018: 540-550.

[18] Dinleyici M, Vandenplas Y. Clostridium difficile Colitis Prevention and Treatment. Adv Exp Med Biol, 2019, 1125: 139-146.

[19] Savidge T, Sorg J A. Role of Bile in Infectious Disease: the Gall of 7alpha-Dehydroxylating Gut Bacteria. Cell Chem Biol, 2019, 26(1): 1-3.

[20] Jostins L, Ripke S, Weersma R K, et al. Host-microbe interactions have shaped the genetic architecture of inflammatory bowel disease. Nature, 2012, 491(7422): 119-124.

[21] Pittayanon R, Lau J T, Yuan Y, et al. Gut Microbiota in Patients With Irritable Bowel Syndrome-A Systematic Review. Gastroenterology, 2019, 157(1): 97-108.

[22] Louis P, Hold GL, Flint HJ. The gut microbiota, bacterial metabolites and colorectal cancer. Nat Rev Microbiol, 2014, 12: 661-672.

[23] Gentile CL, Weir TL. The gut microbiota at the intersection of diet and human health. Science, 2018, 362: 776-780.

[24] Mayer EA, Labus JS, Tillisch K, et al. Towards a systems view of IBS. Nat Rev Gastroenterol Hepatol, 2015, 12: 592-605.

[25] Kim KO, Gluck M. Fecal Microbiota Transplantation: An Update on Clinical Practice. Clin Endosc, 2019, 52(2): 137-143.

[26] Caio G, Volta U, Sapone A, et al. Celiac disease: a comprehensive current review. BMC Medicine, 2019, 17(1): 142.

[27] Blander JM, Longman RS, Iliev ID, et al. Regulation of inflammation by microbiota interactions with the host. Nat Immunol, 2017, 18: 851-860.

[28] Wiest R, Albillos A, Trauner M, et al. Targeting the gut-liver axis in liver disease. J Hepatol, 2017, 67: 1084-1103.

[29] Eslami M, Yousefi B, Kokhaei P, et al. Importance of probiotics in the prevention and treatment of colorectal cancer. J Cell Physiol, 2019, 234(10): 17127-17143.

[30] Ravin NV, Mardanova AV, Skryabin KG. Metagenomics as a Tool for the Investigation of Uncultured Microorganisms. Genetika, 2015, 51(5): 519-528.

[31] Chiron C, Tompkins TA, Burguiere P. Flow cytometry: a versatile technology for specific quantification and viability assessment of micro-organisms in multistrain probiotic products. J Appl Microbiol, 2018, 124: 572-584.

[32] Ohkusa T, Koido S, Nishikawa Y, et al. Gut Microbiota and Chronic Constipation: A Review and Update. Front Med(Lausanne), 2019, 6: 19.

[33] Biesiekierski JR, Newnham ED, Irving PM, et al. Gluten causes gastrointestinal symptoms in subjects without celiac disease: a double-blind randomized placebo-controlled trial. Am J Gastroenterol, 2011, 106(3): 508-514.

[34] McIntosh K, Reed DE, Schneider T, et al. FODMAPs alter symptoms and the metabolome of patients with IBS: a randomised controlled trial. Gut, 2017, 66(7): 1241-1251.

[35] Ford AC, Harris LA, Lacy BE, et al. Systematic review with meta-analysis: the efficacy of prebiotics, probiotics, synbiotics and antibiotics in irritable bowel syndrome. Aliment Pharmacol Ther, 2018, 48(10): 1044-1060.

[36] Floch MH, Walker WA, Sanders ME, et al. Recommendations for Probiotic Use--2015 Update: Proceedings and Consensus Opinion. J Clin Gastroenterol, 2015, 49 Suppl 1: S69-73.

[37] Dubey AP, Rajeshwari K, Chakravarty A, et al. Use of VSL#3 in the treatment of rotavirus diarrhea in children: preliminary results. J Clin Gastroenterol, 2008, 42: S126-129.

[38] Ohtsu T, Takagi A, Uemura N, et al. The Ameliorating Effect of Lactobacillus gasseri OLL2716 on Functional Dyspepsia in Helicobacter pylori-Uninfected

Individuals: A Randomized Controlled Study. Digestion, 2017, 96(2): 92-102.

[39] Tan VP, Liu KS, Lam FY, et al. Randomised clinical trial: rifaximin versus placebo for the treatment of functional dyspepsia. Aliment Pharmacol Ther, 2017, 45(6): 767-776.

[40] 中华医学会消化病学分会幽门螺杆菌和消化性溃疡学组,全国幽门螺杆菌研究协作组. 第五次全国幽门螺杆菌感染处理共识报告. 中华消化杂志, 2017, 37(6): 364-378.

第十三章　胰腺疾病

第一节　重症急性胰腺炎

【摘要】

重症急性胰腺炎（severe acute pancreatitis，SAP）指伴有持续的器官功能衰竭（持续48小时以上）的急性胰腺炎（acute pancreatitis，AP），可累及一个或多个脏器。SAP占急性胰腺炎的5%~10%，但病死率高达30%~50%。SAP病情凶险，多合并呼吸、肾脏、循环等多器官功能障碍，其救治需要多学科参与协作，应根据SAP患者为中心开展多学科协作综合诊治模式。

【学习要点】

1. 急性胰腺炎最新的诊断及分类标准。
2. 急性胰腺炎的病情判断及早期识别。
3. 急性胰腺炎的相关并发症。
4. 急性胰腺炎的基础治疗、营养支持、抗菌药物应用、并发症的处理、内镜诊疗、外科手术治疗及中医中药治疗。

【思考题】

1. 最新定义的SAP和原来的标准有何不同？
2. 临床上如何早期判断AP的严重程度？
3. SAP何种情况下需要使用抗生素？使用的原则是什么？
4. 胆源性胰腺炎的处理原则如何？
5. SAP外科手术的时机和从前有何不同？

按照2013年的国际亚特兰大标准，建议将急性胰腺炎（AP）分为轻症急性胰腺炎（mild acute pancreatitis，MAP）、中度重症急性胰腺炎（moderately severe acute pancreatitis，MSAP）和重症急性胰腺炎（severe acute pancreatitis，SAP）3类。SAP治疗的发展经历了3个阶段，从早年束手无策到20世纪60年代开始以早期外科手术治疗，然而病死率一直居高不下，自20世纪80~90年代起人们逐渐认识到SAP的治疗必须依靠多学科合作，根据病情发展不同阶段予以不同处理的综合治疗，SAP的病死率逐渐下降到20%左右，显然这仍不是最理想的疗效。根据国际AP专题研讨会2012年修订的AP分级和分类系统，2013年我国组织专家根据国情又对该草案进行了修订（《中国急性胰腺炎诊治指南（2013年，上海）》）。后外科、急诊医学以及中西医结合专业相继制定了各个学科的AP诊治指南。SAP具有多伴脏器功能衰竭及并发症多的特点，但各个学科间还存在救治理念不统一、相关学科介入时机不明确、并发症处理不完善的问题。因此，2015年中国医师协会胰腺病学专业委员会制订国内首部AP多学科诊治（multiple disciplinary teams，MDT）共识意见（草案），本文就相关指南及最近的研究进展中涉及的一些关键的临床问题讨论如下：

一、SAP的诊断

满足以下3个标准中的2个就可以诊断为急性胰腺炎：①腹痛（持续性急性发作，严重的上腹疼痛，通常放射至背部）；②血清淀粉酶和/或脂肪酶活性高于正常上限值的3倍；③在对比增强CT、MRI或腹部超声检查下呈现急性胰腺炎特征性表现。SAP具体的诊断标准如下：具备AP的临床表现和生物化学改变，并伴有持续的器官功能衰竭（持续48小时以上、不能自行恢复的呼吸系统、心血管或肾脏功能衰竭，可累及一个或多个脏器），SAP病死率较高，为36%~50%，如后期合并感染则病死率更高。新标准采用改良Marshall评分≥2分定义为器官功能障碍或衰竭。

SAP病程可大致分为两期：

1. 急性反应期　自发病至两周左右，常可以有休克、呼衰、肾衰、脑病等主要并发症。

2. 恢复期 一般为2周~2个月，以全身细菌感染、深部真菌感染（后期）或双重感染为其主要临床表现。但不是所有患者都有两期病程，有的只有第一期，有的有两期，有的可能有三期。

二、SAP的病情判断和早期识别

因急性胰腺炎起病初期很难判断患者究竟是否会进展至SAP，因此需要强调48小时“黄金”观察时间，对于有重症倾向的AP患者，要定期监测各项生命体征并持续评估。SAP因为伴有多脏器功能衰竭，病死率高，需要立即转入重症监护病房（ICU），其抢救成功率决定着所有AP的病死率，这也是最新分类的意义所在。目前我国不同医院收治AP和SAP的专科不同，因此需要急诊科、消化内科、ICU和普通外科的协作救治，在条件允许的情况下，为SAP患者开辟“绿色通道”，使该类患者能进入具备重症监护条件（包括呼吸机和血液滤过设备）的病房，最大程度进行早期干预，维持脏器功能，从而降低病死率。

（一）临床

1. 临床医师经验 根据患者入院时的临床表现和实验室数据判断，可能低估急性胰腺炎的严重程度。回顾性研究发现经验丰富的医师对入院SAP临床诊断的敏感性、特异性、阳性预测值和阴性预测值分别为39%、93%、66%和82%，因此单凭临床经验并不可靠。

2. 年龄 研究发现55~75岁患者AP预后较差，尤其75岁以上的患者更甚，与小于35岁的患者相比2周内死亡率可增高15倍。

3. 酒精性胰腺炎 酒精作为胰腺炎的病因，与胰腺坏死的风险密切相关。

4. 肥胖 BMI>30kg/m^{2}可能是AP严重程度的独立危险因素。meta分析发现，肥胖患者发生SAP的OR为2.9（95%置信区间1.8~4.6），发生全身并发症的OR为2.3（95%置信区间1.4~3.8），发生局部并发症的OR为3.8（95%置信区间2.4~6.6），死亡率OR为2.1（95%置信区间1.0~4.8）。

（二）实验室检查

1. 血细胞比容（HCT） AP患者因毛细血管渗漏综合征，大量液体积聚于第三间隙，导致血液浓缩和HCT增高，HCT增高与AP的严重程度的密切相关。但各项研究HCT cutoff值差异较大，但入院后第一个24小时内HCT正常或偏低常提示预后良好。

2. C反应蛋白（CRP） CRP是由IL-1和IL-6刺激肝脏产生的一种全身性炎性反应急性期的非特异性标志物。发病48小时之内CRP高于150mg/L与AP的严重程度相关，其作为SAP预测的敏感性、特异性、阳性预测值、阴性预测值分别为80%、76%、67%和86%。

3. 降钙素原（PCT） PCT生理条件下主要由甲状腺C细胞产生，病理情况下PCT可来源于肝、肺等多种器官组织，外周血单核细胞在脂多糖及细胞因子刺激下也可产生。当存在感染时，内毒素或细胞因子抑制PCT分解成降钙素，PCT释放入血，血中PCT水平则会明显升高。文献系统分析发现PCT预测AP严重程度的敏感性和特异性分别为72%和86%，预测胰腺坏死感染的敏感性和特异性分别为80%和91%。

4. 其他血清标志物 多个其他血清标志物已被用于研究预测AP的严重程度，包括尿胰蛋白酶原激活肽（TAP）、羧肽酶原-B、羧肽酶的活化肽、血清胰蛋白酶原-2、磷脂酶A2（PLA2）、血清淀粉样蛋白A、P物质、抗凝血酶Ⅲ、血小板活化因子、IL-1等，但目前临床应用较少。

（三）影像学检查

1. CT CT扫描是AP重要的检查手段，增强CT用来评估胰腺坏死程度，也可用来评估AP的严重程度。CT严重程度指数评分系统（CTSI）可以判断胰腺局部炎性反应的范围、胰周液体积聚、胰腺脓肿的形成、胰腺坏死的发生及程度。CTSI可以有效地反映AP局部病变的情况，对局部并发症如胰腺囊肿、脓肿等有较高的预测价值。与CTSI<5分的AP患者相比，评分>5分AP患者的死亡率增加8倍，住院时间延长17倍，手术概率增加10倍。近期提出的在CTSI基础之上提出改良的CTSI（modified CT severity index，MCTSI），MCTSI=胰腺炎性反应分级+胰腺坏死分级+胰腺外并发症，最高合计10分；与CTSI相比，MCTSI与住院天数、手术治疗、感染、发生器官衰竭更加密切相关。

2. MRI MRI正在被越来越多地用于诊断AP，并评估其严重性。增强MRI和增强CT相比，早期评估AP严重程度、局部和全身并发症的能力相当，且与 CT 相比发现胆管结石和胰腺出血的能力更强。

（四）评分系统

1. Ranson 评分　为最早用来评估 AP 严重程度的评分系统。Ranson 标准包括 11 个参数，需在 48 小时内进行评估。随着评分的增高，AP 的死亡率也会相应的增高。但近期的 meta 分析研究发现，Ranson 评分预测效能较低，尽管仍为临床常用指标，但其实用性大打折扣。

2. 急性生理与慢性健康评分（APACHE Ⅱ评分）　最初是应用于重症监护病房的危重患者，包括急性生理评分、年龄评分及 Glasgow 慢性健康评分 3 个部分，可每天进行评估。现广泛应用于 AP 严重性的评估，且具有良好的阴性预测值和适度的阳性预测值，缺点也显而易见（过于复杂）。APACHE Ⅱ<8 分，死亡率 <4%，如 APACHE Ⅱ>8 分死亡率可高达 11%~18%。APACHE Ⅱ评分较为复杂，且不能区分感染性和非感染性胰腺坏死，另外在发病 24 小时内的预测能力较差。

3. 急性胰腺炎严重程度床边评分（bedside index for severity in acute pancreatitis，BISAP）　由 5 个住院相关变量——血尿素氮（BUN）、精神神经状态异常、全身炎症反应综合征（SIRS）、年龄、胸腔积液所组成。患者评分为 0 分，其死亡率 <1%，但如果评分 >5 分，死亡率可高达 22%。与 APACHE Ⅱ评分比较，其可在早期评估急性胰腺炎严重程度，尤其具有早期预测死亡的能力。与 APACHE Ⅱ 评分、Ranson 评分、CTSI 评分相比，对于 AP 严重程度预测相似，但其入院 24 小时即可进行评估，简单易行，便于及时更改治疗方案。

（五）SAP 早期识别诊治流程

首诊医师对于病情严重程度的判断。尤其是 SAP 的早期识别非常重要。建议尽快完成各项实验室检查和胰腺 CT 平扫，建立多学科协调、会诊和转科机制（图 13-1-1）。对于 SAP 患者。不具

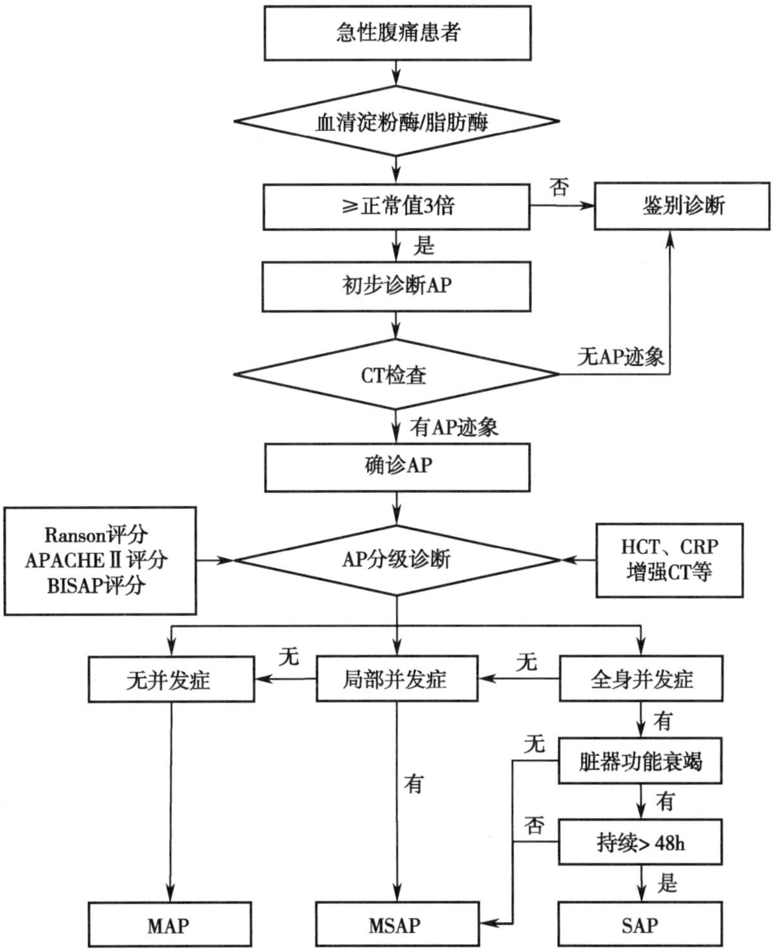

图 13-1-1　SAP 早期识别的诊断流程

备重症监护病房（ICU）条件的单位，建议尽快完成转院治疗。

三、SAP 相关并发症

（一）局部并发症

急性胰周液体积聚（acute peripancreatic fluid collection，APFC）、急性坏死物积聚（acute necrotic collection，ANC）、胰腺假性囊肿（pancreatic pseudocyst，PPC）、包裹性坏死（walled-off necrosis，WON）和感染性坏死（infected necrosis，IN）均为局部并发症，可以为无菌性或感染性。先前提出的“胰腺脓肿”，定义为“局部积聚的无明显坏死组织的脓性物质”，但这种情况极为罕见。为避免混淆，目前的局部并发症不推荐采用“胰腺脓肿”这一术语（表 13-1-1）。

（二）全身并发症

1. 全身炎症反应综合征（systemic inflammatory response syndrome，SIRS） SIRS 是 SAP 最常见的全身并发症。符合以下临床表现中的 2 项及以上，可以诊断为 SIRS：①心率 >90 次 /min；②体温 <36℃或 >38℃；③WBC<4×10^9/L 或 >12×10^9/L；④呼吸频率 >20 次 /min 或 PCO_2<32mmHg（1mmHg=0.133kPa）。

2. 器官功能衰竭（organ failure，OF） AP 相关器官衰竭主要为呼吸、肾脏和循环衰竭，是 SAP 最严重的全身并发症，也是 SAP 致死的主要原因。OF 可根据改良 Marshall 评分来评定。一种器官评分≥2 分则定义为器官功能衰竭；器官功能在 48 小时内恢复者为一过性器官衰竭，否则为持续性器官衰竭（persistent organ failure，POF）；≥2 个器官衰竭并持续 48 小时以上者，则为持续性多器官衰竭（persistent multiple organ failure，PMOF）。肠道功能衰竭在 SAP 中也可以发生，但目前其定义和诊断标准尚不明确。

3. 脓毒症 SAP 患者若合并脓毒症（sepsis），病死率升高（50%~80%）。脓毒症主要以革兰氏阴性杆菌感染为主，也可有真菌感染。

4. 腹腔内高压（intra-abdominal hypertension，IAH）和腹腔间隔室综合征（abdominal compartment syndrome，ACS） 在 SAP 中严重的肠道屏障功能障碍和高内毒素水平可引起 IAH 和 ACS，促炎反应引起了积液、腹水及后腹膜水肿，也可因积极的补液治疗导致 IAH。ACS 会导致腹腔和腹腔外重要的脏器发生功能障碍，死亡率明显升高。膀胱压（urinary bladder pressure，UBP）测定是诊断 ACS 的间接指标。持续或反复 >12mmHg 或 16cm H_2O（1cm H_2O=0.098kPa）定义为 IAH。IAH 分为四级：Ⅰ级腹腔内压力为 12~15mmHg；Ⅱ级 16~20mmHg；Ⅲ级 21~25mmHg；Ⅳ级 >25mmHg。当出现持续性 UBP>20mmHg（27cm H_2O），并伴有新发的器官功能不全或衰竭时，就可以诊断 ACS。

5. 胰性脑病（pancreatic encephalopathy，PE） 是 AP 的严重全身并发症之一，可表现为耳鸣、复视、谵妄、语言障碍及肢体僵硬、昏迷等，多发生于 SAP 早期，但具体机制不明。

四、SAP 的器官功能维护

主要针对伴有器官功能衰竭的 SAP，要采取

表 13-1-1 SAP 的局部并发症

并发症	临床特点
APFC	发生在病程早期，表现为胰腺内、胰周或胰腺远隔间隙液体积聚，信号均匀，缺乏完整包膜，可以单发或多发
ANC	发生在病程早期，表现为液体内容物，但是包含混合的液体和坏死组织（胰腺实质或胰周组织坏死），MRI 或超声检查有助于与 APFC 鉴别
PPC	通常发生在起病 4 周以后，有完整非上皮性包膜包裹的液体积聚，内含胰腺分泌物、肉芽组织、纤维组织等。
WON	通常发生在起病 4 周以后，由坏死组织及加强的壁构成，是一种成熟的、包含胰腺和 / 或胰周坏死组织、具有界限分明炎性包膜的囊实性结构。
IN	通常继发于 PPC 或 WON，内含脓液及坏死组织，CT 上的典型表现为“气泡征”，也包括无“气泡征”的感染

积极的救治措施，包括针对循环衰竭的早期液体复苏、针对呼吸或肾脏衰竭的支持，以及针对腹腔内高压的处理。

（一）早期液体复苏

早期液体复苏目的是改善有效循环血容量和器官灌注不足。一经诊断，应立即进行"目标导向治疗"，主要分为快速扩容和调整体内液体分布2个阶段，必要时使用血管活性药物（如去甲肾上腺素或多巴胺）维持血压。补液量包括基础需要量和流入组织间隙的液体量。输液种类包括胶体物质（天然胶体如新鲜血浆、人血白蛋白）、0.9% NaCl溶液（生理盐水）和平衡液（乳酸林格液）。扩容时应注意晶体与胶体的比例（推荐比例为晶体：胶体=2：1），并控制输液速度[5~10ml/（kg·h）]。液体复苏应采取"目标导向性"策略，保障初期快速扩容的同时，也应避免过度的液体复苏，否则可能加重组织水肿并影响脏器功能。复苏成功的指标包括：尿量>0.5~1ml/（kg·h）、平均动脉压（MAP）>65mmHg（1mmHg=0.133kPa）、心率<120次/min、BUN<7.14mmol/L（如果BUN>7.14mmol/L，在24小时内下降至少1.79mmol/L）、Hct在35%~44%之间。入院后的24~48小时，应每隔4~6小时评估液体需求。晶体液的选择中，在现有临床研究结果中，尚无法确定生理盐水与乳酸林格液的优劣，而支持应用乳酸林格液证据多一些。因此，液体复苏使用生理盐水或乳酸林格液不做倾向性推荐。胶体液的选择中，应用羟乙基淀粉（HES）可能增加多器官功能衰竭以及肾脏替代治疗（CRRT）比例，且对生存率无明显改善，故不推荐应用羟乙基淀粉作为胶体液应用于液体复苏。

（二）呼吸机辅助通气

SAP发生急性肺损伤时应给予鼻导管或面罩吸氧，维持氧饱和度在95%以上，要动态监测患者血气分析结果。当进展至ARDS时，应加强监护，及时采用机械通气呼吸机支持治疗。

（三）持续性肾脏替代治疗

治疗急性肾功能衰竭主要是支持治疗，稳定血流动力学参数，必要时行血液净化治疗。持续性肾脏替代治疗（continuous renal replacement therapy，CRRT）的指征是：伴急性肾功能衰竭，或尿量≤0.5ml/（kg·h）；早期伴2个或2个以上器官功能障碍；SIRS伴心动过速、呼吸急促，经一般处理效果不明显；伴严重水、电解质紊乱；伴胰性脑病等。可联合持续性静脉－静脉血液滤过（continuous venous-venous hemofiltration，CVVH）和持续性血浆滤过吸附（continuous plasma filtration adsorption，CPFA）两种模式。CRRT需要留置大静脉置管，因此也有增加血源性感染的风险。如患者为高甘油三酯血症诱发急性胰腺炎，可考虑早期行血浆置换或肝素联合胰岛素静脉泵入，二者均可有效降低血清甘油三酯水平。

（四）腹腔间隔室综合征的处理

ACS的死亡率极高。对于存在过度输液情况、合并肾功能衰竭以及CT可见腹腔大量渗出积液的AP患者，建议持续监测IAP。当IAP持续或反复≥12mmHg时，推荐采取保守治疗，包括：胃肠减压、腹内减压、改善腹壁的顺应性、适量的补液以及控制循环容量，目标是将IAP维持在<15mmHg。在经积极的内科治疗、胃肠减压、引流腹腔积液、留置肛管等改善肠道功能方法治疗后，IAP仍>20mmHg的患者，如同时存在其他器官功能障碍和衰竭风险，应采取更积极的外科干预治疗，包括开腹手术减压。

（五）其他器官功能的支持

出现肝功能异常时可予以保肝药物，弥散性血管内凝血（DIC）时可使用肝素，上消化道出血可应用质子泵抑制剂（PPI）。对于SAP患者还应特别注意维护肠道功能，因肠黏膜屏障的稳定对于减少全身并发症有重要作用，需要密切观察腹部体征及排便情况，监测肠鸣音的变化，及早给予促肠道动力药物，包括生大黄、芒硝、硫酸镁、乳果糖等，可应用谷氨酰胺制剂保护肠道黏膜屏障。同时，应用中药，如芒硝等外敷有利于肠道功能的改善。

五、SAP的营养支持

国内外相关研究及指南中已经明确了肠内营养可以保护SAP患者肠黏膜屏障、减少相关并发症。

（一）对于SAP应尽早实施肠内营养

SAP通常无法耐受经口饮食，需放置胃肠道营养管输注要素营养物质，如能量不足，可辅以肠外营养。肠内营养的时机视病情的严重程度和胃肠道功能的恢复情况来定，只要患者胃肠动力能够耐受，建议尽早行肠内营养。对于高脂血症患者，应减少脂肪类物质的补充。进行肠内营养时，应注意患者的腹痛、肠麻痹、腹部压痛等症状和体征是否加重，并定期复查血常规、肝肾功能、电解质、血脂、血糖等水平，以评价机体代谢状况，调整肠内营养的剂量与剂型。可先采用短肽类制剂，再逐渐过渡到整蛋白类制剂。采用肠内营养有助于保护肠黏膜屏障以及减少菌群移位，从而降低了发生感染性胰周坏死以及其他严重并发症的风险。

（二）肠内营养的途径

肠内营养的途径以鼻空肠管为主，在可以耐受、无胃流出道梗阻的情况下，尽早经口进食或采用鼻胃管营养。此外，经鼻胃管营养有误吸的风险，需注意监测有无胃潴留，因此目前对于鼻胃管的使用尚需谨慎。

六、抗菌药物应用

（一）对于无菌性 SAP 患者，根据胰腺坏死面积酌情使用抗菌药物

由于既往研究设计的缺陷、研究偏倚、统计结果等因素，预防性抗生素应用一直存在着争议。若有胰腺外感染，如胆管炎、肺炎、尿路感染、菌血症、导管相关性感染，应根据血培养或其他病原学证据选择抗菌药物。近年来研究仍表明，预防性抗菌药物的应用不能降低胰腺坏死感染风险，且会增加多重耐药菌及真菌感染风险，故对于无菌性 SAP 患者，不建议预防性抗菌药物的使用，但对于特定 SAP 亚群如伴有广泛胰腺坏死（坏死面积 >30%~50%）及持续性器官功能衰竭的患者，预防性抗菌药物应用可能有益，仍需进一步研究来验证。

（二）胰腺坏死感染可先经验性使用抗菌药物，根据细菌培养结果选择针对性抗菌药物

对于胰腺坏死感染的患者，可先经验性使用抗菌药物，再根据 FNA 穿刺结果选择针对性的抗菌药物。对于胆源性或伴有感染的 SAP 应常规使用抗菌药物。胰腺感染的致病菌主要为革兰氏阴性菌和厌氧菌等肠道常驻菌。抗生素的应用应遵循“降阶梯”策略，选择抗菌谱为针对革兰氏阴性菌和厌氧菌为主、脂溶性强、可有效通过血胰屏障的药物。如碳青霉烯类、喹诺酮类、第三代头孢菌素、甲硝唑等，疗程为 7~14 天，特殊情况下可延长应用。不推荐常规抗真菌治疗，临床上无法用细菌感染来解释发热等表现时，应考虑到真菌感染的可能，可经验性应用抗真菌药，同时进行血液或体液真菌培养。

七、SAP 并发症的处理

（一）胰周液体积聚（PFC）可待胰腺假性囊肿形成后（一般 >6 周），有症状时考虑行进阶式微创引流 / 清除术

没有感染征象的部分 APFC 和 ANC 可在发病后数周内自行消失，无需干预，仅在合并感染时才有穿刺引流的指征。部分无症状假性囊肿及 WON 可自行吸收。胰周液体积聚（PFC）可待胰腺假性囊肿形成后（一般 >6 周），考虑行进阶式微创引流 / 清除术（不限定手术方式）。对于有症状或合并感染、直径 >6cm 的假性囊肿及 WON 可施行微创引流治疗。在引流之前需针对性选择增强 CT、MRI、MRCP、EUS 等排除囊性肿瘤、假性动脉瘤、肠憩室及非炎症性的液体积聚等情况。

（二）胰周液体积聚、感染性坏死引流可选 CT/ 超声引导下的经皮引流术，也可选择超声胃镜引导下的经胃引流术

有感染征象的患者可先予广谱抗菌药物抗感染，根据穿刺液培养结果选择针对性抗生素。坏死伴感染是坏死组织清除术治疗的指征，从传统开腹清创变为进阶式微创引流 / 清除术（step-up approach），即首先选择 CT 引导下经皮穿刺置管引流术（PCD）或超声内镜经胃 / 十二指肠穿刺支架引流（ETD），然后在 PCD 基础上选择经皮内镜坏死组织清除术（PEN），在 ETD 基础上行内镜直视下坏死组织清除术（DEN）和以外科腹腔镜为基础的视频辅助腹腔镜下清创术（VARD）等多种方式，可减轻胰周液体积聚及压力，究竟采用何种治疗方式取决于患者的一般情况、病变部位、操作器械及条件等因素。胰周液体积聚 / 感染性坏死引流首选 CT/ 超声引导下的经皮引流术，也可选择超声内镜引导下的经胃引流术。经皮穿刺置管引流应避免损伤重要结构如肠管、血管等，并且选择距离引流病灶最短路径。当引流量

<10ml/24h，复查CT确定腔隙减少、消失、无胰瘘时可拔管。对于有胰管离断综合征的患者有假性囊肿复发倾向，可延长胰管支架留置时间。

（三）全身并发症的处理

针对早期SIRS的治疗因单一靶向药物治疗效果欠佳，应用血液净化技术（CBP）对于SAP缓解SIRS、降低血脂有一定作用，推荐在有条件的情况下开展。SAP腹腔灌洗联合腹透虽有一定效果，但有较大的腹腔出血及感染扩散风险。

八、SAP的内镜诊疗

伴有胆总管结石嵌顿且有急性胆管炎的SAP，应在入院24小时内施行ERCP术；明确胆总管结石嵌顿但无明确胆管炎的患者，应在入院72小时内施行ERCP术。推荐在有条件的单位，对于怀疑或确诊胆源性胰腺炎，如有临床表现为腹痛、发热、黄疸、感染等胆管炎症状，持续性胆道梗阻[结合胆红素>5mg/dl（86μmol/L）]，病情进展表现，如疼痛加剧、白细胞计数升高、生命体征恶化、腹部超声及CT显示胆总管或胰管有结石嵌顿，满足以上任意一点为行ERCP指征，即鼻胆管引流或内镜十二指肠乳头括约肌切开术（EST）。ERCP术前需禁食6~8h，复查凝血功能，应使INR<1.5，PLT>75×10^9/L，可预防性使用喹诺酮类或头孢菌素类抗生素预防革兰氏阴性杆菌感染。

九、SAP的外科手术治疗

在急性胰腺炎早期腹腔高压无法控制，或后期进阶式微创引流失败时，可考虑外科手术。

开腹清创因高并发症及死亡率，现已很少应用，内镜下清创可使90%的坏死性AP得到完全缓解，是目前推荐的治疗SAP合并感染性胰腺坏死的可选方法，可降低菌血症、多器官功能障碍综合征（MODS）、术后并发症的发生率及减少住院时间。在进阶式微创引流/清除术失败且坏死组织界限明确不再扩展时，或合并严重并发症如在SAP早期阶段严重的、保守治疗无法缓解的腹腔间室综合征（持续IAP>20mmHg伴有新发器官障碍或衰竭），或在SAP后期阶段结肠瘘、肠壁坏死及多瘘口的患者，外科治疗仍为首选。

十、SAP的中医中药治疗

中药作为SAP的治疗方法之一，有良好的疗效。单味中药，如生大黄口服或灌肠、芒硝外敷等可以缓解腹痛、腹胀、全身炎症反应；复方制剂，如清胰汤、大承气汤、柴芍承气汤有抗炎、缓解腹痛、腹胀、肠麻痹等作用。

（李兆申　曾彦博）

第二节　慢性胰腺炎

【摘要】

慢性胰腺炎（chronic pancreatitis，CP）是由遗传、环境等因素引起的胰腺组织进行性慢性炎症性疾病，其病理特征为胰腺腺泡萎缩、破坏和间质纤维化。临床以反复发作的上腹部疼痛和/或胰腺外、内分泌功能不全为主要表现，可伴有胰管结石、胰腺实质钙化、胰管不规则扩张和胰腺假性囊肿形成等。CP的基本病理变化包括不同程度的腺泡破坏、胰腺间质纤维化、导管扩张、囊肿形成等。结合临床表现和影像学检查可以确诊。治疗的主要目的是缓解临床症状，改善患者的生活质量。治疗方法包括内科药物治疗、体外震波碎石、内镜介入和外科手术。

【学习要点】

1. 慢性胰腺炎的主要病因、临床表现、诊断标准、临床分期和治疗原则。

【思考题】

1. 慢性胰腺炎有哪些常见的危险因素？
2. 慢性胰腺炎内外分泌功能不全有什么典型表现和特征？
3. 慢性胰腺炎腹痛的特征有哪些？
4. 慢性胰腺炎的主要致病基因有哪些？
5. 慢性胰腺炎外科治疗指征有哪些？

慢性胰腺炎是指由遗传、环境等因素引起的胰腺组织进行性慢性炎症性疾病，其病理特征为胰腺腺泡萎缩、破坏和间质纤维化。临床以反复发作的上腹部疼痛和/或胰腺外、内分泌功能不全为主要表现，可伴有胰腺实质钙化、胰管不规则扩张、胰管结石和胰腺假性囊肿形成等。临床症状无特异性，早期诊断比较困难。中晚期结合临床表现和影像学特征可以确诊。难以治愈，治疗手段包括内科药物治疗、体外震波碎石、内镜介入治疗和外科手术。部分 CP 预后不良，可发展为胰腺癌。

一、流行病学

CP 的发病率为 0.04%~5%，地区间差别很大，欧美国家和日本发病率较高，CP 在美国患病率为 92/10 万，法国为 26/10 万，日本为 33/10 万，印度最高，为（114~200）/10 万。据我国 1994—2004 年间对 22 家医院共 2 008 例 CP 的调查显示，患病率约为 13/10 万，且有逐年增多的趋势，男女性别比为 1.86 : 1，发病年龄 5~85 岁，平均年龄为（48.9 ± 15.0）岁。

二、病因和发病机制

CP 病因复杂，在绝大多数国家，酗酒是 CP 的最常见病因，占全部病因的 70%~80%，在我国饮酒所致的 CP 呈成倍增长的趋势。CP 患者平均乙醇摄入量男性超过 80g/d、女性超过 60g/d，持续 2 年或以上，且排除其他病因，称之为酒精性 CP。其他病因包括高脂血症、高钙血症、胰腺先天性解剖异常、胰腺外伤或手术、自身免疫性疾病等因素，吸烟是 CP 独立的危险因素。一部分无明确已知病因者称为特发性胰腺炎，在我国特发性 CP 占病因的首位，新近我国大样本 CP 基因检测研究提示，致病基因突变的比例高达 50.4%，提示遗传因素在我国 CP 中可能成为主要病因。表 13-2-1 列出了 TIGAR-O 分类系统中 CP 相关的病因及危险因子，主要易感基因包括 *PRSS1*、*SPINK1*、*CTRC* 和 *CFTR* 等，其中 *SPINK1* c.194+2T>C 是我国最常见的致病突变。（表 13-2-1）

CP 的发病机制目前尚未完全阐明，近来提出的假说主要有毒素 - 代谢理论、氧化应激假说、结石 - 导管梗阻理论、坏死 - 纤维化假说以及急性胰腺炎前哨事件（sentinel acute pancreatitis event，SAPE）假说，SAPE 提出 CP 的发生需要一个急性胰腺炎的前哨事件来启动炎症过程，此后，多种病因或危险因素维持炎症反应，导致进行性的纤维化。

表 13-2-1 CP 病因及危险因子（TIGAR-O 2.0 分类系统）

T 毒素与代谢因素
酒精
吸烟
高钙血症
高脂血症
药物等
I 特发性
早发型（<35 岁）
迟发型（>35 岁）
G 遗传性
常染色体显性遗传
PRSS1 突变
常染色体隐性遗传
CFTR 突变
SPINK1 突变
复杂遗传模式
A 自身免疫
1 型自身免疫性 CP（IgG4 相关）
2 型自身免疫性 CP
R 急性胰腺炎或复发性胰腺炎
O 梗阻因素
胰腺分裂症
胆胰壶腹括约肌功能紊乱
胆管结石、肿瘤
十二指肠囊肿
胰管瘢痕狭窄等

三、病理

CP 的基本病理变化包括不同程度的腺泡破坏、胰腺间质纤维化、导管不规则扩张、囊肿形成等，不同因素导致的 CP 病理改变类似，但病变程度可轻重不一，主要取决于病程的长短。CP 按其病理变化可分为慢性钙化性胰腺炎、慢性梗阻性胰腺炎和慢性炎症性胰腺炎 3 类：

1. 慢性钙化性胰腺炎 是 CP 中最多见的一型，表现为散发性间质纤维化及导管内蛋白栓子、结石及导管的损伤。酒精是引起此型胰腺炎的主要原因。

2. 慢性阻塞性胰腺炎 由于主胰管局部阻塞,导管狭窄,近端扩张,腺泡细胞萎缩,由纤维组织取代,扩张导管内无结石形成,阻塞最常见的原因是胰头部肿瘤,少见原因包括导管内黏液性乳头状瘤,某些囊性或内分泌肿瘤,先天性或获得性胰管狭窄等。

3. 慢性炎症性胰腺炎 主要表现为胰腺组织纤维化和萎缩及单核细胞浸润。此型常合并自身免疫性疾病,如干燥综合征、原发性胆汁性肝硬化等。

CP的病理改变早期可见散在的灶状脂肪坏死,小叶及导管周围纤维化,胰管分支内有蛋白栓及结石形成。在进展期,胰管可有狭窄、扩张改变,主胰管内可见嗜酸性蛋白栓和结石。导管上皮萎缩、化生乃至消失,并可见大小不等的囊肿形成,甚至出现小脓肿。随着纤维化的发展,可累及小叶周围并将实质小叶分割成不规则结节状,而被纤维组织包裹的胰岛体积和数量甚至会有所增加,偶尔会见到残留导管细胞芽生所形成的类似于胚胎发生时的胰岛细胞样组织,类似于肝硬化时假小叶的形成。晚期,病变累及胰腺内分泌组织,导致大部内分泌细胞减少,少数细胞如A细胞和PP细胞相对增生,随着病变的进一步发展,多数胰岛消失,少数病例胰岛细胞显著增生,呈条索状和丛状。

四、临床表现

(一)腹痛

70%以上的CP患者有腹痛症状。部分CP患者早期主要表现为反复发作的急性胰腺炎,后期则以持续性或间断性腹痛为主。疼痛通常在上腹部,钝痛而非阵发性,以放射至背部最具特征性,也可放射至上腹部两侧,偶尔放射至下腹部,让患者坐起躯干前倾或俯卧可使疼痛减轻,仰卧则可使疼痛加重。腹痛可持续发作若干天,其后有无痛间歇期,也可持续疼痛而无缓解期。进食使疼痛加剧,饮酒也可加剧腹痛。在病程中,腹痛可持续、减轻乃至完全消失。疼痛消失常见于胰实质钙化、脂肪泻和糖尿病发生时,通常发生于CP起病后5~8年。约15%的患者无腹痛或腹痛甚轻。特发性胰腺炎时无痛的病例较之酒精性胰腺炎为多。相对于患者主诉的腹痛,腹部体征相对轻缓,可表现为上腹部压痛,反跳痛和腹肌紧张少见,这是CP的特征性表现。

(二)胰腺外分泌功能不足表现

在严重CP时,如果胰酶分泌量降至正常最大排出量的5%~10%以下,可发生食物脂肪、蛋白质和碳水化合物的消化不良,大便中可出现未吸收的脂肪和蛋白。未吸收的淀粉在结肠内被细菌代谢,因此不会过量出现于大便中。通常脂肪吸收不良发生较早,且较蛋白质或碳水化合物消化不良为严重,这是因为:①小肠内脂肪消化主要取决于胰脂肪酶和辅脂肪酶,胃脂肪酶仅水解食物中17.5%的甘油三酯;②进行性胰功能不全时,胰脂肪酶分泌受损较其他胰酶早且严重;③胰功能不全时,碳酸氢盐分泌减少,引起十二指肠内pH降低,在低pH环境下,脂肪酶受抑较之其他酶更甚,进一步影响脂肪的消化;④在健康人和胰功能不全患者,脂肪酶较其他酶更易在小肠内被降解,其中糜蛋白酶对脂肪酶的降解起特别重要作用。

(三)胰腺内分泌功能不足表现

胰腺内分泌功能不足表现为糖耐量异常或者糖尿病。虽然CP的早期即有葡萄糖耐量减低,但症状性糖尿病却发生于病程的较后期。约60%的CP患者最终会发生胰岛功能不全,胰岛素分泌绝对不足。偶有慢性无痛性胰腺炎患者早期以糖尿病为主要表现。并发酮症酸中毒和糖尿病性肾病者罕见,但视网膜和神经病变发生率与一般的糖尿病时相似。

(四)体重减轻

体重减轻在CP患者中较为常见,原因包括:①进食是腹痛的诱发因素,禁食可缓解腹痛症状,导致CP患者总摄入量减少;②腹痛反复发作导致食欲降低;③胰腺外分泌功能不足导致营养吸收不良;④糖尿病。

(五)其他临床表现

CP的其他临床表现包括:

1. 黄疸 常继发于胰腺压迫胆总管,或由于原有的胆系疾病。

2. 胰源性腹水或胸腔渗液 系由于胰分泌物从破裂的胰管或假性囊肿泄漏入腹腔或

胸腔。

3. 疼痛性结节 常发生于下肢，系脂肪性坏死的后果。

4. 多关节炎 常发生于手的小关节。

5. 胰腺癌的相关表现 部分CP患者可发展为胰腺癌，从而表现为明显消瘦、肿瘤转移等症状。如患者有假性囊肿、腹水或胸水，往往有相应的体征。

五、实验室及其他检查

（一）实验室检查

1. 血液检查 CP急性发作时血清淀粉酶和脂肪酶升高，而腹痛发作间期血清胰酶浓度多保持正常甚至偏低，并发有感染时血象可增高。

2. 外分泌功能检测 胰腺外分泌功能试验分为直接试验和间接试验：

（1）直接试验：胰泌素直接试验是检测胰腺外分泌功能不全的"金标准"，其敏感性、特异性均超过90%。因轻度胰腺外分泌功能不足时结果正常，因此胰泌素试验无助于早期CP的诊断，而且因其有创性也限制了广泛应用。方法是按1U/kg体重静脉注射胰泌素后，收集十二指肠内容物，测定胰液分泌量及碳酸氢钠的浓度。CP患者80分钟内的胰液分泌量<2ml/kg体重（正常值为2ml/kg以上），碳酸氢钠浓度<90mmol/L（正常值为90mmol/L以上）。

（2）间接试验：主要有粪便脂肪检测、粪便弹性蛋白酶-1（faecal elastase-1，FE-1）测定、^{13}C-混合三酰甘油呼气试验（^{13}C-MTG-BT）、尿苯甲酰酪氨酰对氨基苯甲酸（BT-PABA）试验等。间接试验成本相对低廉，易于操作，但敏感性和特异性相对不足。72小时粪便脂肪收集试验是诊断脂肪泻的"金标准"，大便脂肪含量超过7g/d即可确诊，但因受试者较差的依从性和检测的复杂性，其应用受限。目前国际上最常用的是FE-1测定，其含量小于200μg/g时提示存在外分泌功能不全，弹性蛋白酶-1由胰腺分泌，在肠道中不被分解，完全经粪便排出，检验结果不受外源性胰酶制剂干扰。此外，临床目前应用较多的有尿BT-PABA试验，其主要反映胰腺分泌糜蛋白酶的能力，是诊断中重度胰腺外分泌功能不全敏感性较高的方法。

以上各种胰腺外分泌功能检测均对中、重度胰功能不全有诊断意义，而轻度胰腺外分泌功能不全往往难于发现。所以此类检查对病因诊断仅有参考意义，单独根据这些试验往往无法明确CP的诊断。

3. 内分泌功能检测 胰源性糖尿病患者的胰岛β细胞自身抗体一般为阴性，胰多肽基线水平下降，可与其他类型糖尿病相鉴别。

（1）血糖：增高，提示患者有胰腺内分泌功能不全。检测方法主要有：

1）空腹血糖：至少禁食8小时以上，晨起后空腹状态测定血葡萄糖水平。

2）饭后2小时血糖：进食2小时后测定血糖。

（2）葡萄糖耐量试验：对糖尿病具有很大的诊断价值。对空腹血糖正常或略偏高和/或有糖尿病的患者，以及餐后2小时血糖升高等疑似糖尿病的患者，都必须进行葡萄糖耐量试验才能做出最后诊断。但空腹和/或餐后血糖明显增高，糖尿病诊断已明确者，大量葡萄糖可加重患者胰岛负担，不推荐检查。临床葡萄糖耐量试验有口服葡萄糖耐量试验（OGTT）、静脉葡萄糖耐量试验、甲苯磺丁脲试验、可的松葡萄糖耐量试验等方法，其中口服葡萄糖耐量试验最为常用。

（3）胰岛素释放试验：进行口服葡萄糖耐量试验时可同时测定血浆胰岛素浓度以反映胰腺疾病时胰岛β细胞功能的受损程度。葡萄糖刺激后如胰岛素水无明显上升或低平，提示β细胞功能低下。

（4）C肽测定：C肽是胰岛素在合成过程中产生的，其数量与胰岛素的分泌量有平行关系，且其半衰期为10~11分钟，明显比胰岛素（仅4.8分钟）要长，因此测定血中C肽含量可更好地反映β细胞的分泌功能。而且测定C肽时不受胰岛素抗体所干扰，与测定胰岛素无交叉免疫反应，也不受外来胰岛素注射的影响，故近年来已利用测定血C肽水平或24小时尿排泄量以反映β细胞分泌功能。

（5）糖基化血红蛋白（HbA1c）测定：可反映测定前8~12周总体血糖水平。

（二）影像学检查

1. 腹部平片 腹部X线片发现胰腺钙化即可确诊CP（图13-2-1）。

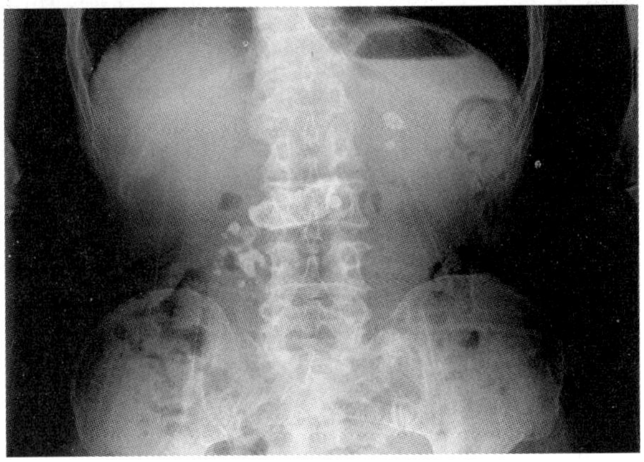

图13-2-1 腹部X线片发现胰腺钙化

2. 超声检查

（1）体表B超检查：CP的体表B超所见包括胰腺体积增大或萎缩、边缘不整；胰腺实质回声变化、团块、钙化；胰管扩张、假性囊肿等。B超对CP的敏感性为48%~96%，特异性为80%~90%。由于无创、经济，可作为CP首选的初筛方法。

（2）超声内镜（EUS）检查：EUS在胃或十二指肠腔内基本能观察到胰腺整体，且与胰腺接近，声像图清晰。EUS可以显示胰管异常、胰石和/或钙化等变化。其敏感性和特异性均>85%，阳性预测值94%，阴性预测值75%。EUS引导下细针穿刺可以获得胰腺组织，进一步提高诊断率。EUS诊断CP的诊断标准为：

1）胰腺实质所见：①不规则球状结构；②胰腺边缘有直径局灶回声兼容区；③强回声病灶或条带（钙化）；④胰腺囊肿；⑤小叶化或凸显小叶结构；⑥小囊肿或空洞。

2）胰管所见：①形状不规则；②管径扩张；③管腔不规则；④侧支显现扩张；⑤侧支增多；⑥管壁回声增强（纤维化）；⑦腔内回声（钙化、蛋白质栓子）；⑧主胰管狭窄伴扩张；⑨主胰管或其分支破裂。

有2项以上表现时，其阳性预测值>85%（图13-2-2）。

（3）胰管内超声（IDUS）：是将超声探头经十二指肠乳头逆行插至主胰管中，对主胰管内局灶性狭窄病变进行鉴别诊断。IDUS对CP的诊断率为64.7%~95.5%。

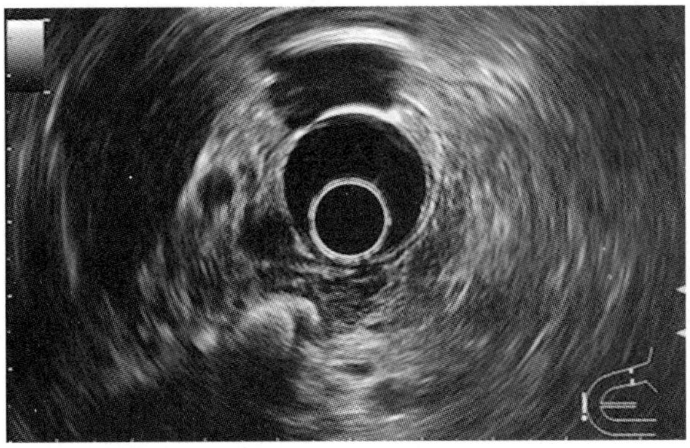

图13-2-2 超声内镜检查

3. 计算机断层扫描（CT） CT是显示胰腺钙化的最优方法，CP的CT影像学特征为：①胰腺萎缩（54%）；②胰管扩张（66%）；③胰腺钙化形成（50%）；④胰腺假性囊肿形成（34%）；⑤胆道扩张（29%）；⑥胰周脂肪密度增高或胰周筋膜增厚（16%）。CT诊断CP的敏感性为75%~90%，特异性49%~100%（图13-2-3）。

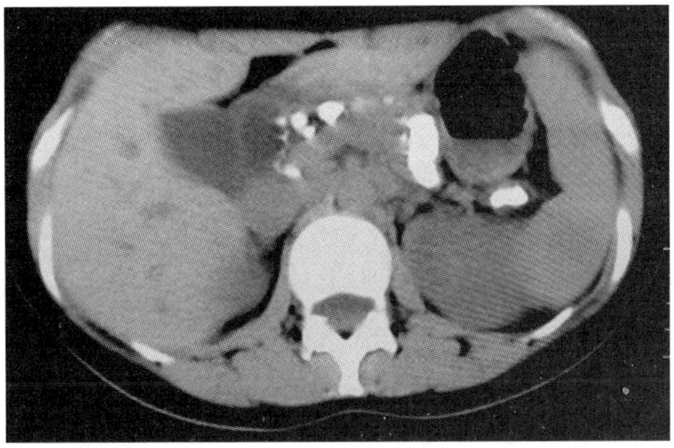

图13-2-3 慢性胰腺炎CT表现

4. 磁共振（MRI）和磁共振胰胆管显影术（MRCP） MRI对CP的形态学改变较CT敏感，而且MRI能了解胰腺纤维化的程度。但对钙化和结石显示不如CT清楚。MRCP对主胰管扩张、狭窄、走行、胰管分支、假性囊肿以及胰管内充盈缺损等征象显示良好，可基本取代诊断性内镜下逆行胰胆管造影术（ERCP）。

5. ERCP ERCP是诊断CP的重要依据，但因其为有创性检查，目前仅在诊断困难或需要治疗操作时选用。常见主胰管边缘不规则、胰管扩张、粗细不均呈串珠样改变，部分有不规则狭窄或中断，胰管内结石，胰管走行异常，胰管汇流异常如胰腺分裂等。ERCP对CP诊断的敏感性为 71%~93%，特异性 89%~100%。日本胰腺学会（1995）的 CPERCP 诊断标准为：①多发性、非一致的分支胰管不规整扩张；②主胰管由于胰石，非阳性胰石及蛋白栓等导致胰管中断或狭窄时，乳头侧主胰管或分支胰管不规整扩张。

ERCP 显示 CP 胰管 Cremer 分类为：

Ⅰ型（轻度）：主胰管正常或轻度不整，分支胰管杵状扩张。

Ⅱ型（局限性）：头、体或尾部一个或多个分支胰管呈大的囊状扩张。

Ⅲ型（弥漫性）：主胰管不规则狭窄。

Ⅳ型：胰头主胰管不全性阻塞，远端胰管均一扩张。

Ⅴ型：胰头主胰管完全性阻塞，远端主胰管不显影。

根据 ERCP 胰管像对 CP 严重程度的分类：

正常：胰腺无异常所见；可疑：分支胰管异常 <3 支。

轻度：3 支以上分支胰管异常，主胰管正常。

中度：3 支以上分支胰管异常和主胰管狭窄及扩张。

重度：中度异常加以下列征象 1 项以上。①>10mm 直径的囊肿；②胰管内充盈缺损像；③结石 / 胰腺钙化；④胰管闭塞或狭窄；⑤胰管高度扩张或不整（图 13-2-4）。

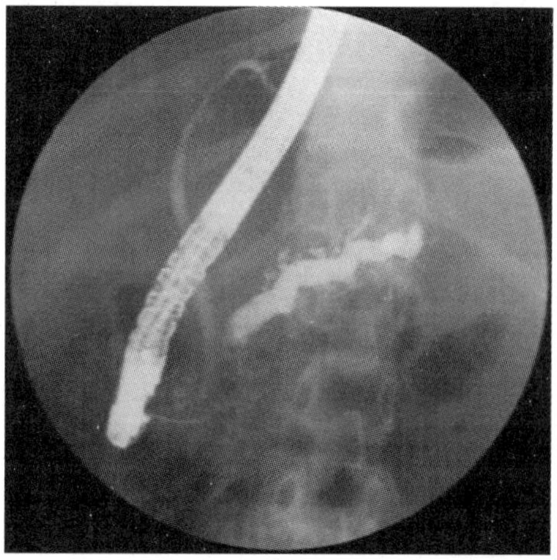

图 13-2-4 重度慢性胰腺炎 ERCP 表现

6. **胰管镜检查** 可以直接观察胰管内病变，并能明确病变部位，同时可以取活检、收集胰液和细胞学刷检。对不明原因的胰腺损坏尤其是胰管改变而胰腺实质正常的患者有重要诊断价值。

六、诊断和鉴别诊断

（一）诊断标准

根据 CP 的病程和临床表现进行分期，其临床表现可分为 5 期，见表 13-2-2。腹痛虽然是 CP 的主要临床症状，但 3%~20% 的患者可无明显腹痛，仅体检时或出现Ⅲ、Ⅳ型症状时才确诊为 CP。

表 13-2-2 CP 的临床分期

临床分期	临床特征
0 期（亚临床期）	无症状
1 期（无胰腺功能不全）	腹痛或急性胰腺炎
2 期（部分胰腺功能不全）	胰腺内分泌或外分泌功能不全
3 期（完全胰腺功能不全）	同时出现胰腺内外分泌功能不全
4 期（无痛终末期）	同时出现胰腺内外分泌功能不全，且无疼痛症状

CP 的主要诊断依据为：

（1）影像学典型表现（胰腺钙化、胰管结石、胰管狭窄或扩张等）

（2）病理学典型改变

CP 的次要诊断依据有：

（1）反复发作上腹痛

（2）血淀粉酶异常

（3）胰腺外分泌功能不全表现

（4）胰腺内分泌功能不全表现

（5）基因检测发现明确致病突变

（6）大量饮酒史（达到 ACP 标准）

主要诊断依据满足 1 项即可确诊；影像学或者组织学呈现不典型表现，同时次要诊断依据至少满足 2 项亦可确诊。

CP 的诊断流程：CP 的诊断应尽可能明确病因，并进行分期及预后判断。诊断流程如图 13-2-5 所示。

（二）鉴别诊断

1. **胆道系统疾病** 胆道狭窄常为 CP 并发症。鉴别的关键是在做出胆道疾病诊断时应想到 CP 存在的可能。临床需依靠 B 超、胆道造影、ERCP 等进行鉴别。

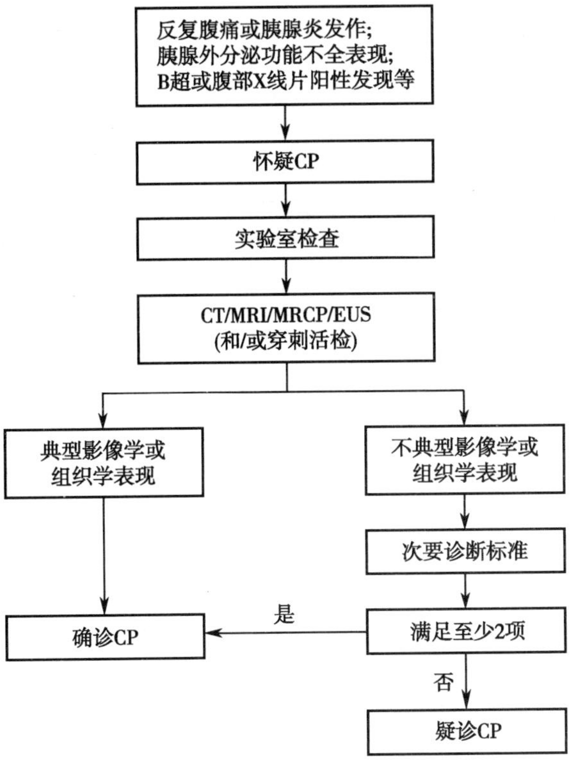

图 13-2-5　慢性胰腺炎诊断流程

2. 胰腺癌　常合并 CP,而 CP 也可演化为胰腺癌。鉴别诊断较困难,甚至在术中也难以鉴别。通常依靠肿瘤标志物 CA19-9、CT、ERCP、选择性动脉造影及活体组织检查等加以鉴别。

3. 消化性溃疡及慢性胃炎　两者的临床表现与 CP 有相似之处,依靠病史、消化道造影及胃镜等检查,鉴别一般不困难。

4. 肝脏疾病　肝炎、肝硬化与肝癌的临床表现与晚期 CP 相似。特别是 CP 患者出现腹水、黄疸、脾脏肿大时,需依靠有关器官的各项功能化验、B 超、CT 及腹水淀粉酶测定加以鉴别。

5. 佐林格 – 埃利森综合征(Zollinger-Ellison syndrome)　为胃泌素瘤引起的上消化道顽固性溃疡与腹泻,与 CP 表现有相似之处。依靠消化道造影、胃镜、胃液分析和血清胃泌素测定,不难鉴别。

6. 小肠性吸收功能不良　主要指原发性吸收不良综合征及惠普尔病(Whipple disease)。原发性吸收不良综合征包括热带性斯泼卢、非热带性斯泼卢及小儿乳糜泻,临床主要表现为三联症,即脂肪泻、贫血与全身衰竭(恶病质),可伴有腹部不适或疼痛、腹胀、胃酸减少或缺乏,舌炎、骨质疏松、维生素缺乏、低血钙、低血钾等表现。Whipple 病患者多为 40~60 岁的男性,主要呈现为 4 大症状,即脂肪泻、多发性关节炎、消瘦与腹痛。血象可显示淋巴细胞增多。应用 D- 木糖试验有助于鉴别诊断,小肠性吸收不良者显示吸收障碍,而 CP 患者则为正常。

7. 原发性胰腺萎缩　多见于 50 岁以上的患者,临床表现可类似无痛性胰腺炎但无胰腺钙化,B 超无胰腺肿大,也无回声可见。主要临床表现常为脂肪泻、体重减轻、食欲减退与全身水肿。如作剖腹探查时可见胰腺缩小,显微镜下可见腺泡细胞完全消失,胰岛明显减少,均被脂肪组织替代,纤维化病变较少,无钙化、炎症细胞浸润或假性囊肿形成。

七、治疗

CP 的治疗原则为祛除病因、控制症状、改善胰腺功能、治疗并发症和提高生活质量等。CP 的治疗是消化科、外科、消化内镜、内分泌、麻醉及营养等多学科的综合治疗,治疗流程见图 13-2-6。国内专家建议采取 MEES(medicine-ESWL-endotherapy-surgery)阶梯治疗模式。

(一)一般治疗

患者需绝对戒酒、避免暴饮暴食。慎用某些可能与发病有关的药物,如柳氮磺胺吡啶、雌激素、糖皮质激素、吲哚美辛、氢氯噻嗪、甲基多巴等。在发作期间应给予高热量、高蛋白饮食,严格限制脂肪摄入。必要时应给予静脉营养或肠内营养治疗。对长期脂肪泻患者,应注意补充脂溶性维生素及维生素 B_{12}、叶酸,适当补充各种微量元素。

(二)缓解腹痛

1. 内科治疗

(1)急性发作期治疗:治疗原则同急性胰腺炎。

(2)补充胰酶:其作用机制是肠腔中存在胰酶抑制胰液分泌的负反馈机制。有研究显示,经十二指肠输入胰蛋白酶可通过抑制胆囊收缩素(CCK)的释放而降低胰腺外分泌。据认为有一种肠肽可刺激 CCK 的释放。胰酶可灭活该肠肽,从而防止 CCK 释放。胰腺分泌的降低可减轻患者的疼痛。胰酶可作为 CP 的起始治疗,特别适用于有小胰管疾病的 CP 患者或特发性胰腺炎患者。

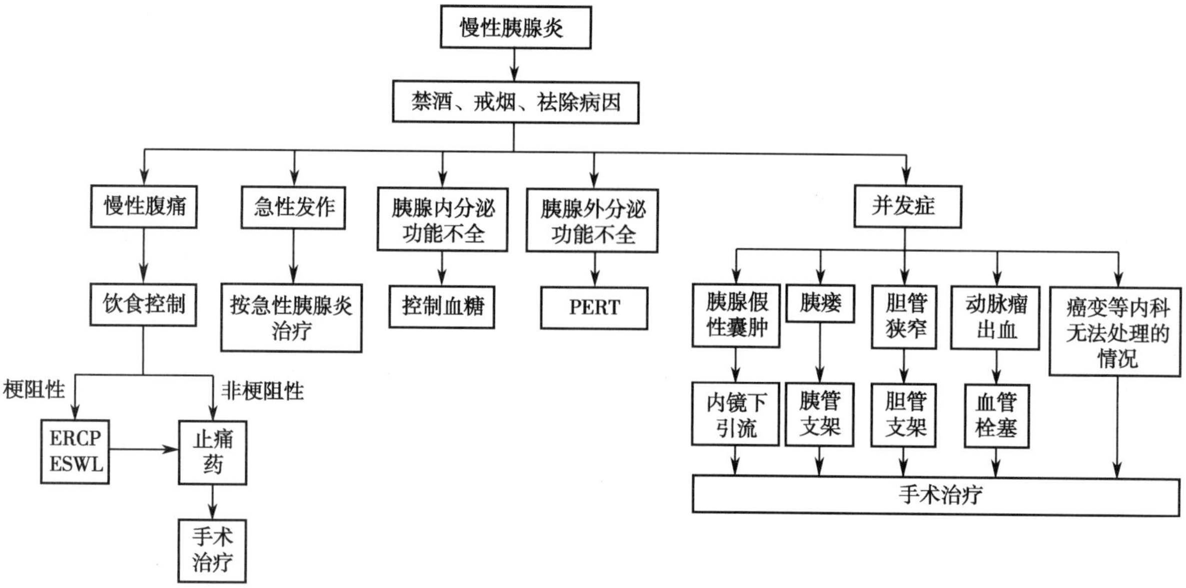

图 13-2-6　慢性胰腺炎治疗流程

（3）抗氧化剂：研究显示，酒精性胰腺炎患者体内的抗氧化剂水平低于正常，可能与饮食摄入不足有关。体内抗氧化剂水平下降可加重由自由基介导的胰腺组织损伤。补充抗氧化剂使酒精性胰腺炎患者的镇痛剂需求量明显降低。

（4）止痛剂：治疗遵循 WHO 提出的疼痛三阶梯治疗原则，止痛药物选择由弱到强，尽量口服给药。对严重疼痛的患者可用止痛剂，但在应用时应注意以下几点：①尽量先用小剂量非成瘾性类止痛药；②积极配合其他治疗；③如症状缓解应及时减药或停药，尽可能间歇交替用药；④警惕止痛药成瘾或药物依赖性，避免长期大量用成瘾性止痛药。

2. 介入治疗　CP 内镜介入治疗是目前临床上最常用的治疗方法，目的在于解除胰管梗阻，缓解胰管内高压引发的临床症状。治疗方法包括内镜下胰管括约肌切开、胰管取石、体外震波碎石（ESWL）、胰管狭窄扩张、胰管内支架植入等（图 13-2-6）。

EUS 联合 ERCP 可以进行胰腺假性囊肿的内引流以及内脏神经阻滞术等治疗。对内镜取出困难的、大于 5mm 的胰管结石，可行 ESWL。ESWL 碎石成功率可达 95% 以上，结合内镜治疗时结石清除率可达 70%~85%（图 13-2-7）。

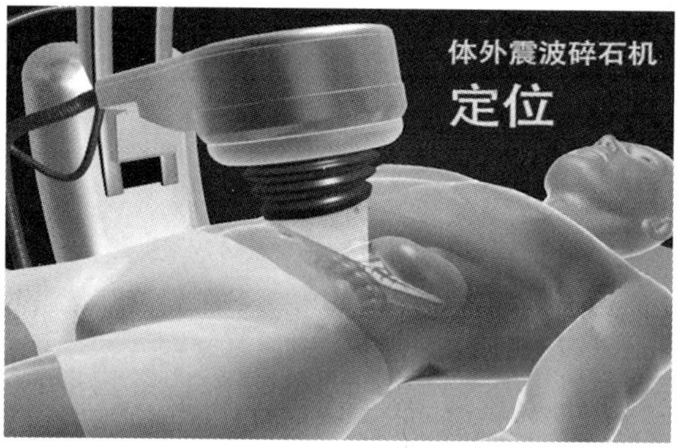

图 13-2-7　ESWL 碎石

3. 外科治疗　目前对 CP 的手术适应证比较一致的意见是：①反复发作的顽固性疼痛，内科或者介入治疗无效；②伴有严重并发症，如十二指肠梗阻、门静脉栓塞导致左侧门静脉高压等；③胰腺肿块不能除外胰腺癌。手术方式主要有胰管减压引流、切除病变的胰腺组织和阻断支配胰腺的感觉神经等。

（三）脂肪泻

脂肪泻是 CP 胰腺外分泌功能不全时的主要表现。由于脂肪消化酶的分泌功能减弱或丧失，致使脂肪吸收障碍造成脂肪泻的产生，患者出现消瘦、营养不良及脂溶性维生素缺乏等症状。脂肪泻的治疗首先要注意饮食。另外提高食物中链甘油三酯的百分比，不仅能提供热卡，而且能促进脂溶性维生素的吸收和减少脂肪泻。其次，在应用胰酶替代治疗的同时，可加用 H_2 受体拮抗剂或其他抗酸剂抑制胃酸的分泌，常可增加疗效。

（四）糖尿病

CP是胰腺内分泌功能不全的表现，即为糖尿病，约50% CP患者发生隐性糖尿病。对于糖尿病的治疗首先要限制糖的摄入，提倡糖尿病饮食。尽量口服降糖药替代胰岛素，因为CP时常同时存在胰高糖素的缺乏，小剂量的胰岛素也可诱发低血糖的发生。

八、预后

CP病程常较长，反复发作，症状逐渐加重，预后不良。但如果能严格戒酒、预防急性发作、坚持治疗，常可多年维持在良好状态，且症状改善。诊断CP后的20~25年死亡率为50%。15%~20%的患者死于并发症，如严重的营养不良、糖尿病、代谢紊乱、继发感染等，2%~3%的患者会发展为胰腺癌。鉴于肿块型CP与胰腺癌鉴别困难，需注意加强随访。

（廖专　邹文斌）

第三节　胰　腺　癌

【摘要】

胰腺癌是一类高度恶性的消化道肿瘤，近年来发病率有增高趋势，整体预后较差。小胰腺癌的预后显著好于进展期胰腺癌，因此改善胰腺癌预后的关键在于早期诊断。近年来影像和内镜诊断技术有了长足的发展，尤其是超声内镜结合细针穿刺活检技术，在发现小胰腺肿瘤方面有一定优势，但还难以用于普通人群筛查。通过对胰腺癌流行病学和发病机制研究，发现胰腺癌癌前疾病和高危因素，可以锁定胰腺癌高危人群，并有助于提高筛查的针对性和阳性率，以及发现新的分子诊断标记物。而结合影像学、病理学、细胞学、内镜等诊断方法有望提高早期诊断水平。

【学习要点】

1. 胰腺癌的整体流行病学特征与目前预后状态。
2. 胰腺癌早期诊断的筛查方法与检查策略。
3. 影像学检查在胰腺癌诊断及治疗决策中的地位。
4. 超声内镜技术诊断胰腺肿瘤的特殊优势。
5. 胰腺癌癌前疾病的概念。
6. 胰腺癌的高危人群概念及筛查策略。
7. 胰腺癌治疗策略。

【思考题】

1. 小胰腺癌的概念和微小胰腺癌概念？
2. 如何理解影像技术的进展使部分进展期胰腺癌患者避免了不必要的手术？
3. 超声内镜技术诊断胰腺病变的优势和局限性是什么？
4. 对于非遗传性、散发的胰腺癌病例，如何确定高危人群？
5. 胰腺癌癌前疾病有哪些？
6. 胰腺癌治疗原则和治疗方法？

胰腺癌是一种高度恶性的肿瘤，被称为“癌中之王”，不仅由于其侵袭性强，病情进展快，更重要的是一经发现多处于癌症晚期，手术根治率低，对化疗和放疗等治疗手段不敏感，整体预后较差。2018年美国估计有55 440人被诊断为胰腺癌，近43 330人死于胰腺癌。胰腺癌在美国肿瘤死因中男性和女性均占第四位。我国胰腺癌的发病率近年也呈上升的趋势，2015年我国胰腺癌发病率位居恶性肿瘤中第九位，死亡率位居恶性肿瘤中第六位。其发病率约5.1/10万，部分地区（华东和东北）已经达到10.1/10万，与西方发达国家的发病率约10/10万~11/10万相近。尽管胰腺癌的综合治疗水平近年来有了显著提高，但其5年生存率仍在7%~8%之间。逐年上升的发病率和极低的生存率表明，胰腺癌业已成为严重危害人民生命健康的重要恶性肿瘤。如何在探究病因机制的基础上减少胰腺癌的发病，同时降低病死率，改善预后，成为消化科医生必须思考的问题。提高胰腺癌5年生存率的关键在于早期诊断。对于未能早期诊断的患者，综合运用放射影像、内镜及病理学等诊断工具，准确判断肿瘤分期，在此基础上选择合理的综合治疗手段，避免不必要的手术打击，均有助于患者获益。

一、胰腺癌早期诊断与预后

目前临床上“早期胰腺癌”（early pancreatic cancer）通常是指肿瘤直径≤2cm的局限性胰腺癌，肿瘤直径≤2cm为小胰腺癌，≤1cm为微小胰腺癌。胰腺癌的体积与预后密切相关。近年来多项研究证实，早期胰腺癌，尤其是微小胰腺癌的治疗效果显著优于进展期胰腺癌。进展期胰腺癌手术切除率约15%，术后5年生存率为1%~5%；小胰腺癌的术后5年生存率可提高到19%~60%；而≤1cm的微小胰腺癌手术切除率则接近100%，术后5年生存率更高达67%~100%。如果能发现胰腺癌的癌前疾病，包括导管内乳头状黏液瘤（intraductal papillary mucinous neoplasm，IPMN）、黏液囊性肿瘤（mucinous cystic neoplasm，MCN）和胰腺上皮内瘤变（pancreatic intraepithelial neoplasia，PanIN），并及时切除，术后5年生存率可达100%。因此，提高早期诊断率，尤其是早期发现小胰腺癌、微小胰腺癌、甚至癌前病变，才是提高胰腺癌5年生存率、降低病死率关键中的关键。为此，在胰腺癌研究中早期诊断既是全球性的研究热点，更是研究的难点。

二、胰腺癌诊断现状与挑战

胰腺癌的诊断目前主要依靠病史（包括临床症状）、血清学、影像学及内镜检查。然而，时至今日还没有某一项检查手段在敏感性、特异性及费用方面均令人满意，诊断胰腺癌仍需要综合运用上述检查方法，合理取舍，形成成熟的诊断策略。例如，病史可确定胰腺癌高危人群的临床特征，缩小筛查范围，如不伴代谢综合征的新发糖尿病、胰腺癌家族史、慢性胰腺炎等。血清标记物显著升高有助于临床医生下决心选择内镜等有创性检查手段。高速螺旋CT对于判断胰腺占位病变性质及手术能否切除有较高的准确率。超声内镜（endoscopic ultrasonography，EUS）结合细针穿刺活检（fine needle aspiration，FNA）发现体积较小的胰腺肿瘤敏感性高，且能取得病理学资料，有助于确诊。

1. 胰腺癌患者多缺乏早期特异性临床症状 总体来看，胰腺癌临床表现主要有：消瘦（75.3%）、腹痛（66.3%）、食欲缺乏（51.0%）、黄疸（50.0%）、腹胀（44.0%）、腰背痛（18.0%）和腹泻（14.3%）等。然而，症状学对早期诊断价值有限，原因在于多数患者在出现腹痛、黄疸等症状时，胰腺癌已发展到进展期甚至晚期。因上述症状来就医而被诊为胰腺癌的患者中，能进行根治性切除术治疗比例仅10%~20%。从解剖特征来看，胰腺本身无包膜，肿瘤细胞不易局限，易发生胰管内扩散并累及胰周（包括胆管系统），早期即沿淋巴管、血液及神经束转移。正因如此，进展期胰腺癌即使手术可切除，在根治性切除术后仍短时间内也容易复发转移，这是胰腺癌预后极差的关键所在。

2. 诊断早期胰腺癌的化验指标价值有限 目前已有较多肿瘤相关的血清标志物用于临床。其中CA19-9是公认用于胰腺癌诊断的肿瘤标志物，应用较为广泛。国内300例胰腺癌的研究资料显示，CA19-9的阳性率为77.5%，高于其他消化肿瘤血清标志物，如CA50（66.0%）、CA242（48.3%）、CEA（29.7%）。尽管如此，将CA19-9应用于普通人群筛查的价值并不理想。原因在于诊断试验的阳性预测值不仅取决于其敏感性与特异性，也与疾病发生率密切相关。若研究人群的疾病发生率较低，阳性预测值也将随之下降。韩国Kim等2004年报道采用CA19-9筛查了70 940例无症状人群，尽管CA19-9有较好的敏感性和特异性，但在其筛查出的1 068个可疑患者中，仅4个最终确诊为胰腺癌，阳性预测值仅0.9%。该结果意味着应用CA19-9来筛查普通人群，每发现1例胰腺癌的代价是99例假阳性，为数众多的假阳性患者将面临不必要的进一步检查，产生额外费用，且有医源性损伤的风险（射线辐射、内镜并发症等）。但研究提示CA19-9在胰腺癌诊断2年前有可能开始升高，因此其仍然可能是高风险人群中早期筛查有意义的一个指标。

3. 影像学检查已有长足进步 近年来，高速螺旋CT和MRI逐渐在临床普及，发现2cm以下的胰腺占位性病变敏感性高于普通CT。美国一项多中心研究显示，225例无症状的胰腺癌高危人群中，通过CT、MRI和EUS发现胰腺病变的阳性率分别为11%、33.3%和42.6%，其中多数病变体积较小，平均直径0.55cm（0.2~3.9cm）。经3种检查方法共检出85例胰腺肿瘤，其中82例为导管内乳头状黏液瘤（IPMN），3例为神经内分泌肿瘤。可见，在胰腺癌的高危人群及时行影像学筛查，有助于早期发现小胰腺癌以及癌前病变。对于进展期胰腺癌，CT还有助于显示肿瘤与周围大血管的关系，判断手术能否切除的准确率较高。

相当部分的进展期患者经 CT 判断失去手术机会后，可避免不必要的手术打击。而 PET-CT 作为肿瘤的功能显像，有助于发现常规检查难以检出的转移病灶，其在胰腺癌诊断和分期中的应用正日益得到关注。

4. 合理应用内镜检查对诊断帮助较大 用于胰腺疾病的现代内镜诊断技术主要有 EUS 和逆行胰胆管造影（endoscopic retrograde cholangiopancreatogreaphy，ERCP）等。由于无创影像和 EUS 等其他技术的发展，ERCP 现已较少单纯用于胰腺癌的诊断，而主要用于胰腺癌梗阻性黄疸患者的术前减黄或姑息治疗。

EUS 是近年来胰腺诊断技术的一大进展。由于排除了腹壁脂肪、肠腔气体等因素对超声图像的影响，以最近距离对胰腺进行扫描和穿刺，是获取胰腺组织学标本方法学的一大进展。EUS-FNA 这一技术的成熟与应用，已经成为现代影像学与细胞/组织学与现代分子生物学技术相结合的桥梁。DiStasi 对 510 例胰腺病变患者在超声引导下细针穿刺行细胞学和组织学检查，其细胞学、组织学敏感性分别为 87% 和 94%，特异性为 100%，诊断准确率分别为 91% 和 95%，对其中胰腺癌的诊断准确率为 86%。Bhutani 等对 17 例可疑的胰腺肿块行 EUS-FNA，诊断胰腺恶性疾病的敏感性、特异性、阳性预测值和阴性预测值分别为 64%、100%、100% 和 16%。EUS-FNA 与 CT 与 US 引导下穿刺相比，对 <3cm 的胰腺肿块，EUS-FNA 的准确性就明显高于 CT 和腹部 US，因此 EUS-FNA 特别适于胰腺微小占位的鉴别诊断。这些结果显示，现代影像学检查可以发现 2cm 或小于 2cm 早期胰腺癌以及小/微小胰腺癌。近年来，发展一些新的 EUS 技术，包括内镜超声弹性成像（endoscopic ultrasound elastography，EUS-EG）和对比增强超声内镜（contrast-enhanced endoscopic ultrasonography，CE-EUS）等，这些技术不同程度提高了 EUS 诊断小胰腺癌的敏感性或者特异性。然而，内镜毕竟属于有创检查，有一定的并发症，同时价格也较为昂贵，难以应用于无症状的普通人群筛查。因此，合理的诊断策略可能是通过病史等手段及时发现胰腺癌的高危患者，在此基础上再针对性地选择 EUS 等敏感性较高的检查，可能有助于提高早期诊断率。

三、胰腺癌早期诊断研究进展与思考

目前尚不推荐在无症状个体中常规筛查胰腺癌，然而几项研究结果均提示在有家族遗传背景高危人群中筛查，与患者手术根治率和平均生存时间显著相关。因此国外将遗传因素（遗传性胰腺炎、胰腺癌家族史、家族性腺瘤息肉病等）导致的具有各种相关家族史的人群确定为高危人群，并开展了多项研究针对这些无症状高危人群的筛查早诊。这类人群的突出特征是胰腺肿瘤发病率高（约 10%），因而可以直接采用影像结合其他侵入性技术进行筛查，有助于提早诊断。2006 年美国约翰霍普金斯医学院的 Canto 等报道了他们采用 CT、EUS、EUS-FNA 和 ERCP 等手段筛查 78 个遗传性无症状的高危人群和 149 个对照人群的结果。采用上述方法，他们成功地筛查出 8 个早期胰腺癌、6 个胰管内乳头状黏液瘤（IPMN）、1 个已发展为浸润性导管腺癌的 IPMN、1 个胰腺导管内瘤（PanIN）。同期，英国利物浦大学的学者也进行了类似的研究，证实早期发现胰腺癌确实可以提高生存率。这一系列研究结果首次明确证明了，在遗传性的无症状高危人群中进行筛查早诊是切实可行的，可以显著地提高早期胰腺癌、癌前病变的诊断率，并切实地提高胰腺癌 5 年生存率。但是对于占 80% 以上的非遗传性、散发胰腺癌，如何确定高危人群，则需要不同的定义策略。

针对非遗传性、散发胰腺癌，多数研究从确定的高危因素着手。目前普遍认为，吸烟、饮食方式（高胆固醇、酗酒）、体重、长期接触有害化学物质和重金属、慢性胰腺炎、糖尿病、某些消化道手术史（胃大部切除、胆囊切除）等均为胰腺癌的高危因素。还有一些高危因素尚需要进一步验证，如维生素 D、茶、乙型病毒性肝炎感染等。近几年来糖尿病与胰腺癌的关系受到关注。2006 年 Samir Gupta 等人回顾性分析 140 万人，发现新发糖尿病者胰腺癌的发病风险增加，新发糖尿病者 6 年的累计发病率为 0.5%。许多类似研究报告了新发非胰岛素依赖性糖尿病与胰腺癌发生的关系。2015 年一项系统综述结果纳入 9 项前瞻性研究，发现空腹血糖每增加 0.56mmol/L，胰腺癌发生风险增加 14%。国内有研究通过病例对照研究，建立了无症状、非遗传、散发胰腺癌高危人群筛查模型/问卷，开始尝试性对此类人群进行筛查研究。这类流行病学研究有助于锁定胰腺癌的发病高危因素，在此基础上缩小目标人群，进而提高胰腺癌的早期诊断率，同时也有助于合理利用医疗资源。

体液肿瘤标志物是非侵入性胰腺癌早期发现方法，相关研发一直是胰腺癌早期诊断研究的关注点，主要希望在血液、胰液、肠液、粪便等标本获得胰腺癌分子/生物标志物。目前国际上已经针对血液中的早期胰腺癌特异的蛋白标志物、血浆质谱多肽谱、基因突变、DNA 异常甲基化、miRNA 等生物标志物进行了大量的研究，并取得一定进展，研究显示血浆 DNA 甲基化鉴别诊断胰腺炎和胰腺癌的敏感性达 91.2%、特异性 90.8%。北京协和医院一项研究显示血清 CA19-9 水平联合年龄、脾静脉侵犯、胰管不规则扩张及胰管非截断性狭窄联合鉴别胰腺炎和胰腺癌的准确性达 70.2%。但目前这些方法尚未能列入共识或指南中成为可被推荐的早期诊断方法。因此仍需要发展或积极验证新的基于分子生物学等新技术的非侵入性胰腺癌早期发现方法，在高危人群中切实提高早期胰腺癌及癌前病变的诊断率。

四、胰腺癌治疗

根据我国胰腺癌诊治规范共识推荐的胰腺癌治疗原则，多学科综合诊治是任何分期胰腺癌治疗的基础，根据不同患者身体状况、肿瘤部位、侵及范围、临床症状，有计划、合理的应用现有的诊疗手段，以其最大幅度的根治、控制肿瘤，减少并发症和改善患者生活质量。胰腺癌的治疗方法包括手术治疗、放射治疗、化学治疗、介入治疗和最佳的支持治疗等。

根据 NCCN2019 年指南推荐：目前手术切除仍是治疗胰腺癌最佳方式，对于可切除患者应尽早手术，术后辅助治疗。对于交界性切除和选择性切除患者可行新辅助治疗。争取提高 R0 切除的概率。局部进展不可切除的患者如果一般情况可，可以行化疗和二线化放疗。有转移的患者一般情况好也可以行化疗和二线的化放疗。而对于进展期胰腺癌合并胆道或胃梗阻者，或严重腹痛者，或其他肿瘤相关表现者建议给予对症姑息治疗。

总之，胰腺癌早期诊断研究虽然有了可喜的进展，但要达到胃癌和大肠癌那样的早期诊断水平还任重道远，还需要深入了解胰腺癌的发病机制，特别是胰腺癌早期发生发展的分子生物学变化，为胰腺癌早期诊断提供新的思路。更重要的是将影像学、分子生物学、病理学、细胞学等诊断方法相结合，与分子/生物标志物联合，期望有助于提高胰腺癌的早期诊断率。由于提高胰腺癌预后的最佳方式是根治性手术治疗，因此胰腺癌早期诊断无疑给胰腺癌治疗提供了最佳窗口期；中晚期胰腺癌可否借鉴结肠癌新辅助治疗的理念，提高手术率；同时期望胰腺癌药物治疗和生物制剂/小分子制剂治疗方案未来能有更长足的进步。

（杨 红 钱家鸣）

第四节 胃肠胰神经内分泌肿瘤

【摘要】

胃肠胰神经内分泌肿瘤（gastroenteropancreatic neuroendocrine neoplasms，GEP-NENs）是一类在临床、生化、病理等方面均具特色的肿瘤，过去认为是罕见病，近年来随着各种生化、病理检测手段的提高和广泛应用，以及各种新的影像技术的问世，发病率也逐渐增加。由于各类肿瘤所分泌的激素不同，生物特性的异质性较高，临床上表现缺乏特异性，给临床诊治带来困难。胃肠胰神经内分泌肿瘤的影像诊断和病理诊断发展较快，因为虽然 90% 以上的胃肠胰内分泌肿瘤为恶性，但较其他消化道肿瘤生长、浸润和转移相对缓慢，临床如能及早定性和定位诊断，切除全部具有功能的原发肿瘤组织，预后较好。因此在临床上对之应高度重视。

【学习要点】

1. 胃肠胰神经内分泌肿瘤的共同特征和流行病学特点。

2. 胃肠胰神经内分泌肿瘤临床表现的多样性。

3. 各种生化检查方法在诊断胃肠胰神经内

分泌肿瘤中的作用。

4. 不同影像技术在胃肠胰神经内分泌肿瘤定位诊断中的优缺点。

5. 胃肠胰神经内分泌肿瘤的病理分型和相关治疗原则。

【思考题】

1. 为什么胃肠胰神经内分泌肿瘤越来越被临床医生所重视?

2. 胃肠胰神经内分泌肿瘤有哪些共同的病理特征?

3. 出现哪些临床表现时我们应考虑到胃肠胰神经内分泌肿瘤的可能?

4. 临床考虑胃肠胰神经内分泌肿瘤时,如何选择相应的血液生化检查方法给予定性诊断?

5. 针对胃肠胰神经内分泌肿瘤特异的影像学检查有哪些?

6. 如何根据胃肠胰神经内分泌肿瘤的病理分型制订相应的治疗原则?

胃肠胰神经内分泌肿瘤是起源于胃肠道和胰腺神经内分泌细胞的一类肿瘤。根据分化程度,分为分化良好的神经内分泌瘤(neuroedocrine tumor NET)和分化较差的神经内分泌癌(neuroendocrine carcinoma NEC)GEP-NENs 分为功能性和无功能性肿瘤,功能性 GEP-NENs 可分泌具有不同生理功能的激素,具有特征症状,根据其分泌的主要激素进行命名;无功能性 GEP-NENs 分泌的肽类激素(如胰多肽)并不引起与其有关的临床表现和综合征,因此不具有特异性临床表现,只有在瘤体增大引起器官压迫症状,或在发生转移后才得到诊断。我国胃肠胰神经内分泌肿瘤具体发病率不清楚,国外报道年发病率在 2/10 万 ~3/10 万左右,最近 50 年来胃肠胰神经内分泌是发病率上升最快的肿瘤之一,1973—2004 年每年发病率从 2.1/10 万升至 9.3/10 万。胃肠胰神经内分泌肿瘤中胰岛素瘤最为常见,胃泌素瘤次之,欧美人群发病部位以小肠最多,其次为直肠、胰腺和胃,亚洲人群好发部位依次为胰腺、直肠和胃。国外报道胃肠胰内分泌肿瘤中 64%~85% 为功能性肿瘤,15%~36% 为无功能性肿瘤,但在尸检中无功能性肿瘤约为功能性肿瘤的 10 倍。也有报道发现无功能的胃肠胰神经内分泌肿瘤的尸检发现率高达 0.4%~1.5%。说明胃肠胰神经内分泌肿瘤实际发病率可能更高。因此在临床上应提高对胃肠胰神经内分泌肿瘤的认识,提高诊断率,并给予积极的治疗,改善预后。

一、胃肠胰神经内分泌肿瘤的共同特点和病理学分类

胃肠胰神经内分泌肿瘤具有很多共同的生物特性:①具有许多共同的生化特征,含铬粒素(chromogranin)、神经元特异性烯醇酶(neuron-specific enolase NSE)、突触素(synapsin)、等神经内分泌细胞的标志物,因此这几类物质也被认为是神经内分泌肿瘤的标志物。②能产胺和肽,属于胺前体摄取及脱羧细胞(APUD 细胞),并认为是弥漫性神经内分泌细胞系统的组成部分。③一半以上的肿瘤能产生多种肽类激素,但只有一种激素是主要的,决定着患者的临床表现,并且也是根据这种激素对肿瘤进行命名(如胰岛素瘤、胃泌素瘤等),同时临床症状也多种多样,形成各具特色的各种综合征。④早期多无症状或无特异性症状,易与常见疾病或功能性疾病混淆,常常延误诊断。⑤常为多发性内分泌腺瘤病的组成部分,具有家族性,目前认为如果一级亲属患有胃肠胰神经内分泌肿瘤,则患病风险为普通人群的 4 倍;若有 2 位一级亲属患病,则患病风险超过一般人群的 12 倍。

胃肠胰神经内分泌肿瘤多为单发,并具有共同的病理特征,肿瘤在大体上表现为均质、粉红或淡黄色,有完整包膜,可有囊性坏死。光镜下呈团块型、花带型或腺泡型,瘤细胞呈小圆形,核与胞质较均一,其血运丰富。细胞电镜下可见神经内分泌颗粒。用免疫组化的方法可以显示肿瘤中分泌各种激素的内分泌细胞。

需要注意的是,与其他消化系统肿瘤不同,GEP-NENs 的良恶性分类主要根据细胞的分化程度,与有无远处转移无关。分化良好的神经内分泌瘤(NET)与分化差的神经内分泌癌(NEC)不仅病理形态和分子病理学不同,其临床表现、治疗策略和预后也各不相同,两者之间无明显相关性,是两个独立的类型。NET 根据反映细胞增殖活性的核分裂像和 Ki-67 指数,进一步分级为为 G1、G2 和 G3。

二、各种胃肠胰神经内分泌肿瘤的临床特点

胃肠胰神经内分泌肿瘤的临床表现复杂多样，主要取决于所分泌激素的种类导致的一些特定的症状。对于功能性肿瘤主要表现为肿瘤过量分泌不同激素导致的各种综合征或者血管活性肽等引起的相关临床症状，如难治性消化道溃疡、低血糖、腹泻、皮肤潮红、哮喘、糖尿病等。无功能的神经内分泌肿瘤常无临床表现，瘤体一般较大，主要表现为非特异性的消化道症状或肿瘤局部占位症状，如进行性吞咽困难、腹痛、腹胀、腹部肿块等。易早期发生肝转移是所有胃肠胰神经内分泌肿瘤的共同临床特点。

（一）胰岛素瘤

来源于胰岛的 β 细胞，在临床上以反复发作的自发性低血糖、发作时血糖低于 2.8mmol/L、输入葡萄糖后症状迅速缓解（Whipple 三联症）为其临床特征。最常发生在饥饿、运动或劳累时。胰岛素瘤患者病程长，进展缓慢，初期发作时间短，症状轻，以后发作频繁，症状加重。严重而长期的低血糖发作，可导致精神 - 神经紊乱，甚至不可逆性脑部器质性病变。

（二）胃泌素瘤

胃肠道常见的神经内分泌肿瘤之一。肿瘤细胞免疫组化胃泌素阳性，伴有由于胃泌素分泌过多引起的临床综合征。曾称佐林格 - 埃利森综合征（Zollinger-Ellison syndrome）。90% 以上的胃泌素瘤有慢性的、非好发部位的、多发的、并发症发生率高的、难治性的消化道溃疡，内镜下可见胃黏膜肥厚，形成巨大皱襞。腹泻是胃泌素瘤的另一重要特点，多为水样泻或脂肪泻，抑酸剂可有效改善腹泻症状。腹泻可随溃疡的变化而变化。反流性食管炎也多见于胃泌素瘤患者。同时合并 MEN Ⅰ时，可合并有甲状旁腺瘤、垂体瘤的家族史。

胃泌素瘤 90% 位于“胃泌素瘤三角区”，其上方为胆囊管和胆总管，中部为胰腺颈体连接部，下方为十二指肠第二、三部。胃泌素瘤恶性程度较高，恶性约占 60% 以上。

（三）血管活性肠肽瘤

又称弗纳 - 莫里森综合征（Verner-Morrison syndrome），因其分泌大量的血管活性肠肽（VIP），临床上表现为以大量水样泻、严重低血钾、无胃酸或低胃酸为特征的综合征，又称胰性霍乱。本病非常罕见。多发生在胰腺，主要位于胰尾部。

严重的分泌性腹泻是本病的特征性症状，见于所有的患者。大量水样腹泻，常出现脱水表现和严重电解质紊乱。常伴有代谢性酸中毒，发作性四肢软瘫和低钾性肾病。此外还可见高血钙和低血镁致手足抽搐，面部及躯干的潮红、片状或风疹样红斑。

（四）胰高血糖素瘤

特征性表现是游走性坏死性红斑性皮炎，多发生于孔周或摩擦部位如腹股沟、臀部、大腿或会阴部等，反复发作，病变愈合后有色素沉着。糖尿病或糖耐量降低是常见的症状之一。最初常不被注意。消瘦为本病的突出症状。此外还可有血栓栓塞、贫血、舌炎、低胃酸等表现。多在中年发病。胰高血糖素瘤大部分为恶性，50%~80% 在诊断时已有转移。

（五）生长抑素瘤

因分泌大量的生长抑素，引起以糖尿病、胆结石、脂肪泻为特征的临床综合征，同时患者的基础胃酸和刺激后胃酸均可降低。患者常有显著消瘦。三分之二患者有轻至中度贫血。本病极为罕见，好发于胰腺和十二指肠，半数患者为 MEN Ⅰ的一部分。

（六）类癌及类癌综合征

类癌是起源于神经内分泌细胞的肿瘤，均具有潜在恶性，但进展相当缓慢，预后也相对较好。类癌可以发生在全身各个部位，消化道是类癌发生率最高的器官，其中又以阑尾和直肠最为多见，其次为呼吸道。

类癌本身常无症状或仅有局部压迫浸润、机械梗阻等表现。阑尾类癌常表现为右下腹痛，酷似急性阑尾炎，小肠类癌常引起肠梗阻。约 10% 的类癌患者发展为类癌综合征，它是类癌的晚期表现，其出现常意味着类癌已发生远处转移，特别是肝转移。类癌综合征主要表现为皮肤潮红、腹泻、肝大或腹块、类癌性心脏病和支气管哮喘。类癌危象是类癌综合征的严重合并症，一般见于直肠类癌。

（七）胃神经内分泌肿瘤

胃神经内分泌肿瘤的临床表现具有高度异质性，包括早饱、纳差、腹痛、腹胀、上腹不适等，部分患者可无明显临床症状。根据细胞起源、发病机制和背景疾病，分化良好的胃神经内分泌瘤（G-NET）分为三型。1 型 G-NET 占 70%~80%，继发于自身免疫性胃炎，胃壁细胞破坏，胃酸、内因子分泌减少，胃内 pH 明显升高，反馈性引起高胃泌素血症；影响铁及维生素 B_{12} 吸收，常合并缺铁性贫血或巨幼细胞性贫血。1 型 G-NENs 多位于胃体和胃底，通常是多发性较小（直径 <1cm）息肉样病灶，多伴有慢性萎缩性胃炎；预后良好，转移罕见（2%~5%）。2 型 G-NET 占 5%~6%，因存在胃泌素瘤，导致原发性高胃泌素血症，胃内 pH 值降低，常表现为难治性消化性溃疡、上腹部疼痛、腹泻等。部分 2 型 G-NENs 由于合并甲状旁腺、胰腺、垂体肿瘤，可表现为高钙血症、肾结石、反复发作的低血糖、移行性坏死性红斑、闭经、溢乳等症状。2 型 G-NENs 可分布于胃腔贲门至幽门的任何部位，以胃体部最为多见，通常也是多发较小息肉样病灶。与 1 型 G-NENs 相比，2 型 G-NENs 肿瘤浸润肌层、侵袭血管、淋巴结和远处脏器转移风险较高（10%~30%），3 型 G-NET 压迫或侵袭周围组织，可有肠梗阻、消化道出血等症状。发生肝转移者可能合并面色潮红、心动过速、高血压或低血压等类癌综合征表现。3 型 G-NENs 内镜表现多样，包括带蒂大息肉、多结节样黏膜下隆起、火山口样溃疡性病变等，与 1 型和 2 型 G-NENs 相比更易出现淋巴结和血行转移（50% 以上 %）。1 型和 2 型均来源与 ECL 细胞，分级多为 G1，3 型来源与所有胃内神经内分泌细胞，分级多为 G2 或 G3。

三、胃肠胰神经内分泌肿瘤的诊断

胃肠胰内分泌肿瘤症状非常不特异，尤其是在早期，并常表现为多种症状共存的综合征。如胃泌素瘤早期和普通的溃疡病无区别，VIP 瘤表现为轻度的间歇性腹泻，胰岛素瘤可长期误诊为神经系统疾病，胰高血糖素瘤误诊为皮肤病等。因此胃肠胰内分泌肿瘤诊断的关键在于对这类疾病的认识和警惕，及时想到本病的可能。对于临床可疑的患者，首先通过检测血浆中内分泌肿瘤特异性标志物（如铬粒素、NSE）和血浆相关激素水平进行定性诊断，然后通过各种影像检查，包括介入性影像方法给予定位诊断，然后通过穿刺或组织活检，进行形态和免疫组化检查，以期确诊神经内分泌肿瘤并确定其分型和分期。

（一）定性诊断

胃肠胰神经内分泌肿瘤的定性诊断主要包括通用指标的检测和不同肽类激素的检测。目前已知的神经内分泌标志物有神经元特异性烯醇酶（NSE）、铬粒素、突触素等，这些标志物大多用于肿瘤的免疫组织化学鉴定，能用作循环标志物的主要是血嗜铬粒蛋白 A（chromogranin A，CgA），是目前公认的最有价值的肿瘤诊断的通用标志物。用免疫组化或放射免疫分析法均表明神经内分泌肿瘤 CgA 水平升高者可达 90%~100%，国内报道 CgA 对胃肠胰神经内分泌肿瘤诊断的敏感性和特异性分别为 80% 和 96.7%。CgA 还可用于 GEP-NEN 治疗效果监测及预后随访。因此如出现可疑的临床症状，又缺乏特异性综合征的表现，可首先检测血 CgA 水平。胰抑素（pancreastatin）是 CgA 的翻译后产物，仅在转移性神经内分泌肿瘤中才会升高，并且一些能造成 CgA 升高的混杂情况（例如使用质子泵抑制剂、萎缩性胃炎等）不会对其造成影响。胰多肽是正常胰腺的产物，但在许多神经内分泌肿瘤中也会升高，因此在某些情况下特别是 CgA 和 CgB 均处于正常范围内时，胰多肽也可作为一个辅助性标志物。

各种肽类激素的测定主要用于功能性肿瘤的诊断中，考虑相关综合征的患者给予相应激素检测（表 13-4-1）。胰岛素瘤的患者，空腹血免疫反应性胰岛素水平升高是更直接的诊断证据，大多数胰岛素瘤除非有转移否则 CgA 多不升高。胃泌素瘤患者中的胃泌素水平都高于 150pg/ml 的正常值，如果胃泌素水平高于 1 000pg/ml 即可诊断为胃泌素瘤，在某些情况下还需行胃内 pH 监测。此外，长期使用质子泵抑制剂可能导致 CgA 和胃泌素水平升高。空腹血浆 VIP 水平高于 200pg/ml 对诊断 VIP 瘤具有重要意义。此外，某些神经内分泌肿瘤在病程中会发生细胞类型以及所产生激素的改变，提示预后不良。同时怀疑神

表 13-4-1 不同胃肠胰神经内分泌肿瘤的临床表现和激素检测

肿瘤类型	临床表现	分泌激素
胰岛素瘤	反复发作自发性低血糖，呈低血糖综合征表现	胰岛素，C 肽
胃泌素瘤	反复发作的消化性溃疡伴和腹泻（卓 - 艾综合征）	胃泌素
胰高血糖素瘤	糖尿病伴坏死性游走性红斑	胰高血糖素
血管活性肽瘤	水样泻伴顽固性低血钾，呈 WDHH 综合征（弗纳 - 莫里森综合征）	血管活性肠肽
生长抑素瘤	糖尿病、胆囊结石、脂肪泻	生长抑素
促肾上腺皮质激素瘤	库欣综合征表现	促肾上腺皮质激素
类癌	皮肤潮红、顽固性腹泻、呼吸道并发症、类癌综合征表现	CgA、5-HT、组胺、尿 5-羟吲哚乙酸（5-HIAA）
无功能性肿瘤	肿块所致症状	胰多肽、CgA、胰抑素

经内分泌肿瘤综合征的患者，尤其是胃泌素瘤的患者还应行甲状腺功能，甲状旁腺激素、血钙、降钙素、催乳素、甲胎蛋白、癌胚抗原、β- 人绒毛膜促性腺激素等的测定。

有些患者血浆激素浓度仅轻度或中度升高，尚未达到肿瘤的诊断标准，需要进行激发试验以明确诊断。如胃泌素瘤的胰泌素激发试验，胰岛素瘤的 D860 和钙激发试验等。近年来又出现了介入性激发试验等新的诊断方法，如选择性地自动脉注入促分泌物质并从肝静脉取血进行激素测定。在各种激发试验中，以胃泌素瘤的激发试验应用最广泛。

（二）定位诊断

是胃肠胰神经内分泌肿瘤诊断中不可缺少的部分。因为这类肿瘤一般瘤体较小，原发部位不易发现，因此，影像学检查是协助诊断尤其是肿瘤定位诊断的重要手段。影像学检查包括内镜、超声内镜、超声、CT、MRI、生长抑素受体显像（somatostatin receptor scinigraphy，SSRS）、正电子发射体层摄影术（positron emission tomography，PET）等。

常规超声、CT、MRI 影像学检查对胃肠胰神经内分泌肿瘤的诊断作用较差，一般仅作为出现相关症状时的鉴别诊断，或用于肿瘤的分期判断。CT 和超声仅对超过 3cm 的原发肿瘤检出率较高，对于转移灶，尤其是肝转移瘤的检出率超过 80%，同时在评估肿瘤与邻近器官、血管和神经的关系，预测手术的可行性，评价疾病的分期及预后等方面有重要的意义。CT 小肠造影对于小肠病灶检测的敏感性和特异性分别为 85% 和 97%。

消化内镜检查在 GEP-NENs 的定位和定性诊断中具有重要作用。通过内镜下病变形态和活组织检查可明确诊断，超声内镜有助于判断病变大小、起源部位、浸润深度、腔外血管和淋巴结转移情况，同时又可对病灶进行穿刺病理诊断。EUS 是检出胰腺原发神经内分泌肿瘤最有效的手段之一，甚至可以检出 2~5mm 的病灶，EUS 对胰腺神经内分泌肿瘤诊断的准确性可高达 98%。

神经内分泌肿瘤的定位诊断多选用分子影像学检查。生长抑素受体核素显像（somatostatin receptor imaging SRI）是胃肠胰神经内分泌肿瘤定位推荐的定位检查方法。由于 55%~95% 的神经内分泌肿瘤细胞表面表达生长抑素受体（SSTR），特别是 SSTR2 和 SSTR5，可以与适当放射性核素标记的生长抑素类似物如奥曲肽特异性结合，从而进行肿瘤病灶的定位。SRI 是目前原发性和转移性胃肠胰神经内分泌肿瘤敏感的定位诊断方法，国内报道 SRI 对胰腺神经内分泌肿瘤的检出率为 73%，但对胰岛素瘤的检出率较低，仅为 61%。此外，SSRS 还可用于预测肿瘤对生长抑素类药物或核素治疗的敏感性。若肿瘤组织表达的是其他 SSTR 亚型或根本不表达 SSTR 时，肿瘤组织就无法显影，出现假阴性的结果。

正电子发射断层扫描（PET）作为一种新的影像技术，在胃肠胰神经内分泌肿瘤诊断中的敏感性明显高于锝 99m（^{99m}Tc）标记的 SPECT 检查，目前推荐采用镓 -68（^{68}Ga）PET/CT 用于原发部位不明或继发肿瘤部位的检测，敏感性较高。而常规的 ^{18}F-FDG PET/CT 虽然适用与所有肿瘤，但对于 G1 和 G2 级分化良好的神经内分泌肿瘤敏感性差，但可以反映肿瘤的恶性程度与增殖速度。

为提高对 GEP-NETs 原发肿瘤的检出率，推荐采取多途径的影像学检查，同时行 CT、MRI 和 SSRS。原发灶切除后，也可采用上述联合检查的方法进行随访。目前认为 SSRS 联合 CT 是评估病变范围最敏感的方法，对治疗方案的选择至关重要。

（三）病理诊断

胃肠胰内分泌肿瘤的确诊主要依靠病理诊断。临床上应尽可能采集足够组织送检，以确定肿瘤特征，病理报告内容应包含以下指标：肿瘤部位、肿瘤大小和数目、肿瘤浸润深度和范围，周围组织如血管、淋巴管、神经、淋巴结侵及情况、核分裂像计数、Ki67 指数、铬粒素 A（CgA）、突触素（Syn）、NSE 以及其他标志物情况、特异性激素（如胃泌素）表达等内容。

推荐采用 WHO 2019 年发布的标准对 GEP-NENs 进行分类或分级，采用核分裂象计数和 Ki-67 指数评估细胞的增殖活性（表 13-4-2）。

表 13-4-2　2019 WHO GEP-NENs 分类 / 分级标准

分类 / 分级	分化	核分裂计数（个 /2mm^2）	Ki-67 指数（%）
NET			
G1	良好	<2	<3
G2	良好	2~20	3~20
G3	良好	>20	>20
NEC			
LCNEC	差	>20	>20
SCNEC	差	>20	>20
MiNEN	差 / 良好	不一	不一

注：NET. 神经内分泌瘤（neuroendocrine tumor）；NEC. 神经内分泌癌（neuroendocrine cancer）；SCNEC. 小细胞神经内分泌癌（small cell NEC）；LCNEC. 大细胞神经内分泌癌（large cell NEC）；MiNEN. 混合性神经内分泌 - 非神经内分泌肿瘤（mixed neuroendocrine neoplasm）。

GEP-NENs 诊断流程图见图 13-4-1。

四、胃肠胰神经内分泌肿瘤的治疗原则

胃肠胰神经内分泌肿瘤的治疗是在个体化基础上的多学科综合治疗，其治疗手段包括手术治疗、放射介入治疗、肽受体介导的放射性核素治疗（peptide radio receptor therapy，PRRT）等。治疗方式的选择取决于肿瘤的大小、范围、转移情况和激素分泌的特性。

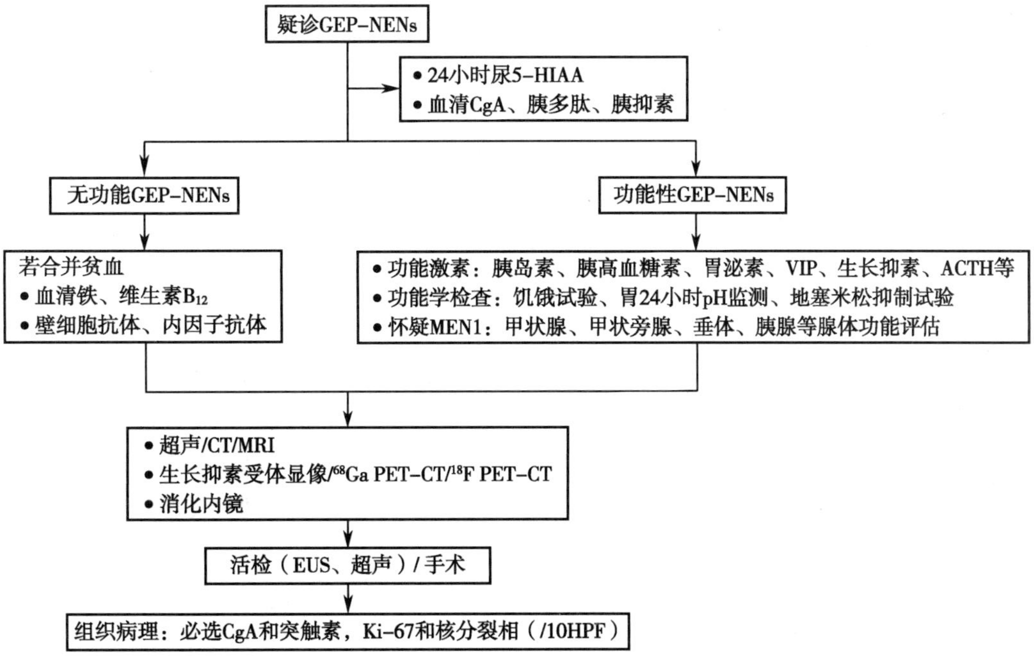

图 13-4-1　GEP-NENs 诊断流程

内镜或手术切除是唯一可以治愈胃肠胰神经内分泌肿瘤的措施。内镜治疗胃肠道神经内分泌肿瘤的适应症包括：病变最大直径≤1cm，G1 级、病变局限于黏膜和黏膜下层。如果肿瘤最大径达 1~2cm，或分级增加，需结合影像学检查除外肿瘤转移。如果肿瘤大于 2cm，不论是否合并局部淋巴结转移，需行根治性手术切除。对于分化差肿瘤，应严格参照相应部位的腺癌行根治性手术和彻底的区域淋巴结清扫。肝转移灶可采用射频消融、肝动脉栓塞等治疗。对功能性类癌患者，建议术前应用生长抑素控制激素分泌症状，积极预防类癌危象。胃肠胰神经内分泌肿瘤术后应密切随诊，定期检测血中相关激素水平，复查相关影像学检查。对于无法手术的患者，内科治疗的目标是改善并维持最佳生活质量，治疗方法包括生物治疗、化学治疗和分子靶向治疗。

生物治疗主要包括生长抑素类似物和干扰素治疗。生长抑素作为一种具有广泛抑制作用的胃肠肽，已广泛应用于胰腺内分泌肿瘤的治疗，并取得了良好的效果。在早期的 G1 和 G2 期肿瘤中主要被用于改善和控制功能性肿瘤的激素相关临床症状，例如类癌综合征。最近的研究则发现生长抑素类似物也可通过直接和间接的途径调控肿瘤增殖、凋亡和血管生成的信号通路，发挥直接抑瘤作用。干扰素作为一种治疗胃肠胰内分泌肿瘤的方法，在临床上也有应用，并取得了较好的治疗效果，平均疗效为 60% 左右。干扰素治疗的直接作用机制是抑制细胞周期，上调生长抑素受体。因此，干扰素和生长抑素类似物合并使用具有协同作用。

分子靶向治疗是近年胃肠胰神经内分泌肿瘤治疗研究的热点，并显示出良好的前景。目前最受关注的包括 mTOR 抑制剂依维莫司，抗血管生成的多靶点酪氨酸激酶抑制剂舒尼替尼、索凡替尼。对于进展期 G1 或 G2 级胰腺 NET 和明确进展的无功能胃肠道 NET，推荐使用依维莫司治疗。对于功能性 GEP-NENs，可考虑生长抑素联合依维莫司治疗。对于进展期 G1 或 G2 级胃肠胰腺 NET，也可采用舒尼替尼和索凡替尼治疗。

进展期 G1 或 G2 级胰腺神经内分泌肿瘤，以及任何部位的 G3 期肿瘤，均推荐化疗，常用药物包括 5- 氟尿嘧啶、链脲霉素、替莫唑胺、卡培他滨、奥沙利铂、顺铂、卡铂等。单药有效率在 6%~26% 之间。联合用药比单一用药效果显著。有效的联合方案主要为顺铂联合依托泊苷（EP 方案），其总有效率在 53%~67% 之间，但疗效不持久，总生存时间小于 16 个月。以链脲霉素为基础的两药联合化疗方案对胰腺神经内分泌肿瘤的治疗总有效率在 45%~63% 之间，但对胃肠肿瘤的疗效并不比单药应用的疗效提高。以链脲霉素为基础的三药联合化疗方案例如链佐星 + 替莫唑胺 + 卡培他滨未能显示较两药联合化疗方案在疗效上的优势，而毒性反应则明显增加。分化良好的 G1 期和部分 G2 期肿瘤对传统的细胞毒化疗药物总体而言不敏感。

总之，胃肠胰神经内分泌肿瘤是一类具有独立特点的消化系统肿瘤，近年来由于诊断技术的改善对其诊断率在不断提高。肿瘤大小、发病部位、病理类型、分化程度、转移情况等是决定预后的主要因素。因其生长缓慢，早期发现预后较好，因此临床工作中应警惕相关临床表现，及时诊断，及早治疗。

（李景南）

第五节 自身免疫性胰腺炎

【摘要】

自身免疫性胰腺炎（autoimmune pancreatitis，AIP）是免疫介导的特殊类型的慢性胰腺炎；其中Ⅰ型 AIP 与传统慢性胰腺炎在临床表现、发病年龄以及治疗有显著的不同；各国诊断标准虽不尽相同，但影像学均为诊断必备条件，同时需联合临床表现、血清学、组织学、激素治疗反应和胰腺外器官受累等几个方面；AIP 对于激素治疗反应好，激素治疗既是治疗手段，也是协助诊断的条件之一。

【学习要点】

1. 自身免疫性胰腺是特殊类型的慢性胰腺炎。

2. 自身免疫性胰腺炎依据病理分成两型，两型自身免疫性胰腺炎临床表现的异同。

3. 自身免疫性胰腺炎的诊断标准。

4. 自身免疫性胰腺炎的治疗。

【思考题】

1. 对于不典型的自身免疫性胰腺炎，为什么一定要除外胰腺癌？

2. 自身免疫性胰腺炎影像学特点是什么？

自身免疫性胰腺炎是一种特殊类型的慢性胰腺炎，是由自身免疫介导的一类良性纤维炎性病变，有独特的临床表现、影像学、血清学及组织学特征，且对类固醇激素（以下简称激素）治疗反应良好。近年研究发现血清 IgG4 升高及组织中 IgG4⁺ 浆细胞浸润是 AIP 最为突出的临床特征，它不仅累及胰腺，还可累及胆管、唾液腺、后腹膜、淋巴结等多种其他器官，因此 AIP 是一种系统性疾病。AIP 作为慢性胰腺炎的一种特殊类型，国外报道的 AIP 病例数占同期慢性胰腺炎的 2%~10%，我国报道的这一比例为 3.6%~9.7%。Okazaki K 等 2011 年全国流调显示在日本人群中 AIP 的患病率达 4.6/10 万，发病率为 1.4/10 万，男女比例为 3.2∶1，平均诊断年龄（66.3 ± 11.5）岁。

一、临床分型与临床表现

AIP 虽可归属于慢性胰腺炎，但是临床表现却不同于慢性胰腺炎，与慢性胰腺炎不同的是，AIP 在急性期多以梗阻性黄疸为主要临床表现（约占 63%），仅有 30% 左右的患者有轻至中度的腹痛，出现急性胰腺炎或严重腹痛者非常少见。其他症状还包括体重下降、厌食、乏力、大便习惯改变、发热等，另外尚有 15% 的患者无症状，而有症状的患者通过激素治疗后均可好转。同时，AIP 的胰腺外表现很常见，可累及胆道、唾液腺、泪腺、后腹膜、淋巴结、肝脏、肺、肾脏等，且受累的胰腺外器官的组织学改变与胰腺类似，提示其致病机制可能相同。西方学者报道 AIP 胰腺外表现以炎症性肠病为主，溃疡性结肠炎的发生率可达 17%，而日本学者报道的主要为硬化性胆管炎、Sjögen 综合征以及腹膜后纤维化样表现，出现炎症性肠病者非常少见（3.8%），可能与种族差异有关。AIP 的胰腺外表现可以与胰腺本身的病变程度不平行。

AIP 除上述胰腺和胰腺外表现外，尚有患者出现胰腺和胰周静脉闭塞、门静脉狭窄和胰周动脉受累，进而出现相应症状，与普通慢性胰腺炎相同病理生理变化。另外 AIP 也可以出现胰腺内分泌和外分泌功能紊乱的表现，发生率分别为 80% 和 70% 左右。

AIP 组织病理学分为 2 个类型，分别是淋巴浆细胞性硬化性胰腺炎（lymphoplasmacytic sclerosing pancreatitis，LPSP）和特发性导管中心性胰腺炎（idiopathic duct centric pancreatitis，IDCP）；两者共同的组织病理学特点是导管周围淋巴浆细胞浸润及轮辐状纤维化，不同的是 LPSP 不伴有粒细胞上皮损伤。2009 年 Chari 等首次根据胰腺组织学特点，提出 AIP“亚型”的概念，将 AIP 分为以 LPSP 为特征性表现的Ⅰ型和以 IDCP 为特征性表现的Ⅱ型；2 个亚型的临床表现差异见表 13-5-1。

表 13-5-1　自身免疫胰腺炎的亚型与特点

AIP 类型	Ⅰ型	Ⅱ型
患病率	亚洲 > 美国和欧洲	欧洲 > 美国 > 亚洲
年龄	老年	中年
性别	男性 > 女性	男性 = 女性
症状	梗阻性黄疸多见，腹痛少见	类似急性胰腺炎的腹痛和黄疸
胰腺影像学	肿胀（弥漫 / 节段 / 局限）或肿块型	同Ⅰ型
血清学	IgG、IgG4 升高，自身抗体（+）	IgG、IgG4 正常，自身抗体（-）
其他脏器受累	硬化性胆管炎、硬化性涎腺炎、腹膜后纤维化	无
溃疡性结肠炎	少见	常见
激素	有反应	有反应
复发率	高	低
其他术语	IgG4 相关 LPSP	IgG4 不相关 IDCP

二、诊断与诊断标准

AIP有其自身临床症状、影像学、血清学和组织学特点，但因缺乏特异性指标，故诊断需结合各方面特点，有时甚至需要包括消化科、胰腺外科、放射科和病理科等各相关科室的密切沟通和细致切磋。而AIP对激素反应良好，正确的诊断可避免不必要的手术创伤。由此可见，对诊断标准的理解与把握显得尤为重要。

1. 影像学表现在AIP的诊断中占有至关重要的位置　事实上，部分病例的诊断与放射科医生的典型描述和有价值的提示密不可分。从诊断标准的演变史中不难发现，影像学的描述一直不可或缺。

AIP的影像学特点为：

（1）胰腺：呈弥漫性、局限性或局灶性肿大，典型者为"腊肠样"改变，部分不典型病例可出现局部肿块，需要与胰腺癌相鉴别。

（2）胰胆管：主胰管弥漫性变细或局限性狭窄，病变累及胆总管下段时可造成局部呈陡然向心性狭窄，狭窄区往往较细长。

（3）由于胰周积液、炎症或脂肪组织纤维化而出现胰周"鞘膜"征，增强时表现为动脉期密度略低，延迟期均匀强化。

可采用的检查方法包括腹部超声、增强CT/MRI、磁共振胰胆管成像（magnetic resonance cholangiopancreatography，MRCP）、超声内镜（endoscopic ultrasonography，EUS）、逆行性胰胆管造影（endoscopic retrograde cholangiopancreatography，ERCP）及胆管内超声（intraductal ultrasonography，IDUS）等。近年来，超声内镜在AIP诊断中的作用日显重要，它不仅能观察胰腺和胆管系统，还可观测胰周淋巴结，并进行组织活检。但超声内镜检查的准确性受操作者经验和设备等因素的影响。另外PET/CT在AIP与胰腺癌鉴别诊断，及辨识胰腺外表现有一定的价值。

2. 血清IgG4升高　是AIP最为特征性血清学变化，但也具有一定的诊断假阳性率。IgG可分为4个亚类，其中IgG4仅占血清总IgG的3%~6%。以往认为IgG4升高仅见于过敏性皮炎、某些寄生虫感染、寻常型天疱疮、落叶型天疱疮等少数疾病。但自从Hamano等首次报道IgG4与AIP的相关性以来，多项研究提示IgG4诊断AIP的敏感性为67%~94%，特异性为89%~100%。IgG4一般定为高于正常的2倍，但血清IgG4不能单独用于诊断AIP，其水平正常并不能排除AIP。另有研究报道，IgG4联合血清总IgG和自身抗体检查，包括类风湿因子、抗核抗体、抗乳铁蛋白抗体和碳酸酐酶Ⅱ抗体等，可提高诊断的准确率。

近年来，在日本2006年的修改版的基础上，各国纷纷推出了AIP的诊断标准，最主要是把胰腺外表现和对于激素治疗的反应纳入了诊断标准中；这些标准主要对于影像学不典型或者IgG4正常或增高倍数低于2倍时，可助于AIP诊断；同时这些诊断标准主要是针对Ⅰ型AIP。2011年AIP国际指南诞生，鉴于影像学不典型和/或血清IgG4升高小于正常值的2倍等不典型，将AIP诊断标准分成了典型和不典型2个亚型，对于不典型亚型2，要注意与胰腺癌相鉴别，并提出了Ⅱ型AIP 2个亚型诊断标准。在2012年我国也推出了AIP的诊断标准，综合了上述的诊断标准，提出A、B和C 3种诊断标准。这一诊断标准简明易行；在C（相当于亚型2）将除外胰腺癌加入诊断的标准中。2013日本对AIP诊断做了细化修订。

胰腺癌和胆管癌是必须加以鉴别的疾病。在应用各种方法均无法鉴别时，即使采用激素试验性治疗，也应在胃肠病专家密切观察下进行，以避免贻误病情。关于激素试验性治疗，Moon等研究显示，为期2周0.5mg/（kg·d）泼尼松龙的试验性治疗即可获得影像学的明显改善，而对治疗无反应的患者经手术证实均为胰腺癌。但需要注意的是，部分胰腺癌也可能对激素治疗有反应。

三、治疗

AIP是与自身免疫相关的疾病，其对激素治疗反应良好。可选择泼尼松0.6~1.0mg/（kg·d）作为起始剂量，服药2~4周后根据治疗反应酌情减量，维持剂量为2.5~5mg/d。维持治疗的时间尚无共识，可根据疾病活动程度及激素相关副作用等情况选择维持1~3年。部分AIP患者激素减量或停用后可复发，再次应用仍可有效。年老体弱患者，若对激素应用有顾虑则可对症处理，如针对梗阻性黄疸可行内镜下支架植入术等。

免疫抑制剂和利妥昔单抗（抗CD20抗体）

都被用作激素替代药物。目前研究最深入的免疫抑制剂是巯嘌呤类药物（硫唑嘌呤和6-巯基嘌呤）、吗替麦考酚酯和氨甲蝶呤。免疫抑制剂包括霉酚酸酯、硫唑嘌呤、环孢素和他克莫司可有效降低AIP复发。有临床研究证明，激素联用吗替麦考酚酯1~1.5g，1次/d，比单用激素疗效更好。巯嘌呤类药物和吗替麦考酚酯应用于疾病缓解期激素逐渐减量时，需和激素重叠使用6~8周。利妥昔单抗已经成功应用于治疗各类IgG4相关性疾病，包括因耐药或严重的副作用不能继续使用激素和免疫抑制剂的Ⅰ型AIP患者。

AIP复发是目前备受关注的问题，可能的预测因素包括：治疗前显著升高的血清IgG4水平（如>4倍正常上限），激素类药物治疗后血清IgG4水平未降，持续高值，胰腺弥漫性肿大，近端型IgG4-SC，广泛（≥2个）的胰外器官受累等。但是单纯的血清IgG4水平升高是否能定义为AIP的复发仍有争论，目前仅被称为血清学复发，一般也不进行临床干预。临床症状和影像学的复发更为重要。

国内丁辉等首次总结了AIP患者进行治疗随访的研究显示，AIP患者对激素治疗反应良好，放置胆管支架可缩短激素治疗时间，合并胆管病变及新发糖尿病者在激素治疗后部分可获缓解，但合并自身免疫性肝病者预后相对较差。

四、认识与进展

AIP的诊断标准几经修改，从日本标准、韩国标准、欧美标准、亚洲标准到2011年国际诊断标准（International Consensus Diagnostic Criteria，ICDC），反映出人们对AIP的认知从表浅到深入、从典型到不典型、从局限到全面的过程。2012年我国也发表了AIP的诊断和治疗共识意见，虽然各种标准不尽相同，但总体而言不外乎影像学、血清学、组织学、激素治疗反应和胰腺外器官受累等几个方面。

从Ⅰ型AIP的胰腺外器官受累和血清IgG4明显增高的特点，近年提出了IgG4相关性系统性疾病（IgG4-related systemic disease，IgG4-RSD）的概念，因为它们又可以视为一类以IgG4阳性浆细胞和T淋巴细胞广泛浸润全身不同器官为主要病理特点的纤维炎症性疾病。受累脏器包括胰腺、胆管、胆囊、纵隔和腹腔淋巴结、甲状腺、涎腺、肾脏、肺脏等。2015年提出IgG4相关系统性疾病治疗国际共识意见，其中认为基于相似的血清学和组织学特点，AIP是IgG4-RSD重要的组成部分，Ⅰ型AIP又被称为IgG4相关性胰腺炎。AIP两型之间的不同，也有人提出可能是2种不同的疾病。

虽然对AIP认识越来越深入，但诊断和治疗方面仍存在很多困惑，未来为提高诊断的准确性，加强对疾病活动度的监测，亟待发现更特异的新型生物标志物。对于复发和激素难治的AIP，需要积极研究替代治疗方案，探索复发的易感因素。对疾病的机制和病理生理过程，包括遗传因素在内的多因素研究，以及IgG4的作用，仍有很多问题有待研究。

（钱家鸣　吕　红）

参考文献

[1] Banks PA, Bollen TL, Dervenis C, et al. Classification of acute pancreatitis--2012: revision of the Atlanta classification and definitions by international consensus. Gut, 2013, 62(1): 102-111.

[2] 中国医师协会胰腺病学专业委员会，Professional Committee of Pancreatic Disease, & Chin.(2015). 中国急性胰腺炎多学科诊治共识意见. 临床肝胆病杂志，31(11), 1770-1775.

[3] 中华医学会消化病学分会胰腺疾病学组，《中华胰腺病杂志》编辑委员会，《中华消化杂志》编辑委员会. 中国急性胰腺炎诊治指南（2019年，沈阳）. 中华胰腺病杂志，2019, 19(5): 321-331.

[4] Vege SS, Dimagno MJ, Forsmark CE, et al. Initial Medical Treatment of Acute Pancreatitis: American Gastroenterological Association Institute Technical Review. Gastroenterology, 2018, 154(4)1103-1139.

[5] Martí, Nez J, Johnson CD, et al. Obesity Is a Definitive Risk Factor of Severity and Mortality in Acute Pancreatitis: An Updated Meta-Analysis. Pancreatology, 2006, 6(3): 206-209.

[6] Pundiche M, Sarbu V, Unc OD, et al. Role of procalcitonin in monitoring the antibiotic therapy in septic surgical patients. Chirurgia, 2012, 107(1): 71-78.

[7] Baillie J. AGA Institute Medical Position Statement on Acute Pancreatitis. Gastroenterology, 2007, 132(5): 2019-2021.

[8] Bollen TL, Singh VK, Maurer R, et al. A Comparative Evaluation of Radiologic and Clinical Scoring Systems in the Early Prediction of Severity in Acute Pancreatitis. The American Journal of Gastroenterology, 2012, 107(4): 612-619.

[9] Wu B U, Johannes RS, Sun X, et al. The early prediction of mortality in acute pancreatitis: a large population-based study. Gut, 2008, 57(12): 1698-1703.

[10] 杨志寅,任涛,马骏. 内科危重医学. 第3版. 人民卫生出版社, 2019.

[11] Jin M, Peng JM, Zhang HM, et al. Continuous intravenous infusion of insulin and heparin versus plasma exchange in hypertriglyceridemia-induced acute pancreatitis. J Dig Dis, 2018, 19(12): 766-772.

[12] 中国医师协会胰腺病专业委员会慢性胰腺炎专委会. 慢性胰腺炎诊治指南(2018,广州). 中华胰腺病杂志, 2018, 18(5): 289-295.

[13] 中国医师协会胰腺病专业委员会慢性胰腺炎专委会. 胰腺外分泌功能不全诊治规范(2018年,广州). 中华消化杂志, 2018, 38(12): 795.

[14] Zou WB, Tang XY, Zhou DZ, et al. SPINK1, PRSS1, CTRC, and CFTR genotypes influence disease onset and clinical outcomes in chronic pancreatitis. Clin Transl Gastroenterol, 2018, 9(11): 204.

[15] Li ZS, Liao Z, Chen JM, et al. Chronic pancreatitis: from basic research to clinical treatment. Berlin: Springer, 2017.

[16] 李兆申,廖专. 慢性胰腺炎基础与临床. 上海:上海科学技术出版社, 2013.

[17] Lai Y, Yang H, Han W, et al. Cigarette smoking associated with chronic pancreatitis: a case control study in China. Tobacco Induced Diseases, 2017, 15: 38-44.

[18] 赖雅敏,郭涛,丁辉,等. 北京协和医院346例慢性胰腺炎流行病特点、病因变迁及临床特点. 协和医学杂志, 2015, 6(2): 89-95.

[19] 叶博,胡良皞,廖专,等. 2 180例慢性胰腺炎临床特征及治疗模式变迁分析. 中华消化内镜杂志, 2013, 30(1): 10-14.

[20] Zhu L, Xue HD, Zhang W, et al. Pancreaticobiliary involvement in treated type 1 autoimmune pancreatitis: Imaging pattern and risk factors for disease relapse. Pancreaticobiliary metastasis presenting as primary mucinous ovarian neoplasm: A systematic literature review. Eur J Radiol, 2019, 120: 108673.

[21] Ma YS, Yang YM. An excerpt of pancreatic cancer: French clinical practice guidelines for diagnosis, treatment and follow-up. J Clin Hepatol, 2019, 35(1): 67-71.

[22] Wang AY, Yachimski PS. Endoscopic management of pancreatobiliary neoplasms. Gastroenterogy, 2018, 154: 1947-1963.

[23] Zhang HM, Qian JM, Yang H, et al. Establishment and verification of a scoring model for the differential diagnosis of pancreatic cancer and chronic pancreatitis. Pancreas, 2018, 47(4): 459-465.

[24] Zhang LL, Sanagapalli S, Stoita A. Challenges in diagnosis of pancreatic cancer. World J Gastroenterol, 2018, 24(19): 2047-2060.

[25] 中华人民共和国国家卫生健康委员会. 胰腺癌诊疗规范(2018年版). 中华普通外科学文献(电子版), 2019, 13(4): 253-260.

[26] Niederle MB, Hackl M, Kaserer K, et al. Gastroentero-pancreatic neuroendocrine tumours: the current incidence and staging based on the WHO and European Neuroendocrine Tumour Society classification: an analysis based on prospectively collected parameters. Endocr Relat Cancer, 2010, 17: 909-918.

[27] 中华医学会消化病学分会胃肠激素与神经内分泌肿瘤学组. 胃肠胰神经内分泌肿瘤诊治专家共识(2020·广州). 中华消化杂志. 2021, 41(2): 76-87.

[28] Delle Fave G, O'Toole D, Sundin A, et al. ENETS consensus guidelines update for gastroduodenal neuroendocrine neoplasms. Neuroendocrinology, 2016, 103(2): 119-124.

[29] Falconi M, Eriksson B, Kaltsas G, et al. ENETS consensus guidelines update for the management of patients with functional pancreatic neuroendocrine tumors and non-functional pancreatic neuroendocrine tumors. Neuroendocrinology, 2016, 103(2): 153-171.

[30] Ramage JK, De Herder WW, Delle Fave G, et al. ENETS consensus guidelines update for colorectal neuroendocrine neoplasms. Neuroendocrinology, 2016, 103(2): 139-143.

[31] Xu TM, Wang CS, Jia CW, et al. Clinicopathological features of primary gastric neuroendocrine neoplasms: A single-center analysis. J Dig Dis, 2016, 17(3): 162-168.

[32] 石益海,李景南,钱家鸣. 胃泌素瘤的临床特点分析和诊断方法比较. 胃肠病学. 2008, 13(4): 220-222.

[33] Oberg K, Couvelard A, Delle Fave G, et al. ENETS

Consensus Guidelines for Standard of Care in Neuroendocrine Tumours: Biochemical Markers. Neuroendocrinology, 2017, 105(3): 201-211.

[34] 杨晓鸥,李景南,钱家鸣,等. 血浆嗜铬粒蛋白A对多种神经内分泌肿瘤的诊断价值[J]. 中华内科杂志, 2011, 50(2): 124-127.

[35] Haug AR, Cindea-Drimus R, Auernhammer CJ, et al. Neuroendocrine tumor recurrence: diagnosis with 68Ga-DOTATATE PET/CT. Radiology, 2014, 270: 517.

[36] O'Toole D, Palazzo L. Endoscopy and Endoscopic Ultrasound in Assessing and Managing Neuroendocrine Neoplasms. Front Horm Res, 2015, 44: 88-103.

[37] O'Toole D, Kianmanesh R, Caplin M. ENETS 2016 Consensus Guidelines for the Management of Patients with Digestive Neuroendocrine Tumors: An Update. Neuroendocrinology, 2016, 103(2): 117-118.

[38] 吕红,蒋卫忠,钱家鸣,等. 自身免疫性胰腺炎16例的临床分析. 中华胰腺病杂志, 2010, 10: 155-158.

[39] 吕红,钱家鸣. 自身免疫性胰腺炎不同诊断标准的探讨. 胃肠病学, 2009, 14: 4-7.

[40] 丁辉,钱家鸣,吕红,等. 自身免疫性胰腺炎激素治疗的疗效及预后研究. 中华消化杂志, 2010, 30: 721-724.

[41] Okazaki K, Chari ST, Frulloni L, et al. International consensus for the treatment of autoimmune pancreatitis. Pancreatology, 2017, 17: 1-6.

[42] Kamisawa T, Zen Y, Nakazawa T, et al. Advances in IgG4-related pancreatobiliary diseases. Lancet Gastroenterol Hepatol, 2018, 3: 575-585.

[43] Hart PA, Topazian MD, Witzig TE, et al. Treatment of relapsing autoimmune pancreatitis with immunomodulators and rituximab: the Mayo Clinic experience. Gut, 2013, 62: 1607-1615.

[44]《中华胰腺杂志》编委会. 我国自身免疫性胰腺炎共识意见(草案2012,上海). 中华胰腺杂志, 2012, 12: 410-418.

[45] 郭涛,杨红,钱家鸣,等. 自身免疫性胰腺炎的超声内镜特征表现及相关诊断进展. 中华胰腺病杂志, 2017, 2: 137-139.

[46] 赖雅敏,吴东,钱家鸣,等. 1型自身免疫性胰腺炎的流行病学及临床特点. 基础医学与临床, 2017, 11: 1607-1611.

[47] 赖雅敏,朱亮,钱家鸣,等. 2型自身免疫性胰腺炎的临床特点. 基础医学与临床, 2017, 9: 1308-1312.

[48] Zhu L, Lai Y, Makowski M, et al. Native T1 mapping of autoimmune pancreatitis as a quantitative outcome surrogate. Eur Radiol, 2019, 29(8): 4436-4446.

[49] Yunyun F, Yu P, Panpan Z, et al. Efficacy and safety of low dose Mycophenolate mofetil treatment for immunoglobulin G4-related disease: a randomized clinical trial. Rheumatology, 2019, 58: 52-60.

[50] Peng Y, Li JQ, Zhang PP, et al. Clinical outcomes and predictive relapse factors of IgG4-related disease following treatment: a long-term cohort study. J Intern Med, 2019, 286(5): 542-552.

[51] Lee HW, Moon SH, Kim MH, et al. Relapse rate and predictors of relapse in a large single center cohort of type 1 autoimmune pancreatitis: long-term follow-up results after steroid therapy with short-duration maintenance treatment. J Gastroenterol, 2018, 53: 967-977.

[52] Tsang KFP, Oppong WK, Leeds SJ, et al. Does IgG4 level at the time of diagnosis correlate with disease outcome in IgG4-Related disease?. Pancreatology, 2019, 19: 177-181.

第三篇　肝脏疾病

第十四章　急性肝衰竭的管理与思考

第十五章　病毒性肝炎的历史和治疗药物的选择

第十六章　酒精性肝病和非酒精性脂肪性肝病

第十七章　药物性肝损伤临床诊断的难点与认识

第十八章　自身免疫性肝病的最新共识、进展与思考

第十九章　胆汁淤积性疾病基础与临床研究进展

第二十章　肝硬化

第二十一章　原发性肝癌的最新指南与思考

第十四章　急性肝衰竭的管理与思考

肝衰竭是临床常见的严重肝病综合征，发病率有增高趋势，整体预后较差。多年来，各国学者对肝衰竭的定义、病因、分类、分型、诊断和治疗、预后判断等方面不断进行摸索。中华医学会感染病学分会和肝病学分会修订并发布了《肝衰竭诊治指南（2012年版）》。2014年，亚太肝脏研究协会（APASL）对2009年制订的《慢加急性肝衰竭共识》进行了更新；2017年，欧洲肝病学会（EASL）发布了《急性（暴发性）肝功能衰竭的管理》；美国胃肠病学协会（AGA）发布了《急性肝衰竭的诊断和管理》。2018年我国又修定了《肝衰竭诊治指南（2018年版）》。为降低肝衰竭的发病率，早期诊断，尤其在肝衰竭早期、甚至肝衰竭前期进行干预，降低病死率，国家科技部在“十一五”和“十二五”和“十三五”重大传染病专项研究中特设立了肝衰竭临床治疗新方案、新方法研究课题，由浙江大学医学院附属第一医院黄建荣教授牵头组织我国十多家单位进行攻关研究，已取得重大进展，明显降低了病死率，现结合相关研究成果介绍其发病机制、早期诊断和治疗进展。

第一节　肝衰竭的分类及病因、预后

【摘要】

肝衰竭（hepatic failure）是指由多种因素导致的肝脏功能严重的损害，使肝脏的合成、解毒、排泄和生物转化等功能发生严重障碍或失代偿，出现以黄疸、凝血功能障碍、肝肾综合征、肝性脑病、腹水等为主要表现的一组临床症候群。近年来发病率有增高趋势，整体预后较前明显改善，早期治疗预后显著好于中、晚期。目前我国肝衰竭指南根据病理组织学特征和病情进展速度，将肝衰竭分为4类：急性肝衰竭（acute liver failure，ALF）、亚急性肝衰竭（subacute liver failure，SALF）、慢加急性（亚急性）肝衰竭（acute-on-chronic liver failure，ACLF）和慢性肝衰竭（chronic liver failure，CLF）。

【学习要点】

1. 肝衰竭的病因和流行病学。
2. 肝衰竭早期诊断方法。

【思考题】

1. 国内外肝衰竭的病因有什么不同？
2. 肝衰竭的分类要点及各自临床特点？
3. 乙肝肝衰竭发病机制？

肝衰竭是由多种因素引起的严重肝脏损害，导致其合成、解毒、排泄和生物转化等功能发生严重障碍或失代偿，出现以黄疸、凝血功能障碍、肝肾综合征、肝性脑病、腹水等为主要表现的一组临床综合征。鉴于肝衰竭定义与其分型诊断中的争议问题，国内外意见尚不完全一致，目前我国肝衰竭指南根据病理组织学特征和病情发展速度，将肝衰竭分为4类：急性肝衰竭、亚急性肝衰竭、慢加急性（亚急性）肝衰竭和慢性肝衰竭。本章将针对肝衰竭的病因、机制、分类、诊断、预后等进行阐述。慢性肝衰竭，即在肝硬化基础上，以腹水或肝性脑病等为主要表现的慢性肝功能失代偿，不在本节内容范畴。

一、病因

引起肝衰竭的病因有感染性、药物性、代谢性及其他多种原因等（表14-1-1），在我国，引起肝衰竭的主要病因是肝炎病毒（尤其是乙型肝炎病毒），其次是药物及肝毒性物质（如酒精、化学制剂等）。在欧美国家，药物是引起急性、亚急性肝衰竭

表 14-1-1 肝衰竭常见原因

病因	常见分类
肝炎病毒	甲型、乙型、丙型、丁型、戊型肝炎病毒（HAV、HBV、HCV、HDV、HEV）
其他病毒	巨细胞病毒（CMV）、EB 病毒（EBV）、肠道病毒、疱疹病毒、黄热病毒等
药物	对乙酰氨基酚、抗结核药物、抗肿瘤药物、部分中草药、抗风湿病药物、抗生素、抗代谢药物等
肝毒性物质	酒精、毒蕈、有毒的化学物质等
细菌及寄生虫等	严重或持续感染（如脓毒血症、慢性血吸虫病等）
肝脏其他疾病	肝脏肿瘤、肝脏手术、妊娠急性脂肪肝、自身免疫性肝病、肝移植术后等
胆道疾病	先天性胆道闭锁、胆汁淤积性肝病等
代谢异常	肝豆状核变性、遗传性糖代谢障碍等
循环衰竭	缺血缺氧、休克、充血性心力衰竭等
其他	创伤、热射病等
原因不明	—

注："—" 无相关数据。

的主要原因；酒精性肝损害常引起慢性或慢加急性肝衰竭。儿童肝衰竭病因还有遗传代谢性疾病。

1. **病毒感染** 病毒感染是引起肝衰竭的主要原因之一，常由肝炎病毒引起，各型肝炎病毒都可引起肝衰竭，在我国，乙型肝炎病毒（HBV）最为常见。

甲型肝炎病毒（HAV）感染较少引起急性肝衰竭，仅占甲型肝炎的 0.1%~0.3%，占急性肝衰竭的 1%~2%，HAV 重叠 HBV、HCV 混合感染患者是发生肝衰竭的高危因素。戊型肝炎病毒（HEV）感染在我国较常见，妊娠妇女及老年患者多见，特别是妊娠后期发生的戊型肝炎，急性肝衰竭发生率达 20% 以上。在欧美国家及日本丙型肝炎病毒（HCV）感染是引起肝衰竭的常见原因，但单独的 HCV 感染常引起慢性肝衰竭。

HBV 感染在亚太地区特别常见，HBV 携带率高。急性 HBV 感染和慢性乙型肝炎急性发作都会引起肝衰竭。近年来的研究发现，HBV-DNA 前 C 区发生变异，产生终止密码，停止产生 HBeAg，HBeAg 缺失可提高宿主对感染肝细胞的免疫反应引起急性肝衰竭。在我国研究中感染、过度劳累、饮酒、停用抗病毒药物及应用免疫抑制剂是引起 HBV 再激活发生肝衰竭主要原因；HBV 相关肝衰竭病情严重、并发症多、治疗困难、病死率高。在发病人群中，职业以农民、工人所占比例为最多，除农民所占人口比例较大外，可能与该人群的生活工作环境、生活方式、医疗条件以及文化水平较低而不能正确认识疾病、无法及时就诊从而贻误最佳治疗时机等有关。肝衰竭以男性居多，女性较少，年龄则以青壮年为主，且呈上升趋势。这可能与男性慢性乙型肝炎较多有关，也可能与饮酒等因素有关。

慢性 HBV 携带者重叠 HDV 感染者更加容易发生肝衰竭，研究显示 HBV 相关的肝衰竭患者中 34%~43% 有 HDV 感染。另外，HBV 重叠 HCV 感染、HCV 感染者重叠 HAV 感染者也容易引起肝衰竭。EBV 与 CMV 也是临床常见的肝损害病原。此外，革兰氏阴性杆菌全身性感染和全身性感染引起的肠源性内毒素血症所释放的脂多糖（LPS）与脂多糖结合蛋白（LBP）结合，形成 LPS-LBP 可溶性复合体，再与肝细胞表面的 CD14 受体结合，直接作用于肝细胞，也可导致肝细胞坏死。

2. **药物和化学毒物** 在欧美国家，药物是引起急性、亚急性肝衰竭的主要原因。在各种药物中，过量服用含乙酰氨基酚成分的药物，是欧美国家药物性肝衰竭的最主要原因。在我国，抗结核药（异烟肼、利福平、吡嗪酰胺、对氨基水杨酸钠）、解热镇痛药（对乙酰氨基酚、阿司匹林、保泰松）、抗生素（大环内酯类、四环素类、喹诺酮类）、抗 HIV 药物、抗惊厥药物、抗肿瘤药物等为引起肝损害的常见原因。中草药如土三七、何首乌、山黄连、麻黄、生鱼胆、蘑菇等，其他如汞、铅、毒蕈等中毒也是造成肝衰竭的原因。

3. 代谢紊乱 如豆状核变性、妊娠急性脂肪肝/HELLP 综合征、瑞氏综合征（Reye syndrome）等。肝豆状核变性引起的肝衰竭并不少见。

4. 其他原因 包括严重感染、寄生虫病、自身免疫性肝病、肝脏肿瘤/手术、先天性胆道疾病、创伤、热射病等。妊娠合并肝衰竭也是目前我国孕产妇死亡的主要原因之一，常于孕晚期发病。3%~5% 孕妇可出现肝功能异常，原因部分是因为既往病毒感染或有胆石症，但更多的肝功能失代偿的发生是与妊娠急性脂肪肝有关的。隐源性肝衰竭也值得重视，可能是病毒性肝病、药物与中毒性肝病、酒精性肝病、遗传代谢性疾病、自身免疫性肝病及肝血管阻塞性病变的漏诊。

二、发病机制

肝衰竭的发病机制未完全阐明，是多种因素综合作用的结果。病因不同，其发病机制也不同，但归纳起来都包括两个发病环节：①由免疫因素介导的原发性肝损伤；②在原发性肝损伤基础上因细胞因子网络激活和细胞代谢紊乱引起的继发性肝损伤。前者主要系淋巴细胞功能相关抗原（LFA-1）阳性细胞毒性 T 细胞攻击表达有 HBcAg、人类白细胞抗原 -1（HLA-1）和细胞间黏附分子 -1（ICAM-1）3 种蛋白的肝细胞，导致大量肝细胞凋亡和溶解（第一次打击）；后者主要是肠源性内毒素激活肝内外单核 - 吞噬细胞，释放大量炎性介质（肿瘤坏死因子 α 等），引起肝窦内皮细胞损伤、血栓形成、肝内微循环障碍和大量肝细胞缺血缺氧性坏死（第二次打击）。第一次打击和第二次打击叠加，造成大块或亚大块肝坏死。肝衰竭的发病机制非常复杂，不同的病因引起的肝衰竭的机制不完全一样。虽然最初肝细胞的改变随病因不同有所差异，但最后都因肝细胞的大量坏死而引起肝衰竭。

有众多证据显示宿主遗传背景在乙型肝炎重症化过程中的重要性。目前，对 HBV 感染与清除、慢性 HBV 感染相关肝硬化及肝癌等疾病表型的遗传因素研究较多，但对重型乙型肝炎遗传易感性研究较少。仅有的少量研究资料大多来自亚洲人群，采用候选基因 - 疾病关联研究策略。主要针对涉及乙型肝炎免疫反应通路的几个基因，如肿瘤坏死因子包括 TNF-α 及 TNF-β、白细胞介素 -10（IL-10）、干扰素诱生蛋白 10（IP-10，CXCL-10）、维生素 D 受体（VDR）、人类白细胞抗原（HLA）等。宿主免疫在肝衰竭发病中的作用已被广泛认可。以 CTL 为核心的细胞免疫在清除细胞内病毒方面起关键作用，同时也是造成细胞凋亡或坏死的主要因素。至于药物性 AHF，主要是特异性药物在肝内生成的代谢中间产物，与肝细胞成分共价连接，形成新抗原或损伤肝细胞成分形成自身抗原，两种抗原分别或同时激活 T、B 细胞，引起细胞免疫和/或体液免疫介导的免疫性原发性肝损伤。

三、诊断的现状与挑战

肝衰竭的诊断目前主要依靠病史（包括临床症状、体征）、血清学、影像学检查综合确定。然而，时至今日还没有某一项检查手段在敏感性、特异性、有创性及费用方面均令人满意，诊断肝衰竭仍需要综合运用上述检查方法，合理取舍，形成成熟的诊断策略。病史可确定肝衰竭的临床特征，缩小诊断范围，例如高度乏力、明显的恶心、呕吐等消化道症状、皮肤黄染等。血清生化、凝血功能异常有助于临床医生诊断。B 超、CT 等影像检查对急慢性肝衰竭鉴别已有较高的准确性。病毒学标志检测等对病因诊断有较大帮助。

诊断流程见图 14-1-1。

四、分类及诊断

1. 分类 根据病理组织学特征和病情发展速度，我国的肝衰竭可分为四类：急性肝衰竭、亚急性肝衰竭、慢加急性肝衰竭和慢性肝衰竭（表 14-1-2）。

2. 组织病理学表现 肝脏组织学可观察到广泛的肝细胞坏死，坏死的部位和范围因病因和病程的不同而不同。按照坏死的范围程度，可分为大块坏死（坏死范围超过肝实质的 2/3）、亚大块坏死（占肝实质的 1/2~2/3）、融合性坏死（相邻成片的肝细胞坏死）及桥接坏死（较广泛的融合性坏死并破坏肝实质结构）。在不同病程肝衰竭肝组织中，可观察到一次性或多次性的新旧不一肝细胞坏死病变。

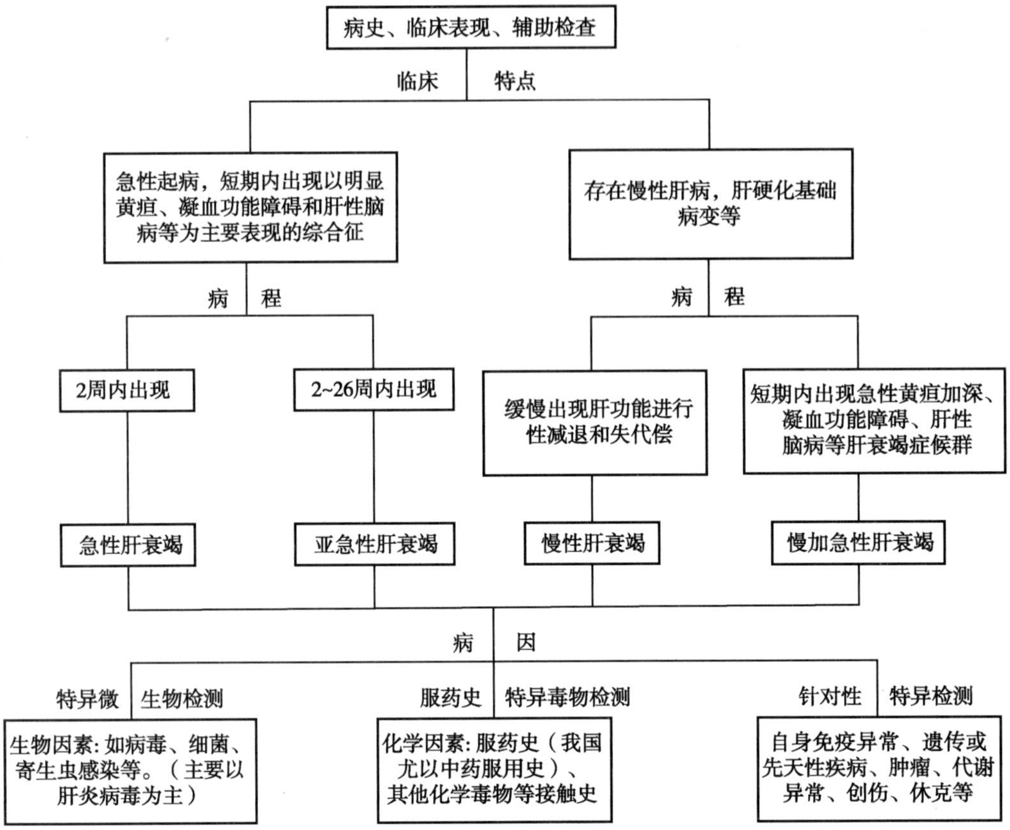

图 14-1-1　诊断流程图

表 14-1-2　肝衰竭的分类及定义

分类	定义
急性肝衰竭	急性起病，无基础肝病史，2 周内出现Ⅱ度以上肝性脑病为特征的肝衰竭
亚急性肝衰竭	起病较急，无基础肝病史，2~26 周出现肝功能衰竭的临床表现
慢加急性（亚急性）肝衰竭	在慢性肝病基础上，短期内出现急性肝功能失代偿和肝功能衰竭的临床表现
慢性肝衰竭	在肝硬化基础上，缓慢出现肝功能进行性减退，以腹水和/或肝性脑病等为主要表现的慢性肝功能失代偿

（1）急性肝衰竭：肝细胞呈一次性坏死，可呈大块或亚大块坏死，或桥接坏死，伴存活肝细胞严重变性，肝窦网状支架塌陷或部分塌陷。

（2）亚急性肝衰竭：肝组织呈新旧不等的亚大块坏死或桥接坏死；较陈旧的坏死区网状纤维塌陷，或有胶原纤维沉积；残留肝细胞有程度不等的再生，并可见细、小胆管增生和胆汁淤积。

（3）慢加急性（亚急性）肝衰竭：在慢性肝病病理损害的基础上，发生新的程度不等的肝细胞坏死性病变。

（4）慢性肝衰竭：弥漫性肝脏纤维化以及异常增生结节形成，可伴有分布不均的肝细胞坏死。

3. 临床分型诊断标准　肝衰竭的临床诊断需要依据病史、临床表现和辅助检查等综合分析而确定。

（1）急性肝衰竭：急性起病，2 周内出现Ⅱ度及以上肝性脑病（按Ⅳ级分类法划分）并有以下表现者：①极度乏力，并伴有明显厌食、腹胀、恶心、呕吐等严重消化道症状；②短期内黄疸进行性加深，血清总胆红素（TBil）≥10× 正常值上限（ULN）或每日上升≥17.1μmol/L；③有出血倾向，凝血酶原活动度（PTA）≤40%，或国际标准化比值（INR）≥1.5，且排除其他原因；④肝脏进行性缩小。

（2）亚急性肝衰竭：起病较急，2~26 周出现以下表现者：①极度乏力，有明显的消化道症状；

②黄疸迅速加深，血清 TBil≥10×ULN 或每日上升≥17.1μmol/L；③伴或不伴肝性脑病；④有出血表现，PTA≤40%（或 INR≥1.5）并排除其他原因者。

（3）慢加急性（亚急性）肝衰竭：在慢性肝病基础上，由各种诱因引起以急性黄疸加深、凝血功能障碍为肝衰竭表现的综合征，可合并包括肝性脑病、腹水、电解质紊乱、感染、肝肾综合征、肝肺综合征等并发症，以及肝外器官功能衰竭，通常在 4 周内发生。①患者黄疸迅速加深，血清 TBil≥10×ULN 或每日上升≥17.1μmol/L；②有出血表现，PTA≤40%（或 INR≥1.5），排除其他原因者。根据不同慢性肝病基础可分为 3 型，A 型：在慢性非肝硬化肝病基础上发生的慢加急性肝衰竭；B 型：在代偿期肝硬化基础上发生的慢加急性肝衰竭；C 型：在失代偿期肝硬化基础上发生的慢加急性肝衰竭。

（4）慢性肝衰竭：在肝硬化基础上，缓慢出现肝功能进行性减退和失代偿。

4. 分期　根据临床表现的严重程度，亚急性肝衰竭和慢加急性（亚急性）肝衰竭可分为早期、中期和晚期。在未达到标准时的前期要提高警惕，须密切关注病情发展。

（1）前期：①极度乏力，并有明显厌食、呕吐和腹胀等严重消化道症状；②谷丙转氨酶（ALT）和/或谷草转氨酶（AST）大幅升高，黄疸进行性加深（85.5μmol/L≤TBil<171μmol/L）或每日上升≥17.1μmol/L；③有出血倾向，40%<PTA≤50%（INR<1.5）。

（2）早期：①极度乏力，并有明显厌食、呕吐和腹胀等严重消化道症状；②ALT 和/或 AST 继续大幅升高，黄疸进行性加深（TBil≥171μmol/L 或每日上升≥17.1μmol/L）；③有出血倾向，30%<PTA≤40%（或 1.5≤INR<1.9）；④无并发症及其他肝外器官衰竭。

（3）中期：①在肝衰竭早期表现基础上，病情进一步发展；②ALT 和/或 AST 快速下降，TBil 持续上升；③出血表现明显（出血点或瘀斑），20%<PTA≤30%（或 1.9≤INR<2.6）；④伴有 1 项并发症和/或 1 个肝外器官功能衰竭。

（4）晚期：在肝衰竭中期表现基础上，病情进一步加重，有严重出血倾向，PTA≤20%（或 INR≥2.6），并出现 2 个以上并发症和/或 2 个以上肝外器官功能衰竭。

5. 肝衰竭诊断格式　肝衰竭不是一个独立的临床诊断，而是一种功能判断。在临床实际应用中，完整的诊断应包括病因、临床类型及分期。尤其是需要根据临床表现的严重程度和凝血功能情况区别早、中、晚期。例如：①药物性肝炎（乙酰氨基酚）急性肝衰竭；②病毒性肝炎，急性，甲型，亚急性肝衰竭（中期）；③病毒性肝炎，慢性，乙型，慢加急性肝衰竭（早期）；④亚急性肝衰竭（早期）原因待查（入院诊断），原因未明（出院诊断）（可疑原因？）。

五、预后

1. 疗效指标

（1）主要疗效指标是生存率（4、12、24 和 48 周生存率）。

（2）次要疗效指标包括①症状和体征：乏力、纳差、腹胀、尿少、出血、肝性脑病、感染及腹水等临床症状和体征的变化；②实验室指标：血液生化学检查示 TBil、PTA（INR）和 Alb 等改变。

2. 疗效判断标准

（1）临床治愈：急性、亚急性肝衰竭以临床治愈率作为判断标准：①乏力、纳差、腹胀、尿少、出血倾向和肝性脑病等临床症状消失；②黄疸消退（TBil≤2×ULN），肝脏大小恢复正常；③肝功能基本恢复；④PTA（INR）恢复正常。

（2）临床好转：慢加急性（亚急性）、慢性肝衰竭以临床好转率作为判断标准：①乏力、纳差、腹胀、出血等临床症状明显好转，肝性脑病消失；②黄疸、腹水等体征明显好转；③肝功能明显好转（TBil<5×ULN，PTA>40% 或者 INR<1.5）。

（3）临床恶化：慢加急性（亚急性）、慢性肝衰竭临床恶化标准：①乏力、纳差、腹胀、出血等临床症状及体征加重；②肝功能加重；③新发并发症和/或肝外脏器功能衰竭，或原有并发症加重。

3. 预后评估　肝衰竭预后评估应贯穿诊疗全程，尤其强调早期预后评估的重要性。多因素预后评价模型，如终末期肝病模型（model for end-stage liver disease，MELD）、MELD 联合血清 Na（MELD-Na）、iMELD、皇家医学院医院（King's college hospital，KCH）标准、序贯器官衰竭评估

(sequential organ failure assessment, SOFA)、慢性肝功能衰竭联盟－器官功能衰竭评分(CLIF-C OFs)、CLIF-C ACLF等,以及单因素指标如年龄、肝性脑病的发生、TBil、凝血酶原(PT)或INR、血肌酐、前白蛋白、胆碱酯酶、甲胎蛋白(AFP)、乳酸、血糖、血清钠、血小板等对肝衰竭预后评估有一定价值,临床可参考应用。吲哚菁绿(ICG)清除试验可动态观察肝功能或肝储备功能,对肝衰竭及肝移植前后预后评估有重要价值。

第二节 肝衰竭内科综合治疗、人工肝支持及肝移植治疗

【摘要】

肝衰竭的内科治疗尚缺乏特效药物和手段,原则上强调早期诊断、早期治疗,采取相应的病因治疗和综合治疗措施,并积极防治并发症。肝衰竭诊断明确后,应动态评估病情、加强监护和治疗。近年来内科综合治疗及人工肝技术、肝移植进展较快,尤其是晚期肝衰竭肝移植是较好的方法。有条件者早期及时进行人工肝治疗,视病情进展情况进行肝移植前准备。

【学习要点】

1. 肝衰竭的病因治疗。
2. 肝衰竭人工肝治疗适应证。

【思考题】

1. 非生物人工肝作用机制和特点?
2. 非生物人工肝方法选择原则?
3. 肝移植治疗的适应证、禁忌证?

一、内科综合治疗

1. 一般支持治疗

(1)卧床休息,减少体力消耗,减轻肝脏负担,病情稳定后加强适当运动。

(2)加强病情监护:评估神经状态,监测血压、心率、呼吸频率、血氧饱和度,记录体重、腹围变化、24小时尿量、排便次数,性状等;建议完善病因及病情评估相关实验室检查,包括PT/INR、纤维蛋白原、乳酸脱氢酶、肝功能、血脂、电解质、血肌酐、尿素氮、血氨、动脉血气和乳酸、内毒素、嗜肝病毒标志物、铜蓝蛋白、自身免疫性肝病相关抗体检测、球蛋白谱、脂肪酶、淀粉酶、血培养、痰或呼吸道分泌物培养,尿培养;腹部超声(肝、胆、脾、胰、肾,腹水)、胸片、心电图等物理诊断检查,定期监测评估。有条件单位可完成血栓弹力图、凝血因子V、凝血因子Ⅷ、人类白细胞抗原(HLA)分型等。

(3)推荐肠内营养:包括高碳水化合物、低脂、适量蛋白饮食。肝性脑病患者详见“肝性脑病”部分。进食不足者,每日静脉补给热量、液体、维生素及微量元素,推荐夜间加餐补充能量。

(4)积极纠正低蛋白血症,补充白蛋白或新鲜血浆,并酌情补充凝血因子。

(5)进行血气监测,注意纠正水电解质及酸碱平衡紊乱,特别要注意纠正低钠、低氯、低镁、低钾血症。

(6)注意消毒隔离,加强口腔护理、肺部及肠道管理,预防医院内感染发生。

2. 对症治疗

(1)护肝药物应用:推荐应用抗炎护肝药物、肝细胞膜保护剂、解毒保肝药物以及利胆药物。不同护肝药物可分别通过抑制炎症反应、解毒、免疫调节、清除活性氧、调节能量代谢、改善肝细胞膜稳定性、完整性及流动性等途径,达到减轻肝脏组织损害,促进肝细胞修复和再生,减轻肝内胆汁淤积,改善肝功能目的。

(2)微生态调节治疗:肝衰竭患者存在肠道微生态失衡,益生菌减少,有害菌增加,而应用肠道微生态制剂理论上可改善肝衰竭患者预后。根据这一原理,可应用肠道微生态调节剂乳果糖或拉克替醇,以减少肠道细菌易位或降低内毒素血症及肝性脑病的发生。有报道粪便菌群移植(faecal microbiota transplantation, FMT)可能优于单用益生菌,需加大病例进行研究。

(3)免疫调节剂的应用:肾上腺皮质激素在肝衰竭治疗中的应用尚存在不同意见。非病毒感染性肝衰竭,如自身免疫性肝炎及急性酒精中毒(重症酒精性肝炎)等,可考虑肾上腺糖皮质激素治疗[甲泼尼龙,1.0~1.5mg/(kg·d)],治疗中需密切监测,及时评估疗效与并发症。其他原因所致的肝衰竭前期或早期,若病情发展迅速且无严重感染、出血等并发症者,可酌情短期使用。

胸腺肽 α1 单独或联合乌司他丁治疗肝病合并感染患者有助于降低 28 天病死率。胸腺肽 α1 用于慢性肝衰竭、肝硬化合并自发性腹膜炎、肝硬化患者，有助于降低病死率和继发感染发生率。对肝衰竭合并感染患者建议早期应用。

3. 病因治疗 肝衰竭病因对指导治疗及判断预后具有重要价值，包括发病原因及诱因两类。对其尚不明确者应积极寻找病因以期达到正确处理的目的。

（1）去除诱因：如重叠感染、各种应激状态、饮酒、劳累、药物影响、出血等。

（2）针对不同病因治疗

1）肝炎病毒感染：对 HBV DNA 阳性的肝衰竭患者，不论其检测出的 HBV DNA 载量高低，建议立即使用核苷（酸）类药物抗病毒治疗。在肝衰竭前、早、中期开始抗病毒治疗，疗效相对较好；对慢加急性肝衰竭的有关研究指出，早期快速降低 HBV DNA 载量是治疗的关键，若 HBV DNA 载量在 2 周内能下降 2 次方，存活率可提高。抗病毒药物应选择快速强效、低耐药的核苷类似物，如恩替卡韦、替诺福韦、丙芬替诺福韦。HCV RNA 阳性的肝衰竭患者抗病毒治疗首选无干扰素的直接抗病毒药物（direct-acting antiviral agents，DAAs）治疗方案，可根据 HCV 基因型、患者耐受情况等进行个体化治疗。蛋白酶抑制剂是失代偿期肝硬化患者的禁忌证。在治疗过程中应定期监测血液学指标和 HCV RNA，以及不良反应等。甲型、戊型病毒性肝炎引起的急性肝衰竭，目前尚未证明病毒特异性治疗有效。其他病毒感染：确诊或疑似疱疹病毒或水痘－带状疱疹病毒感染导致急性肝衰竭的患者，应使用阿昔洛韦（5~10mg/kg，1 次 /8 小时，静脉滴注）治疗。

2）药物性肝损伤：因药物肝毒性所致急性肝衰竭，应停用所有可疑的药物。追溯过去 6 个月服用的处方药、中草药、非处方药、膳食补充剂的详细信息（包括服用数量和最后一次服用的时间）。尽可能确定非处方药的成分。已有研究证明，N- 乙酰半胱氨酸（NAC）对药物性肝损伤所致急性肝衰竭有效。其中，确诊或疑似对乙酰氨基酚（APAP）过量引起的急性肝衰竭患者，如摄入 APAP 在 4 小时内，在给予 NAC 之前应先口服活性炭。摄入大量 APAP 患者，血清药物浓度或转氨酶升高提示即将或已经发生了肝损伤，应立即给予 NAC。在非 APAP 引起的急性肝衰竭患者中，NAC 能改善轻度肝性脑病的急性肝衰竭成人患者的预后。确诊或疑似毒蕈中毒的急性肝衰竭患者，考虑应用青霉素 G 和水飞蓟宾。

3）急性妊娠脂肪肝 /HELLP 综合征导致的肝衰竭：建议立即终止妊娠，如果终止妊娠后病情仍继续进展，需考虑人工肝和肝移植治疗。

4）肝豆状核变性：建议采用血浆置换、白蛋白透析、血液滤过，以及各种血液净化方法组合的人工肝支持治疗，在较短时间内改善病情后，再用青霉胺治疗。

4. 并发症的防治

（1）脑水肿：①有颅内压增高者，给予甘露醇 0.5~1.0g/kg 或者高渗盐水治疗；②袢利尿剂，一般选用呋塞米，可与渗透性脱水剂交替使用；③应用人血白蛋白，特别是白蛋白偏低的患者，可提高胶体渗透压，有助于降低颅内压，减轻脑水肿症状；④人工肝支持治疗；⑤肾上腺糖皮质激素不推荐用于控制颅内高压；⑥对于存在难以控制的颅内高压急性肝衰竭患者可考虑应用低温疗法和吲哚美辛，后者只能用于大脑高血流灌注的情况下。

（2）肝性脑病：①去除诱因，如感染、出血及电解质紊乱等。②调整蛋白质摄入及营养支持，蛋白质摄入量维持在 1.2~1.5g/（kg·d），Ⅲ度以上肝性脑病者蛋白质摄入量为 0.5~1.2g/（kg·d），营养支持能量摄入在危重期推荐 25~35kCal/（kg·d），病情稳定后推荐 35~40kCal/（kg·d）。一旦病情改善，可给予标准饮食。告知患者在白天少食多餐，夜间也加餐食用复合碳水化合物，仅严重蛋白质不耐受患者需要补充支链氨基酸（BCAA）。③应用乳果糖或拉克替醇，口服或高位灌肠，可酸化肠道，促进氨的排出，调节微生态，减少肠源性毒素吸收。④根据电解质和酸碱平衡情况酌情选择精氨酸、门冬氨酸－鸟氨酸等降氨药物。⑤酌情使用 BCAA 或 BCAA 与精氨酸混合制剂以纠正氨基酸失衡。⑥Ⅲ度以上的肝性脑病患者建议气管插管。⑦抽搐患者可酌情使用半衰期短的苯妥英或苯二氮䓬类镇静药物。⑧人工肝支持治疗。

（3）感染：①推荐常规进行血液和体液的病

原学检测。②除肝移植前围手术期患者外，不推荐常规预防性使用抗感染药物。③一旦出现感染征象，应首先根据经验选择抗感染药物，并及时根据病原学检测及药敏试验结果调整用药。④应用广谱抗感染药物、联合应用多个抗感染药物以及应用糖皮质激素类药物等治疗时，应注意防治继发真菌感染。

（4）低钠血症及顽固性腹水：低钠血症是常见并发症。低钠血症、顽固性腹水与急性肾损伤等并发症常相互关联。水钠潴留所致稀释性低钠血症是其常见原因，托伐普坦作为精氨酸加压素V2受体拮抗剂，可通过选择性阻断集合管主细胞V2受体，促进自由水的排泄，已成为治疗低钠血症及顽固性腹水的新措施。

（5）急性肾损伤及肝肾综合征

1）防止急性肾损伤的发生：纠正低血容量，积极控制感染，避免应用肾毒性药物，需用静脉造影剂的检查者需权衡利弊后选择。

2）肝肾综合征治疗：①可用特利加压素（1mg/4~6h）联合白蛋白（20~40g/d），治疗3天血肌酐下降<25%，特利加压素可逐步增加至2mg/4h。若有效，疗程7~14天；若无效，停用特利加压素。②去甲肾上腺素（0.5~3.0mg/h）联合白蛋白（10~20g/L）治疗对1型或2型肝肾综合征有与特利加压素类似结果。

（6）出血：①常规推荐预防性使用H_2受体拮抗剂或质子泵抑制剂。②对门静脉高压性出血患者，首选生长抑素类似物或特利加压素，也可使用垂体后叶素（或联合应用硝酸酯类药物）；或行内镜下套扎、硬化剂或组织黏合剂治疗。③对弥散性血管内凝血患者，可给予新鲜血浆、凝血酶原复合物和纤维蛋白原等补充凝血因子；血小板显著减少者可输注血小板，可酌情给予小剂量低分子肝素或普通肝素；对有纤溶亢进证据者可应用氨甲环酸或氨甲苯酸等抗纤溶药物。④在明确维生素K_1缺乏后可短期使用维生素K_1（5~10mg/d）。

（7）肝肺综合征：PaO_2<80mmHg（1mmHg=0.133kPa）时给予氧疗，常通过鼻导管或面罩给予低流量氧（2~4L/min），对于氧气量需要增加的患者，可以加压面罩给氧或者气管插管。

二、人工肝支持治疗

人工肝是治疗肝衰竭的有效方法之一，其治疗机制是基于肝细胞的强大再生能力，通过一个体外的机械、理化和生物装置，清除各种有害物质，补充必需物质，改善内环境，暂时替代衰竭肝脏的部分功能，为肝细胞再生及肝功能恢复创造条件或等待机会进行肝移植。人工肝支持系统可分为非生物型、生物型和混合型3种，见表14-2-1。

非生物型人工肝已在临床广泛应用并被证明确有一定疗效。根据病情不同进行不同组合治疗的非生物型人工肝系统地应用和发展了血浆置换（plasma exchange，PE）/选择性血浆置换（fractional PE，FPE）、血浆（血液）灌流（plasma-or-hemoperfusion，PP/HP）/特异性胆红素吸附、血液滤过（hemofiltration，HF）、血液透析（hemodialysis，HD）等经典方法。组合式人工肝常用模式包括血浆透析滤过（plasmadiafiltration，PDF）、血浆置换联合血液滤过（plasma exchange with hemofiltration，PERT）、配对血浆置换吸附滤过（coupled plasma exchange filtration adsorption，CPEFA）、双重血浆分子吸附系统（double plasma molecules adsorption system，DPMAS）、其他还有分子吸附再循环系统（molecular absorbent recycling system，MARS）、连续白蛋白净化治疗（continuous

表14-2-1 人工肝支持系统分类

分型	技术	功能
Ⅰ型（非生物型）	系统地应用和发展了血浆置换、血浆灌流、血液滤过、血液透析等血液净化技术的Li-NBAL，MARS，普罗米修斯系统等	去除有害物质为主，其中血浆置换能补充生物活性物质
Ⅱ型（生物型）	以体外培养肝细胞为基础所构建的体外生物反应装置，主要有Li-BAL系统、ELAD系统、BLSS、RFB系统等	具有肝脏特异性解毒、生物合成及转化功能
Ⅲ型（混合型）	将Ⅰ型与Ⅱ型结合应用，主要有Li-HAL、HepatAssist、MELSAMC系统等	兼有Ⅰ型与Ⅱ型功能

albumin purification system，CAPS）、成分血浆分离吸附（fractional plasma separation and absorption，FPSA）等。

近年来，我国人工肝治疗发展速度很快，非生物型人工肝技术已在全国31个省（区、市）近1 000家单位开展。据不完全统计，从2000年起至今治疗患者已超过10万名，临床治愈好转率高达60%以上，治疗方式以血浆置换为核心联合其他模式。浙江大学医学院附属第一医院已治疗重型肝炎肝衰竭患者5 000多例，急性亚急性肝衰竭治愈率达74%，而慢加急性肝衰竭治愈好转率达47.4%。

生物型及混合生物型人工肝支持系统不仅具有解毒功能，而且还具备部分合成和代谢功能，是人工肝发展的方向。国内外生物型/混合型人工肝尚处于试验阶段，部分系统完成了Ⅱ/Ⅲ期临床试验并证明了其对部分肝衰竭患者的有效性。从理论上讲，理想的生物人工肝是在体外构建一个和肝脏类似的人工器官，替代肝衰竭患者的肝脏功能，人源性永生化肝细胞的构建和高效率地分离、筛选高纯度、高特异性的干细胞，建立稳定的诱导分化为肝细胞的体外培养系统是解决细胞源难题的突破方向。改进生物反应器的结构设计，使之在流体力学及几何学等方面更接近生理状态。设计更合理的人工肝辅助装置，避免体外循环分泌物质进入患者体内后的过敏反应，使之更接近于体内肝细胞生长代谢与物质交换的微环境。近年来科学家进行了以干细胞为基础、可降解仿生支架和肝脏去细胞化支架为载体的再生人工肝脏研究，也为肝衰竭治疗提供新的途径。

人工肝治疗肝衰竭方案推荐采用联合治疗方法为宜，选择个体化模式，需注意操作的规范化。

1. 非生物型人工肝适应证

（1）各种原因引起的肝衰竭前、早、中期，PTA介于20%~40%的患者为宜；晚期肝衰竭患者也可进行治疗，但并发症多见，治疗风险大，临床医生应权衡利弊，慎重进行治疗，同时积极寻求肝移植机会。

（2）终末期肝病肝移植术前等待肝源、肝移植术后排异反应、移植肝无功能期的患者。

（3）严重胆汁淤积性肝病，经内科治疗效果欠佳者；各种原因引起的严重高胆红素血症者。

2. 非生物型人工肝相对禁忌证

（1）严重活动性出血或弥散性血管内凝血者。

（2）对治疗过程中所用血制品或药品如血浆、肝素和鱼精蛋白等高度过敏者。

（3）循环功能衰竭者。

（4）心脑梗死非稳定期者。

（5）妊娠晚期。

3. 非生物型人工肝并发症

人工肝治疗的并发症有出血、凝血、低血压、继发感染、过敏反应、失衡综合征、高枸橼酸盐血症等。需要在人工肝治疗前充分评估并预防并发症的发生，在人工肝治疗中和治疗后严密观察。随着人工肝技术的发展，并发症发生率逐渐下降，一旦出现，可根据具体情况给予相应处理。

4. 非生物型人工肝临床应用中存在的问题

（1）临床治疗不够规范，方法也比较单一。传统技术如血液透析、血液灌流、血液滤过、血浆吸附、血浆置换等在肝病应用的经验总结和操作规范仍是人工肝临床研究的重点。

（2）一些较新的技术，如分子吸附再循环系统、选择性血浆置换和高效血液透析滤过相结合的组合型非生物人工肝技术在肝病治疗中的经验需不断总结提高。

（3）基础研究相对薄弱，在人工肝的作用机制、肝衰竭患者需要去除或补充哪些物质等方面的研究较少。

（4）大规模、严格的随机对照研究较少，说服力不够强。因此，在“十一五”和“十二五”期间，我院牵头组织开展了全国多中心、随机对照、大样本的临床研究，显示以血浆置换为基础的非生物型人工肝治疗乙肝肝衰竭患者安全、有效，在“十三五”期间已进行全国推广并写入国内外指南。

三、肝移植

肝移植是治疗各种原因所致的中晚期肝衰竭的最有效方法之一，适用于经积极内科综合治疗和/或人工肝治疗疗效欠佳，不能通过上述方法好转或恢复者。

1. 适应证

（1）对于急性/亚急性肝衰竭、慢性肝衰竭患者，MELD评分是评估肝移植的主要参考指标，

MELD 评分在 15~40 分是肝移植的最佳适应证。

（2）对于慢加急性肝衰竭，经过积极的内科综合治疗及人工肝治疗后分级为 2~3 级的患者，如 CLIF-C 评分 <64 分，建议 28 天内尽早行肝移植。

2. 禁忌证

（1）4 个及以上器官功能衰竭（肝、肾、肺、循环、脑）。

（2）脑水肿并发脑疝。

（3）循环功能衰竭，需要 2 种及以上血管活性物质维持，且对血管活性物质剂量增加无明显反应。

（4）肺动脉高压，平均肺动脉压力（mPAP）>50mmHg。

（5）严重的呼吸功能衰竭，需要最大程度的通气支持［吸入氧浓度（FiO_2）≥0.8，高呼气末正压通气（PEEP）］或者需要体外膜肺氧合（ECMO）支持。

（6）持续严重的感染，细菌或真菌引起的败血症，感染性休克，严重的细菌或真菌性腹膜炎，组织侵袭性真菌感染，活动性肺结核。

（7）持续的重症胰腺炎或坏死性胰腺炎。

（8）营养不良及肌肉萎缩引起的严重的虚弱状态需谨慎。

肝衰竭的治疗流程图 14-2-1。

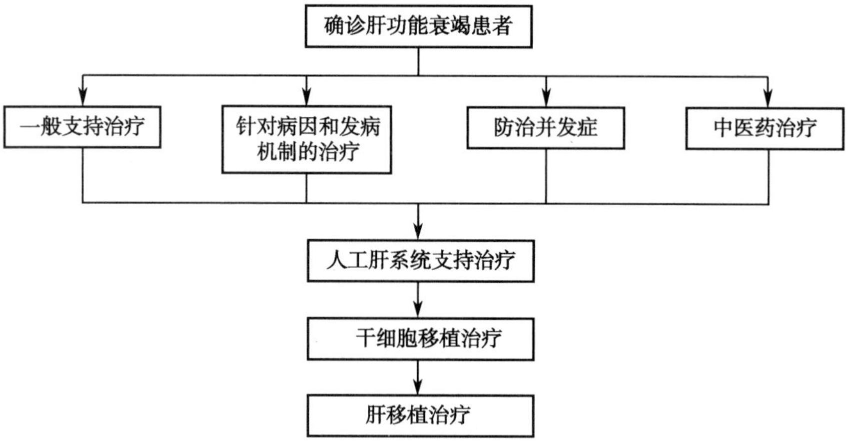

图 14-2-1 肝衰竭的治疗流程

（黄建荣）

第三节 肝衰竭干细胞移植研究进展

【摘要】

肝移植是肝衰竭目前唯一有效的治疗手段，但因供肝缺乏、费用昂贵等，其普及率非常低。干细胞的免疫调节及肝向分化等潜能，为肝衰竭患者的治疗提供了新的选择。随着干细胞治疗慢性肝病相关的基础研究、临床前和临床研究的相继开展，干细胞移植治疗肝衰竭的疗效和安全性得以不断积累，其治疗机制有望得到进一步阐释，为规范和推广干细胞移植用于肝衰竭的治疗提供了可能。

【学习要点】

1. 干细胞用于肝衰竭治疗的理论基础。

2. 干细胞治疗肝衰竭的临床应用现状。

3. 干细胞治疗肝衰竭的作用机制。

【思考题】

1. 用于肝衰竭治疗时，如何进行干细胞来源及分化程度的选择；如何进行患者的选择并准确判断介入时机？

2. 用于肝衰竭治疗时，干细胞发挥作用的机制是什么？其治疗效果如何？

3. 干细胞移植用于肝衰竭治疗，需要克服哪些难题？

一、干细胞的特性及用于肝衰竭的理论基础

干细胞的概念最早于 20 世纪 60 年代提出，是指一类具有自我更新和多向分化潜能的混合细

胞群。按照其分化能力不同，干细胞可以分为：全能干细胞（如胚胎干细胞）、多能干细胞（如间充质干细胞）及单能干细胞（如肝祖细胞）。全能干细胞具有无限的自我更新能力，但其向肝细胞分化的能力较弱。多能干细胞的自我更新能力有限，但其向肝细胞分化的能力较强。单能干细胞是指可以定向分化为某种成熟体细胞的细胞群。关于肝脏中的单能干细胞如肝祖细胞的定义和存在尚有争议。根据发生学的来源不同，干细胞可分为胚胎干细胞、成体干细胞和诱导性多能干细胞（induced pluripotent stem cell，iPS）。胚胎干细胞来源于成囊胚期的胚胎，其可分化为机体发育成熟所需的各种细胞。iPS 细胞是指利用基因重组的方法将成体细胞诱导而来的干细胞，和胚胎干细胞具有相似的功能和特点。iPS 细胞虽可替代胚胎干细胞，但受制于其潜在的致瘤性及低诱导效率，应用于临床治疗尚处于探索阶段。成体干细胞是指出生后机体中可向部分组织细胞特异性分化的干细胞。根据来源部位的不同，干细胞可分为骨髓来源干细胞、外周血来源干细胞、脂肪来源干细胞、脐带 / 脐血来源干细胞等；依据分化特征的不同，可以分为间充质干细胞（mesenchymal stem cell，MSC）、造血干细胞（hematopoietic stem cell，HSC）、内皮祖细胞等。成体干细胞具有获得的便捷性、分化方向的特定性、以及临床应用的安全性等特点，成为目前用于临床的最具代表性的干细胞。其中 MSC 因其体外培养技术成熟，扩增能力强，成为临床应用的主要细胞群。国际细胞治疗学会间充质干细胞委员会定义了间充质干细胞的特征：①具有贴壁生长的特性；②表达 CD105、CD73 和 CD90，不表达 CD34、CD45、CD14 或 CD11b、CD79a 或 CD19 和 HLA-DR；③体外具有成骨、成脂、成软骨的分化特性。

肝衰竭主要表现为肝脏急慢性损伤后肝功能的急剧减退。从理论层面而言，干细胞的多向分化潜能赋予了干细胞一定的可塑性，可分化为肝细胞发挥替代功能。同时干细胞具有的高度自我更新能力使其可以成为一个源源不竭的细胞库，极大地克服了目前肝细胞移植治疗肝衰竭时细胞体外增殖能力有限的问题。在体外，将干细胞诱导分化为肝细胞，可以解决肝细胞移植时肝细胞来源不足及生物人工肝种子细胞来源困难的问题。在体内，将干细胞经肝动静脉回输入肝脏局部，可分化为肝细胞样细胞，从一定程度上提高肝衰竭患者的肝脏功能。

二、干细胞移植用于肝衰竭治疗的基础和临床前研究

笔者所在课题组于体外研究发现，给予干细胞一定的诱导分化刺激，可促使干细胞（包括终末期肝病患者的干细胞）分化为在形态学和功能学方面都类似于肝细胞的肝细胞样细胞。干细胞可以分化为肝细胞样细胞既是干细胞用于肝病治疗的理论支撑，也是干细胞治疗肝脏疾病理论上的机制之一。但是，在将干细胞成功用于肝病治疗，从而发挥理想的替代治疗作用之前，首先必须明确以下问题：干细胞能否安全并且高效率的迁移至受损的肝脏；定植到肝脏的干细胞能否在体内微环境的作用下，发挥肝细胞的生物学功能；如果能发挥功能，其作用的时间为多久，如何充分发挥干细胞的无限增殖能力，从而有效地发挥替代功能。

（一）向损伤肝脏迁移定植

干细胞移植入受体后，可通过细胞表面的趋化因子受体如 CCR1、CCR4、CCR7、CXCR5 和 CCR10 等向损伤脏器迁移。目前，关于干细胞移植后具有向损伤肝脏迁移的能力已经得到了多项研究证实。将雄性鼠骨髓移植入雌性肝损伤模型鼠，在雌性鼠肝脏内可以观察到来自雄性鼠的 Y 染色体阳性细胞。分离绿色荧光蛋白（green fluorescent protein，GFP）转基因小鼠的骨髓来源干细胞，经尾静脉移植入同品系四氯化碳（CCl_4）肝损伤小鼠体内，实时动态检测小鼠各实质脏器中 GFP 信号。发现 GFP 信号首先在小鼠肺内蓄积，2 小时后逐渐向肝脏和脾中蓄积。此后在肝脏中一直保持增长趋势，而脾脏中的信号强度从 7 天开始减弱。肾脏中的 GFP 信号强度几乎检测不到。说明移植入的干细胞在受体内经过在肺脏的短暂停留后，逐渐归巢至受损肝脏。

（二）向肝细胞分化

定植到损伤肝脏的干细胞能否分化为肝细胞，从而发挥替代作用？1999 年 Petersen 课题组首次在损伤肝脏中检测到了骨髓源性肝细胞的存在。将雄性鼠的骨髓单细胞悬液回输入雌性肝损

伤大鼠体内（给予非致死剂量射线破坏大鼠骨髓预处理），于骨髓细胞移植后的第 9 天和第 13 天在受体鼠的肝脏中检测出了供鼠来源的肝细胞。笔者所在课题组将终末期肝病患者的干细胞注射入裸鼠体内后，可在裸鼠体内检测到人源性肝细胞标记物的表达。此外，在移植了男性骨髓的女性患者和移植了女性肝脏的男性患者的肝脏中可检测到 4%~38% 的胆管细胞和 4%~43% 的肝细胞来源于骨髓干细胞，并且随着时间和损伤程度的增加而增多。但是，由于研究手段的局限性，移植的细胞能否借助肝脏微环境发挥出干细胞的基本特性——无限增殖能力，并在此基础上转化为功能成熟的肝细胞，以及转化的效率如何，尚缺乏相关的证据支持。

干细胞特性和临床前研究均提示，干细胞可通过分化为肝细胞发挥部分替代及修复功能。但干细胞移植入受体后，分化为肝细胞的数量非常有限。笔者所在课题组前期鉴定了移植的干细胞在损伤肝脏中的分化方向，结果显示，在肝脏定植的移植细胞中，仅有 1.8% 的细胞具有肝细胞标志物的表达，这些细胞约占肝脏肝细胞总数的 0.19%。以二乙酰氨基芴（2-acetylaminofluorene，2-AAF）为诱导剂，抑制内源性肝细胞再生，也未观察到有足够的移植细胞分化为肝细胞。说明在损伤肝脏中，移植的干细胞向肝细胞转变的能力是有限的。目前国际上已经报道的关于可分化为肝细胞样细胞的干细胞占所移植细胞的比例多为 0.3% 左右。少数报道比例较高的也仅为 20% 左右。而分化的肝细胞样细胞所占受体肝脏体积的比例更小。提示通过分化为肝细胞发挥替代和修复作用可能并不是干细胞作用的主要机制。

（三）改善肝脏微环境

旁分泌理论的提出，为干细胞治疗肝脏疾病的机制阐释提供了新的支撑。干细胞移植入受体后，可通过释放生长因子（如肝细胞生长因子、表皮生长因子、神经生长因子）和抗凋亡因子（如间质来源因子 -1、血管内皮细胞生长因子）等刺激内源性肝细胞的再生。急性大鼠肝损伤时，MSC 的培养上清能使肝细胞的凋亡数降低 90%，从而降低了大鼠的死亡率。此外，干细胞可以在一定程度上调节肝损伤时紊乱的微环境。体外研究发现，干细胞培养上清能显著抑制多种促炎因子的分泌，减少中性粒细胞和活化型巨噬细胞的浸润。Con-A 诱导的肝炎小鼠经脂肪来源 MSC 治疗后，肝脏中增多的 $CD11b^+$、$Gr\text{-}1^+$ 和 $F4/80^+$ 等免疫细胞数有所下降。干细胞通过改善患者的肝脏免疫微环境发挥作用的理论在临床研究中也得到了部分证实：与健康对照组相比，乙肝相关性终末期肝病患者血清中的 IL-17 水平显著升高，而经自体干细胞移植后，患者的 IL-17 水平显著下降。肝纤维化发生与修复过程中均伴随着 Th17/Treg 比例的变化，并且与疾病严重程度相关。20 例乙肝相关性肝硬化患者接受自体骨髓间充质干细胞移植后，Treg 细胞数增加，Th17 细胞数下降，Th17/Treg 比例下降。MSC 对非酒精性脂肪型肝炎的保护作用也是通过阻止了炎症反应的发生而实现。干细胞对肝脏微环境的调节，可以协助机体完成肝脏的病理修复。因此，在充分挖掘干细胞替代功能的同时，针对其对肝脏微环境的调节能力展开深入研究与探索，有助于肝病患者包括肝衰竭患者从干细胞治疗中双重获益。

三、干细胞用于肝衰竭治疗的临床应用现状

（一）干细胞的获取

目前用于肝衰竭治疗的干细胞主要来源于骨髓、外周血和脐带 / 脐血。骨髓干细胞的获取通常选取患者双侧髂后上棘作为采髓点，于局麻下抽取患者的骨髓血，并从中分离纯化骨髓单个核细胞。外周血干细胞的获取过程为：使用粒细胞集落刺激因子按照 5~10μg/kg 体重的剂量对患者进行 3~5 天的骨髓动员，将骨髓中的干细胞动员到外周血循环中，再通过单个核细胞分离机从外周血中富集、分离富含造血干细胞的单个核细胞（数量通常大于 10^9）。脐血 / 脐带干细胞的获取主要采用健康足月胎儿的脐带，在取得知情同意后，采用机械加酶学消化的方法将脐带分离成单个细胞，或直接收集脐带血，分选单个核细胞。由于来自骨髓、外周血和脐带 / 脐血的干细胞为混合细胞群，可在此基础上进行亚类的分选。如借助造血干细胞标志物 CD34 或 CD133 抗体和免疫磁珠从中分选 HSC，或借助流式细胞仪分选 CD34 或 CD133 阳性的 HSC，之后在体外对 HSC

进行适当的扩增。采用贴壁方法分选 MSC 并扩增，随后使用流式细胞仪鉴定 MSC 的表型和数量。干细胞获取可源自自体，也可源自异体。自体干细胞移植由于不存在异基因免疫排斥和胚胎干细胞的伦理道德问题而应用前景广阔。但对于部分患者，由于其自身遗传背景存在某些缺陷，自体干细胞移植治疗效果欠佳，异基因的干细胞移植可适用于此类患者。

（二）干细胞移植途径

当获得足够数量的干细胞后，通过介入方法，将干细胞注射入患者的肝动脉或门静脉。干细胞移植多经肝动脉途径实施，异基因脐血干细胞和脐带 MSC 也可经外周静脉移植。有少数研究者采用超声引导下经皮门静脉穿刺的方式，经门静脉途径移植干细胞。但考虑到多数肝衰竭患者存在不同程度的门静脉高压和凝血机制障碍，门静脉穿刺存在较高的出血风险。因此，一般不推荐经门静脉途径进行干细胞移植。

（三）患者的选择及介入时机

由于干细胞移植用于肝衰竭患者的治疗尚处探索阶段，其确切的适应证及介入时机尚缺乏临床研究数据的支持。已经报道的临床研究通常依据如下标准筛选患者：各种病因导致的慢性或慢加急性肝衰竭患者，并自愿签署知情同意书。有如下情况者不能进行治疗：合并肝脏或其他脏器的肿瘤；并发静脉曲张破裂出血、自发性细菌性腹膜炎、肝性脑病、肝肾综合征以及急性感染期；有门静脉血栓或严重的心、肺、肾、血液、内分泌系统疾病；怀孕或哺乳期妇女。

（四）临床研究现状及疗效

骨髓来源干细胞用于肝脏疾病治疗的临床研究最早发表于 2005 年，该研究选取 3 名因右叶肝癌拟择期行右叶切除的患者，于术前进行骨髓干细胞分选。将分选的 $CD133^+$ 骨髓干细胞体外扩增后通过门静脉注入到肝左叶，回输 3 周后通过影像学评估肝脏体积，结果显示，移植组肝脏增长速率是未移植组的 2.5 倍。此后，相继有自体 / 异体骨髓 / 外周血干细胞应用于肝硬化失代偿期患者的个案或病例对照研究报道。多数研究认为，成体干细胞移植能显著改善终末期肝病患者肝功能。随着对成体干细胞作用机制认识的深入和其在慢性肝病临床应用研究中展示出的有效性和安全性，学者们开始尝试将干细胞移植用于肝衰竭患者的治疗。一项纳入了 158 例乙肝相关性肝衰竭患者（53 例行自体骨髓 MSC 移植，105 例为对照）进行 MSC 治疗的临床研究结果显示，MSC 移植患者的血清白蛋白、总胆红素、凝血酶原时间和 MELD 评分等指标在移植后 2~3 周显著改善。纳入 7 项研究共计 534 例骨髓干细胞移植治疗肝衰竭的 meta 分析结果显示：干细胞移植后，患者的血清白蛋白增高，凝血酶原时间改善，总胆红素显著下降，MELD 评分下降，这些指标的改善可至少维持 24 周。笔者所在课题组回顾分析了本中心 2006—2016 年间接受自体外周血干细胞移植的终末期肝病患者（282 例接受自体干细胞回输治疗，286 例接受常规内科治疗）的长期疗效和安全性，结果显示，自体外周血干细胞移植能显著改善终末期肝病患者的 5 年生存率（由常规内科治疗组的 52.1% 提高到干细胞治疗组的 71.2%），且不增加肝癌发生风险。目前，干细胞移植用于肝衰竭治疗尚处于探索阶段，已经发表的为数不多的临床研究结果显示，干细胞主要通过增加肝脏的合成功能、改善患者的症状等发挥作用。但其确切的临床效果尚需要多中心的大样本的随机对照研究。

（韩　英　崔丽娜）

第四节　肝衰竭的激素等传统治疗的再评价

【摘要】

肝衰竭是临床常见的严重肝病症候群，病死率极高，且花费大、耗时长、救治困难。目前内科治疗尚缺乏特效药物和手段，强调早期诊断、早期治疗，采用相应的病因治疗和综合治疗措施，并积极防治并发症。糖皮质激素是由肾上腺皮质束状带分泌的一类甾体激素，具有抑制免疫及炎症反应的功能，被广泛应用于多种疾病。T 淋巴细胞应答在肝脏疾病的发病机制中占重要地位，因此，激素在肝衰竭发病及治疗中的角色长期备受关注。长期的临床研究或可为临床工作中更好地把握激素在肝衰竭中的适应证、应用时机、恰当剂量等提供参考依据。

【学习要点】

1. 激素治疗乙肝相关肝衰竭的研究进展。
2. 激素治疗酒精性肝衰竭的反应评估标准。
3. 激素治疗 AIH 肝衰竭的疗效及评价。
4. 激素治疗肝衰竭的常见不良反应。

【思考题】

1. 激素治疗肝衰竭的应用时机、合适剂量还需要哪些研究?
2. 如何评估激素治疗肝衰竭的疗效?
3. 激素治疗乙肝相关肝衰竭的注意事项有哪些?

一、肝衰竭的治疗方法

肝衰竭是多种因素引起的严重肝损害,导致合成、解毒、代谢和生物转化功能严重障碍或失代偿,出现黄疸、凝血功能障碍、肝性脑病(hepatic encephalopathy, HE)、肝肾综合征(hepatorenal syndrome, HRS)、腹水等为主要表现的一组临床症候群。肝衰竭死亡率极高,目前内科治疗尚缺乏特效药物和手段,强调早期诊断、早期治疗,采用相应的病因治疗和综合治疗措施,并积极防治并发症(图 14-4-1)。

二、肝衰竭的激素治疗

肝衰竭时肝脏病理中可以看到肝细胞大量坏死、炎症细胞大量浸润,存在过强免疫及炎症反应。自 20 世纪 80 年代,激素被应用于治疗存在过强免疫及炎症反应的非病毒性肝衰竭,如自身免疫性肝炎(autoimmune hepatitis, AIH)、重症酒精性肝炎等,推荐剂量为甲泼尼龙,1.0~1.5mg/(kg·d),可给部分患者分带来获益。而对于其他病因所致的肝衰竭前期或早期,若病情发展迅速且无严重感染、出血等并发症,可酌情短期使用。

1. 激素

(1)激素的作用:激素是由肾上腺皮质束状带分泌的一类甾体激素,具有调节糖、脂、蛋白质合成与代谢,抑制免疫应答,抗炎、抗应激等作用。生理状态下,机体所分泌的激素主要影响正常的物质代谢过程,分泌缺乏时,将引起机体代谢失调甚至死亡。应激状态下,激素的“允许作用(permissive action)”(即糖皮质激素本身数量很少,不足以引起任何明显生理效应,却能使其他激素的生理效应明显增强或降低)使机体更好地适应内外环境的剧烈变化。超剂量(药物剂量)时激素除了影响物质代谢外,还具有抗炎、抑制免疫反应、抗过敏和抗休克等多种作用。

(2)激素的不良反应:激素常见的不良反应包括:导致肝炎病毒复制暴发;诱发消化性溃疡,引起消化道出血与穿孔;继发性感染;提高中枢神经系统兴奋性,导致欣快、激动、失眠等精神症状;导致骨质疏松;血糖升高;血压升高等风险。

2. 激素在肝衰竭中的临床研究

(1)激素治疗乙肝相关肝衰竭

1)传统治疗:早在 70 年代美国和欧洲多数研究表明激素并不能提高患者生存率,因此,激素用于肝衰竭的治疗一直备受争议。由于 70 年代还没有抑制乙肝病毒复制的核苷(酸)类似物

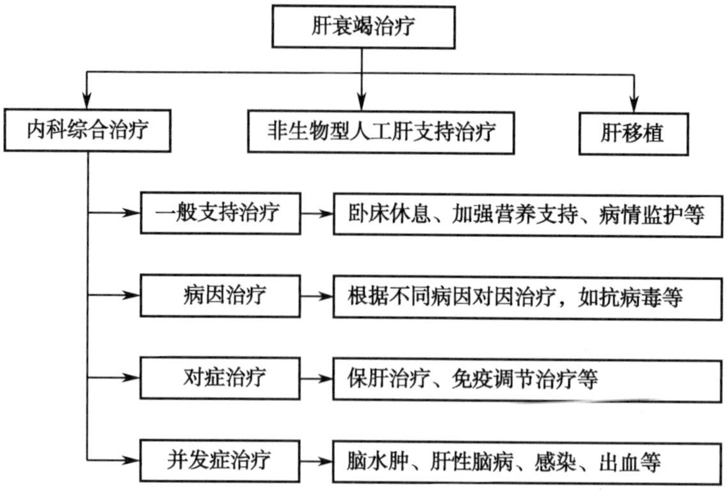

图 14-4-1 肝衰竭的治疗方法

（nucleotide analogue，NAs）出现，因此，当时乙型病毒性肝炎（hepatitis B virus，HBV）引起的肝衰竭患者给予激素治疗时均未能进行抗病毒治疗。

2）联合 NAs 治疗：我国绝大多数肝衰竭是在慢性 HBV 感染基础上发生的慢加急性肝衰竭（acute-on-chronic liver failure，ACLF），死亡率高达 70% 以上。激素通过抑制 T 细胞和 B 细胞功能，诱导炎性细胞凋亡，减少炎性细胞因子产生，抑制肝细胞凋亡，使早期肝衰竭患者病程缩短，减少相关并发症。2018 年我国关于肝衰竭诊疗指南明确指出：病因对肝衰竭指导治疗及判断预后具有重要价值，对于 HBV DNA 阳性的肝衰竭患者，不论其检测出的 HBV DNA 载量高低，建议立即使用 NAs 抗病毒治疗，在肝衰竭前、早、中期开始抗病毒治疗，疗效相对较好，尽早快速降低 HBV DNA 载量是治疗的关键。多数学者认为，激素为乙肝发作的独立风险因素。因此，建议对于慢性 HBV 感染者，应用激素治疗期间，均应考虑预防性抗病毒治疗，且激素用量不应超过 40mg/d。

3）激素相关不良反应：激素是否会导致肝炎病毒复制暴发、感染等风险呢？多项临床研究表明，激素联合 NAs 治疗 HBV 诱发的急性肝衰竭并没有明显升高继发感染率及出血率，可明显提高早期肝衰竭患者的生存率。目前我国学者认为小剂量地塞米松（5mg）可以提高治疗有效率，包括消化道症状改善、总胆红素水平降低、凝血酶原时间缩短、转氨酶水平降低等，同时可明显提高短期生存率。日本调查研究显示，在 1998—2010 年间超过 70% 的肝衰竭患者在疾病早期（疾病发作≤14 天）使用激素可抑制肝脏炎症反应，且可预防患者发展为肝昏迷。因此，肝衰竭早期使用激素治疗可使患者获益。

（2）激素治疗急性重症酒精性肝衰竭

1）疗效评估：目前我国指南推荐：对于急性酒精性肝衰竭，可考虑激素治疗［甲泼尼龙，1.0~1.5mg/（kg·d）］，治疗中需密切监测，及时评估疗效与并发症。激素通过抑制多核炎性细胞在肝内浸润、减少肝内炎性细胞因子的产生，从而减轻肝内炎症反应，改善肝内微循环，修复酒精所致的肝损伤。激素治疗酒精引起的慢加急性肝衰竭，肝衰竭分级（Lille 评分模型）越重，激素治疗反应越差，无肝衰竭患者激素治疗应答率约 77%，一级肝衰竭治疗应答率约 52%，二级肝衰竭治疗应答率约 42%，而三级肝衰竭治疗应答率仅 8%。故目前多采用 Lille 评分评估重症酒精肝炎 / 肝衰竭患者激素治疗应答和预测 6 个月死亡率，若激素治疗 7 天后 Lille 评分 >0.45，表明患者对激素治疗应答差，6 个月死亡率高达 75%，建议停用激素。

2）合并感染：酒精相关重症肝炎、肝衰竭患者感染率较高，随着病情进展，感染率逐渐升高，且激素治疗反应越来越差，但合并感染并非激素治疗的绝对禁忌。有研究认为，对于 Maddrey 评分≥32 的重症酒精性肝衰竭患者激素治疗进行评估，激素治疗前感染与未感染 60 天生存率无明显差异，对激素治疗无应答的患者，无论感染与否其 60 天生存率均较低。而对于激素治疗应答好的肝衰竭患者，可显著改善患者生存率。

（3）激素治疗急性重症自身免疫性肝炎或肝衰竭：自身免疫性肝炎（AIH）临床表现多样，可表现为急性 AIH、急性重症 AIH、急性肝衰竭型 AIH、慢加急性肝衰竭型 AIH、慢性 AIH 及肝硬化型 AIH。急性重症 AIH 是指在没有肝硬化疾病基础上出现急性黄疸型表现（≤26 周），且国际凝血酶原时间（INR）≥1.5。约 60% 的急性重症 AIH 最终发展为急性肝衰竭型 AIH。对于重症或肝衰竭型 AIH 治疗仍为激素，但关于激素治疗的剂量、疗程、有效性尚需要探讨。有研究显示激素治疗有应答可明显降低患者肝移植率及死亡率，肝性脑病为激素治疗无应答的预测因素。

急性重症 AIH 一旦发生肝衰竭，激素治疗反应差，且有增加感染风险，尤其发生肝性脑病的患者。目前急性重症或肝衰竭型 AIH 激素治疗反应评估指标：MELD≤28；肝性脑病分级较低；激素治疗 4 天内胆红素和 INR 改善明显，提示激素治疗反应较好。目前肝移植为激素治疗无反应或肝衰竭患者的最佳选择。

（4）激素治疗药物性肝衰竭：因药物肝毒性所致急性肝衰竭，停用所有可疑药物是关键。药物性肝损害的肝脏病理表现主要为免疫诱导的肝损害，而激素有抑制免疫反应和炎症的作用。但激素用于治疗药物性肝衰竭仍有争议，目前指南尚未推荐激素治疗药物性肝衰竭，且缺乏大样本临床研究。

三、激素治疗肝衰竭所面临的挑战

目前激素在各种病因所致的肝衰竭中的应用尚存在不同意见，我国指南建议在肝衰竭前期或早期，若病情发展迅速且无严重感染、出血等并发症，可酌情短期使用激素。

肝衰竭患者病情变化复杂，激素在肝脏疾病发病及治疗中的角色长期以来备受关注和争议，尚需要大样本、多中心的基础及临床研究进一步确定激素治疗肝衰竭的适应证、应用时机、恰当剂量；长期、大剂量激素应用可能给患者带来严重不良反应，但因其强大的抗炎及免疫抑制作用，不能否认激素给免疫紊乱患者带来的获益；针对激素在肝病中的应用，个体化用药为关键，在综合治疗的基础上可酌情采用最低有效剂量，同时注意激素不良反应，严格评估激素治疗的有效率。

（韩 英　郑林华）

参 考 文 献

[1] 中华医学会感染病学分会肝衰竭与人工肝学组，中华医学会肝病学分会重型肝病与人工肝学组．肝衰竭诊治指南（2012年版）．中华临床感染病杂志，2012，5（6）：321-327.

[2] Sarin SK, Kedarisetty CK, Abbas Z, et al. Acute-on-chronic liver failure: consensus recommendations of the Asian Pacific Association for the Study of the Liver (APASL) 2014. Hepatol Int, 2014, 8(4): 453-471.

[3] European Association for the Study of the Liver. EASL clinical practical guidelines on the management of acute (fulminant) liver failure. J Hepatol, 2017, 66(5): 1047-1081.

[4] Flamm SL, Yang YX, Singh S, et al. American gastroenterological association institute guidelines for the diagnosis and management of acute liver failure. Gastroenterology, 2017, 152(3): 644-647.

[5] 肝衰竭诊治指南（2018年版）．临床肝胆病杂志，2019，35（01）：38-44.

[6] 叶一农，高志良．乙型肝炎肝衰竭发生机制中的三重打击．中华肝脏病杂志，2009，22（5）：638-640.

[7] Wu T, Li J, Shao L, et al. Development of diagnostic criteria and a prognostic score for hepatitis B virus-related acute-on-chronic liver failure. Gut, 2018, 67(12): 2181-2191.

[8] Jalan R, Yurdaydin C, Bajaj JS, et al. Toward an improved definition of acute-on-chronic liver failure. Gastroenterology, 2014, 147(1): 4-10.

[9] Zhang Q, Li Y, Han T, et al. Comparison of current diagnostic criteria for acute-on-chronic liver failure. PLoS One, 2015, 10(3): e0122158.

[10] European Association for the Study of the Liver. EASL Clinical Practice Guidelines on nutrition in chronic liver disease. J Hepatol, 2018, pii: S0168-8278(18): 32177-32179.

[11] Chen Y, Yang F, Lu H, et al. Characterization of fecal microbial communities in patients with liver cirrhosis. Hepatology, 2011, 54(2): 562-572.

[12] Tilg H, Cani PD, Mayer EA. Gut microbiome and liver diseases. Gut, 2016, 65(12): 2035-2044.

[13] Petrof EO, Khoruts A. From stool transplants to next-generation microbiota therapeutics. Gastroenterology, 2014, 146(6): 1573-1582.

[14] Rockey DC, Seeff LB, Rochon J, et al. Causality assessment in drug-induced liver injury using a structured expert opinion process: comparison to the Roussel-Uclaf causality assessment method. Hepatology, 2010, 51(6): 2117-2126.

[15] Jindal A, Kumar M, Sarin SK. Management of acute hepatitis B and reactivation of hepatitis B. Liver Int, 2013, 33 Suppl 1: 164-175.

[16] Sun LJ, Yu JW, Zhao YH, et al. Influential factors of prognosis in lamivudine treatment for patients with acute-on-chronic hepatitis B liver failure. J Gastroenterol Hepatol, 2010, 25(3): 583-590.

[17] European Association for the Study of the Liver. EASL recommendations on treatment of hepatitis C 2018. J Hepatol, 2018, 69(2): 461-511.

[18] Lee WM, Hynan LS, Rossaro L, et al. Intravenous N-acetylcysteine improves transplant-free survival in early stage non-acetaminophen acute liver failure. Gastroenterology, 2009, 137(3): 856-864.

[19] 中华医学会肝病学分会．肝硬化肝性脑病诊疗指南．中华内科杂志，2018，57（10）：705-718.

[20] Vilstrup H, Amodio P, Bajaj J, et al. Hepatic encephalopathy in chronic liver disease: 2014 Practice Guideline by the American Association for the Study of Liver Diseases and the European Association for the Study of the Liver. Hepatology, 2014, 60(2): 715-735.

[21] Gluud LL, Vilstrup H, Morgan MY. Nonabsorbable disaccharides for hepatic encephalopathy: A systematic review and meta-analysis. Hepatology, 2016, 64(3): 908-922.

[22] Gluud LL, Vilstrup H, Morgan MY. Non-absorbable disaccharides versus placebo/no intervention and lactulose versus lactitol for the prevention and treatment of hepatic encephalopathy in people with cirrhosis. Cochrane Database Syst Rev, 2016(5): p. CD003044.

[23] Bai M, Yang Z, Qi X, et al. L-ornithine-L-aspartate for hepatic encephalopathy in patients with cirrhosis: a meta-analysis of randomized controlled trials. J Gastroenterol Hepatol, 2013, 28(5): 783-792.

[24] Gluud LL, Dam G, Les I, et al. Branched-chain amino acids for people with hepatic encephalopathy. Cochrane Database Syst Rev, 2017, 5: CD001939.

[25] Hanish SI, Stein DM, Scalea JR, et al. Molecular adsorbent recirculating system effectively replaces hepatic function in severe acute liver failure. Ann Surg, 2017, 266(4): 677-684.

[26] Saliba F, Camus C, Durand F, et al. Albumin dialysis with a noncell artificial liver support device in patients with acute liver failure: a randomized, controlled trial. Ann Intern Med, 2013, 159(8): 522-531.

[27] Rule JA, Hynan LS, Attar N, et al. Procalcitonin identifies cell injury, not bacterial infection, in acute liver failure. PLoS One, 2015, 10(9): e0138566.

[28] Karvellas CJ, Cavazos J, Battenhouse H, et al. Effects of antimicrobial prophylaxis and blood stream infections in patients with acute liver failure: a retrospective cohort study. Clin Gastroenterol Hepatol, 2014, 12(11): 1942-1949.

[29] Farmakiotis D, Kontoyiannis DP. Emerging issues with diagnosis and management of fungal infections in solid organ transplant recipients. Am J Transplant, 2015, 15(5): 1141-1147.

[30] Uojima H, Kinbara T, Hidaka H, et al. Close correlation between urinary sodium excretion and response to tolvaptan in liver cirrhosis patients with ascites. Hepatol Res, 2017, 47(3): E14-E21.

[31] Yan L, Xie F, Lu J, et al. The treatment of vasopressin V2-receptor antagonists in cirrhosis patients with ascites: a meta-analysis of randomized controlled trials. BMC Gastroenterol, 2015, 15: 65.

[32] European Association for the Study of the Liver. EASL Clinical Practice Guidelines for the management of patients with decompensated cirrhosis. J Hepatol, 2018, 69(2): 406-460.

[33] Mindikoglu AL, Pappas SC. New developments in hepatorenal syndrome. Clin Gastroenterol Hepatol, 2018, 16(2): 162-177.

[34] Lin LL, Du SM, Fu Y, et al. Combination therapy versus pharmacotherapy, endoscopic variceal ligation, or the transjugular intrahepatic portosystemic shunt alone in the secondary prevention of esophageal variceal bleeding: a meta-analysis of randomized controlled trials. Oncotarget, 2017, 8(34): 57399-57408.

[35] 中华医学会感染病学分会肝衰竭与人工肝学组．非生物型人工肝治疗肝衰竭指南(2016年版)．中华临床感染病杂志，2016，9(2)：97-103.

[36] Chen JJ, Huang JR, Yang Q, et al. Plasma exchange-centered artificial liver support system in hepatitis B virus-related acute-on-chronic liver failure: a nationwide prospective multicenter study in China. Hepatobiliary Pancreat Dis Int, 2016, 15(3): 275-281.

[37] Steadman RH, Van Rensburg A, Kramer DJ. Transplantation for acute liver failure: perioperative management. Curr Opin Organ Transplant, 2010, 15(3): 368-373.

[38] Ling Q, Xu X, Wei Q, et al. Downgrading MELD improves the outcomes after liver transplantation in patients with acute-on-chronic hepatitis B liver failure. PLoS One, 2012, 7(1): e30322.

[39] Mochida S. Indication criteria for liver transplantation for acute liver failure in Japan. Hepatol Res, 2008, 38 Suppl 1: S52-55.

[40] Arroyo V, Moreau R, Kamath PS, et al. Acute-on-chronic liver failure in cirrhosis. Nat Rev Dis Primers, 2016, 2: 16041.

[41] Linecker M, Krones T, Berg T, et al. Potentially inappropriate liver transplantation in the era of the "sickest first" policy-A search for the upper limits. J Hepatol, 2017, S0168-8278(17): 32430-32433.

[42] Petersen B E, Bowen W C, Patrene K D, et al. Bone marrow as a potential source of hepatic oval cells. Science, 1999, 284(5417): 1168-1170.

[43] Yan L, Han Y, Wang J, et al. Peripheral blood monocytes from patients with HBV related decompensated liver cirrhosis can differentiate into functional hepatocytes. Am J Hematol, 2007, 82(11): 949-954.

[44] Guo C, Guo G, Zhou X, et al, Long-term Outcomes of Autologous Peripheral Blood Stem Cell Transplantation in Patients With Cirrhosis. Clinical Gastroenterology and Hepatology, 2019, 17(6): 1175-1182.

[45] am Esch JS, Knoefel WT, Klein M, et al. Portal application of autologous CD133+ bone marrow cells to the liver: a novel concept to support hepatic regeneration. Stem Cells, 2005. 23(4): 463-470.

[46] Peng L, Xie DY, Lin BL, et al, Autologous bone marrow

mesenchymal stem cell transplantation in liver failure patients caused by hepatitis B: short-term and long-term outcomes. Hepatology, 2011, 54(3): 820-828.

[47] Wang K, Chen X, Ren J, Autologous bone marrow stem cell transplantation in patients with liver failure: a meta-analytic review. Stem Cells Dev, 2015, 24(2): 147-159.

[48] Gregory PB, Knauer CM, Kempson RL, et al. Steroid therapy in severe viral hepatitis. A double-blind, randomized trial of methylprednisolone versus placebo. N Engl J Med, 1976, 294: 681-687.

[49] Wong GL, Yuen BW, Chan HL, et al. Impace of dose and duration of corticosteroid on the risk of hepatitis flare in patients with chronic hepatitis B. Liver Int, 2019, 39(2): 271-279.

[50] Huang C, Yu KK, Zheng JM, et al. Steroid treatment in patients with acute-on-chronic liver failure precipitated by hepatitis B: A 10-year cohort study in a university hospital in East China. J Dig Dis, 2019, 20(1): 38-44.

[51] Kakisaka K, Kataoka K, Suzuki Y, et al. Approprite timing to start and optimal response evaluation of high-dose corticosteroid therapy for patients with acute liver failure. J Gastroenterol, 2017, 52(8): 977-985.

[52] Forrest EH, Atkinson SR, Richardson P, et al. Prevalent acute-on-chronic liver failure and response to corticosteroids in alcoholic hepatitis. J Hepatol, 2018, 69(5): 1200-1201.

[53] Karkhanis J, Verna EC, Chang MS, et al. Steroid use in acute liver failure. Hepatology, 2014, 59(2): 612-621.

[54] Zhao B, Zhang HY, Xie GJ, et al. Evalution of the efficacy of steroid therapy on acute liver failure. Exp Ther Med, 2016, 12(5): 3121-3129.

[55] Gustot T, Jalan R. Acute-on-chronic liver failure in patients with alcohol-related liver disease. J Hepatol, 2019, 70(2): 319-327.

[56] De Maritin E, Coilly A, Houssel-Debry P, et al. Treatment and prognosis of acute severe autoimmune hepatitis. J Hepatol, 2017, 66(suppl): S4.

第十五章　病毒性肝炎的历史和治疗药物的选择

【摘要】

人类与病毒性肝炎的斗争经历了漫长而曲折的历程。目前病毒性肝炎仍是我国最主要的传染病，分甲型、乙型、丙型、丁型和戊型肝炎5种。甲型和戊型肝炎一般呈自限性，严重患者可给予护肝、降黄和对症支持治疗，严重戊肝还可给予利巴韦林治疗。慢性乙肝以抗病毒为主，现在抗HBV药物有核苷类药物和普通干扰素、聚乙二醇干扰素，后者副作用较多，疗程一般1年；核苷类似物主要有恩替卡韦、富马酸替诺福韦酯、富马酸丙酚替诺福韦，它们副作用相对较轻，具有高耐药基因屏障，为一线治疗药物，但需要长期使用。慢性丙肝治疗近年进展迅速，直接抗病毒药种类繁多，疗程2~6个月，治愈率一般在95%以上，甚至可达100%。但应注意预存耐药和与其他药物的相互作用，治疗优先考虑无干扰素的泛基因型治疗方案。急性丙肝也建议抗病毒治疗，但疗程较短。在器官移植和其他严重免疫抑制患者，戊型肝炎病毒也会演变成慢性感染，慢性戊肝可予利巴韦林治疗。

【学习要点】

1. 慢性乙肝病原治疗的适应证和治疗中患者的管理。

2. 丙型肝炎的治疗药物选择。

【思考题】

1. 慢性HBV感染同时存在其他可以引起肝功能异常原因时如何确定抗病毒适应证？

2. 难治性丙肝和对治疗应答不佳丙肝患者如何处理？

3. 目前治疗乙肝病毒感染的药物干扰素和核苷类似物为什么都难以根治乙肝？

第一节　病毒性肝炎的研究历史

病毒性肝炎是一种古老的疾病，早在2000多年前的《黄帝内经》中，就有"湿热相交，民病疸"的描述。在中医学上，病毒性肝炎归属于"黄疸""肋痛""郁证""癥积""虚劳"等范畴。同样，在西方病毒性肝炎有关的记载可追溯到公元前，曾有许多名称，如卡他性黄疸、流行性黄疸、传染性黄疸。直到1939年，针穿肝脏活检技术问世，人们经过肝脏病理学的研究，证明了黄疸是由肝细胞的炎症和坏死造成，才提出肝炎这一概念。后来很快认识到肝炎是可以传染的，但最初人们对其传播途径并不了解，很多医生甚至错误地认为肝炎是通过呼吸道飞沫传播的。1942年，Voegt医生用患者的十二指肠液经口感染人，证实了肝炎的消化道传播途径。大致同时，英国医生MacCallum发现给士兵接种含有人血清的黄热病疫苗后一些士兵发生肝炎，这使他考虑到肝炎可能还存在血液传播途径。随后数年MacCallum医生和他的同事们对一批志愿者进行了一系列的观察研究。结果证实了肝炎存在消化道和血液两种传播途径。耶鲁大学的研究者们也证实了肝炎的这两种传播途径，并把它们分别称为"传染性肝炎"和"血清性黄疸"。

一、病毒性肝炎病原的探索过程

1947年，MacCallum提出将经消化道传播引起的肝炎称为"甲型肝炎"，因输血传播引起的肝炎称为"乙型肝炎"。但限于当时的研究水平，对两种肝炎的病原学研究却很长时间未取得进展，只是发现它们的病原体能通过非常小的微孔，因此怀疑这些罪魁祸首是病毒，但没能将这些病毒分离培养出来以供研究。

1963年美国生化学家Blumberg等的意外发现打破了这一困局。他们在研究血清蛋白的遗传多态性时，在数以千计的标本中偶然发现一位经常接受输血的纽约血友病患者血清能与一位澳大利亚的土著人血清发生沉淀反应，他将引起这种沉淀反应的神秘物质称为“澳大利亚抗原”，简称澳抗（Au）。后来因在许多白血病患者体内筛查出该抗原，曾被误认为是一种白血病的标志物。1966年Blumberg发现一位以前Au检测阴性的唐氏综合征患者突然测试出阳性结果，而该患者很快发展成肝炎，从而怀疑Au是肝炎的标志物。1967年Krugman等也观察到澳抗多见于血清性肝炎患者的血清，将澳抗称为“肝炎协同抗原（HAA）”。这是人类从血液中发现的首个肝炎病毒的抗原成分，即现在的乙肝表面抗原（HBsAg）。这一突破使以后的乙肝研究势如破竹，病毒的其他构成成分很快被发现。1970年观察到42nm完整的乙肝病毒颗粒（Dane颗粒），1971年病毒被分离，并展现了病毒的表面和核心；1972年，认识到乙型肝炎e抗原（HBeAg）是病毒核心的一部分，与病毒的感染性有关。

对甲型肝炎病原的研究也历经艰辛。早在1908年，McDonald医生就认识到甲型肝炎是由病毒引起。但以后半个多世纪的努力都未能找到病毒。直到乙肝病毒（HBV）发现以后，许多研究者们又将研究目标转向甲型肝炎。1973年，Feinstone博士及其同事用电子显微镜在患者的粪便中发现了甲肝病毒（HAV）颗粒，并从感染狨猴的肝组织中分离纯化出HAV。

甲型和乙型肝炎病毒确认后，人们很快发现即使经过严格的血液筛查，仍有许多输血患者染上了输血后肝炎。于是科学家怀疑还有其他种类的肝炎病毒经血液传播，并把这种肝炎称为非甲非乙型肝炎（NANBH）。但科学家先后使用了各种研究病毒的传统技术，如电子显微镜、人工培养、免疫学方法和放射标记技术等寻找新的病原，却依旧一无所获。为取得突破，美国曾开展多项大规模的集体研究，对几千万个克隆进行筛选，但均告失败。为降低筛选的复杂性，Chiorn公司利用最新的筛选重组cDNA表达文库技术，从慢性感染的黑猩猩血浆中提取核酸并构建cDNA文库，用NANBH患者血清进行免疫筛选。虽然其间仍有反复，但是终于在1989年获得了第1个NANB肝炎特异性的cDNA克隆——5-1-1克隆。瓶颈的突破使输血相关NANBH研究进展迅速，在当年的东京国际肝病大会上被正式命名为丙型肝炎病毒（HCV）。HCV的发现是现代分子生物学技术应用成功的典范，也开创了寻找病毒的一种全新途径。在认识到存在经血液传播的NANBH后不久，人们发现还存在一种肠道传播的NANBH（ET-NANBH）。在发现HCV不久，关于ET-NANBH的病原研究也传来喜讯，美国Reyes博士从猕猴的胆汁中成功克隆了ET-NANBH病原的RNA序列，被命名为戊肝病毒（HEV）。

1977年，意大利胃肠病学专家Rizzetto及其同事在研究乙肝时，发现患者的肝细胞核中有一种新的抗原，这种抗原的分布类似HBV的核心抗原，但又很少与HBcAg同时存在。当时人们已经知道了HBV存在HBsAg、eAg和cAg 3种抗原，Rizzetto以为自己发现了HBV的第四种抗原，就按希腊字母顺序命名为δ抗原，这种抗原的抗体被称为δ抗体。后来发现，这种δ抗原并非HBV的组成部分，而是来源于一种有缺陷的RNA病毒。它没有外壳，因而必须借助HBV才能复制及生存，常与HBV先后重叠感染或同时混合感染，并可使原有的乙型肝炎加重。因此，在1984年Rizzetto提议将δ抗原称为丁肝病毒（HDV）。

在5种肝炎病毒均能诊断后，人们发现仍有少数肝病患者的病因无法确定。因此认为可能还存在新的肝炎病毒有待发现。1994年Deka等用不明原因肝炎患者的粪便提取物感染恒河猴，使恒河猴发生了肝炎。在患者的粪便、肝脏中以及感染动物的粪便中均检出病毒颗粒，将其命名为已型肝炎病毒（HFV）。但到目前为止病毒尚未分离成功，因此至今尚未被确认。1995年美国两个不同的研究机构分别宣称发现庚型肝炎病毒（HGV）和GBV-C，随后研究证实两者属于同一种病毒。1997年日本学者在1例输血后肝炎患者中分离出新的DNA病毒基因组，遂命名为经血传播病毒（TTV），进一步深入研究发现TTV种群中存在较大的差异，于是提出TTV家族概念。1999年意大利学者分离出SEN病毒，核酸序列研究发现SEN病毒与TTV家族病毒存在较高的同源性，现亦将其归于TTV家族。多年的研究均未证实上述病毒的肝脏致病性，现主流观点否定它们为嗜肝病毒，所以是否存在第六种肝炎病毒现在没有定论。

二、病毒性肝炎治疗的发展史

在病毒性肝炎的病原发现之前，对肝病的治疗主要是对症治疗。从祖国医学发展而来的一系列的保肝、降酶、抗炎、抗纤维化药物，在肝炎的治疗中也发挥过重要作用。在HBV和HCV发现后，我国曾将很多中药和西药试用于慢性HBV感染者的治疗，但这些药物的抗病毒作用难以肯定。20世纪80年代中叶，普通干扰素（interferon，IFN）作为一种免疫调节和抗病毒药物引入到慢性乙型肝炎（chronic hepatitis B，CHB）的治疗中，发挥了历史性的作用。其后，为了解决IFN在血液中半衰期太短、疗效有限的缺点，对IFN进行聚乙二醇化修饰，形成聚乙二醇化干扰素（peginterferon，PegIFN）。PegIFN每周只需注射一次，且有更好的疗效。

为解决IFN治疗方法单一、副作用多见和疗效有限的问题，科学家试图通过直接抑制HBV DNA的复制来治疗乙肝。1995年Dienstag等发现抗HIV药物拉米夫定（lamivudine，LAM）能够抑制HBV DNA复制。经过在乙型肝炎人群中的临床试验，1998年，美国FDA批准LAM用于CHB治疗，成为第一个针对HBV聚合酶/逆转录酶的核苷类似物（nucleotide analogue，NA），CHB的抗病毒治疗掀开了新的一页。不久LAM获批进入中国市场。此后，多种针对HBV聚合酶位点的药物相继问世，2002年阿德福韦酯（adefovir dipivoxil，ADV）、2005年恩替卡韦（entecavir，ETV）、2006年替比夫定（telbivudine，LdT）在美国获批，并很快进入中国市场。2008年富马酸替诺福韦酯被批准在美国上市，但在中国获批治疗慢性乙肝则相对较晚。有些国家和地区还批准了克立夫定和恩曲他滨（emtricitabine，ETC）等口服NAs抗病毒药物，从而在临床上开始了口服抗病毒治疗的新时代。

鉴于IFN-α为广谱抗病毒药物，丙型肝炎的病原治疗也是从IFN-α开始的。1992年FDA批准普通IFN-α用于丙肝的治疗，但最初的持续病毒应答率（sustained viral response，SVR），即停药后24周用高敏方法HCV RNA检测率依旧不足10%，后来虽然对剂量和疗程进行了优化，但SVR仍低于20%。当正式确定HCV为黄病毒属病毒后，科学家很快想到对某些黄病毒感染有效的药物利巴韦林（ribavirin，RBV）可能对抗HCV也有效果，临床实践证实RBV单独使用并无抗HCV作用，但与IFN联合使用可以明显提高IFN疗效，所以1998年FDA批准RBV作为IFN抗HCV的辅助用药。丙肝治疗的第三次突破是PegIFN的问世和应用，使SVR得以进一步提高，PegIFN+RBV（简称PR方案）在很长一段时间内成为CHC的标准治疗方案，依据病毒基因型及人体*IL-28*基因型不同而制订的个体化治疗方案，使得CHC治愈率达到60%以上。

丙型肝炎治疗的第四次突破是直接抗病毒药（DAA）的问世和迅速发展，亦成为丙肝治疗里程碑式事件。最早上市的为第一代非结构蛋白（non structural protein）NS3/4A蛋白酶抑制剂特拉匹韦（telaprevir）和波普瑞韦（boceprevir），于2011年5月相继在美国获批，与PR方案联合用于治疗基因1型（GT1）慢性丙型肝炎成人患者，可明显提高PR方案的SVR。但由于特拉匹韦和波普瑞韦的副作用和易于诱导耐药，现已被新的DAAs药物替代，目前临床应用的蛋白酶抑制剂均为第二代产品。目前使用的DAAs药物还有NS5A抑制剂和NS5B聚合酶抑制剂，药物品种达十余种。与PR方案相比，它们都具有使用方便（口服）、疗程短、副作用小且疗效更高的优点。随着多种DAAs药物的开发和上市，在我国使用10余年的普通IFN、PegIFN、PR治疗方案已处于淘汰状态。

第二节　急性病毒性肝炎及慢性戊肝的治疗

一、急性病毒性肝炎的治疗

急性病毒性肝炎多为自限性。若能在早期得到及时休息，合理营养及一般支持疗法，大多数病例能在3~6个月内痊愈。

（一）休息

急性期应进行隔离，症状明显和肝功能损害较重者必须卧床休息，至症状明显减轻、黄疸消退、肝功能明显好转后，可逐渐增加活动量，以不引起疲劳及肝功能波动为度。在症状消失，肝功能正常后，再经 1~3 个月的休息观察，可逐步恢复工作，但仍应定期复查 1~2 年。

（二）营养

发病早期宜给易消化、清淡饮食，但应注意含有足量的热量、蛋白质和维生素，亦可适当补充维生素 C 和 B 族维生素等。若患者食欲不振，进食过少，可由静脉补充葡萄糖及维生素 C。食欲好转后，应给予含有足够蛋白质、碳水化合物及适量脂肪的饮食，不强调高糖低脂饮食，不宜摄食过多。

（三）药物治疗

肝功能损害严重者可适当使用护肝降黄药物。抗炎保肝药物包括甘草酸类制剂、肝细胞膜修复保护剂（代表药为多烯磷脂酰胆碱）、解毒类药物（代表药为谷胱甘肽、N- 乙酰半胱氨酸）、抗氧化类药物（代表药为水飞蓟素类和双环醇）；利胆降黄药物包括 S- 腺苷蛋氨酸、熊去氧胆酸、牛磺熊去氧胆酸，临床实践证明前列地尔对促进黄疸的下降亦有一定的疗效。使用护肝降黄保肝药物种类不宜过多，以免加重肝脏负担和增加不良反应发生概率。

（四）病原治疗

甲型肝炎为自限性，无需抗病毒治疗。急性戊肝多可自发清除病毒，但有报道重症患者用 RBV 抗病毒可降低肝衰竭发生率和缩短病程。孕妇戊肝易发展为重肝，死亡率高。但由于 RBV 的潜在致畸性，不宜用于妊娠合并戊肝。目前戊肝相关指南中对戊肝时 RBV 无推荐剂量和疗程。急性乙肝大多也可自发清除病毒，一般不主张抗病毒治疗，但如患者病情严重，有肝衰竭倾向或已发生肝衰竭，使用核苷类似物抗病毒有助于阻止病情进展和降低死亡率。急性丙肝的病原治疗见本章丙肝治疗部分。

二、慢性戊肝的处理

慢性戊肝的定义尚有争议。有研究发现，免疫抑制患者在感染 HEV 后 3 个月如果不能清除病毒，则在 3~6 个月期间也不能清除病毒，所以建议如果患者在感染 3 个月后仍能查出病毒，就应该按慢性戊肝进行治疗。但多数人认为仍应以 6 个月为急慢性的分界线。慢性戊肝如有可能应首先降低免疫抑制剂的用量，这样可使 30% 左右慢性 HEV 感染者得以清除病毒。如患者血清和 / 或粪便仍能检测出病毒，可使用 RBV 治疗。不同研究报道使用的 RBV 剂量和疗程差别很大，回顾性分析表明，RBV 600mg/d，疗程 3 个月，可使 78% 患者取得好的疗效。停药后复发者可重新使用 RBV，疗程 6 个月，可使 70% 的复发者获得疗效。对少数无效者，如果为肝移植患者，也可试用 PegIFN，疗程 3 个月。其他内脏移植患者不能使用 PegIFN。

第三节 慢性乙型肝炎治疗的药物选择

经过数十年努力，我国已从 HBV 感染高流行地区变成中等流行地区，但 HBV 感染仍是我国最常见的传染病。2014 年中国疾病控制中心对全国 1~29 岁人群 HBV 血清流行病学调查结果显示，1~4 岁、5~14 岁和 15~29 岁人群 HBsAg 检出率分别为 0.32%、0.94% 和 4.38%。据估计，我国一般人群乙肝病毒表面抗原流行率为 5%~6%，慢性 HBV 感染者约 7 000 万例，慢性乙型肝炎患者 2 000 万 ~3 000 万例。

慢性 HBV 感染者大多处于免疫耐受期，他们肝功能正常，肝内无明显炎症。目前对这一部分患者尚缺乏有效治疗手段，所以一般不予抗病毒治疗。但要进行定期随访，一般每半年检查肝功能和影像学检查，出现肝病相关临床表现时或怀疑肝病活动时要随时检查。

CHB 的治疗以抗病毒为主，肝功能损害严重时可适当加用护肝降黄药物，具体与急性肝炎时大致相同。HDV 作为一种缺陷病毒，CHB 重叠感染 HDV 时往往使 CHB 病情加重。有效的治疗 CHB 可以缓解 HDV 造成的损害，对于 HDV RNA 阳性，ALT 升高而又无乙肝抗病毒适应证患者 *Treatment of Chronic Hepatitis B*：*AASLD 2018 Hepatitis B Guidance* 建议用 PegIFN 治疗 12 个月。

下面主要讨论 CHB 的抗病毒治疗。

一、治疗目标和适应证

根据我国《慢性乙型肝炎防治指南(2019 年版)》,CHB 的治疗目标为:最大限度地长期抑制 HBV 复制,减轻肝细胞炎性坏死及肝脏纤维组织再生,延缓和减少肝功能衰竭、肝硬化失代偿、HCC 及其他并发症的发生,改善生活质量和延长生存时间。

慢性 HBV 感染抗病毒的适应证为:对于 HBV DNA 阳性,ALT 持续升高 >1 倍正常值上限(upper limits of normal,ULN)者,排除其他原因所致者,建议抗病毒治疗。对于代偿期肝硬化的患者,只要 HBV DNA 阳性,即应抗病毒治疗;失代偿肝硬化患者,只要 HBsAg 阳性,无论 HBV DNA 是否阳性,均应抗病毒治疗。对持续 HBV DNA 阳性、ALT 正常者,但有以下情形之一者,建议抗病毒治疗:①存在明显的肝脏炎症(≥G2)或纤维化(≥S2);②有乙肝肝硬化或乙肝肝癌家族史,且年龄 >30 岁者;③年龄 >30 岁,建议行无创性肝纤维化评估或肝组织活检,存在明显肝脏炎症或肝纤维化者;④存在乙肝相关肝外表现者。尽管抗病毒指征明显放宽,但需要提醒的是,在开始治疗前应排除合并其他病原体感染或药物、酒精和免疫等其他因素所致的 ALT 升高。特别是近年非酒精性脂肪肝在我国发病率很高,其中部分患者伴有 ALT 和/或 AST 升高,这时要鉴别 ALT 升高是 HBV 引起还是脂肪肝的表现,尚需注意应用降酶药物后 ALT 暂时性正常。

二、治疗药物和方案

目前治疗 CHB 的抗病毒药物有 IFN 和 NAs 两大类。IFN 包括普通 IFN-α 和 PegIFN。成人普通 IFN 300 万 ~600 万 U,隔日皮下注射 1 次,或每周 3 次。PegIFN 每周皮下注射 1 次,其 HBeAg 血清转换率、HBV DNA 抑制及生化应答率均优于普通 IFN。有效患者疗程均为 48 周,也可根据病情适当延长疗程,但不宜超过 72 周。因 IFN 不良反应较多,使用者 ALT 应≤10×ULN,血清总胆红素应 <2×ULN。最常见的副作用为流感样反应和粒细胞、血小板减少,其他较常见的副作用有皮疹、脱发、诱发甲亢和其他自身免疫性疾病、失眠、精神症状。治疗前除肝功能、乙肝相关指标外,还需检查血常规、自身抗体、甲状腺功能等指标。妊娠、精神分裂症或严重抑郁症、未能控制的癫痫、失代偿性肝硬化、未控制的自身免疫性疾病、伴有严重感染,视网膜疾病,心力衰竭和慢性阻塞性肺病等为 IFN 方案的绝对禁忌证;甲状腺疾病,既往抑郁症史,未控制的糖尿病和高血压,治疗前中性粒细胞计数 $<1.0\times10^9$/L 和/或血小板计数 $<50\times10^9$/L 为 IFN 治疗的相对禁忌证。

有禁忌证时选择 NAs 抗病毒治疗,相对禁忌证患者也可待相应情况缓解后选择 IFN 抗病毒治疗。有关干扰素治疗的随访观察、副作用处理的细节请参考教科书和相关指南。

NAs 作用于 HBV 多聚酶的反转录酶区,替代病毒复制所需的结构相似的核苷,从而抑制病毒复制。国内目前使用的几种 NAs 均为每日单片口服,药物以原型或以代谢产物通过肾脏清除,因此,肝功能损害时(包括失代偿肝硬化和肝衰竭时)无需调整剂量,但严重肾功能损害患者应根据肾功能受损程度进行给药间隔和/或剂量调整,具体剂量调整方案参考相关药品说明书。它们的基本信息见表 15-3-1。其中 ETV、TDF、TAF 和前述的 PegIFN 被列为治疗 CHB 的一线药物,应优先选择。正在使用 LAM 和 ADV 的患者,即使暂时应答良好,也建议换用耐药基因屏障高的药物。ETC 虽然也被批准用于 CHB 的抗病毒治疗,但其与 LAM 有共同的耐药位点,耐药基因屏障低,国内较少单独用于 CHB 治疗。在我国尚有马来酸恩替卡韦,临床试验结果提示马来酸恩替卡韦与 ETV 治疗中国 CHB 患者的疗效及安全性相似。

TAF 是 TDF 的升级版,TAF 通过肝摄取转运蛋白进入肝细胞后,被羧酸酯酶 1 水解,转换成替诺福韦发挥抗 HBV 作用。试验证明 TAF 25mg 与 TDF 300mg 的抗病毒作用相同。TAF 具有更好的安全性,对肾功能和骨转换等指标影响的发生率均显著低于 TDF。抗惊厥药物卡马西平与 TAF 同时服用时,会降低 TAF 的作用,要达到与单独使用 TAF 同等疗效,剂量要增加至每天 2 片。故不推荐 TAF 与卡马西平、奥卡西平、苯妥英、苯巴比妥等同时服用。不推荐 TAF 与利福布汀、利福喷汀和利福平配伍使用。

表 15-3-1 核苷（酸）类抗 HBV 药物基本信息

中文名称	英文名称	用法	主要耐药变异	缺点
拉米夫定	lamivudine（LAM）	100mg，1 次 /d	M204V，M204I	耐药率高
阿德福韦酯	adefovir dipivoxil（ADV）	10mg，1 次 /d	N236T，A181V	强度弱，肾毒性，低磷
替比夫定	telbivudine（LdT）	600mg，1 次 /d	同 LAM	肌损伤，CK 升高
恩替卡韦	entecavir（ETV）	0.5mg，1 次 /d	M204V/I+L180M+ 位点 3*	LAM 耐药者易耐药
替诺福韦酯	tenofovir disoproxil（TDF）	300mg，1 次 /d	未发现，ADV 耐药者应答降低	肾毒性，低磷
丙酚替诺福韦	tenofovir alafenamide（TAF）	25mg，1 次 /d	同 TDF	肾毒和骨损低于 TDF

注：* 位点 3 为 rtI169、rtT184、rtS202 或 rtM250 等 4 个位点中的 1 个。

NAs 治疗要规范，要避免间断服药、逐渐减量、隔日使用、随意停药等错误做法。耐药是 NAs 长期治疗 CHB 所面临的主要问题之一。耐药可引发病毒学突破、生化学突破、病毒学反弹及肝炎发作，少数患者可出现肝功能失代偿、急性肝功能衰竭，甚至死亡。因此在 NAs 治疗过程中应进行耐药性监测，定期检测 HBV DNA 以及时发现原发性无应答或病毒学突破。

一旦发生病毒学突破，应进行基因型耐药的检测，并尽早给予挽救治疗（表 15-3-2）。

慢性 HBV 感染者的管理和抗病毒选择可参考图 15-3-1。

表 15-3-2 NAs 耐药挽救治疗推荐方案

耐药种类	推荐药物
LAM 或 LdT 耐药	换用 TDF 或 TAF
ADV 耐药，之前未使用 LAM	换用 ETV，或 TDF，或 TAF
治疗 LAM/LdT 耐药时出现对 ADV 耐药	换用 TDF 或 TAF
ETV 耐药	换用 TDF 或 TAF
多药耐药（A181T+N236T+M204V）	ETV 联合 TDF 或 ETV 联合 TAF

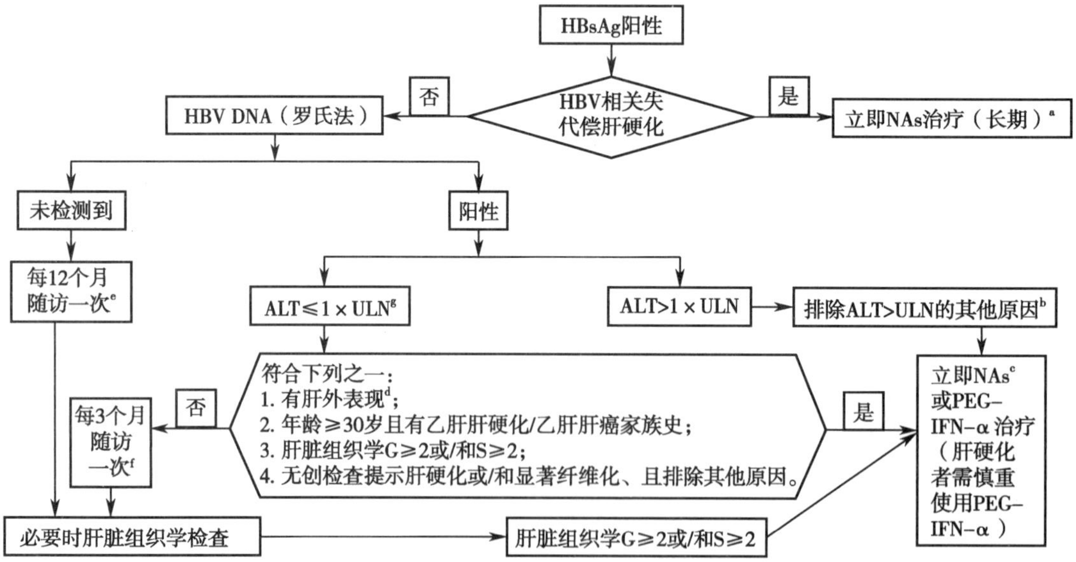

a. HBV相关失代偿肝硬化Nas治疗期间随访：每3个月一次，复查血常规、肝脏生化和肾功能、血氨、HBV DNA定量、AFP/PIVKA、腹部超声、每12个月增强CT/MRI
b. ALT>ULN的其他原因如：其他病原体感染、药物/毒物、酒精、脂肪、自身免疫紊乱、肝脏淤血或血管性疾病、遗传代谢性肝损伤、全身性系统性疾病等
c. NAs：ETV、TDF、TAF
d. HBV相关的肝外表现：血管炎、皮肤紫癜、结节性多动脉炎、关节痛、周围神经病变、肾小球肾炎，等
e. 随访项目：乙肝五项、HBV DNA定量、肝脏生化、AFP/PIVKA、腹部超声、肝脏弹性
f. 随访项目：肝脏生化、HBV DNA定量、AFP/PIVKA、腹部超声、肝脏弹性
g. ULN：正常值上限

图 15-3-1 慢性 HBV 感染者治疗和随访流程图

三、特殊情况下的抗 HBV 治疗

（一）无应答及应答不佳患者

HBeAg 阳性者，经过规范的 PegIFN 治疗 24 周无应答或应答不佳者（HBV DNA 下降 <2log10IU/ml 且 HBsAg>20 000IU/ml）；HBeAg 阴性者，治疗 12 周，HBV DNA 下降 <2log10IU/ml，或 HBsAg 下降 <1log10IU/ml，建议换用 NAs 再治疗。普通 IFN 治疗应答不佳者，可参考 PegIFN 方案处理，但亦有使用普通 IFN-α 应答不佳，换用 PegIFN 应答良好的报道。

在依从性良好的情况下，使用耐药基因屏障低的 NAs 治疗后原发无应答或应答不佳的患者，应及时调整治疗方案继续治疗。对于使用 ETV、TDF 或 TAF 治疗 48 周，HBV DNA>2 000IU/ml 患者，应重新评估治疗开始时治疗适应证是否把握适当。对确有适应证患者如原使用的为 ETV，可换用 TDF、TAF 或 PegIFN；如原使用的为 TDF，可换用 ETV 或 PegIFN。对于肝硬化患者，ETV、TDF 或 TAF 治疗 24 周应答不佳，建议换用或采取联合治疗。ETV、TDF、TAF 单药治疗期间持续低水平病毒血症（<2 000IU/ml）患者继续单药治疗。

（二）应用化疗和免疫抑制剂治疗的患者

慢性 HBV 感染者在接受肿瘤化疗或免疫抑制治疗过程中，可出现不同程度的乙型肝炎再活动，重者出现急性肝功能衰竭甚至死亡。预防性抗病毒治疗可以明显降低乙型肝炎再活动，建议选用强效低耐药的 ETV 或 TDF 或 TAF 治疗。对于所有因其他疾病而接受化疗或免疫抑制剂治疗的患者，起始治疗前应常规进行 HBV 感染的筛查，HBsAg 阳性者无论 HBV DNA 载量如何，在开始免疫抑制剂及化疗药物治疗前 1 周或至少同时应用抗病毒治疗。对 HBsAg 阴性、抗 -HBc 阳性者，若使用 B 细胞单克隆抗体、行造血干细胞移植等，建议预防使用抗病毒药物。在化疗和免疫抑制剂治疗停止后，应当继续 NAs 治疗 6~12 个月以上。对于使用 B 细胞单克隆抗体或造血干细胞移植患者，则应在免疫抑制剂停止后至少继续使用抗病毒药物 18 个月。NAs 停用后可出现复发，甚至病情恶化，应注意随访和监测。对于慢性 HBV 感染者抗结核时是否应该预防性抗 HBV 治疗存在争议，一些学者认为预防性抗 HBV 治疗有可能减少抗结核过程中出现严重肝损害的风险。

（三）HBV 和 HIV 合并感染患者的治疗

无论 CD4 细胞计数水平高低，所有 HBV 合并 HIV 感染者均应进行高效抗逆转录病毒治疗（highly active antiretroviral therapy，HAART）。HAART 方案应包括两种抗 HBV 药物，即包括 TDF 或 TAF 联合 LAM 或 ETC；对已接受有效的 HAART 治疗，但方案不包括抗 HBV 药物者，应改为包含 TDF 或 TAF 联合 LAM 的治疗方案。此外，对于接受 HAART 能完全抑制 HIV 的共感染患者，可加用 ETV 抗 HBV 治疗。在更改 HAART 方案时，除非患者已经获得 HBeAg 血清学转换并完成了足够的巩固治疗，不应当在无有效药物替代前中断抗 HBV 的有效药物。

（四）HBV 相关肝功能衰竭及肝硬化失代偿期和 HCC 的治疗

对 HBsAg 阳性或 HBV DNA 阳性的肝功能衰竭或肝硬化失代偿期的患者应尽早应用 NAs 抗病毒治疗，建议选择 ETV、TDF 或 TAF。肝功能衰竭无肝硬化患者，抗病毒治疗应持续至发生 HBsAg 血清学转换。乙肝肝硬化失代偿期患者应终身抗病毒治疗。对于 HBV 相关的 HCC 患者，外科手术切除、肝动脉化疗栓塞、放射治疗或消融等治疗可导致 HBV 复制活跃。研究显示，抗病毒治疗可显著延长 HCC 患者的无复发生存期及提高总体生存率。所以对 HBsAg 阳性、HBV DNA 阴性的 HCC 患者建议应用 NAs 抗病毒治疗，应优先选择 ETV 或 TDF 或 TAF。

（五）肝移植患者

对于 HBV 相关疾病接受肝移植者，要尽早使用强且耐药发生率低的 NAs 治疗，使手术时的病毒载量尽可能低，防止移植肝再感染。对于移植前 HBV DNA 不可测患者，可在移植前直接给予 ETV 或 TDF 或 TAF 治疗，术后无需使用乙肝免疫球蛋白（HBIG）。对于移植肝 HBV 再感染高风险患者，术中无肝期给予 HBIG，移植后主要抗病毒方案为 NAs 联合低剂量 HBIG 持续半年至 1 年，此后继续单用 NAs，NAs 优先考虑 ETV 或 TDF 或 TAF。对于已经使用其他 NAs 药物的患者需密切监测耐药发生，及时调整治疗方案。HBV 相关肝移植患者需要终身应用抗病毒药物，以预防乙型肝炎复发。

（六）妊娠相关情况处理

有生育要求的 CHB 患者，若有治疗适应证，应尽量在孕前应用 IFN 或 NAs 治疗，以期在孕前6个月完成治疗。在治疗期间应采取可靠避孕措施。对于妊娠期间 CHB 患者，ALT 轻度升高可密切观察，肝脏病变较重者，在与患者充分沟通并权衡利弊后，可使用 TDF 或 LdT 抗病毒治疗。抗病毒期间意外妊娠者，如应用的是 LdT 或 TDF 或 LAM，可继续治疗；若应用的是 ETV 和 ADV，需换用 TDF 治疗，在充分沟通情况下，可以继续妊娠。

免疫耐受期孕妇，妊娠中后期若 HBV DNA>2×10^5IU/ml，在充分沟通、知情同意基础上，于孕24~28 周开始给予 TDF 或 LdT，可进一步降低母婴传播率。我国 2019 年指南建议于产后即刻或1~3 个月停药，应用 TDF 时，母乳喂养不是禁忌。停药后需加强产后监测，如发生乙型肝炎再活动（多发生于停药后 24 周内），应再次抗病毒治疗。有关病毒性肝炎预防的其他问题请参见相关书籍和指南共识。

应用 IFN-α 治疗的男性患者，应在停药后6个月方可考虑生育；目前尚无证据表明 NAs 对精子的不良影响，应用 NAs 抗病毒治疗的男性患者不影响生育。

（七）儿童患者

儿童 HBV 感染者常处于免疫耐受期，通常不考虑抗病毒治疗。对于进展期肝病或肝硬化患儿，应及时抗病毒治疗。FDA 批准普通 IFN-α 和 PegIFN 用于 12 个月以上儿童，我国批准普通 IFN 的使用年龄为 2 岁以上，IFN-α 用于儿童患者的推荐剂量为每周 3 次，每次 3~6MU/m^2 体表面积，最大剂量不超过 10MU/m^2。PegIFN 可用于 5 岁以上儿童。NAs 中目前 CFDA 仅批准恩替卡韦可用于 2~12 岁儿童，对于体重 30kg 以上者按成人剂量使用，≤30kg 者按体重给药（详见药物说明书或相关指南）。ADV、TDF 和 TAF 的适应证均为 12 岁及以上，替比夫定推荐用于 16 岁以上。

（八）肾损害患者

抗病毒治疗是 HBV 相关肾小球肾炎治疗的关键，可选择 ETV 或 LdT。对于已经存在肾脏疾患及肾功能下降高危风险的 CHB 患者，应尽可能避免应用 ADV 或 TDF，TAF 的肾毒性虽然低于 TDF，但也不宜用于估算肾小球滤过率（eGFR）≤15ml/min 的患者。有研究提示 LdT 可能具有改善 eGFR 的作用，但其机制不明。对于存在肾损害风险的 CHB 患者，推荐使用 LdT 或 ETV 治疗。

第四节 丙型肝炎治疗的药物选择

一、丙型肝炎治疗的目标和适应证

2006 年，我国抗 HCV 血清流行病学调查显示，1~59 岁人群阳性率为 0.43%，在全球范围内属 HCV 低流行地区。由此推算，我国一般人群 HCV 感染者约 560 万，如加上高危人群和高发地区的 HCV 感染者，约 1 000 万例。HCV 1b 和 2a 基因型在我国较为常见，其中以 1b 型为主，其次为 2 型和 3 型，未见基因 4 型和 5 型报告，6 型相对较少。我国 HCV 感染者 *IL-28B* 基因型以 rs12979860 CC 型为主（84.1%），而该基因型对 PegIFN 抗病毒治疗应答较好。

抗病毒治疗的目标是清除 HCV，获得治愈，避免或减轻 HCV 相关肝损害，阻止进展为肝硬化、失代偿性肝硬化、肝功能衰竭或肝癌，改善患者的长期生存率，提高患者的生活质量。其中进展期肝纤维化及肝硬化患者 HCV 的清除可降低肝硬化失代偿的发生，可降低但不能完全避免 HCC 的发生，需长期监测肝癌的发生情况；失代偿性肝硬化患者 HCV 的清除有可能降低肝移植的需求。所有 HCV RNA 阳性的患者，只要有治疗意愿，无治疗禁忌证，均应接受抗病毒治疗。

二、丙型肝炎治疗的药物及方案

丙肝治疗的传统方案 PegIFN+RBV（简称 PR 方案）随着 DAAs 的发展已逐渐淘汰。DAAs 药物包括非结构蛋白（non-structural，NS）3/4A 蛋白酶抑制剂、NS5A 抑制剂和 NS5B 聚合酶抑制剂三类。其中蛋白酶抑制剂和含有蛋白酶抑制剂的复方制剂本身存在一定的肝毒性，不能用于失代偿性肝硬化患者。从 2017 年起，国际上已获批的 DAAs 药物，大多在中国也陆续上市。截至 2019 年底，在我国正式上市的 DAAs 药物分类见表 15-4-1。

表 15-4-1 我国目前可获得的 DAAs 药物分类简表

NS3/4A 蛋白酶抑制剂	NS5A 抑制剂	NS5B 聚合酶抑制剂
阿舒瑞韦(asunaprevir, ASV)	达拉他韦(daclatasvir, DCV)	索磷布韦(sofosbuvir, SOF)
达诺瑞韦(danoprevir, DNV)	来迪派韦(ledipasvir, LDV)	达塞布韦(dasabuvir, DSV)
帕利瑞韦(paritaprevir, PTV)	艾尔巴韦(elbasvir, EBR)	
格拉瑞韦(grazoprevir, GZR)	奥比他韦(ombitasvir, OBV)	
格卡瑞韦(glecaprevir, GLE)	维帕他韦(velpatasvir, VEL)	
伏西瑞韦(voxilaprevir, VOX)	哌仑他韦(pibrentasvir, PIB)	
	拉维达韦(ravidasvir, RDV)	

基于上述多种 DAAs 药物，治疗丙肝时多将 NS3/4A 蛋白酶抑制剂、NS5A 抑制剂和 NS5B 聚合酶抑制剂三类药物中的两种或三种联合应用以提高疗效。临床中常见的组合及相关治疗方案、适应人群见表 15-4-2。我国 HCV 基因型以 1b 为主，占 56.8%，所以目前在中国上市的 DAAs 药物都覆盖 1b 型。对所有基因型 HCV 病毒治疗有效的药物称泛基因型药物，另外 DAAs 时代 3b 型患者可供选择的方案最少，应答相对较差，被称之为“难治型丙肝”。临床医师可根据患者病情、当地的药品可获得性、患者经济状况选择治疗方案。在条件允许时，优先考虑无干扰素的泛基因方案。

表 15-4-2 初治或 PRS[a] 经治的无 / 代偿期肝硬化 HCV 感染者治疗方案

药物	每日治疗剂量	基因型	推荐的方案及实用患者群
SOF/VEL	400mg/100mg	1~6 型	12 周，3 型代偿期肝硬化者加 RBV[c]
SOF/VEL/VOX	400mg/100mg/100mg	1~6 型	12 周，主要用于 DAAs 治疗失败患者及 3 型初治或 PRS 经治的肝硬化者
GLE/PIB	300mg/120mg	1~6 型	非 3 型 PRS 经治，无肝硬化 8 周，代偿期肝硬化 12 周；3 型 PRS 经治 16 周
SOF/DCV	400mg/100mg	1~6 型	12 周，代偿期肝硬化 12 周 +RBV/24 周
SOF/LDV	400mg/90mg	1、2 型，4~6 型初治	无肝硬化 12 周(1b 型可 8 周)，肝硬化 12 周 +RBV/24 周
GZR/EBR	100mg/50mg	1 或 4 型	初治 12 周，1b 型 PRS 经治 12 周，非 1b 型经治 16 周 +RBV
OBV/PTV/r[b]+DSV	25mg/150mg/100mg+500mg	1b，4 型	12 周，轻、中度肝纤维化(F0~F2)初治 1b 型可缩短至 8 周；4 型患者加用 RBV 且疗程延长至 16 周
DCV/ASV	60mg/200mg	1b	24 周，无肝硬化或代偿期肝硬化患者

[a] PRS 经治：聚乙二醇干扰素联合利巴韦林或者联合索磷布韦治疗。[b] 利托那韦(ritonavir)是一种肝脏药物代谢酶(CYP3A)的抑制剂，本身无抗 HCV 作用，作用是延缓 PTV 在肝脏中的代谢，增加药物的血浆峰浓度和谷浓度。[c] 利巴韦林使用剂量：<75kg，1 000mg，1 次 /d；≥75kg，1 200mg，1 次 /d。

在 DAAs 药物刚进入中国时，因品种有限，亦有 DNV 联合利托那韦及 PR、SOF 联合 PR 的方案，随着国内可获得 DAAs 品种的增多，这两种方案已很少使用。

三、抗丙肝治疗需注意的事项

（一）丙肝抗病毒治疗过程中的监测

1. 疗效监测　患者治疗过程中应进行疗效

监测，疗效监测主要是检测 HCV RNA，应采用灵敏度高的实时定量 PCR 试剂（检测下限 <15IU/ml），在治疗的基线、第 4 周、治疗结束时、治疗结束后 12 周或 24 周应检测 HCV RNA。治疗过程中和治疗后不再复查抗 HCV。

2. 安全性监测 治疗过程中应定期检测患者肝功能，特别是治疗方案中含有蛋白酶抑制剂的患者。RBV 的主要副作用有胃肠道反应和溶血性贫血，含有 RBV 的方案应禁用于有明显贫血的患者，使用过程中要监测血常规。育龄期妇女和/或她们的男性伴侣必须在使用 RBV 时以及停药后 6 个月采用有效的避孕措施；接受 SOF 治疗的患者，应定期监测肾功能。

（二）DAAs 的耐药问题

DAAs 的耐药分为基线耐药和治疗后诱导耐药。基线耐药即某些患者在抗病毒治疗前其 HCV 序列中即已存在耐药相关的替代突变（resistance-associated substitution，RAS），尤其是与 NS5A 抑制剂相关的 RAS。在有些地区，如果唯一可及的治疗方案需要进行治疗前 RAS 检测，而评价 RAS 的检测易于获得且结果可靠，则可进行 RAS 检测。而在其他情况下，我国《丙型肝炎防治指南（2019 年版）》并不推荐常规进行基线 RAS 筛查。

诱导耐药在所用的 DAAs 药物中都可能发生。NS3/4A 蛋白酶抑制剂常常需要与 NS3/4A 蛋白酶上的多个辅助结合位点相互作用才能保证紧密结合，这些辅助结合位点的变异均会使病毒产生耐药性，因此，NS3/4A 蛋白酶抑制剂耐药屏障较低。HCV1a 亚型 NS5A 的诱导耐药也较常见，且耐药病毒株可以在治疗失败的患者体内存在长达 2 年之久，对后续治疗可能产生一定影响。NS5B 聚合酶抑制剂相关的诱导耐药在临床病例中很少能检测到，对整个疗效影响很小。解决诱导耐药的方法是两种或以上 DAAs 联用，所以不推荐单用一种 DAAs 药物治疗 HCV 感染。

（三）DAAs 与其他药物的相互作用

HCV 感染可能出现肝外表现，患者常伴有其他疾病，以及丙肝治疗均为联合用药，使得丙肝治疗过程中药物相互作用（drug-drug interactions，DDI）显得十分复杂和重要。例如，有人统计发现与 SOF/LDV 复合制剂可能发生 DDI 的药物数量达到 160 种，而 5%~20% 的不良反应是由药物相互作用引起的。丙肝治疗中 DDI 的发生主要与下列机制有关：药物可能诱导或抑制 CYP450，影响药物的代谢；药物可能影响转运蛋白如有机阴离子转运多肽、P- 糖蛋白和 BCRP 等，影响药物的分布和代谢；此外，抑制胃酸的药物不利于某些 DAAs 的溶解。

绝大多数蛋白酶抑制剂，尤其是作为 CYP450 强抑制剂的利托那韦，以及非核苷类似物抑制剂易与其他药物发生 DDI。绝大多数 NS5B 核苷类似物抑制剂和 NS5A 抑制剂，对 CYP450 没有影响或影响轻微，因此与其他药物之间相对较少发生 DDI。但含 SOF 的方案与抗心律失常药物胺碘酮合并用药时，可出现严重心动过缓，甚至致死性心脏骤停，因此这种合并用药必须禁止。

临床医师在开始任何 DAAs 方案治疗前，应充分了解所用药物与其他药物间可能具有相互作用。如果可能的话，HCV 治疗期间应停止有相互作用的合并用药，或者转换为具有较少相互作用的合并用药。对任何有合并用药的患者均必须认真考虑潜在的 DDI，包括与处方药、非处方药和中草药、中成药制剂之间的 DDI。使用前应查对药物说明书或咨询相应的药物生产企业，也可通过查询软件进行查询。

四、特殊人群的抗病毒治疗

（一）儿童患者的治疗

儿童感染时间一般相对较短，疾病进展缓慢，治疗指征与成人相比应该更严格，即有明显肝纤维化时（F2 以上）开始治疗。虽然我国已批准 IFN 可用于 2 岁以上的儿童，但儿童期很少出现 HCV 相关性肝病，所以对于无疾病活动的丙肝儿童治疗可推迟到 12 岁以后。目前 SOF+RBV 方案已获批用于 12 岁及以上儿童丙肝，SOF+RBV 治疗 5 岁和 6 岁丙肝的两项临床试验证实该方案儿童耐受性好，疗效与成人相似。2019 年 FDA 批准 SOF/LDV 可用于 3 岁以上体重 17kg 以上儿童。

（二）肾损害患者的治疗

肾衰竭等待肾移植的患者应该尽早抗病毒治疗，因为移植后免疫抑制剂的应用可以加重、加快肝病进展。轻至中度肾损害患者药物选择与单纯

CHC 患者相同。eGFR<30ml/min 或终末期肾病患者，SOF 目前没有推荐剂量，因此应慎用于此类患者，除非无其他药物可替代。应采用格卡瑞韦 / 哌仑他韦治疗 8 周或 12 周，对于基因 1 型、初治基因 4 型患者，基线 HCV RNA≤800 000IU/ml 者，也可采用 EBR/GZR 治疗 12 周。

（三）肝移植患者的治疗

等待肝移植且 MELD 评分 <18~20 分患者应在移植前尽快开始治疗，并在移植前完成全部治疗疗程。但对于 MELD 评分≥18~20 分者，DAAs 治疗存在较高的风险，建议首先进行肝移植，移植后再进行抗 HCV 治疗。但等待时间超过 6 个月的患者可根据具体情况在移植前进行抗 HCV 治疗。肝移植后患者一旦出现 HCV RNA 阳性，应该及时抗病毒治疗。肝移植术后应用 DAAs 的疗效与非肝移植背景下的疗效相似。

（四）吸毒和精神疾病患者的治疗

由于吸毒人群应用 PegIFN 治疗的依从性差且疗效低于一般人群，因此如果可以获得 DAAs，最好选择无 IFN 的治疗方案，并强调个体化治疗。有精神病史的患者，为 PegIFN 治疗禁忌，针对该类患者如条件许可，可考虑予以无干扰素的 DAAs 抗 HCV 治疗。若治疗期间出现精神症状，可予以抗精神类药物治疗。在使用抗精神药物和抗 HCV 药物治疗时，要注意药物间的相互作用。

（五）合并 HBV 感染患者的治疗

合并 HBV 感染时，患者 HBV DNA 多处于低复制水平或低于检测值，而 HCV 多为肝病进展的主要因素。因此对于该类患者要注意检测 HBV 和 HCV 的活动状态，以决定如何选择 HBV 和 HCV 的抗病毒方案。合并 HBV 感染者的抗 HCV 方案和治疗原则与单一 HCV 感染者相同。如果患者符合 HBV 抗病毒治疗指征，可考虑同时予以 IFN 或核苷类似物抗 HBV 治疗。HCV 治疗获得 SVR 后，HBV DNA 有再次活动的风险，因此在治疗期间和治疗后要注意监测 HBV DNA 水平，若 HBV DNA 水平显著升高应加用 NAs 抗 HBV 治疗。为防止抗 HCV 期间 HBV 激活导致严重肝损害，对于 HBsAg 阳性者，在抗 HCV 治疗期间建议预防性的使用 NAs 直到抗 HCV 治疗结束后 3 个月。

（六）合并 HIV 感染患者的治疗

针对合并 HIV 感染的慢性丙型肝炎患者，其治疗方案与慢性 HCV 患者相同，总体治疗效果也相当。当丙肝治疗含有 PR 方案时，应尽量避免使用去羟肌苷、司他夫定和齐多夫定等药物。应用 DAAs 药物时，应特别注意药物之间的相互作用，特别是依非韦伦和洛匹那韦 / 利托那韦（LPV/r）易与 DAAs 类药物发生 DDI。当 HIV/HCV 重叠感染者 $CD4^+$ 细胞 <200 个 /μl 时，予以抗 HCV 治疗可以增加 $CD4^+$ 细胞水平。

（七）失代偿肝硬化患者的治疗

禁用含蛋白酶抑制剂的药物，可用 SOF/LDV（GT1、4、5 和 6）或 SOF/VEL（全基因型）+RBV（<75kg，1 000mg/d；≥75kg，1 200mg/d）治疗 12 周，RBV 可从 600mg/d 起，根据耐受性逐渐调整剂量。有 RBV 禁忌或无法耐受者，不用 RBV，但疗程应延长至 24 周。不含蛋白酶抑制剂的治疗方案也有引起肝毒性和在治疗过程中引起失代偿恶化的报道，所以治疗前要认真评估，治疗中要严密观察。

（八）急性丙型肝炎患者的治疗

鉴于 HCV 感染慢性化率很高，急性 HCV 也建议抗病毒治疗，适合慢性 HCV 患者的方案均可用于急性 HCV 患者，疗程可缩短至 8 周。因有延迟复发的报道，治疗后应监测 SVR12、SVR24。

五、治疗失败丙肝患者的挽救治疗

虽然目前的 DAAs 药物对丙肝都有很高的 SVR，但临床依旧有一些患者治疗失败。特别是基因 3 型感染者和失代偿肝硬化患者，被视为难治性患者，治疗失败风险更高。对治疗失败首先要详细询问患者的依从性和分析是否存在与其他疾病治疗药物的 DDI。排除这些因素后，对患者进行挽救治疗。对于原使用 NS3/4A 抑制剂联合 NS5A 治疗失败者，如无肝硬化或为代偿期肝硬化可使用 SOF+VEL+VOX，疗程 12 周；亦可使用 SOF+GLE+PIB，12 周。对于非常难治性患者，如对 NS5A 出现 RAS 且两次 DAAs 治疗失败者，可选用 SOF+VEL+VOX 或 SOF+GLE+PIB，同时加用 RBV 治疗 12 周。失代偿期肝硬化的 DAAs 经治患者，禁用蛋白酶抑制剂，应再次予索磷布韦 / 维帕他韦，同时加用利巴韦林治疗 24 周。

第五节 问题与展望

一、乙肝治疗探索及展望

（一）关于临床治愈

1. 概念 由于 NAs 和 IFN 这两类药物均无法直接作用于肝细胞内的 cccDNA，CHB 难以实现彻底治愈。为在现有药物的基础上达到更高的治疗目标，近年国内外学者对乙肝的治疗进行了不懈的探索，提出了临床治愈的概念。自 2015 年起，我国乙肝相关的指南均建议：对于部分适合的患者应尽可能追求 CHB 的临床治愈，即停止治疗后持续的病毒学应答、HBsAg 消失、并伴有 ALT 复常和肝脏组织病变改善。WHO、APASL、AASLD 等权威国际机构也相继推出相应的 CHB 治愈目标，追求 CHB 的临床治愈已是大势所趋。

临床治愈，又称功能性治愈。目前，血清 HBsAg 水平是临床治愈的核心观察指标之一。血清 HBsAg 水平与 HBV cccDNA 水平之间具有良好相关性，而且研究提示更高的 HBsAg 水平伴有更高的肝硬化和 HCC 风险，因此，HBsAg 的清除可以降低肝硬化和 HCC 风险。

2. 探索和成果 近年来的研究主要集中于 NAs 与干扰素 α 或其他免疫增强剂的联合或序贯治疗方面，其临床研究的设计和结果有所不同，但其规律可总结如下：①大多为先用 NAs（绝大多数为 ETV）治疗 1 年或更长时间，待 HBV DNA、HBeAg 明显下降或检测不到，然后序贯使用 PegIFN（“换用”方案）或加用 PegIFN 联合使用（“加用”方案）；②“加用”和“换用”方案均较 NAs 单药方案在 HBeAg 血清学转换及 HBsAg 清除或血清学转换有一定优势，但“换用”方案存在一定的病毒学复发的风险；③“加用”或“换用”前 HBsAg 低者最终 HBsAg 清除率和血清学转换率高，特别是使用 PegIFN 前 HBsAg<1 500IU/ml 者，HBsAg 清除率可达 20% 以上；④联合或序贯 PegIFN 治疗早期 HBsAg 下降快者，最后 HBsAg 清除率和血清转换率也高，早期（12 或 24 周）HBsAg<200IU/ml 或 HBsAg 下降 > 1log10IU/ml 可预测最有可能获得 HBsAg 阴转的患者；⑤治疗 24 周时 HBsAg≥200IU/ml 的患者获得 HBsAg 阴转的可能性小，应考虑停用 PegIFN。

免疫增强剂以胸腺肽研究较多，但总体来看 NAs 联合或序贯胸腺肽的疗效低于联合 PegIFN。还有使用 NAs 与两种或以上的其他药物如 PegIFN、胸腺肽、粒细胞集落刺激因子联合的所谓“鸡尾酒”方案也有研究，其结果尚未公布。在联合治疗中要注意严禁 IFN 和 PegIFN 与 LdT 联合使用。

（二）新药开发和问题

现有药物的优化治疗虽可以一定程度提高慢性 HBV 感染的治疗水平，但要根本解决乙肝的治疗问题还应该开发更多的药物。

1. 新的 NAs 正在研发同样作用于 DNAP 逆转录区的药物有与 ADV 结构类似的贝西福韦（besifovir），Ⅱb 临床试验显示其疗效和安全性不低于 ETV，现正进行Ⅲ期临床试验。TDF 衍生物十六烷氧丙基替诺福韦酯和十八烷氧乙基替诺福韦酯也在国外进行临床试验，结果尚未公布。但这些产品与现在已上市的 NAs 相比，在治疗机制上并无突破。

2. 入胞抑制剂 HBV 入侵肝细胞的关键受体是一种胆汁酸受体——钠离子牛磺胆酸共转运多肽（NTCP），NTCP 与酰化 HBsAg 特异性结合促进 HBV 入胞。Myrcludex B 是一种来源于 HBsAg 的 LHBs preS1 域的合成脂多糖，促进 NTCP 与胆汁酸底物结合，从而以抑制 HBV 的摄取和入胞。2018 年底其联合 PegIFN 治疗 CHB 和慢性丁型肝炎Ⅱa 和Ⅱb 临床试验的部分数据已公布，正计划启动Ⅲ期临床试验。如能研制成功，有望与针对其他靶点的药物组成联合治疗方案。

3. 其他 如 HBV cccDNA 抑制剂、抗 HBV RNAi 类药物、HBsAg 释放抑制剂、HBcAg 和衣壳组装调节剂、亲环素蛋白抑制剂、Toll 样受体 7（TLR7）激动剂、核糖核酸酶 H 抑制剂、治疗性乙肝疫苗、重组乙肝免疫球蛋白等都有不少产品正在研究，有些已进入Ⅱ期临床试验，若干年后慢性乙肝的治疗一定会上升到一个新台阶。

自 1963 年美国学者 Blumberg 发现澳抗，医学界对乙肝的研究比丙肝研究要早 20 多年，但目前 HBV 的治疗远远落后丙肝，抗乙肝药物的开发步履艰难。克拉夫定（clevudine）经多年研究一度在韩国获批，但随后的临床试验发现可引起严重肌病，临床试验被终止，批件被收回。TDF 上市后，经过整整 10 年才有一种抗 HBV 新药 TAF 上市。肝病专家曾对 myrcludex B 寄予厚望，但最近公布的Ⅱ期数据并没有达到以前的预期。其他药物研究虽然众多，但到目前为止，尚未有激动人心的发现。所以人类彻底战胜乙肝依旧任重而道远。

二、丙肝控制现存问题和对策

鉴于目前丙肝治疗药物种类繁多，疗效优异，丙肝治疗并不存在“缺医少药”的问题。且随着更多国外优秀药物引进和国内新药的开发，丙肝治疗存在更多的选择。所以有人认为丙肝的治疗不存在问题，甚至国外有一些企业认为没必要开发更多的抗丙肝药物，如 2017 年国外宣布终止两种丙肝新药 MK-3682B 和 MK-3682C 的进一步研发。但实际上在我国丙肝的治疗仍面临很大的挑战。

在 2015 年的首届世界肝炎峰会上，WHO 提出了消除病毒性肝炎计划，即在 2015 年数据的基础上将新发病毒性肝炎感染减少 90%，慢性乙肝和丙肝治疗覆盖 80% 的患者，并将病毒性肝炎引起的死亡数减少 65%。要达到上述丙肝控制目标，亟须解决的问题不少。首先，我国丙肝存在知晓率低、诊断率低和治疗率低。中国丙肝的诊断率仅为 2%，且诊断前知道何为丙型肝炎的人不足 25%，诊断率和知晓率低直接导致治疗率低。

针对上述问题，我们必须加强宣传，提高群众对丙肝的认识和重视，特别是要让非专科的医生重视丙肝，在他们接诊的高危人群中常规筛查丙肝。现在有些地方已经将丙肝检查纳入体检常规项目，值得推广。专科医生应指导患者接受规范治疗。新药的开发方向应该是使用更方便，最好是每日一次复方单片，且与尽量少的药物存在 DDI。

另外我国 HCV 感染高峰期为二十世纪八九十年代，很多患者疾病已进展为肝硬化甚至是失代偿肝硬化，单纯清除 HCV 并不能解决患者所有问题。对于这些患者的治疗和管理尚有很多问题值得探索。

（田德英　杨道锋）

参考文献

[1] 中华医学会感染病学分会，肝脏炎症及其防治专家共识专家委员会．肝脏炎症及其防治专家共识．中国实用内科杂志，2014，34(2)：152-161.

[2] European Association for the Study of the Liver. EASL clinical practice guidelines on hepatitis E virus infection. J Hepatol, 2018, 68(6): 1256-1271.

[3] Erik De Clercq. Tenofovir alafenamide (TAF) as the successor of tenofovir disoproxil fumarate (TDF). Biochemical Pharmacology, 2016, 119: 1-7.

[4] European Association for the Study of the Liver. EASL 2017 Clinical practice guidelines on the management of hepatitis B virus infection. J Hepatol, 2017, 66, 153-194.

[5] 中华医学会肝病学分会，中华医学会感染病学分会．丙型肝炎防治指南(2019 年版)．2019，13(1)：1-18.

[6] 中国肝炎防治基金会，中华医学会肝病学分会，中华医学会感染病学分会．丙型肝炎 DAAs 应用中的药物相互作用管理专家共识．临床肝胆病杂志，2018，34(9)：1855-1861.

[7] European Association for the Study of the Liver. EASL recommendations on treatment of hepatitis C 2018. J Hepatol, 2018.

[8] Naoki Y, Yusuke S, Tsubasa M, et al. Novel pH-sensitive multifunctional envelope-type nanodevice for siRNA-based treatments for chronic HBV infection. J Hepatol, 2016, 64: 547-555.

[9] Terrault NA, Lok ASF, McMahon BJ, et al. Update on prevention, diagnosis, and treatment of chronic hepatitis B: AASLD 2018 hepatitis B guidance. Hepatology, 2018, 67(4): 1560-1599.

第十六章 酒精性肝病和非酒精性脂肪性肝病

第一节 酒精性肝病防治指南解读

【摘要】

酒精性肝病(alcoholic liver disease, ALD)已成为中国成年人最常见的慢性肝病之一。各地流行病学调查显示,我国酒精性肝病患病率近年来呈现上升趋势。饮酒量、饮酒年限、酒精饮料品种、饮酒方式、性别、种族、肥胖、肝炎病毒感染、遗传因素、营养状况等是影响酒精性肝损害进展或加重的危险因素。酒精性肝病的诊断需结合饮酒史、临床症状、体征、实验室和影像学检查。肝脏组织学检查是诊断酒精性肝病的"金标准"。Child-Pugh 分级、凝血酶原时间 - 胆红素判别函数(Maddrey 判别函数)、终末期肝病模型(MELD)积分等可用于评估酒精性肝病的严重程度与近期生存率。酒精性肝病的治疗原则包括戒酒和营养支持,减轻酒精性肝病的严重程度,改善已存在的继发性营养不良和对症治疗酒精性肝硬化及其并发症。

【学习要点】

1. 中国酒精性肝病流行病学特征和发展趋势。
2. 酒精性肝病主要诊断和评估方法。
3. 酒精性肝病的治疗原则。

【思考题】

1. 如何设计酒精性肝病流行病学调查?
2. 酒精性肝病的主要影响因素有哪些?
3. 酒精性肝病的诊治策略如何?

酒精性肝病是指由于长期过量酒精摄入所导致的肝脏疾病,初期通常表现为脂肪肝,进而可发展成酒精性肝炎、肝纤维化和肝硬化。在西方国家,酒精一直是引起肝脏损害的主要原因;在中国,随着经济的发展和社会生活的变化,过量饮酒人群明显增加,酒精性肝病已成为我国常见的肝脏疾病之一。中华医学会肝病学分会脂肪肝和酒精性肝病学组、中国医师协会脂肪性肝病专家委员会于 2018 年 3 月对《酒精性肝病防治指南》进行了修订。美国胃肠病学院(ACG)和欧洲肝病学会(EASL)也分别在 2018 年 2 月和 2018 年 7 月颁布了酒精性肝病防治新指南。这些指南的推出将有助于推动酒精性肝病的防治工作。

一、流行病学

酒精是导致酒精性肝病的主要因素,然而饮酒往往受经济、文化、区域、种族、工作、年代等多方面因素的影响,因此,酒精性肝病流行病学研究在任何时段、任何区域、任何种族、任何职业等中开展调查都具有重要的意义。我国尚缺乏全国范围的酒精性肝病流行病学调查资料,地区性的调查研究结果显示,嗜酒人群比例近年来在明显扩大,酒精性肝病占同期肝病住院患者的比例在上升,酒精性肝硬化占肝硬化的病因构成比也在不断上升。然而,国内酒精性肝病流行病学调查研究数据更新较慢。扩大研究人群,更新研究数据,开展住院人群的前瞻性研究等都有助于分析我国酒精性肝病发病趋势和为制定实施公共应对措施提供依据。

二、影响因素

除了饮酒量、饮酒年限、酒精饮料品种等酒精本身影响因素外,饮酒方式、性别、种族、肥胖、肝炎病毒感染、遗传因素、营养状况等因素也影响酒精性肝病的发生发展。

酒精导致肝损害具有一定的阈值效应。超过一定的饮酒量或饮酒年限,肝损伤的风险就会明显增加。酒精性肝损伤的阈值在不同人群中存在差异。不同的酒精饮料,除了酒精成分之外,还有许多添加剂,这些添加剂是否存在协同酒精加重肝损伤或者有缓解作用,值得进一步研究。目前研究结果显示,不同的酒精饮料对肝损害存在差异。空腹饮酒对肝损害程度大于伴进餐饮酒,这是进餐影响了人体酒精吸收还是不同生理状态下机体免疫应答能力不同尚不确定,这些现象背后深层次的机制问题值得深入探讨。

女性对酒精介导的肝损伤更为敏感,与男性相比,较小剂量的酒精摄入和较短的饮酒年限就可能会引起严重的酒精性肝病。中国台湾、北京和浙江等地的学者发现当地汉族人群的酒精性肝病易感基因 *ADH2*、*ADH3* 和 *ALDH2* 等的等位基因频率以及基因型分布不同于西方国家,可能是中国嗜酒人群酒精性肝病的发病率低于西方国家的原因之一。酒精性肝病死亡率的上升与营养不良的程度相关。维生素缺乏如维生素 A 的缺乏或者维生素 E 水平的下降,也可能加重肝脏疾病。多不饱和脂肪酸可促使酒精性肝病的进展,而饱和脂肪酸对酒精性肝病起到保护作用。

合并肥胖的饮酒人群酒精性肝病的患病风险显著高于非肥胖饮酒人群。肝炎病毒与酒精对肝脏损害起协同作用,在肝炎病毒感染基础上饮酒,或在酒精性肝病基础上并发 HBV 或 HCV 感染,都可加速肝病的发生和发展。肥胖或肝炎病毒感染叠加酒精对肝脏的损伤,是简单的如“1+1=2”的叠加效应,还是“1+1>2”的放大效应?这些问题仍有待更多的研究。

三、诊断标准

酒精性肝病的诊断需结合饮酒史、临床特征、重要的实验室和影像学检查。由于酒精性肝病缺少特异性的临床特征和实验室诊断指标,轻度酒精性肝病和早期肝硬化容易漏诊。

世界各地现有的诊断标准,都设定了饮酒量的危险阈值(换算为乙醇量)。

澳大利亚:男,平均≥40g/d;大量饮酒史≥60g/d;每周 5 天以上饮酒。女,平均≥20g/d;大量饮酒史≥40g/d;每周 5 天以上饮酒。

美国:男,平均≥60g/d;女,平均≥48g/d。

日本:男,平均≥80g/d;且连续 5 年以上;女性比男性量低。

英国:男,平均≥30g/d;女,平均≥20g/d。

中国:男,平均≥40g/d;女,平均≥20g/d,超过 5 年;或 2 周内有大量饮酒史,≥80g/d。

酒精性肝病的临床表现无特异性,很难区别于其他肝病。对于酒精性肝病实验室指标,γ- 谷氨酰转移酶(GGT)是在大规模流行病学调查中应用较广泛的一个肝酶指标,但诊断酒精相关性肝损伤的特异性和敏感性相对较低。若结合其他生物标记物,GGT 可以作为酒精性肝损伤一个较好的诊断指标,GGT 和平均红细胞体积(MCV)的结合可以改善诊断酒精性肝损伤的敏感性。缺糖转铁蛋白(CDT)是诊断酒精性肝病比较理想的指标,但敏感性和特异性有限,其测试也受年龄、性别、体重指数、其他慢性肝病等因素的影响。严重的酒精性肝炎,谷草转氨酶(AST)水平上升至正常上限的 2~6 倍。但是 AST 水平 >500IU/L 或者谷丙转氨酶(ALT)>200IU/L 通常不认为是酒精性肝炎,而提示其他原因的肝损伤。AST/ALT>3 被高度怀疑是酒精性肝病。目前中国酒精性肝病指南提出 AST/ALT>2 有助于酒精性肝病的诊断。然而,国内外研究发现,仅有部分酒精性肝病患者具有 AST/ALT>2 或 >3 的表现。

影像学检查常用于诊断肝脏疾病的存在,但不能确定肝脏疾病的具体病因。肝脏脂肪变、肝硬化、肝癌可以通过 B 超、CT、MRI 及结合其他实验室指标诊断。酒精性肝病肝脏超声特点:肝尾状叶高容积指数;肝右下切迹高频率显像;酒精性肝硬化与病毒性肝硬化相比,再生的肝小叶比例更小。目前国内流行病学调查研究应用超声检查较多,结合重要的实验室结果,排除其他病因学,诊断准确性可以得到保证。瞬时弹性成像能通过一次检测同时得到肝脏硬度和肝脏脂肪变程度两个指标。受控衰减参数(CAP)测定系统诊断肝脏脂肪变的灵敏度很高,可检出仅有 5% 的肝脏脂肪变性,特异性高、稳定性好,且 CAP 诊断不同程度肝脏脂肪变的阈值不受慢性肝病病因的影响。瞬时弹性成像用于酒精性肝病进展期肝纤维化及肝硬化,肝脏硬度(LSM)临界值分别为 12.96kPa 及 22.7kPa。定期瞬时弹性成像监测,有利于患者预后评估。肝脏 CT 显示弥漫性肝脏密度降低,肝脏与脾脏的 CT 值之比小于或等于 1,

可以协助酒精性肝病的诊断。目前国内对于 MRI 在酒精性肝病中的诊断价值尚有待更多研究。

虽然肝活检是肝脏疾病诊断的“金标准”,但若基于无创检查,已经明确了治疗方案,而且不需要更进一步了解相关信息,则通常没有必要作病理诊断。如果是一个研究性治疗或治疗存在一定的风险,从风险 - 获益的角度考虑肝活检也许可以提供一些依据。酒精性肝病病理学改变主要为脂肪变性、炎症反应和纤维化。

依据肝细胞脂肪变性占据所获取肝组织标本量的范围,分为 4 度(F0~F4)。F0: <5% 肝细胞脂肪变;F1: 5%~30% 肝细胞脂肪变;F2: 31%~50% 肝细胞脂肪变性;F3: 51%~75% 肝细胞脂肪变;F4: 75% 以上肝细胞脂肪变。

依据炎症程度分为 4 级(G0~G4)。G0: 无炎症;G1: 腺泡 3 带呈现少数气球样肝细胞,腺泡内散在个别点灶状坏死和中央静脉周围炎;G2: 腺泡 3 带明显气球样肝细胞,腺泡内点灶状坏死增多,出现马洛里小体(Mallory body),门管区轻至中度炎症;G3: 腺泡 3 带广泛的气球样肝细胞,腺泡内点灶状坏死明显,出现 Mallory 小体和凋亡小体,门管区中度炎症伴 / 或门管区周围炎症;G4: 融合性坏死和 / 或桥接坏死。

依据纤维化的范围和形态,肝纤维化分为 4 期(S0~S4)。S0: 无纤维化;S1: 腺泡 3 带局灶性或广泛的窦周 / 细胞周纤维化和中央静脉周围纤维化;S2: 纤维化扩展到门管区,中央静脉周围硬化性玻璃样坏死,局灶性或广泛的门管区星芒状纤维化;S3: 腺泡内广泛纤维化,局灶性或广泛的桥接纤维化;S4: 肝硬化。

酒精性肝病的组织病理学诊断报告为:肝脏脂肪变程度 F(0~4),炎症程度 G(0~4),肝纤维化分级 S(0~4)。

四、评估系统

Child Turcotte Pugh(CTP)评分系统,来源于接受外科手术的肝病患者,后发展为临床上广泛应用的肝硬化患者预后评估系统,在肝硬化患者中,CTP 评分系统是很重要的工具。而对于酒精性肝病患者,其他评分系统可能更为合理。Maddrey 的判别函数(Maddrey discriminant function, MDF)与 CTP 不同,它来源于应用激素治疗酒精性肝炎患者的临床试验,可用来预测酒精性肝炎(alcoholic hepatitis, AH)的严重程度和患者的死亡危险。具体公式为 MDF=4.6×[患者的凝血酶原时间(s)- 正常凝血酶原时间(s)]+ 总胆红素(mg/dl)。凝血酶原时间和血胆红素水平相互独立,与酒精性肝炎的严重程度和死亡率相关,构成了 MDF 评分的主要元素。联合考虑肝性脑病的发生率,MDF 得分大于 32 分者预计死亡率大于 50%。在一项大规模的临床试验中,MDF 值大于 32 分的患者 28 天生存率为 65%,MDF 值小于 32 分者生存率为 93%。在临床上,MDF 值也作为糖皮质激素的用药参考。然而,考虑到不同实验室对凝血酶原时间测定的差异、DF 评分特异性差等因素,一些研究者又总结了其他评分系统。

终末期肝病评分系统(model for end stage liver disease, MELD)也是常用的肝病预后评估模型。MELD 评分系统与 CTP 相似,最早是用来评估减压手术后门静脉高压患者的生存率。MELD 得分是通过凝血酶原时间、肌酐、胆红素值来计算的。这几个指标均是 Maddrey 的研究中发现的重要指标,但与 MDF 不同,MELD 评估的是一段时期内的而不是一个时间点的肝功能,包括了与肝肾综合征发生相关的指标肌酐。MELD 评分系统用来预测终末期肝病和慢性肝病患者的生存率,也可以用来评估酒精性肝病患者的预后。多项回顾性研究提示评估酒精性肝炎的预后,MELD 与 MDF 相似。一项研究发现,如果根据住院后第 1 周情况来评估,MELD 比 MDF 更准确。MELD 值也有一定缺点,例如计算较复杂,难以床边评估。MELD 中的肌酐值常被低估,特别是在高胆红素血症的患者中。总之,MELD、MDF、CPT 没有明显差别。

考虑到 MDF 评分特异性差,Forrest 等提出了一种新的评分系统——格拉斯哥酒精性肝炎评分(Glasgow alcoholic hepatitis score, GAHS),包括更全面的指标,在床边容易计算。Forrest 利用逐步回归分析了与死亡率相关的各项指标,包括年龄、白细胞数、血尿素氮水平、凝血酶原时间、血胆红素等。与 MDF 和 MELD 相比,GAHS 在第 28 天和第 84 天的死亡率预测上比 MDF 更准确,但在第 28 天时与 MELD 相似。虽然这个评分系统很受欢迎,但它在预测短期生存率和长期生存率方面的作用还需要进一步评估。

酒精性肝病的预后评估系统是不断发展的。在预测死亡率方面，MELD 与 MDF 相似，而 GAHS 有更高的特异性和准确性，可能成为临床上更有利的工具。然而，对临床工作者来说，一个评分的高敏感性是他们更想要的，以便更多患者接受有效的治疗。因此在临床上，MDF 评分系统可能比 GAHS 更普及。

五、酒精性肝病的治疗

酒精性肝病的治疗原则是：戒酒和营养支持，减轻酒精性肝病的严重程度；改善已存在的继发性营养不良和对酒精性肝硬化及其并发症的对症治疗。

1. 戒酒是治疗酒精性肝病的最主要措施　酒精摄入的大量减少或终止可改善任何阶段酒精性肝病患者的肝脏组织学和生存率，早期戒酒可延长患者生命。戒酒是酒精性肝病患者治疗的基础。对酒精依赖患者的治疗包括心理干预和药物治疗。心理干预即对患者进行理论教育和行动上的指导，使酒精依赖者主动或被动减少对酒精的摄入。在药物治疗方面，一项临床随机对照试验显示，阿坎酸（acamprosate）和纳曲酮（naltrexone）能减少酒精的摄入，提高戒酒效率。Child C 级患者也能对阿坎酸很好地耐受，且停药后作用能持续至少 1 年。双硫仑（disulfiram）是乙醛脱氢酶抑制剂，长期以来用于治疗酒精依赖患者，但对它的作用尚有争议。迄今为止，戒酒治疗没有固定的心理或药物治疗方法。戒酒过程中应注意戒断综合征（包括酒精依赖者，神经精神症状的出现与戒酒有关，多呈急性发作过程，最低限度有四肢抖动及出汗等症状，严重者有戒酒性抽搐或癫痫样痉挛发作）的发生。

2. 营养支持　酒精性肝病患者需良好的营养支持，在戒酒的基础上应提供高蛋白、低脂饮食，并注意补充维生素 B、C、K 及叶酸。长期慢性酒精中毒患者，往往易导致低血糖，糖类补充也十分必要。对蛋白能量摄入与肝脏的关系进行研究发现，营养不良的程度与肝病的严重程度成正比，营养状况改善后患者的生存状况也明显改善。大量临床试验研究了营养支持治疗在酒精性肝病中的作用。大多数试验结果显示，营养治疗改善了肝功能和肝脏组织学，但营养治疗并没有降低死亡率。肠内营养优于肠外营养。虽然蛋白的摄入可能是肝性脑病的危险因素，但合理的蛋白补充是必须的，在酒精性肝炎患者不应该常规严格限制蛋白摄入。有研究者先后进行了两个随机对照试验研究营养治疗的作用。第一个研究随机选取 35 个营养不良的酒精性肝硬化患者，给予肠内营养（>8 370kJ/d），与对照组相比，死亡率由 47% 降低至 12%。10 年后的第二个试验，在 71 例急性重型酒精性肝炎中比较肠内营养与使用激素的效果。虽然治疗后 28 天的死亡率没有差别，但在随访的 1 年中，激素治疗组死亡发生得更早，而肠内营养组死亡率更低。总体死亡率没有明显差别。这个试验结果挑战了目前的治疗手段。总体来说，营养支持治疗在改善重症酒精性肝炎患者的中期和长期生存率方面发挥了重要作用。国外学者推荐，在酒精性肝病患者中，评估患者的营养状态，使营养支持治疗个体化是非常重要的。但营养支持治疗对急性酒精性肝炎患者的疗效还不确定。

3. 糖皮质激素　糖皮质激素治疗酒精性肝病的作用机制是抑制细胞因子、阻断炎症发生的途径。副作用主要有中、高剂量的激素造成伤口难以愈合，并增加感染风险。这些副作用及治疗效果的不确定性，导致许多临床医师不愿意使用激素。关于激素治疗酒精性肝病的临床试验很多，但没有统一的标准，随机和盲法的原则也掌握得不是很恰当。MDF 评分≥32 的酒精性肝病患者应用激素治疗取得了明显的效果，降低了肝性脑病患者的死亡率。200 例重度酒精性肝炎患者使用激素治疗，并设立了安慰剂对照组，结果显示，如果 MDF 评分≥32，激素治疗改善短期生存率，28 天死亡率从对照组的 35% 降至治疗组的 15%。然而，也有研究报道，激素治疗酒精性肝病出现较高的真菌感染率，与对照组相比，死亡率明显增加。目前，国内外研究者推荐，如果患者的 MDF 评分≥32，且没有消化道出血和感染症状，可考虑应用糖皮质激素，出现肝性脑病者更支持使用激素。有学者指出激素治疗后第 7 天患者的血胆红素水平低于治疗的第 1 天，提示患者对激素治疗有反应，预期生存率升高。如果治疗 7 天后胆红素水平没有改变即停止使用激素，不会导致严重的副作用。

4. 美他多辛（metadoxine）　对氧自由基导致的损伤具有保护作用，能增加还原型谷胱甘肽的水平，减少脂质过氧化导致的肝脏损伤，对维持肝脏及全身的氧化还原反应的动态平衡具有重要作用。此外，美他多辛能抑制乙醛引起的 TNF-α 和胶原的分泌增加。在急性或慢性酒精中毒患者中使用美他多辛均具有治疗作用，且可辅助用于改善酒精戒断症状。使用美他多辛治疗酒精性肝病 6 周后，肝功能、CT 检查结果均较安慰剂组明显改善，且没有发现严重的药物不良反应。

5. 保肝抗纤维化　多烯磷脂酰胆碱对酒精性肝病患者有防止组织学恶化的趋势。甘草酸制剂、水飞蓟素类和多烯磷脂酰胆碱等药物有不同程度的抗氧化、抗炎、保护肝细胞膜及细胞器等作用，临床应用可改善肝脏生化学指标。双环醇治疗也可改善酒精性肝损伤。但不宜同时应用多种抗炎保肝药物，以免加重肝脏负担及因药物间相互作用而引起不良反应。腺苷蛋氨酸治疗可以改善酒精性肝病患者的临床症状和生化指标。

6. 肝移植　对严重酒精性肝硬化（Child C 级）患者应考虑肝移植治疗。肝移植前要求患者戒酒 6 个月。酒精性肝硬化患者肝移植后的 5 年及 10 年生存率与因其他病因接受肝移植者相似。

六、酒精性肝病诊治流程（图 16-1-1）

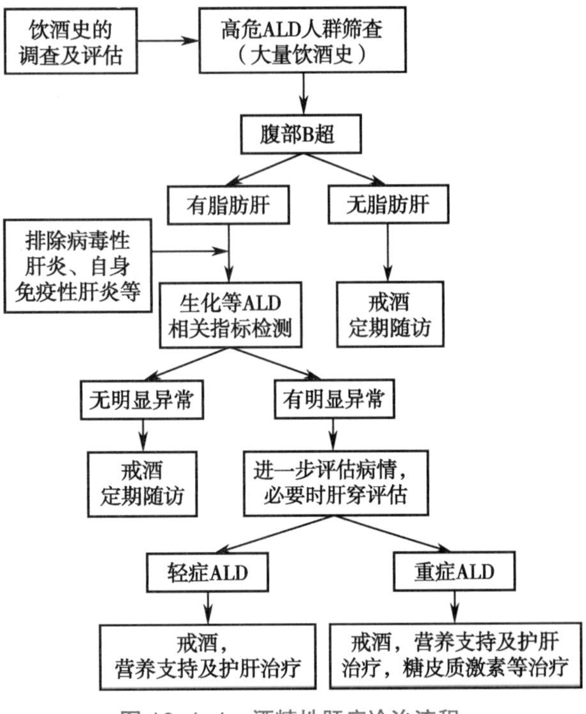

图 16-1-1　酒精性肝病诊治流程

（厉有名　徐承富）

第二节　酒精性肝病研究进展和思考

【摘要】

近年来，酒精性肝病诊断方法研究日新月异，肝脏组织学检查仍是酒精性肝病诊断的“金标准”，但是肝脏穿刺活检是创伤性操作，有一定风险和局限性，患者接受度不高。这样的情形，使得酒精性肝病无创性检查手段成为研究热门。如何评估患者饮酒史，最大可能性的准确获得酒精性肝病患者饮酒习性，是酒精性肝病研究的第一步。将研究酒精性肝病发病机制中有特异性的相关指标转换成临床可广泛应用的诊断评估可靠的实验室指标，一直吸引着酒精性肝病研究者的探索热情。影像学技术的创新，也使得酒精性肝病在该领域的变化特征得以应用。总之，酒精性肝病研究的热潮仍将推动无创性诊断技术的发展。

【学习要点】

1. 目前筛查饮酒史的调查问卷的特点。

2. 酒精性肝病各实验室指标特异性和应用前景。

3. 影像学检查在酒精性肝病中的表现特征。

【思考题】

1. 如何设计一份符合中国人群的饮酒调查问卷？

2. 良好的酒精性肝病诊断指标需具备哪些条件？

3. 酒精性肝病与其他慢性肝病的影像学特征有哪些异同点？

近年来，酒精性肝病的临床研究较多，除了关于治疗方面的研究引起大家关注外，酒精性肝病诊断方面的研究进展也同样引起临床工作者的兴趣。酒精性肝病诊断模式包括饮酒史调查、临床表现、血液学、影像学、组织病理学的综合诊断。在临床上，肝脏组织学检查是诊断酒精性肝病的“金标准”，但并非必需的检查手段，因为该检查存在一定的局限性，如取样误差（样本量、活检针的长度、病变分布不均匀）、相关分析（观察者自身和观察者之间的偏倚）、诊断标准的固有缺陷（数字分类的变化代表连续的病理过程),不便于动态观察(需要反复穿刺)以及创伤风险等诸多因素的影响。因此,关于酒精性肝病的无创检查手段一直是临床研究的热点。

一、饮酒史的调查问卷

通常对患者或其直系亲属直接询问或发放问卷调查,以评判患者是否过量饮酒。目前国外常用的酒精中毒的诊断标准是根据酒精依赖和酒精滥用的症状做出,而不是根据饮酒的量、时间和方式。常用的筛查酒精滥用的量表有:

1. CAGE 酒瘾筛查问卷　是酒精滥用的最早和最流行的筛选工具之一。包括戒酒欲、烦恼、罪恶感、张开眼睛就想饮酒等 4 个"是"或"否"的问题。该问卷简洁明了,因而临床应用最广,常反映了饮酒者最近 1 年内的情况。该方法灵敏度为 75%~90%,特异度为 77%~96%。

2. TACE 测试　也是 4 个类似于 CAGE 问卷的"是"或"否"问题("three"——是否饮用 3 种以上酒精饮料?"annoyed"——是否曾经讨厌人们对饮酒的批评?"cut down"——是否考虑减少饮酒?"eye-opener"——是否晨醒时就想饮酒?)。2 个"是"答案就提示可能有酒精滥用或依赖的迹象。

3. TWEAK 问卷　由 3 个 CAGE 测试问题(three, cut down, eye-opener),加上 2 个额外的问题组成——健忘、对朋友或亲戚的抱怨宽容。

4. 酒精使用障碍鉴别测试(the alcohol use disorders identification test, AUDIT)　1989 年由世界卫生组织 WHO 在经过 6 个国家试用之后建议推广在更多的国家和地区使用。本方法可筛选出从轻度到重度的饮酒者。与以往的筛选方法不同的是,这一新工具更能早期识别具有伤害性的饮酒,并具有高度的准确性。该量表由 10 个问题组成,重点强调最近的饮酒情况。

酒精依赖的筛选过程取决于工作人员的经验与技能(是否经过训练)、筛选时状况、患者的合作程度、检测时间、信息来源等因素。国内目前进行的酒精性肝病的流行病学调查主要基于上述调查问卷,结合本地区特点和相关问卷优缺点进行改良设计。另外注意饮酒量的折算,一般认为,啤酒中乙醇含量为 2%~6%,葡萄酒中乙醇含量为 10%~20%,威士忌中乙醇含量为 40%~50%。此外,调查中还应注意被调查者有价值的额外信息。但是所有调查问卷不是诊断性工具,筛选本身只是识别、诊断、治疗患者的第一步。

二、实验室诊断指标

1. 单一的生物学指标　临床上,一些生物学指标常被用来检测酒精性肝病。如,升高的 γ-谷氨酰转移酶(GGT)、碱性磷酸酶(ALP)、平均红细胞容积(MCV)及尿酸在禁酒后明显下降,均有助于酒精性肝病的诊断。还有一些指标虽然在临床上不常应用,但均对酒精性肝病的诊断有帮助,如缺糖转铁蛋白(CDT)是优于 GGT、MCV,且诊断酒精性肝病的特异性且敏感性较好的血清学指标。

乙酸盐是酒精在肝脏的氧化代谢产物,其浓度高低取决于酒精在肝脏的氧化代谢速度和自身在外周器官的进一步代谢能力,是酒精性肝病的早期诊断指标,诊断价值超过 GGT。

D- 葡糖二酸是葡萄糖醛酸的代谢产物,酒精可以诱导 D- 葡糖二酸合成酶增加。嗜酒者尿 D- 葡糖二酸的含量往往增加,但其浓度还受到苯巴比妥等物质的影响,而且其测定需要离子交换层析等技术,故应用受限。

乙醛是乙醇代谢的中间产物,也是造成肝脏损伤的主要毒性物质。乙醛可与微管蛋白、血红蛋白、白蛋白、细胞色素 P450 IIE1、红细胞膜蛋白等多种蛋白结合。乙醛结合蛋白既是酒精性肝病的致病因素,也可作为酒精性肝病诊断指标。

谷氨酸脱氢酶[NAD(P)+]是位于肝小叶窦周区域的线粒体酶,其血浆浓度与 ALD 肝脏坏死程度相关,但因该酶的活性在戒酒后迅速下降,因此理想的检测时机是在饮酒的 48 小时内。

酒精影响 5-HT 的代谢,使尿 5- 羟色氨酰(5-HTOL)含量增加,因此尿液 5-HTOL 的检测对诊断酒精性肝病有一定的意义。

2. 免疫学指标　酒精性肝病免疫学方面主要变化的指标有:血清抗肝细胞膜抗体(anti-liver membrane antibody, ALM-ab)或乙醛复合物抗体。前者的阳性率约为 74%,后者滴度 40 为异常(红细胞凝集试验)。血清乙醇特异性抗体滴度的高低与病情程度一致。血清免疫球蛋白(immune

globulin, Ig)、IgA1/IgA2 值降低。抗核抗体或抗平滑肌抗体、抗肝特异性蛋白抗体滴度。细胞间黏附分子(intercelluar adhesion molecule, ICAM-1)的高表达,该指标与酒精摄入量、疾病的活动程度以及肝组织学病理改变均密切相关。

3. 肝纤维化检测指标 酒精性肝纤维化的检测指标有:肌腱蛋白、粗纤维调节素、层粘连蛋白(这三者易受饮酒量的影响)、Ⅲ型前胶原氨基端肽、透明质酸、Ⅵ型胶原、基质金属蛋白酶 2(matrix metalloproteinases, MMP2)、转化生长因子β1、单胺氧化酶、脯肽酶、赖氨酰氧化酶、血小板源性生长因子 BB。

尽管上述生化指标对诊断酒精性肝病有一定的帮助,或有助于判断肝脏纤维化程度,但仍存在一定的问题。首先,灵敏性和特异性都有一定限度,而且在慢性肝病和肝硬化时会出现较大重叠。其次,这些标志物并非肝脏特异性,其血清水平除受肝外部位炎症活动影响外,肝窦内皮功能不全和胆道排泌受阻亦可降低其清除率。现有的任何单项指标对肝纤维化前期状态,以及处于中间阶段的纤维化预测价值不大。

4. 组合生物学指标 鉴于单一生物学指标在诊断时的局限性,目前用于酒精性肝病诊断的复合指标也较多:

(1)谷草转氨酶/谷丙转氨酶比值(AST/ALT):是临床最常用的判断酒精性肝病的指标。当 AST/ALT>2 时,需要考虑酒精性肝病。AST/ALT 上升的依据有:肝内维生素 B_6 减少致 ALT 活性降低;酒精性肝炎引起磷酸吡哆醛的消耗;大量饮酒时线粒体损伤会导致线粒体天门冬氨酸增多和 AST 产生增多。据推测过量摄取酒精会使肝组织陷入相对缺血状态,从而很易导致肝中心静脉区域陷入缺氧状态。有报道认为,大量饮酒后,若 AST/ALT≤1,肝脏损害程度不严重。

(2)血清谷氨酸脱氢酶(glutamate dehydrogenase, GDH)/鸟氨酸氨甲酰转移酶(ornithine carbamyl transferase, OCT)比值:GDH/OCT>0.6 时支持酒精性肝病的诊断。

(3)AST/血小板指数(aspartate aminotransferase/platelet ratio index, APRI):2009 年亚太肝病学会提出的肝纤维化共识认为,APRI 是预测肝纤维化的简单无创指标,也可作为评估酒精性肝病患者预后的指标。该指数的优势在于,仅含 2 项最常用的指标,易于临床应用和验证,且其背后有合理的发病机制支持。肝纤维化晚期,血小板生成素(巨核细胞生长因子)合成的减少、门静脉压力的增高、脾内血小板混合和隔离的增多,导致了血小板数量的进一步减少。从对 APRI 的验证结果看,与肝纤维化分期的相关性偏低。由于 AST 水平既反映纤维化程度又反映炎症活动度,PLT 计数在轻微和显著肝纤维化之间也存在较大重叠,且未纳入其他重要临床因素(如年龄等)必然会降低 APRI 的诊断价值。

(4)ASH FibroSURE:FibroMax 肝纤维化诊断系统,利用血清中的几项指标,通过特定的计算机模型运算,确定肝纤维化病理情况。包括 Fibrotest FibroSure(FT)、SteatoTest、NashTest、AshTest 和 ActiTest 诊断系统。对那些由于凝血或意识障碍而未能接受肝脏活检的嗜酒患者,临床上往往怀疑酒精性肝病。AshTest 便可以解决这一矛盾,该系统包括 α_2 巨球蛋白(α_2-macroglobulin, A2M)、结合珠蛋白(haptoglobin, HPT)、载脂蛋白 A1(ApoA1)、总胆红素(TBIL)、GGT、ALT、AST、TC、空腹血糖的指标,并结合年龄、性别、身高、体重,共 10 项指标,对 AH 及纤维化均有较高的预测价值,尤其是 MDF>32 的组织学严重的患者。

(5)ANI(酒精性肝病/非酒精性脂肪性肝病 ALD/NAFLD 指数):包括 MCV、AST/ALT、体重指数(BMI)、性别 5 项简单的客观变量。

ANI=0.637×MCV+3.91×(AST/ALT)-0.406×BMI+6.35(男性)-58.5。

区分两者疾病的阈值是 -0.66。当 ANI>-0.66 时,考虑酒精性肝病;ANI<-0.66 时,说明为非酒精性脂肪性肝病。

上述这些通过数学演算而构建的综合模型,尽管具体指标和公式不尽相同,但共同特点是对进展性肝纤维化判别较准确,而对早期或中间阶段的肝纤维化鉴别欠佳,因此目前尚无法满足临床全面评估纤维化状况的需要,因此,其临床应用价值遭到质疑,其贡献在于能鉴别无显著肝纤维化的患者,从而可避免不必要的肝脏穿刺活检。另一方面,由于建立综合模型使有潜在价值的血清指标鉴别能力均得到提高,而血清指标具有安全、快速、可重复的特点，因此有望利用模型在动态监测慢性肝病肝纤维化的进展，尤其是随访疗效方面发挥替代肝脏穿刺活检的作用。

三、影像学诊断

影像学检查是肝脏疾病诊断中的常用方法，但对酒精本身而言，其特异性不强。影像学研究的价值在于排除嗜酒患者可能由其他原因引起的肝损伤。超声或CT对脂肪变性和肝硬化的诊断贡献较大，还有利于评估疾病的进展程度。此外，近年来纤维化扫描（FibroScan）、超声造影、磁共振弹性成像（magnetic resonance elastography，MRE）等新技术的运用也丰富了酒精性肝病的诊断和鉴别诊断。

1. CT特征　局限型酒精性脂肪肝的CT影像表现为：肝脏脂变病灶边缘多模糊不清，但无占位效应，相应肝表面无隆凸现象。增强扫描后低密度的肝实质强化，但仍保持相对低密度。增强的特征与正常肝脏相同，肝血管更清楚，走行分布自然，无受压变形、包绕和移位等占位征象。弥漫型酒精性脂肪肝的CT影像表现为：肝脏密度多均一，但在低密度区内可残存正常的肝岛，易误诊。相反，当肝占位性病变的密度与脂肪肝相似时，因病灶显示不清楚而易漏诊。

2. 纤维化扫描　是一种基于瞬时弹性成像（transient elastography，TE）的快速、无创、可行的新型超声技术。其原理通过50mHz的切变速度传送对2~5cm的肝脏截面进行测量，再将其转化为坚硬度值（单位为千帕，kPa）。通常认为，肝脏硬度指标（liver stiffness measurement，LSM）与纤维化程度有很好的相关性，而与肝脏的结构破坏无关。一些静止的巨大结节性肝硬化，因胶原含量低，LSM值很低。FibroScan对各种病因的慢性肝病，尤其对酒精性肝病、非酒精性脂肪性肝病以及进展性肝纤维化有较高的诊断价值。对嗜酒者肝硬化及其并发症患者的肝脏贮备功能的预测能力也强于现有诸多方法。

3. 超声造影　多用于鉴别肝脏肿瘤，对酒精性肝病亦有诊断价值。日本学者应用超声造影剂Levovist后发现：在酒精性肝硬化发生之前，肝脏局部和全身处于高血流动力状态，肝脏血管动脉化。

4. 磁共振弹性成像　是一种发展迅速的用来定量地测量组织力学特性的新型非创伤性的成像方法，被认为是一种“影像触诊”。有研究发现，与纤维蛋白检测法仅适合严重纤维化的诊断相比，MRE能检测不同程度的纤维化。故MRE有助于临床酒精性肝纤维化的诊断。

四、总结

迄今为止的无创性诊断检查尚有一定的局限性。首先，一些检查最初来自慢性病毒性肝炎患者，且主要预测的是肝脏纤维化，对酒精性肝病患者的益处尚不得而知。其次，尽管无创检查手段不少，但仍有相当比例的肝硬化和肝纤维化患者得不到有效预测。因此，一些学者试图用影像学检查联合血液学指标来诊断各种慢性肝病。如用肝右叶直径与白蛋白的比值、血小板计数与脾脏直径的比值来预测食管静脉曲张，但彼此之间相关性不大，有待进一步提高对这些患者组织学的预测能力。如何权衡各种指标的利弊、筛选最佳组合、简化计算步骤、降低费用、减少肝脏穿刺活检，以使预测价值最大化，是亟待研究和关注的焦点。

（厉有名　徐承富）

第三节　非酒精性脂肪性肝病的流行病学研究

【摘要】

非酒精性脂肪性肝病（nonalcoholic fatty liver disease，NAFLD）是临床常见的慢性肝病，其患病率逐年升高，构成日益严峻的公共卫生问题。非酒精性脂肪性肝病的发生发展与肥胖、2型糖尿病、高脂血症、高尿酸血症等代谢紊乱疾病密切相关。非酒精性脂肪性肝病不仅会向脂肪性肝炎、肝纤维化、肝硬化甚至是肝细胞癌进展，还伴随着代谢综合征、2型糖尿病、冠心病、结直肠肿瘤发病风险的显著增加。流行病学研究为明确非酒精性脂肪性肝病患病特点、危险因素、自然病程等提供了直接资料，为疾病防治提供了重要依据。

【学习要点】

1. 非酒精性脂肪性肝病的患病率特点。

2. 非酒精性脂肪性肝病的主要危险因素。

3. 非酒精性脂肪性肝病的自然病程及其影响因素。

【思考题】

1. 如何开展流行病学研究揭示非酒精性脂肪性肝病的危险因素?

2. 如何通过流行病学研究明确非酒精性脂肪性肝病与肝癌的关系?

3. 非酒精性脂肪性肝病的流行病学研究对临床实践有何启示?

非酒精性脂肪性肝病是指除外酒精和其他明确的损肝因素所致的,以弥漫性肝细胞大泡性脂肪变为主要特征的临床病理综合征。随着肥胖、糖尿病等代谢性疾病的高发,NAFLD 的患病率也逐渐上升,并成为一个全球性的公共卫生问题。流行病学研究为明确 NAFLD 患病特点及危险因素,并揭示自然病程提供了直接资料,为疾病防治提供了重要依据。本节就 NAFLD 的流行病学研究进展作一探讨。

一、患病率研究

在世界范围内,由于各国各地区经济水平、生活习惯的差异,NAFLD 患病率存在很大的差别。欧美等西方发达国家普通成人 NAFLD 患病率达到 30% 左右,成为慢性肝病的首要原因。亚太地区 NAFLD 患病率略低于西方国家,日本、韩国、印度等国家 NAFLD 患病率为 15%~25%。我国不同省市普通成人的 NAFLD 患病率从 6.3% 至 27.3% 不等。2005 年上海市的调查显示,NAFLD 患病率为 15.35%;2006 年报道的中国台湾 NAFLD 患病率为 11.5%;2012 年中国香港报道的磁共振诊断的 NAFLD 患病率为 27.3%。值得指出的是,近年来全球 NAFLD 的患病率呈现快速增长趋势。美国最近的一项研究报道,普通人群 NAFLD 患病率高达 46%;日本的 NAFLD 患病率在 10 余年间从 13% 增长到 30%;我国上海、湖北、浙江等地普通人群 NAFLD 患病率在最近 5~10 年内增长了近一倍。

儿童 NAFLD 自从 1983 年首次报道以来,也逐渐受到重视。但已有的研究多集中于超重和肥胖儿童,普通儿童 NAFLD 的确切患病率尚不清楚。从已有数据来看,儿童 NAFLD 患病率要低于成人。国外儿童 NAFLD 的患病率为 3%~10%,我国儿童 NAFLD 的患病率为 2%~4%。但随着生活水平的改善、物质生活条件的提高,越来越多的儿童摄入大量高糖高热量食品,缺乏锻炼,儿童 NAFLD 患病率也呈现快速上升趋势。在患病率特点方面,儿童 NAFLD 同样多见于肥胖人群,并且与成人 NAFLD 有着相同的疾病谱;但儿童 NAFLD 更容易向 NASH 甚至是肝硬化进展。鉴于典型的儿童 NAFLD 患者常伴有轻度的肝酶升高,对于肥胖且伴有肝酶升高的儿童,及早进行 NAFLD 筛查并予以积极干预,对于减轻 NAFLD 的危害有着重要的意义。

老年人群 NAFLD 近年来开始受到关注。荷兰的一项对 2 811 位老年人的调查结果显示,老年人群 NAFLD 患病率高达 35.1%,其中 70 岁以下、70~74 岁、75~80 岁、80~84 岁、85 岁以上老年人群的 NAFLD 患病率分别为 35.8%、36.6%、39.6%、32.1% 和 21.1%。与中青年 NAFLD 患者相比,老年 NAFLD 患者更易合并肥胖、高血压病、糖尿病、高脂血症等危险因素,且其肝脏脂肪变和纤维化程度常更严重。老年人群是心脑血管疾病的高发人群,伴随 NAFLD 进一步增加心脑血管疾病的发病风险。因此加强老年人群 NAFLD 的防治,不但可以减轻肝脏本身的危害,还可有效降低心脑血管疾病的发病风险。

非肥胖人群 NAFLD 也逐渐受到关注。韩国非肥胖成人 NAFLD 患病率高达 23.4%。印度的一项研究报道,54% 的 NAFLD 患者既不存在超重也不存在腹型肥胖,75% 的 NAFLD 患者体重指数小于 25kg/m^2。笔者所在课题组完成的一项对 6 905 例非肥胖成人的调查发现,该人群 NAFLD 基线患病率为 7.27%;对基线未患有 NAFLD 的人群随访 5 年发现,8.88% 的调查对象在随访过程中被检出 NAFLD。以上研究提示非肥胖人群 NAFLD 不容忽视。

二、危险因素研究

NAFLD 的患病率随着年龄上升而增加,但随着肥胖的低龄化趋势,NAFLD 患者年龄也呈现低龄化趋势。性别也是影响 NAFLD 的重要因素。在 50 岁之前,男性的 NAFLD 患病率近乎是女性的 2 倍;

但在 50 岁以后，女性 NAFLD 比例显著增加。

NAFLD 的发生发展与肥胖密切相关，肥胖人群 NAFLD 患病率可高达 76%。肥胖严重程度与 NAFLD 患者肝脏脂肪含量正相关，而体重减轻则显著改善 NAFLD 患者肝脏脂变程度。如前所述，近年来越来越多的研究表明，非肥胖人群也具有较高的 NAFLD 患病率，提示还有其他因素与 NAFLD 患病风险有关。

2 型糖尿病是 NAFLD 的另一重要危险因素，这可能与 2 型糖尿病和 NAFLD 有着共同的病理生理基础——胰岛素抵抗（insulin resistance，IR）有关。有研究报道，肝脏脂肪含量与胰岛素敏感性负相关。2 型糖尿病患者中，NAFLD 患病率高达 70%，伴随 2 型糖尿病或胰岛素抵抗的 NAFLD 患者肝脏脂变和窦周纤维化明显。与普通的 NAFLD 患者相比，伴随糖尿病的 NAFLD 患者肝硬化和肝病相关死亡率显著增加。

血脂紊乱也是 NAFLD 的危险因素。高甘油三酯血症患者的 NAFLD 患病率可高达 60%~80%，高胆固醇者也易发生 NAFLD。脂肪酸摄入增加是导致高脂血症的重要原因，但不同脂肪酸摄入对 NAFLD 的影响存在差别。据报道，饱和脂肪酸摄入过多会导致 NAFLD 肝损伤，而 Ω-3 不饱和脂肪酸摄入则可减轻 NAFLD 肝损伤。

高尿酸血症也与 NAFLD 患病风险密切相关。笔者所在课题组开展的一项样本量 8 925 人的横断面研究发现，NAFLD 患者的血清尿酸水平显著高于对照人群，且 NAFLD 患病率与血清尿酸水平正相关。随之开展的前瞻性研究结果显示，NAFLD 发病率随基线尿酸水平上升而增高，Cox 比例风险模型分析显示，基线血清尿酸水平与 NAFLD 发病风险显著正相关。进一步动物实验还发现，降尿酸治疗显著减轻 NAFLD 模型沙鼠肝脏脂变程度。以上研究从不同角度证实高尿酸血症与 NAFLD 之间存在密切联系。

近年来的研究还发现，甲状腺功能减退也与显著增加的 NAFLD 患病风险相关。甲状腺素是调节机体生长发育和能量代谢的重要激素，甲状腺功能减退常见于肥胖人群。笔者所在课题组对 878 例甲状腺功能正常的 65 岁以上的老年人群调查发现，NAFLD 患者血清游离甲状腺素（FT_4）水平显著低于对照人群，NAFLD 患病率与 FT_4 水平负相关；多因素回归分析显示，FT_4 水平与 NAFLD 患病风险密切相关。韩国 Chung GE 等对 2 324 例亚临床甲减患者及年龄、性别配对的 2 324 例正常对照比较发现，亚临床甲减人群 NAFLD 患病率显著高于对照人群（30.2% vs 19.5%，$p<0.001$）；亚组分析显示，亚临床甲减严重程度与 NAFLD 患病率及血清 ALT 水平正相关；多因素回归分析显示，亚临床甲减与 NAFLD 患病风险显著相关。笔者所在课题组对 327 例亚临床甲状腺功能减退症患者及年龄、性别配对的 327 例正常对照 5 年随访结果显示，亚临床甲状腺功能减退症患者 NAFLD 发病率显著高于对照人群。以上研究显示了甲状腺功能减退与 NAFLD 之间的密切联系。

越来越多的证据显示，生长激素水平缺乏也与 NAFLD 患病风险相关。Ichikawa T 等早年通过一组病例分析发现，13 例存在生长激素缺乏症的成年发病的垂体前叶激素缺乏症患者中，有 7 例合并有 NAFLD。Hong JW 等的队列研究结果显示，生长激素缺乏的垂体功能减退症患者存在中心性肥胖、胰岛素抵抗、血脂紊乱等代谢综合征特征，该组病例 NAFLD 患病率高达 70.6%，且生长激素水平与 NAFLD 严重程度负相关。也有研究报道，生长激素水平与 NAFLD 肝脏脂肪变程度负相关。在普通人群中，生长激素水平与 NAFLD 的关系目前尚未完全明确。笔者所在课题组开展的一项样本量为 7 146 人的横断面研究结果显示，NAFLD 患者组血清生长激素水平显著低于对照人群，生长激素水平较低的人群 NAFLD 和代谢综合征患病率显著高于生长激素水平较高的人群；进一步的多因素 logistic 回归分析结果显示，血清生长激素水平与 NAFLD 患病风险显著相关。

三、自然史研究

NAFLD 可分为单纯性脂肪肝、脂肪性肝炎、肝纤维化和肝硬化等不同的疾病发展阶段，其中以单纯性脂肪肝最为常见。一般认为单纯性脂肪肝是良性的疾病过程，很少会向肝纤维化进展；而非酒精性脂肪性肝炎（NASH）却会向肝纤维化、肝硬化等终末期肝病进展。

有关 NASH 进展为肝纤维化的发生率的研究不多，已有的大多为回顾性研究。从已有资料来看，NAFLD 患者发生肝纤维化的概率与其他慢性肝病大致相似，但 NASH 患者发生肝硬化的年龄要大于其他慢性肝病患者。据报道，26%~37% 的 NASH 患者随访 5.6 年后进展到肝纤维化，其中超过 9% 的 NASH 患者进展为肝硬化。同期随访的 NASH 患者当中，34%~50% 的患者肝脏组织学未发生明显变化，18%~29% 的患者肝脏组织学有所减轻。体重指数和糖尿病是 NASH 向肝纤维化进展的危险因素。一旦 NASH 进展为肝硬化，肝细胞脂肪变等 NASH 相关的病理学改变将明显减轻甚至消失，而只表现为静止期的肝硬化。这一类型的肝硬化是隐源性肝硬化的重要组成部分。并且，这部分患者接受肝移植后，很容易再次出现肝细胞脂肪变性。最近的研究发现，NASH 相关肝硬化患者发生肝功能失代偿的风险要低于丙型肝炎后肝硬化患者。

至于 NAFLD 是否会向肝癌进展目前尚无直接证据，但越来越多证据提示 NAFLD 会向肝癌进展。近来的研究发现，隐源性肝硬化和肝癌患者的胰岛素抵抗比例较高，这提示 NAFLD 和胰岛素抵抗有可能是肝癌发生的重要原因。最长达 19.5 年的回顾性分析显示，NAFLD 患者肝细胞肝癌的发生率为 0~0.5%，NASH 患者肝细胞肝癌的发生率为 0~2.8%。有研究认为，肝硬化并非是 NAFLD 向肝癌进展的必经环节。

关于 NAFLD 患者死亡率的研究较少。已有资料表明，NAFLD 患者的死亡率高于普通人群，这一方面与 NAFLD 患者肝病相关死亡显著增加有关，更重要的是由于 NAFLD 伴随着 2 型糖尿病、高血压病、心脑血管疾病的发病风险显著增加。一项对 420 例 NAFLD 患者平均随访 7.6 年的研究结果显示，随访过程中新发糖尿病 91 例、血脂紊乱 96 例、高血压 94 例、肝硬化 13 例；随访过程中死亡 53 例，其中首要原因是心脑血管病（18 例）、其次是恶性肿瘤（15 例）和肝硬化（7 例）。一项对 66 例儿童 NAFLD 患者最长达 20 年的随访研究结果显示，NAFLD 患者终末期肝病及死亡率也显著增加。

需要指出的是，NAFLD 自然病程的研究存在着一些不可避免的影响因素，比如 NAFLD 的危险因素往往与糖尿病、冠心病等疾病的危险因素并存，比如肝硬化失代偿期的消化道出血、肝肾综合征、肝癌等也是重要的致死原因等，这些影响因素的存在加大了统计分析的难度。总的来说，单纯性脂肪肝或 NASH 患者的 5~10 年死亡率是不高的，但是一旦发展为进展期纤维化或肝硬化，死亡率将明显上升。

四、流行病学研究的难点

流行病学研究为 NAFLD 防治提供了重要资料，但是目前该领域研究存在一些难点。例如，在调查人群的选择方面，目前大部分 NAFLD 研究对象来源于医院、社区或企业等小范围的健康体检人群，而采用分层随机抽样的方法选取普通人群进行 NAFLD 流行病学研究的报道较少。在 NAFLD 诊断方法方面，目前 NAFLD 流行病学研究主要采用超声诊断，而肝活检很少应用。对特殊人群如对肝移植供肝活检，可一定程度上反映人群的 NAFLD 患病率。美国的研究报道，大约 20% 的供肝脂肪变性程度 >30%；韩国一项对 589 例肝移植供肝活检数据显示，该组人群 NAFLD 比例高达 51%。在调查对象失访控制方面，NAFLD 流行病学研究常需要长期随访，如何有效控制失访偏倚是 NAFLD 流行病学研究设计时需要重点考虑的问题。

（厉有名　徐承富）

第四节　非酒精性脂肪性肝病——从发病机制到临床实践

【摘要】

非酒精性脂肪性肝病的发病机制与胰岛素抵抗、氧化应激、线粒体损伤等有关。影像学诊断是临床常用的非酒精性脂肪性肝病诊断方法，肝组织学活检是非酒精性脂肪性肝病诊断的“金标准”。以饮食控制联合规律锻炼为基础的行为干预是非酒精性脂肪性肝病治疗的关键，胰岛素增敏剂、抗氧化损伤药物等对非酒精性脂肪性肝病的治疗可能有效，但有待进一步研究证实。

【学习要点】

1. 非酒精性脂肪性肝病发病机制研究进展。
2. 非酒精性脂肪性肝病诊断技术研究进展。
3. 非酒精性脂肪性肝病治疗方法研究进展。

【思考题】

1. 胰岛素抵抗与非酒精性脂肪性肝病的关系如何?

2. 非酒精性脂肪性肝病无创性诊断方法有哪些? 各有优缺点?

3. 肠道微生态紊乱通过哪些机制影响非酒精性脂肪性肝病发生发展?

非酒精性脂肪性肝病是临床常见的慢性肝病,其疾病谱包括单纯性脂肪肝、脂肪性肝炎、肝纤维化和肝硬化等。NAFLD 的发生发展与胰岛素抵抗密切相关。早年,肝细胞脂肪变和脂肪浸润作为一种病理学改变的描述,NAFLD 曾作为一种无关紧要的影像学表现并未引起重视。但越来越多的研究表明,NAFLD 和其他慢性肝病一样,也会逐渐向肝硬化甚至肝癌等终末期肝病进展。更为重要的是 NAFLD 还可加剧机体糖、脂代谢紊乱,导致 2 型糖尿病、高血压病、心脑血管疾病的高发。本节就 NAFLD 的发病机制、诊治方法进行探讨。

一、发病机制

(一) 胰岛素抵抗

胰岛素抵抗是 NAFLD 最重要的发病机制。多种分子机制参与胰岛素抵抗的形成:①游离脂肪酸影响胰岛素受体底物 1(IRS1)酪氨酸磷酸化,促进去磷酸化及丝氨酸残基磷酸化,使胰岛素受体底物失活,导致胰岛素抵抗;②肿瘤坏死因子 α(TNFα)激活应激相关蛋白激酶,包括 IKKβ、JNK、PKC 亚型等,这些激酶促进 IRS1 分子的丝氨酸磷酸化,抑制了胰岛素的信号转导,产生胰岛素抵抗;③瘦素诱导 IRS1 分子的去磷酸化,阻碍脂肪酸 β 氧化,促进甘油三酯合成;④脂联蛋白能抑制肝细胞对脂肪酸的摄取,增加线粒体脂肪酸氧化,促进脂蛋白输出,从而减少肝细胞中脂肪酸的堆积,和胰岛素有协同作用,其减少可加重胰岛素抵抗。

胰岛素抵抗主要通过两种机制导致肝细胞脂质沉积:脂肪分解增加和高胰岛素血症,两者均造成输入肝脏的游离脂肪酸增多,线粒体氧化超载,甘油三酯合成增加,而 ApoB100 合成减少,最终导致甘油三酯在肝细胞堆积。然而,20% 左右的 NAFLD 患者在确诊时体重、血脂、血糖均在正常范围。进一步研究提示,在 NAFLD 时肝脏胰岛素抵抗早于外周胰岛素抵抗,肝细胞脂肪变以及进一步的成脂性改变和肝脏炎症损伤均有可能诱发和加剧胰岛素抵抗。胰岛素抵抗和糖、脂代谢紊乱与 NAFLD 之间可能互为因果。

(二) 氧化应激

氧化应激是引起单纯性脂肪肝向脂肪性肝炎进展的主要原因。氧化应激的发生与细胞内的活性氧自由基(ROS)生成增加或细胞抗氧化防御系统的缺陷有关。线粒体、过氧化物酶体和细胞色素 P450 系统是肝细胞中 ROS 生成的主要部位。肝脏脂肪变时,进入肝细胞的游离脂肪酸大大增加,线粒体中脂肪酸 β 氧化产生的 ROS 也增加。肝细胞通过增加线粒体解偶联蛋白的表达,使线粒体内膜去极化而减少超氧阴离子的生成。然而,线粒体内膜电化学梯度的下降也减少了 ATP 的生成,在肝脏对 ATP 的需求增加的情况下,这些肝细胞就发生坏死。还有部分肝细胞不能上调抗氧化防御体系,大量的 ROS 使其线粒体 DNA 发生氧化损伤,这些线粒体 DNA 编码了部分电子传递链的组分;ROS 还使 TNFα 的生成增加,线粒体膜发生脂质过氧化,后者引起线粒体细胞色素 C 丢失。电子传递链的损伤使氧化磷酸化解偶联,进一步减少 ATP 生成,ROS 生成增加。进行性细胞色素 C 丢失最终引起肝细胞凋亡。死亡的肝细胞释放白介素 8 等炎症趋化因子,使炎症细胞在肝脏中聚集,引起 NASH。

游离脂肪酸还引起微粒体氧化酶 CYP2E1 和 CYP4A 表达增加,同时 CYP2E1 的表达受胰岛素的抑制,在胰岛素抵抗状态下,CYP2E1 的水平也会增高。此外增高的游离脂肪酸水平使 β 羟丁酸生成增多,后者也能使 CYP2E1 的表达增加。最终都导致 ROS 生成增加。此外抗氧化物质的减少也会造成氧化应激。抗氧化物质是清除 ROS 所必需,在脂肪变和脂肪性肝炎中抗氧化物如维生素 E 的水平较低;而维生素 E 的补充对于 NASH 患者有较好的治疗作用。

(三) 线粒体损伤

越来越多的研究发现 NAFLD 患者中存在线粒体结构和功能的异常。线粒体结构异常表现为线粒体体积增大和晶体结构形成。在 NASH 患者中,5%~15% 的肝细胞存在异常的线粒体,而受累及的肝细胞中,5%~10% 的线粒体存在晶体结构。线粒体晶体结构的形成被认为是肝细胞对损伤因素的保护性反应。线粒体功能的异常是引起肝细胞 ATP 减少的重要原因，而后者可以直接造成肝细胞的损伤。在脂肪变的肝脏中，进入到线粒体的游离脂肪酸增加，超过了线粒体 β 氧化的负荷，诱导 ROS 和脂质过氧化物生成大量增加；ROS 和脂质过氧化物进一步引起线粒体 DNA 损伤、呼吸链改变、脂肪酸 β 氧化受抑制，产生更多的 ROS，形成恶性循环。

（四）免疫炎症反应失调

免疫炎症反应失调与 NAFLD 发生发展有关。自然杀伤 T 细胞、调节性 T 细胞等多种免疫细胞均与 NAFLD 发病机制有关。NAFLD 患者 Th1/Th2 型细胞因子水平失衡，其中 Th1 型细胞因子比例增加，它们在肝脏炎症反应、肝细胞凋亡和坏死、纤维化形成、肝组织损伤后肝细胞再生等过程中发挥重要作用，其中以 TNFα 的作用最为重要。TNFα 在 NAFLD 发病中的作用是多方面的：

（1）引起胰岛素抵抗：TNFα 活化激活相关蛋白激酶，包括 IKKβ 和 JNK，引起 IRS1 磷酸化，使胰岛素信号转导受阻。

（2）抑制脂联蛋白表达，使肝细胞脂肪酸的摄取和合成增加，而氧化和输出减少，从而造成肝细胞中脂质堆积。

（3）诱导肝细胞凋亡和坏死相关的分子，促进肝细胞死亡。

（4）诱导产生其他细胞因子和趋化因子，促进肝脏炎症细胞浸润。

（5）TNFα 能抑制成熟肝细胞的增生能力，促进原始肝细胞增生，从而导致肝脏肿瘤形成。

（五）转录因子

多种转录因子参与调节与脂肪代谢有关的酶的表达，在 NAFLD 的发病中起重要作用，其中促进脂质合成的转录因子包括固醇调节元件结合蛋白（SREBP）、碳水化合物反应元件结合蛋白（ChREBPs）和肝脏 X 激活受体（LXR）等。SREBP1c 能调节参与脂肪合成关键酶的表达，如乙酰 CoA 合成酶，使脂质合成增加；SREBP1c 还能抑制 MTTP 的表达，使 VLDL 的分泌减少。SREBP2 调节羟甲基戊二酰辅酶 A（HMGCoA）还原酶和 LDL 受体表达，在胆固醇平衡中起重要作用。葡萄糖、饱和脂肪和胆固醇能增加 SREBP 的丰度，而多不饱和脂肪酸减少 SREBP 的表达。ChREBPs 能上调丙酮酸激酶、乙酰 CoA 羧化酶和脂肪酸合成酶的表达，使碳水化合物氧化和脂肪合成增加。LXRα 存在于肝脏和脂肪组织，能被胰岛素激活。LXR 通过增加 SREBP1c 的转录而促进脂肪合成。促进脂质分解最主要的转录因子是过氧化物酶体增殖活化受体家族（PPARs）。其中 PPARα 主要在肝脏和骨骼肌表达，主要作用是增加脂肪酸摄取，促进线粒体脂肪酸 β 氧化。PPARα 激动剂能促进脂肪酸分解，减少脂质从头合成。PPARγ 主要在脂肪组织和小肠中表达，能促进脂肪组织分化，增加脂蛋白酯酶活性，促进脂肪酸转运蛋白和乙酰 CoA 合成酶的表达。PPARγ 还能诱导脂联蛋白表达，后者具有增加胰岛素敏感性的作用。目前 PPARγ 已作为潜在的药物用于 NAFLD 的治疗。

（六）铁超载

已知铁超载与代谢综合征和多种肝脏疾病相关，然而 *HFE* 基因突变和血清铁水平在 NASH 发病机制中的作用仍存在一定的争议。有些作者发现 NAFLD 患者存在血清铁水平升高、铁超载的现象。而也有研究表明，铁超载并不是 NAFLD 的危险因素。高铁血症只存在于 40% 的 NAFLD 患者中，转铁蛋白饱和度仅在 5% 的患者中增加，而且发现 *HFE* 突变体、血清铁、转铁蛋白饱和度和肝脏铁沉积不能作为 NAFLD 的危险因素。

（七）肠道菌群失调

肠道微生态与 NAFLD 的关系近年来逐渐受到重视。已有研究发现，NAFLD 患者小肠细菌过度生长的比例显著高于对照人群。肠道微生态紊乱通过影响能量物质吸收、促进肥胖发生、加重胰岛素抵抗、干扰胆汁代谢等途径影响 NAFLD 的发生。肠道微生态紊乱所致的肠源性内毒素生成增加、肠黏膜通透性受损，导致内毒素吸收增加，加重肝脏炎症反应，这一环节在 NAFLD 向 NASH 发展中起重要作用。鉴于 NAFLD 患者肠道益生菌比例下降，补充益生菌也有望成为治疗 NAFLD 的新方法。

二、诊断

NAFLD 的诊断标准常见的有美国胃肠病学会、中华医学会肝病学分会脂肪肝和酒精性肝病学组、亚太地区 NAFLD 工作组、意大利肝病学会等不同版本,其诊断"金标准"均为侵入性的肝脏穿刺活检。

对 NAFLD 患者最常用的影像学诊断方法是超声,NAFLD 的肝脏超声表现为肝区近场回声弥漫性增强、远场回声逐渐衰减、肝内管道结构显示不清等。虽然许多研究表明超声在检测脂肪变的敏感性、特异性和阳性预测值可达 80% 以上,但常规超声无法对脂肪变程度进行定量分析,并且其敏感性在脂肪变程度低于 30% 时显著下降。近年来采用图形分析软件,可量化测定超声下肝肾回声比值和肝脏回声衰减系数,并由此较准确地间接计算出肝脏脂肪含量,在临床研究中已有应用。采用控制衰减参数(controlled attenuation parameter, CAP)技术的瞬时弹性超声也可较准确评估肝脏脂肪变程度。

NAFLD 在 CT 检查中表现为弥漫性肝脏密度降低、肝脏与脾脏的 CT 比值小于或等于 1。根据肝脏与脾脏的 CT 比值可将肝脏脂肪变性程度进行分级,其中 0.7< 肝 / 脾 CT 比值≤1.0 者为轻度;0.5< 肝 / 脾 CT 比值≤0.7 者为中度;肝 / 脾 CT 比值≤0.5 者为重度。磁共振在对肝脏脂肪变性程度的定量上敏感性更高,磁共振波谱分析(MRS)、磁共振成像估计质子密度脂肪分数(MRI-PDFF)等方法可准确评估整个肝脏脂肪含量。但是磁共振检查费用较高,需要一定的设备和技术支持,且无法准确地判断炎症和纤维化程度,临床广泛应用受到了一定的限制。

肝脏穿刺活检有助于对疾病预后的判断和治疗策略的选择,但存在出血和感染的风险,且存在一定的取样偏差。因而在肝脏穿刺活检前,需充分权衡患者可能的获益和潜在的风险。单纯性脂肪肝预后良好,患者一般只要合理地寻找并去除脂肪堆积相关因素即可。非酒精性脂肪性肝炎则可进一步向肝纤维化和肝硬化等终末期肝病进展,需要早期准确诊断并积极干预治疗。因而,对于较高脂肪性肝炎和肝纤维化可能性的 NAFLD 患者,适时接受肝脏穿刺活检以评估疾病严重程度是需要的。

寻找可靠的非侵入性指标是 NAFLD 诊断方法研究的一个重要内容。Bedogni 等提出的由体重指数、腹围、甘油三酯和 GGT 等 4 个指标组合而成的脂肪肝指数(fatty liver index, FLI)是较为简便的 NAFLD 诊断模型。FLI 对 NAFLD 的诊断具有较高的灵敏度和特异性,其中 FLI<30 时,诊断灵敏度 87%,阴性似然比 0.2;FLI>60 时,诊断特异度 86%,阳性似然比 4.3。长达 15 年的随访研究结果显示,FLI 是肝病相关死亡率的独立预测因素。笔者所在课题组也曾针对中国 NAFLD 患者,建立了包含体重指数、空腹血糖、甘油三酯、ALT/AST、性别等指标的 ZJU 指数,该指数也能较好的评估 NAFLD 患病与发病风险。

肝纤维化的无创性诊断是目前的研究热点之一。目前研究主要集中于 2 个方面:整合临床和生化检测形成预测肝纤维化的临床模型;寻找独立或联合的肝纤维化特异性标志物。Ratziu 等创立了 BAAT 计分进行评估纤维化:BMI≥28kg/m^2,年龄(≥50 岁),ALT(≥2 倍正常参考值上限),甘油三酯(≥1.7mmol/l),每个变量赋值为 1,得分为 0 或 1 时对肝纤维化的阴性预测率为 100%,而得分为 4 时对间隔纤维化的敏感性为 14%,特异性为 100%。此后,该研究组进一步构建了 Fibro Test 来预测 NAFLD 患者中的进展期肝纤维化,主要组成包括:患者年龄、性别、α2 巨球蛋白、载脂蛋白 A1、总胆红素和 GGT,其 AUC 为 0.86(95% 置信区间:0.77~0.91)。对于区分 NASH 患者是否具有进展期肝纤维化,Angulo 等发展出包括临床和实验室指标的计算方法(年龄、高血糖、BMI、血小板计数、白蛋白和 AST/ALT 比值),其 AUC 为 0.82,但同样有 25% 的肝纤维化漏诊的不足。

临床上由于某些原因,部分患者会掩盖其酒精摄入情况。ALD/NAFLD 比值指数(alcoholic liver disease/nonalcoholic fatty liver disease index, ANI)有助于分辨这两个疾病,ANI=-58.5+0.637×MCV+3.91×AST/ALT-0.406×BMI+6.35(男性患者),当 ANI 为正数时,提示为酒精性脂肪性肝病;当 ANI 为负数时,则 NAFLD 的可能性为大,ANI 对酒精性肝病的阳性预测值为 P=eANI/(1+eANI)。

三、治疗

NAFLD 治疗目的在于减低肝脏本身的危害,同时降低 2 型糖尿病、高血压病、心脑血管疾病等相关疾病的发病风险,其治疗方法包括行为干预、药物治疗、手术治疗等。以饮食控制和规律锻炼为主的行为干预是 NAFLD 治疗的关键。NAFLD

的治疗药物包括胰岛素增敏药物、抗氧化损伤药物、调脂药物、肝细胞保护药物等,但目前缺乏大样本随机对照临床试验证实药物治疗的有效性。新近临床试验结果显示,奥贝胆酸能有效改善非酒精性脂肪性肝炎患者肝脏组织学,可望成为治疗 NAFLD 的新药物。胃旁路手术适用于严重肥胖的 NAFLD 患者。

理论上,减轻体重将会改善肝脏组织学表现。脂肪来源增加及胰岛素抵抗是脂肪在肝脏沉积的主要来源。肝脏游离脂肪酸增加和高胰岛素血症导致肝脏甘油三酯堆积和脂肪变的发生,这就是所谓的 NAFLD 的"第一次打击"。游离脂肪酸氧化及脂肪细胞分泌的 TNFα 对线粒体的破坏共同导致了氧化应激,即"第二次打击"的主要部分。肥胖相关的高胰岛素血症与其他脂肪组织分泌的激素(瘦素、血管紧张素、去甲肾上腺素)也通过对肝星状细胞的作用而对肥胖相关的肝纤维化起到一定作用。有研究报道,在 3 个月锻炼和适度的热量限制后,肝脏的组织学有改善。热量限制联合锻炼具有生理学意义,其可通过减少骨骼肌细胞的甘油三酯和游离脂肪酸含量来改善胰岛素抵抗。

目前主要通过饮食来控制体重,以热量摄入限制为主,但对特定饮食价值的研究较少。一项研究中 74 例重度肥胖症患者接受详细的饮食评估和肝活体组织学检查显示,高碳水化合物摄入量与肝组织学炎症程度严重呈正相关,而高脂肪摄入与肝组织学炎症轻微程度密切相关;并且未发现膳食总热量或蛋白质摄入量与肝脂肪变、炎症和纤维化之间有相关性。饮食饱和脂肪酸和纤维的含量将影响到胰岛素抵抗,并且高饱和脂肪酸饮食可能是肥胖个体发展成脂肪性肝炎的危险因素之一。值得注意的是应在基本体重基础上以每周 500g 至 1kg 的速度将体重减少 10%,如体重下降过速可能会加剧脂肪性肝炎。

二甲双胍是双胍类药物,它可能通过活化 AMP 依赖的蛋白激酶来增加线粒体游离脂肪酸氧化和极低密度脂蛋白合成,减少肝脏和骨骼肌的脂肪沉积,从而改善胰岛素抵抗。多项非对照的临床试验结果显示,二甲双胍可显著降低 NAFLD 患者血清 ALT 水平并改善肝脏组织学;但也有研究得出阴性的结果。荟萃分析结果显示,行为干预联合二甲双胍治疗 6~12 个月对血清肝酶和肝脏组织学的改变与行为干预组相比无显著性差异。

噻唑烷二酮类药物主要通过拮抗过氧化物增殖体活化受体 γ(PPARγ)来改善胰岛素敏感性和抗肝脏与骨骼肌的脂质沉积作用,该药物还具有体外抗感染、体内与体外抗纤维化作用。早期完成的一项包括 22 名 NASH 患者的开放性非对照临床试验中,48 周给药罗格列酮后,ALT 水平和胰岛素敏感性均得到改善,但肝纤维化程度无显著性改善。治疗后 67% 的患者平均体重增加 7.3%。在给予非糖尿病 NASH 患者 6 个月吡格列酮合并维生素 E 后,也能改善脂质沉积和肝细胞损害。在另一个试验中,18 名非糖尿病 NASH 患者给予吡格列酮 48 周后,2/3 患者出现肝脏组织学改善。该类药物的缺点主要为增加体重(治疗 1 年体重可增加 4%)和潜在的增加心血管疾病危险性,以及治疗费用高。为此,在推荐噻唑烷二酮用于 NASH 常规治疗之前,需认真考虑治疗费用、长期治疗的效果以及其他不良事件。

甜菜碱是 S 腺苷甲硫氨酸合成所必需的,同时也是谷胱甘肽的前体。给予 7 名 NASH 患者甜菜碱 1 年后发现 ALT 水平显著改善,肝脏脂质沉积、炎症和纤维化等组织学参数均有改善。也有报道通过静脉放血术来使 NASH 患者的铁负荷低于正常值也可改善肝酶学指标,这可能与减少铁介导的过氧化和改善胰岛素敏感性有关。小样本临床研究报道,维生素 E 可降低 NAFLD 患者血清转氨酶水平,并改善肝脏脂变、炎症程度,但对肝纤维化程度无明显改善作用。

小样本临床研究报道他汀类的调脂药物可显著改善 NAFLD 患者血脂、降低血清肝酶并改善肝脏组织学变化,且该类药物可显著降低 NAFLD 患者心血管意外的发生风险。熊去氧胆酸曾被认为是 NAFLD 的有效治疗药物,但后续的研究并未得出阳性的结果。小样本的临床研究报道 Ω-3 不饱和脂肪酸可减轻 NAFLD 肝损伤,扩大样本的随机对照临床研究正在进行中。益生菌通过改变肠道菌群结构,对 NAFLD 也有一定治疗作用。对于严重肥胖的 NAFLD 患者,胃旁路手术可显著减轻体重,并改善肝脏组织学改变,但是目前缺乏该方面的随机对照临床试验研究报道。

四、诊治流程图(图 16-4-1)

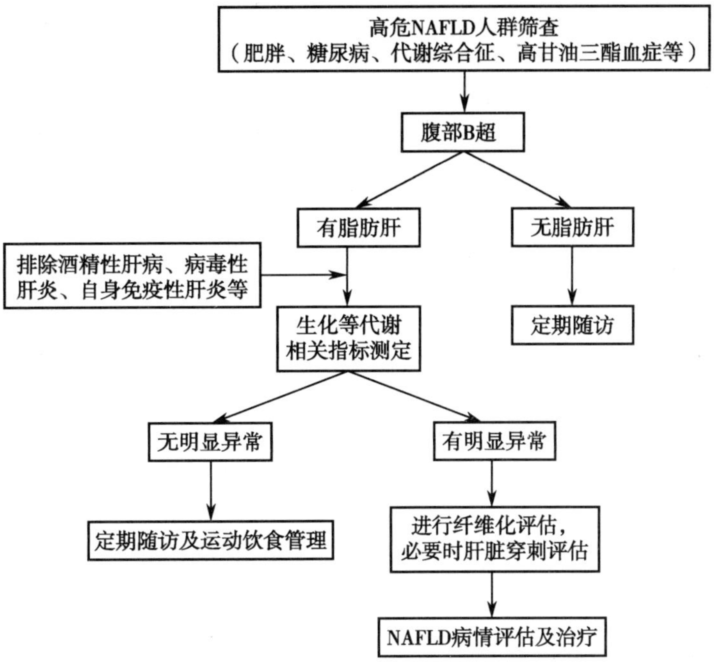

图 16-4-1 非酒精性脂肪性肝病诊治流程

(厉有名 徐承富)

参考文献

[1] 中华医学会肝病学分会脂肪肝和酒精性肝病学组,中国医师协会脂肪性肝病专家委员会. 酒精性肝病防治指南(2018 年更新版). 中华肝脏病杂志, 2018, 26: 188-194.

[2] Singal AK, Bataller R, Ahn J, et al. ACG Clinical Guideline: Alcoholic Liver Disease. Am J Gastroenterol, 2018, 113: 175-194.

[3] European Association for the Study of the Liver. EASL Clinical Practice Guidelines: Management of alcohol-related liver disease. J Hepatol, 2018, 69: 154-181.

[4] Wang H, Ma L, Yin Q, et al. Prevalence of alcoholic liver disease and its association with socioeconomic status in north-eastern China. Alcohol Clin Exp Res, 2014, 38: 1035-1041.

[5] Srikureja W, Kyulo NL, Runyon BA, et al. MELD score is a better prognostic model than Child-Turcotte-Pugh score or Discriminant Function score in patients with alcoholic hepatitis. J Hepatol, 2005, 42: 700-706.

[6] Shpilenya LS, Muzychenko AP, Gasbarrini G, et al. Metadoxine in acute alcohol intoxication: a double-blind, randomized, placebo-controlled study. Alcohol Clin Exp Res, 2002, 26: 340-346.

[7] Shiha G, Sarin SK, Ibrahim AE, et al. Liver fibrosis: consensus recommendations of the Asian Pacific Association for the Study of the Liver (APASL). Hepatol Int, 2009, 3: 323-333.

[8] Bensamoun SF, Leclerc GE, Debernard L, et al. Cutoff Values for Alcoholic Liver Fibrosis Using Magnetic Resonance Elastography Technique. Alcohol Clin Exp Res, 2013, 37: 811-817.

[9] European Association for Study of Liver. EASL-ALEH Clinical Practice Guidelines: Non-invasive tests for evaluation of liver disease severity and prognosis. J Hepatol, 2015, 63: 237-264.

[10] Thursz MR, Richardson P, Allison M, et al. Prednisolone or pentoxifylline for alcoholic hepatitis. N Engl J Med, 2015, 372: 1619-1628.

[11] Anstee QM, Reeves HL, Kotsiliti E, et al. From NASH to HCC: current concepts and future challenges. Nat Rev Gastroenterol Hepatol. 2019, 16(Suppl. 3): 1.

[12] Li J, Zou B, Yeo YH, et al. Prevalence, incidence, and outcome of non-alcoholic fatty liver disease in Asia, 1999-2019: a systematic review and meta-analysis. Lancet Gastroenterol Hepatol, 2019, 4: 389-398.

[13] Vos MB, Abrams SH, Barlow SE, et al. NASPGHAN Clinical Practice Guideline for the Diagnosis and Treatment of Nonalcoholic Fatty Liver Disease in Children: Recommendations from the Expert Committee on NAFLD (ECON) and the North American Society of Pediatric Gastroenterology, Hepatology and Nutrition (NASPGHAN). J Pediatr Gastroenterol Nutr, 2017, 64: 319-334.

[14] Schwimmer JB. Clinical advances in pediatric nonalcoholic fatty liver disease. Hepatology, 2016, 63: 1718-1725.

[15] Koehler EM, Schouten JN, Hansen BE, et al. Prevalence and risk factors of non-alcoholic fatty liver disease in the elderly: results from the Rotterdam study. J Hepatol, 2012, 57: 1305-1311.

[16] Xu C, Yu C, Ma H, et al. Prevalence and risk factors for the development of nonalcoholic fatty liver disease in a nonobese Chinese population: the Zhejiang Zhenhai Study. Am J Gastroenterol, 2013, 108: 1299-1304.

[17] Li Y, Xu C, Yu C, et al. Association of serum uric acid level with non-alcoholic fatty liver disease: a cross-sectional study. J Hepatol, 2009, 50: 1029-1034.

[18] Chalasani N, Younossi Z, Lavine JE, et al. The diagnosis and management of nonalcoholic fatty liver disease: Practice guidance from the American Association for the Study of Liver Diseases. Hepatology, 2018, 67: 328-357.

[19] 中华医学会肝病学分会脂肪肝和酒精性肝病学组，中国医师协会脂肪性肝病专家委员会. 非酒精性脂肪性肝病防治指南(2018年更新版). 中华肝脏病杂志, 2018, 26: 195-203.

[20] Younossi ZM, Otgonsuren M, Henry L, et al. Association of nonalcoholic fatty liver disease (NAFLD) with hepatocellular carcinoma (HCC) in the United States from 2004 to 2009. Hepatology, 2015, 62: 1723-1730.

[21] Anstee QM, Targher G, Day CP. Progression of NAFLD to diabetes mellitus, cardiovascular disease or cirrhosis. Nat Rev Gastroenterol Hepatol, 2013, 10: 330-344.

[22] Ballestri S, Zona S, Targher G, et al. Nonalcoholic fatty liver disease is associated with an almost twofold increased risk of incident type 2 diabetes and metabolic syndrome. Evidence from a systematic review and meta-analysis. J Gastroenterol Hepatol, 2016, 31: 936-944.

[23] Bril F, Cusi K. Management of Nonalcoholic Fatty Liver Disease in Patients With Type 2 Diabetes: A Call to Action. Diabetes Care, 2017, 40: 419-430.

[24] Haas JT, Francque S, Staels B. Pathophysiology and Mechanisms of Nonalcoholic Fatty Liver Disease. Annu Rev Physiol, 2016, 78: 181-205.

[25] Del Chierico F, Nobili V, Vernocchi P, et al. Gut microbiota profiling of pediatric nonalcoholic fatty liver disease and obese patients unveiled by an integrated meta-omics-based approach. Hepatology, 2017, 65: 451-464.

[26] Wang J, Ma L, Chen S, et al. Risk for the development of non-alcoholic fatty liver disease: A prospective study. J Gastroenterol Hepatol, 2018, 33: 1518-1523.

[27] Schwimmer JB, Behling C, Angeles JE, et al. Magnetic resonance elastography measured shear stiffness as a biomarker of fibrosis in pediatric nonalcoholic fatty liver disease. Hepatology, 2017, 66: 1474-1485.

[28] Tapper EB, Lai M. Weight loss results in significant improvements in quality of life for patients with nonalcoholic fatty liver disease: A prospective cohort study. Hepatology, 2016, 63: 1184-1189.

[29] Younossi ZM. Non-alcoholic fatty liver disease-A global public health perspective. J Hepatol, 2019, 70: 531-544.

第十七章　药物性肝损伤临床诊断的难点与认识

【摘要】

药物性肝损伤（drug induced liver injury，DILI）是临床医生面临的用药安全性问题，以急性药物性肝损伤最为常见。近代共识定义了有临床意义肝损伤的生化标准、类型和严重程度。然而，药物性肝损伤没有特异的临床征象或标志，诊断的可信度主要取决于被评价病例的数据完整性及其证据支持力度，采用计分或关联性方法评价肝损伤的因果关系。在用药后出现肝损伤生化指标轻度异常时，还需要综合考虑肝损伤适应现象（adaptation to liver injury）和用药必要性，制定停用可疑肝毒性药物标准及其监测方案。近代正在开展以药物肝脏代谢机制和遗传学为基础的生物标志物研究，有望成为评价药物肝毒性非常有价值的工具。

【学习要点】

1. 急性药物性肝损伤的肝脏生化升高阈值、类型与程度。

2. 急性药物性肝损伤诊断要点与因果关系评估方法。

3. 药物性肝损伤慢性化的时间界限及其随访观察方法。

4. 药物性肝损伤适应现象及其临床意义。

5. 药物性肝损伤停药标准及其临床监测方案。

6. 药物性肝损伤风险评估的生物标志物研究现状与前景。

【思考题】

1. 当代药物性肝损伤临床生化标准有哪些？

2. 急性药物性肝损伤有哪些类型，如何划分严重程度？

3. 急性药物性肝损伤的临床诊断要点，如何评估药物性肝损伤的因果关系？

4. 自身免疫型药物性肝损伤的临床特征及其处理策略？

5. 如何认识药物性肝损伤适应现象？急性药物性肝损伤停药标准是什么？

6. 可用于药物诱发肝损伤风险评估的生物标志物有哪些？

药物性肝损伤是指在治疗过程中，由于药物或/及其代谢产物引起的肝脏损害。重视药物性肝损伤诊治，不仅关系用药后患者生命安全问题，也是临床医生执业过程中可能遇到的职业风险问题。

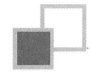

回顾历史，最早被鉴定出导致肝损伤的药物是异烟肼、二甲酚和磺胺类药物。到1960年代中期，Popper等将包括氟烷、异烟肼、卡马西平、苯妥英钠和α-甲基多巴在内的肝毒性药物称之为“penalties for progress”（进步的惩罚）。到1980年代中期，发现将近1 000种药物与肝损伤有关。1975年，Hyman zimmerman提出Hy’s规则仍然是当代药物性监管的规则。由于药物导致的肝损伤可类似任何急性和慢性肝病，且通过多种机制引起肝损伤，因此DILI仍然存在诊断上的难题。在美国和其他西方国家，药物已成为导致急性肝衰竭（ALF）的主要原因，对乙酰氨基酚导致的ALF占这些病例中40%~50%，另外11%~12%的ALF病例是由草药化合物和膳食补充剂引起的。2007年和2013年全国急性DILI和急性重症DILI的多中心住院病例研究显示，抗结核药物和中药是我国急性DILI和急性重症DILI的主要病因。DILI的因果关系评价主要有Roussel Uclaf因果关系评估法（RUCAM）。RUCAM由国际医学科学组织委员会（CIOMS）在1989年首次推出，1993年修改完善。目前实践证明，RUCAM仍是当前设计最合理、要素最全面、操作最方便、

诊断准确率相对较高的 DILI 诊断工具。RUCAM 可用于评估因果关系，指导对疑似 DILI 患者进行系统和客观地评估。美国 DILIN（drug induced liver injury network）提出了结构性专家意见程序。与 RUCAM 相比，结构性专家意见有更高的个体间一致性和可能性评分，但是，目前尚未经过验证。目前识别 DILI 危险和预测因素、生物标志物、新的损伤机制、完善的因果关系评估工具以及针对肝毒性的靶向治疗方案已经成为当前药物性肝损伤的研究热点。在临床诊治过程中，如何明确有临床意义的肝损伤生化阈值及其病情程度？如何相对合理判断药物性肝损伤因果关系？如何识别药物性肝损伤适应现象和制定临床监测方案？本章拟围绕上述难点问题分别论述。

一、药物性肝损伤的肝脏生化升高阈值、类型与程度

（一）药物性肝损伤的肝脏生化升高的阈值问题

肝脏生化指标是临床常用的急性药物性肝损伤标志，主要包括检测肝细胞损伤的血清谷丙转氨酶（ALT）和代表胆汁淤积的血清碱性磷酸酶（ALP）。

由于谷草转氨酶（AST）容易在剧烈活动或肌病时升高，因此一般以 ALT 水平升高反映肝细胞损伤。既往将血清谷丙转氨酶（ALT）超过 2 倍正常值上限（upper limit of normal，ULN）定义为肝损伤。然而，随着非酒精脂肪肝发病率增加以及药物试验中发现大量的肝损伤适应现象，如果将 ALT≥2×ULN 作为药物性肝损伤阈值，则可能导致不必要的调查，甚至导致有用药物不恰当的停用。如果将 ALT 升高水平截至 5×ULN 以上定义为肝损伤，将更有可能排除没有危害和自限性的药物相关事件以及与药物无关的非酒精性脂肪性肝炎。其证据主要是在一项超过 2 年的没有潜在肝病的心房颤动患者观察性研究中发现，6%~8% 患者出现一过性 ALT 浓度≥2×ULN，而 ALT 浓度≥5×ULN 仅见于 1.4% 的患者，年发生率为 0.4%。在一项超过 18 000 位患者临床试验中，纳入对象以女性为主和没有基础肝脏疾病，其基线水平 ALT 浓度≥5×ULN 的发生率是 0.005%，每月发生率为万分之 2.6（95% 置信区间为 1.6~4.0）。基于上述证据，近代共识意见将 ALT 升高阈值定义为≥5×ULN，代表具有临床意义的肝损伤。然而，此非 DILI 的临床诊断标准，主要是对治疗决策更具参考意义。美国 FDA 在临床试验中评估肝脏安全性的监管指南中说明，在出现无症状 ALT<5×ULN 升高的临床试验受试者，应继续进行频繁血液监测，以确定持续升高是否伴有血清 TBIL 水平升高。如 ALT 浓度升高≥3×ULN，同时胆红素浓度升高超过 2×ULN，则视为药物性肝损伤中度严重征象（Hy 定律）。或用药后出现疲劳、恶心、呕吐、右上腹疼痛、瘙痒、皮疹、黄疸、虚弱、厌食和体重减轻等症状性肝炎征象时，亦可在排除其他疾病后，视为药物性肝损伤中度严重征象。

以碱性磷酸酶浓度（ALP）≥2×ULN 作为提示胆汁淤积型肝损伤的阈值，仍然被当代药物性肝损伤指南所推荐。采用这个标准定义的病例，大概有 4.3%~5% 的死亡率。当观察到 ALP 升高时，可同时检测 γ- 谷氨酰转移酶（GGT）确定是否为胆汁淤积型肝损伤。因为 GGT 不存在于骨骼中，如果 GGT 和 ALP 同时显著升高，则特别有助于证明 ALP 升高是胆汁淤积性肝损伤。

综上，国际严重不良反应协会（iSAEC）于 2011 年将 DILI 的生化学诊断标准建议调整为出现以下任一情况：①ALT 升高≥5×ULN；②ALP≥2×ULN（特别是伴随 5′- 核酸酶或 γ-GGT 浓度的上升，而没有已知骨病导致的 ALP 水平的上升）；③ALT≥3×ULN，同时胆红素浓度升高超过 2×ULN。

需要注意的是升高的血清氨基转移酶不能反映非典型肝毒性中肝脏受损的程度，包括惰性纤维化（氨甲蝶呤）、血管性肝病、肝硬化和继发于线粒体毒性的微泡脂肪变性等。在这种情况下，肝生化升高的水平可能无法达到阈值，诊断主要依据特定药物的组织病理学或影像学变化来判断。

（二）急性药物性肝损伤的临床分型与程度

DILI 有多种临床分型模式，依据损伤靶细胞类型可分为肝细胞损伤型、胆汁淤积型、混合型和肝血管损伤型，其中以肝细胞损伤型最为常见，国

际共识意见根据用药后血清酶学升高的特点，将急性肝损伤分为三种类型：

1. 肝细胞损伤型　ALT≥3×ULN，且 R≥5。

2. 胆汁淤积型　ALP≥2×ULN，且 R≤2。

3. 混合型　ALT≥3×ULN，ALP≥2×ULN，且 2<R<5。

若 ALT 和 ALP 达不到上述标准，则称为肝脏生化学检查异常。其中，R=（ALT 实测值 /ALT ULN）/（ALP 实测值 /ALP ULN）。近年倾向认为计算新 R 值（nR）可能更合理。与 R 不同的是，新 R 值是取 ALT 或 AST 两者中的高值进行计算，即：nR=[（ALT/ULN）和（AST/ULN）中的较高比值]/（ALP/ULN）。如果患者在服药前因为既往的肝损伤疾病显示肝脏生物化学指标异常升高，则应将其 ALT、ALP 和胆红素的平均基线值来替换 ULN，来判定服用可疑肝毒性药物治疗之后是否发生 DILI。

肝酶水平升高程度和比值并不能真正反映肝损伤的严重程度。在分析急性肝损伤血清生化检测结果的临床意义时，需要明确肝损伤和肝功能受损含义不同。血清酶学指标升高（ALT，AST，ALP）是肝损伤的标志，而总胆红素和结合胆红素水平共同升高则是总体肝功能的指标，反映了肝脏将胆红素从血浆中摄取、代谢并分泌入胆汁的能力，白蛋白浓度和凝血酶原时间[或国际化标准化比值（international normalized ratio，INR）]体现了肝脏蛋白质合成功能。单纯反映肝损伤的检验结果则并不一定预示或提示严重肝损害。但是，在药物诱发的肝细胞性黄疸患者中，如果同时出现凝血酶原时间显著延长（或其 INR≥1.5）以及肝性脑病，则提示为重症肝细胞损伤；如果患者既往没有肝硬化，病程在 26 周以内，则定义为急性肝衰竭（acute liver failure）。我国药物性肝损伤诊治指南结合国际上 DILI 严重程度分级标准和我国肝衰竭指南，将急性药物性肝损伤严重程度分级见表 17-0-1。

表 17-0-1　急性药物性肝损伤严重度分级

分级	严重度	描述
1	轻度	血清 ALT 和 / 或 ALP 呈可恢复性升高，TBil<2.5×ULN（2.5mg/dl 或 42.75μmol/L），且 INR<1.5。多数患者可适应。可有或无乏力、虚弱、恶心、厌食、右上腹痛、黄疸、瘙痒、皮疹或体质量减轻等症状
2	中度	血清 ALT 和 / 或 ALP 升高，TBil≥2.5×ULN，或虽无 TBil 升高但 INR≥1.5。上述症状可有加重
3	重度	血清 ALT 和 / 或 ALP 升高，TBil≥5×ULN（5mg/dl 或 85.5μmol/L），伴或不伴 INR≥1.5。患者症状进一步加重，需要住院治疗，或住院时间延长
4	ALF	血清 ALT 和 / 或 ALP 水平升高，TBil≥10×ULN（10mg/dl 或 171μmol/L）或每天上升≥1mg/dl（17.1μmol/L），INR≥2.0 或 PTA<40%，可同时出现①腹水或肝性脑病；或②与 DILI 相关的其他器官功能衰竭
5	致命	因 DILI 死亡，或需接受肝移植才能存活

二、药物性肝损伤诊断要点与因果关系判断方法

（一）临床表现

1. 急性 DILI　多数患者无明显症状，仅有肝脏生化指标不同程度升高；部分可有消化道症状；淤胆明显者可有全身皮肤黄染、大便颜色变浅和皮肤瘙痒等；少数患者可有发热、皮疹等过敏表现，或伴有其他肝外器官损伤的表现；病情严重者可出现急性肝功能衰竭（ALF）或亚急性肝功能衰竭（SALF）。

2. 慢性 DILI　可表现为慢性肝炎、肝纤维化、代偿性和失代偿性肝硬化、自身免疫性肝炎（AIH）样 DILI、慢性肝内胆汁淤积和胆管消失综合征（VBDS）等；少数患者还可出现肝窦阻塞综合征（SOS）/VOD 及肝脏肿瘤等。

（二）诊断要点与解读

1. 全面细致地追溯可疑药物应用史，甄别肝生化异常与用药的时间关系。

2. 除外其他肝损伤病因。

3. 当有基础肝病或多种肝损伤病因存在时，应仔细甄别最可能原因。

4. 必要时应考虑肝活检。

一般来说，药物性肝损伤的第一个迹象是肝脏生化改变，只有在已经发生严重伤害时才会出现与 DILI 相关的症状和体征。通过肝脏生化检测，及时识别可疑药物肝毒性是诊治药物性肝损伤最重要的问题。因此，在服用药物或中药和食物补充剂（herbal and dietary supplements，HDS）的患者中，出现任何类型的肝脏疾病都必须考虑 DILI。一般来说，药物导致肝损伤的潜伏期多数在 5~90 天内。但每种药物诱发肝损伤的潜伏期变化较大，可从几天到 12 个月；也可发生在停药后 4 周或长期使用后发生。既往已对该种药物有暴露史或致敏的患者可能在 1~2 天较短的时间内发病。用药前已经发生肝生化异常者，则难以考虑系药物诱导的肝损伤。

药物性肝损伤临床诊断目前仍然是排他性诊断，没有特异的临床征象或标志，充分排除肝损伤的其他病因，是当代药物性肝损伤的主要诊断方法。国内外共识意见认为，可根据肝生化异常分类进行相关的排他性检测。①对于疑似肝细胞型或混合型 DILI 的患者，应先排除急性甲型、乙型、丙型病毒性肝炎，酒精性肝炎及自身免疫性肝炎。对已排除典型病毒性肝炎的患者，如有非典型淋巴细胞增多或淋巴结肿大，应除外急性巨细胞病毒、EB 病毒及单纯疱疹病毒感染。另外，若患者有相关临床表现，应排除肝豆状核变性（Wilson's 病）、布 – 加综合征（Budd-Chiari 综合征）和缺血性肝病。②对疑似胆汁淤积型 DILI 患者，所有病例均应进行 B 超或 CT 等腹部影像检查，以除外胆道疾病；对腹部影像检查未发现明确胆道疾病证据的患者，应作原发性胆汁性胆管炎（PBC）的血清学检测，内镜逆行胰胆管检查应限于常规影像检查不能除外胆道结石、原发性硬化性胆管炎（PSC）或胰胆管恶性肿瘤者。

当有基础肝病或多种肝损伤病因存在时，甄别叠加 DILI 是较为困难的问题。需要综合分析用药史、潜伏期、基础疾病的临床特征、生化及组织学特点、停药后恢复情况以及药物再刺激反应等，进行综合分析。

在对疑似 DILI 患者进行诊断时，可以考虑肝活检，因为肝组织学可以提供支持 DILI 或发现其他病因的信息。目前认为肝活检的时机：①怀疑自身免疫性肝炎和考虑给予免疫抑制治疗时，应考虑肝活检；②停用可疑肝损伤药物后，肝脏生化指标仍持续升高或有肝功能恶化的征象；③用可疑肝损伤药物后，肝细胞损伤型 DILI 患者在发病后 30~60 天 ALT 下降仍未超过峰值的 50%、胆汁淤积型肝损伤患者在发病后第 180 天 ALP 下降仍未超过峰值的 50%；④可疑肝损伤药物仍需继续使用或再暴露；⑤持续生化异常超过 180 天、需要评估是否存在慢性肝病及慢性药物性肝损伤时。

（三）资料完整性评价

急性药物性肝损伤没有特异的临床征象或标志，诊断的可信度主要取决于被评价病例的数据完整性及其证据支持力度。临床医生收集肝损伤患者完整的医疗和用药信息非常重要，这有利于促进对药物肝损伤的进一步理解。美国药物性肝损伤网络提出需要进行资料完整性分类，即根据对一系列问题的不同回答（是或否），判断资料完整性的程度，是否还需要其他更详细的信息，从而对所收集的病例做出完整性评价。其中，DILI 发病的时间节点是第一次化验检测符合肝损伤阈值的时间。每种药物诱发肝损伤的潜伏期变化较大，需要参照既往文献报道分析判断；药物剂量的定义为每日剂量或累积剂量，同时应具体记录患者在药物性肝损伤经鉴定后是否继续用药，若有的话，持续多长时间；注意记录潜在风险因素的信息，如糖尿病、代谢综合征、性别、种族、体重指数等。

基于上述诊断要点分析以及资料完整性评价，我国药物性肝损伤诊治指南拟定的诊断程序如见图 17-0-1：

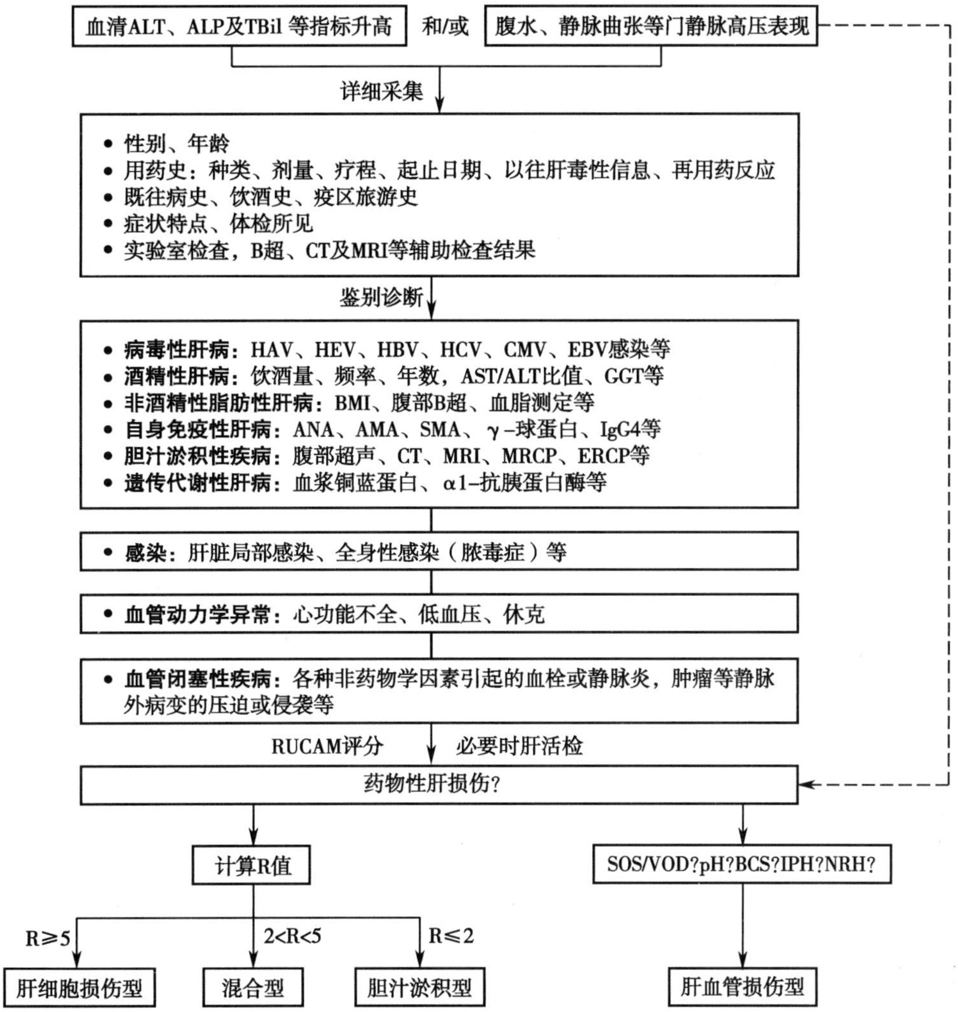

图 17-0-1　我国药物性肝损伤诊治指南拟定的诊断程序

（四）因果关系评估标准

对于急性药物性肝损伤的“疑似病例”或在新药试验中需要确认 DILI 时，采用国际通用的诊断量表评估药物性肝损伤的因果关系。目前国际上广泛认同和应用的因果关系评价方法是 RUCAM 量化评分系统（Rousssel Uclaf causatity assessment method）（表 17-0-2）。实践证明，RUCAM 仍是当前设计最合理、要素最全面、操作最方便、诊断准确率相对较高的 DILI 诊断工具。RUCAM 优点在于评分过程清晰可见，各参数全面且相对客观，无需专家小组讨论意见，适合非肝病医生使用。但是 RUCAM 并不完全适用于疑似慢性 DILI 因果关系评价，特别当潜在性肝病的基础上发生的疑似 DILI 时，可能需要结合 RUCAM 评分和肝病专家意见进行综合评价。

我国 DILI 诊治指南推荐采用 RUCAM 量表评价可疑药物与肝损伤的相关性，RUCAM 评分从服药至发病时间、病程、危险因素、伴随用药、排除其他病因、药物肝毒性的已知情况和再用药反应七个方面进行量化评分，按照累计分数大小，将药物性肝损伤的关联性评价分为极有可能（>8 分）、很可能（6~8 分）、可能（3~5 分）、不大可能（1~2）和无关（≤0 分）五个等级，以便更准确地评估用药与肝损伤之间的关联性程度。

其他的因果关系评价方法包括 N Maria & Victorino 评估法和 Naranjo 计分系统等，其评价效果均逊于 RUCAM，未能被广泛采用。2003 年，美国 DILIN 设计了一套结构性专家诊断程序（structured expert opinion process，SEOP），对合并酒精性、缺血性、脓毒症、胆石症和非酒精性脂肪性肝病等状况，在结合主观判断进行的鉴别诊断方面有优势，是较为准确的评价方法。但因程序烦琐而不适合临床广泛应用，可作为 DILI 临床研究及疑似病例进一步评估的工具。

表 17-0-2 急性药物性肝损伤因果关系评价标准（RUCAM 评分系统）

药物	ALT		ALP		R=
	肝细胞型		胆汁淤积型或混合型		评价
1. 服药至发病时间					
不相关	反应前已开始服药或停药后超过 15 天		反应前已开始服药或停药后超过 30 天		无相关性
未知	无法获得服药至发病时间				无法评价
从服药开始	初次治疗	随后的治疗	初次治疗	随后的治疗	记分
提示	5~90 天	1~15 天	5~90 天	1~90 天	+2
可疑	<5 天或 >90 天	>15 天	<5 天或 >90 天	>90 天	+1
从停药开始					
可疑	≤15 天	≤15 天	≤30 天	≤30 天	+1
2. 病程	ALT 峰值与 ALT 正常上限之间差值		ALP 峰值（或 TB）正常上限之间差值		
停药后					
高度提示	8 天内下降≥50%		不适用		+3
提示	30 天内下降≥50%		180 天内下降≥50%		+2
可疑	在 30 天后不适用		180 天内下降 <50%		+1
无结论	没有相关资料或在 30 天后下降≥50%		不变、上升或没有相关资料		0
与药物作用相反	30 天后下降 <50% 或再升高		不适用		-2
如果药物仍在使用					
无结论	所有情况		所有情况		0
3. 危险因素					记分
饮酒或妊娠					+1
无饮酒或妊娠					0
年龄≥55 岁					+1
年龄 <55 岁					0
4. 伴随用药					记分
无或伴随用药至发病时间不符合					0
伴随用药肝毒性不明，但发病时间符合					-1
已知伴随用药的肝毒性且与发病时间符合					-2
有伴随用药导致肝损伤的证据（如再用药反应等）					-3
5. 除外其他非药物因素					
6 个主要因素：急性甲型病毒性肝炎（HAV-IgM），乙型肝炎病毒（HBsAg 和 / 或 HBc-IgM），丙肝病毒（HCV-Ab 和 / 或 HCV RNA），胆道梗阻（影像学检查），酒精中毒（过度摄入病史和 AST/ALT≥2），近期内出现的低血压、休克或缺血（发病 2 周内） 其他因素：伴随的潜在疾病如自身免疫性肝炎、败血症，慢性肝炎 B 或 C，原发性胆汁性胆管炎或硬化性胆管炎；或血清学和病毒测试表明急性巨细胞病毒，EBV 或 HSV。			（1）除外以上所有因素 （2）除外 6 个主要因素 （3）可除外 4~5 个主要因素 （4）除外主要因素 <4 个 （5）高度可能为非药物因素		+2 +1 0 -2 -3

续表

药物	ALT	ALP	R=
6. 药物肝毒性的已知情况			记分
在说明书中已注明 曾有报道但未在说明书中注明 无相关报告			+2 +1 0
7. 再用药反应			记分
阳性	单用该药 ALT 升高≥2×ULN	单用该药 ALP 升高≥2×ULN	+3
可疑阳性	再用同样药 ALT 升高≥2×ULN	再用同样药 ALP 升高≥2×ULN	+1
阴性	再用同样药 ALT 升高仍正常	再用同样药 ALP 升高仍正常	−2
未做			0

针对我国临床医生习惯采用条文式分析方法的现状，中华医学会消化病学分会肝胆疾病学组于 2007 年推出一简要方案，可供临床初步识别急性药物性肝损伤之用。

（1）临床诊断标准

①有与药物性肝损伤发病规律相一致的潜伏期：初次用药后出现肝损伤的潜伏期在 5~90 天内，有特异质反应者潜伏期可小于 5 天，慢代谢药物（如胺碘酮）导致肝损伤的潜伏期可大于 90 天。停药后出现肝细胞损伤的潜伏期≤15 天，出现胆汁淤积型肝损伤的潜伏期≤30 天。

②有停药后异常肝脏生化指标迅速恢复的临床过程：肝细胞损伤型的血清 ALT 峰值水平在 8 天内下降 >50%（高度提示），或 30 天内下降≥50%（提示）；胆汁淤积型的血清 ALP 或 TB 峰值水平在 180 天内下降≥50%。

③必须排除其他病因或疾病所致的肝损伤。

④重复用药反应阳性：再次用药后，迅速激发肝损伤，肝酶活性水平至少升高至正常范围上限的 2 倍以上。

符合以上诊断标准的①+②+③，或前 3 项中有 2 项符合，加上第④项，均可确诊为药物性肝损伤。

（2）排除标准

①不符合药物性肝损伤的常见潜伏期：即服药前已出现肝损伤，或停药后发生肝损伤的间期 >15 天，发生胆汁淤积型或混合性肝损伤 >30 天（除慢代谢药物外）。

②停药后肝脏生化异常升高的指标不能迅速恢复：在肝细胞损伤型中，血清 ALT 峰值水平在 30 天内下降 <50%；在胆汁淤积型中，血清 ALP 或 TB 峰值水平在 180 天内下降 <50%。

③有导致肝损伤的其他病因或疾病的临床证据。

如果具备第③项，且具备①②两项中的任何 1 项，则认为药物与肝损伤无相关性，可临床排除药物性肝损伤。

（3）疑似病例：主要包括①用药与肝损伤之间存在合理的时间关系，但同时存在可能导致肝损伤的其他病因或疾病状态；②用药与发生肝损伤的时间关系评价没有达到相关性评价的提示水平，但也没有导致肝损伤的其他病因或疾病的临床证据。对于疑似病例，建议采用国际共识意见的 RUCAM 评分系统（表 17-0-2）进行量化评估。

（五）药物性肝损伤慢性化问题

慢性药物性肝病可分为慢性肝实质损伤（包括慢性肝炎及肝脂肪变性、肝磷脂沉积症等）及慢性胆汁淤积、胆管消失、胆管硬化、血管病变（包括肝静脉血栓、肝窦阻塞综合征、结节性再生性增生、紫癜性肝病、特发性门静脉高压），药物诱导的自身免疫性肝炎以及肝脏肿瘤。在评估药物性肝损伤慢性化中需要注意以下问题：

1. 慢性化的时间界限 慢性 DILI 的时间定义是一个有争议的问题。我国药物性肝损伤诊治指南采用的慢性 DILI 定义为：DILI 发生 6 个月后，血清 ALT、AST、ALP 及 TBil 仍持续异常，或存在门静脉高压或慢性肝损伤的影像学和组织学证据。2011 年，国际严重不良反应协会建议将停药后肝细胞损伤型 / 混合型持续肝损伤超过 3 个月和胆汁淤积持续存在超过6个月定义为持续性DILI；肝损伤持续存在超过1年时，任何类型的DILI均定义为慢性DILI。近期西班牙前瞻性、长期的随访研究的结果支持以1年为界的慢性DILI的定义。

2. 慢性药物性肝损伤的随访观察与病情判断 慢性药物性肝损伤的诊断主要是通过随访分析后确定诊断，随访对象是①初始临床发作符合上述的急性药物性肝损伤的生化标准；②采用RUCAM评分标准，对初始事件进行因果关系评估的等级达到“很可能”或“极有可能”的DILI。

慢性DILI并非会出现进行性肝损伤，只有出现肝脏病变加重或肝功能恶化征象时，才能判断为肝损伤进展状态。在随访观察中①可通过超声弹性成像和纤维化血清标志物等检测辅助诊断，必要时通过肝脏活检，判断病变类型与程度；②虽然肝酶水平升高并非能反映肝损伤程度或其进展，但是测量肝酶水平可能是识别肝脏持续损伤的唯一实用方法。一项对598例前瞻性DILI病例的研究，将慢性DILI定义持续超过6个月的肝生化升高，或有组织学或放射学证据，结果表明18.9%的患者有持续性肝损伤的迹象。研究发现血清ALP水平较高，既往心脏病或需要治疗的恶性肿瘤是慢性DILI的独立危险因素。西班牙DILI登记处分析298例DILI，发现年龄较大、血脂异常和更严重的DILI发作是独立危险因素。

3. 慢性肝病患者发生急性药物性肝损伤问题 当有基础肝病或多种肝损伤病因存在时，叠加的DILI易被误认为原有肝病的发作或加重，或其他原因引起的肝损伤。如慢性病毒性肝炎等慢性肝病患者亦可发生急性药物性肝损伤。在这种情况下，通常采用标准的因果关系评估程序进行评估，同时需要检测病毒滴度等参数进行综合判断。但在HBV或HCV感染者合并炎症性肠病应用免疫抑制剂治疗发生肝损伤时，往往很难鉴定是由免疫抑制治疗导致病毒激活，还是IBD合并的自身免疫性肝损伤，或由于免疫抑制药物导致的DILI，甚或这三种情况同时发生。因此，当存在多种可能病因时，仔细甄别肝损伤的最可能原因非常重要。

4. 药物诱导自身免疫性肝炎的临床特征与处理策略 由药物触发自身免疫反应而引起的肝细胞损伤，即为药物诱导的自身免疫性肝炎（drug-induced autoimmune hepatitis，DAIH）。有研究表明在诊断为AIH的病例组中，2%~9%被认为是由药物诱导，而药物诱导的AIH占所有DILI的9%。DAIH可分为免疫过敏型DILI（IA-DILI）和自身免疫型DILI（AI-DILI）。IA-DILI是一种潜伏期较短，常伴有发热、皮疹、淋巴结肿大、水肿和嗜酸性粒细胞增多等高敏症状的急性肝损伤，可导致关节、肺和肾等多脏器受损，并有很大的再激活的风险。而AI-DILI是一种潜伏期较长，伴有自身抗体阳性和转氨酶升高的肝细胞型损伤，大多由已知与此类损伤相关的药物引起。免疫调节药物（如α-干扰素、抗细胞毒T细胞抗原4抗体等）、抗TNF-α药物、米诺环素、呋喃妥因、双氯芬酸、他汀类药物、甲基多巴和酚丁等特定药物均可引发AI-DILI。

鉴别AIH和AI-DILI的临床指标主要包括病史和转归、诊断标准和肝组织学和遗传标记评估等方面，其中最为重要的鉴别诊断手段为病史和转归。在病理诊断方面，虽然AIH和DILI的肝组织学特征都有界面炎、局灶坏死和汇管区炎症的多项重叠，但小叶内炎症越重，越倾向于AI-DILI；而汇管区和界面的炎症越重，越倾向于AIH；此外AIH较少出现淤胆，明显的淤胆更支持AI-DILI。这些差别可以让病理学家建立正确的诊断。携带*HLA*等位基因*DRB1*03：01/*04：01*将有利于特发性AIH的诊断，而DILI风险等位基因的存在将支持药物诱导的AIH的诊断。DILI风险等位基因*HLA DRB1*15：01*在特发性AIH相关的发生频率低于健康对照，因此基因检测有助于鉴别AIH和AI-DILI。

早期确诊自身免疫型DILI（AI-DILI）对患者非常重要，及时给予恰当的免疫抑制剂治疗通常可改善患者状况，并能阻止或延缓肝功能失代偿的发生。与特发性AIH治疗缓解后大多数（>80%）1年之内容易复发的疾病行为不同，自身免疫型DILI在停用可疑致病药物和给予以免疫抑制剂治疗缓解后一般没有复发，这个特征可能是识别DAIH最可靠的特点。对于正在接受皮质类固醇治疗的疑似药物诱导AIH患者，一旦损害消失，应停止治疗，并予以密切监测。因此，临床处理策略是详细采集用药史和分析自身免疫指标，应用动态观察临床治疗应答及免疫抑制剂停药后的反应，必要时行肝活检经组织学检查加以鉴别与处理。

三、药物性肝损伤适应耐受现象与药物肝毒性临床监测

药物性肝损伤已日益引起广大医生的重视，但是对药物性肝损伤的耐受或适应现象尚不能被临床医生广泛理解和识别。药物耐受性系指重复、逐步增加药物剂量时，可以诱导获得抵抗肝脏损伤的能力。已有的研究证实，在具有剂量依赖性肝损伤作用特性的对乙酰氨基酚药物试验中，每日递增对乙酰氨基酚剂量治疗（最高达 65g/d），未出现明显的肝损伤迹象。这种对乙酰氨基酚耐受现象在大鼠实验中得到重复验证，其机制可能是下调了对乙酰氨基酚生物转化中细胞色素 P450 的作用，增加了肝细胞的谷胱甘肽水平。

与药物过量导致肝损伤不同，特异质药物性肝损伤的决定因素是机体对药物的反应，而不是给药剂量或药物及其代谢物的化学结构，临床诊断具有一定难度。然而，在已知能够诱发特异质药物性肝损伤的药物应用中，大多数治疗人群通常只出现较轻的、短暂的 ALT 升高。例如，早在 20 世纪 70 年代一项双盲、前瞻性临床试验发现，173 例接受长达 1 年的异烟肼预防治疗住院患者中，高达 13.3% 受试者发生 AST 升高，但继续用药通常会恢复正常。在 2 446 例他克林临床试验中，有 49% 的患者至少发生 1 次 ALT 异常，其中 25% 患者的 ALT 值 >3 × ULN，2% 患者 ALT 值 >20 × ULN。在因为 ALT 值 >3 × ULN 而终止他克林治疗的 145 例患者中，随访至 ALT 值恢复正常，稍后再给予他克林治疗，随访发现有 88% 患者没有再次发生肝损伤。所有患者都没有发生致死性严重肝损伤。在口服直接凝血酶抑制剂希美加群（ximelagatran）临床试验中也发现，6 931 例受试者中，7.9% 患者发生 ALT 值 >3 × ULN，0.5% 患者的 ALT 值 >3 × ULN 合并胆红素 >3mg/dl。在 ALT 升高的受试者中，约有一半因为 ALT 升高而终止治疗，其他一半的受试者继续用药。临床监测随访发现，87% 停药患者的 ALT 值恢复正常，继续治疗的患者中有 89% 也恢复正常。上述临床试验证据表明，在导致特异质药物性肝损伤患者中，继续使用相同剂量时，增高的血清转氨酶水平大多数会恢复正常。这种现象最常见于血清酶异常升高，但有极少数是血清酶伴有黄疸的人群，称之为机体对药物肝损伤的适应性（adaptation to injury）。

迄今为止，已经证明有适应性的药物包括异烟肼、他克林、曲格列酮、他汀类药物、希美加群（ximelagatran）和肝素。但是，这些药物肝损伤适应性的真实发生率是未知的，部分是因为这种现象隐匿性发生或者大多数医生不熟悉这种实际情况而未被发现和报道。更常见的是在上市前的对照临床试验中，当转氨酶水平超过（5~8）× ULN 时，由于担心演变为严重的肝损伤而停止试验该药物。据估计，他汀类药物和异烟肼导致血清酶升高的肝脏适应高达 10%，只有一小部分发展为严重的肝脏疾病。甄别药物性肝损伤变化以及其强度，特别需要临床医生关注这种现象，采取适当的监控研究，确定如何最好地应对和处理，以减少不必要的停药。

药物性肝损伤适应概念的临床意义在于有可能避免不必要的停药。特别是在用药后出现转氨酶轻度升高时立即停药，有可能不必要地中断临床药物试验或丧失重要的疾病控制手段。因此，需要仔细辨别药物导致真正肝损伤的临床和 / 或生化迹象，对继续用药者制定可靠的临床监测方案。针对上述问题，美国 FDA 和我国指南都提出在用药过程中出现以下任何一项者，应考虑立即停用可疑肝毒性药物：①血清 ALT 或 AST>8 × ULN；②ALT 或 AST>5 × ULN，持续 2 周；③ALT 或 AST>3 × ULN，且 TBil>2 × ULN 或 INR>1.5；④ALT 或 AST>3 × ULN，伴逐渐加重的疲劳、恶心、呕吐、右上腹疼痛或压痛、发热、皮疹和 / 或嗜酸性粒细胞增多（>5%）。

对于血清转氨酶升高达到正常值上限 2~5 倍的无症状者，建议的监测方案是①48~72 小时复查 ALT、AST、ALP、TBL，以确定是否异常；②初始每周复查 2~3 次，如果异常肝脏血清生化指标稳定或下降，则可改为 1 次 /1~2 周，直至恢复正常。图 17-0-2 所示的药物肝毒性监测流程，有助于在临床实践中参考应用。

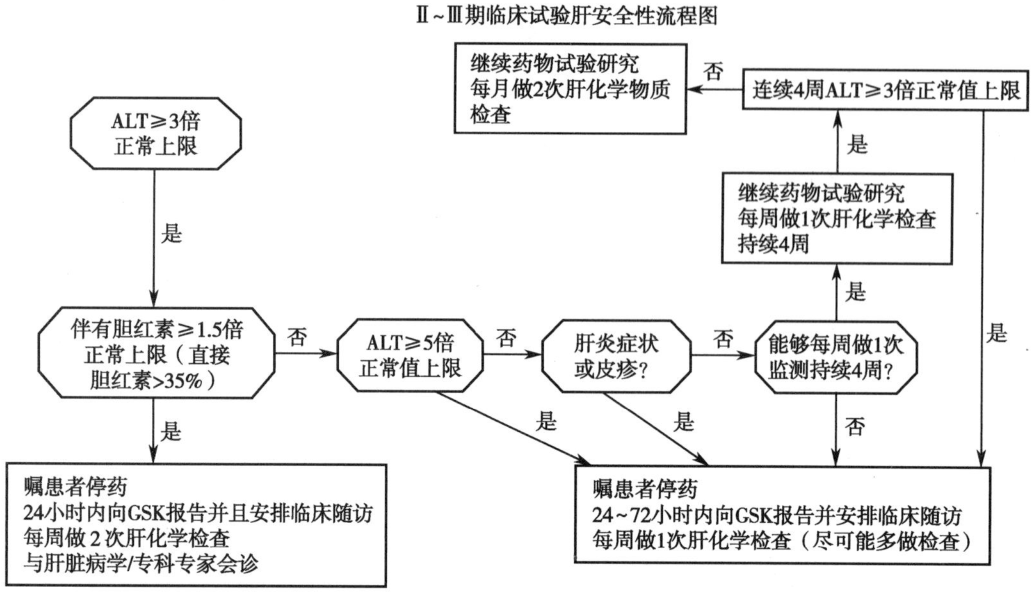

图 17-0-2 药物肝毒性临床监测流程

四、药物诱发肝损伤的风险评估

如前所述，药物诱导的特异质性肝损伤（IDILI）是一种罕见但是具有潜在严重性的药物反应，应该在潜在肝毒性药物的患者发展至实验室肝损伤标准之前予以评估考虑。生物标记物（biomarker）是一种可以客观地测量和评价正常的生物学过程、致病的过程，或对治疗干预的药理学反应的指标。根据近代DILI发病机制、表观遗传学或遗传学研究，发现可用于药物诱发肝损伤的风险评估的生物标志物主要是：

1. 肝细胞角蛋白18（K18）和半胱天冬酶裂解片段K18（ccK18） 作为肝损伤或细胞死亡的生物标志物，也是预测急性DILI（即肝移植或肝功能衰竭死亡）预后不良的生物标志物。细胞凋亡发生时释放ccK18，而细胞坏死时K18释放到循环中，计算二者的比值可以估计DILI期间细胞凋亡与坏死的相对比例，称为凋亡指数（AI）。对乙酰氨基酚诱导的肝损伤和特异质性DILI的临床前和临床研究表明，该指数的增加早于ALT增加，并且可以估计肝脏中发生的细胞凋亡与坏死的数量。

2. microRNA-122（miR-122） 是近年来新发现的一类非编码RNA分子，在其他器官或组织中表达极低甚至检测不到，其表达量占肝脏中所有miRNA的70%以上。因此，它是肝细胞特异性miRNA，在对乙酰氨基酚过量的数小时内就可以在患者血浆中升高，在ALT升高之前就能早期预测肝损伤的后续发作。

3. 谷氨酸脱氢酶（GLDH） 是线粒体损伤的生物标志物，可在ALT增加的情况下帮助确认或排除肝细胞损伤。与miR-122相比，GLDH与ALT相关性更强。

4. 高迁移率族蛋白盒1（HMGB1） 是一个广泛存在于各种真核细胞的核非组蛋白，其结合在染色体上，可保证染色体结构的稳定。HMGB1也可因细胞炎症或坏死释放到细胞外，此时其可介导激活自身免疫应答（包括炎症趋化和细胞因子的释放）。在药物性肝损伤时，可发生损伤相关的分子模式（damage associated molecular patterns，DAMPs），即由坏死肝细胞释放的染色质结合蛋白，其靶向Toll样受体和晚期糖基化终产物（RAGE）的受体，以高乙酰化形式从免疫细胞释放并充当免疫激活的标记。已有的研究发现，在对乙酰氨基酚诱导的肝损伤中，与幸存者相比，高乙酰化HMGB1者死亡或需要肝移植的患者的比率明显升高。

5. 巨噬细胞集落刺激因子受体1（MCSF R1） 是免疫激活的另一个标志物，可作为预测急性DILI预后不良（即肝移植或肝功能衰竭死亡）的生物标志物。

6. 谷胱甘肽S-转移酶（GSTs） 是Ⅱ期解

毒酶。来自西班牙 DILI 登记处的数据表明，*GST* 基因多态性赋予多种药物诱导的肝毒性易感性。GSTα 占肝脏中总可溶性肝蛋白的 5%~10%，占所有谷胱甘肽 S- 转移酶的 90%，与 ALT 相比，GSTα 具有更高的特异性和敏感性。对乙酰氨基酚过量的患者中显示 GSTα 水平变化早于 ALT，GSTα 为生物标志物可以更快更好地评估肝脏损伤，因为与 ALT 或 AST 相比，血浆 GSTα 的半衰期更短。

7. 基因检测　应用于特异质性药物性肝损伤遗传风险评估，主要是通过人白细胞抗原等位基因（*HLA*）与 DILI 的相关性实现。GWAS 研究已经确定了有超过 15 种药物 DILI 易感性的 HLA 风险等位基因或单倍型，但其阳性预测值非常低。例如，*HLA-B*5701* 基因型可能使氟氯西林引起的药物肝损伤风险增加 80 倍，但 500 个基因型变异的携带者只有一个估计在接触药物时会发生肝损伤。相反，某种相应的基因检测有 95% 的阴性预测值。由于应用遗传风险评估有较高的阴性预测值，因此可用于排除特定药物作为 DILI 的病因。

8. 其他　也可以使用几种基于计算机的算法，其依赖于已知风险因素的累积分数，例如使用的药物剂量或潜在负担，或线粒体毒性、胆汁盐输出泵的抑制或反应性代谢物的形成。目前正在开发一种新颖的 DILI 聚类分数，其使用吸收 - 分布 - 代谢 - 消除以及物理化学性质，采用多样化的子结构描述符合已知结构负荷来预测来自多个互补簇和分类模型的 DILI。

综上所述，提高肝损伤适应的认识，有可能减少不必要的停药，这对合理防治药物性肝损伤具有重要意义。以药物肝脏代谢机制和遗传学为基础的生物标志物研究，有助于更好地获得药物肝毒性信息，有望成为评价药物肝毒性潜力非常有价值的工具。

（许建明　任晓非）

参考文献

[1] Ortega-Alonso A, Lucena MI. Drug-induced liver injury: a safety review. Expert Opin Drug Saf, 2018, 17(8): 795-804.

[2] Medina-Caliz I, Robles-Diaz M, Garcia-Muñoz B, et al. Definition and risk factors for chronicity following acute idiosyncratic drug-induced liver injury. J Hepatol, 2016, 65(3): 532-542.

[3] 中华医学会肝病学分会药物性肝病学组 . 药物性肝损伤诊治指南 . 中华肝脏病杂志，2015，23(11)：810-820.

[4] 中华医学会消化病学分会肝胆疾病协作组 . 急性药物性肝损伤诊治建议（草案）. 中华消化杂志，2007，27(11)：765-767.

[5] Kullak Ublick GA, Andrade RJ, Merz M, et al. Drug-induced liver injury: recent advances in diagnosis and risk assessment. Gut, 2017, 66(6): 1154-1164.

[6] Danan G, Benichou C. Causality assessment of adverse reactions to drugs—I. A novel method based on the conclusions of international consensus meetings: application to drug-induced liver injuries. J Clin Epidemiol, 1993, 46: 1323-1330.

[7] Chalasani NP, Hayashi PH, Bonkovsky HL, et al. Practice Parameters Committee of the American College of Gastroenterology. ACG Clinical Guideline: the diagnosis and management of idiosyncratic drug-induced liver injury. Am J Gastroenterol, 2014, 109(7): 950-966.

[8] European Association for the Study of the Liver. EASL Clinical Practice Guidelines: Drug-induced liver injury. J Hepatol, 2019, 70(6): 1222-1261.

第十八章　自身免疫性肝病的最新共识、进展与思考

【摘要】

自身免疫性肝病主要包括自身免疫性肝炎、原发性胆汁性胆管炎、原发性硬化性胆管炎和免疫球蛋白 G4 相关硬化性胆管炎。本章将结合近年来这一领域的相关临床指南以及基础研究，对取得的进展和遇到的难点问题进行阐述。

【学习要点】

自身免疫性肝病的诊断与治疗。

【思考题】

1. 简述自身免疫性肝炎的诊断标准。

2. 肝组织学检查在自身免疫性肝病诊断和治疗中的意义如何？

3. 自身免疫性肝炎的治疗指征？

4. 自身免疫性肝炎治疗和随访过程中的注意事项？

5. 原发性胆汁性胆管炎的诊断标准和一线治疗药物是什么？

6. 如何诊断和随访原发性硬化性胆管炎？

7. 简述免疫球蛋白 G4 相关硬化性胆管炎的诊断标准和治疗。

近三十年来，随着乙型肝炎病毒疫苗全民接种、血液制品管理规范化和抗病毒药物的成功研发，我国乙型、丙型肝炎等病毒感染性肝病已得到有效控制。作为非病毒性肝病的重要成员，自身免疫性肝病（autoimmune liver diseases，AILD）的诊治已成为肝病领域的突出问题之一。自身免疫性肝病是一组由异常自身免疫介导的肝胆炎症性损伤，包括自身免疫性肝炎（autoimmune hepatitis，AIH）、原发性胆汁性胆管炎（primary biliary cholangitis，PBC）、原发性硬化性胆管炎（primary sclerosing cholangitis，PSC）和免疫球蛋白 G4 相关硬化性胆管炎（IgG4-related sclerosing cholangitis，IgG4-SC）。此外，这些疾病中任意两者同时出现时称为重叠综合征，以 AIH-PBC 重叠综合征最为多见。自身免疫性肝病诊治研究的重要之处在于早期诊断和治疗可显著改善患者预后及其生活质量，对降低我国疾病负担、改善人民健康具有重要的现实意义和社会影响。遗传易感个体在环境等因素的诱发下发病。但 AILD 各种疾病在自身免疫的攻击对象、免疫应答类型和临床表现等方面均有各自的特点。

第一节　自身免疫性肝炎

自身免疫性肝炎是一种针对肝细胞的自身免疫反应介导的肝脏实质炎症，多数以血清自身抗体阳性、高免疫球蛋白 G（immunoglobulin G，IgG）和/或 γ-球蛋白血症、肝组织学存在中、重度界面性肝炎为特点，不经治疗干预常可致肝硬化、肝功能衰竭。AIH 临床表现多样，一般表现为慢性隐匿起病，但也有急性发作，甚至引起急性肝功能衰竭。免疫抑制剂治疗可显著改善生化指标和临床症状，甚至能逆转肝纤维化。随着自身抗体和肝组织病理检查的广泛开展，我国 AIH 检出率逐年增加。

AIH 临床表现多样，大多数患者起病隐匿，一般表现为慢性肝病。最常见的症状包括嗜睡、乏力、全身不适等。体检可发现肝大、脾大、腹水等体征，偶见周围性水肿。约 1/3 患者诊断时已存在肝硬化表现，少数患者以食管胃底静脉曲张破裂出血引起的呕血、黑便为首发症状。10%~20% 的患者无明显症状，仅在体检时意外发现血清转氨酶水平升高。这些无症状患者进展至肝硬化的危险性与有症状患者相近。AIH 可在女性妊娠期或产后首次发病，早期诊断和及时处理对于母婴安全非常重要。约 25% 的患者表现为急性发作，

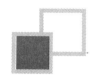

甚至可进展至急性肝功能衰竭。部分患者病情可呈波动性或间歇性发作，临床和生物化学异常可自行缓解，甚至在一段时间内完全恢复，但之后又会复燃。这种情况需引起高度重视，因为这些患者的肝组织学仍表现为慢性炎症的持续活动，不及时处理可进展至肝纤维化。AIH 常合并其他器官或系统性自身免疫性疾病，如：桥本甲状腺炎、炎症性肠病、类风湿性关节炎、干燥综合征、银屑病以及系统性红斑狼疮等。

典型血清生物化学指标异常主要表现为肝细胞损伤型改变，血清 ALT 和 AST 水平升高，而 ALP 和 GGT 水平正常或轻微升高。病情严重或急性发作时血清总胆红素水平可显著升高。AIH 可根据自身抗体的不同分为两型：抗核抗体（antinuclear antibodies，ANA）和 / 或抗平滑肌抗体（anti-smooth muscle antibodies，ASMA），或抗可溶性肝抗原 / 肝胰抗原抗体（anti-soluble liver antigen/liver pancreas antigen，抗 SLA/LP）阳性者为 1 型 AIH。ANA 和 ASMA 为非器官组织特异性自身抗体，在高滴度阳性时支持 AIH 诊断，低滴度阳性可见于各种肝病甚至正常人。抗肝肾微粒体抗体 -1 型（anti-liver/kidney microsomal 1 antibody，LKM-1）和 / 或抗肝细胞溶质抗原 -1 型（antibody to liver cytosl 1，LC-1）阳性者为 2 型 AIH。此外，对常规自身抗体阴性却仍疑诊 AIH 的患者，建议检测其他自身抗体如非典型核周型抗中性粒细胞胞质抗体（atypical perinuclear anti-neutrophilic cytoplasmic antibodies，pANCA）和抗去唾液酸糖蛋白受体抗体（antibodies against asialoglycoprotein receptor，ASGPR）等。血清免疫球蛋白 G 和 / 或 γ- 球蛋白升高是 AIH 特征性的血清免疫学改变之一。血清 IgG 水平可反映肝内炎症活动程度，经免疫抑制治疗后可逐渐恢复正常。因此，该项指标不仅有助于 AIH 的诊断，而且对检测治疗应答具有重要参考价值，在初诊和治疗随访过程中应常规检测。AIH 病理组织学表现多样，可为急性，也可慢性，纤维化程度也不尽相同，其病变本质是肝细胞损伤，主要病理特点有：界面性肝炎、淋巴 - 浆细胞浸润、肝细胞呈玫瑰花环排列，以及淋巴细胞进入肝细胞的组织学表现。由于 AIH 缺乏特异性临床表现和生化指标，其临床诊断仍存在一定困难。国际自身免疫性肝炎学组（International Autoimmune Hepatitis Group，IAIHG）分别于 1993 年和 1999 年制定并更新了 AIH 的描述性诊断标准和诊断积分系统。2008 年 IAIHG 提出了 AIH 的简化诊断标准（表 18-1-1），其初衷是制定一种更适合日常临床工作的积分系统，从而区别于主要用于科研的传统诊断积分系统。2015 年，欧洲肝病学会（European Association for the Study of the Liver，EASL）更新了关于自身免疫性肝炎的临床实践指南。

表 18-1-1　简化 AIH 诊断标准

变量	标准	分值	备注
ANA 或 ASMA	≥1∶40	1 分	相当于我国常用的 ANA 1∶100 的最低滴度
ANA 或 ASMA LKM-1 SLA 阳性	≥1∶80 ≥1∶40 阳性	2 分	多项同时出现时最多 2 分
IgG	> 正常值上限 >1.10 倍正常值上限	1 分 2 分	
肝组织学	符合 AIH 典型 AIH 表现	1 分 2 分	界面性肝炎、汇管区和小叶内淋巴 - 浆细胞浸润、肝细胞玫瑰样花环以及穿入现象被认为是特征性肝组织学改变，4 项中具备 3 项为典型表现
排除病毒性肝炎	是	2 分	

=6 分：AIH 可能
≥7 分：确诊 AIH

AIH治疗的总体目标是获得肝组织学缓解、防止肝纤维化和肝功能衰竭，延长患者生存期。临床上可行的治疗目标是获得完全生物化学指标缓解，即血清氨基转移酶（ALT/AST）和IgG水平均恢复正常。所有活动性AIH患者均应接受免疫抑制治疗，并可根据疾病活动度调整治疗方案和药物剂量。中度以上炎症活动者，即血清氨基转移酶水平>3×正常值上限（upper limit of normal，ULN）、IgG>1.5×ULN；急性AIH，即ALT和/或AST>10×ULN、甚至重症［伴出凝血异常：国际标准化比率（INR）>1.5］应及时启动免疫抑制治疗，以免出现急性肝功能衰竭。对于轻微炎症活动（血清氨基转移酶水平<3×ULN、IgG<1.5×ULN）的老年（>65岁）患者需平衡免疫抑制治疗的益处和风险作个体化处理。暂不启动免疫抑制治疗者需严密观察，如患者出现明显的临床症状，或出现明显炎症活动可进行治疗。从肝组织学角度判断，存在中度以上界面性肝炎是治疗的重要指征。桥接性坏死、多小叶坏死或塌陷性坏死、中央静脉周围炎等特点提示急性或重症AIH，需及时启动免疫抑制治疗。一般优先推荐泼尼松（龙）和硫唑嘌呤联合治疗方案，联合治疗可显著减少泼尼松（龙）剂量及其不良反应。泼尼松（龙）可快速诱导症状缓解、血清氨基转移酶和IgG水平恢复正常，而硫唑嘌呤需6~8周才能发挥最佳免疫抑制效果，多用于维持缓解。硫唑嘌呤最常见的不良反应是血细胞减少，可能与红细胞内巯基嘌呤甲基转移酶（thiopurine methyltransferase，TPMT）活性低有关。因此，加用硫唑嘌呤的患者需严密监测血常规变化，特别是用药的前3个月。如发生血白细胞的快速下降或白细胞<3.5×10^9/L需临床医生高度重视，必要时停用硫唑嘌呤。

泼尼松（龙）单药治疗时初始剂量一般选择40~60mg/d，并于4周内逐渐减量至15~20mg/d。初始剂量可结合患者症状、血清氨基转移酶和IgG水平特别是肝组织学炎症程度进行合理选择。单药治疗适用于合并血细胞减少、巯基嘌呤甲基转移酶功能缺陷、妊娠或拟妊娠、并发恶性肿瘤的AIH患者。此外，患者如出现终末期肝病或急性肝功能衰竭等情况需考虑进行肝移植术。

由于AIH发病特点（慢性、急性）、病程（早期、进展期）、发病人群（儿童、老年）和伴发疾病（重叠综合征、合并病毒性肝炎、脂肪性肝病）等方面的不同，可表现出很大的异质性，给临床诊治带来许多问题。最近，马雄教授团队在一个未经糖皮质激素治疗的大样本AIH队列中对患者的肠道菌群结构进行了全面系统的分析。研究发现，AIH患者的肠道菌群失衡表现为肠道菌群多样性降低，且总体菌群结构和健康人群有所不同。有11种菌属的相对丰度在AIH患者和健康对照中有差异，主要表现为专性厌氧菌的相对丰度下降，潜在致病菌的相对丰度增加。基于AIH患者特有的肠道菌群结构构建疾病预测模型，能够有效判别AIH患者和健康对照。韦永球菌属（*Veillonella*）在AIH发病中可能发挥重要作用，其相对丰度在AIH患者中增高最为显著，且与患者的血清AST水平以及肝脏炎症分级正相关。研究明确了AIH患者粪便菌群结构与功能的改变，提示肠道菌群作为非侵入性生物标记物用于AIH疾病分层的潜在可能性。

预后评估方面，美国贝勒医学院的研究者针对AIH患者中HCC发生率与相关危险因素进行了系统评价及荟萃分析。他们发现AIH患者中HCC合并发生率为3.06/1 000人年，而AIH相关肝硬化患者中HCC的合并发生率为10.07/1 000人年。提示临床医师在AIH肝硬化患者中可能需要密切监测HCC的发生。来自荷兰的一项全国性研究显示，无肝硬化的AIH患者其生存期与普通人群相比无统计学差异，但AIH相关肝硬化者的死亡率和肝移植风险则显著增加。最近，印度新德里Sarin教授团队完成的一项多中心临床研究表明，AIH相关慢加急性肝衰竭在亚洲患者中其实并不少见。由于近一半的AIH患者表现为血清自身抗体阴性，所以需要适当放宽肝活检指征来尽早明确诊断。早期将患者分层为糖皮质激素治疗或肝移植可减少患者的ICU停留时间并改善预后。

第二节 原发性胆汁性胆管炎

原发性胆汁性胆管炎（primary biliary cholangitis，PBC）主要影响小叶间胆管，以非化脓性、肉芽肿性、淋巴细胞性小胆管炎和血清抗线粒体抗体

（anti-mitochondrial antibody，AMA）阳性为特点。常见于中年女性，最终可进展至肝衰竭或需行肝移植。乏力和瘙痒是 PBC 最常见的症状。熊去氧胆酸（UDCA）是 PBC 目前唯一的一线治疗药物，可有效改善生化指标，延缓组织学进展及肝硬化失代偿症状出现。随着抗线粒体抗体检测的普及和 UDCA 的临床应用，越来越多 PBC 患者在非肝硬化阶段得到确诊。2015 年，国际学术界建议将病名从“原发性胆汁性肝硬化（primary biliary cirrhosis，PBC）”更改为“原发性胆汁性胆管炎（primary biliary cholangitis，PBC）”，以便准确地反映疾病特点，有利于减轻患者的精神负担。同时，仍保留 PBC 这一缩写以保持连贯性。

PBC 早期患者，大多数无明显临床症状。约 1/3 的患者可长期无任何临床症状，但大多数无症状患者会在 5 年内出现症状。乏力和皮肤瘙痒是最常见的临床症状，随着疾病的进展以及合并其他自身免疫性疾病，可出现胆汁淤积症、门静脉高压和自身免疫性疾病相关的临床表现。碱性磷酸酶（ALP）是本病最突出的生化异常，96% 的患者可有 ALP 升高，通常较正常水平升高 2~10 倍，亦可见于疾病的早期及无症状患者。血清 γ- 谷氨酰转移酶（GGT）亦可升高，但易受酒精、药物及肥胖等因素的影响。谷丙转氨酶（ALT）和谷草转氨酶（AST）通常为正常或轻至中度升高，一般不超过 5 倍正常值上限。如果患者的血清转氨酶水平明显升高，则需进一步检查以除外其他病因。血清抗线粒体抗体和抗线粒体 2 型抗体（AMA-M2）是诊断 PBC 的高度特异性指标，尤其是 AMA-M2 亚型的阳性率为 90%~95%，但 AMA 的滴度高低与疾病严重程度无关。AMA 的靶点在线粒体内膜上 2- 氧酸脱氢酶家族的酶系，包括 PDC-E2、BCOADC-E2 和 OADC-E2。AMA 阳性也可见于其他疾病，如 AIH 患者或其他病因所致的急性肝功能衰竭（通常一过性阳性）。此外，AMA 阳性还可见于慢性丙型肝炎、系统性硬化病、特发性血小板减少性紫癜、肺结核、麻风、淋巴瘤等疾病。

有研究表明，除 AMA 阳性以外，大约 50% 的 PBC 患者抗核抗体（ANA）阳性，在 AMA 呈阴性时可作为诊断的另一重要标志。对 PBC 较特异的抗核抗体包括：抗 sp100、抗 gp210、抗 P62、抗核板素 B 受体；在 AMA 阴性的 PBC 患者中，约 85% 有一种或一种以上的抗体阳性，常见的抗 sp100、抗 gp210 具有较高的特异性。AMA 阴性 PBC 患者的诊断可参考特异性抗核抗体（antinuclear antibodies，ANA）荧光类型（核点型或核周型）或酶联免疫吸附试验（ELISA）检测结果（抗 sp100 和抗 gp210 抗体）阳性，但这种情况更需与其他胆汁淤积性肝病进行鉴别诊断。仅 AMA 阳性不足以诊断 PBC，建议每年接受血清生化检查。最近马雄教授课题组针对 169 例 AMA 阳性但 ALP 正常者进行了一项临床研究。血清 IgM 升高的发生率为 53.3%。在 67 例接受肝活检的患者中，有 55 例（82.1%）观察到不同程度的胆管炎症性活动，可诊断 PBC。提示这类患者接受肝活检术也不失为一个可行的选择，部分患者存在胆管炎表现，有助于明确诊断和及早治疗。

血清免疫球蛋白 M 升高是原发性胆汁性胆管炎的免疫学特征之一，可有 2~5 倍正常值上限的升高。但需指出，IgM 升高也可见于其他自身免疫性或感染性疾病。PBC 是因炎症细胞浸润肝内胆管分支而引起的进行性损害的改变。病变主要累及小叶间胆管，特征性改变为显著的慢性非化脓性破坏性胆管炎、胆管缺失及慢性胆汁淤积造成的肝硬化。早期以小胆管（直径 40~80μm）变性为特点，可出现胆管上皮细胞水肿、形态大小不规则，核浓缩，个别细胞假复层等。损伤的胆管周围常伴有淋巴细胞浸润甚至淋巴滤泡形成。胆管上皮被破坏后磷脂样物质渗出，吸引周围组织细胞吞噬及上皮样细胞聚集，可形成肉芽肿。

临床上有提示胆汁淤积的证据，即①ALP>2 倍正常值上限或 GGT>5 倍正常值上限；②血清抗线粒体抗体（AMA）/AMA-M2 阳性；③肝活组织病理学检查有特征性胆管损害。以上三项中两项符合者可确诊 PBC。

熊去氧胆酸（ursodeoxycholic acid，UDCA）是目前最主要的治疗药物。对 UDCA 应答不佳和肝硬化表现是 PBC 出现并发症的最主要危险因素。早诊早治仍是 PBC 处理的关键所在。近年来，已引入肝瞬时弹性测定和连续性危险系数评分系统（GLOBE 和 UK-PBC 积分）对 PBC 特别是进展期患者进行评估，可能有助于对这些患者进一步分层管理。奥贝胆酸（obeticholic acid，

OCA）对UDCA应答不佳的PBC患者有一定疗效。但目前价格昂贵，药物经济学分析认为OCA在费用－疗效比方面并不乐观。贝特类药物在缓解胆汁淤积方面有一定疗效，并且相较于OCA，它在价格方面的优势显而易见。联合使用UDCA和苯扎贝特对于纤维化和胆汁淤积情况尚可的患者而言，其治疗效果可观，并可完全或部分缓解瘙痒症状。关于PBC的研究中尚有一些不确定领域，如：血清IgG和转氨酶水平到底应该定在何种阈值以决定是否需要肝活检或加用免疫抑制剂？EASL、BSG和AASLD分别于2017年和2018年更新了关于原发性胆汁性胆管炎的临床实践指南。发病机制方面，PBC患者外周血可出现单核细胞型HLA-DR$^{-/low}$CD33^{+}CD11b^{+}CD14^{+}CD15^{-}髓系源性抑制细胞（myeloid derived suppressor cells，MDSCs）的明显积聚。此外，PBC患者外周MDSCs的水平与疾病相关生化指标具有明显的相关性。高表达MDSCs患者，UDCA治疗反应更佳。PBC患者外周MDSCs具有强大的免疫负调控功能，肝内小胆管和肝细胞高表达CCN1蛋白，CCN1通过与MDSCs表面的整合素受体integrinαMβ2结合，可诱导STAT3的磷酸化，从而促进MDSCs扩增；并可诱导MDSCs高表达iNOS，发挥对T细胞增殖的免疫抑制作用，具有潜在的免疫治疗价值。肠道微生物通过调节免疫应答和胆汁酸代谢在肝病的发生发展过程中起着重要作用，是近年来的研究热点。马雄教授课题组将原发性胆汁性胆管炎患者与健康对照者的肠道菌群进行了系统分析。结果提示PBC患者肠道微生物多样性显著降低（p=0.03）。6个与PBC相关的菌属的丰度在UDCA治疗6个月后发生了逆转。信号通路分析发现细菌入侵PBC上皮细胞的能力与肠杆菌科细菌的丰度密切相关。该研究综合展示了PBC患者的肠道微生物概况。PBC患者存在肠道菌群失调，并且可以被UDCA治疗部分逆转肠道菌群，可作为PBC的一个潜在治疗靶点和诊断的生物学标志物。

第三节 原发性硬化性胆管炎

原发性硬化性胆管炎（primary sclerosing cholangitis，PSC）主要影响肝内外中等胆管和大胆管，形成同心圆或阻塞性胆管炎表现。PSC发病隐匿，病情进行性发展，最终发展为肝硬化和肝衰竭。至今尚无有效药物可提高患者存活率。对于合并终末期肝病、反复发作的胆管炎或者胆管高级别上皮内瘤变者，肝移植是唯一明确有效的治疗手段。

PSC临床表现多样，可起病隐匿，15%~50%的患者诊断时无症状，仅在体检时因发现ALP升高而诊断，或因IBD及其他疾病进行肝功能筛查时诊断；出现慢性胆汁淤积者大多已有胆道狭窄或肝硬化。患者出现症状时，最常见的为上腹疼痛、瘙痒、黄疸，最常见的体征为肝大和脾大。发生胆管狭窄时可有继发性细菌性胆管炎，表现为上腹痛、发热、黄疸，晚期有消瘦、腹水、食管胃底静脉曲张及肝性脑病等肝硬化表现。同时PSC可伴有与免疫相关疾病，如硬化性甲状腺炎、红斑狼疮、风湿性关节炎及腹膜后纤维硬化等。

PSC的血清生化异常主要表现为胆汁淤积，通常伴有ALP、GGT水平升高，但无明确诊断标准的临界值。ALP波动范围很广，部分患者在病程中可维持在正常水平。有研究认为ALP低水平与PSC较好预后存在一定相关性。血清转氨酶通常正常，有些患者也可升高2~3倍正常上限。若转氨酶水平显著升高需考虑存在急性胆道梗阻或自身免疫性肝炎重叠的可能。病程初期胆红素和白蛋白常处于正常范围内，随着疾病进展可能会出现异常，晚期可有低蛋白血症及凝血功能障碍。约超过一半的PSC患者血清中可检测出多种自身抗体，包括抗核抗体（ANA）、抗中性粒细胞胞质抗体（pANCA）、抗平滑肌抗体（SMA）、抗内皮细胞抗体、抗磷脂抗体等，其中pANCA分别在33%~85%的PSC和40%~87% UC患者中阳性。但上述抗体一般为低效价阳性，且对PSC均无诊断价值。PSC特异性的自身抗体目前尚未发现。约30%的患者可出现高γ-球蛋白血症，约50%的患者可伴有免疫球蛋白G（IgG）或IgM水平的轻至中度升高，但免疫球蛋白异常及其治疗过程中的转归对预后并无明确提示意义。

胆道成像对于PSC诊断的确立至关重要，以往经内镜逆行胰胆管造影（endoscopic retrograde cholangiopancreatography，ERCP）被认为是诊断PSC的“金标准”，尤其是对诊断肝外胆管及一级肝内胆管等大胆管型 PSC 意义较大。PSC 典型的影像学表现为肝内外胆管多灶性、短节段性、环形狭窄，胆管壁僵硬缺乏弹性似铅管样，狭窄上端的胆管可扩张呈串珠样表现，进展期患者可显示长段狭窄和胆管囊状或憩室样扩张，当肝内胆管广泛受累时可表现为“枯树枝”样改变。ERCP 为有创检查，有发生多种严重并发症的可能，如胰腺炎、细菌性胆管炎、穿孔、出血等。对于可疑 PSC 患者，过去 10 年中磁共振胰胆管成像（magnetic resonance cholangiopancreatography，MRCP）已逐渐取代了 ERCP 检查。MRCP 属于非侵入性检查，具有经济、无放射性、无创等优势。高质量 MRCP 显示胆道系统梗阻的准确性与 ERCP 相当，已成为目前首选影像学检查方法。PSC 的 MRCP 表现主要为局限或弥漫性胆管狭窄，狭窄的胆管在 MRCP 上显影不佳，表现为胆管多处不连续或呈“虚线”状，病变较重时可出现狭窄段融合，小胆管闭塞导致肝内胆管分支减少；其余较大胆管狭窄、僵硬似“枯树枝”状，称“剪枝征”。肝外胆管病变主要表现为胆管粗细不均，边缘毛糙欠光滑。PSC 的诊断主要依赖影像学，肝活检对于诊断 PSC 并非必须。基本组织学改变是中等或大胆管周围“洋葱皮样”的管周纤维化伴随胆管上皮变性、萎缩，最终被透明的瘢痕组织取代，上述病变加上小叶间胆管数目减少，对 PSC 具有诊断意义。由于病变主要累及大胆管，肝穿活检诊断率不到 40%。小胆管型 PSC 仅累及小胆管，表现为小叶间胆管被瘢痕组织代替，肝活检单纯出现小胆管周围纤维化仍需警惕 PSC。

目前为止，国际 PSC 诊疗指南仍未提出推荐的药物治疗方案，内镜治疗对改善患者胆汁淤积症状有一定帮助，肝移植手术仍是终末期 PSC 患者唯一有效的治疗方式。由于 PSC 的发病机制并未完全阐明，目前有多种治疗药物，包括熊去氧胆酸、抗生素、免疫抑制剂，以及调脂药、益生菌等。PSC 患者肝内外大胆管的狭窄扩张发生率高达 50%，因此内镜下扩张或联合支架植入以改善患者胆汁流、缓解症状，是常用治疗方法。有接近一半的 PSC 患者存在严重的胆道狭窄，一项前瞻性研究发现短期使用支架相对于单气囊扩张没有显著优势，而且出现治疗相关的严重并发症可能性更大。建议单气囊扩张术可作为严重胆道狭窄者的首选治疗方案。60%~80% 的 PSC 患者伴发炎症性肠病，其中最常见的是溃疡性结肠炎。PSC 临床管理中，最大的难题在于明显升高且不可预测的胆道及结肠恶性肿瘤的风险。内镜下逆行胰胆管造影术因其高准确性和预后评估价值，在患者临床管理中起到重要作用。然而，ERCP 必须与创伤性小或者无创的影像学和生化指标一起综合考量，例如：磁共振胰胆管成像。目前尚无有效治疗 PSC 的方法，对于进展至终末期者，肝移植是唯一的治疗方法。PSC 的发病机制不明，但胆管周围出现巨噬细胞是特征之一。阻断巨噬细胞招募至胆管周围可改善 PSC 动物模型的肝损伤和肝纤维化。巨噬细胞或可作为一个潜在干预靶点。

第四节 免疫球蛋白 G4 相关硬化性胆管炎

免疫球蛋白 G4 相关疾病（immunoglobulin G4-related disease，IgG4-RD）是近年来逐渐被国际医学界广泛认识的新型自身免疫性疾病，可累及全身几乎所有器官（如：胰腺、胆管、肝脏、眼眶、唾液腺、后腹膜、淋巴结等），其病变具有一系列典型特点：患者血清 IgG4 水平升高、病变组织中大量淋巴 - 浆细胞浸润、IgG4 阳性浆细胞比例高、席纹状纤维化以及对糖皮质激素治疗应答。T、B 淋巴细胞之间的相互作用共同导致了受累器官的炎性损伤和纤维化，并产生大量 IgG4 抗体。IgG4-RD 患者的外周血和组织中可检测到多种 Th2 型细胞因子（如 IL-4 和 IL-13），存在 Th2 型免疫应答。此外，Treg 细胞在受累组织聚集，通过分泌 IL-10 诱导 IgG4 类别转换，分泌 TGF-β 促进组织纤维化。IgG4 相关硬化性胆管炎（IgG4-related sclerosing cholangitis，IgG4-SC）是这组疾病在肝胆系统的具体表现。

IgG4-SC 起病较晚，多数患者确诊时年龄超过 50~60 岁。典型病例一般有血清 IgG4 水平升高，病理学可见胆管壁广泛席纹状纤维化形成、IgG4 阳性浆细胞密集浸润。肝功能异常在 IgG-SC 患者中较为常见，表现为血清胆红素、碱性磷酸酶（ALP）和 γ- 谷氨酰胺转移酶（GGT）水平明显升高。50% 患者抗核抗体可为阳性，亦可出现类风湿因子阳性（20%），但迄今没有发现 IgG4 相关疾病特异的自身抗体。另外，约 30% 患者还可出现血清嗜酸性粒细胞和 IgE 水平的升高。血清 IgG4 水平是目前诊断 IgG4 相关疾病最具价值的无创性检查，但敏感度和特异度并不理想。临床上仅 65%~80% 的 IgG4-SC 患者伴有血清 IgG4 水平升高（>135mg/dl 或 140mg/dl），并且异常升高的 IgG4 水平也可见于部分胆管癌患者和 PSC 患者，甚至是健康人。因此，有学者提出将 IgG4 正常上限的两倍值（280mg/dl）作为诊断分界点。除了上述传统检测项目外，近年来出现一些新的检测方法来提高早期诊断 IgG4 相关疾病的准确性。例如，利用 qPCR 定量检测患者外周血中 IgG4 RNA 和总 IgG RNA。在影像学方面，IgG4-SC 与 PSC、胰头癌和胆管癌的表现相似。由于就诊时常出现脏器肿块（炎性占位所致），易被误诊为恶性肿瘤而行外科切除。患者术后常因该类术式探查范围广泛而严重影响生活质量。若在外科手术前常规筛查 IgG4 相关性疾病，可避免不必要的创伤。磁共振胆胰管造影术（MRCP）和内镜下逆行胰胆管造影术（ERCP）在诊断胆管狭窄病变中具有一定价值。胆管造影下连续的、多灶性的胆管狭窄，伴狭窄上端轻度扩张，以及胆总管下段病变合并胰腺弥漫性肿胀和主胰管不规则狭窄等提示 IgG4-SC。ERCP 或胆管镜检查下的细胞刷检、组织学活检以及超声引导下的胰腺和胆管细针穿刺活检（fine needle aspiration，FNA）等手段亦可辅助诊断。腹部 CT 和 MRI 检查还可能发现 IgG4 疾病中其他器官累及，如：肾脏、淋巴结和腹膜后器官。根据狭窄的部位不同，IgG4-SC 的胆管造影图像可分为四个类型。第一个类型的狭窄仅发生在总胆管的远端，易与胰头癌混淆。第二个类型是肝内和肝外段的胆管弥漫性狭窄，这与 PSC 表现尤为相似。这个类型又可以进一步细分为 a、b 两种，2a 型表现为肝内段胆管的长段狭窄伴狭窄区域前的胆管扩张，2b 类不伴有胆管扩张，但肝内胆管分支减少。第三个类型的狭窄位于肝门区的胆管以及胆总管的下段，而第四类型胆管狭窄仅出现在肝门区域，这两种类型的狭窄易误诊为胆管癌。日本的一项调查研究显示，不伴有胰腺病变的孤立 IgG4-SC 中最常见的胆管狭窄为第四种类型，即仅肝门段的胆管狭窄。IgG4-SC 的典型病理表现为大量淋巴浆细胞浸润、胆管周围席纹状纤维化，以及闭塞性静脉炎。病变组织中主要是淋巴细胞和浆细胞，也可有不同程度的嗜酸性粒细胞浸润，但几乎没有中性粒细胞、脓肿或坏死出现。

IgG4-SC 的组织学诊断有赖于将上述典型的病理表现与组织中大量 IgG4 阳性的浆细胞浸润相结合。后者的诊断标准为活检组织中 >10 个 IgG4 阳性浆细胞 / 高倍镜视野（high power field，HPF），手术切除标本中 >50 个 /HPF。同血清 IgG4 水平升高相似，IgG4 阳性的浆细胞并不具有特异性，在其他一些炎症或肿瘤病变中有时也可见到。在这种情况下，IgG4 阳性浆细胞与总 IgG 阳性浆细胞比值大于 40% 有利于其鉴别诊断。

诊断 IgG4-SC 广泛应用的标准之一是 2008 年由美国 Mayo 诊所根据 AIP 的 HISORt 诊断标准提出的 IgG4-SC 的 HISORt 标准，从组织学、影像学、血清学、其他器官累及和激素治疗反应五个方面诊断 IgG4-SC。2012 年日本学者提出的 IgG4-SC 国际标准将诊断的评分结果划为明确诊断（definite），可能诊断（probable）以及疑似诊断（possible）（表 18-4-1）。上述两种诊断标准均综合考虑了影像学上节段性或弥漫性的胆管狭窄伴胆管壁增厚、升高的血清 IgG4 水平、其他器官累及以及组织学上的经典表现。对激素治疗的应答支持 IgG4 相关疾病的诊断，但临床医生必须在仔细排除恶性肿瘤的可能性后才能实施诊断性治疗，而这往往需要取得足够的组织学标本。

目前为止，糖皮质激素是治疗 IgG4-SC 的主要药物，但部分患者会在激素减量或停药后复发。无论是诱导缓解的过程中还是在维持治疗期间，都要反复监测患者临床症状、血清 IgG4 水平、血生化以及影像学改变（CT、超声、MRCP）。大部分患者对激素治疗反应良好，黄疸消退和肝功能改善的同时可见胆道狭窄的消失或减轻。但对于激素治疗效果不明显的患者，临床医生应再次排查恶性肿瘤的可能性。值得注意的是，一些病程较长、纤维化严重的患者也可能对激素治疗不敏感。激素减量困难或对激素不耐受的患者，可考虑加入其他免疫抑制剂。IgG4-SC 中常用硫唑嘌呤（AZA），其次是麦考酚酯（MMF）和 6- 巯基

表 18-4-1　IgG4 相关胆管炎的 2012 年国际诊断标准

项目	
（1）	胆道造影显示肝内外胆管弥散或阶段性狭窄伴胆管壁增厚
（2）	血清学检验 IgG4 浓度升高（≥135mg/dl）
（3）	并发自身免疫性胰腺炎、IgG4 相关性泪腺炎和涎腺炎、IgG4 相关性后腹膜纤维化
（4）	组织学：
	a. 显著的淋巴细胞和浆细胞浸润伴纤维化
	b. IgG4 阳性的浆细胞浸润：≥10 个 / 高倍视野
	c. 席纹状纤维化
	d. 闭塞性静脉炎
	其他：激素治疗有效
	排除胰腺及胆道恶性肿瘤后，内镜下胆道活检及超声内镜引导下细针穿刺可验证激素诊断性治疗的有效性
诊断	明确诊断
	（1）+（3）
	（1）+（2）+（4）a，b
	（4）a，b，c
	（4）a，b，d
	可能诊断
	（1）+（2）+ 任何一项
	疑似诊断
	（1）+（2）

嘌呤（6-MP），但对于起始诱导阶段是否联合激素及其他免疫抑制剂仍有争议。有研究发现 IgG4-RD 患者外周血中浆母细胞的扩增水平与疾病的活动及复发呈正相关，而与患者血清 IgG4 水平无关，提示外周血中浆母细胞计数也可作为疾病早期诊断、治疗评估以及复发监测的新指标。国内有学者针对 IgG4-SC 患者临床特点、治疗应答和预后的临床研究，优化了血清 IgG4 水平的临界值并提出评估预后的相关临床指标，使之更好地适用于中国患者。发病机制进展方面，荷兰 Beuers 教授课题组将自身免疫性胰腺炎（AIP）和 IgG4-SC 患者的血清与人胆管上皮细胞裂解物进行免疫印迹反应，鉴定出一种新的自身抗原——膜联蛋白 A11。膜联蛋白 A11 的两个抗原表位能被 IgG4 和 IgG1 抗体共同识别，而且 IgG4 抗体能够阻断 IgG1 抗体与膜联蛋白 A11 抗原表位的结合。这一研究证明膜联蛋白 A11 可能是 AIP 和 IgG4-SC 的自身抗原，而 IgG4 抗体可以通过与自身抗原的竞争性结合而减轻 IgG1 介导的炎性反应。最近，马雄教授课题组通过对 IgG4 相关硬化性胆管炎患者肝脏组织及外周血标本的分析，探索 IgG4-SC 免疫微环境中调控髓系源性抑制细胞的细胞因子及其介导“肝 - 骨对话”的分子机制。研究结果提示，MDSCs 作为骨髓来源的免疫调节细胞，积极参与 IgG4-SC 免疫微环境中的“肝 - 骨对话”，扩增活化的 MDSCs 可促进肝内免疫向 Th2 型过度活化，加重 IgG4-SC 纤维化进展。调控 IgG4-SC 的 RANKL 诱导 MDSC 信号途径具有重要临床意义。

虽然近二十年来自身免疫性肝病在临床和基础研究方面取得了长足进步，但仍有很多方面亟待提高或填补空白。目前尚缺乏国人相关流行病学资料，临床漏诊、误治情况仍有发生，严重影响患者生存期和生活质量。今后自身免疫性肝病相关研究将主要聚焦于以下几方面：①建立、健全 AILD 协作研究平台、临床信息库和生物样本库，为临床队列观察研究、多中心随机对照干预研究奠定基础；②标准化 AILD 相关自身抗体检测、肝脏组织学检查；③通过对 AILD 患者进行分层分析，鉴定疾病进展的危险因素，分选疗效不佳的患者以便重点关注和预先干预；④采取随机抽样方法选取代表性社区进行 AILD 流行病学调查，对确诊患者开展发病因素、自然史和生活质量调查，了解 AILD 的发病和转归情况；⑤明确 AILD 及其重叠综合征的治疗指征、治疗应答和预后因素，探索难治性 AILD 的特点、预测因素，寻找新的有效处理方法；⑥明确 AILD 肝移植术后的免疫治疗方案、长期预后和并发症以及术后复发情况等。此外，随着近年来高通量技术的不断革新、人工智能技术的广泛应用以及疾病分子机制的不断探索，正在促成相关研究从量变进入质变，为筛选疾病特异性标记物提供了可能。可通过规划基础和临床研究多学科交叉的研究策略，建立多维生物标记物检测平台，探索疾病特异性自身抗原和自身抗体，为最终建立早期筛查指标和早期诊断体系、早期（无创）预警模型做好准备。

我国科研工作者在研究选题上倾向于解决短平快的问题，而难度高、风险大、周期长的原创性基础研究一直少人问津。如何依据我国国情和科技人员的处境制定可操作的政策来完善对高校和科研院所长期稳定的支持机制，需要顶层设计与方向性政策来引导。在科技战略布局中实践“无用之用乃大用也”的理念。此外，整合中央与地方力量，优化不同科研领域的资源分配布局，统筹部署行业科技创新重大项目，提高配置效率，对于重大科技创新有至关重要的推动作用。

免疫球蛋白 G4 相关硬化性胆管炎诊断及治疗流程见图 18-4-1、图 18-4-2。

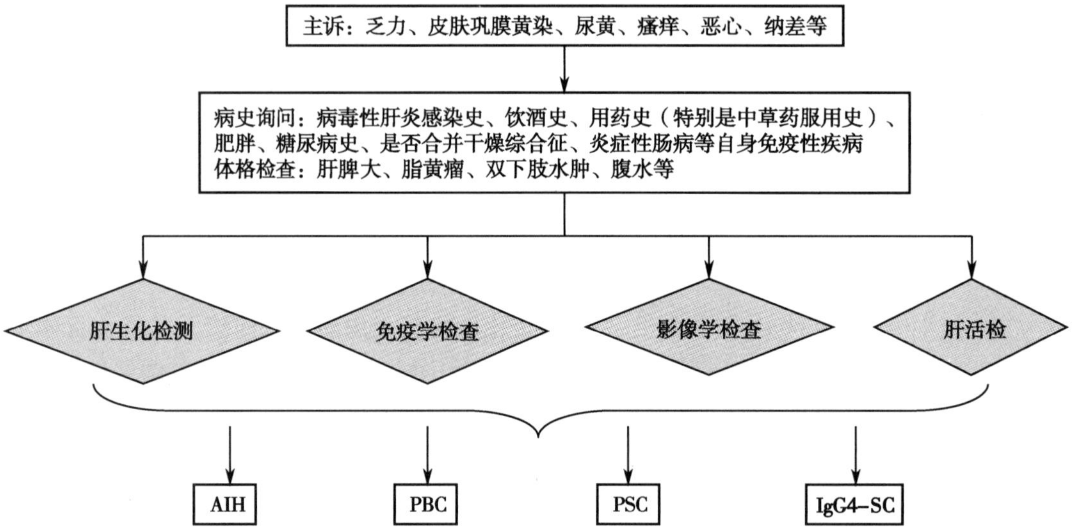

图 18-4-1 免疫球蛋白 G4 相关硬化性胆管炎诊断流程图

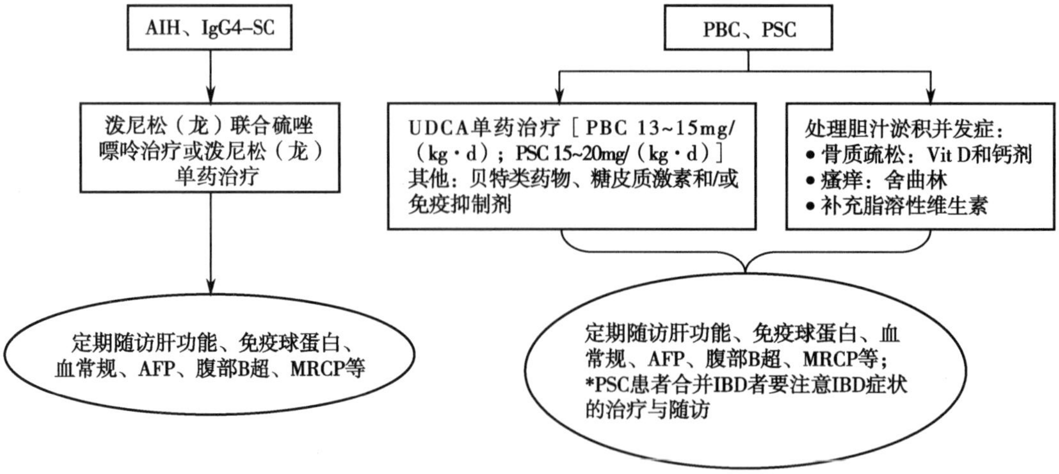

图 18-4-2 免疫球蛋白 G4 相关硬化性胆管炎治疗流程图

（马 雄 王绮夏）

参考文献

[1] Mieli-Vergani G, Vergani D, Czaja AJ, et al. Autoimmune hepatitis. Nat Rev Dis Primers, 2018, 4: 18017.

[2] Alvarez F, Berg PA, Bianchi FB, et al. International Autoimmune Hepatitis Group Report: review of criteria for diagnosis of autoimmune hepatitis. J Hepatol, 1999, 31: 929-938.

[3] Hennes EM, Zeniya M, Czaja AJ, et al. Simplified criteria for the diagnosis of autoimmune hepatitis. Hepatology, 2008, 48: 169-176.

[4] Wang Q, Yang F, Miao Q, et al. The clinical phenotypes of autoimmune hepatitis: A comprehensive review. J Autoimmun, 2016, 66: 98-107.

[5] Wang QX, Yan L, Ma X. Autoimmune hepatitis in the Asia-Pacific area. J Clin Transl Hepatol, 2018, 6: 48-56.

[6] Tansel A, Katz LH, El-Serag HB, et al. Incidence and determinants of hepatocellular carcinoma in autoimmune hepatitis: a systematic review and meta-analysis. Clin Gastroenterol Hepatol, 2017, 15: 1207-1217.

[7] van den Brand FF, van der Veen KS, de Boer YS, et al. Increased mortality among patients with vs without cirrhosis and autoimmune hepatitis. Clin Gastroenterol Hepatol, 2019, 17(5): 940-942.

[8] Anand L, Choudhury A, Bihari C, et al. Flare of autoimmune hepatitis causing acute on chronic liver failure (ACLF): diagnosis and response to corticosteroid therapy. Hepatology, 2019, 70(2): 587-596.

[9] Liver EAftSot. EASL clinical practice guidelines: autoimmune hepatitis. J Hepatol, 2015, 63: 971-1004.

[10] Beuers U, Gershwin ME, Gish RG, et al. Changing nomenclature for PBC: From 'cirrhosis' to 'cholangitis'. J Hepatol, 2015, 63: 1285-1287.

[11] European Association for the Study of the Liver. Electronic address eee, European association for the study of the L. EASL clinical practice guidelines: the diagnosis and management of patients with primary biliary cholangitis. J Hepatol, 2017, 67: 145-172.

[12] Sun C, Xiao X, Yan L, et al. Histologically proven AMA positive primary biliary cholangitis but normal serum alkaline phosphatase: Is alkaline phosphatase truly a surrogate marker?. J Autoimmun, 2019, 99: 33-38.

[13] Carbone M, Sharp SJ, Flack S, et al. The UK-PBC risk scores: Derivation and validation of a scoring system for long-term prediction of end-stage liver disease in primary biliary cholangitis. Hepatology, 2016, 63: 930-950.

[14] Lammers WJ, Hirschfield GM, Corpechot C, et al. Development and validation of a scoring system to predict outcomes of patients with primary biliary cirrhosis receiving ursodeoxycholic acid therapy. Gastroenterology, 2015, 149: 1804-1812.

[15] Nevens F, Andreone P, Mazzella G, et al. A placebo-controlled trial of obeticholic acid in primary biliary cholangitis. N Engl J Med, 2016, 375: 631-643.

[16] Samur S, Klebanoff M, Banken R, et al. Long-term clinical impact and cost-effectiveness of obeticholic acid for the treatment of primary biliary cholangitis. Hepatology, 2017, 65: 920-928.

[17] Corpechot C, Chazouilleres O, Rousseau A, et al. A placebo-controlled trial of bezafibrate in primary biliary cholangitis. N Engl J Med, 2018, 378: 2171-2181.

[18] Lindor KD, Bowlus CL, Boyer J, et al. Primary biliary cholangitis: 2018 practice guidance from the American Association for the study of liver diseases. Hepatology, 2019, 69: 394-419.

[19] Hirschfield GM, Dyson JK, Alexander GJM, et al. The British Society of Gastroenterology/UK-PBC primary biliary cholangitis treatment and management guidelines. Gut, 2018, 67: 1568-1594.

[20] Zhang H, Lian M, Zhang J, et al. A functional characteristic of cysteine-rich protein 61: Modulation of myeloid-derived suppressor cells in liver inflammation. Hepatology, 2018, 67: 232-246.

[21] Tang R, Wei Y, Li Y, et al. Gut microbial profile is altered in primary biliary cholangitis and partially restored after UDCA therapy. Gut, 2018, 67: 534-541.

[22] Ponsioen CY, Arnelo U, Bergquist A, et al. No superiority of stents vs balloon dilatation for dominant strictures in patients with primary sclerosing cholangitis. Gastroenterology, 2018, 155: 752-759 e755.

[23] European Society of Gastrointestinal E, European Association for the Study of the Liver. Electronic address eee, European Association for the Study of the L. Role of endoscopy in primary sclerosing cholangitis: European Society of Gastrointestinal Endoscopy (ESGE) and European Association for the Study of the

Liver (EASL) Clinical Guideline. J Hepatol, 2017, 66: 1265–1281.

[24] Guicciardi ME, Trussoni CE, Krishnan A, et al. Macrophages contribute to the pathogenesis of sclerosing cholangitis in mice. J Hepatol, 2018, 69: 676–686.

[25] Culver EL, Chapman RW. IgG4–related hepatobiliary disease: an overview. Nat Rev Gastroenterol Hepatol, 2016, 13: 601–612.

[26] Wei Y, Li Y, Yan L, Sun C, et al. Alterations of gut microbiome in autoimmune hepatitis. Gut, 2020, 69 (3): 569–577.

[27] Tanaka A, Tazuma S, Okazaki K, et al. Clinical features, response to treatment, and outcomes of IgG4–related sclerosing cholangitis. Clin Gastroenterol Hepatol, 2017, 15: 920–926.

[28] Lian M, Li B, Xiao X, et al. Comparative clinical characteristics and natural history of three variants of sclerosing cholangitis: IgG4–related SC, PSC/AIH and PSC alone. Autoimmun Rev, 2017, 16: 875–882.

[29] Hubers LM, Vos H, Schuurman AR, et al. Annexin A11 is targeted by IgG4 and IgG1 autoantibodies in IgG4–related disease. Gut, 2018, 67: 728–735.

[30] Lian M, Wang Q, Jiang X, et al. The immunobiology of receptor activator for nuclear factor kappa B ligand and myeloid–derived suppressor cell activation in immunoglobulin G4–related sclerosing cholangitis. Hepatology, 2018, 68: 1922–1936.

[31] 王绮夏，马雄. 自身免疫性肝病的研究进展与思考. 国际消化病杂志，2019, 39(2): 69–72.

第十九章 胆汁淤积性疾病基础与临床研究进展

【摘要】

胆汁淤积(cholestasis)是指肝内外各种原因造成胆汁形成、分泌或排泄障碍,胆汁流减少所导致的一种临床综合征,以瘙痒、乏力、黄疸、血清碱性磷酸酶和谷氨酰转肽酶升高为特征。胆汁淤积可分为肝内胆汁淤积和肝外胆汁淤积,其中肝内胆汁淤积又可分为肝细胞性胆汁淤积、胆管性胆汁淤积及混合性胆汁淤积。其原因可为先天性遗传异常,也可系后天获得性致病因素所致。现已发现多种胆汁转运相关蛋白和其他机制参与胆汁淤积发病过程。相关病史、实验室检查、超声、MRCP、肝活检等对胆汁淤积的诊断有重要意义。治疗上除针对疾病病因外,可使用熊去氧胆酸、S-腺苷甲硫氨酸促进胆汁排泌,使用考来烯胺等针对瘙痒进行对症治疗,一些新的药物也在探索中。重症患者可使用血液净化治疗,晚期患者可行肝移植治疗。遗传性胆汁淤积性疾病可在基因治疗方面进行一些探索。

【学习要点】

1. 胆汁淤积的分类。
2. 成人肝内胆汁淤积的常见病因。
3. 胆汁淤积性疾病的诊断步骤和治疗方法。

【思考题】

1. 胆汁转运相关蛋白可从哪些环节导致胆汁淤积?
2. 除胆汁转运相关蛋白外,还有哪些机制可引起胆汁淤积,可从哪些方面开展相关研究?
3. 如何合理选择影像学检查判断肝内外胆管梗阻?
4. 有关胆汁淤积的治疗,可从哪些方面开展临床循证医学研究和新治疗方法探索?

胆汁淤积是指肝内外各种原因造成胆汁形成、分泌或排泄障碍,胆汁流减少所导致的一种临床综合征。发生于肝细胞水平胆汁形成和分泌功能障碍者,称为肝细胞性胆汁淤积;发生于胆管或胆小管水平胆汁排泌障碍者,称为胆管或胆小管性胆汁淤积。胆汁淤积病理学表现为肝细胞或胆管的胆汁淤积。临床表现有瘙痒、乏力、黄疸、大小便颜色异常及血液生化学改变等。胆汁淤积是多种肝胆疾病常见的临床表现之一,也是临床多种肝胆疾病治疗中较为棘手的难题之一。

临床上与胆汁淤积有关的疾病种类很多,有原发性(遗传性)胆汁淤积性疾病,是由于胆汁形成、分泌或排泄过程中某个环节存在先天性缺陷所致;另一部分则是由于后天不同致病因素对胆汁形成、分泌或排泄过程中某个或多个环节抑制或损伤作用所致;此外,尚有一部分疾病是以先天遗传缺陷为背景,加上后天致病因子作用而发病。有些疾病胆汁淤积可能是其临床主要表现,有些疾病胆汁淤积可能是其临床伴随症状。有些疾病胆汁淤积可能伴有黄疸,有些疾病胆汁淤积可能不伴有黄疸。

有关胆汁成分的合成、转运、排泌等过程,从基因到功能蛋白分子水平目前已有较深入的了解,许多新的相关基因和功能蛋白分子不断被发现。现已阐明一些基因变异、蛋白功能缺失或不足与某些遗传性胆汁淤积性疾病有密切关系,但还有更多胆汁淤积性疾病的分子机制仍不明确。目前已有一些药物对胆汁淤积有一定疗效,对其作用机制也有了一定了解,但在临床实践中胆汁淤积的治疗效果仍难以令人满意,需开发出更多有效的药物和治疗方法来满足临床所需。

一、病因和分类

长期以来,胆汁淤积作为"黄疸"的一部分,归属于"胆汁淤积性黄疸"。胆汁淤积早期常无症状,仅表现为血清碱性磷酸酶(alkaline phosphatase，ALP）和谷氨酰转肽酶（γ-glutamyl transpeptidase，GGT）水平升高，病情进展后可出现黄疸。胆汁淤积可分为肝内胆汁淤积和肝外胆汁淤积，其中肝内胆汁淤积又可分为肝细胞性胆汁淤积、胆管细胞性胆汁淤积及混合性胆汁淤积。大部分慢性胆汁淤积性肝病局限于肝内，但硬化性胆管炎可影响肝内大小胆管和/或肝外胆管。胆汁淤积持续6个月以上称为慢性胆汁淤积。

1. 肝内胆汁淤积 胆汁淤积系肝细胞功能障碍或毛细胆管、细胆管（<15μm，亦称闰管或Hering管）及小叶间胆管（15~100μm）病变或阻塞所致。成人和儿童常见肝内胆汁淤积性疾病病因分类见表19-0-1和表19-0-2。我国慢性肝病住院患者胆汁淤积发生率依次为：原发性硬化性胆管炎（75.0%）、各种原因肝硬化（47.8%）、原发性胆汁性胆管炎（42.9%）、肝肿瘤（36.0%）、自身免疫性肝炎（30.8%）、药物性肝损害（28.3%）、酒精性肝炎（16.5%）、非酒精性脂肪肝（2.7%）。

表19-0-1 成人肝内胆汁淤积的病因分类

肝细胞性胆汁淤积	胆管细胞性胆汁淤积
各型病毒性肝炎	原发性胆汁性胆管炎（PBC）
药物介导的胆汁淤积	原发性硬化性胆管炎（PSC）
酒精或非酒精性脂肪性肝病	PBC、PSC与自身免疫性肝炎（AIH）重叠综合征
脓毒血症、内毒素血症	IgG4相关性胆管炎
全胃肠外营养介导的胆汁淤积	药物性胆管病
妊娠期肝内胆汁淤积（ICP）	移植物抗宿主病
血管病：如布-加综合征、静脉闭塞性病、充血性肝病	囊性纤维化
恶性浸润性疾病：如血液病、转移癌	特发性成人肝内胆管缺失症
良性浸润性疾病：如淀粉样变性、肝结节病和肉芽肿病、糖原累积病	胆管板畸形：胆管错构瘤、卡罗利病（Caroli disease）
副肿瘤综合征：如霍奇金淋巴瘤、肾癌	继发性硬化性胆管炎：如各种胆管结石、缺血性胆管病（遗传性出血性毛细血管扩张症、结节性多动脉炎及其他类型的脉管炎）、AIDS及其他免疫抑制相关的感染性胆管炎
胆管板畸形：如先天性肝纤维化	
遗传性疾病：良性复发性肝内胆汁淤积（BRIC）、进行性家族性肝内胆汁淤积（PFIC）、*ABCB4*基因缺陷	
红细胞生成性原卟啉病	
结节性再生性增生	
肝硬化（任何原因）	

表19-0-2 婴儿和儿童肝内胆汁淤积的病因分类

代谢性疾病
累及胆管：α_1-抗胰蛋白酶缺乏症、囊性纤维化
不累及胆管：半乳糖血症、酪氨酸血症、脂肪酸氧化作用缺陷、脂质和糖原贮积病、过氧化物酶体病
胆管功能特异性缺陷：胆汁酸生物合成和结合异常、小管分泌异常（如PFIC）
胆管缺乏
综合征型：先天性肝内胆管发育不良征（Alagille综合征）（*JAG1*缺陷）
非综合征型：管壁发育异常、感染（细菌性、病毒性）、毒性（肠外营养、药物）、特发性新生儿肝炎、肝硬化（各种原因）

2. 肝外胆汁淤积 肝外胆汁淤积是间隔胆管（>100μm）、区域胆管（300~400μm）、节段胆管（400~800μm）、左右肝管、胆总管至壶腹部的病变或阻塞所致。如胆管结石、肿瘤压迫或侵犯胆管、胰腺炎、寄生虫性胆管炎、肝外胆管损伤、先天性肝外胆管闭锁、Oddi括约肌狭窄、胆总管憩室、胆总管囊肿、胆总管疝、自发性胆管穿孔等。

二、从分子机制认识和研究胆汁淤积

胆汁淤积的发生是由于胆汁分泌障碍、胆汁流梗阻，或者二者并存所致。胆汁最先由肝细胞分泌到毛细胆管、细胆管，胆管也分泌一小部分，胆汁酸和碳酸氢根的分泌均可促进胆汁流。胆汁在生成过程中经过不断地重吸收和分泌，成分不断变化。另外，还有胆汁肠肝循环、肾肝循环、肝胆分流等过程。这些过程由肝、胆管、肠道和肾脏上皮细胞上的转运体来完成。因此，这些转运体基因和蛋白的变化会影响胆汁的生成、分泌、排泄，所产生的结果将是胆盐、胆红素或者各种嗜胆性物质在肝脏淤积或溢于血循环中，造成肠道内胆汁酸的缺乏。表 19-0-3 列举了一些胆汁转运相关蛋白及其功能与关联疾病。

表 19-0-3　胆汁转运相关蛋白及其功能与关联疾病

部位及相关蛋白	功能	相关疾病
肝细胞内		
核受体法尼酯受体（FXR）	抑制胆汁酸合成，促进胆汁酸排泌，调节胆固醇、甘油三酯代谢	
核受体孕烷受体（PXR）	增加胆汁亲水性，促进排泄	
肝细胞基侧膜		
Na^+-K^+-ATP 酶	维持细胞自稳和存活	
Na^+-H^+ 交换体	维持细胞自稳和存活	
NTCP（Na^+- 牛磺胆酸盐共转体）	体内主要的从门静脉吸收钠离子依赖性胆汁酸盐的载体	LPS（脂多糖）及诱导的细胞因子可抑制其表达
OATPs（有机阴离子转运多肽）	多特异性非钠依赖性胆汁酸盐、其他阴离子和阳离子的吸收	
MRP3（ABCC3，多药耐药相关蛋白 -3）	ATP 依赖性胆汁排泄，在正常情况下表达很弱，但在胆汁淤积时表达明显增加，可能在胆汁淤积情况下参与胆汁的清除	
MRP4（多药耐药相关蛋白 -4）	ATP 依赖性，向门静脉共转运胆汁酸盐和 GSH，可能在胆汁淤积时参与胆汁的清除	
肝细胞毛细胆管膜		
BSEP（ABCB11，毛细胆管胆汁酸盐输出泵）	依赖 ATP 转运胆汁酸盐到胆汁，刺激胆汁酸盐依赖性胆汁流	BSEP 缺乏见于进行性家族遗传性肝内胆汁淤积Ⅱ型（PFIC-2）、良性复发性肝内胆汁淤积Ⅰ型（BRIC-1）；基因突变可能与妊娠肝内胆汁淤积（ICP）有关；LPS、雌激素、CBDL 可抑制 BSEP 表达
FIC1（ATP8B1，家族性肝内胆汁淤积 -1）	三磷酸腺苷氨基磷脂电位转移酶	
MDR1（ABCB1，多药抗性Ⅰ型糖蛋白）	依赖 ATP 排泄各种有机阳离子、外源生物体和细胞毒素到胆汁	某些 MDR1 底物如环孢素 A 蓄积可间接引起胆汁淤积
MDR3（ABCB4，多药抗性Ⅱ型糖蛋白）	依赖 ATP 将磷脂从双分子层膜的内侧转移到外侧，微胆管对磷脂的排泌	MDR3 缺乏见于进行性家族遗传性肝内胆汁淤积Ⅲ型（PFIC-3）；基因突变可能与妊娠肝内胆汁淤积（ICP）有关
MRP2（多药耐药相关蛋白 -2）	有机阴离子和胆盐非依赖性胆汁排泌	MRP-2 缺乏见于杜宾 - 约翰逊综合征（Dubin-Johnson syndrome）、依赖性胆汁排泌综合征；LPS、雌激素、CBDL（胆总管结扎）可抑制 MRP2 表达
AE2（Cl^-/HCO_3^- 交换体）	分泌碳酸氢盐到胆汁并刺激胆汁酸盐依赖性胆汁流	AE2 表达减少见于原发性胆汁性胆管炎（PBC）
BCRP（乳腺癌耐药蛋白）	依赖 ATP 排泄胆汁酸	BCRP 表达减少见于药物性胆汁淤积

续表

部位及相关蛋白	功能	相关疾病
胆管细胞		
CFTR（ABCC7，囊性纤维化跨膜转导调节因子）	促进氯化物进入胆汁交换碳酸氢盐阴离子	缺陷可见于囊性纤维化，*CFTR* 的突变将导致胆管对 Cl^- 和水的排泌障碍。这种缺陷与肝内胆管黏液性梗阻有关，将导致囊性纤维化患者的灶性胆汁性纤维化和肝硬化
ISBT（ABST，回肠钠依赖性胆汁酸盐转运子）	胆盐反流入血循环，从胆汁中清除胆汁酸盐	
Oatp3（有机阴离子交换体）（基底面）	胆盐反流入血循环	梗阻性淤胆时的一种代偿
MRP3（ABCC3，多药耐药相关蛋白 -3）	在胆管细胞基侧膜表达，可能是梗阻性胆汁淤积时胆汁酸盐从胆汁返回门静脉循环的主要转运子	梗阻性淤胆时的一种代偿
AE2（Cl^-/HCO_3^- 交换体）	位于膜表面，促进碳酸氢盐分泌到胆汁，促进胆汁酸盐依赖性胆汁流	同前
FIC1（ATP8B1，家族性肝内胆汁淤积 -1）	ATP 依赖性氨基磷脂转位酶	同前
肠		
Oatp3（有机阴离子转运多肽 3）	钠依赖性从肠道吸收胆汁酸盐	同前
MRP3（ABCC3，多药耐药相关蛋白 -3）	在结肠和小肠基侧膜表达，可能为胆汁酸盐到门静脉的重要转运子	同前
ISBT（ASBT/SLC10A2，回肠钠依赖性胆汁酸盐转运子）	胆汁酸盐肠肝循环重要决定子，是主要的顶端刷状缘膜转运蛋白，负责回肠细胞摄取肠腔胆汁酸	SLC10A2/ASBT 功能缺失突变，导致原发性胆汁酸吸收不良（PBAM）
OSTα-OSTβ（SLC51A-SLC51B，异聚有机溶质转运蛋白 α-β）	参与肠道回收胆汁酸的一种主要转运蛋白，其通过基底外侧膜输出胆汁酸	OSTβ 缺乏见于先天性慢性腹泻、胆汁淤积性肝病
肾		
MRP2（多药耐药相关蛋白 -2）	位于近端毛细管腔表层，为 ATP 依赖多特异性有机阴离子转运体，转移二价有机阴离子结合物到尿中，可能在胆汁淤积时促进肾排泄胆汁酸盐结合物	
ISBT（ASBT/SLC10A2，回肠钠依赖性胆汁酸盐转运子）	从肾小球滤液中吸收胆汁酸盐，在胆汁淤积时表达减少以促进胆汁酸盐排泄	*SLC10A2/ASBT* 功能缺失突变，导致原发性胆汁酸吸收不良（PBAM）

注：空白格为目前尚无特定疾病与此胆汁转运相关蛋白关联。

除表 19-0-3 所述外，研究还发现 3β- 羟 -D5-C27- 类固醇脱氢酶（3β-hydroxy-D5-C27-steroid dehydrogenase）和 D4-3- 酮固醇 5b- 还原酶（D4-3-oxosteroid 5b-reductase）缺乏可引起胆汁合成障碍，导致新生儿和儿童胆汁淤积。*NPC1* 和 *NPC2* 基因突变可引起尼曼 - 皮克病（Niemann-Pick disease）C 型（NPC），患者有神经系统病变，合并胆汁淤积。*SLC25A13* 突变所

致维生素P缺乏症（瓜氨酸血症2型）可引起新生儿胆汁淤积，但也罕有成人发病。*VPS33B* 和 *VIPAS39* 基因突变可引起关节挛缩－肾功能不全－胆汁淤积综合征（arthrogryposis-renal dysfunction-cholestasis，ARC）。*CLDN1* 基因编码的紧密连接蛋白 *CLAUDIN1* 突变时可引起新生儿鱼鳞病硬化性胆管炎（neonatal ichthyosis-sclerosing cholangitis syndrome，NISCH）。*UNC45A*（Unc-45 肌球蛋白酰胺 A）的功能缺失突变导致一种与胆汁淤积、腹泻、听力受损和骨骼脆弱相关的综合征。北美印第安人的儿童肝硬化系 *CIRH1A* 基因突变导致 CIRHIN 蛋白结构改变，可能与影响 NF-κB 调节功能有关。*JAGGED1*（JAG1）错义突变可导致 NOTCH 信号通路缺陷，从而扰乱胆管等器官发育，加重 Alagille 综合征，其特征是胆汁淤积、眼部异常、特征性面容、心脏缺陷和椎体畸形。另外，目前已发现至少有 8 个不同基因突变参与脑肝肾综合征（Zellweger 综合征）的发病，后者表现为异常胆汁酸合成和 C27 胆酸沉积。编码甾醇 δ-7- 还原酶（sterol delta-7-reductase）的 *DHCR7* 基因突变可引起 Smith-Lemli-Opitz 综合征，约 16% 的患者有胆汁淤积表现。胆管细胞中异常表达的长链非编码 RNA H19 可促进胆汁淤积性肝损伤。妊娠期肠道微生物改变可增强胆汁酸去结合，减少回肠胆汁摄取，降低肠道细胞 FXR 的诱导，成纤维细胞生长因子 19/15（FGF19/15）减少，导致高胆烷血症（hypercholanemia，FHC）。这些疾病的分子机制尚有待深入研究，也时有新的遗传性胆汁淤积性疾病被报道。

1. 肝内胆汁淤积形成机制的一些研究发现

（1）肝窦基侧膜和毛细胆管膜的改变：肝细胞膜脂质成分的改变可影响膜的流动性，伴随着膜内镶嵌的转运蛋白和酶如 NTCP、OATP2、MRP2 和 BSEP 等活性下降，而 MRP1 和 MRP3 活性增加，使胆汁酸和某些阴离子排泄和胆汁流量显著减少。雌激素可增加肝脏低密度脂蛋白受体的表达，导致细胞内胆固醇比例升高，使基侧膜的流动性、Na^+-K^+-ATP 酶活性和 Na^+-H^+ 交换减低，抑制肝细胞对胆汁酸的摄取。

（2）肝细胞骨架的改变：大多数人或动物淤胆性疾病均伴有肝细胞骨架的改变，包括微管紊乱、中间丝增加以及微管周边区域肌动蛋白微丝束紊乱、聚集。微管损伤可导致胆汁分泌障碍，微丝功能失调影响毛细胆管蛋白收缩并使细胞旁间隙通透性增加，导致胆汁淤积。一些严重的家族性淤胆可于儿童时发展成肝硬化（如加拿大北美印第安人的儿童肝硬化），可能与微胆管周边微丝增加有关。

（3）紧密连接：肝细胞紧密连接的结构、功能完整性破坏后可形成连接漏洞，导致肝细胞旁渗透性增加，胆汁成分反流于血液。这些变化主要原因是紧密连接蛋白（如 Zonula Occludens-1 和 Occludin）定位和表达发生改变，Zonula Occludens-1 不再集中在微胆管周边而分布于胞质内，Occludin 不再同 Zonula Occludens-1 相连，而导致漏性连接。细菌毒素和脂多糖可导致肝脏紧密连接蛋白分布和表达异常，从而引起紧密连接漏洞。

（4）囊泡转运：淤胆时也存在有膜上成分靶向定位、穿越细胞运转及微管膜囊泡排泌作用等紊乱，导致肝细胞胆管面运转体分布于窦面膜上以及囊泡向胆管排泌延迟，很多淤胆性疾病可见囊泡集中于肝细胞微胆管周边区域。高浓度胆盐，如鹅脱氧胆酸能抑制分子运动单位（如运动蛋白）功能，继而影响囊泡沿微管运动。由于囊泡转运受损将致微胆管膜上运转体数目减少，促进胆汁的淤积。

（5）信号转导及胆汁分泌的调节异常：胆汁分泌受多种信号转导途径调节。胆汁淤积时，肝细胞间和肝细胞内的钙离子信号通路异常，间隙接头蛋白（Connexins 32 和 Connexins 26）在大鼠胆管结扎后 24 小时消失，单个细胞间离子迁移波下降，微胆管节律性收缩减弱。钙离子信号通路由肝细胞和胆管细胞中的 InsP3R 受体介导，在胆汁淤积性肝损伤中发现胆管细胞 InsP3R 受体缺失。另外，胆总管梗阻时胆汁淤积可与肝细胞内 cAMP 介导的胞内信号通路互相影响。选择性激活小鼠肝脏内钙离子依赖的 PKC 信号通路，可导致肝细胞膜胆管面的胆盐输出泵（BSEP）失活，抑制牛磺胆酸盐的分泌，还可破坏肝细胞紧密连接，损害功能完整性，引起胆汁淤积。梗阻性胆汁淤积症中血清 TNFα 水平升高可激活 JNK/SAPK 信号通路和增加 SP1、LRH-1 表达，从而引起肝脏 MRP3/ABCC3 表达上调,代偿性促进胆汁排泄。

(6)核受体 FXR 和 PXR 调节异常:法尼酯 X 受体(farnesoid X receptor,FXR)是一种被胆汁酸激活的核受体,其可促进 ABCB4 和 BSEP 的胆汁酸分泌排泄作用。而且,FXR 可通过诱导小异源二聚体(SHP)抑制肝 X 受体(LXR)、肝细胞核因子 4α(HNF4α)和肝受体同系物 1(LRH-1),通过相应下游信号抑制胆汁酸合成,调节胆固醇、甘油三酯代谢。孕烷 X 受体(pregnane X receptor,PXR)是一种非特异性核受体,可被异源性物质、激素、药物、胆汁酸激活,协同调节相关代谢、转运、清除功能的基因表达。PXR 受体激活后可调节细胞色素 P450 CYP3A、谷胱甘肽 S 转移酶(GST)、葡萄糖醛酸转移酶(UGT)、磺基转移酶(SULT)使胆汁酸亲水性更高,易于排泄。

(7)毛细胆管和肝内胆管的阻塞:囊性纤维化时胆汁浓稠,胆汁在毛细胆管和肝内小胆管沉积,引起胆汁流受阻。肝内胆管的免疫性损伤可造成肝内胆管阻塞,如 PBC、PSC、肝移植排斥反应和药物等。

(8)药物引起的胆汁淤积:大多数药物需经转运体协助入肝(0 相),然后经Ⅰ相和Ⅱ相反应进行生物转化生成水溶性代谢物。Ⅰ相反应以 CYP3A4 为核心进行氧化、羟化和其他反应,受 PXR 和结构性雄烷受体(constitutive androstane receptor,CAR)调控。Ⅱ相反应以酯化作用为主,增加药物水溶性,降低药物活性,减少药物毒性。药物浓度增加、肝酶或转运体基因突变、肝内谷胱甘肽不足均可引起胆汁淤积,药物或其代谢产物的直接毒性,免疫反应,均可介导这一过程。肝转运蛋白 BSEP、BCRP、MDR1、MDR3、MRP2、NTCP 等均可参与不同药物所致的胆汁淤积。在基因水平,*BSEP* 的 V444A 变异、*MDR1* 的 C3435T 变异、*MRP2* 的 C1515Y 变异、*OATP* 基因突变、*PXR* 多态性等基因水平的改变均可影响患者是否容易发生药物性胆汁淤积。胆汁酸流出需要胆小管自发性收缩,并且需要肌球蛋白轻链 2(MLC2)磷酸化 / 去磷酸化的交替。一些药物也可通过破坏胆小管 Rho 激酶(ROCK)/ 肌球蛋白轻链激酶(MLCK)/ 肌球蛋白通路而引起胆汁淤积。

(9)感染和炎症引起的胆汁淤积:各种炎症可引起或促进胆汁淤积。研究发现胆汁淤积患者可溶性 ICAM-1 水平升高,但其机制及作用尚不清楚。感染性疾病中,磷脂多糖(LPS)可激活肝 MAPK 通路和 NF-κB 通路,通过 TNF-α、IL-1β 和 IL-6 降低 NTCP、BSEP、OATP、MRP2 等转运蛋白表达,引起胆汁淤积,具体信号通路及调控仍有待研究。

(10)"碳酸氢根伞"保护作用下降:胆管细胞和肝细胞表面阴离子交换体 AE2(Cl^-/HCO_3^- 交换体)可分泌碳酸氢根,胞膜顶端完整的糖衣结构可以捕获碳酸氢根,在细胞表面形成"碳酸氢根伞",保护胆管细胞和汇管区周围肝细胞免受疏水性胆汁酸单体的破坏。PBC 患者胆管上皮细胞膜上 AE2 表达水平下降,细胞分泌碳酸氢盐减少,不能维持胆管上皮细胞表面的碳酸氢盐保护屏障,导致胆管上皮细胞易受到疏水性胆汁酸的细胞毒性破坏。

2. 肝外胆管梗阻 肝外胆管梗阻常伴有肝内胆汁的淤积,后者发生机制与前述相同,但常伴有小胆管增生、伸长和变形。胆汁中胆盐成分如石胆酸对肝细胞和胆管细胞有直接的毒性作用,长期作用可引起汇管区小胆管的增生、肝纤维化及肝硬化,机制较为复杂,尚有待深入研究。

三、胆汁淤积性疾病的诊断思路和方法探讨

胆汁淤积性疾病的诊断思路首先是要肯定胆汁淤积的存在,其次是排除肝内外胆管梗阻所引起的胆汁淤积,再就是明确肝内胆汁淤积的病因(图 19-0-1)。

1. 是否存在胆汁淤积 应详细询问现病史、既往史、家族史、药物治疗史、胆道手术史和酒精摄入情况,认真仔细体检。胆汁淤积主要临床表现为黄疸和皮肤瘙痒,在早期可仅有疲乏、纳差等症状,程度较轻。多达 10% 的胆汁淤积症患者可出现脂溶性维生素缺乏的症状。长期淤胆可有黄疸或出血倾向,甚至出现脂肪泻。出现黄疸时,首先要同肝细胞性黄疸和溶血性黄疸相鉴别。肝细胞性黄疸患者往往伴有肝功能减退的临床或生化特点,如明显乏力、白蛋白水平降低、凝血酶原时间延长,并且结合胆红素占总胆红素的比例往往小于 60%。溶血性黄疸患者往往伴有溶血性

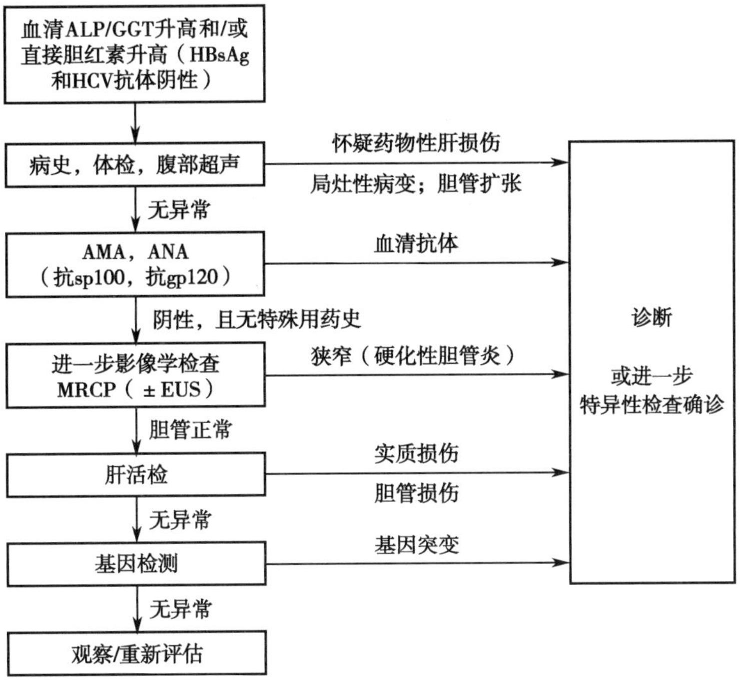

图 19-0-1　胆汁淤积诊断流程

ALP，碱性磷酸酶；GGT，谷氨酰转肽酶；HBsAg，乙型肝炎表面抗原；HCV，丙型肝炎病毒；AMA，抗线粒体抗体；ANA，抗核抗体；MRCP，磁共振胆胰管成像；EUS，超声内镜

贫血，并且以非结合胆红素增高为主，急性溶血时往往还伴有发热反应等。胆汁淤积时，结合胆红素占总胆红素的比例往往大于 60%；ALP 升高是最具特征性的生化改变；GGT 在大多数淤胆性疾病中也会有不同程度的升高；但是 ALP 或 GGT 的孤立升高并不等同于胆汁淤积。慢性胆汁淤积患者血脂常显著升高，主要是磷脂和总胆固醇。血清脂蛋白也会增高，主要为低密度脂蛋白增高，而高密度脂蛋白往往降低。另有一种特殊的脂蛋白 X（属于低密度脂蛋白）增高，具有较强的鉴别意义。血清胆汁酸也可反映胆汁分泌受损，较血清胆红素敏感，但不如 ALP 敏感。早期无症状患者常于体检中发现血清 ALP 和 / 或 GGT 升高，而后出现结合胆红素升高。需要注意的是酒精或药物摄入也可引起 GGT 升高。单纯 ALP 升高需注意骨骼疾病和妊娠以及儿童骨骼快速生长。目前我国仍推荐采用 2009 年 EASL 胆汁《胆汁淤积性肝病处理指南》的诊断标准，即 ALP 超过正常上限 1.5 倍，且 GGT 超过正常上限 3 倍。需注意一些特殊胆汁淤积性肝病如 PFIC 1 和 2 型及 BRIC 等，GGT 可增高。

2. 是否有肝内外胆管梗阻　肝内外胆管梗阻主要指由于结石、肿瘤、胆管炎症等引起的流出道机械梗阻。影像学检查对明确是否有流出道梗阻非常重要，主要有 B 超、CT、磁共振胆胰管成像（MRCP）、内镜逆行胆胰管成像（ERCP）、经皮肝穿胆管造影（PTC）以及超声内镜（EUS）等检查方法，可以发现肝内外胆管扩张、狭窄、结石、占位以及胰腺病变等。由于特异性和敏感性较高，且无创、方便、经济，腹部超声通常作为首选，以排除肝内外胆管扩张和肿块，胆总管扩张内径超过 8mm 提示肝外梗阻。但超声受操作者水平影响，PSC 等胆道异常可能会漏诊，而且胆总管下端和胰腺常显示欠清晰。腹部 CT 较客观，但有射线，且胆道显示可能不如超声。发现胆道异常时，MRCP 可较好显示病变情况，而且没有射线，在技术较好的单位 MRCP 显示胆道系统梗阻的准确性可接近 ERCP。EUS 检测胆道结石和肝外梗阻与 MRCP 效果相当，对胰腺病变尤其有价值。ERCP 是显示胆道系统的“金标准”，且可同时行内镜治疗，但因其有创，且并发症发生率相对较高，因此考虑肝外胆道梗阻且不确定需要行内镜治疗时，应该首先行 MRCP 或 EUS。值得注意的是，如影像学检查未发现胆管扩张，也不能排除胆道梗阻。此外，细小胆管如毛细胆管梗阻影像学检查也难以发现，如 PBC，此时需要肝脏穿刺活检。

3. 肝内胆汁淤积的病因　包括遗传性胆汁淤积和获得性胆汁淤积，结合病史和体检、实验室检查、影像学检查，可参考表 19-0-1 和表 19-0-2 进行针对性进一步检查。如果存在病毒性肝炎的危险因素，应进行血清学检查以排除甲型、乙型、丙型和戊型肝炎病毒感染。需要指出的是，对于成人慢性肝内胆汁淤积患者，均建议行血清抗线粒体抗体（AMA）检查，以排除 PBC。药物引起的肝损伤诊断主要依靠排他性方法。对于任何持续性、原因不明的胆汁淤积，且无手术禁忌的患者，应考虑肝活检。进行组织学评估时，应特别注意胆道情况。活检标本至少应包括 10 个门管区。对于 AMA 阴性、肝活检结果符合 PBC 或 PSC 诊断的患者，有条件应考虑行 *ABCB4* 基因（编码毛细胆管磷脂输出泵）检测。先天性或围生期感染和脓毒血症是新生儿胆汁淤积的常见原因。对于患有胆汁淤积症的患儿，必须对细菌感染（如尿路感染或脓毒血症）进行快速评估。血清 MMP-7 检测具有较高的敏感性和特异性，可作为新生儿胆汁淤积症的一种可靠的生物标志物。

四、胆汁淤积性疾病的治疗探索

1. 针对基础疾病的治疗　胆汁淤积往往是不同疾病的伴随症状或临床表现之一。对病因明确的胆汁淤积，如有可能均应力争根治或控制基础疾病。如肿瘤、结石引起的梗阻，可以通过手术根治病灶或 ERCP 取石；ERCP 治疗失败的胆道梗阻患者可用内镜超声引导下胆道引流术（EUS-BD）作为一种替代方法；肝外胆管梗阻无法手术者可采用经皮肝穿刺胆管引流术（PTCD）姑息治疗。修复胆道狭窄可以恢复胆管的引流通畅，内镜和经皮手术治疗良性胆管狭窄的成功率很高。然而，导丝不能通过难治性狭窄或完全阻塞的病例很难用传统方法治疗，可选择磁压缩吻合术（MCA）。对药物性和酒精性淤胆，及时停用相关药物和戒酒。对感染、毒素引起的淤胆，加强抗感染治疗。对病毒性肝炎（HBV 或 HCV）所致的胆汁淤积，应在对症处理的同时，给予规范的抗病毒治疗。妊娠期肝内胆汁淤积者，熊去氧胆酸是最有效的治疗药物，具有安全性和有效性，妊娠晚期可提前手术终止妊娠。

一些胆汁淤积与自身免疫有关，可以使用皮质类固醇免疫抑制剂或针对 T 淋巴细胞和 B 淋巴细胞的靶向治疗。糖皮质激素通过阻止细胞因子的产生和黏附分子的表达而限制 T 淋巴细胞的活化，同时可选择性地抑制 B 淋巴细胞产生抗体。硫唑嘌呤在体内分解为巯嘌呤，具有嘌呤拮抗作用，能抑制 DNA 合成，从而抑制淋巴细胞增殖而产生免疫抑制作用。小剂量的硫唑嘌呤即可抑制细胞免疫。在部分胆汁淤积性肝病患者的治疗中，两者联合应用可减少糖皮质激素的用量，增强疗效，减少不良反应。一些急性淤胆性肝炎、药物性肝损害和肝衰竭早期患者，部分患者使用糖皮质激素有较好疗效。开始可用泼尼松 30~40mg/d，黄疸明显消退后可逐渐减量。使用一周后黄疸如无下降趋势或上升时应停药。

2. 促进胆汁的代谢和排泌

（1）促进胆汁的排泌：熊去氧胆酸（ursodesoxycholic acid，UDCA）是目前治疗胆汁淤积性肝病使用最多的药物，其应用范围已扩展至其他肝病，甚至肝外疾病。UDCA 可以通过加强 BSEP 的表达，影响代谢酶的表达，促进内源性胆酸排泌，改变胆汁酸的组成，增加亲水性胆酸的比例，增加肾排泄，保护肝细胞和胆管细胞免受有毒性胆酸的毒害，阻止疏水性胆酸对线粒体膜的干扰，抑制肝细胞凋亡，显著改善血清肝功能指标。同时可以改善肝组织学特征，阻止或延缓肝纤维化、肝硬化、食管静脉曲张的进一步发展，延长患者的生存时间。UDCA 可用于雌二醇、石胆酸、静脉营养及环孢素等所致的肝内胆汁淤积，也用于良性复发性胆汁淤积、PSC 及 PBC 等，对于其有效性目前已有较多的循证医学研究和进展。UDCA 是治疗 PBC 的首选药物，可以延缓组织学进展，延长无移植生存期，但 30%~40% 的患者对 UDCA 没有反应。常用剂量为每日 10~15mg/kg。

牛磺熊去氧胆酸（tauroursodeoxycholic acid，TUDCA）是牛磺酸与 UDCA 的结合形式，是人胆汁中天然存在的亲水性胆汁酸，也是 UDCA 的生理活性形式，口服后比 UDCA 更好富集。24-去氧胆酸（norursodeoxycholic acid，norUDCA）是 UDCA 的一个侧链缩短的 C23 同源物，norUDCA

能显著降低PSC患者的ALP，且呈剂量依赖性。

S-腺苷蛋甲硫氨酸（S-adenosyl-L-methionine，SAMe）是另一种促进胆汁排泌的药物，也是存在于人体组织的一种生理活性分子，是由SAMe合成酶催化蛋氨酸和ATP而合成的。SAMe在肝脏内通过转甲基作用增加膜磷脂的生物合成，增加膜流动性并增加Na^+-K^+-ATP酶活性，加快胆酸转运；同时通过转巯基作用，增加生成细胞内主要解毒剂谷胱甘肽和半胱氨酸，增加肝细胞的解毒作用和对自由基的保护作用，生成的牛磺酸可与胆酸结合，增加其可溶性，对肝内胆汁淤积有一定防治作用。初始治疗静脉注射0.5~1.0g/d，后期维持治疗口服1.0~2.0g/d。SAMe还具有情绪调节作用，可以改善部分胆汁淤积患者焦虑抑郁。

还有研究显示，利福平能刺激人*MRP2*基因的转录，促进有机阴离子和胆盐非依赖性胆汁排泌。由于其副作用较大，目前主要用于改善瘙痒症状。核受体也参与肝转运体调控，核受体中过氧物酶体（PPARα）受体激动剂，例如非诺贝特，可调节胆汁酸代谢，也被用于治疗对UDCA单药治疗无效的慢性胆汁淤积性肝病患者。

（2）促进胆盐的代谢：研究发现利福平能够刺激CYP3A酶活性，后者是细胞色素P450家族中最重要的一员，约半数需体内代谢的药物经由CYP3A催化代谢，并且能促进疏水性有毒的胆盐转化为亲水性无毒的胆盐。UDCA不具有这一作用。

3. 减少胆酸生成　奥贝胆酸（OCA或6-ECDCA）是一类FXR激动剂，可活化FXR，间接抑制细胞色素7A1（*CYP7A1*）的基因表达。CYP7A1是胆酸生物合成的限速酶，因此奥贝胆酸可以抑制胆酸合成，目前用于无反应或对UDCA不耐受的PBC患者。在对UDCA反应不足的PBC患者中奥贝胆酸联合UDCA治疗PBC能提高疗效。胆道部分或完全梗阻的患者，使用FXR拮抗剂抑制胆汁合成分泌或可减轻肝脏损害，目前已有部分体外实验和动物实验进行了一些探索。

4. 减轻胆汁的破坏作用

（1）保护胆管细胞：胆汁淤积时表面活性胆汁酸有细胞毒性和细胞溶解作用。保护胆管细胞的主要方法就是增强胆汁的亲水性、降低细胞毒性。UDCA是胆汁中正常的亲水胆盐成分，占胆汁总量的1%~3%不等。临床上给予UDCA口服，可以提高UDCA至胆汁总量的40%以上，能有效地提高胆汁的亲水性，降低细胞毒性。此外UDCA由于能够促进磷脂的分泌从而提高胆汁的亲水性，其可正向调节胆汁流，维持胆管的完整性。UDCA还可增强细胞膜对胆酸的稳定性。还有研究显示，胆汁淤积时可出现胆小管转运体的胞吞内化，UDCA可抑制这一过程。

（2）抑制肝细胞凋亡：脱氧胆酸能诱导肝细胞凋亡，可能是CD95受体激活，促进死亡诱导信号复合物（DISC）形成，caspase-8分子活化，后者能改变线粒体膜通透性，继而活化效应caspase分子，诱导细胞凋亡。研究显示，UDCA可阻止线粒体微孔的形成、死亡受体表达和内质网应激，从而抑制细胞凋亡。

现在还发现，UDCA具有一定的免疫调节作用，自身免疫性胆汁淤积可出现MHC抗原的过度表达和免疫细胞释放过多细胞因子，UDCA可抑制这些有害的免疫反应活动，其机制仍有待深入研究。

5. 改善瘙痒症状　瘙痒症是肝内胆汁淤积症的常见表现，严重瘙痒显著影响患者的生活质量。导致瘙痒的原因尚不清楚，可能与胆汁淤积的某些物质在体内蓄积影响了神经传导有关，也有研究认为是胆汁淤积导致肝细胞释放了某种致痒物质。

（1）考来烯胺（消胆胺）：为阴离子交换树脂，对胆盐有强的亲和力，在肠内与胆盐结合，使之由粪便中排出，以降低血清胆酸的浓度。目前考来烯胺是治疗胆汁淤积性瘙痒的一线药物，常用剂量为4~5g，每餐前20分钟服用。考来替泊作用与考来烯胺类似。

（2）PXR受体激动剂：利福平是一种PXR受体激动剂，可改善一些重症瘙痒患者的症状。每日口服300~600mg，5~7天内缓解瘙痒。应注意其药物副作用。圣约翰草（St. John's wort）中含有的贯叶金丝桃素（hyperforin）也是一种高亲和力的PXR受体激动剂，前期研究发现，圣约翰草配合UDCA也可改善PBC患者的瘙痒，以后有希望成为一种二线治疗方案。

（3）阿片受体拮抗剂：动物实验发现胆管

结扎大鼠内源性阿片样物质增多，合成部位可能是外周组织。灵长类动物给予鸦片可引起瘙痒，而纳洛酮可以拮抗。阿片受体拮抗剂也可用于治疗胆汁淤积患者瘙痒。纳洛酮(naloxone)静脉滴注或皮下注射，不方便长期应用。纳美芬(nalmefene)和纳曲酮(naltrexone)从小剂量开始口服，在几周内逐渐递增至维持量。需注意此类药物可引起脱瘾症状、胃肠道症状和精神症状等不良反应。

(4) 5-羟色胺(5-HT)受体拮抗剂/再摄取抑制剂：中枢5-HT可能参与诱发胆汁淤积性瘙痒。选择性5-HT受体拮抗剂昂丹司琼和5-HT再摄取抑制剂舍曲林均能改善胆汁淤积性瘙痒。

6. **其他对症治疗** 如有脂溶性维生素缺乏，应补充维生素A、D、E、K。营养支持对患有慢性胆汁淤积症的婴儿至关重要。优化营养状况可以预防、改善和/或逆转胆汁淤积并发症，包括脂溶性维生素缺乏引起的疾病、凝血功能障碍继发出血和病理性骨折。疲劳症状显著患者，可以试用中枢神经兴奋药莫达非尼，但其疗效有待进一步验证。

7. **血液净化治疗** 胆汁淤积性肝病患者在不同程度上存在自身抗体及免疫复合物，与疾病的发生发展有一定的相关性。此外，胆汁淤积导致一些物质在体内蓄积，导致瘙痒等症状，甚至造成神经系统、心脏和肾脏等器官的继发性损伤。利用血液净化技术(包括血浆置换、胆红素吸附、血浆滤过透析、分子吸附再循环系统等)，清除体内致病物质和有害物质，有可能改善病情或缓解症状。目前人工肝支持手段主要应用于胆汁淤积性肝病患者重度黄疸或严重瘙痒症的治疗，但需注意目前尚没有证据表明，血浆置换能改善自身免疫相关的胆汁淤积性疾病的病程和预后，仅可缓解病情进展或作为肝移植的过渡性治疗。

8. **肝移植术** 可显著改善晚期胆汁淤积性肝病患者的生存期。移植指征包括：不能耐受日常生活的失代偿期肝硬化患者，或并发难治性腹水和自发性细菌性腹膜炎、反复静脉曲张破裂出血、肝性脑病、肝细胞癌而预期寿命短于1年。

9. **中医中药** 祖国医学对胆汁淤积早有认识，归属于“黄疸”范畴。认为正常状况下肝喜疏泄条达，胆宜宣泄疏通，黄疸的发病机制则为肝气郁结，郁久化大，或平素有肝经湿热，湿热蕴结，造成胆汁淤积或淤滞。治疗则有疏肝利胆、清利肝胆湿热等。代表方有小柴胡汤与茵陈蒿汤等。此外，何首乌通过激活肠道Fxr-Fgf15信号通路抑制胆汁酸合成；泽泻提取物通过激活FXR发挥逆转胆汁淤积的作用。中医中药治疗胆汁淤积方面有独到的见解与方法，疗效值得肯定，应该继续努力发掘，特别是对中药有效成分及其作用机制的探讨是今后的研究方向。

10. **基因治疗** 遗传性胆汁淤积性疾病，根据相应转运蛋白的缺乏，可进行相应转运体蛋白基因克隆、转移和表达治疗。已有研究显示，编码人类CFTR的腺病毒体外感染患者胆管细胞或胆总管逆行灌注可以引起CFTR蛋白一过性表达。

五、胆汁淤积性疾病基础和临床研究展望

胆汁淤积性疾病基础和临床研究一直受国内外肝病学者重视，近些年来从分子发病机制到临床循证医学研究已有很多重要进展。对于胆汁形成和分泌过程，发现了许多转运体蛋白，其在生理或不同病理状态下的调节机制也有较多了解，许多遗传性胆汁淤积性疾病的分子遗传缺陷现已明确，可以进行基因诊断。这些进展无疑为胆汁淤积性疾病的治疗提供了更好的分子靶点和充分的理论依据，为探索新的治疗措施打下良好的基础。例如，不同遗传性胆汁淤积性疾病，根据其遗传分子的缺陷，可以进行相应转运体蛋白基因克隆、转移和表达治疗，或者开发针对突变特异性的药物；在促进胆汁代谢和排泄方面，PXR和PXR激动剂仍是潜在的重要治疗靶点；为了减轻胆汁淤积引起的肝细胞损害，可以研制FXR受体拮抗剂阻止胆汁的合成。奥贝胆酸和非诺贝特等药物也将获得更多循证医学证据。

然而我们需要认识到，还有许多临床常见的获得性胆汁淤积性疾病发生机制尚不清楚，如自身免疫性肝病、缺氧、内毒素血症、胃肠外营养等所致胆汁淤积，有待深入研究。现有治疗胆汁淤积性疾病药物的临床疗效依然欠佳，不同人群药物的剂量、疗程也有待循证医学证据支持，临床上更期待一些疗效更好的药物出现。对于胆汁淤积的并发症如瘙痒，其机制仍不十分清楚，临床治疗

效果欠佳，严重影响了一些患者的生活质量，亟待深入研究和探索新的治疗药物。一些特殊治疗如内镜治疗、血液净化治疗、肝移植等适应证、治疗时机也需要更多的临床研究，探索更合适的治疗方案。

（黎培员）

参考文献

[1] 中华医学会肝病学分会，中华医学会消化病学分会，中华医学会感染病学分会．胆汁淤积性肝病诊断和治疗共识（2015）．中华肝脏病杂志．2015，23（12）：924-933.

[2] 肝内胆汁淤积症诊治专家委员会．肝内胆汁淤积症诊治专家共识．中华临床感染病杂志，2015；8（5）：402-406.

[3] European Association for the Study of the Liver. EASL Clinical Practice Guidelines: The diagnosis and management of patients with primary biliary cholangitis. J Hepatol, 2017, 67(1): 145-172.

[4] European Association for the Study of the Liver. EASL Clinical Practice Guidelines: management of cholestatic liver diseases. J Hepatol, 2009, 51(2): 237-267.

[5] 吴金明，林菊生．胆汁淤积 // 王家马龙，李绍白．肝脏病学．第3版．北京：人民卫生出版社，2013.

[6] Sultan M, Rao A, Elpeleg O, et al. Organic Solute Transporter-beta (SLC51B) Deficiency in Two Brothers with Congenital Diarrhea and Features of Cholestasis. Hepatology, 2018, 68(2): 590-598.

[7] Esteve C, Francescatto L, Tan PL, et al. Loss-of-Function Mutations in UNC45A Cause a Syndrome Associating Cholestasis, Diarrhea, Impaired Hearing, and Bone Fragility. Am J Hum Genet, 2018, 102(3): 364-374.

[8] Andersson ER, Chivukula IV, Hankeova S, et al. Mouse Model of Alagille Syndrome and Mechanisms of Jagged1 Missense Mutations. Gastroenterology, 2018, 154(4): 1080-1095.

[9] Li X, Liu R, Huang Z, et al. Cholangiocyte-derived exosomal long noncoding RNA H19 promotes cholestatic liver injury in mouse and humans. Hepatology, 2018, 68(2): 599-615.

[10] Ovadia C, Perdones-Montero A, Spagou K, et al. Enhanced microbial bile acid deconjugation and impaired ileal uptake in pregnancy repress intestinal regulation of bile acid synthesis. Hepatology, 2019, 70(1): 276-293.

[11] Pollock G, Minuk GY. Minuk. Diagnostic considerations for cholestatic liver disease. J Gastroenterol Hepatol, 2017, 32(7): 1303-1309.

[12] Ghonem NS, Assis DN, Boyer JL. Fibrates and cholestasis. Hepatology, 2015, 62(2): 635-643.

[13] Ali AH, Lindor KD. Obeticholic acid for the treatment of primary biliary cholangitis. Expert Opin Pharmacother, 2016, 17(13): 1809-1815.

[14] Minaga K, Kitano M. Recent advances in endoscopic ultrasound-guided biliary drainage. Dig Endosc, 2018, 30(1): 38-47.

[15] Jang SI, Choi J, Lee DK. Magnetic compression anastomosis for treatment of benign biliary stricture. Dig Endosc, 2015, 27(2): 239-249.

[16] Lane E, Murray KF. Neonatal Cholestasis. Pediatr Clin North Am, 2017, 64(3): 621-639.

[17] Floreani A, Mangini C. Primary biliary cholangitis: Old and novel therapy. Eur J Intern Med, 2018, 47: 1-5.

[18] Fickert P, Hirschfield GM, Denk G, et al. norUrsodeoxycholic acid improves cholestasis in primary sclerosing cholangitis. J Hepatol, 2017, 67(3): 549-558.

[19] Wei J, Chen J, Fu L, et al. Polygonum multiflorum Thunb suppress bile acid synthesis by activating Fxr-Fgf15 signaling in the intestine. J Ethnopharmacol, 2019, 235: 472-480.

[20] Yang L, Zhou Y, Xu PP, et al. Diagnostic Accuracy of Serum Matrix Metalloproteinase-7 for Biliary Atresia. Hepatology, 2018, 68(6): 2069-2077.

第二十章　肝硬化

第一节　肝纤维化与肝硬化——从发病机制到临床实践

【摘要】

肝纤维化（liver fibrosis）是许多慢性肝病发展至肝硬化的共同病理过程。肝硬化（cirrhosis）是在弥漫性肝纤维化的基础上，发生肝小叶结构改变，出现再生结节、形成假小叶。几乎所有慢性肝脏疾病均可引起肝纤维化和肝硬化。一般早期肝纤维化无明显临床特征，主要表现为其基础慢性肝脏病的症状、体征及相关检查异常。肝硬化临床上主要表现为肝细胞功能障碍和门静脉高压。近年来在肝纤维化/肝硬化发生机制、无创诊断及病因治疗方面取得了较大进展。

【学习要点】

1. 肝纤维化和肝硬化的概念。
2. 肝纤维化和肝硬化的主要发病机制。
3. 肝硬化的分期和治疗原则。

【思考题】

1. 如何诊断肝硬化？
2. 肝纤维化和肝硬化逆转的评价标准？
3. 肝纤维化和肝硬化的无创诊断进展

一、肝纤维化和肝硬化的基本概念

肝纤维化是肝脏对慢性损伤的修复反应，其特征是细胞外基质（extracellular matrix，ECM）在肝内弥漫性过量沉积。它不是一个独立的疾病，而是许多慢性肝病发展至肝硬化的共同病理过程。肝硬化是在弥漫性肝纤维化的基础上，发生肝小叶结构改变，出现再生结节、形成假小叶，在临床上主要表现为肝细胞功能障碍和门静脉高压。由此可见，仅有肝纤维化但无结节形成（例如先天性肝纤维化），或仅有结节形成但无弥漫性纤维化（例如结节性再生性增生），均不是肝硬化。

二、肝纤维化和肝硬化的病因

几乎所有慢性肝脏疾病均可引起肝纤维化和肝硬化，故其病因多样（表 20-1-1）。在欧美国家，以丙型肝炎、酒精性及非酒精性脂肪性肝病为主要病因；在除日本外的多数亚洲国家，以慢性 HBV 感染为主要病因。国内报道显示，肝硬化住院患者中，HBV 感染仍为主要病因，而酒精性肝病、丙型肝炎肝硬化呈上升趋势。据统计，目前全球每年 116 万人死于肝硬化，其中我国肝硬化死亡人数占全球的 11%。

表 20-1-1　肝纤维化和肝硬化的原因

分类	机体原因
感染性	慢性病毒性肝炎（HBV、HCV）、寄生虫病（血吸虫病）等
化学损伤性	酒精性、药物性、毒物性肝病等
自身免疫性	自身免疫性肝炎（AIH）、原发性胆汁性胆管炎（PBC）、原发性硬化性胆管炎（PSC）等
胆汁淤积性	先天性胆道闭锁，Allagile 综合征，进行性家族性肝内胆汁淤积（PFIC）等
代谢遗传性	非酒精性脂肪肝（NAFLD）、Wilson 病、遗传性血色病、α_1-抗胰蛋白酶缺乏症、糖原累积病、希川缺乏病等
血管性	肝外门静脉阻塞、遗传性出血性毛细血管扩张症、Budd-Chiari 综合征等

三、肝纤维化和肝硬化的主要发生机制

从生化角度看，肝纤维化是肝脏 ECM（包

括多种胶原、非胶原糖蛋白、蛋白多糖及弹性硬蛋白等）合成过度和/或分解不足所导致的纤维结缔组织含量增加。从细胞生物学角度来看，肝纤维化是肝脏星状细胞（hepatic stellate cell，HSC）等其他细胞被激活、增殖并合成过量ECM的过程。从分子生物学的角度来看，肝纤维化是多种基因调节异常所导致的ECM过度表达。

（一）HSC的活化与肝纤维化、肝硬化的发生

HSC活化而成的肌成纤维细胞样细胞（myofibrblast-like cells）是肝纤维化时细胞外基质的主要来源。因此，HSC激活及其调控是肝纤维化发生机制的中心环节，涉及多种细胞及细胞因子的相互作用。

1. 起始阶段　生理状态下，HSC表现为静止状态，其细胞核周围的细胞质中富含维生素A。当肝实质损伤时，肝细胞、内皮细胞、血小板及库普弗细胞（Kupffer cell）均可通过旁分泌作用激活星状细胞。例如，肝细胞损伤可产生脂质过氧化产物；内皮细胞损伤可表达细胞纤连蛋白，同时释放血小板源性生长因子（platelet-derived growth factor，PDGF）、血管内皮生长因子（vascular endothelial growth factor，VEGF）、转化生长因子-β（transforming growth factor-β，TGF-β）、胰岛素样生长因子（insulin-like growth factors，IGF）及内皮素（endothelin，ET）等；血小板损伤可释放多种促进有丝分裂、促进纤维化的细胞因子，如PDGF、TGF-β、IGF等。这些受损细胞所产生的细胞因子，刺激HSC由静止状态转为活化状态，表现为外形扩展、胞质脂滴消失，增殖能力及*ECM*基因表达上调。

2. 持续阶段　通过上述旁分泌途径活化的HSC转化为具有收缩性的肌成纤维细胞样细胞，并获得更强的增殖性、抗凋亡性、收缩性、趋化性及纤维生成，伴有基质降解下降、维甲酸丢失。同时，肌成纤维细胞样细胞能够表达与释放多种细胞因子，通过自分泌效应维持和扩展其自身的激活状态。

总之，上述旁分泌和自分泌作用的结果是导致HSC激活、大量增殖并维持活化状态，产生大量胶原等ECM，而对ECM的降解相对或绝对不足，最终导过量ECM在肝脏沉积即肝纤维化。

（二）免疫系统与肝纤维化、肝硬化的发生

近年来免疫系统在肝纤维化和肝硬化中的作用逐渐受到重视。固有免疫细胞（如巨噬细胞、NK细胞、NKT细胞、树突状细胞、肥大细胞）和获得性免疫细胞（如T细胞、B细胞），以及Toll样受体（toll-like receptor，TLR）、炎性小体及NF-κB信号系统等相关免疫通路，均参与肝纤维的发生和发展。值得注意的是，免疫细胞在肝纤维化发生和发展过程中所起的作用可能是动态、双向的。例如，在肝损伤早期，巨噬细胞可通过释放促炎因子导致HSC的活化而促进肝纤维化；而在肝损伤后期，巨噬细胞可通过促进HSC的凋亡及胶原的降解，从而发挥促进肝纤维化逆转的作用。

（三）自噬与肝纤维化和肝硬化

细胞自噬（autophagy）是通过细胞自我吞噬，将细胞中的成分如糖原、脂滴、蛋白质、细胞器及病原体等，通过溶酶体途径降解的过程。其产物可以作为能量来源或作为底物合成新的物质，因而对于在特定应激条件下供给能量和维持内环境平衡具有重要作用。研究显示，在肝纤维化的发生发展过程中，肝脏非实质细胞的自噬调控起重要作用。简单地说，肝星状细胞的自噬可以促肝纤维化，而巨噬细胞、血窦内皮细胞的自噬可以减轻肝纤维化。

（四）外泌体与肝纤维化、肝硬化的发生

外泌体（exosomes）来源于胞内多泡体（multivesicular bodies），是直径为40~120nm的双层脂质膜包被小泡。多种细胞分泌的外泌体含有蛋白质分子、mRNA、miRNA和其他非编码RNA。研究显示肝脏分泌的异常外泌体，可调控HSC活化、增殖及分泌，从而参与肝纤维化、肝硬化的发生和发展。

（五）肠道微生态与肝硬化

肠道微生物及代谢产物可通过“肠-肝轴”影响肝病患者的代谢。肝硬化患者肠道菌群的多样性有变化，尤其是肠道菌群中粪肠球菌和梭状芽孢杆菌显著增加。微生态紊乱及相关的微生物易位，可导致免疫功能受损，从而促进肝病的进展。

四、肝纤维化和肝硬化的主要临床表现

一般早期肝纤维化无明显临床特征，主要表现为其基础慢性肝脏病的症状、体征及相关检查异常。进展期肝纤维化可逐渐出现不同程度的血小板减少、脾大、门静脉增宽等表现。一旦进展为肝硬化，临床上主要有肝细胞功能障碍和门静脉高压的表现。

（一）肝硬化的主要症状、体征

早期肝硬化可无任何症状和体征，或有乏力、食欲不振、腹胀、腹泻、消瘦、皮肤瘙痒、低热等非特异表现。常见体征有肝病面容、黄疸、肝掌、蜘蛛痣、腹壁静脉曲张；疾病早期多可触及肝大，质硬、边钝；晚期则因肝脏萎缩而不可触及；可有不同程度的脾脏增大。

（二）血液学检查

白细胞、血小板、血红蛋白降低主要反映脾功能亢进。凝血酶原时间、凝血酶原活动度和 INR 反映肝细胞合成功能，如 PT 明显延长，而且经注射维生素 K 3~5 天后仍不能纠正（凝血酶原活动度低于 40%），常提示严重肝功能障碍。

（三）血液生化检查

反映肝细胞损害的 ALT、AST 和反映胆汁淤积的 ALP、γ-GGT 常有异常，其升高程度主要取决于原发疾病的类型及严重程度。血清胆红素升高既可反映肝细胞代谢功能障碍，也可以是胆汁淤积的表现。反映肝脏合成和功能储备的血清白蛋白和胆碱酯酶如有降低，则对肝硬化诊断价值较大。

（四）影像学检查

腹部超声显像、计算机断层扫描（CT）或磁共振成像（MRI）均可见肝脏缩小（酒精性和胆汁淤积性肝硬化早期可有肝脏增大）、表面轮廓不规则或呈锯齿状，各叶比例失调（左叶增大、右叶缩小）、肝裂增宽，肝实质呈颗粒样或结节样，以及门静脉和脾静脉增宽、脾脏增大、食管胃静脉曲张、侧支环等肝硬化和门静脉高压的征象。增强 CT 发现肝脏占位的能力优于超声显像，而增强 MRI 鉴别肝脏占位性质的能力优于增强 CT。

（五）上消化道内镜或钡餐 X 线造影

胃镜可直接观察到食管胃静脉曲张的部位和程度，并可进行内镜下治疗（如曲张静脉套扎术或硬化剂注射术）。食管及胃钡剂造影亦可发现食管及胃底静脉曲张征象；典型食管静脉曲张呈串珠样、蚯蚓样或虫蚀样充盈缺损，纵行黏膜皱襞增粗；胃底静脉曲张可致菊花样充盈缺损。

五、肝硬化的主要并发症及全身功能状态改变

（一）食管胃静脉曲张破裂出血

为肝硬化门静脉高压最常见的并发症之一，严重者可引起出血性休克或诱发肝性脑病，如不给予及时治疗甚至可危及生命。

（二）腹水、自发性细菌性腹膜炎及肝肾综合征

腹水（ascites）是门静脉高压和低白蛋白血症共同导致的肝硬化常见并发症之一。腹部超声可以确定有无腹水及腹水量。自发性细菌性腹膜炎（spontaneous bacterial peritonitis，SBP）是在无明确腹腔内病变或创伤的情况下，病原微生物侵入腹腔导致的感染及炎症，是终末期肝病的常见并发症。肝肾综合征（hepatorenal syndrome，HRS）是继发于严重肝功能障碍基础上的功能性肾衰，是一种特殊类型的急性肾损害，其病理生理基础是内脏动脉扩张引起肾灌注压降低，肾动脉继发性收缩因而导致肾脏灌注量进一步降低。血清肌酐的动态变化是诊断 HSR 的关键。

（三）肝性脑病和肝性脊髓病

肝性脑病（hepatic encephalopathy，HE）是由于严重肝功能障碍和 / 或门 - 体异常分流所致的神经精神异常综合征，其临床表现轻重不等。有严重肝病和 / 或广泛门 - 体分流患者出现神经精神症状时，如排除精神疾病、代谢性脑病、颅内病变和中毒性脑病等，则提示肝性脑病。肝性脊髓病（hepatic myelopathy，HM）是肝脏疾病少见的神经系统并发症，以上下肢痉挛性瘫痪为主要临床特征，起病前常有肝性脑病发作。

（四）肝肺综合征和门静脉性肺动脉高压

肝肺综合征（hepatopulmonary syndrome，HPS）是因晚期肝病、门静脉高压或先天性门体静脉分流引起的肺内血管扩张，导致氧合异常。HPS 主要见于肝硬化和门静脉高压患者。临床常见呼吸困难，亦可无明显症状。多数患者胸片正常。

门静脉性肺动脉高压（portopulmonary hypertension，POPH）在门静脉高压基础上，肺动脉压力异常升高引起肺动脉血流受阻。临床可有劳力性呼吸困难、右心衰竭等表现。

（五）肝细胞癌

任何原因引起的肝硬化都会增加肝细胞癌（hepatocellular carcinoma，HCC）的发生风险，每年发生率约为 3%~5%。在全球范围内，HBV、HCV 及酒精性肝硬化是引起 HCC 的主要病因。近年来 NAFLD 相关的 HCC 有增加趋势。其诊断、鉴别诊断及治疗请参见相关章节。

（六）全身功能状态改变

肝硬化特别是失代偿期肝硬化患者，常并发营养不良（malnutrition）、肌少症（sarcopenia）及虚弱（frailty）等生理机能减退的表现。这些非特异性的身体功能、生理功能及心理认知减退，进一步增加了肝硬化患者发生各种并发症的风险和对住院等医疗资源的需求，并严重影响其生存期及生活质量。

营养不良是指由于营养摄入或吸收不足所导致的去脂体重（fat-free mass）和身体细胞总量（body cell mass）降低，在不同阶段肝硬化患者的发生率为 16%~44%。

肌少症是一种以骨骼肌质量和力量进行性和广泛性减少为特征的综合征。30%~70% 的肝硬化患者存在肌少症，且在任何 BMI 的患者均可能发生，尤其多见于男性和酒精性肝病患者。本症和蛋白质营养不良及运动减少有关，可导致临床并发症增加从而影响存活和生活质量。

虚弱是由于多系统生理紊乱导致的生理功能储备降低，以及对健康应激的脆弱性增加。其发生机制复杂，包括营养不良、肌少症、疾病状态等因素的影响；其评价指标主要包括身体功能、生理功能和认知等方面，营养不良和肌少症也是其重要组成部分，文献报道的发生率在 18%~43%。有虚弱的患者发生不良健康结局、跌倒、活动受限、生活依赖、住院及死亡的风险较高。

六、肝纤维化和肝硬化的诊断

由肝纤维化向肝硬化的发展是一个动态、连续的发展过程，通过早期诊断和积极治疗（特别是病因治疗），肝纤维甚至早期肝硬化是可以逆转的。

（一）肝纤维化和肝硬化的病理学诊断及评估

肝活检组织病理学检查是诊断肝纤维化和肝硬化的“金标准”，1994 年国际慢性肝炎新的分级、分期标准建议将炎症坏死与纤维增生分别评分。我国 2000 年病毒性肝炎防治方案也采用了相应的分级、分期标准。

目前国际上用于慢性病毒性肝炎的组织病理学评分体系包括 Knodell、Scheuer、Ishak、Metavir 评分等；用于 NASH 的评分体统包括美国 NASH 临床研究网络（NASH CRN）系统纤维化评分、SAF（脂肪变性、纤维化、炎症活动）评分系统。Laennec 肝硬化评分系统，根据纤维化面积、纤维间隔宽度、结节大小，进一步将 Metavir 4（肝硬化期）细分为 4A、4B、4C 等 3 个亚期，从而获得了与肝硬化临床分期及肝静脉压力梯度（hepatic venous pressure gradient，HVPG）更好的相关性。

2000 年 Wanless 等首次提出，肝纤维化的逆转可能与胶原降解、肝细胞再生和血管重建有关。此后的研究不断证实，经过有效的病因治疗，肝纤维化和早期肝硬化是可以逆转的。肝纤维化逆转的定义通常被定义为 Ishak 评分或 Metavir 评分下降≥1 分。2017 年我国学者发表的评价肝纤维化逆转的“北京标准”，主要基于肝组织切片中不同类型纤维间隔所占比例，将 3 期以上肝纤维化细分为为进展为主型（P）、中间型（I）及逆转为主型（R），实现了一次病理学检查即可判断肝纤维化的变化趋势，丰富了肝纤维化逆转的定义，是对传统的肝纤维化分期分级系统的有益补充。

（二）肝纤维化和肝硬化的无创诊断及评估

肝穿刺活组织检查是目前诊断肝纤维化的“金标准”，但由于其侵入性及价格昂贵，不便于广泛开展和多次进行；且肝活检取样误差及阅片者个人经验和判断的差异，可能导致其代表性和重复性较差。2015 年欧洲肝病学会和拉丁美洲肝病学会（EASL-ALEH）联合发布了无创检查评估肝脏疾病严重程度及预后临床指南；2016 年亚太肝病学会（APASL）发布了肝纤维化的侵入性和非侵入性评估。总体来说，血清指标联合其他无创性检查（如影像学或弹性成像技术）进行动态监测有助于提高肝纤维化和肝硬化诊断的可靠性。

1. 血清指标

(1)肝纤维化直接血清标志物:是反映ECM生成与降解相关的血清指标,主要包括透明质酸(hyaluronan,HA)、Ⅲ型前胶原氨基端肽(PIIINP)、血清层连蛋白(laminin)及基质金属蛋白酶类(MMPs)及其组织抑制物(TIMPs)等。

(2)肝纤维化间接血清标志物:是临床常用的生化和血液学指标,主要包括血清谷丙转氨酶(ALT)、谷草转氨酶(AST)、γ-谷氨酰转肽酶(γ-GGT)、白蛋白、胆碱酯酶、α_2-巨球蛋白、血小板、凝血酶原活动度或INR等,可间接反映肝纤维化程度。

(3)肝纤维化无创诊断模型:目前已有多个基于血液指标构建的肝纤维化无创诊断模型。依据临床常规检查指标的模型如APRI(谷草转氨酶/血小板比率指数)和FIB-4(fibrosis-4),价格低廉、简便易行,但其准确性相对较低;需要特殊血液指标的模型如Fibrotest和ELF,准确性相对较高、且经过广泛验证,但价格较高。

2. 超声弹性成像　主要包括瞬时弹性成像(transient elastography,TE)技术、声学辐射力脉冲(acoustic radiation force impulse,ARFI)技术和二维剪切波弹力成像(2-dimentional shear wave elastography,2D-SWE)。TE通过肝脏硬度测量值(liver stiffness measurement,LSM)来评估肝纤维化和肝硬化,目前临床应用最广泛。ARFI技术可集成在传统超声系统中,并可自由选定感兴趣区检测。2D-SWE是将传统超声成像与实时可视化剪切波超声结合,尤其适用于肝硬化的诊断。

3. 磁共振弹性成像(magnetic resonance elastography,MRE)　利用改良相位对比磁共振成像序列,将进入肝脏的剪切波显示为图像,反映肝组织硬度和弹性改变。该技术能反映整个肝脏弹性信息,且不受肥胖及腹水的影响,是目前较准确地定量评估肝纤维化的影像技术。其局限性在于需要特殊硬件设备、检查过程费时、费用较贵,且成像受到肝内铁负荷量的影响。

(三)肝硬化的临床诊断及分期

首先需明确有无肝硬化及其病因,然后评估肝功能分级及临床分期情况。

1. 确认有无肝硬化　在慢性肝病史和症状体征的基础上,以下标准有助于诊断肝硬化。

(1)肝活检组织病理学显示弥漫性肝纤维化及假小叶形成,即可诊断为肝硬化。

(2)如果没有肝脏组织病理学,以下5条中符合2条以上者,可临床诊断为肝硬化:①胃镜显示食管胃静脉曲张;②影像学检查:超声显像、CT或MRI有肝硬化的影像学特征;③肝脏弹性测定:肝脏硬度>13kPa;④肝脏合成功能减低:血清白蛋白降低、凝血酶原延长;⑤血小板、白细胞或血红蛋白降低等脾功能亢进的表现。

(3)肝硬化的病因诊断

2. 根据病史、体征,并结合病原学、免疫学、遗传学、影像学及病理学,尽可能做出病因诊断。

3. 肝硬化肝功能分级及临床分期

(1)肝硬化肝功能分级:为判断肝硬化患者肝功能储备及预后,研究者提出了多种肝脏功能分级系统。临床应用较多的是Child-Turcotte-Pugh(CTP)评分(表20-1-2)和终末期肝病模型(model for end-stage liver disease,MELD)评分。MELD评分公式为9.57×ln[肌酐(mg/dl)]+3.78×ln[胆红素(mg/dl)]+11.20×ln[INR]+6.43(病因:胆汁性肝硬化或酒精性肝硬化0,其他1),评分越高,生存率越低。

表20-1-2　Child-Turcotte-Pugh评分

变量	1分	2分	3分
总胆红素/(μmol/L)	<34	34~50	>50
白蛋白/(g/L)	>35	28~35	<28
INR	<1.70	1.71~2.30	>2.30
腹水	无	少量	中~大量
肝性脑病	无	I~Ⅱ度	Ⅲ~Ⅳ度

A级:5~6分,B级:7~9分,C级:10~15分。

(2)肝硬化临床分期:根据有无腹水、食管胃静脉曲张破裂出血或肝性脑病等主要并发症,可将肝硬化分为代偿期及失代偿期肝硬化。代偿期肝硬化每年有5%~7%进展为失代偿期肝硬化。

代偿期肝硬化(compensated cirrhosis):多无明显临床症状,或有轻度乏力、食欲减退或腹胀症状等非特异症状。可有门静脉高压症或脾功能亢进表现,如食管胃静脉曲张、白细胞或血小板减少等，但无腹水、肝性脑病或食管胃静脉曲张破裂出血。肝功能储备一般属 Child–Turcotte–Pugh A 级。

失代偿期肝硬化（decompensated cirrhosis）：肝硬化患者一旦出现腹水、肝性脑病及食管胃静脉曲张破裂出血等主要并发症之一，即进入失代偿期。除门静脉高压症表现外，多有肝功能明显减退的临床表现，如血清白蛋白 <35g/L，胆红素 >35μmol/L，凝血酶原活动度 <60%。肝功能储备一般属 Child–Turcotte–Pugh B、C 级。

为更准确判断预后或评价疗效，近年来国外有学者建议根据肝静脉压力梯度（HVPG）和主要并发症将肝硬化细分为 7 期：0~2 期为代偿期肝硬化，3~5 期为失代偿肝硬化，6 期为终末期肝硬化。

0 期为无食管胃静脉曲张，HVPG 在 5~10mmHg 之间；1 年病死率为 0%。

1 期为无食管胃静脉曲张，但 HVPG≥10mmHg；1 年病死率为 0%。

2 期为存在食管胃底静脉曲张；1 年病死率为 0~5%。

3 期为出现 EVB；1 年病死率为 20%。

4 期为第一次发生出血以外的失代偿事件，1 年病死率为 24%。

5 期为再次发生失代偿事件；1 年病死率为 50%~78%。

6 期为终末期，即为失代偿阶段的晚期，出现难治性腹水、肝性脑病、严重感染、肾功能衰竭和慢加急性肝衰竭；1 年病死率为 50%~97%。

（四）肝硬化的主要鉴别诊断

1. 以门静脉高压为主要表现者，应与先天性肝纤维化、特发性非肝硬化门静脉高压、布 – 加综合征、肝窦阻塞综合征等肝脏疾病，以及由于骨髓增殖性疾病等系统疾病所导致的非肝硬化性门静脉高压等相鉴别。

2. 以腹水为主要表现者，应与心功能不全、缩窄性心包炎、心肌病、肾病综合征、结核性腹膜炎、腹腔内原发或转移性肿瘤及巨大卵巢囊肿等相鉴别。

3. 出现肝性脑病，以神经、精神症状为主要表现者，应与脑血管病、低血糖、糖尿病酮症酸中毒、尿毒症，以及精神疾病等鉴别。

七、治疗原则及监测随访

（一）病因治疗

病因治疗是最重要的治疗。大量研究表明，有效的病因治疗，可以抑制 ECM 的合成和 / 或促进其降解，可以实现肝纤维化 / 早期肝硬化的逆转。针对乙型肝炎和丙型肝炎进行有效抗病毒治疗，可以有效阻断或延缓疾病进展，可以减少肝硬化、肝功能失代偿和肝细胞癌的发生。酒精性肝病患者戒酒、血吸虫性肝病抗血吸虫治疗、自身免疫性肝炎激素治疗、肝豆状核变性驱铜治疗、原发性血色病放血治疗等，均可有效阻断、延缓甚至逆转肝纤维化和早期肝硬化。

（二）抗纤维化治疗

针对肝纤维化和肝硬化的发生机制，有可能通过抑制 HSC 活化、增殖、纤维形成和收缩反应，促进 HSC 的凋亡、增加纤维基质的降解，从而阻断和逆转肝纤维化。国内已批准数种中药复方制剂用于治疗肝纤维化，但目前国内外尚无专门针对肝纤维化的化学或生物药上市。

（三）营养支持疗法

肝硬化患者尤其是失代偿期肝硬化患者，宜少量多餐，并提倡夜间 / 睡前加餐（最好给予吸收慢的全麦面包或麦片等）。蛋白质摄入量为 1.2~1.5g/（kg·d），以防止蛋白质营养不良和肌肉减少；对于不能耐受口服蛋白食物者，可以口服支链氨基酸（BCAA）以补充氮源。如临床怀疑的微量元素缺乏症，建议给予相应治疗。

（四）各种并发症的治疗

肝硬化的主要并发症如腹水、自发性腹膜炎、肝肾综合征、食管胃底静脉曲张破裂出血、肝性脑病及严重感染的治疗请参见本书相关章节。

（五）肝移植

肝移植是治疗终末期肝病最终和最有效的手段。失代偿期肝硬化 Child–Pugh C 级（>10 分）或 MELD>12 分者应考虑肝移植。

（六）随访

为评估疗效、监测疾病进展并及时发现早期 HCC，应该对肝硬化患者进行系统随访。对所有肝硬化患者，均应每 3 个月检测肝功能、血常规和凝血功能；每 6 个月检测 AFP、肝弹性和腹部超声；无静脉曲张的肝硬化至少每 2 年一次胃镜检查,有静脉曲张的肝硬化至少每年检查胃镜。对不同病因的肝硬化患者,还应有针对性地监测随访(如乙肝肝硬化患者应每 3 个月监测 HBV DNA)。

总之,近年来在肝纤维化/肝硬化发生机制、无创诊断及病因治疗方面取得了较大进展。但仍有许多问题尚待进一步研究:完善肝纤维化逆转组织学评价标准,纳入肝细胞再生和血管变化等重要指标;进一步提高血清学指标、影像指标及无创模型诊断肝纤维化/肝硬化分期的准确性,并更好地用于评估动态变化及预后判断;尽快研发针对纤维化中心环节的特异性抗纤维化药物;探索针对终末期肝硬化及其并发症的细胞治疗方法。

(单 姗　贾继东)

第二节　肝硬化门静脉高压食管胃底静脉曲张的内科治疗最新研究进展和共识

【摘要】

肝硬化门静脉高压是临床常见的综合病征。患者主要临床表现有脾大、门腔侧支循环形成(食管、胃、直肠等部位静脉曲张)和腹水,常常伴发消化道出血、感染、肝性脑病等。食管胃底静脉曲张出血是肝硬化门静脉高压最常见的临床并发症,近年来随着内镜和介入技术的发展,急性活动性出血期的死亡率有所下降,但长期预后仍然不良。内科治疗是食管胃底静脉曲张及出血最重要的治疗手段之一,主要包括药物治疗、内镜治疗和介入治疗。

【学习要点】

1. 肝硬化门静脉高压的治疗目标。
2. 降低门静脉压力的药物治疗方案。
3. 食管胃底静脉曲张破裂出血的预防措施。
4. 急性活动性食管胃底静脉曲张破裂出血的治疗方法。

【思考题】

1. 针对肝硬化门静脉高压的药物治疗,其适应证和禁忌证是什么?如何选择降低门静脉压力的治疗药物?
2. 针对不同 Child-Puch 分级的急性食管胃底静脉曲张破裂出血患者,比较各种治疗和预防方案的优缺点。
3. 肝静脉压力梯度作为评估门静脉高压疗效的指标是否完全合理?请指出其不足之处,并思考相应的改进措施。
4. 以血管生成抑制剂索拉非尼为例,推测其降低门静脉压力可能的作用途径,并设计一个合理的实验体系加以证实。

正常成人门静脉压力一般小于 0.67kPa(5mmHg)。在病理学证实为肝硬化之前,门静脉压力已经升高,一般肝静脉压力梯度(hepatic venous pressure gradient,HVPG)大于 5mmHg,称为代偿期进展性慢性肝病(compensated advanced chronic liver disease,cACLD)。根据门脉压力,代偿期肝硬化可以分为:轻微门静脉高压(5mmHg<HVPG<10mmHg)和临床显著门静脉高压(clinically significant portal hypertension,CSPH)(12mmHg>HVPG≥10mmHg),临床门静脉高压又分为伴有或不伴有食管静脉曲张。当 HVPG≥12mmHg 时,定义为失代偿期肝硬化。门静脉压力的病理性增加主要是因为门静脉血流阻力的增加而形成,并由于门静脉血流量的增加而加重。按阻塞部位门静脉高压可分为窦前性、窦性、窦后性,也有混合性的。各种原因的肝硬化是门静脉高压最常见原因,而门静脉高压是肝硬化病程进入了失代偿期的标志之一。由此,肝硬化逐步演变为累及全身多个脏器的系统性疾病。

门静脉高压患者主要的临床表现有脾大、门腔侧支循环形成(食管、胃、直肠等部位静脉曲张)和腹水,主要的并发症包括消化道出血、感染、肝性脑病、肝肾综合征等。一般说来,只要 HVPG 不超过 1.60kPa(12mmHg),很少会发生曲张静脉破裂出血或腹水等严重的并发症。因此,将患者的 HVPG 降低至 12mmHg 以下或者与基线相比将压力降低 20%,理论上将获得理想的临床疗效。当 HVPG 大于 20mmHg、伴有细菌感染、饮酒和肥胖时,通常预示着预后不良。

一、一般治疗及病因治疗

门静脉高压静脉曲张的患者,尤其是近期曾有上消化道出血病史者,应保证有足够的卧床休息时间和充足的能量供给。除了常规的三大营养物质摄入外，患者还应补充足够的维生素。食管胃底静脉曲张的患者应避免服用坚硬粗糙的食物。

慢性肝炎病毒感染是引起肝硬化门静脉高压最主要的病因之一。除了常见的乙型肝炎病毒（hepatitis B virus，HBV）感染外，丙型肝炎病毒（hepatitis C virus，HCV）感染以及丙型肝炎病毒/人类免疫缺陷病毒（human immunodeficiency virus，HIV）混合感染病例逐渐增加。研究显示，76%的乙型肝炎病毒感染引发的肝硬化门静脉高压患者，经过一年的拉米夫定治疗后，HVPG能够下降20%；一项前瞻性队列研究报道，长期核苷类似物治疗（平均12年）可减轻之前存在的食管静脉曲张程度，且能预防新发食管静脉曲张；而对口服直接抗病毒药（direct-active antiviral agent，DAA）持续病毒学应答的丙型肝炎肝硬化门静脉高压患者，其治疗24周后较治疗前HVPG明显降低；同样，对于DAA持续病毒学应答的HIV/HCV混合感染患者，HVPG也明显降低，且伴有组织学的改善。因此，对于出现静脉曲张的慢性病毒感染所致肝硬化患者，抗病毒治疗可在一定程度上使其获益。但对肝硬化的远期影响，有待更多的临床研究来证实。

近年来，酒精性肝病和非酒精性脂肪性肝病的患者日益增多。酒精消耗量、肥胖和胰岛素抵抗等因素已经被证实为肝硬化门静脉高压的独立危险因素，与HVPG升高相关。因此，戒酒、控制饮食、减轻体重等在这类患者的治疗方案中显得较为重要。针对其他基础疾病如心脏病、窦前或窦后性的血管阻塞、动静脉瘘等的治疗手段，也有益于改善门静脉高压症状。

门静脉高压患者可酌情应用一些改善肝功能及促进肝细胞再生的药物。由于肠道菌群移位等因素导致患者容易继发感染，而炎症介质的释放可进一步加重血流动力学紊乱从而形成恶性循环。因此，口服抗生素被推荐为急性曲张静脉出血的重要治疗措施，常使用药物为喹诺酮类及三代头孢类抗生素。有研究显示，失代偿期酒精性肝硬化患者经过30天口服利福昔明治疗后，能够明显降低HVPG。利福昔明联合普萘洛尔治疗晚期肝硬化患者较普萘洛尔单独治疗组可获得更好的HVPG反应率以及改善门静脉高压相关并发症。但抗生素治疗能否预防曲张静脉破裂出血尚有待大规模的随机对照试验进一步验证。

二、降低门静脉压力的药物治疗

（一）降低门静脉压力的药物选择

门静脉高压的血流动力学特点，是内脏血管舒张引起的门静脉血流量增加，以及窦周血管收缩引起的肝内血管阻力增加。常用的治疗药物包括血管收缩剂和静脉扩张药。前者收缩内脏血管，减少门静脉血流量；后者并非通过直接扩张肝内血管，而是通过全身低血压效应，减少门静脉血流量发挥作用。联用血管收缩和扩张药在降低门静脉压力方面具有协同效应。

非选择性β受体拮抗剂（non-selective beta-receptor blocker，NSBB）能降低心输出量，收缩内脏血管从而降低门静脉血流量，同时减少细菌移位，减少腹水、自发性细菌性腹膜炎的发生。在不便监控患者HVPG的情况下，调整治疗剂量，使心率比基线值降低25%（但不低于55次/min），或者患者的最大耐受剂量。常用药物有普萘洛尔和纳多洛尔。两药效果相当，纳多洛尔副作用发生率略低一些。卡维地洛能同时阻滞β和α_1受体，因此尚具有轻微的扩张血管协同作用。国内外报道其降低HVPG效果优于或至少与普萘洛尔相当；其预防再出血的效果与纳多洛尔+单硝酸异山梨酯类似，但副作用发生率明显降低。最近有研究报道，对于MELD评分大于15的肝硬化患者（HVPG>12mmHg），卡维地洛相对于普萘洛尔能更有效地降低其门静脉压力梯度。然而，这种潜在获益可能伴随着副作用风险增加，需要长期的随访结果来了解相对风险与获益。

最近的研究发现，NSBB对于肝硬化静脉曲张的形成并无预防作用，同时，在失代偿期肝硬化患者中，可能会损害肾功能及循环血流动力学稳定。基于此，Krag等人提出了NSBB治疗的“窗口猜想”（window hypothesis），即在中/大曲张静脉形成（开窗口）至有难治性腹水、自发性细菌性腹膜炎（spontaneous bacterial peritonitis，SBP）和肝肾综合征（hepato-renal syndrome，HRS）的晚期肝硬化或伴有酒精性肝炎发生的肝硬化（关

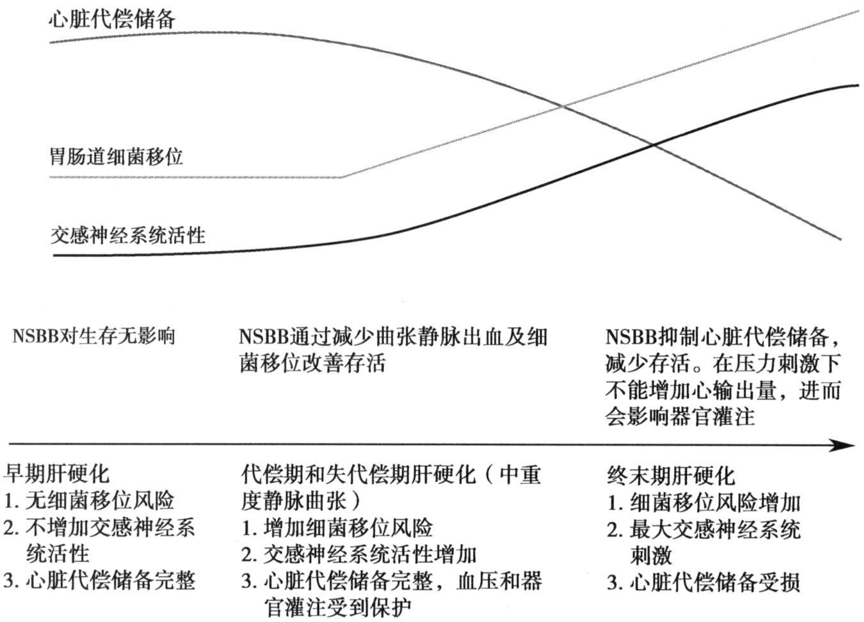

图 20-2-1 肝硬化 NSBB 治疗的"时间窗假说"

窗口）这一自然病程中，NSBB 治疗才能发挥作用（图 20-2-1）。最近的研究还发现，NSB 可通过非血流动力学依赖的方式调节肝硬化门静脉高压，其机制包括：①调节免疫，减少感染；②减少肠道细菌移位；③减少门静脉病原体相关分子模式（pathogen-associated molecular patterns，PAMP）负荷，减轻肝脏炎症反应，抑制肿瘤发生；④减少血管内皮生长因子（vascular endothelial growth factor，VEGF），抑制肿瘤发生。因此，有学者提出，NSBB 治疗肝硬化患者需遵从以下原则：①不应用于无明显静脉曲张的代偿期肝硬化患者；②可用于具有曲张静脉破裂出血风险或再出血风险的肝硬化患者，而不论其是否伴有肝硬化腹水；③慎用于难治性腹水的肝硬化患者，如果出现血流动力学异常或肾脏损害，应停止使用。2017 年美国肝病研究学会（American Association for the Study of Liver Diseases，AASLD）指南建议，对于伴有难治性腹水和循环系统不稳定的患者（血清钠 <130mg/L，收缩压 <90mmHg），应暂时减少或停止 NSBB 使用。2018 年欧洲肝病学会（European Association for the Study of the Liver，EASL）指南建议对伴有低血压（收缩压 <90mmHg）、败血症、出血、急性肾损害（acute kidney injury，AKI）或 SBP 的肝硬化患者，应停止使用 NSBB。当这些伴随疾病恢复后，可尝试重新使用 NSBB 治疗。但 2018 年 EASL 指南不建议使用卡维地洛。当患者因为耐受的原因终止使用 NSBB 时，可以使用卡维地洛。

其他血管收缩剂包括生长抑素类似物和血管升压素类似物。前者如奥曲肽具有直接的内脏缩血管效应并可抑制扩血管因子（如胰高血糖素等）的释放；后者通过 V1 受体收缩内脏血管，均被证实具有降低门静脉压力的作用。多用于控制急性曲张静脉破裂出血（详见下文）。

理论上，单硝酸异山梨酯可以增加一氧化氮的含量，扩张肝内血管从而降低血管阻力，但潜在的内脏扩血管和全身性低血压效应限制了其单独应用。研究表明单硝酸异山梨酯的致死率显著高于 NSBB，因此并不推荐其单一用药。与之副作用类似的尚有血管紧张素酶抑制剂和利尿剂。有报道血管紧张素受体Ⅱ拮抗剂氯沙坦，降低 HVPG 效果和普纳洛尔相当，但无明显的心率下降副作用。

他汀类药物可上调肝内源性一氧化氮合酶活性，从而促使一氧化氮释放增加。辛伐他汀近年来被用于门静脉高压的治疗，口服该药 1 个月后 HVPG 明显下降，且肝功能得以改善。最近的一项随机对照研究发现，尽管在标准治疗（NSBB+套扎术）基础上加用辛伐他汀可改善肝硬化患者的存活率，但并不能减少曲张静脉再出血风险。

近年来，应用血管生成抑制剂索拉非尼治疗

门静脉高压日益引起人们的兴趣，其作用机制可能与抑制新生血管生成、降低肝内血管阻力有关，并可能成为门静脉高压治疗新的突破点。动物实验已经证实，索拉非尼能够有效降低肝硬化时门静脉压力，其降压效果与普萘洛尔类似；联用两者具有明显的协同降压作用，而门静脉血流量无明显降低。13 例肝硬化患者（其中 8 例患者有门静脉高压临床症状）接受索拉非尼 2 周治疗后，4 例患者 HVPG 降低超过基线值的 20%，显示出令人鼓舞的应用前景。但目前绝大多数的研究都停留在动物实验水平，索拉非尼治疗门静脉高压的疗效还有待更多临床研究证实。

（二）降低门静脉压力药物的疗效评价

选择性 β_1 受体拮抗剂作用于心血管系统 β_1 受体，能够降低心率和心肌收缩力，从而减少全身体循环血流量。选择性 β_2 受体拮抗剂主要作用于内脏血管床，使内脏血管的 α 受体相对兴奋，收缩增强，从而降低门静脉血流量。研究显示，NSBB 兼具两种作用途径，故疗效更好。普萘洛尔是目前临床上最常用的降低门静脉压力药物，对于部分患者疗效令人满意。该药个体差异性明显，推荐从小剂量开始口服。研究发现普萘洛尔主要是通过阻断 β_1 受体发挥作用，但小剂量应用时主要作用于 β_2 受体，而大剂量应用时降低心率作用比较明显。影响普萘洛尔疗效的因素包括肝功能情况、门静脉高压及静脉曲张的严重程度、出血次数、交感神经系统的兴奋性等。值得注意的是，该药同样可以增加门静脉侧支循环的阻力，从而部分抵消其降压效果。此效应在晚期肝硬化患者的治疗过程中更为明显。

单独使用硝酸酯类药物疗效不佳，与 NSBB 联合使用的效果仍有争议。理论上两者可以发挥协同作用，但有学者指出，硝酸酯类药物可能恶化肝硬化患者已存在的血管曲张状态，而且患者的不耐受性更为明显。血管紧张素受体Ⅱ拮抗剂在普萘洛尔不能耐受的情况下可以试用。

三、静脉曲张破裂出血的预防和治疗

（一）食管胃底静脉曲张出血的预防措施

静脉曲张破裂出血可见于约 50% 的肝硬化患者，其年发生率为 5%~15%，6 周内的病死率可达 20% 左右。所有诊断为肝硬化的患者都应该接受内镜筛查，以确定有无静脉曲张，代偿期肝硬化患者应该每 2~3 年复查一次内镜，失代偿期患者应该每年复查一次内镜。对于无静脉曲张的肝硬化患者，不推荐使用非选择性 β 受体拮抗剂预防静脉曲张破裂出血的发生。

1. 食管胃底静脉曲张首次出血的预防　轻度静脉曲张伴有高危出血风险因素者（Child-Pugh B/C 级或内镜下有红色征），应使用 NSBB 预防首次静脉曲张出血。轻度静脉曲张无高危出血风险因素者，NSBB 长期疗效尚未明确。轻度静脉曲张未服用 NSBB 者，每 2 年复查内镜。

中 - 重度静脉曲张伴有上述高危出血因素者，推荐应用 NSBB 或内镜下套扎术预防首次静脉曲张出血。在一项食管静脉曲张出血以及预防的系统回顾研究中发现，与套扎术相比，NSBB 的成本较低，可能会产生额外的生存获益。由此 NSBB 可被认为是静脉曲张出血一级预防的首选治疗方法，尤其是早期或代偿期肝病患者。中 - 重度静脉曲张不伴高危出血因素者首选 NSBB 进行首次出血的预防，药物治疗首选普萘洛尔，疗效不佳者可试用纳多洛尔或卡维地洛。有禁忌证、不耐受或依从性差者可以选用套扎治疗。套扎治疗每 2~4 周一次直至血管消失或基本消失，并于血管消失后 3~6 个月进行首次内镜随访，此后每 6~12 个月检查一次，观察有无静脉曲张复发。在一项前瞻性研究中表明，套扎后静脉曲张再发率为（29.1%），再发的患者中有 3.1% 会有出血发生，同时伴有门静脉血栓形成。

2. 食管胃底静脉曲张再发出血的预防　主要措施是联合使用 NSBB 及内镜套扎治疗，效果优于单用药物预防。常用的 NSBB 药物包括普萘洛尔和纳多洛尔，也可考虑使用卡维地洛。经首次套扎治疗，曲张静脉局部尚未完全消失的患者，一般间隔 2~4 周再次行套扎治疗，直至曲张静脉消失或基本消失。成功消除静脉曲张后，患者应在 3 个月内复查内镜，然后 6 个月检查一次，确定其是否达到完全根除，并根据曲张静脉具体情况进行治疗；经过内镜治疗的患者，应终生随访、治疗。对于联合使用 NSBB 和套扎治疗再出血的患者，或不能耐受或有联合治疗禁忌证而单独使用 NSBB 或套扎的患者再出血时，可考虑行经颈静脉肝内门腔内支架分流术（TIPSS）治疗。具体见相关章节。

3. **食管胃底静脉曲张出血预防措施的评价** 食管胃底静脉曲张出血的预防效果与肝硬化病因、进程急缓、肝功能状态以及是否合并其他疾病相关。HVPG的监测是目前评估曲张静脉出血预防效果最好的客观指标之一。根据HVPG测量的结果可以将患者分为有反应者(HVPG<12mmHg或者与基线值相比将压力降低20%)和无反应者,为判定患者预后提供了相对可靠的依据。一项针对预防再出血的长期研究(中位观察时间为48个月),以出血后5天行HVPG的监测为基线,以药物最大耐受剂量为起始观察点,每年监测一次HVPG,结果显示,有反应(<12mmHg或者基线值相比将压力降低20%)的人群中,严格戒酒的酒精性肝硬化患者药物预防效果优于慢性肝炎病毒感染的患者(100% vs 50%)。

HVPG属于有创检查,需要训练有素的操作人员。肝硬化患者HVPG的基线水平变异较大,不同时间点(19~120天)测量的HVPG结果也不相同,这些因素都为客观评估药物的疗效带来困难。理想的监测时间点应该在患者发生急性出血之前,以指导下一步治疗。有观点认为,3~4周口服药物治疗能够达到预期预防效果的最稳定血药浓度,此时监测HVPG可能较为合适。

预防首次出血的各种措施中,NSBB和套扎治疗疗效相近,前者治疗费用低,不需要专门的内镜操作人员,尚可减少其他门静脉高压并发症(腹水、自发性细菌性腹膜炎等)的发生。后者可以在内镜检查的同时开展治疗,副作用较少,患者依从性更好。硝酸酯类(无论单用或与NSBB合用)、分流术或硬化疗法不推荐常规用于静脉曲张首次出血的预防。

存在再发出血风险的患者肝硬化往往已近中晚期,如前所述,此时部分患者口服NSBB可能疗效欠佳。套扎治疗相对简单易行,但需要长期的内镜随访。内镜下硬化治疗不推荐用于再发出血的预防。TIPSS能够降低再出血风险,但费用昂贵且亦有其相应的并发症(支架狭窄、肝性脑病等),可能需要多次治疗。值得强调的是,存在出血风险的所有肝硬化患者都应该尽早进入移植中心进行评估。

(二)急性食管胃底静脉曲张破裂出血的内科治疗

对这类患者治疗的直接目标是控制出血,防止早期再出血(5天),以及降低6周死亡率。急性出血的患者应立即进入重症监护室进行治疗,尽快恢复血流动力学的稳定。根据出血程度确定扩容量及液体性质,亦应避免扩容过度,门静脉血流及压力恢复性升高可诱发再出血。NSBB降低血压、抑制出血时生理性心率增加,因此在急诊出血时应停止使用。对于血流动力学稳定的患者,建议限制性输血,使其血红蛋白维持在70~90g/L。研究表明,当血红蛋白大于90g/L时,输血会增加致死率及再出血率等严重的不良反应。

除卧床、禁食、保持呼吸道通畅、吸氧及重症监护等一般处理外,药物治疗是控制静脉曲张出血的首要手段。常用以下药物止血:

1. **生长抑素及类似物** 十四肽生长抑素控制急性出血效果明显,还可预防内镜治疗后的HVPG升高。首剂静脉注射250μg后,持续250~500μg/h静脉滴注;八肽生长抑素半衰期更长,首剂静脉注射50μg后,持续50μg/h静脉滴注,两者均可长期应用,一般根据病情可持续2~5天。需要指出的是生长抑素及其类似物不能改善患者的死亡率,也不推荐和硝酸酯类药物合用。

2. **血管升压素及类似物** 特利加压素可持续有效降低HVPG,起始剂量每4小时2mg,出血停止后改为每4小时1mg维持。亦可使用垂体加压素联合硝酸酯类药物,但治疗剂量下疗效有限,其不良反应较多,患者难以耐受,不宜长期使用,目前临床应用日益减少。

3. **质子泵抑制剂** 可以提高胃内pH,促进血小板聚集,避免血栓溶解,出血患者一般常规使用。

4. **预防性使用抗生素** 可减少感染、再出血及死亡风险,美国肝病协会推荐头孢曲松钠静脉注射1g/次,1次/d,最长使用7天的预防治疗方案。

三腔二囊管压迫止血简单有效,但拔管后再出血率相当高,可作为药物治疗失败后的补救措施,多在等待后续治疗(内镜或手术)的过渡期内短暂使用。

有条件进行内镜治疗的中心,对确诊为食管

胃底静脉曲张出血且病情允许的肝硬化患者应尽快安排内镜治疗。内镜治疗包括内镜下曲张静脉套扎术(endoscopic variceal ligation,EVL)、内镜下硬化剂注射治疗(endoscopic injection sclerotherapy,EIS)和组织黏合剂注射。EVL多用于食管静脉曲张的治疗。胃底曲张静脉一般多采用组织黏合剂注射治疗。EIS治疗食管和胃底静脉曲张均可,但胃底曲张静脉血流较快,因此除急诊活动性出血外很少单独采用硬化治疗。研究显示,套扎和硬化剂注射虽然都能迅速止血,但套扎治疗后48小时HVPG即可降低到基线水平,而硬化治疗后5天HVPG仍保持较高水平,因此,急性出血首选套扎治疗有利于长期预后。如无套扎设备或者患者内镜下出血量较大病情危急时,仍可选择硬化剂注射。

EVL疗效确切,同时适用于食管曲张静脉出血的预防和急性出血的止血治疗。2级以上肝性脑病、严重肝肾功能障碍、大量腹水、静脉曲张直径大于2cm、乳胶过敏或环咽部或食管狭窄、穿孔的患者不宜使用EVL进行治疗。一般首次治疗后间隔1~4周,可进行第二次治疗,直至所有的曲张静脉消失。平均3~4次EVL可达到根除食管静脉曲张的目的。EVL的主要并发症包括麻醉意外、吞咽困难、食管溃疡、狭窄和出血等。严重的并发症为早期结扎环脱落导致致命性的大出血。由于EVL仅仅是局部治疗静脉曲张,并未改变门静脉高压的病理生理状态,因此,它并不能预防门静脉高压的其他并发症发生。此外,即便是消除了静脉曲张,其复发率依然可达90%,因此,需要长期内镜复查。一项临床随机对照研究发现,对于中重度食管静脉曲张患者,联合NSBB与EVL治疗较EVL单独治疗在预防首次出血及死亡中的作用相当,而联合治疗的副作用更多。

EIS通过注射硬化剂诱发曲张静脉内壁形成无菌性炎症,管壁增厚,管腔闭塞达到治疗目的。国内常用聚桂醇注射液。EIS的并发症主要有胸骨后疼痛、食管溃疡及狭窄、异位栓塞等。近年亦有报道,先利用超声内镜判断曲张静脉的程度和交通支的情况,引导进行硬化剂注射治疗,从而有效降低操作风险及并发症的发生。EIS和EVL相比,普遍观点认为EVL更为安全有效,因此EIS更多用于EVL治疗后仍有小的食管曲张静脉残留者。

组织黏合剂接触到血液时会迅速发生不依赖于凝血过程的聚合反应,形成固体,闭塞管腔起到止血作用。胃底静脉曲张出血的治疗和再出血预防首选组织黏合剂治疗。除此以外,组织黏合剂注射还可用于包括异位静脉在内的所有急诊消化道曲张静脉出血。在食管静脉曲张出血其他方法无法有效止血时,亦可慎重选用小剂量的组织黏合剂注射。主要并发症有排胶引起的近期再发出血、肺动脉和门静脉栓塞等,多见于粗大的胃底曲张静脉。患者在注射治疗前先行超声内镜检查,或者CT血管造影以评估侧支循环血管的状况,有助于避免异位栓塞的发生。

临床上根据患者病情多采用序贯或联合治疗。例如先进行胃底曲张静脉组织黏合剂注射,然后采用EVL或EIS治疗食管曲张静脉;或者两次EVL治疗后再对残留的小曲张静脉行EIS治疗。尤其是对于粗大的曲张静脉,内镜治疗风险较高的患者,序贯或联合治疗能提高曲张静脉的根除率,且能减少并发症发生,降低曲张静脉再发率、再出血率及死亡率。

经颈静脉肝内门腔内支架分流术(transjugular intrahepatic portosystem stent-shunt,TIPSS)能在短期内明显降低门静脉压,对急诊静脉曲张破裂出血的即刻止血成功率高达90%~99%。TIPSS一般在急诊内镜检查或治疗后72小时内实施效果较好,对于没有早期实施TIPSS的患者,应静脉输注头孢曲松钠2~5天,之后应用NSBB。对于这部分患者,如果在运用药物或者EVL联合药物治疗后出血还未停止,可以实施TIPSS。具体见相关章节。

自膨式金属支架(self-expanding metallic stent,SEMS)可用于药物治疗不能控制的肝硬化静脉曲张破裂出血,为TIPS或肝移植治疗争取时间。一项荟萃分析显示,SEMS可使96%的食管静脉曲张患者在24小时内止血,主要的不良事件包括48小时后再出血,溃疡形成,支架移除后再出血和支架移位。近期,欧洲胃肠道内镜学会(European Society of Gastrointestinal Endoscopy,ESGE)推荐SEMS用于难治性急性食管静脉曲张破裂出血的处理,或作为食管胃底静脉曲张破裂出血的早期治疗。

最近,止血粉被用于上消化道出血的内镜下

治疗。目前为止，有三种止血粉供选择，包括止血剂 TC-325、EndoClot 多糖止血系统和 Ankaferd 止血剂。这些止血粉与水分接触后，形成一层稳定的机械屏障覆盖于出血点，从而诱导止血。目前，仅有 TC-325 被研究用于急性静脉曲张破裂出血的治疗。一项随机对照研究发现，对于急性曲张静脉破裂出血的患者，在标准药物治疗及早期选择性内镜治疗的基础上，加用止血粉治疗可改善早期临床和内镜下止血，提高早期及六周存活率。然而，目前国内尚无相关应用及研究。

球囊导管闭塞下逆行性静脉栓塞术（balloon-occluded retrograde transvenous obliteration，BRTO）和超声内镜引导下弹簧圈植入是目前新兴的内镜治疗手段，特别是对于存在胃－肾分流的患者，得到越来越多的研究和应用。然而，目前缺乏相关的循证医学证据。BRTO 可能会加剧食管静脉曲张出血，增加腹水，可能出现疼痛、溶血和肾功能紊乱等并发症。栓塞辅助逆行性静脉闭塞（PARTO）是优化 BRTO 技术而来，不仅可以达到 100% 的止血效果，而且还可以降低 BRTO 产生的并发症，但是仍然有增加腹水的风险。

需要指出，治疗急性食管胃底静脉曲张出血的药物、内镜或介入等措施，其疗效均与患者肝功能 Child-Puch 分级有关，其中，药物及内镜治疗仍然为一线方案。有研究分析认为，对于 Child-Puch B 级以上的患者，早期行 TIPSS（入院 24~48 小时内）能够有效改善患者的生存率。对于经各种内科治疗无效且可耐受手术者，可考虑行断流或分流手术。

（晏 维　田德安）

第三节　经颈静脉肝内门体分流术在门静脉高压中的应用共识与展望

【摘要】

经颈静脉肝内门体分流术（transjugular intrahepatic portosystemic shunt，TIPS）以微创介入的方式，通过在肝静脉与门静脉之间的肝实质内建立分流道，从而显著降低门静脉阻力，是治疗门静脉高压的关键技术。TIPS 应用于临床已有 30 余年，在经历了一系列观念、技术、器材及联合药物治疗的探索后，目前该技术有效性和安全性日渐成熟。本节针对目前国内外 TIPS 在门静脉高压中的应用共识进行回顾和总结，并分析和讨论 TIPS 常见的临床问题，介绍 TIPS 新技术，展望未来的发展前景。

【学习要点】

1. TIPS 的适应证。
2. TIPS 常见的并发症及处理。
3. 门静脉高压的治疗决策。

【思考题】

1. TIPS 的适应证是什么？
2. 如何预防和治疗 TIPS 术后肝性脑病？
3. 如何定义和处理 TIPS 术后分流道失效？
4. 如何合理选择药物、内镜、TIPS 和外科手术治疗门静脉高压？

门静脉高压最常见病因为各种原因所致的肝硬化，其基本病理生理特征是门静脉系统血流阻力增高，或伴内脏血流量增加，导致门静脉及属支血管内压力升高。临床主要表现为食管胃静脉曲张、腹水、脾大和肝性脑病等，其中食管胃曲张静脉急性出血是致死率最高的并发症，6 周内死亡率高达 20%，1~2 年内再出血风险达 60%。

经颈静脉肝内门体分流术用于治疗门静脉高压已有三十余年。1969 年德国放射科医生 Rösch 在做经颈静脉穿刺肝内胆管造影时误穿门静脉使其显影，从而设想到这一途径可能用于治疗门静脉高压症，但当时肝内分流道仅能维持不到两周。经过球囊扩张导管和血管内支架的成功应用，1989 年 Richter 首次报道用 Palmaz 支架在人体内完成真正意义的第一例 TIPS，奠定了 TIPS 用于临床的基础。TIPS 的主要原理是经颈内静脉入路，采用特殊穿刺装置、球囊导管和支架在肝静脉和肝内门静脉之间建立长期开放的分流通道，使部分门静脉血通过肝静脉直接汇入体循环，达到降低门静脉压力的目的，从而防止曲张静脉再出血以及减少腹水形成。1992 年 6 月中国医科大学附属第一医院徐克教授与日本专家高桥元一郎教授合作共同完成了我国首例 TIPS，在国内率先开展了 TIPS 的临床研究，并于同年 11 月在北京中日医学大会上首先报告了 15 例 TIPS 的临床观察；1993 年 6 月发表了我国首篇 TIPS 临床应用的文章。TIPS 技术引入我国后，一度曾广泛开展，但后来由于其较易发生支架堵塞和肝性脑病，加之内镜治疗静脉曲张技术的成熟，TIPS 临床应用大为减少。20 世纪 90 年代后期，聚四氟乙烯覆膜支架的出现大大地促进了 TIPS 在临床的广泛应用，聚四氟乙烯膜将分流道血流与肝组织隔离，阻挡胆汁向分流道漏出，防止分流道内假性内膜增生，提高了分流道的远期通畅率。经过近 30 年的临床应用与改进，TIPS 在技术上逐渐发展成熟，专用支架也上市多年。随着临床经验及循证医学证据的积累，TIPS 已经成为国内外指南推荐的治疗门静脉高压的关键手段。

一、TIPS 操作过程和目标

TIPS 综合了穿刺、血管成形、支架植入等多项介入技术，操作过程较为复杂，一般在镇静（最为普遍）或全麻下进行。如果手术时间较长或者患者血流动力学不稳定，应选用全麻。患者经右颈内静脉穿刺插管，沿上腔静脉进入右心房和下腔静脉并测压。右心房和下腔静脉压力均可用于代表肝后体循环静脉压力，但有学者认为右心房压力代表胸腔压力，比腹压略低，并不能很好地体现跨肝脏的压力梯度。从术前 CT 或 MRI 判断从肝静脉穿刺门静脉的最佳途径，此外也可以通过间接门静脉造影、CO_2 楔入造影或下腔静脉内超声引导、图像融合等多种方法帮助门静脉穿刺定向。穿刺成功后，插管至脾静脉或肠系膜上静脉行直接门静脉造影，并测量门静脉压力，减去右心房或下腔静脉压力后得到门体压力梯度（portosystemic pressure gradient，PPG）。对于造影中显影的食管胃曲张静脉予以栓塞，用球囊扩张穿刺道，植入覆膜支架，再次造影观察分流是否顺畅以及静脉曲张封堵情况，并再次测定门静脉和下腔静脉（右心房）压力，比较 PPG 变化。一般 TIPS 的技术成功率（成功建立分流道）和血流动力学成功率（PPG 降至 12mmHg 以下）应该大于 95%，临床成功率应该大于 90%（门静脉高压并发症得到缓解）。

对于食管曲张静脉出血的患者，TIPS 术后 PPG 应降低至 12mmHg 以下，出血风险可显著降低。而对于胃曲张静脉出血患者，即使门静脉系统压力已降至足够低，也应在术中栓塞胃静脉曲张。可能是由于胃曲张静脉多源自胃短静脉、胃后静脉，与门静脉距离相对较远且多合并粗大胃肾分流，单纯降压预防再出血疗效欠佳。对于顽固性腹水患者，降压目标目前尚无定论，有研究推荐应将 PPG 降至 8~12mmHg 范围内，降压过度会增加肝性脑病发生率，但针对具体患者仍需个体化对待。另外，在测量压力方面，仍有部分学者仅测量门静脉压力，各家意见和现行操作以后尚需逐步统一和规范，以更精确判断 TIPS 术后血流动力学的改变。

二、TIPS 术前评估和禁忌证

TIPS 术前需从患者是否应行 TIPS 和能否行 TIPS 两方面进行综合评估。对于符合肝移植条件的患者，还需要考虑肝移植的必要性。TIPS 的术前评估包括实验室检查、影像检查和胃镜检查。术前实验室检查包括血常规、肝功能、肾功能和凝血功能等。对于严重凝血功能障碍（INR>5）、血小板 <20×10^9/L 以及肝功能较差（总胆红素 >51mmol/L）的患者，预后较差，应充分考虑并权衡利弊。除急诊情况外，所有患者需完成增强 CT 或 MRI 等横断面影像学检查以全面评估肝静脉和门静脉系统的解剖位置关系、通畅情况以及排除肝内占位性病变。对于判断困难者可行门静脉血管三维重建，了解肝静脉与门静脉的位置关系、门静脉血栓范围及程度，进一步评估及计划穿刺路径等。对于曲张静脉出血患者应完善胃镜检查，对曲张静脉进行分类、分度。有心脏病史的患者应行超声心动图检查以了解心脏结构及功能，以免术后回心血量增加发生心衰等并发症。

TIPS 的绝对禁忌证包括：充血性心力衰竭或重度瓣膜性心功能不全、重度肺动脉高压、难以控制的全身感染、Child-Pugh 评分 >13 分或 MELD 评分 >18 分、严重肾功能不全、快速进展的肝衰竭、肝脏弥漫性恶性肿瘤、造影剂过敏。相对禁忌证包括：严重门静脉血栓、严重凝血功能障碍（INR>5）、血小板减少（<20×10^9/L）、多囊肝、顽固性肝性脑病。随着技术的发展和认知的更新，有很多学者在相对禁忌证范围内进行探索，对该类患者的 TIPS 治疗取得一些进展，禁忌证范围也在相应发生变化。

三、TIPS 适应证的选择

目前经随机对照研究证明有效的适应证包括：难以控制的急性曲张静脉破裂出血、预防曲张静脉再出血和顽固性肝硬化腹水。经非对照队列研究评估有效的适应证有：顽固性肝性胸水、肝肾综合征、布－加综合征、肝窦阻塞综合征、肝肺综合征和门静脉高压性胃病等。

（一）食管胃曲张静脉出血

食管胃静脉曲张是门静脉高压的常见并发症，发生率为 30%~70%，其中 9%~36% 属于高出血风险的静脉曲张，每年有 4%~30% 的患者会从轻度静脉曲张进展为重度静脉曲张。目前服用非选择性 β 受体拮抗剂（non-selective beta-receptor blocker，NSBB）被认为是一级预防（预防首次出血）的首选。单用内镜治疗或 NSBB 联合内镜治疗疗效并不优于单用 NSBB，且增加不良事件的发生率。TIPS 是有创操作，且伴随着肝性脑病、肝功能衰竭和手术并发症等风险，因此 TIPS 不适用于曲张静脉出血的一级预防。

大部分活动性曲张静脉破裂出血都可用药物和内镜治疗控制，但部分患者经积极处理后仍会再出血或持续出血。过去急诊外科分流手术病死率可高达 31%~77%，已逐渐被 TIPS 取代。目前急诊 TIPS 成功应用于难以控制的急性出血患者，但相对而言急诊 TIPS 患者死亡率也明显高于择期手术者。国内外多项随机对照试验表明，TIPS 除了作为药物和内镜治疗失败的挽救治疗外，对于 Child-Pugh C 级（<14 分）或 B 级合并活动性出血的高风险患者，应该及早行 TIPS 治疗，提出“早期 TIPS”（72 小时内，最好 24 小时内）的概念。早期 TIPS 能降低曲张静脉再出血率，改善生存时间，不增加肝性脑病的发生率。患者出现急性曲张静脉破裂出血后，HVPG 在 20mmHg 以下的患者可行常规药物治疗，但约 12% 的出血仍不能控制。而 HVPG≥20mmHg 的患者药物治疗难以控制出血，此类患者 TIPS 治疗失败率和院内死亡率均明显低于常规药物治疗。急诊情况下 TIPS 没有绝对禁忌证，但对于重要脏器严重功能障碍、难以纠正的凝血功能异常、未能控制的全身炎症反应、右心功能衰竭、反复发作的肝性脑病、合并肝癌或多发性肝囊肿等情况的患者，应谨慎考虑并充分告知风险。

曲张静脉破裂出血后 1~2 年内再出血的风险高于 60%。对于预防再出血，总体而言，TIPS 能达到外科分流的效果。与内镜治疗相比较，TIPS 治疗曲张静脉破裂出血的再出血率低（18.9% vs 46.6%），肝性脑病发生率高（34.0% vs 18.7%），二者生存率近似（27.3% vs 26.5%）。早期因为采用非覆膜支架，再狭窄率较高，可能需要多次介入治疗，因此总体上 TIPS 治疗成本大于内镜治疗。另外，TIPS 控制胃底曲张静脉出血与食管曲张静脉出血有相同疗效。当前国内外指南建议 TIPS 作为预防曲张静脉再出血的二线治疗方案，尤其是对于 Child-Pugh A 级和 B 级的患者，在内镜联合药物治疗失败后选择 TIPS。此类患者如果肝功能良好，TIPS 或外科分流手术都是预防再出血的适当方法；如果患者肝功能较差，TIPS 的效果优于外科分流手术。

需要指出的是，上述指南意见所依据的临床对照研究开始时间较早，TIPS 技术尚不成熟，采用的支架也多为裸支架，且片面追求降低门静脉压力，支架直径偏大引起过度分流导致了 TIPS 术后的较多并发症。此外，还可能存在患者纳入偏倚、未使用针对病因的治疗、未对患者病情严重程度进行分层等问题，可能会对结论的客观性有一定影响。2010 年 6 月发表于《新英格兰医学期刊》（*The New England Journal of Medicine*）的一篇多中心临床研究提出了新的观点。对于肝硬化食管胃底静脉曲张活动性出血且肝功能为 Child-Pugh C 或 B 级的患者，药物治疗后 72 小时内早期 TIPS 治疗（使用 ePTFE 覆膜支架）能显著降低出血控制失败、复发出血及死亡的风险，而不增加肝性脑病的发生或使原有肝性脑病加重。同样，2010 年西班牙的一项随机对照试验结果显示，对于肝静脉压力梯度 >20mmHg 的高危患者，早期应用 TIPS 能减少治疗的失败率和住院时间，提高 1 年生存率。因此，对于肝硬化食管胃底静脉曲张活动性出血且肝功能为 Child-Pugh C 或 B 级的患者，TIPS 有希望成为一线治疗方案，而不再仅仅“观望和等待”，等到内科保守或内镜下治疗无法控制时才行 TIPS 治疗。联合内镜治疗技术、个体化选择合适病例，可能是未来 TIPS 的发展方向。

另外，TIPS可有效预防胃和异位曲张静脉（包括小肠、人工瘘和肛门直肠曲张静脉）破裂再出血，也是预防这类曲张静脉再出血的首选方法。对于门静脉高压性胃病的患者而言，接受了TIPS治疗后大部分患者内镜表现得以改善，所需输血量也减少，但TIPS不建议应用于初次出血的患者，仅限于再发出血者。

（二）顽固性腹水

TIPS的第二大适应证是顽固性肝硬化腹水。肝硬化腹水是由门静脉高压进展伴随内脏血管舒张、肾性钠潴留及肾血管活性收缩引起的，在肝硬化患者中发病率约为10%，1年生存率仅为25%~50%。随着肝病进一步发展，门静脉高压患者逐渐对利尿剂抵抗。当腹水对限钠及大剂量利尿药（400mg/d螺内酯和160mg/d呋塞米）抵抗或者患者不能耐受利尿剂治疗时，药物治疗已难以控制。meta分析表明，相较于重复大量穿刺放液（large-volume paracentesis，LVP）联合输注白蛋白，TIPS对于顽固性腹水改善率较高（62% vs 24%），但肝性脑病发生率也稍高（39% vs 23%）。TIPS可减少难治性腹水患者反复LVP的次数，然而，由于TIPS对患者生存率影响尚无定论以及容易增加肝性脑病的风险，国外的指南目前仍然将治疗性LVP联合输注白蛋白（1L腹水：6~8g白蛋白）作为肝硬化顽固性腹水的标准治疗方案，TIPS列为二线治疗方法。LVP虽然短期内能有效缓解腹水症状，但需要多次重复穿刺，并补充白蛋白，给患者带来经济压力和生活上的不便。中华医学会消化病学分会在2013年的《经颈静脉肝内门体静脉分流术治疗肝硬化门静脉高压共识意见》中建议将TIPS作为顽固性腹水的首选治疗。也有部分研究提示，TIPS治疗组患者2年生存率稍高（49% vs 35.2%，64% vs 35%），作者建议对肝肾功能较好的顽固性腹水患者可早期行TIPS治疗，以改善生活质量和生存率。目前这方面仍需更多的循证医学证据。

（三）其他

有多项队列研究报道TIPS可用于控制肝性胸水，减少了胸腔穿刺的次数。肝性胸水的治疗方法有限，TIPS是唯一可以同时治疗肝性胸水和顽固性腹水的手段。但因目前缺乏高质量的对照试验证据，TIPS仅限于利尿剂和限盐治疗不能控制的患者。

肝肾综合征（hepatorenal syndrome，HRS）是肝硬化的一种严重并发症，患者表现为急性或慢性的肾功能衰竭，预后相对较差。TIPS可改善肾小球滤过率及肾脏血流灌注，降低血清肌酐和醛固酮水平，是否有生存获益尚待进一步研究。考虑到血容量负荷和造影剂用量的问题，在HRS患者行TIPS的难度和风险较大，TIPS可作为HRS的一种探索性治疗方法。

布－加综合征（Budd-Chiari syndrome，BCS）是肝静脉流出道受阻导致的一系列表现，可发生于肝静脉至右心房之间的任一层面。根据阻塞位置分为单纯下腔静脉型、单纯肝静脉型和混合型。BCS患者在接受抗凝治疗的基础上，可通过球囊扩张联合支架植入开通血管阻塞段。对于广泛肝静脉闭塞、出现不可逆的门静脉高压且伴曲张静脉出血等严重并发症、严重肝脏淤血伴进行性肝功能恶化的患者，推荐行TIPS治疗。BCS患者肝性脑病发生率与肝硬化患者无差异，支架功能障碍发生率略高。慢性患者TIPS效果较好，可缓解症状，改善肝功能，并且有较高的中位生存率（1年88%，5年78%）。对于混合型BCS，推荐先行球囊扩张及支架植入开通下腔静脉后再行TIPS。

肝肺综合征（hepatopulmonary syndrome，HPS）是肝硬化的并发症之一，是由于肺血管扩张、肺气体交换障碍导致的低氧血症。有研究报道TIPS能一过性改善肺泡－动脉氧分压差（<3个月），但无长期获益。相关机制及疗效仍待进一步研究。

肝窦阻塞综合征（sinusoidal obstruction syndrome，SOS）常见于骨髓造血干细胞移植后和服用含吡咯生物碱的药物。TIPS对于内科治疗无效的患者能够明显改善门静脉高压并发症，是否能够改善长期预后还需要更长的随访观察。

四、TIPS并发症的防治

在开展TIPS术前，所有施行手术和管理患者的医务人员必须经过培训，能够处理手术相关并发症及术后并发症。施行TIPS术的单位应建立规范、完善的监测流程，尤其是术后应长期随访，督促患者定期复查、评估，对术后并发症及早干预。TIPS常见的并发症及发生率列举如表20-3-1。

表 20-3-1 TIPS 的并发症

并发症	发生率 /%
术中并发症	
穿破肝包膜	33
腹腔出血	1~2
肝动脉损伤	1
胆囊穿刺	1
术后并发症	
1 年分流道失效	10~15
肝性脑病	15~30
败血症	2~10
肝脏梗死	0~1
溶血	10~15

（一）肝性脑病

肝性脑病是 TIPS 术后最常见的并发症。30%~50% 的患者在 TIPS 术后一年内会发生肝性脑病，大多数发生于术后一个月内。其主要发病机制可能是肠源性毒素和氨吸收增加，未经肝脏代谢直接进入体循环所致。导致 TIPS 术后肝性脑病风险增加的因素有肝功能恶化、高龄、肝性脑病史、支架直径过大等。乳果糖是治疗肝性脑病的一线药物，但预防性使用抗生素或不可吸收双糖类药物并不能有效预防 TIPS 术后肝性脑病。选用小直径支架是减少 TIPS 术后肝性脑病发生率的主流选择。Sauerbruch 等开展的一项欧洲多中心随机对照试验证实 8cm 直径支架与内镜治疗相比，同样能有效降低曲张静脉再出血率（7% vs 26%），并不增加肝性脑病发生率（18% vs 8%）。我国西京医院的一项随机对照试验比较了 8mm 和 10mm 支架 TIPS 的预后，结果提示支架通畅率、再出血率、生存率均无明显差异，但 8mm 支架组 2 年肝性脑病发生率明显更低（27% vs 43%）。常规治疗对大部分肝性脑病有效，仅有少部分（0~5%）需要通过缩小或闭塞 TIPS 支架来控制肝性脑病，但可能不能达到持续降低门静脉压的目的，伴随着门静脉高压症状复发的风险。现在国内一些学者认为门静脉左支主要汇集脾静脉血流，而门静脉右支汇集肠系膜上静脉血流，因此倾向于从肝静脉穿刺至门静脉左支建立分流道，减少来自胃肠静脉的含氨血液分流，这一做法是否可有效降低肝性脑病，有待进一步的循证医学证据。

（二）分流道失效

分流道失效是 TIPS 术后另一常见并发症。TIPS 分流道失效的定义一般为狭窄程度大于 50%、PPG 大于 12mmHg 或门静脉高压症状复发。部分学者认为应从临床角度出发，把症状复发作为诊断 TIPS 失效的标准和支架修复的唯一适应证。但考虑到多数患者是因食管胃静脉曲张破裂出血而行 TIPS，症状复发的凶险程度可能难以控制，应以预防为主并及早干预。支架内血栓形成多在 24 小时内发生，因胆汁渗漏至支架内、血液高凝状态或 TIPS 通道没有足够的支架覆盖所致。术后的抗凝治疗方案虽缺少临床研究证据，但多数学者建议术后短期抗凝（如低分子肝素），可减少急性血栓的发生。肌成纤维细胞增殖所致的假性内膜增生是 TIPS 术后非急性狭窄的主要原因。假性内膜增生致 TIPS 分流道狭窄的原理与血管再通术后内膜增生致动脉再狭窄的原理相似，平滑肌细胞增殖并移行至管腔内促使内膜增生。使用裸支架时支架狭窄比较常见，特别是在术后第一年。临床上推荐定期采用多普勒超声监测支架通畅程度，主要指标有分流道血流最大速度（正常为 60~180cm/s）、门静脉主干血流最大速度及方向（正常为 >30cm/s、向肝血流），并结合肝脏的整体情况做出判定。但需注意多普勒超声的敏感性和特异性尚不令人完全满意。如果超声结果提示分流道狭窄或闭塞，或者门静脉高压并发症复发，则需再次行门静脉造影明确分流道通畅情况并做相应修复再通处理。常用的 TIPS 分流道修复方法有单纯球囊扩张和支架植入。前者多适用于急性血栓所致的分流道狭窄，而对于陈旧血栓、假性内膜增生和支架与血管成角，多在原分流道内植入新的支架。原分流道严重阻塞或支架形态扭曲的情况下，需要考虑建立新的一条分流道，即平行 TIPS。

裸支架 TIPS 分流道失效高发曾一度限制了 TIPS 的广泛应用，近年来，使用聚四氟乙烯覆膜支架的 TIPS 分流道持续通畅率显著改善。有研究表明，覆膜支架组和裸支架组一期通畅率第 1 年分别为 86% 和 47%，第 2 年分别为 76%~80% 和 19%~36%。覆膜支架 TIPS 术后门静脉高压并发症复发率明显低于裸支架 TIPS。即使采用覆膜支架，仍需定期监测支架功能。TIPS专用覆膜支架（Viatorr支架）已于2015年底进入我国市场，因其具有较好的顺应性和径向支撑力，以及独有的门静脉端2cm无覆膜区设计，契合TIPS所用支架的需求，逐渐取代了原来的Fluency覆膜支架和Wallgraft覆膜支架。

（三）其他并发症

在TIPS术中并发症中，穿破肝包膜比较常见（33%），主要与操作者的经验和技术有关。部分患者的肝脏显著缩小，且伴发的张力性腹水使肝脏上移，也将增加穿刺门静脉造成血管壁撕裂伤出血的危险性。而严重的腹腔内出血却较少发生，发生率为1%~2%。胆道静脉瘘或者肝动静脉瘘也同样罕见，若TIPS术后出现进行性黄疸或败血症提示胆道静脉瘘，而出现门静脉血流搏动则提示肝动静脉瘘。大样本统计显示，TIPS致死性并发症（腹腔内出血、肝动脉、门静脉破裂或右心衰）发生率为1.7%（0.6%~4.3%），开展例数较少的中心发生率相对较高。

TIPS术后可发生溶血现象，可能与红细胞被支架破坏有关。患者如出现胆红素水平升高，应注意鉴别溶血及肝衰竭可能。TIPS术后肝脏梗死比较罕见，通常与供应相应肝段的肝动脉受损或者血栓形成有关。

另外，所有行TIPS术的患者均应考虑有行肝移植的可能。如果TIPS支架深入下腔静脉或者门静脉主干，患者以后行肝移植手术的难度会增加。因此应尽量让支架在保证分流道顺畅的情况下避免过度深入肝静脉/下腔静脉和门静脉，尤其是对于活体肝移植，TIPS支架位置过深会增加手术难度。

五、TIPS相关新技术

（一）TIPS术中影像引导门静脉穿刺技术

TIPS术中需从肝静脉经肝实质穿刺至门静脉，该步骤操作难度大、发生严重并发症风险高，即使在超声引导下穿刺也有2.1%患者出现腹腔出血和肝包膜下血肿，是限制TIPS推广应用的一项技术壁垒。目前实际工作中常用的间接门静脉造影不能实施引导，而血管内超声操作难度大，引导图像不够直观。图像融合是当前较为热门的引导方式。术前的增强CT或术中C臂CT图像传至工作站进行重叠融合处理，然后将重建的三维门静脉系统图像投射到DSA透视图像上，门静脉投影可随透视角度和距离的改变而相应调整变化，从而直观准确地反映出门静脉位置和形态，引导术者精准穿刺。

（二）Viatorr可控支架

近几年多项随机对照实验表明直径8mm支架相较于10mm支架可降低TIPS术后肝性脑病发病率，而总体上曲张静脉再出血率无明显差别。但是对于部分患者而言，8mm支架的分流量不足以使术后PPG降低至12mmHg以下，出血风险仍然较高；而10mm支架又可能造成过度分流，增加肝性脑病发病风险。目前TIPS所用的覆膜支架均为自膨式支架，一旦释放便会扩张到原本直径，但支架植入之前难以评估多大直径才能达到恰当的目标分流量。新的Viatorr可控支架（Viatorr Controlled Expansion Endoprosthesis）可以实现8~10mm直径之间的调整，释放后默认为8mm，若压力未降到目标值，可继续用球囊扩张增加直径，最大增加至10mm。其临床应用价值有待更多研究证实。

覆膜支架的应用有效解决了TIPS术后分流道狭窄或闭塞的问题，术后肝性脑病等并发症目前仍待解决，相信未来随着穿刺路径改良和限制分流支架的应用，将一定程度克服目前的困境。技术的进步和支架的迭代更新促进了TIPS的进一步发展，随着TIPS技术经验的积累和高质量临床研究证据的支持，未来TIPS的应用可能会更加广泛，有望成为门静脉高压并发症的一线选择。

（杨　丽　王小泽）

第四节　肝硬化门静脉高压腹水及相关并发症诊治进展与共识

【摘要】

肝硬化腹水是肝功能减退和门静脉高压的共同结果，是肝硬化失代偿期最突出的临床表现之一。肝硬化腹水可以导致自发性细菌性腹膜炎和诱发肝肾综合征等并发症，如果处理不及时，预后极差。近年来对于肝硬化腹水及其并发症的诊疗有了更新的共识，但是争议仍有不少。本章结合国内外最新指南和基础临床研究，对肝硬化腹水及其相关并发症的诊疗进展及共识进行介绍。

【学习要点】

1. 肝硬化腹水的诊断和治疗原则。

2. 自发性细菌性腹膜炎的诊断和治疗。

3. 肝肾综合征的分型。

【思考题】

1. 比较不同方法对于治疗顽固性腹水的利弊,如何针对患者设计个性化治疗方案?

2. 治疗自发性细菌性腹膜炎经验性抗生素如何选择? 治疗后如果发生耐药如何处理?

3. 肝肾综合征预后极差,如何早期识别肝肾综合征?

一、肝硬化腹水的治疗

腹水是肝硬化失代偿期的常见表现之一,其形成常是多个因素共同作用的结果,门静脉高压是腹水形成的主要原因及始动因素。肾素–血管紧张素–醛固酮系统(renin-angiotensin-aldosterone system,RAAS)失衡及低蛋白血症也在腹水的形成中发挥了作用。①门静脉高压:门静脉高压是肝硬化发展到一定程度的必然结果。肝硬化导致肝内血管变形、阻塞,门静脉血回流受阻,门静脉系统血管内压增高,毛细血管静脉端静水压增高,水分漏入腹腔。当门静脉压力小于12mmHg(1mmHg=0.133kPa)时,很少形成腹水。②低白蛋白血症:肝硬化时,白蛋白合成功能明显降低,引起血浆胶体渗透压降低,促使液体从血浆中漏入腹腔,形成腹水。③RAAS活性增强:门静脉高压引起脾脏和全身循环改变致使RAAS活性增强,导致钠水潴留,是腹水形成与不易消退的主要原因之一。④肝硬化时其他血管活性物质分泌增多或活性增强:其他血管活性物质如心房肽、前列腺素、血管活性肽等分泌增多及活性增强,使脾脏小动脉广泛扩张,促使静脉流入量增加,同时引起小肠毛细血管压力增大和淋巴流量增加,可产生钠潴留效应。⑤淋巴回流受阻:肝内血管阻塞,肝淋巴液生成增多,当回流的淋巴液超过胸导管的引流能力时,可引起腹水。

最新美国肝脏病学会推荐肝硬化患者腹水诊断流程和指南如下:①对于住院和门诊患者中第1次出现腹水者,均应做腹腔穿刺,即抽腹水检查;②由于出血并不常见,因此并不推荐在腹穿前给予新鲜血浆和血小板进行预防;③腹水的实验室检查,包括腹水血细胞计数分类、腹水总蛋白、血清腹水白蛋白梯度(SAAG);④怀疑腹水感染时,推荐在抗生素应用前做腹水培养,应在床旁将腹水注入血培养瓶中进行细菌培养;⑤腹水的其他检验项目应根据病情并且而定,根据患者不同情况还可选择不同试验。

血清腹水白蛋白梯度(serum ascites albumin gradient,SAAG)即血清白蛋白与同日内测得的腹水白蛋白之间的差值(SAAG=血清白蛋白–腹水白蛋白)。腹水中的白蛋白含量可体现腹水的渗透压,其与血清白蛋白含量之差可间接反映血清与腹水的渗透压差,可间接判断腹水是否因为门静脉压力增高而引起。SAAG与门静脉压力呈正相关,SAAG越高,门静脉压就越高。SAAG≥11g/L的腹水多为门静脉高压性,常见于各种原因导致的门静脉高压性腹水,前瞻性研究已证实,测定SAAG可将腹水分为渗出液与漏出液,SAAG>11g/L可诊断为门静脉高压,其准确性达97%。

临床上根据腹水的量可分为1级(少量)、2级(中量)、3级(大量)。1级(少量)腹水:只有通过超声检查才能发现的腹水,患者一般无腹胀的表现,查体移动性浊音阴性;超声下腹水位于各个间隙,深度<3cm。2级(中量)腹水:患者常有中度腹胀和对称性腹部隆起,查体移动性浊音阴/阳性;超声下腹水淹没肠管,但尚未跨过中腹,深度3~10cm。3级(大量)腹水:患者腹胀明显,查体移动性浊音阳性,可有腹部膨隆甚至脐疝形成;超声下腹水占据全腹腔,中腹部被腹水填满,深度>10cm。(表20-4-1)

表20-4-1 腹水的分级和治疗

分级	定义	治疗
1级	仅通过超声检测到的少量腹水	无需治疗
2级	可见明显对称性腹部膨隆的中量腹水	限钠和利尿
3级	可见显著腹部膨隆的大量或严重腹水	腹腔穿刺大量放液,并限钠和利尿(顽固性腹水除外)

根据腹水量、对利尿药物治疗应答反应、肾功能及伴随全身疾病的情况,临床上大致可将腹水

分为普通型肝硬化腹水和顽固（难治）型肝硬化腹水。2018年中华医学会肝病分会沿用了2012年美国肝病研究学会（American Association for the Study of Liver Diseases，AASLD）推荐的顽固型腹水诊断标准（表20-4-2）：①限盐（4~6g/d）及强化利尿药物（螺内酯400mg/d、呋塞米160mg/d）治疗至少1周或治疗性放腹水（每次大于5 000ml），腹水无治疗应答反应（4天内体重平均下降小于0.8kg/d，尿钠排泄少于50mEq/d；或已经控制的腹水4周内复发，腹水增加至少1级）。②出现难以控制的利尿药物相关并发症或不良反应，如急、慢性肾损伤，难控制的电解质紊乱，男性乳房肿大、胀痛等。临床上仅以对利尿药物的治疗反应作为顽固型腹水的定义一直存在争论。

表20-4-2 肝硬化顽固性腹水的定义和诊断标准

利尿剂抵抗性腹水	因为对限钠和利尿剂无应答，腹水不能消退或治疗后不能通过药物治疗有效预防
利尿剂难治性腹水	因为利尿剂诱发的并发症限制了有效剂量的利尿剂使用，腹水不能消退或治疗后不能通过药物治疗有效预防
必要条件	
治疗时间	强化利尿剂治疗（螺内酯400mg和呋塞米160mg/d）至少1周，同时限钠4~6g/d
无应答	每日平均体重下降<0.8kg超过4天，并且尿钠排泄少于50mEq/d
早期复发	首次治疗后腹水消退，但4周内再次出现，腹水增加至少1级
利尿剂诱发的并发症	如急、慢性肾损伤，难控制的电解质紊乱，男性乳房肿大、胀痛等

治疗目标为腹水消失或基本控制，改善临床症状，提高生活质量，延长生存时间。一线治疗包括①病因治疗；②合理限盐（4~6g/d）及应用利尿药物（螺内酯和/或呋塞米）；③避免应用肾毒性药物。二线治疗包括：①合理应用缩血管活性药物和其他利尿药物，如特利加压素、盐酸米多君及托伐普坦等；②大量放腹水及补充人血白蛋白；③经颈静脉肝内门腔内支架分流（transjugular intrahepatic portosystem stent-shunt，TIPSS）；④停用非甾体抗炎药（non-steroidal anti-inflammatory drug，NSAID）及扩血管活性药物，如血管紧张素转换酶抑制剂（angiotensin converting enzyme inhibitor，ACEI）、血管紧张素受体拮抗药（angiotensin receptor blocker，ARB）等。三线治疗包括：①肝移植；②腹水浓缩回输或肾脏替代治疗；③腹腔α-引流泵或腹腔静脉DENVER分流。由于每日腹腔内腹水与腹膜毛细血管的液体交换存在一定的限制（约800ml），宜根据病情缓急轻重及其对限钠、利尿剂的治疗反应，循序渐进，适时调整利尿剂用药模式及剂量，或单一用药，或联合用药，或加用扩容和/或血管收缩药；利尿剂开始用小量，无效时阶梯式逐渐增加至最大剂量。此种用药模式，可使90%患者腹水消退。对一线治疗无效的张力性腹水或难治性腹水，可考虑二线（腹腔穿刺放液或经颈静脉肝内门体分流）或三线治疗（肝移植）（表20-4-3）。

表20-4-3 腹水的治疗

轻、中度腹水	限钠（40~60mmol/d） 限钠+螺内酯（100~400mg/d） 限钠+螺内酯+呋塞米（40~160mg/d） 限钠+螺内酯+呋塞米+扩容
难治性腹水	每次腹腔穿刺大量抽腹水4~6L/2周+白蛋白5~8g/L 肝移植 经颈静脉肝内门-体支架分流（TIPS） 腹腔-静脉分流术（PVS）
重度/张力性腹水	限钠+单次大量腹腔穿刺抽腹水4~6L 联合补充白蛋白（5~8g/L腹水） 限钠+利尿剂（同上） 考虑肝移植

10%~20%肝硬化腹水患者通过减少摄钠可达到钠的排泄大于摄入，特别是初发患者。虽然目前尚无限钠与非限钠治疗等临床对照研究，但普遍观点认为，应适当限钠（80~120mmol/d）。不推荐过度严格限钠，因为其可能损害营养状况。稀释性低钠血症患者应该限制液体摄入。

在利尿剂的应用方面，目前研究证据表明，肝硬化腹水患者肾钠潴留主要是由于近端和远端肾小管钠重吸收增加，而不是滤过减少。远端肾小管钠重吸收增加主要与醛固酮增加有关，因此腹水治疗中醛固酮拮抗剂比袢利尿剂更有效，应作为首选。螺内酯是临床最广泛应用的醛固酮拮抗剂，其次为依普利酮等。螺内酯为醛固酮的竞争性抑制剂，作用于远曲小管和集合管，阻断钠－钾和钠－氢交换，导致水钠排泄增多。醛固酮起效较慢，推荐螺内酯起始剂量 40~80mg/d，以 3~5 天阶梯式递增剂量，常规用量上限为 100mg/d。最大剂量不超过 400mg/d。不良反应：高钾血症、男性乳房发育胀痛、女性月经失调、行走不协调等。依普利酮临床主要用于治疗高血压，缺少治疗肝硬化腹水的临床疗效及安全性报道。作用于集合管的利尿剂阿米洛利疗效较醛固酮拮抗剂差，仅用于不能耐受醛固酮拮抗剂治疗的腹水患者。采用醛固酮拮抗剂应单独治疗还是联合袢利尿剂（如呋塞米）治疗在腹水治疗中并无一致的结果，可能与研究中纳入患者的差异有关，特别是首发腹水患者所占比例的不同可能导致不同的结果。可以肯定的是：醛固酮拮抗剂和呋塞米联合治疗更适用于复发的腹水患者。初发腹水患者治疗建议初始单用醛固酮拮抗剂（螺内酯 100mg/d），治疗无应答者每 7 天加量一次，剂量可以达到 400mg/d。所有接受利尿剂治疗的患者，剂量均需根据体重变化进行调整：无水肿患者每日体重下降≤0.5kg；有水肿的患者每日体重下降≤1kg，以防止利尿剂诱发的肾功能衰竭和／或低钠血症。腹水减少后，应相应减少利尿剂用量，直至最小维持量，以避免药物并发症出现。

对于大量腹水患者首选大量腹腔穿刺抽腹水（large-volume paracentesis，LVP）治疗。与利尿剂相比，LVP 联合白蛋白输注较利尿剂更为有效、安全，但就再入院或生存率而言，两种治疗方法之间并无差异。大量放腹水可引起有效血容量减少，称为腹腔穿刺术后循环功能障碍（post-paracentesis circulatory dysfunction，PPCD）。PPCD 对维持循环稳态不利，可导致腹水迅速重新积聚，其中 20% 患者可发生肝肾综合征（hepatorenal syndrome，HRS）和／或稀释性低钠血症，而且由于肝血管床的缩血管系统作用导致门静脉压力增加，并可能致生存期缩短。预防循环障碍最有效的方法是同时输注白蛋白。与其他血浆扩容剂（右旋糖酐－70、聚明胶肽）相比，白蛋白能更有效地预防 PPCD，尤其在腹腔穿刺放腹水 >5L 时，白蛋白较其他血浆扩容剂更为有效。近期一项卫生经济学分析也提示，LVP 后输注白蛋白有更好的成本效益比。但随机试验并未发现它们存在生存率的差异。一般认为，除包裹性腹水之外，LVP 无禁忌证，但应在严格的无菌条件下执行。LVP 出血并发症并不多见，无资料支持在 LVP 之前应输注新鲜冰冻血浆或血小板。尽管如此，对于严重凝血障碍的患者仍应慎重，有弥散性血管内凝血存在时应避免行 LVP。

TIPSS 在门静脉高压腹水中的作用及疗效评价请参阅相关章节。

二、自发性细菌性腹膜炎的诊治进展与共识

（一）自发性细菌性腹膜炎的诊断

自发性细菌性腹膜炎（spontaneous bacterial peritonitis，SBP）指在肝硬化基础上而无明确腹腔内病变来源（如肠穿孔、肠脓肿）的情况下，病原微生物侵入腹腔，发生的腹腔感染，为肝硬化等终末期肝病患者常见并发症（40%~70%）。SBP 在肝硬化和腹水患者中常见，过去其死亡率超过 90%，但现在注重早期诊断和治疗，死亡率已降至约 20%。所以早期发现、及时治疗对于 SBP 有很重要的临床意义。2018 中国肝硬化腹水及相关并发症的诊疗指南对 SBP 诊断标准基本沿用 2010 年欧洲肝病学会（European Association For The Study Of The Liver，EASL）制定的肝硬化自发性细菌性腹膜炎诊疗指南。SBP 临床表现缺乏特异性，目前诊断基于以下两个方面：

1. 症状或体征　有以下症状或体征之一 ①急性腹膜炎，如腹痛、腹部压痛或反跳痛，腹肌张力增大，呕吐、腹泻或肠梗阻；②全身炎症反应综合征的表现，发热或体温不升、寒战、心动过速、呼吸急促；③无明显诱因肝功能恶化；④肝性脑病；⑤休克；⑥顽固性腹水或对利尿剂突发无反应或肾功能衰竭；⑦急性胃肠道出血。

2. 实验检查　有以下实验检查异常之一：①腹水中性粒细胞（polymorphonuclearneutrophil，PMN）计数大于或等于 >250/mm^3；②腹水细菌培养阳性；③降钙素原（procalcitonin，PCT）>0.5ng/ml，排除其他部位感染。

SBP 患者出现以下任何 2 条临床表现或实验室检查异常认为是重症感染：①高热、寒战，体温高于 39.5℃；②感染性休克；③急性呼吸窘迫综

合征；④不明原因 AKI3 期；⑤外周血白细胞大于 10×10^9 个 /L；⑥PCT>2ng/ml。然而，需要重点指出的是，SBP 可以无临床症状，特别是在门诊患者。

诊断 SBP 不一定需要腹水培养阳性，但腹水培养阳性有助于指导抗生素用药，因此所有疑似 SBP 的患者，在应用抗生素治疗前应行腹水培养。腹水总蛋白浓度 <15g/L 发生 SBP 的风险增加，因此腹水总蛋白浓度可用于评估 SBP 风险。在怀疑腹水感染的患者应将腹水注入血培养瓶中进行培养，与以往的方法比较，将 20ml 腹水直接注入血培养瓶能显著提高培养的阳性率。对于不同患者应根据腹水检查前可能存在的疾病情况进行相应检查，如怀疑胰性腹水应查腹水淀粉酶；怀疑腹膜癌时应做 3 次或以上细胞学检查。1 次检查阳性率为 82%，2 次为 93.3%，3 次达 96.7%。怀疑结核性腹膜炎应做腹腔镜和活检及结核菌培养。

（二）自发性细菌性腹膜炎的治疗

对确诊或高度怀疑 SBP、培养阴性的中性粒细胞性腹水及细菌性腹水有腹膜炎症状者，均应立即治疗。腹水中性粒细胞≥250/mm³ 者按 SBP 治疗；腹水中性粒细胞 <250/mm³，但腹水培养阳性者为细菌性腹水，如患者有系统性炎症或感染征象应给予抗生素治疗；对无症状细菌性腹水，有认为是细菌在腹水中一过性存留，可密切观察，暂不治疗。

早期、正确、合理地选用抗生素为治疗的关键。选择抗生素应注意以下三个方面：①抗菌谱广，兼顾引起 SBP 的常见 G^- 杆菌及 G^+ 球菌；②确保腹水药物浓度达足够水平；③避免肾毒性和重复感染。应根据治疗反应、腹水培养及药敏试验选择并调整药物。在得到细菌培养结果之前，应选用广谱抗生素，可用二联甚至三联治疗。

SBP 早期临床诊断、早期病原学诊断及早期经验性的抗感染治疗仍是临床医师面临的巨大挑战。诊断 SBP 之后，应立即开始经验性抗生素治疗。研究发现，SBP 患者使用头孢噻肟后 6 小时内加用人血白蛋白 1.5g/kg、第 3 天 1.0g/kg 和单用头孢噻肟进行比较，病死率明显下降。抗菌药物联合人血白蛋白延迟肝硬化 SBP 患者急性肾损伤的发生，对预后没有影响。2018 年欧洲肝病学会发布的《失代偿性肝硬化患者的管理临床实践指南》推荐 SBP 患者使用白蛋白。另有研究显示，特利加压素联合人血白蛋白、三代头孢类抗菌药物可显著提高住院生存率。对于抗菌药物治疗无应答反应的肝硬化腹水患者应该监测真菌性腹膜炎。

图 20-4-1 为 SBP 治疗流程图。

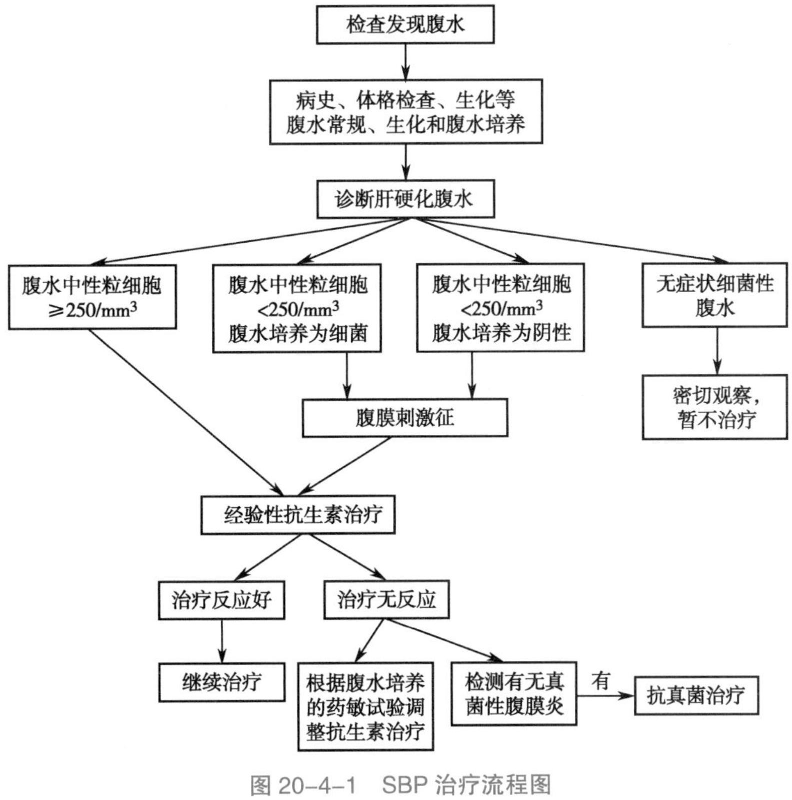

图 20-4-1　SBP 治疗流程图

三、肝肾综合征发病机制研究进展与诊治指南

（一）肝肾综合征的诊断

肝肾综合征（HRS）是终末期肝硬化的严重并发症之一，其临床表现主要是以血清肌酐水平升高为特征的急性肾损害（acute kidney injury，AKI）综合征。肝肾综合征临床分有两型：HRS-1型（急进型），其特征为肾功能迅速进展恶化，在数日至2周内，血清肌酐水平较开始水平增加1倍或升高至基线值的2倍，即>221μmol/L或>2.5mg/dl，常伴有少尿或稀释性低血钠。而HRS-2型是HRS的慢性型，呈缓慢发展过程，持续数周至数月，其临床特征表现为对利尿剂有抵抗的难治性腹水。其肾功能损害相对较轻，血清肌酐（serum creatinine，Scr）水平介于133~221μmol/L（1.5~2.5mg/dl），多为自发的过程，有时也有诱因，预后相对Ⅰ型较好。

国际腹水俱乐部于2007年对诊断标准进一步作了调整，确立了6条诊断标准，沿用至今。2017年《中国肝硬化腹水及相关并发症的诊疗指南》也基本上采用了国际俱乐部2007年最后修订且沿用至今的HRS诊断标准：①肝硬化腹水；②血清肌酐升高大于基线水平50%以上，>133μmol/L（1.5mg/dl）；③至少停用利尿剂2d，并且使用白蛋白1g/（kg·d）直至最大100g/d扩容后，肾功能无持续性改善（SCr<133μmol/L）；④无休克；⑤目前或近期无肾毒性药物使用史；⑥无器质性肾脏疾病。

（二）肝肾综合征的治疗

HRS内科治疗的一切措施，旨在延长患者生存时间，渡过难关，等待进行肝移植，这是目前唯一有希望提高HRS生存率的治疗措施，宜争取尽早实施。在等待肝移植期间，在严密监测、支持疗法、原发病（肝硬化腹水）治疗基础上，采取积极治疗措施。

HRS预后差，一旦确诊，应尽早开始治疗，防止肾功能衰竭进一步恶化。2018年欧洲指南推荐特利加压素联合白蛋白应作为1型HRS的一线治疗。特利加压素起始静脉剂量注射1mg，随后1mg/4~6h。而特利加压素持续静脉输注，起始剂量2mg/d，有可能减少该药日剂量，从而降低不良反应发生率。如治疗无应答（SCr从峰值下降<25%），2天后应逐步增加特利加压素剂量直至最大12mg/d。治疗的目的是充分改善肾功能，如血肌酐降至133μmol/L（1.5mg/dl）以下称完全反应。如治疗3天后，血肌酐不能减低25%以上，特利加压素应逐步加量至2mg/4h。对于只有部分反应（血肌酐不能降至133μmol/L以下）或血肌酐没有减少的患者，特利加压素应在14天内停用。特利加压素的禁忌证包括缺血性心血管疾病，应用特利加压素治疗者应密切监测心律、内脏或肢体缺血、液体超负荷等情况，并及时处理不良反应。在2型HRS中，该联合疗法已被证明在大多数情况下是有效的，但治疗结束后容易复发。

其他治疗措施包括去甲肾上腺素、米多君、奥曲肽及与白蛋白的联合，但有关这些药物疗效的信息目前非常有限，《2015年日本胃肠病学会肝硬化循证医学临床实践指南》指出，联合应用奥曲肽、盐酸米多君和输注白蛋白可提高肝硬化合并1型和2型HRS患者的生存率。2015年一项RCT研究显示治疗1型HRS，米多君联合奥曲肽比特利加压素的疗效差。TIPSS可改善1型HRS患者的肾功能。但肝硬化腹水患者如果出现1型HRS一般病情较重，多数有TIPSS治疗的禁忌证。理论上，TIPSS能有效控制腹水，减轻门静脉压力，因此对2型HRS患者应该有较好疗效。肾脏替代治疗如血液透析、连续静脉血液滤过并不能改善预后，对部分1型HRS患者可能改善肾功能。

肝移植是1型和2型HRS的最佳治疗方法。移植术后1型HRS生存率约为65%，与无HRS的肝硬化患者比较，生存率较低主要是由于肾功能衰竭所致，移植后应用特利加压素和/或肾脏替代疗法可提高生存率。大部分患者肝移植后肾功能将恢复，肝肾联合移植的适应证仍存有争议，有显著慢性肾脏疾病或持续AKI，包括药物治疗无应答HRS-AKI的患者，可考虑肝肾联合移植。

（晏 维 田德安）

第五节　肝性脑病诊治进展与共识

【摘要】

肝性脑病（hepatic encephalopathy，HE）是肝硬化的常见并发症，初期多为可逆性，但重度肝性脑病是失代偿期肝硬化的重要死亡原因。氨中毒学说仍然是其主要机制，多种因素相互协同、相互依赖、互为因果，共同促进了肝性脑病的发生和发展。肝性脑病的临床表现因基础肝病、严重程度、起病缓急及诱因不同而表现不同，主要可归为脑病和肝病两大方面，可出现多种临床表现。早期识别、及时治疗是改善预后的关键。

【学习要点】

1. 肝性脑病的定义、分类和分级。
2. 肝性脑病的发病机制。
3. 肝性脑病的治疗进展。

【思考题】

1. 如何提高轻微肝性脑病的早期诊断？
2. 试述肝性脑病的诊疗流程。
3. 肝性脑病的发病机制和治疗中有哪些新进展？

一、定义

肝性脑病是一种由于肝功能衰竭和/或门-体分流所致的不同程度的神经精神异常综合征。1998年第11届世界胃肠病大会（World Congresses of Gastroenterology，WCG）成立HE工作小组，对HE定义及分类进行了标准化，2011年国际肝性脑病和氮代谢学会（International Society for Hepatic Hncephalopathy and Nitrogen Metabolism，ISHEN）发表了HE临床试验设计规范共识。2014年欧洲肝病学会（EASL）和美国肝病学会（AASLD）联合发布了慢性肝病并发HE的临床指南。

中华医学会消化病学分会和肝病学分会于2013年发表了《中国肝性脑病诊治共识意见（2013年，重庆）》。2018年中华医学会肝病学分会组织相关领域的专家共同编写了《肝硬化肝性脑病诊疗指南》。本章主要介绍由肝硬化引起的HE发生机制、临床表现及治疗。

二、分类及分级

2014年EASL和AASLD联合发布HE临床实践指南，基本上采用了WCG建议的HE分类，根据基础肝病类型（急性肝衰竭为A型、门体分流为B型、肝硬化为C型）、临床表现严重度（0~4级）、病程（偶发、复发及持续型）以及有无诱发因素，对HE进行综合分类及分级。

对于HE的分级，临床上仍然采用West-Haven标准（West Haven criteria，WHC）将HE分为1至4级。对于4级HE即昏迷期HE，可按照格拉斯哥（Glasgow）昏迷量表评分进行进一步分级。有些患者无明显认知功能异常，亦无神经系统临床症状和体征，但有神经心理测试和/或神经生理检测异常，故被称为亚临床HE（subclinical hepatic encephalopathy，SHE），现在国际文献中多将其称为轻微HE（minimal hepatic encephalopathy，MHE）（表20-5-1）。

2010年，ISHEN提出了肝硬化神经认知损伤谱（spectrum of neuro-cognitive impairment in cirrhosis，SONIC）分级标准，把HE看成渐进和连续的过程：将MHE和1级HE合称为隐性HE（covert hepatic encephalopathy，CHE），有神经心

表20-5-1　HE的综合分类及分级

根据基础疾病分型	WHC分级	SONIC分级	根据病程分亚型	根据诱因分类
A型 （急性肝衰竭相关HE） B型 （门-体分流所致HE） C型 （肝硬化相关HE）	MHE	隐性HE （CHE）	偶发性HE（间隔>6个月） 复发性HE（间隔≤6个月） 持续性HE（一直有行为改变，伴有显性HE发作）	有诱因 无诱因
	1级			
	2级	显性HE （OHE）		
	3级			
	4级			

理测试和/或神经生理学检测异常，但无定向力障碍、无扑翼样震颤；将2~4级HE称为显性HE（overt hepatic encephalopathy，OHE）（表20-5-1）。

在临床上，以肝硬化引起的C型HE最常见，其临床表现与主要由门体分流引起的B型HE相似。由急性肝衰竭所引起的A型HE，其发病机制及临床表现明显区别与B型和C型HE，通常有明显脑水肿和颅内高压表现，其进展迅速、预后不良。近年研究发现，发生在慢加急性肝衰竭基础上的HE，也有其独特的病理生理特点，故有学者建议将其独立出来定义为"D型HE"。

三、发病机制

HE的确切发病机制尚未完全阐明，主要包括氨中毒学说、氨基酸失衡学说、假神经递质学说、γ-氨基丁酸/苯二氮䓬复合受体假说及锰中毒学说等。目前仍以氨中毒学说为主，但近年来炎症反应学说、肠道微生态学说逐渐引起人们的关注。

1. 氨中毒学说　氨是氮代谢产物，生理状态时，氨的来源、生成、吸收和清除均保持动态平衡。肝功能障碍和/或门-体分流时，氨从肠道吸收后在肝脏未充分经尿素循环有效解毒，经血液循环进入脑组织。脑内氨的清除主要依赖星形胶质细胞中的谷氨酰胺合成酶催化合成谷氨酰胺。如果谷氨酰胺过度增加，可引发神经认知功能损伤和Alzheimer Ⅱ型星形胶质细胞变性（星形胶质细胞肿胀、核苍白及染色质边缘化），甚至脑水肿。氨可亦可直接导致兴奋性和抑制性神经递质比例失调。

2. 炎症反应学说　炎症反应与高氨血症协同促进HE的发生。高血氨可促进炎症反应和氧化应激。而感染和肝细胞损伤所产生的炎性反应，可导致血脑屏障的完整性破坏、通透性增加，使炎性因子（如IL-1、IL-6、TNF-α等）易通过血脑屏障进入脑组织，从而促进HE进展。

3. 肠道微生态学说　肠道微生态与肝脏功能密切相关，形成互相作用的"肠-肝轴"。肝硬化时，肠道菌群失调，致病菌增多、有益菌减少；肠道黏膜屏障破坏，肠道通透性增加；而小肠细菌过度生长（small intestine bacterial overgrowth，SIBO）、肠道菌群异位，可引起肠源性内毒素血症，促进HE及自发性细菌性腹膜炎的发生。此外，有研究显示，肠道微生态失衡也与炎症发生相关。

四、诊断和鉴别诊断

（一）诊断

详细的病史是诊断HE的基础。对已知或怀疑有肝硬化、急性肝衰竭或门体分流的患者，如果出现任何精神、行为或认知异常，且排除其他病因后，应当考虑HE。在肝功能储备基本正常者，如果出现显性HE，应注意是否存在门体分流或其他遗传代谢性疾病。

在大多数急慢性肝病所致的HE患者均有血氨升高，但约1/3的HE患者血氨水平正常，故即使血氨正常也不能完全排除HE。而且，血氨升高水平与HE严重程度也并不完全一致，故血氨水平对HE诊断、分期或预后判断帮助有限。另外，影响血氨检测结果的因素较多，应注意规范采集血样，并及时低温送检。对于临床表现轻微及不典型者，各种神经心理测试、神经生理检查及功能影像学检查有助于诊断（表20-5-2）。

1. 隐性HE　隐性HE包括MHE和WHC分级中1级HE，前者需要借助特殊检查才能明确诊断。根据中国2018年肝硬化HE诊疗指南，符合以下主要诊断要点（1）和（2），及（3）~（6）中任意一条或以上，即可诊断。

（1）有引起HE的基础疾病：严重肝病和/或广泛门体侧支循环分流。

（2）传统神经心理学测试指标中至少2项异常。

（3）新的神经心理学测试方法中至少1项异常。

（4）临界闪烁频率测试异常。

（5）脑电图、视觉诱发电位、听觉诱发电位异常。

（6）功能MRI异常。

2. 显性HE　失代偿期肝硬化患者更易发生显性HE。可首先有行为改变、时间定向障碍，作业能力明显下降，然后出现扑翼样震颤、反射亢进、眼球震颤、手指鼻动作不协调、跟膝胫动作不协调等，逐渐出现嗜睡及昏迷。其诊断要点如下：

表 20-5-2 用于 HE 诊断的神经心理测试及神经生理和功能影像学检查

传统神经心理学测试	
纸 - 笔测试	HE 心理学评分（PHES）包括数字连接试验 A 和 B、数字符号试验、轨迹描绘试验、系列打点试验
可重复性成套神经心理状态测验（RBANS）	包括即时记忆、延迟记忆、注意、视觉空间能力和语言能力，但不是专门用于 HE 的检测工具，且需要由精神科医生来评判结果
新的神经心理学测试	动物命名测试（ANT）、姿势控制及稳定性测试、多感官组合测试
电脑化的神经心理学测验	
连续反应时间试验（CRT）	用计算机设备和软件记录患者对听觉刺激的反应时间，以评价 HE 程度
抑制控制试验（ICT）	用计算机技术检测患者反应抑制和工作记忆
SCAN 测试	评价受试者的认知、注意力、思维速度和记忆。一般用于评估肝硬化患者的整体神经精神病理改变
Encephal App-Stoop 测试	通过记录识别彩色字段和书写颜色名称之间的干扰反应时间，来评估精神运动速度和认知灵活性
临界闪烁频率测试（CFF）	能引起闪光融合感觉的最小刺激频率，可以反映大脑神经传导功能障碍
神经生理学检查	
脑电图	有节律变慢等非特异性改变，临床上基本不用于 HE 早期诊断
诱发电位检测	包括视觉诱发电位、听觉诱发电位和躯体诱发电位
影像学检查	
头颅 CT 及 MRI	主要用于排除脑血管意外、颅内肿瘤等疾病，不能用于 HE 的诊断或分级
功能性 MRI（fMRI）	可发现 HE 患者基底节 - 丘脑 - 皮层回路损伤，功能连接改变与认知功能改变相关，DWI 成像白质病变可能与血氨水平相关

（1）有基础疾病：严重肝病和 / 或广泛门体侧支循环分流。

（2）有临床可识别的神经精神症状及体征。

（3）排除其他导致神经精神异常的疾病。

（4）有引起 HE 的诱因：感染、上消化道出血、大量放腹水等。

（5）血氨升高。

（二）鉴别诊断

1. 精神障碍疾病　以精神、行为或智力异常为主要表现者，需要结合病史与精神障碍疾病鉴别。

2. 颅内病变　与颅内出血、癫痫、脑肿瘤等鉴别。

3. 代谢性疾病　需与糖尿病酮症酸中毒、肾 / 肺性脑病、希特林缺乏症（citrin deficiency）等疾病相鉴别。

五、治疗原则

应根据临床类型、不同诱因及疾病严重程度，制订个体化治疗方案。其总体原则是：积极治疗原发疾病并及时去除诱因；给予适当营养支持及微生态制剂，以减少肠道氨的产生和吸收；应用适当的药物以促进氨的消除。

1. 去除诱因　多数晚期肝硬化患者发生显性 HE 均与诱因相关，其中以进食蛋白过多、便秘、感染、消化道出血及过度利尿等最为常见。据报道，去除诱因可使 80%~90% 的显性 HE 得到恢复。因此，要避免过多蛋白饮食、保持大便通畅，有效控制感染和消化道出血，并避免过度利尿。

2. 适当营养管理　以往对于 HE 患者采取的是严格限蛋白质饮食。近年发现，大部分肝硬化患者存在营养不良，且长时间过度限制蛋白质饮食可造成肌肉总量减少，更容易出现肝性脑病。目前国内外主要临床指南多推荐每日蛋白摄入应为 1.2~1.5g/（kg·d）。对于不能耐受动物蛋白者，可采用植物蛋白替代，或口服支链氨基酸制剂（BCAA），尽量使患者能够实现所推荐的氮摄入。

3. 药物治疗　主要是通过减少肠腔氨的吸

收和生成从而降低血氨水平。

（1）乳果糖（lactulose）：是由半乳糖和果糖组成的非吸收双糖，能清洁、酸化肠道，减少氨的吸收，调节肠道微生态，有效降低内毒素。EASL-AASLD 2014 年指南推荐乳果糖为显性 HE 发作的首选治疗选择，也可以作为 HE 首次发作后预防复发的药物。

（2）拉克替醇（lactilol）；也是肠道不吸收的双糖，也能清洁、酸化肠道，减少氨的吸收，调节肠道微生态，有效降低内毒素。

（3）利福昔明（rifaximin）：为口服不吸收广谱抗生素，可减少肠道中产氨细菌的数量。2014 年 EASL-AASLD 指南推荐可用于预防显性 HE 的复发。

（4）L-鸟氨酸 L-门冬氨酸（L-ornithine L-aspartate，LOLA）：促进脑、肝、肾利用氨合成尿素和谷氨酰胺，从而降低血氨，并能促进肌肉对氮的利用，减少肌少症的发生风险。

（5）微生态制剂 包括益生菌（probiotics）、益生元（prebiotics）和合生元（synbiotics）。可以促进对宿主有益菌的生长，并能抑制有害菌群；改善肠上皮细胞的营养状态、降低肠黏膜通透性，减少细菌易位和内毒素血症的发生。《2016 年中国消化道微生态调节剂临床应用共识》推荐含双歧杆菌、乳杆菌及酪酸杆菌等制剂作为 HE 辅助治疗。

4. 肝移植 反复发作的难治性显性 HE 伴有肝衰竭，是进行肝移植的指征。

六、预防

1. 一级预防 是指在有发生 HE 风险、但尚未发生 HE 者，预防首次 HE 发作。避免诱因是最重要的一级预防。此外，病因治疗可减轻肝脏炎症和纤维化、降低门静脉压力，对预防肝性脑病也有重要意义。2014 年 EASL-AASLD 指南推荐，对于有发生 HE 高危风险的肝硬化患者，可进行一级预防。

2. 二级预防 是指第一次显性 HE 发作之后，预防再次发作。二级预防的重点是患者和家属健康教育，可首选乳果糖单用或联合利福昔明。

（单 姗 贾继东）

参考文献

[1] Tsochatzis EA, Bosch J, Burroughs AK. Liver cirrhosis. Lancet, 2014, 383: 1749-1761.

[2] 章燕虹，李游，陈龙，等. 2 890 例住院的肝硬化患者病因和并发症分析. 实用肝脏病杂志，2018，21：344-347.

[3] Asrani SK, Devarbhavi H, Eaton J, et al. Burden of liver diseases in the world. J Hepatol, 2019, 70: 151-171.

[4] Tsuchida T, Friedman SL. Mechanisms of hepatic stellate cell activation. Nat Rev Gastroenterol Hepatol, 2017, 14: 397-411.

[5] Li H, Zheng HW, Chen H, et al. Hepatitis B virus particles preferably induce Kupffer cells to produce TGF-beta1 over pro-inflammatory cytokines. Dig Liver Dis, 2012, 44: 328-333.

[6] Weiskirchen R, Tacke F. Relevance of autophagy in parenchymal and non-parenchymal liver cells for health and disease. Cells, 2019, 8. pii: E16.

[7] Chen L, Charrier A, Zhou Y, et al. Epigenetic regulation of connective tissue growth factor by MicroRNA-214 delivery in exosomes from mouse or human hepatic stellate cells. Hepatology, 2014, 59: 1118-1129.

[8] Seo W, Eun HS, Kim SY, et al. Exosome-mediated activation of toll-like receptor 3 in stellate cells stimulates interleukin-17 production by gammadelta T cells in liver fibrosis. Hepatology, 2016, 64: 616-631.

[9] Qin N, Yang F, Li A, et al. Alterations of the human gut microbiome in liver cirrhosis. Nature, 2014, 513: 59-64.

[10] Bhanji RA, Montano-Loza AJ, Watt KD. Sarcopenia in cirrhosis: Looking beyond the skeletal muscle loss to see the systemic disease. Hepatology, 2019, 70(6): 2193-2203.

[11] Tapper EB, Lok AS. Use of Liver Imaging and Biopsy in Clinical Practice. N Engl J Med, 2017, 377: 756-768.

[12] Angeli P, Ginès P, Wong F, et al. Diagnosis and management of acute kidney injury in patients with cirrhosis: Revised consensus recommendations of the International Club of Ascites. J Hepatol, 2015, 62: 968-974.

[13] Vilstrup H, Amodio P, Bajaj J, et al. Hepatic encephalopathy in chronic liver disease: 2014 Practice Guideline by the American Association for the Study of Liver Diseases and the European Association for the

Study of the Liver. Hepatology, 2014, 60: 715–735.

[14] Krowka MJ, Fallon MB, Kawut SM, et al. International Liver Transplant Society practice guidelines: diagnosis and management of hepatopulmonary syndrome and portopulmonary hypertension. Transplantation, 2016, 100: 1440–1452.

[15] Villanueva A. Hepatocellular Carcinoma. N Engl J Med, 2019, 380: 1450–1462.

[16] Kim MY, Cho MY, Baik SK, et al. Histological subclassification of cirrhosis using the Laennec fibrosis scoring system correlates with clinical stage and grade of portal hypertension. J Hepatol, 2011, 55: 1004–1009.

[17] Basyigit S, Sapmaz F, Yeniova AO. Antiviral therapy leads to histological improvement in HBeAg–negative chronic hepatitis B patients. Ann Gastroenterol, 2015, 28: 506–507.

[18] D'Ambrosio R, Aghemo A, Rumi MG, et al. A morphometric and immunohistochemical study to assess the benefit of a sustained virological response in hepatitis C virus patients with cirrhosis. Hepatology, 2012, 56: 532–543.

[19] Hytiroglou P, Theise ND. Regression of human cirrhosis: an update, 18 years after the pioneering article by Wanless et al. Virchows Arch, 2018, 473: 15–22.

[20] Sun Y, Zhou J, Wang L, et al. New classification of liver biopsy assessment for fibrosis in chronic hepatitis B patients before and after treatment. Hepatology, 2017, 65: 1438–1450.

[21] EASL–ALEH Clinical Practice Guidelines: Non-invasive tests for evaluation of liver disease severity and prognosis. J Hepatol, 2015, 63: 237–264.

[22] Shiha G, Ibrahim A, Helmy A, et al. Asian–Pacific Association for the Study of the Liver (APASL) consensus guidelines on invasive and non–invasive assessment of hepatic fibrosis: a 2016 update. Hepatol Int, 2017, 11: 1–30.

[23] Lim JK, Flamm SL, Singh S, et al. American Gastroenterological Association Institute Guideline on the Role of Elastography in the Evaluation of Liver Fibrosis. Gastroenterology, 2017, 152: 1536–1543.

[24] D'Amico G, Morabito A, D'Amico M, et al. Clinical states of cirrhosis and competing risks. J Hepatol, 2018, 68: 563–576.

[25] New concepts on the clinical course and stratification of compensated and decompensated cirrhosis. Hepatol Int, 2018, 12: 34–43.

[26] 中华医学会肝病学分会. 肝硬化诊治指南. 临床肝胆病杂志, 2019, 35: 2408–2425.

[27] EASL Clinical Practice Guidelines for the management of patients with decompensated cirrhosis. J Hepatol, 2018, 69: 406–460.

[28] EASL Clinical Practice Guidelines on nutrition in chronic liver disease. J Hepatol, 2019, 70: 172–193.

[29] Plauth M, Bernal W, Dasarathy S, et al. ESPEN guideline on clinical nutrition in liver disease. Clin Nutr, 2019, 38: 485–521.

[30] European Association for the Study of the Liver. EASL Clinical Practice Guidelines: Liver transplantation. J Hepatol, 2016, 64: 433–485.

[31] Tripathi D, Stanley A J, Hayes P C, et al. U. K. guidelines on the management of variceal haemorrhage in cirrhotic patients. Gut, 2015, 64(11): 1680–1704.

[32] Jairath V, Kahan B C, Gray A, et al. Restrictive versus liberal blood transfusion for acute upper gastrointestinal bleeding (TRIGGER): a pragmatic, open–label, cluster randomised feasibility trial. Lancet, 2015, 386(9989): 137–144.

[33] Garcia–Tsao G, Abraldes J G, Berzigotti A, et al. Portal hypertensive bleeding in cirrhosis: Risk stratification, diagnosis, and management: 2016 practice guidance by the American Association for the study of liver diseases. Hepatology, 2017, 65(1): 310–335.

[34] Ibrahim M, Mostafa I, Deviere J. New developments in managing variceal bleeding. Gastroenterology, 2018, 154(7): 1964–1969.

[35] Lens S, Alvarado–Tapias E, Marino Z, et al. Effects of all–oral anti–viral therapy on HVPG and systemic hemodynamics in patients with hepatitis C virus–associated cirrhosis. Gastroenterology, 2017, 153(5): 1273–1283.

[36] Ibrahim M, El–Mikkawy A, Abdel H M, et al. Early application of haemostatic powder added to standard management for oesophagogastric variceal bleeding: a randomised trial. Gut, 2019, 68(5): 844–853.

[37] de Franchis R, Baveno VIF. Expanding consensus in portal hypertension: Report of the Baveno VI Consensus Workshop: Stratifying risk and individualizing care for portal hypertension. J Hepatol, 2015, 63: 743–752.

[38] Boyer TD, Haskal ZJ, American Association for the Study of Liver D. The Role of Transjugular Intrahepatic Portosystemic Shunt (TIPS) in the Management of Portal Hypertension: update 2009. Hepatology, 2010, 51: 306.

[39] Rossle M. TIPS: 25 years later. J Hepatol, 2013, 59: 1081–1093.

[40] Carlos Garcia-Pagan J, Caca K, Bureau C, et al. Early Use of TIPS in Patients with Cirrhosis and Variceal Bleeding. New England Journal of Medicine, 2010, 362: 2370-2379.

[41] Miraglia R, Maruzzelli L, Di Piazza A, et al. Transjugular Intrahepatic Portosystemic Shunt Using the New Gore Viatorr Controlled Expansion Endoprosthesis: Prospective, Single-Center, Preliminary Experience. CardioVascular and Interventional Radiology, 2019, 42(1): 78-86.

[42] Lv Y, Zuo L, Zhu X, et al. Identifying optimal candidates for early TIPS among patients with cirrhosis and acute variceal bleeding: a multicentre observational study. Gut, 2018, 0: 1-14.

[43] Dariushnia SR, Haskal ZJ, Midia M, et al. Quality Improvement Guidelines for Transjugular Intrahepatic Portosystemic Shunts. J Vasc Interv Radiol, 2016, 27: 1-7.

[44] Sauerbruch T, Mengel M, Dollinger M, et al. Prevention of Rebleeding From Esophageal Varices in Patients with Cirrhosis Receiving Small-Diameter Stents Versus Hemodynamically Controlled Medical Therapy. Gastroenterology, 2015, 149: 660-668 e1.

[45] Holster IL, Tjwa ET, Moelker A, et al. Covered transjugular intrahepatic portosystemic shunt versus endoscopic therapy + beta-blocker for prevention of variceal rebleeding. Hepatology, 2016, 63: 581-589.

[46] Bureau C, Thabut D, Oberti F, et al. Transjugular Intrahepatic Portosystemic Shunts with Covered Stents Increase Transplant-Free Survival of Patients with Cirrhosis and Recurrent Ascites. Gastroenterology, 2017, 152: 157-163.

[47] 中华医学会放射学分会介入学组．经颈静脉肝内门体分流术专家共识．临床肝胆病杂志, 2017, 07: 1218-1228.

[48] 中华医学会消化病学分会消化介入学组．经颈静脉肝内门体静脉分流术治疗肝硬化门静脉高压共识意见．中华消化杂志, 2014, 03: 210-213.

[49] Cavallin M, Kamath P S, Merli M, et al. Terlipressin plus albumin versus midodrine and octreotide plus albumin in the treatment of hepatorenal syndrome: A randomized trial. Hepatology, 2015, 62(2): 567-574.

[50] Thevenot T, Bureau C, Oberti F, et al. Effect of albumin in cirrhotic patients with infection other than spontaneous bacterial peritonitis. A randomized trial. J Hepatol, 2015, 62(4): 822-830.

[51] Angeli P, Gines P, Wong F, et al. Diagnosis and management of acute kidney injury in patients with cirrhosis: revised consensus recommendations of the International Club of Ascites. J Hepatol, 2015, 62(4): 968-974.

[52] Facciorusso A, Chandar A K, Murad M H, et al. Comparative efficacy of pharmacological strategies for management of type 1 hepatorenal syndrome: a systematic review and network meta-analysis. Lancet Gastroenterol Hepatol, 2017, 2(2): 94-102.

[53] 肝硬化腹水及相关并发症的诊疗指南．临床肝胆病杂志, 2017, 33(10): 1847-1863.

[54] EASL Clinical Practice Guidelines for the management of patients with decompensated cirrhosis. J Hepatol, 2018, 69(2): 406-460.

[55] Wijdicks EF. Hepatic Encephalopathy. N Engl J Med 2016; 375: 1660-1670.

[56] Ferenci P, Lockwood A, Mullen K, et al. Hepatic encephalopathy--definition, nomenclature, diagnosis, and quantification: final report of the working party at the 11th World Congresses of Gastroenterology, Vienna, 1998. Hepatology, 2002, 35: 716-721.

[57] Bajaj JS, Cordoba J, Mullen KD, et al. Review article: the design of clinical trials in hepatic encephalopathy—an International Society for Hepatic Encephalopathy and Nitrogen Metabolism (ISHEN) consensus statement. Aliment Pharmacol Ther, 2011, 33: 739-747.

[58] Vilstrup H, Amodio P, Bajaj J, et al. Hepatic encephalopathy in chronic liver disease: 2014 Practice Guideline by the American Association for the Study of Liver Diseases and the European Association for the Study of the Liver. Hepatology, 2014, 60: 715-735.

[59] 中华医学会消化病学分会, 中华医学会肝病学分会．中国肝性脑病诊治共识意见(2013年, 重庆). 中华消化杂志, 2013, 33: 581-592.

[60] 中华医学会肝病学分会．肝硬化肝性脑病诊疗指南．中华肝脏病杂志, 2018, 26: 721-736.

[61] Dhiman RK, Saraswat VA, Sharma BK, et al. Minimal hepatic encephalopathy: consensus statement of a working party of the Indian National Association for Study of the Liver. J Gastroenterol Hepatol, 2010, 25: 1029-1041.

[62] Amodio P. Current Diagnosis and Classification of Hepatic Encephalopathy. J Clin Exp Hepatol, 2018, 8: 432-437.

[63] Weissenborn K. Hepatic Encephalopathy: Definition, Clinical Grading and Diagnostic Principles. Drugs, 2019, 79: 5-9.

[64] Butterworth RF. Hepatic Encephalopathy in Cirrhosis: Pathology and Pathophysiology. Drugs, 2019, 79: 17-21.

[65] Milosevic I, Vujovic A, Barac A, et al. Gut-Liver Axis,

Gut Microbiota, and Its Modulation in the Management of Liver Diseases: A Review of the Literature. Int J Mol Sci, 2019, 20: 395.

[66] Rai R, Saraswat VA, Dhiman RK. Gut microbiota: its role in hepatic encephalopathy. J Clin Exp Hepatol, 2015, 5: S29-36.

[67] Qin N, Yang F, Li A, et al. Alterations of the human gut microbiome in liver cirrhosis. Nature, 2014, 513: 59-64.

[68] Dooley JS, Lok ASF, Garcia-Tsao G, et al. Sherlock's diseases of the liver and biliary system 13th ed, Willey-Blackwell, 2018, p155.

[69] Bajaj JS. Hepatic encephalopathy: classification and treatment. J Hepatol, 2018, 68: 838-839.

[70] Plauth M, Bernal W, Dasarathy S, et al. ESPEN guideline on clinical nutrition in liver disease. Clin Nutr, 2019, 38: 485-521.

[71] 中华预防医学会微生态学分会. 中国消化道微生态调节剂临床应用专家共识(2016版). 中华消化杂志, 2016, 36: 793-780.

[72] Amodio P. Hepatic encephalopathy: Diagnosis and management. Liver Int, 2018, 38: 966-975.

第二十一章　原发性肝癌的最新指南与思考

【摘要】

原发性肝癌（主要指肝细胞癌）是一种全球性高度恶性肿瘤，在我国主要是由乙肝病毒慢性感染所引起，具有高发病率、高转移率、高复发率和高死亡率的特点，对高危人群采用超声显像和血清甲胎蛋白进行早期筛查和监测十分必要。其临床诊断主要依据慢性肝病背景和影像学检查特点，并结合甲胎蛋白等血清标志物水平。根据我国患者特点和治疗现状，采用我国临床分期标准对指导治疗和评估预后可能更为合适。肝癌治疗强调多学科规范化的综合治疗和个体化方案，合理选择外科手术、肝移植、局部消融、肝动脉化疗栓塞、放疗和全身治疗。

【学习要点】

1. 需要进行肝癌监测筛查的高危人群。
2. 肝癌的临床诊断标准。
3. 肝癌的治疗原则。

【思考题】

1. 如何在早期发现和诊断肝癌？
2. 如何建立适合我国国情的肝癌临床分期标准？
3. 肝癌治疗和预后未来可能在哪些方面取得突破？

原发性肝癌（primary liver cancer，PLC，以下简称肝癌）是指来源于肝细胞或肝内胆管细胞的癌肿，主要包括肝细胞癌（hepatocellular carcinoma，HCC）、肝内胆管细胞癌（intrahepatic cholangiocarcinoma，ICC）和肝细胞癌－肝内胆管细胞癌混合型三种病理类型，其发病机制、生物学行为、组织学形态、临床表现、治疗方法以及预后等方面均有一定的差别。其中 HCC 占我国肝癌总数的 83.9%~92.3%，故本文所指的“肝癌”主要是指 HCC。

肝癌是一种全球性高度恶性肿瘤。国际癌症研究署 2018 年发布的全球癌症统计数据（GLOBOCAN 2018）中，2018 年预计肝癌新发病例 85.1 万人，发病率位居新发恶性肿瘤第 6 位；2018 年预计肝癌死亡病例 78.7 万人，死亡率则位列恶性肿瘤第 4 位。在我国，据国家癌症中心 2019 年报告，2015 年全国肝癌新发病例 37.0 万，位居新发恶性肿瘤第 4 位；死亡病例 32.6 万人，则高居恶性肿瘤第 2 位。肝癌好发于男性，男女比例约为 3.5∶1。由于肝癌起病隐匿，早期症状不明显，而后进展迅速，确诊时大多数患者已届晚期或发生远处转移，治疗困难，预后很差，5 年总体生存率仅为 12.1%。由此可见，肝癌的防治是全球、特别是我国面临的一项长期而艰巨的任务。

一、高危人群的监测筛查

早期发现、早期诊断、早期治疗，是提高肝癌疗效的关键，高危人群监测筛查是早期发现最重要的环节。美国肝病学会（American Association for the Study of Liver Diseases，AASLD）2018 年肝癌指南中推荐进行监测的高危人群见表 21-0-1。建议患者每隔 6 个月进行一次肝脏超声筛查，不必因罹患 HCC 风险增加而缩短监测间隔时间。2017 年我国原发性肝癌诊疗规范指出，我国肝癌的高危人群主要包括：具有乙型肝炎病毒（hepatitis B virus，HBV）和 / 或丙型肝炎病毒（hepatitis C virus，HCV）感染、长期嗜酒、非酒精脂肪性肝炎、食用被黄曲霉毒素污染的食物、各种原因引起的肝硬化以及有肝癌家族史等的人群，其中年龄 40 岁以上的男性风险更大。建议高危人群每隔 6 个月进行至少一次检查，同时进行肝脏超声检查和血清甲胎蛋白（alpha-fetoprotein，AFP）测定。有些欧美学者认为 AFP 的敏感性和特异度不高，故美国肝病学会 2010 版肝癌指南建议不要将 AFP 作为筛查指标，而 2018 年版对此没有做出推荐或不推荐的意见。但是我国的肝癌 80% 与 HBV 感染相关，与西方国家肝癌致病因素不同（多为 HCV、酒精和代谢性因素）。结合国内实际情况和有关研究结果，AFP 在 HCC 的常规监测中仍具有重要价值。

表 21-0-1　美国肝病学会推荐 HCC 监测的高危人群

人群	HCC 发病率
建议监测的高危人群	
40 岁以上的亚洲男性 HBV 携带者	0.4%~0.6%/ 年
50 岁以上的亚洲女性 HBV 携带者	0.3%~0.6%/ 年
有 HCC 家族史的 HBV 携带者	高于无家族史者
非洲 / 北美非裔 HBV 携带者	HCC 患者更年轻
有肝硬化的 HBV 携带者	3%~8%/ 年
丙肝肝硬化	3%~5%/ 年
4 期原发性胆汁性胆管炎	3%~5%/ 年
遗传性血红蛋白沉着症合并肝硬化	尚不确定，可能 >1.5%/ 年
α_1- 抗胰蛋白酶缺乏合并肝硬化	尚不确定，可能 >1.5%/ 年
其他类型肝硬化	尚不确定
监测效果不确定的人群	
40 岁（男性）/50 岁（女性）以下的 HBV 携带者	<0.2%/ 年
伴 3 期纤维化的丙肝患者	<1.5%/ 年
无肝硬化的 NAFLD 患者	<1.5%/ 年

二、诊断

20 世纪 40 年代以前对肝癌的诊断只能“死后诊断”。其后由于超声检测技术的问世，肝癌可以进行“临床诊断”。1960 年代末，Tatarinov 发现肝癌患者的外周血中可以检测到高水平的 AFP，使得肝癌的早期发现和筛查成为可能，此为肝癌诊断史上的第一次飞跃。1970 年代，在汤钊猷院士的引领下，我国开展了肝癌的普查工作，发现了一批早期肝癌的患者，并开展了“小肝癌”“亚临床肝癌”的研究，大大提高了我国肝癌临床和研究水平。1980 年代以后，电子计算机 X 线断层显像（CT）和磁共振显像（MRI）等新的影像诊断技术问世，引发了肝癌诊断的第二次飞跃，使早期诊断提高到 1cm 的水平。如今，SPECT/CT 和 PET/CT 已用于评价肿瘤的恶性程度、转移、治疗效果及预后。

当肝癌出现了典型的临床表现，诊断并不难，但疾病往往已届中晚期。对于肝癌高危人群，如出现不明原因的肝区疼痛、肝脏进行性肿大、消瘦，应及时进行检查。早期肝癌的发现，往往只能依赖于对高危人群的筛查和门诊长期随访监测。用以筛查、监测和诊断 HCC 的重要检查主要包括 AFP 血清学测定、影像学和活组织检查。

肝癌病理大体分型可分为结节型、巨块型和弥漫型三种。瘤体直径 <1cm 称为微小肝癌，1~3cm 称为小肝癌，3~5cm 称为中肝癌，5~10cm 称为大肝癌，>10cm 称为巨块型肝癌，而全肝散在分布小癌灶（类似肝硬化结节）称为弥漫型肝癌。目前，我国小肝癌标准是：单个癌结节最大直径≤3cm；多个癌结节数目不超过 2 个，最大直径总和≤3cm。

（一）影像学检查

1. 超声检查（ultrasonography，US） 超声检查方便灵活、无创直观、经济易行，是临床上最常用的肝脏影像学检查方法。常规超声检查可以筛查出肝内可疑占位性病变，并对囊性或实质性占位进行鉴别，还可观察肝内、门静脉或腹膜后有无相关转移灶。配合彩色多普勒血流成像还可观察病灶内血供，了解病灶与肝内重要血管的毗邻关系。实时超声造影技术通过造影剂显示肝肿瘤血流动力学情况，有助于鉴别肝占位性质，评价肝肿瘤的微血管灌注，引导介入治疗。还可用于术中检查，辅助探寻病灶、癌栓和重要血管。

2. X 线计算机断层成像（computed tomography，CT） HCC 病灶通常以动脉血供为主，而正常肝组织以门静脉血供为主。在判断 HCC 病灶时，需要按规范对肝脏进行四期（平扫期、动脉期、静脉期和延迟期）扫描，“快进快出”为 HCC 特征性表现。在动脉期，HCC 比周围肝组织增强更明显（快进）；在静脉期或延迟期，HCC 经动脉供血不再含有造影剂，而周围肝组织经门静脉供血含有造影剂，故 HCC 比周围组织增强少（快出）。CT 广泛用于肝癌临床诊断及分期，并可三维测量肝体积和肿瘤体积，了解有无肺、骨等远处转移。另外，肝癌经导管动脉化疗栓塞

（transcatheter arterial chemoembolization，TACE）治疗后，CT 还可观察碘油沉积情况。

需要注意的是，部分小病灶 HCC（<2cm）血管较少，在动脉期和静脉期比周围肝组织增强减少。病理学研究表明，这种明显的血管减少是因其仍有双重血供，还没有完全建立动脉血供。随着肿瘤成熟，血供中动脉血的比例逐渐增大，病灶开始表现出 HCC 的典型影像学征象。值得注意的是，异型增生结节也可有类似表现，而一些更大的 HCC 也可能表现为少血管型。

3. 磁共振成像（magnetic resonance imaging，MRI） MRI 扫描无辐射影响，组织分辨率高，可以多方位、多序列参数成像，并具有形态结合功能（包括弥散加权成像、灌注加权成像和波谱分析）综合成像技术能力。和 CT 类似，检测 HCC 常规采用平扫 + 增强扫描方式（常用造影剂 Gd-DTPA）。使用肝细胞特异性造影剂（Gd-EOB-DTPA），对≤1cm 肝癌检出率更高，更有利于鉴别诊断。

4. 数字减影血管造影（digital subtraction angiography，DSA） DSA 是一种侵入性检查，经选择性或超选择性肝动脉进行 DSA 检查，可显示肿瘤血管，明确显示肝肿瘤数目、大小及其血供情况。DSA 已不常规用于肝癌诊断，主要用于肝癌局部化疗和碘油栓塞或急性肝癌破裂出血的治疗。在术前使用，DSA 能明确重要血管解剖关系、血管解剖变异、门静脉浸润情况，对判断手术切除的可能性和彻底性以及治疗方案的选择较有价值。

5. 发射单光子计算机断层扫描（SPECT-CT） SPECT 全身骨显像有助于肝癌骨转移的诊断，可较 X 线和 CT 检查提前 3~6 个月发现骨转移癌。现多用 SPECT-CT 融合影像检查，获得病灶部位的 SPECT 和诊断 CT 图像，能显著提高诊断准确性。

6. 正电子发射计算机断层成像（PET-CT） ^{18}F-FDG PET/CT 可进行全身显像，适用于：肿瘤分期，通过一次检查能够全面评价淋巴结转移及远处器官的转移；再分期，因 PET 功能影像不受解剖结构的影响，故可准确显示解剖结构发生变化后或者是解剖结构复杂部位的复发转移灶；疗效评价，对于抑制肿瘤活性的靶向药物，疗效评价更加敏感、准确；指导放疗靶区的勾画、穿刺活检部位；评价肿瘤的恶性程度和预后。使用 ^{11}C- 乙酸盐或 ^{11}C- 胆碱 PET 显像，可提高对高分化肝癌诊断的灵敏度。但是，PET-CT 肝癌临床诊断的敏感性和特异性仍需进一步提高，且价格昂贵，在我国大多数医院尚未普及应用，不推荐其作为肝癌诊断的常规检查方法。

（二）血清学标志物

血清 AFP 测定在我国仍然是诊断肝癌常用而又重要的方法。诊断标准：AFP≥400μg/L，排除慢性或活动性肝炎、肝硬化、睾丸或卵巢胚胎源性肿瘤以及怀孕等。AFP 轻度升高者，应进行动态观察，并与肝功能指标变化对比分析，有助于诊断。肝内胆管癌和某些结肠癌肝转移也可引起 AFP 升高，应注意鉴别。约 30% 的肝癌患者 AFP 水平正常，检测 AFP 异质体，有助于提高诊断率。其他常用的肝癌诊断分子标志物还包括异常凝血酶原及 α-L- 岩藻苷酶等。

（三）肝穿刺活检和病理学诊断

在慢性肝病特别是肝硬化背景基础上，如果肝占位性病变具有典型肝癌影像学特征，符合肝癌的临床诊断标准，通常无需行肝穿刺活检以从病理学角度确定诊断。反之，如果缺乏典型肝癌影像学特征，则需要行肝穿刺活检，以明确诊断、指导治疗、判断预后。

肝穿刺活检需要在超声或 CT 引导下进行，可采用 18G 或 16G 肝穿刺空芯针活检获得组织学诊断，也可用细针穿刺获得细胞学诊断。肝穿刺活检的主要风险是出血或针道种植转移。因此，术前应检查血小板和凝血功能，对于有严重出血倾向或严重心、肺、脑、肾疾患和全身衰竭的患者，应避免肝穿刺活检。为了避免肿瘤结节破裂或针道种植转移，穿刺路径需要经过正常的肝组织，避免直接穿刺肝脏表面的结节。推荐在肿瘤和肿瘤旁肝组织分别穿刺，获取各一条组织，以便客观对照，提高诊断准确性。

对于形态学诊断困难的病例，推荐进行特殊组织学染色。常用的肝细胞标志物有 Hep Par-1、GPC-3、CD10、Arg-1 和 GS 等；常用的胆管细胞标志物有 CK7、CK19 和 MUC-1 等；而 CD34 染色可显示肿瘤血管内皮细胞。需注意肝穿刺活检也存在一定的假阴性率，故阴性结果不能完全排除肝癌的可能。

对于手术切除的病理标本，应采用“7点”基线取材法取材；多结节性病灶块，单个最大直径≤3cm的肿瘤全部取材，以了解是否有多中心起源。病理描述应包括肝癌分化程度、组织学类型、微血管侵犯（microvascular invasion，MVI）情况。需要强调的是，肝癌微血管侵犯是评估肝癌复发风险和选择治疗方案重要的因素，应作为常规病理检查指标。

（四）临床诊断标准及路线图

进行肝癌临床诊断时，需结合乙型肝炎、丙型肝炎、肝硬化等高危因素，依据病灶影像学特征和AFP等血清学分子标志物，参照图21-0-1进行。

1. 有慢性乙型肝炎或丙型肝炎，或者有任何原因引起肝硬化者，每隔6个月进行一次超声及AFP检测；对于肝内直径≤2cm的结节，如动态增强MRI、动态增强CT、超声造影及肝细胞特异性动态增强MRI四项检查中，至少有两项显示有动脉期病灶明显强化、门静脉或延迟期强化下降的“快进快出”的肝癌典型特征，则可做出肝癌的临床诊断；对于肝内直径>2cm的结节，上述四种影像学检查中只要有一项有典型的肝癌特征，即可临床诊断为肝癌。

2. 有慢性乙型肝炎或丙型肝炎，或者有任何原因引起肝硬化者，随访发现肝内直径≤2cm结节，若上述四种影像学检查中无或只有一项检查有典型的肝癌特征，可进行肝穿刺活检或每隔2~3个月密切影像学随访以明确诊断；对于发现肝内直径>2cm的结节，上述四种影像学检查无典型的肝癌特征，则需进行肝穿刺活检以确立诊断。

3. 有慢性乙型肝炎或丙型肝炎，或者有任何原因引起肝硬化者，如AFP升高，特别是持续增高者，应该进行上述四种影像学检查以确立肝癌的诊断；如未发现肝内结节，在排除妊娠、活动性肝病、生殖胚胎源性肿瘤以及消化道癌的前提下，应该密切随访AFP水平以及每隔2~3个月一次的影像学复查。

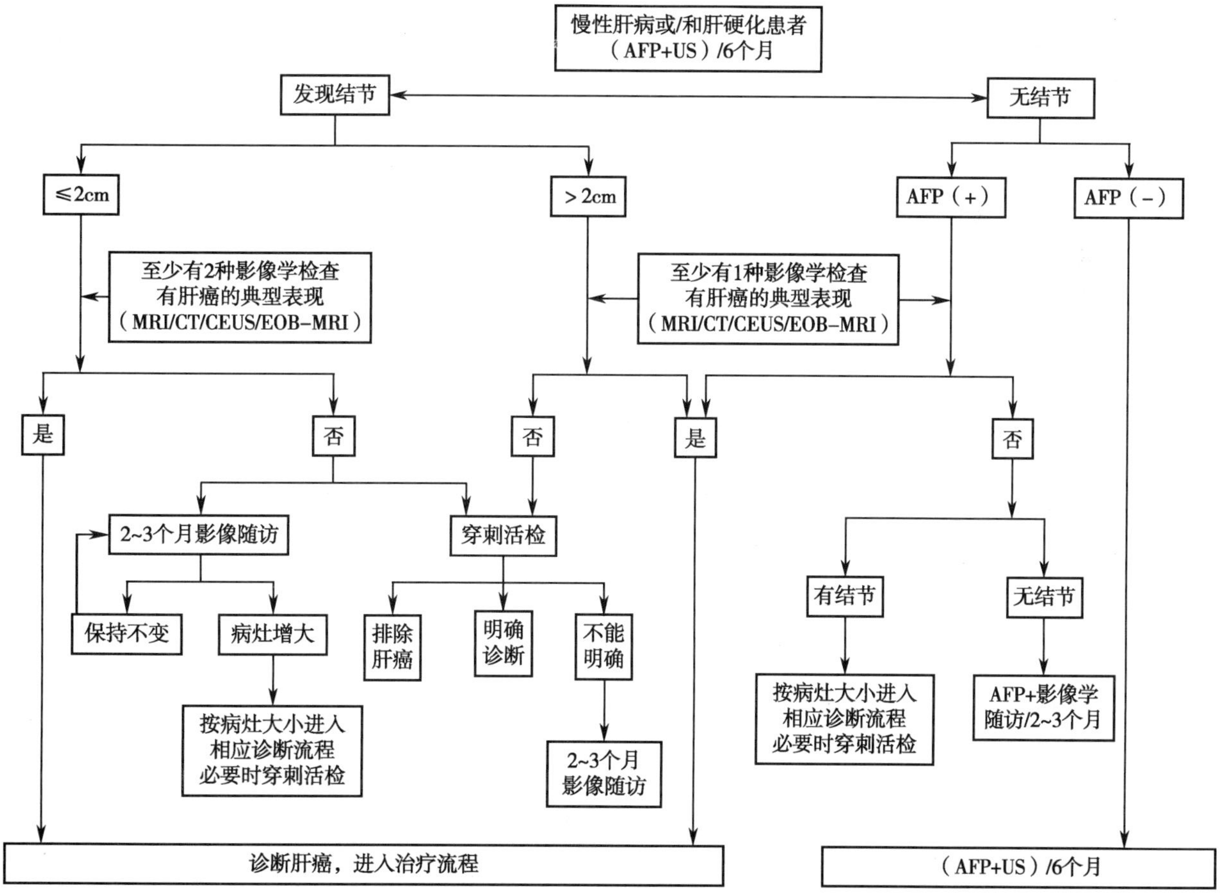

图21-0-1　原发性肝癌诊断路线图

AFP，甲胎蛋白；US，超声检查；MRI，磁共振成像；CT，计算机断层成像；CEUS，超声造影；EOB-MRI，增强磁共振成像

［资料来源：《原发性肝癌诊疗规范（2017年版）》］

（五）分期

对肝癌进行分期诊断有利于评估预后、合理选择治疗方案。国外有几种分期方案，大多依据肿瘤因素、患者一般情况及肝功能情况进行。国际上常用的分期方案有 BCLC、TNM、JSH、APASL 等。我国依据具体国情及实践积累，制订了中国肝癌分期方案，包括：Ⅰa、Ⅰb 期，Ⅱa、Ⅱb 期，Ⅲa、Ⅲb 期及Ⅳ期。（图 21-0-2、图 21-0-3）

（六）鉴别诊断

1. 血清 AFP 阳性时，HCC 应该与下列疾病进行鉴别：

（1）慢性肝病：如肝炎、肝硬化，应对患者血清 AFP 水平进行动态观察。肝病活动时 AFP 多与 ALT 同向变化，且多为一过性升高或呈反复波动性，一般不超过 400μg/L，时间也较短暂。如果 AFP 与 ALT 两者的曲线分离，AFP 上升而 ALT 下降，或 AFP 持续高浓度，则应警惕肝癌可能。

（2）妊娠、生殖腺或胚胎型等肿瘤：主要通过病史、体检、腹盆腔超声和 CT 检查进行鉴别。

（3）消化系统肿瘤：某些发生于胃肠及胰腺的腺癌也可引起血清 AFP 升高，称为肝样腺癌。鉴别诊断时，除了详细询问病史、体检和影像学检查外，测定血清 AFP 异质体有助于鉴别肿瘤的来源。如胃肝样腺癌时，AFP 以扁豆凝集素非结合型为主。

2. 血清 AFP 阴性时，HCC 应该与下列疾病进行鉴别：

（1）继发性肝癌：多见于消化道肿瘤、肺癌、乳腺癌等肿瘤转移。患者多无肝病背景，了解病史可能有黑便、饱胀不适、贫血及体重下降等消化道肿瘤表现，血清 AFP 正常，而 CEA、CA19-9、CA724 等消化道肿瘤标志物可能升高。

影像学检查特点：①常为多发性占位；②典型的转移癌影像，可见“牛眼征”（病灶周边有晕环，中央缺乏血供而呈低回声或低密度）；③增强 CT 或 DSA 造影肿瘤血管较少，血供没有 HCC 丰富；④消化内镜可能发现胃肠道原发癌肿。

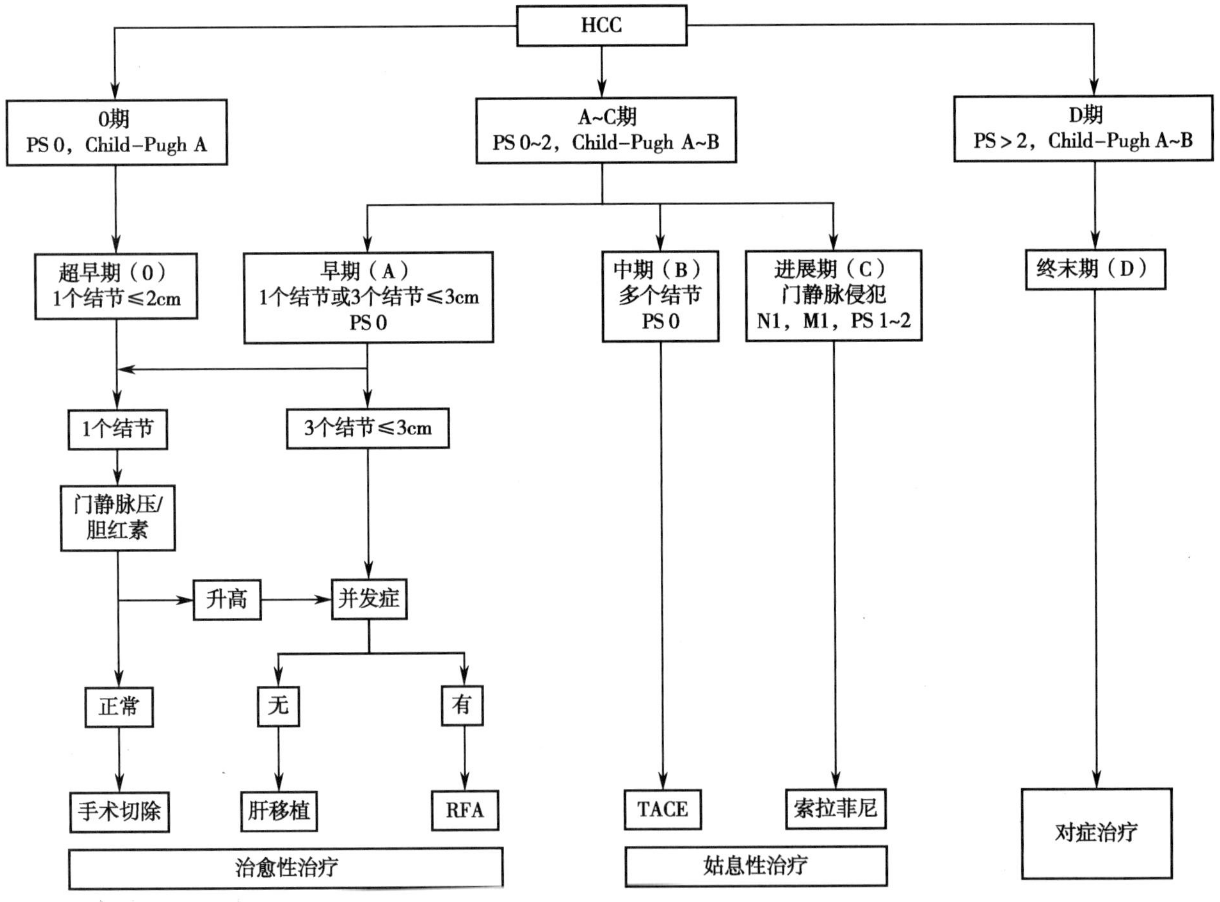

图 21-0-2 巴塞罗那（BCLC）肝癌分期方案

HCC，肝细胞癌；PS，体能状况评分；Child，Child-Pugh 评分；RFA，射频消融；TACE，肝动脉化疗栓塞

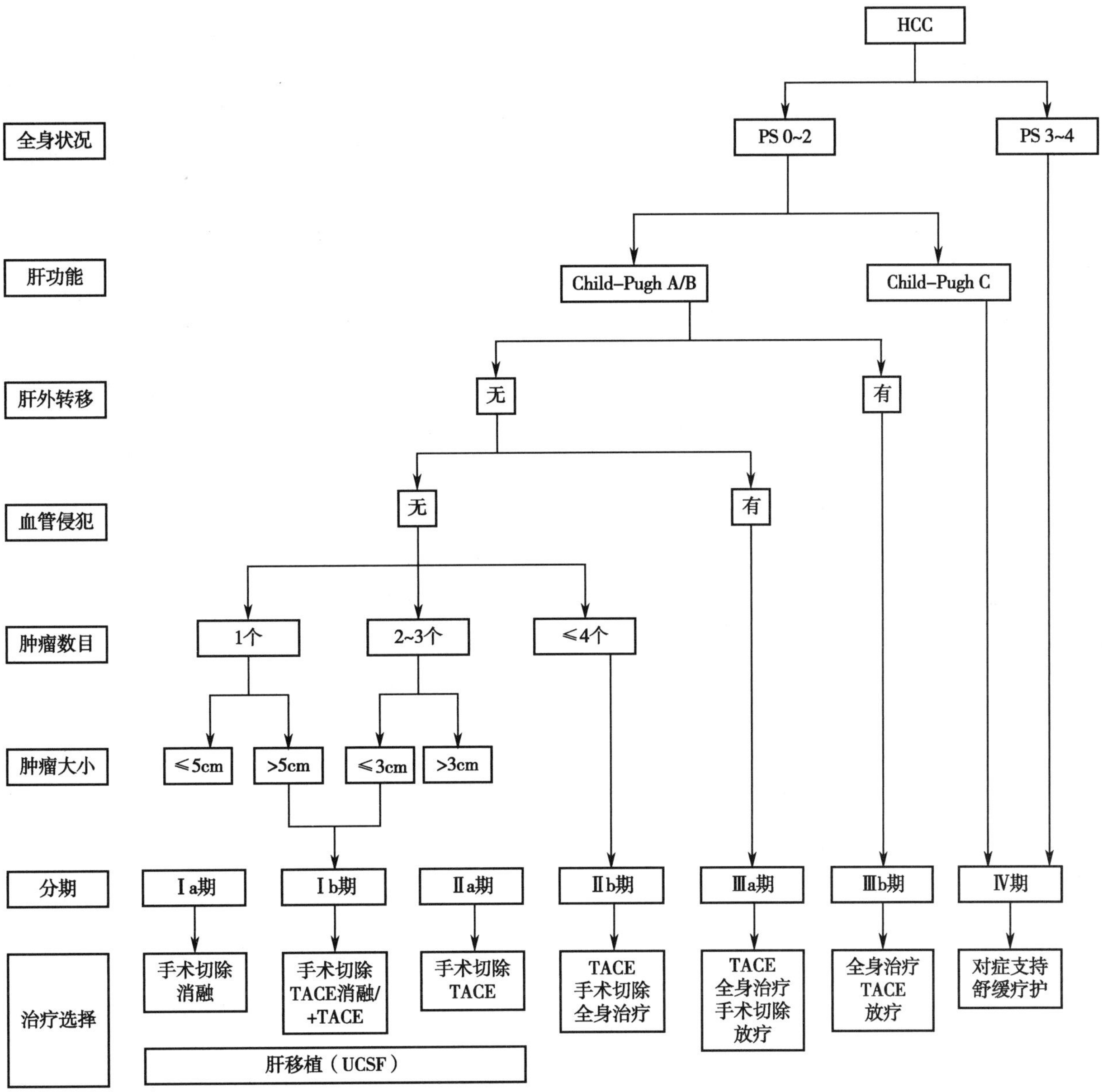

图 21-0-3　中国肝癌临床分期及治疗路线图

HCC，肝细胞癌；PS，体能状况评分；TACE，肝动脉化疗栓塞；UCSF，加利福尼亚大学旧金山分校肝移植标准

［资料来源：《原发性肝癌诊疗规范（2017 年版）》］

（2）肝内胆管细胞癌（ICC）：是原发性肝癌的少见病理类型，好发年龄为 30~50 岁，临床症状无特异性，患者多无肝病背景，多数 AFP 不高，而 CEA 和 CA19-9 等肿瘤标志物可能升高。

影像学检查 CT 平扫表现常为大小不一的分叶状或类圆形低密度区，密度不均匀，边缘一般模糊不清。比较有意义的是 CT 增强扫描可见肝脏占位的血供不如 HCC 丰富，且纤维成分较多，有延迟强化现象，呈“快进慢出”特点。病灶周边有时可见肝内胆管不规则扩张，还可有局部肝叶萎缩，肝包膜呈内陷改变，有时肝肿瘤实质内有线状高密度影（线状征）。ICC 影像学检查确诊率不高，主要依赖手术后病理检查证实。

（3）肝肉瘤：常无肝病背景，影像学检查显示为血供丰富的均质实性占位，不易与 AFP 阴性的 HCC 相鉴别。

（4）肝脏良性病变

1）肝血管瘤：较常见，典型超声表现为边界清晰的致密强回声（病灶 <2cm），强回声内部出现网状无回声（病灶 2~4cm），或周边强回声，内

部管道状混合回声（病灶 >4cm）。CT 增强扫描可见自占位周边开始强化充填，呈“快进慢出”，与 HCC 的“快进快出”区别。MRI 可见典型的“灯泡征”。

2）肝脓肿：有或曾经有感染表现，如发热、血象升高等，脓肿相应部位的胸壁常有局限性水肿、压痛及右上腹肌紧张等改变。超声检查在病灶未液化或浓稠时常与肝癌混淆，在液化后则呈液性暗区，应与肝癌的中央坏死鉴别；DSA 造影无肿瘤血管与染色。必要时可在超声引导下作细针穿刺。抗感染治疗有效也可帮助鉴别。

3）肝腺瘤：多无肝病背景，女性多，常有口服避孕药史，与高分化 HCC 不易鉴别。^{99m}Tc 核素扫描比较有鉴别意义，肝腺瘤能摄取核素，且延迟相表现为强阳性显像。

4）肝包虫：本病一般发生在牧区，有狗、羊接触史。常有多年病史，进展较缓慢，肝脏进行性肿大，质地坚硬、结节感，晚期肝脏大部分被破坏，临床表现可极似肝癌。一般叩诊有震颤即“包虫囊震颤”是特征性表现，包虫皮内试验（Casoni 试验）为特异性试验，阳性率达 90%~95%。超声检查在囊性占位腔内可发现漂浮子囊的强回声，CT 有时可见囊壁钙化的头结。由于可诱发严重的过敏反应，不宜行穿刺活检。

三、治疗

肝癌的治疗方案应根据肿瘤状况（如肿瘤的部位、大小和数目、门静脉癌栓和远处转移情况）、肝功能代偿情况以及全身状态制定。需要多学科协作，采取综合治疗，以避免单科治疗的局限性。治疗方法的选择应尽量参考高级别循证医学证据，同时也要考虑当地医疗技术的可及性和可支付性，以及患方的意愿。

早期肝癌患者适合接受手术切除、经皮消融治疗或肝移植等根治性治疗。单发肿瘤、胆红素正常、无门静脉高压的患者首先应考虑手术切除。肿瘤大小不是手术切除限制性因素，但是很少对 >5cm 的患者行手术切除。肝功能受损不能接受切除的患者应考虑肝移植。等待肝移植期间，根据等待时间长短也可进行手术切除或经皮治疗。经皮消融治疗适用于小肝癌且不适于手术的患者。

对于不能接受上述根治性治疗的患者，应考虑姑息治疗。TACE 适用于有多结节肿瘤而没有肝外转移的患者，特别是 Child-Pugh A 级患者，对治疗有应答的患者生存可以得到改善。病情加重或 TACE 失败的患者可用索拉非尼。肝功能不全的患者，或体力状态严重受损（>2）的患者，目前无法受益于任何治疗方案。体力状态严重受损（体力状态 >2）和/或肿瘤负荷大、肝功能严重受损的终末期患者，应该接受姑息性对症支持治疗，以减少痛苦。

（一）外科切除

肝癌的外科切除最早可追溯到 19 世纪末。在我国，肝癌的外科切除始于 1958 年，由著名的肝脏外科专家裘法祖教授、夏穗生教授和孟献民教授率先开展。此后此项工作在我国发展迅速，在几代肝脏外科专家的努力下取得了长足的进步。外科切除较适用于非肝硬化型肝癌患者，在西方国家只占 5%，在亚洲占 40%。这些患者能耐受大部切除，病死率较低。对于有肝硬化的患者进行肝切除仍应严格选择，以减少术后肝功能衰竭和病死率升高的风险。肝硬化患者右肝切除比左肝切除所致失代偿的危险更高。三十年前外科切除很少达到长期生存，但如今肝切除者 5 年生存率可以超过 50%。可手术切除的中晚期肝癌患者术后长期生存率显著高于非手术或姑息治疗者。

肝切除术的基本原则包括：彻底性，即完整切除肿瘤，使切缘无残留肿瘤；安全性，即保留有足够功能肝组织（具有良好血供以及良好的血液和胆汁流）以术后肝功能代偿，降低手术死亡率及手术并发症。术前评估、手术细节的改进及术后复发转移的防治等是中晚期肝癌手术治疗的关键点。

在术前应对患者的全身情况和肝功能储备进行全面评价。推荐用美国东部肿瘤协作组提出的功能状态评分（ECOG PS）来评估患者的全身情况。采用 Child-Pugh 分级、吲哚氰绿（ICG）清除试验、瞬时弹性成像测定评价肝功能储备情况，BCLC 学组提倡使用肝静脉压力梯度（HVPG）评估门静脉高压程度。预期保留肝组织体积比较小的患者，需要采用CT和/或MRI测定计算剩余肝体积，以及占标准化肝脏体积的百分比。中晚期肝癌多为直径>10cm的单发肿瘤、多发肿瘤、伴门静脉或肝静脉癌栓或伴胆管癌栓，只有小部分一般情况好、肝储备功能满意中晚期肝癌适于手术。一般认为，Child-Pugh A级、ICG15<20%~30%、余肝体积>40%标准肝体积（肝硬化患者）或>30%标准肝体积（无肝硬化患者）才可保证手术安全。

肝癌手术切除的具体适应证见图21-0-3。对于直径≤3cm肝癌，以往认为手术切除和射频消融疗效无差异，但近些年研究显示外科切除的远期疗效更好。多发性肿瘤结节如数目>3枚，手术切除的疗效并不优于TACE等非手术治疗。但如病灶局限在同一段或同侧半肝者，或可同时行术中射频消融处理切除范围外的病灶。合并门静脉主干或分支癌栓者，若肿瘤局限于半肝，且预期术中癌栓可完整切除或取净，可考虑手术切除肿瘤并经门静脉取栓，术后再结合TACE、门静脉化疗或其他全身治疗措施。如合并胆管癌栓且伴有梗阻性黄疸，需要一同切除。伴有肝门部淋巴结转移者，需同时行淋巴结清扫或术后外放射治疗。如肿瘤累及周围脏器，亦应同时切除。

部分不可切除或者切除后残余肝不够代偿的患者，一些技术有助于提高切除率。术前TACE可使部分患者肿瘤缩小，从而获得切除机会，但是对于可切除肝癌，术前TACE并不能进一步改善患者生存率。术前肝动脉结扎插管、外放射等治疗也可能使肿瘤分期降级，部分患者获得手术切除机会，患者可能获得较好的长期生存效果。主瘤所在半肝可经门静脉栓塞（portal vein thrombosis，PVE）或门静脉结扎（portal vein ligation，PVL），4~6周后余肝可代偿性增大，从而获得手术机会，可考虑联合TACE，减少在此期间肿瘤进展风险。近几年还发展出一些新技术，比如联合肝脏分隔和门静脉结扎的二步肝切除术（associating liver partition and portal vein ligation for staged hepatectomy，ALPPS），对于预期余肝体积<30%~40%标准肝体积的患者，Ⅰ期手术实施肝脏分隔（离断）和患侧门静脉分支结扎，如健侧余肝体积（future liver reserve，FLR）在1~2周后增生30%~70%以上，Ⅱ期手术可对病灶再实施切除。需要注意的是，ALPPS可在短期内提高肝癌的切除率，但其并发症发生率和死亡率也较高，需充分全面地进行术前评估，谨慎合理地选择手术对象。需要指出的是，上述术前治疗也可能导致肿瘤细胞对增生性刺激产生反应，肿瘤生长加速；门静脉阻塞后，门静脉压力急剧升高会使患者静脉曲张破裂出血风险增加。

术中辅助使用超声探查有助于准确定位肿瘤，明确分期，实现解剖性切除。如在术中发现患者肝硬化较重、肿瘤位置较深、存在多结节病灶，可以在超声引导下实施术中消融，以降低手术风险。有条件单位可以开展腹腔镜或机器人辅助微创肝切除术，比传统开腹手术创伤小，术后恢复更快，但其长期疗效是否也具有优势尚需要高级别循证医学证据支持。

因为肝癌术后5年总复发率（转移复发和原发肿瘤复发）超过40%~70%，所有术后患者应密切随访，根据情况进行术后治疗。转移复发在术后头3年内发生概率较高。患者术前可能已存在微小播散灶，或者是多中心发生。病理上存在微血管浸润是肿瘤转移的高风险因素。目前仍然没有有效的辅助治疗可以减少复发率。术前化疗栓塞或辅助性化疗对术后复发没有作用。术后内辐射治疗和活化淋巴细胞过继免疫治疗可能有一定的抗肿瘤作用。干扰素α仅推荐应用于合并慢性乙肝背景的肝癌术后患者，可减少复发、延长生存期。对于高危复发者，术后TACE治疗表现出一定的效果，能发现并控制术后肝内微小残癌，但需要进一步验证。对于伴有门静脉癌栓患者，术后经门静脉置管化疗联合TACE，也可延长患者生存期。一旦复发，可以选择再次手术切除、局部消融、TACE、放疗或系统治疗等，延长患者生存期。部分复发患者还可行补救性肝移植，但须认真评估。

（二）肝移植

1996年，根据影像学检查，意大利Mazzaferro等首先提出小肝癌肝移植（liver transplantation，LT）标准，即米兰（Milan）标准：单发肿瘤直径≤5cm，或多发肿瘤不超过3个且最大直径≤3cm，不伴有血管及淋巴结的侵犯。米兰标准是世界上应用最广泛的肝癌肝移植筛选标准。但是，严格的米兰标准将很多有可能通过肝移植而得到良好治疗效果的肝癌患者拒之门外，并且这一标准很难适用于亲属定向捐肝给患者的活体肝移植。为了让更多肝癌患者获得治疗机会又最小程度地影响肝癌肝移植的治疗效果，国际上有学者提出UCSF（加利福尼亚大学旧金山分校）标准、改良TNM标准、"Up to seven"标准等，国内学者也提出杭州标准、上海复旦标准、华西标准和三亚共识。各种标准都要求无大血管侵犯、淋巴结转移及肝外转移，但是对于肿瘤的大小和数目要求不尽相同。上述国内标准均不同程度地扩大了肝癌肝移植的适用范围，据报道可使更多的肝癌患者因肝移植手术受益，且并未明显降低术后总体生存率和无瘤生存率。国际公认最低标准是患者行移植后5年生存率能达到50%。2017年中国原发性肝癌诊疗规范推荐采用UCSF标准。需要注意的是，由于供肝不足，患者在开始排队和移植之间往往有一段较长的等待时间。如果时间太长，肿瘤会生长发展到出现肝移植主要禁忌证的阶段（血管浸润、肝外转移）。如果放宽列入等待肝移植的标准，患者等待过程中有可能进展到超出移植标准而失去移植机会，再寻求其他治疗，生存率将更差。另外，一些病情进展已经很严重的患者接受肝移植，会使移植危险性及术后复发率大幅增加。

肝移植术后肿瘤复发也是比较棘手的问题。肿瘤分期、血管侵犯、AFP水平、免疫抑制剂累积用药剂量等都是肿瘤复发的危险因素，但目前尚无有效的干预措施来预防或减少复发。减少移植后早期钙调磷酸酶抑制剂的用量可能降低肿瘤复发率。移植肝病毒再感染会造成严重肝脏损害并导致肝硬化，影响患者生存率，术前术后需要通过药物进行预防，比如抗病毒药物、乙肝免疫球蛋白、干扰素等。

另外关于如何选择肝切除和肝移植手术，目前尚无统一的标准。一般认为，对于局限性肝癌，如果患者不伴有肝硬化，则应首选肝切除术；如果合并肝硬化，肝功能失代偿（Child-Pugh C级），且符合移植条件，应该首选肝移植术。但是，对于肝功能代偿良好（Child-Pugh A级）的可切除局限性肝癌，是否进行肝移植目前仍有争议。欧洲国家支持首选肝移植，理由是肝切除复发率高，符合米兰标准肝移植患者的长期生存率和无瘤生存率显著优于肝切除患者。国内建议对于肝功能较好、能够耐受肝切除手术的患者暂不列入肝移植适应证中。就某一患者而言，应根据具体情况综合评价分析，制定手术方案。

（三）局部消融治疗

局部消融治疗是在医学影像技术的引导下，对肿瘤靶向定位，局部采用物理（射频、微波、激光、冷冻、高功率超声聚焦消融）或化学（乙醇、乙酸或沸盐水）的方法直接杀灭肿瘤组织。最常使用超声引导，方便、实时、高效。还可使用CT、MRI结合多模态影像，观察超声无法探及的病灶，引导肺、肾上腺、骨等转移灶的消融等。根据病情可以选择经皮、腹腔镜或开腹三种方式。

局部消融治疗适应证为：单个肿瘤直径≤5cm；或肿瘤结节不超过3个、最大肿瘤直径≤3cm；无血管、胆管和邻近器官侵犯以及远处转移；肝功能分级为Child-Pugh A或B级。此类患者可以达到根治效果。对不适宜接受切除或肝移植的早期肝癌患者，局部消融疗效最佳，尤其是高龄患者，列为首选。大多数小肝癌可以经皮穿刺消融，经济、方便、微创。肝包膜下的肝癌，特别是突出于肝包膜外的肝癌，经皮穿刺消融风险较大，或者影像学引导困难的肝癌，可考虑经开腹消融和经腹腔镜消融的方法。一般要求肿瘤至少距离肝门部肝总管、左右肝管5mm，消融范围应力求包括5mm的癌旁组织，以获得"安全边缘"，彻底杀灭肿瘤。对于边界不清晰、形状不规则的浸润型癌或转移癌灶，在邻近肝组织及结构许可的情况下，建议适当扩大消融范围。

乙醇注射（percutaneous ethanol injection，PEI）是最传统的局部消融治疗，多次注射后，小于2cm的肝癌肿瘤坏死率可以达到90%~100%，但是对于2~3cm之间的肿瘤坏死率则降至70%，3~5cm之间的降至50%。肿瘤顺利坏死的Child-Pugh A级患者5年生存率可以达到50%，比非理想适应证的手术患者预后要好。乙醇注射的优点是安全，特别适用于癌灶贴近肝门、胆囊及胃肠道组织。射频消融（radiofrequency ablation，RFA）是最具代表性的消融方式,病灶插入单个或多个顶部冷却的电极,通过热传导作用导致大范围肿瘤坏死。射频消融对≤2cm的肿瘤效果和乙醇注射类似,5年生存率达到70%,且所需治疗次数少。对于>2cm的肿瘤效果比乙醇注射更好,局部肿瘤控制更高,与手术切除生存率相当,但在无瘤生存期(DFS)和复发率方面,手术具有优势。射频消融相比乙醇注射,费用较高,并发症(胸腔积液、腹膜出血)发生率也较高(10%),操作相关的致死率0~0.3%不等。因为射频是热传导作用,肿瘤内的血液循环可能妨碍正常加温,一些学者建议同时进行射频消融和血管栓塞。这种做法可增加坏死区域,但尚无证据表明有更好的疗效,且操作更为复杂,较难推广。但是对于不能手术切除的直径3~7cm的单发肿瘤或多发肿瘤,可联合TACE治疗。

微波消融(microwave ablation,MWA)是另一种常用的热消融方法,消融效率高,能避免射频消融面临的“热沉效应”,温度监控系统可以调控有效热场范围,保证凝固效果。对于血供丰富的肿瘤,可先凝固阻断肿瘤主要滋养血管,再灭活肿瘤,以提高疗效。目前,微波消融和射频消融在局部疗效、并发症发生率以及远期生存方面均无显著差异,但微波消融较射频消融更为经济。

局部消融治疗的疗效可以通过动态增强CT/MRI、超声造影在治疗1个月左右评估。一般肿瘤内没有强化说明肿瘤坏死(完全消融),存在强化提示治疗不彻底(不完全消融)。不完全消融的患者,可以再次进行消融治疗;若两次消融后仍有肿瘤残留,则视为消融治疗失败,应改用其他疗法。完全消融后应定期随访复查,一般每隔2~3个月复查肿瘤标志物、彩超、MRI或CT,以便及时发现可能的局部复发病灶和肝内新发病灶,根据情况可继续选择局部消融治疗,控制肿瘤进展。消融后肿瘤的复发率和手术切除相同。有些复发出现在经治结节的附近,多是由于消融区域没有覆盖到周边的卫星灶所致,因此术前强调精确的影像学检查。超声造影技术有助于确认肿瘤的实际大小和形态,界定肿瘤浸润范围,检出微小肝癌和卫星灶,为制定消融方案提供可靠依据。

(四)TACE

HCC在进展过程中表现出活跃的新血管生成能力。在极早期肿瘤没有很好的血管化,其血供来自门静脉。随着肿瘤生长,血供迅速动脉化,即使分化很好的HCC也主要靠肝动脉供血。这种特点为其放射学特征提供了病理学基础,也为肝动脉栓塞治疗(TAE)提供了理论支持。动脉栓塞可导致肿瘤缺血性坏死,同时还可注射化疗药物(通常混合碘化油),故称为经导管动脉化疗栓塞(TACE),国内也常称为介入治疗。TACE已成为无法手术且有大/多病灶、没有血管浸润或肝外转移肝癌患者的一线治疗。

TACE的适应证包括:Ⅱb、Ⅲa和Ⅲb期的部分患者,肝功能分级Child-Pugh A或B级,ECOG评分0~2;可以手术切除,但由于其他原因(如高龄、严重肝硬化等)不能或不愿接受手术的Ⅰb和Ⅱa期患者;多发结节型肝癌;门静脉主干未完全阻塞,或虽完全阻塞但肝动脉与门静脉间代偿性侧支血管形成;肝肿瘤破裂出血或肝动脉-门静脉静分流造成门静脉高压出血;控制局部疼痛、出血以及栓堵动静脉瘘;肝癌切除术后,血管造影可以早期发现残癌或复发灶,并给予介入治疗。

因为TACE本身可损伤患者肝肾功能,出现穿刺及化疗相关并发症,故患者存在下列情况时,不宜实施TACE:肝功能严重障碍(Child-Pugh C级),包括黄疸、肝性脑病、难治性腹水或肝肾综合征;凝血功能严重减退,且无法纠正;门静脉主干完全被癌栓栓塞,且侧支血管形成少;合并活动性肝炎或严重感染,不能同时治疗者;肿瘤远处广泛转移,预期生存期<3个月者;恶病质或多器官功能衰竭者;肿瘤占全肝比例≥70%(如果肝功能基本正常,可考虑采用少量碘油乳剂分次栓塞);外周血白细胞和血小板显著减少,白细胞$<3.0\times10^9/L$(非绝对禁忌,如脾功能亢进者,与化疗性白细胞减少有所不同),血小板$<50\times10^9/L$;肾功能障碍:肌酐>2mg/dl或者肌酐清除率<30ml/min。

经皮穿刺股动脉插管后,于腹腔干或肝总动脉行DSA造影,采集动脉期、实质期及静脉期图像;应做肠系膜上动脉造影、寻找侧支供血;明确肿瘤的部位、大小、数目以及供血动脉。TACE治疗常用的栓塞剂有碘油乳剂、标准化明胶海绵颗粒、药物洗脱微球。先灌注一部分化疗药物(蒽环类、铂类等),一般灌注时间不应 <20min。然后将另一部分化疗药物与碘油(提倡使用超液化乙碘油)混合成乳剂进行栓塞。碘油用量一般为 5~20ml,不超过 30ml。肿瘤区碘油沉积浓密、瘤周出现门静脉小分支影提示栓塞较好,尽量避免栓塞剂反流栓塞正常肝组织或进入非靶器官。栓塞后加用颗粒性栓塞剂(标准化明胶海绵颗粒、微球、聚乙烯醇颗粒等)。强调超选择插管至肿瘤的供养血管内治疗,尽量栓塞肿瘤的所有供养血管,提高疗效,保护肝功能。

TACE 治疗后患者大多会出现不良反应,50% 以上患者会出现栓塞后综合征,主要表现为发热、疼痛、恶心、呕吐等。发热、疼痛主要是肝动脉栓塞后引起局部组织缺血、坏死所致,恶心、呕吐主要与化疗药物有关。此外,还有穿刺部位出血、白细胞下降、一过性肝功能异常、肾功能损害以及排尿困难等其他不良反应。药物性洗脱微球释放化疗药物可减少化疗药物进入全身循环所形成的副反应,使用标准化微球还可以提高疗效和安全性。TACE 术后建议禁食 24 小时并补液,对症治疗恶心、呕吐、发热,适当使用护肝药物,大多数患者 5~7 天可以完全恢复,预防性抗生素不作为常规应用。

50% 以上的肝癌患者 TACE 治疗后肿瘤会广泛坏死,目标应答比例在 16%~60%,TAE 和 TACE 没有明显差别。少于 2% 的患者经治疗能达到完全应答。其后残余肿瘤病灶会恢复血供,肿瘤继续生长,因此需重复治疗。第一次 TACE 治疗后一般在 3~6 周时复查 CT/MRI、肿瘤标志物、肝肾功能和血常规等;若影像学检查显示肿瘤内碘油沉积浓密、瘤组织坏死、病灶无增大和无新病灶,暂时不做 TACE 治疗,1~3 个月继续随访,后续随访间隔依据随访结果而定。

患者 TACE 治疗后 2 年生存率在 20%~60%,远期预后与肝硬化程度和肝功能状态、血清 AFP 水平、肿瘤容积和负荷量、肿瘤包膜是否完整、门静脉有无癌栓、肿瘤血供情况、病理分型等因素有关。因单一 TACE 疗效有限,主张综合 TACE 治疗,即 TACE 联合其他治疗方法,包括联合消融治疗、联合放射治疗(包括门静脉放射粒子)、联合手术治疗、联合分子靶向化疗等,以控制肿瘤、长期带瘤生存,改善患者生活质量。

(五)放射治疗

简称放疗,包括外放疗和内放疗。外放疗是利用放疗设备产生的射线(光子或粒子)从体外对肿瘤照射。内放疗是经机体管道或针道将放射性粒子直接植入到肿瘤内。

外放疗适用于伴有门静脉 / 下腔静脉癌栓或肝外转移的Ⅲa、Ⅲb 期肝癌患者,多属于姑息性放疗,小部分患者肿瘤可缩小或降低肿瘤分期,获得手术切除机会。对于肝外转移灶,外放疗可减轻疼痛、梗阻或出血等症状,延缓肿瘤进展,延长患者生存期。

内放疗在肝癌治疗中也逐步得到应用。放射性粒子植入病灶或侵犯的脉管内后,通过持续低剂量辐射,杀伤肿瘤细胞,延缓肿瘤进展。常用的放射性粒子有 ^{90}Y 微球、^{131}I 单克隆抗体、放射性碘化油、^{125}I 粒子等,可持续产生低能 X 射线、γ 射线或 β 射线。放射性粒子可以经组织间植入、门静脉植入、下腔静脉植入和胆道内植入,分别治疗肝内病灶、门静脉癌栓、下腔静脉癌栓和胆管内癌或癌栓。

(六)分子靶向药物治疗

索拉非尼(sorafenib)是一种口服的多靶点、多激酶抑制剂,既可通过抑制血管内皮生长因子受体(VEGFR)和血小板源性生长因子受体(PDGFR)阻断肿瘤血管生成,又可通过阻断 Raf/MEK/ERK 信号转导通路抑制肿瘤细胞增殖,从而发挥双重抑制、多靶点阻断的抗肝癌作用。索拉非尼是我国获得批准的第一个用于治疗不能手术切除和远处转移的 HCC 分子靶向药物。国际多中心Ⅲ期临床研究表明,索拉非尼能够延缓肝癌的进展并延长晚期患者生存期,且安全性较好。而且,不同地域、不同基线水平和不同预后因素的肝癌患者应用索拉非尼治疗都有临床获益。因其对肝功能存在影响,要求患者肝功能为 Child-Pugh A 或 B 级。肝功能情况良好、分期较早、及早用药者获益更大。索拉非尼常规用法为 400mg,每日口服两次。常见的不良反应有腹泻、体重下降、手足综合征、皮疹、心肌缺血以及高血压等，多在治疗开始后 2~6 周内发生，同时需监测肝功能。还有一些临床观察和研究提示，索拉非尼与 TACE 或系统化疗联合应用有可能使患者获益更大，但尚有争议。

2018 年 8 月，美国食品药品监督管理局（FDA）批准了仑伐替尼（Lenvatinib）用于不可切除的肝细胞癌患者的一线治疗。仑伐替尼也是一种多靶点激酶抑制剂，主要靶向作用于 VEGFR2/3，对 VEGFR1、FGFR1、PDGFRα/β 也有一定的作用。国际性多中心随机试验发现，仑伐替尼治疗中晚期肝癌总生存期上稍优或不比索拉非尼差（中位生存期：13.6 个月 vs 12.3 个月），疾病总缓解率也优于索拉非尼；对所纳入近 300 名我国患者进行亚组分析表明，仑伐替尼组中位生存时间高于索拉非尼组（15.0 个月 vs 10.0 个月，$p<0.05$）。2018 年 9 月我国也已经批准仑伐替尼用作没有经系统治疗且不可切除肝癌的一线治疗。

如果索拉非尼治疗中或治疗后肝癌进展，美国国立综合癌症网络（NCCN）指南推荐使用瑞戈非尼（regorafenib），但均仅限于 Child-Pugh A 级患者。瑞戈非尼靶向作用于 VEGFR1/2/3、PDGFR-β、c-Kit、RET 和 Raf-1。

其他一些分子靶向药物，比如卡博替尼（cabozantinib）、雷莫芦单抗（ramucirumab）、利尼伐尼（linifanib）、阿西替尼（axitinib）、贝伐单抗（bevacizumab）、美妥昔单抗（metuximab），均试验用于晚期肝癌的治疗，但均未取得理想的效果，目前尚未被有关指南推荐。

（七）其他抗肿瘤治疗

系统化疗：阿霉素、表阿霉素、氟尿嘧啶、顺铂和丝裂霉素传统上都曾被用于肝癌的系统化疗，但临床研究发现其疗效均非常有限，而且毒副作用大，可重复性差。系统化疗不但可以激活乙肝病毒复制，还会损伤肝功能，加重肝炎肝硬化，并不能改善患者的生存期。新药研究中，目前奥沙利铂被我国批准用于治疗不适合手术切除或局部治疗的局部晚期和转移性肝癌。与传统化疗药物阿霉素相比，含奥沙利铂的 FOLFOX4 方案整体应答率、疾病控制率、无进展生存期、总生存期均有优势，且耐受性和安全性较好。另外，有临床研究发现，三氧化二砷对中晚期原发性肝癌具有一定的姑息治疗作用，值得进一步探索。

免疫治疗：免疫治疗在实验研究中表现出较强的抗肝癌作用，但在临床研究中作用有限。目前用于肝癌免疫治疗主要有：免疫调节剂（干扰素 α、胸腺肽 α1），免疫检查点阻断剂（CTLA-4 阻断剂、PD-1/PD-L1 阻断剂），细胞免疫治疗（细胞因子诱导的杀伤细胞，即 CIK），肿瘤疫苗（树突细胞疫苗）等。其中纳武单抗（nivolumab，一种 PD-1 抗体）已被美国 FDA 批准作为二线治疗用于索拉非尼治疗中或治疗后肝癌进展患者。未来肝癌免疫治疗基础和临床研究仍将是重要热点。

中医药：在我国尤其是中晚期肝癌患者中，中医中药治疗占有较高比例，但效果差异较大，尚缺乏高级别循证医学证据。中医药能够改善患者症状，提高机体抵抗力，减轻放化疗不良反应，提高生活质量，而且相对安全性和耐受性较好，患者依从性较高。除了传统的辨证施治、汤剂之外，一些现代中药制剂如肝复乐、华蟾素、复方斑蝥胶囊、槐耳颗粒、康莱特、榄香烯等已被我国批准用于治疗肝癌。

其他还有一些治疗，比如奥曲肽、干扰素、他莫昔芬、抗雄激素治疗也被用于治疗肝癌，但均未显示能改善生存期。

（八）抗病毒、保肝、对症支持治疗

合并乙肝病毒感染的肝癌患者，抗病毒是基础治疗。抗病毒治疗本身有助于控制和延缓肝炎肝硬化进展，降低肝癌发生率，而且有研究证实可以降低肝癌术后复发率。TACE、化疗可能引起乙型肝炎病毒复制活跃，加重肝功能损害。因此，抗病毒治疗应贯穿肝癌治疗的全过程。推荐口服核苷（酸）类似物，选择强效低耐药的药物如恩替卡韦、替诺福韦等。手术后的肝癌患者，如有合并乙肝病毒感染，也可选择干扰素 α 治疗，以减少复发、延长生存期。

丙肝患者抗病毒治疗取得非常大的进展，但抗病毒治疗是否增加 / 降低肝癌发生风险一度曾有争议，有大样本前瞻性研究显示，直接抗病毒治疗能够降低病死率以及肝细胞癌的发生风险。对于合并丙肝病毒感染的肝癌患者，肝癌治疗前后何时开始抗病毒治疗，目前尚无高质量循证医学证据支持。

另外，肝癌患者在自然病程中或治疗过程中可能会发生肝功能异常，可适当应用保肝药物。根据患者肝功能情况选择保肝、抗炎、利胆类药物，如甘草酸苷制剂、还原型谷胱甘肽、多磷脂酰胆碱、腺苷蛋氨酸、熊去氧胆酸等，可能有助于保护肝癌患者肝功能，减少并发症。

对症支持治疗方面，患者应注意加强营养，改善贫血、改善低白蛋白血症、改善凝血功能，治疗腹水、肝性脑病、消化道出血等并发症，对疼痛患者应积极镇痛。鼓励患者和家属对疾病树立积极健康的心态，适度康复运动。晚期患者倡导舒缓疗护，帮助患者和家属把消极心理转化为积极心理，让患者享有安全感、舒适感，减少焦虑和抑郁，提高患者生活质量。

综上所述，根据我国指南，对于Ⅰ期（单发肿瘤）和Ⅱ期（多发肿瘤）的肝癌患者，推荐手术切除和局部消融治疗。对于 <7cm 的单个肿瘤，建议肝动脉栓塞化疗联合局部消融治疗。基于UCSF 肝移植标准，Ⅰ期和Ⅱ期部分患者、少数Ⅳ期患者（全身情况较好，肝癌属于早期，而肝功能较差）可以行肝移植。ⅡA 期患者（多发但≤3 个病灶），首选治疗是手术切除，其次是 TACE；而对于ⅡB 期（>3 个病灶）和ⅢA 期（门静脉癌栓）患者，首先推荐 TACE，次选手术、放疗和全身治疗（化疗和靶向治疗），或是联合治疗。对于ⅢB 期（肝外转移）患者，首选全身治疗，次选为 TACE 和放疗。对于全身情况较差或 Child-Pugh C 级的Ⅳ期患者，抗肿瘤不是首要目标，应首先考虑舒缓疗护。

四、思考与展望

随着乙肝疫苗免疫规划接种的持续实施、可清除丙肝感染直接抗病毒药物的广泛应用，可以预计乙肝和丙肝相关肝癌发病率今后在我国将会逐步降低。但目前原发性肝癌在我国发病率仍呈高发态势，其防治是我国也是全球面临的一项长期而艰巨的任务。在肝癌监测、诊断和治疗方面，各国基于循证医学证据，出版和更新了很多指南和共识，其主要推荐意见基本一致。以往我国指南的循证医学证据主要来自国外文献，而近几年来我国学者在肝癌治疗领域也发表了越来越多的高质量临床研究（包括随机对照临床试验），因此在新的国内指南和共识中，很多证据来自中国学者的经验和研究结果，应该更适合中国肝癌患者的特点。今后很长一段时间内，开展肝癌诊治方面的高质量临床研究仍将是我国学者面临的重要课题。

在肝癌监测和诊断方面，美国和欧洲指南已不再强调将 AFP 作为监测指标。但在我国，肝癌致病因素主要是 HBV 感染，AFP 阳性率相对较高，且检测血清 AFP 简便易行，因此我国各版指南均仍高度重视 AFP 的监测和诊断价值。在肝癌诊断、进展、预后评价方面，国内外不断发现和研究的新的标志物中，尚无可完全替代 AFP 的肝癌标志物出现。另外，与其他肿瘤不同，肝癌临床诊断的确立不完全依赖病理学检查。影像学技术的发展，为肝癌的诊断带来了便利，而且诊断结果可靠性不断提高。新型造影剂的出现，高分辨率 CT/MRI 发展，使很多 <1cm 肝癌得到确诊。DSA 作为一种有创检查，已不再作为肝癌常规诊断手段。PET-CT 因其对转移灶良好的显示，也越来越多用于评估肝癌患者的病情。穿刺活检作为一项微创病理学检查，可以帮助一些难以明确的肝内结节患者获得确诊，但仍应注意到其潜在创伤性和非绝对可靠性，医师应根据具体情况做出最合适的决定。

原发性肝癌的合理分期有利于指导治疗，评估预后。既往我国采用国际分期方案，比如 BCLC 方案。但随着我国学者积极开展临床研究，基于我国患者特点和治疗现况的分期方案应更适合我国国情。今后，随着疾病特点变化、诊治水平提高，分期方案也可能会发生变化。

肝癌治疗方面，患者获得最大获益应是最重要的考虑。比如手术治疗，所有外科手术都应以根治为首选目标，不再考虑姑息性切除。在此基础上，有相关操作经验的医师可以根据情况开展腔镜手术，以减少创伤、促进康复，但远期效果仍需评价。在术前肝脏储备功能评估方面，术前 CT 肝脏体积测定、3D 肝脏成像和肝脏硬度测定等，均有助于更为准确地预估患者对手术切除的耐受程度，以制定更为精准的手术方案。目前已发展出一些增加残余肝体积的方法，以提高肝脏切除安全性，比如门静脉栓塞联合肝脏切除、联合肝脏分割和门静脉结扎的分阶段肝切除术；相对来说，后者更为快速而且肝脏体积增加的幅度更大，但其长期疗效还需要观察。

在介入治疗的技术细节上，提出了较过去更高的要求。应当全面推行超选择插管，将药物送到肿瘤的直接供应血管内，以减少化疗栓塞药物对肝脏组织的损伤。此外，腔内支架和碘-125 近程放疗粒子植入有助于延缓门静脉癌栓的进展，并可能持续保持门静脉血流通畅，需要继续探索和发展。药物洗脱微球临床上使用逐渐增多，理论上可能效果更好。但需要注意的是，一些对照研究显示，药物洗脱微球与常规化疗栓塞的疗效比较，差异并无统计学意义，仍需要进一步开展设计合理的临床研究，并通过分层分析探索最适宜的人群。

外放射治疗近年也越来越多用于治疗孤立的远处转移灶和淋巴结转移灶，可减轻因疼痛、梗阻和出血引起的相关症状。而对于小肝癌，有研究发现立体定向放疗的效果已经接近根治性切除，但和消融、手术相比是否更有优势，仍有待进一步评估。

在全身治疗方面，今后的热点仍将是分子靶向治疗和免疫治疗。目前有很多临床研究正在进行中，全球也都在积极探索更新的治疗靶点和药物。未来肝癌治疗和预后能否取得突破性的进展，分子靶向治疗和免疫治疗被寄予厚望。另外需要特别指出的是，晚期肿瘤在我国医疗支出占比较高，而效果有限。医患双方均应意识到，全身情况较差或晚期肝癌患者，抗肿瘤已不是首要目标，而应首先考虑以改善患者生存质量为目标的舒缓疗法。

在过去几十年中，原发性肝癌的诊治已经获得了长足的进步。从一旦诊断就几乎等于宣判死刑的癌症，已经转变为可以早期预防、早期发现、并且只要早期发现就有可能治愈的疾病。我们相信，随着肿瘤细胞分子生物学、免疫学等前沿研究的不断深入和现有诊治方法的不断完善，肝癌患者的预后将得到不断改善。

（黎培员　田德安）

参考文献

[1] Bray F, Ferlay J, Soerjomataram I, et al. Global cancer statistics 2018: GLOBOCAN estimates of incidence and mortality worldwide for 36 cancers in 185 countries. CA Cancer J Clin, 2018, 68(6): 394-424.

[2] Chen W, Sun K, Zheng R, et al. Cancer incidence and mortality in China, 2014. Chin J Cancer Res, 2018, 30(1): 1-12.

[3] 中华人民共和国卫生和计划生育委员会医政医管局．原发性肝癌诊疗规范（2017 年版）．中华肝脏病杂志，2017，25（12）：886-895.

[4] 中国临床肿瘤学会指南工作委员会．原发性肝癌诊疗指南（2018. V1）．北京：人民卫生出版社，2018.

[5] Xie DY, Ren ZG, Zhou J, et al. Critical appraisal of Chinese 2017 guideline on the management of hepatocellular carcinoma. Hepatobiliary Surg Nutr, 2017, 6(6): 387-396.

[6] 韩冰，祁兴顺，贾继东．亚太肝细胞癌管理临床实践指南推荐意见（2017 年更新版）．临床肝胆病杂志，2017，33（8）：1432-1434.

[7] Marrero JA, Kulik LM, Sirlin CB, et al. Diagnosis, Staging, and Management of Hepatocellular Carcinoma: 2018 Practice Guidance by the American Association for the Study of Liver Diseases. Hepatology, 2018, 68(2): 723-750.

[8] Heimbach JK, Kulik LM, Finn RS, et al. AASLD guidelines for the treatment of hepatocellular carcinoma. Hepatology, 2018, 67(1): 358-380.

[9] European Association for the Study of the Liver. EASL Clinical Practice Guidelines: Management of hepatocellular carcinoma. J Hepatol, 2018, 69(1): 182-236.

[10] Lu SN, Wang JH, Su CW, et al. Management consensus guideline for hepatocellular carcinoma: 2016 updated by the Taiwan Liver Cancer Association and the Gastroenterological Society of Taiwan. J Formos Med Assoc, 2018, 117(5): 381-403.

[11] Sastre J, Díaz-Beveridge R, García-Foncillas J, et al. Clinical guideline SEOM: hepatocellular carcinoma. Clin Transl Oncol, 2015, 17(12): 988-995.

[12] Korean Liver Cancer Study Group (KLCSG); National Cancer Center, Korea (NCC). 2014 KLCSG-NCC Korea Practice Guideline for the Management of Hepatocellular

Carcinoma. Gut Liver, 2015, 9(3): 267–317.

[13] 中华预防医学会肿瘤预防与控制专业委员会感染相关肿瘤防控学组,中华预防医学会慢病预防与控制分会,中华预防医学会健康传播分会.中国肝癌一级预防专家共识(2018).中国肿瘤,2018,27(9):660–669.

[14] 丛文铭,步宏,陈杰,等.原发性肝癌规范化病理诊断指南(2015版).临床与实验病理学杂志,2015,31(3):241–246.

[15] 中国医师协会肝癌专业委员会.肝细胞癌合并门静脉癌栓多学科诊治中国专家共识(2018年版).中国实用外科杂志,2019,39(1):46–52.

[16] 中国医师协会器官移植医师分会,中华医学会器官移植学分会.中国肝癌肝移植临床实践指南(2018版).临床肝胆病杂志,2019,35(2):275–180.

[17] 曾昭冲.2016年原发性肝癌放疗共识.中华放射肿瘤学杂志,2016,25(11):1141–1150.

[18] 王家驰,李绍白.肝脏病学.第3版.北京:人民卫生出版社,2013.

第四篇　消化内镜技术

第二十二章　消化内镜在消化疾病诊治中的应用
第二十三章　小肠内镜在小肠疾病诊治中的应用
第二十四章　超声内镜在消化疾病诊治中的应用
第二十五章　内镜下逆行胰胆管造影术在消化疾病诊治中的应用
第二十六章　内镜新技术简介

第二十二章　消化内镜在消化疾病诊治中的应用

第一节　消化内镜的发展史

【摘要】

两个多世纪以来，消化内镜经历了硬式半曲式内镜、纤维内镜、电子内镜的发展历程，及硬管式内镜时代。随着技术的发展，消化内镜逐步向多样化、精细化、舒适化、规范化、人工智能化发展，使得消化内镜学应运而生，成为一门独立的学科。

【学习要点】

1. 了解消化内镜发展历史

【思考题】

1. 内镜微创治疗方法有哪些？

1806年，德国法兰克福的Bozzini制造了一种以蜡烛为光源和一系列镜片组成的器具，用于观察动物的膀胱和直肠内部结构，虽未用于人体，但其开启了硬管式内镜发展的时代，他也因此被誉为内镜的发明人。1869年，德国医生Kussmaul制成了第一台硬式胃镜，1879年柏林泌尿外科医生Nitze研制出了第一个含有光学系统的内镜，当时该内镜仅被用于泌尿系统，几年后，第一个适用于临床的胃镜诞生，它是一种硬管式胃窥镜，由3根管子呈同心圆状设置，中心管为光学结构，第二层管腔内装上铂丝圈制的灯泡和水冷结构，外层壁上刻有刻度反应进镜深度。之后进入半屈式内镜时代，1932年德国人Schindler与器械制作师Georg Wolf合作研制半曲式胃镜，命名为Wolf-Schindler式胃镜，光学系统由48个透镜组成，前端具有可屈性，可在胃内的弯曲30°~40°，使医生能清晰地观察胃黏膜图像，开辟了胃镜检查技术的新纪元，1950年日本造出了世界上第一台胃内照相机，被视为软式胃镜的雏形，我国最早可使用的半可屈式胃镜出现在1957年。1958年以后为纤维内镜时代，美国医生Hirschawitz首先研制使用光学纤维胃镜，使消化内镜提高到一个新的水平，中国最早的纤维胃镜出现在1966年，1983年美国Welch Allyn公司研制成功电子内镜，以微型电荷耦合器件代替光导纤维，其更高的分辨率及数字化为消化内镜开辟了一个崭新的纪元。现阶段，消化内镜设备种类繁多，按照临床应用可分为诊断性消化内镜和治疗性消化内镜两大类，进而又根据内镜属性和功能分为食管镜、胃镜、十二指肠镜、结肠镜、小肠镜、内镜下逆行胰胆管造影(ERCP)、胆道镜、放大内镜、超声内镜、胶囊内镜、激光共聚焦内镜、荧光内镜及免疫荧光内镜等，可对全消化道及其邻近器官进行检查和治疗，消化内镜逐步向多样化、精细化、舒适化、规范化、人工智能化发展，使得消化内镜学应运而生，成为一门独立的学科。

消化道癌前疾病和肿瘤的“早干预、早发现、早治疗”逐渐成为共识。早期消化道肿瘤的5年生存率可达85%~90%，而中晚期患者5年生存率不足20%。消化道早期癌和癌前病变的诊断一直是内镜诊断的挑战和推动内镜诊疗技术发展的主要动力，图像强化技术、色素内镜、放大内镜等技术的出现，使内镜诊断技术达到前所未有的水平，1966年Yamakawa首先临床应用内镜染色技术，应用染料对胃肠道黏膜进行染色，使黏膜结构更加清晰，使病变与周围正常黏膜对比增强，提高了病变检出率，新的染料不断出现，内镜染色技术的应用范围也不断拓展。常规内镜检查易漏诊的黏膜微小病变，色素内镜可使病变更明显，内镜下染色后进行放大观察，可清晰显示腺管开口形态，可以判断病变性质，色素内镜和放大内镜在我国已逐渐普及推广，应用于消化道早期癌及癌前疾病的筛查及精查。近年来，随着内镜诊断技术的发展，国外学者提出了生物内镜和光学活检的概念，生物内镜是指除常规内镜做出形态诊断外新的内镜诊断技术还可在细胞分子水平做出诊断，除组织学诊断外还可进行功能诊断，揭示疾病的病理生理机制。光学活检指无须进行组织活检，通过内镜检查即可得到组织学诊断类似的结果的诊断技术。一些具有发展前途的新一代的内镜诊断技术陆续涌现，如窄带成像、红外内镜、激光诱导荧光光谱技术、光动力诊断技术、散射分光镜技术、免疫荧光内镜、内镜光相干成像技术、共聚焦激光内镜等。此外，针对结直肠癌筛查，一些内镜新技术不断涌现，如透明帽辅助式结肠镜，目前有大量研究均表明内镜下透明帽（Endocuff）应用结肠镜检查的腺瘤、癌症检出率明显提高，尤其是在便潜血阳性的患者中。EndoRings 是安装在结肠镜远端的一个硅橡胶材料的装置，与标准结肠镜检查相比，它的息肉漏诊率显著降低，而腺瘤检出率则明显提高，此外透明帽的应用，也可显著改善结肠镜筛查中腺瘤的检出率，而且盲肠插管的成功率也比标准结肠镜高。近几年，更是出现了三眼全景镜、广角内镜，均可增加结肠边缘的黏膜皱褶盲点处的可视度，可显著改善结直肠癌筛查的有效性。结肠胶囊内镜是近年来兴起的一项无需镇静和肠道注气即可完成结直肠黏膜检查的内镜新技术，具有方便、舒适等优点，但无法及时对病变取病理。在小肠疾病诊治方面，胶囊内镜及小肠镜成为一线诊断工具，早在 1981 年，以色列工程师与英国医生成立技术团队，1999 年推出胶囊内镜原型，2001 年投入临床使用。除胶囊内镜外，2002 年，日本学者研制出双气囊电子小肠镜，此后，单气囊小肠镜、螺旋式小肠镜也相继问世。近年来，通过磁控原理实现医师主动控制胶囊内镜进行胃部检查的技术应运而生，磁控胶囊胃镜具有无需麻醉和舒适安全等优点，已在国内外临床广泛应用。

消化内镜下的微创介入治疗，在消化系疾病中的作用越来越大。与外科手术相比，具有操作相对简便、创伤性小、可重复性强等优点，改变了当今的医疗格局。特别是针对消化道早癌的内镜诊疗逐渐受到重视，以内镜下黏膜切除术（endoscopic mucosal resection，EMR）和内镜黏膜下剥离术（endoscopic submucosal dissection，ESD）为代表，对消化道癌前病变及早癌的治疗产生了深远影响。EMR 技术源于 20 世纪 80 年代的内镜下大块黏膜活组织检查术，强调一次切除大块黏膜的概念。EMR 分为非吸引切除法和吸引切除法。非吸引切除法包括单纯电凝圈环切法、双孔道电凝圈环切法和预切开 - 电凝圈环切法，吸引切除法包括透明帽法和套扎器法。ESD 强调在内镜直视下逐步分离黏膜层与固有肌层之间的组织，确保所切标本在病理学上达到水平切缘和垂直切缘均阴性，减少肿瘤术后复发。ESD 与 EMR 相比，多项研究显示 ESD 具有更高的整块切除率和治愈性切除率，术后合并症的处理以及 ESD 相关技术及器械的改良是目前研究的热点。内镜也可治疗来源于消化道黏膜下方各层病变，将 ESD 技术和器械应用于消化道黏膜下肿瘤，包括内镜经黏膜下隧道肿瘤切除术（submucosal tunneling endoscopic resection，STER）、内镜黏膜下挖除术（endoscopic submucosal excavation，ESE）、内镜下全层切除术（endoscopic full-thickness resection，EFR）等。

伴随胃肠道肿瘤微创切除技术的广泛开展，贲门失弛缓症（achalasia，AC）的最新微创治疗方法——经口内镜肌切开术（peroral endoscopic myotomy，POEM）成为当今消化内镜领域讨论的热点和焦点，越来越多应用于临床，与外科手术相比，创伤小、恢复快，充分体现了微创治疗的优越性，短期内观察疗效可靠。此外另一项技术为经自然腔道内镜手术（natural orifice transluminal endoscopic surgery，NOTES），是一种经人体空腔脏器的自然开口进入体内、穿越管壁进行诊疗的全新理念的手术方法，最早理念来源于 1976 年结肠镜下阑尾切除术和 1980 年经皮胃镜下胃造瘘术。1994 年，Wilk 首次提出 NOTES，2004 年，Kalloo 等成功对猪进行了内镜下经胃腹腔探查、肝活组织检查手术完成动物实验，其后，Rao 进一步在人体上尝试进行了经胃阑尾切除术，随着超声内镜的发展，超声内镜引导下 NOTES 在内镜诊疗领域应用翻开崭新的一页，我国近年来也陆续有 NOTES 下肝囊肿开窗术、阑尾切除术、保胆取石术、胰腺囊肿引流术、腹腔内活组织检查术等报道。

在中国，消化内镜事业发展十分迅猛，这是许多消化内科学领域的前辈默默奉献、经验积累换来的，他们为中国的消化内镜事业做出了巨大贡献，1950年，原兰州大学医学院附属医院院长杨英福教授开展了中国第一台半曲式软胃镜检查，开创了我国消化内镜事业先河，20世纪六七十年代，纤维内镜引进我国，一批大型医院相继建立胃镜室，南方医科大学南方医院周殿元教授在国内率先开展纤维结肠镜插镜技术及治疗技术，创建了纤维结肠镜临床诊治技术规范，作为中国消化内镜技术奠基人之一的陈敏章教授，在70年代的中国首先开展了ERCP消化内镜技术，原武汉协和医院副院长张锦坤教授在国内率先开展内镜诊断消化系统疾病，规范消化内镜诊断名词，北京友谊医院于中麟教授在国内较早开展食管静脉曲张内镜治疗，设计了符合国内使用的食管曲张静脉结扎器，国内培养了一大批消化内镜医师，北京大学第三医院林三仁教授和北京大学第一医院张齐联教授率先报道超声内镜诊断上消化道和胆胰疾病，张齐联教授首先将内镜扇形超声扫描技术引进到国内，发表了第一篇超声内镜论著，编写了第一本消化内镜学术名词专著。

随着中国消化内镜学科的不断发展和从业人员规模的逐渐扩大，为了进一步提高消化内镜学科学术水平，促进与国际相关组织接轨，1980年中华消化病学会成立，1984年中华消化病学会召开“第一届全国消化系内镜学术讨论会”，1985年成立消化内镜学组，陈敏章教授担任首任组长。消化内镜学组的成立标志着中国消化内镜专业学术团体的诞生，1990年中华医学会消化内镜学分会应运而生。1990年8月9日，消化内镜学会正式成为中华医学会的独立专科分会，并于1991年3月25日在南京召开成立大会，学会为中国消化内镜事业做出了极大的贡献。2000年，在世界相关学术组织的支持下，中华消化内镜学会正式加入亚太地区消化内镜学会及世界消化内镜组织，标志着中国消化内镜事业正式融入国际大家庭。

在未来，内镜诊治的新技术、新设备、新方法将不断涌现，不再局限于消化系统疾病的检查，已逐渐转变为以内镜为载体，融入超声或放射技术，是一种多元化的方式诊疗消化道、管壁及腔外等多种疾病的有效手段。通过不断努力的探索和创新，规范化操作、培训、推广、评价体系等方面也将成为消化内镜未来发展的重要方向。

（张澍田　程　芮）

第二节　上消化道内镜在消化疾病诊治中的应用

【摘要】

消化内镜经过近百余年的发展，已成为消化疾病诊断和治疗的重要手段，随着内镜技术的发展，术式和器械的大量丰富，逐步补充和替代了外科手术，内镜下套扎曲张静脉（EVL）、内镜逆行胰胆管造影术（ERCP）治疗胰胆管梗阻、内镜下黏膜切除术（EMR）及内镜黏膜下剥离术（ESD）根治早期消化道肿瘤等，这些手段早已变成全球性的共识和指南推荐的一线治疗方案，而近年来经口内镜下肌切开术（POEM）治疗贲门失弛缓症、经自然腔道造口手术（NOTES）等完全具备了融合内外科精髓、颠覆传统的潜能，本章介绍了诊断内镜、治疗内镜技术的应用，有助于了解内镜技术在消化系统疾病中的应用。

【学习要点】

1. 诊断内镜的种类和临床诊断应用现状。
2. 治疗内镜的种类和临床应用指征。
3. 内镜技术的最新进展。

【思考题】

1. 目前临床应用的诊断内镜有哪些？每种内镜检查的特点是什么？
2. 目前临床应用的治疗内镜有哪些？每种内镜治疗技术的适应证是什么？
3. 早期胃肠道肿瘤的内镜治疗技术有哪些？

消化内镜有着百余年的发展史，经历了硬管式内镜—纤维内镜—电子内镜的三步式跨越，形成了如今成熟的、形形色色的软式内镜。高清的图像质量联合染色技术、计算机虚拟染色技术和内镜超声，对于消化疾病的诊断作用早已突破了上、下消化道，在小肠这个历来的“盲区”、消化管毗邻器官尤其是胰胆疾病上占据了至关重要的地位。但是这些还远远比不上内镜治疗学的飞速进展，随着术式和器械的大量丰富，逐步补充和替代了外科手术，一次次突破着微创治疗技术的壁垒。内镜下曲张静脉套扎术（endoscopic variceal ligation，EVL）、内镜逆行胰胆管造影术（endoscopic retrograde cholangiopancreatography，ERCP）治疗胰胆管梗阻、内镜下黏膜切除术（endoscopic mucosal resection，EMR）及内镜黏膜下剥离术（endoscopic submucosal dissection，ESD）根治早期消化道肿瘤……这些手段早已变成全球性的共识和指南推荐的一线治疗方案；而近年来大热的经口内镜下肌切开术（peroral endoscopic myotomy，POEM）治疗贲门失弛缓症、经自然腔道内镜手术（natural orifice transluminal endoscopic surgery，NOTES）等完全具备了融合内外科精髓、颠覆传统的潜能，更是在更新技术手段的同时体现了以患者为中心的医疗理念。

一、诊断内镜

诊断是消化内镜的首要功能和基础。消化内镜的检查结果是某些疾病明确诊断的“金标准”。近年来，诊断内镜向“微观化”的方向发展，在高清晰度内镜基础上发展出一些特殊内镜技术，包括色素内镜、放大内镜、窄带成像技术（narrow-band imaging，NBI）、荧光内镜、共聚焦内镜等。其共同特点是：能够显示普通内镜无法显示的特殊微小结构，甚至可直接观察到细胞结构。这是诊断内镜的巨大革新。

（一）色素内镜

色素内镜是指通过各种途径应用特殊染料对胃肠道黏膜进行染色，使病变部位与周围结构对比增强，轮廓更加清晰，从而提高病变检出率。将染色原理应用于内镜检查，可以发现肉眼难以发现的病变。色素内镜最早于1966年由Yamakawa报道，此后报道日渐增多，应用的染料也逐渐增多，应用范围也从最初的胃黏膜染色扩展至食管、胃、小肠和大肠。为了早期发现消化道黏膜微小病变，产生了放大内镜。目前新型的放大内镜可清晰显示消化道黏膜的腺管开口和微细血管等细微结构的变化，发现和诊断普通内镜难以发现的一些早期病变，特别是早癌。不管镜头倍数如何增大、性能如何提高，放大内镜的使用仍然不能离开色素的应用，放大内镜往往是指色素放大内镜。目前国外色素放大内镜研究的重点在于发现早期癌肿，Barrett食管，肠上皮化生，HP感染，结肠息肉，溃疡性结肠炎等。色素内镜检查可作为消化道肿瘤诊断的辅助手段，其诊断阳性率一般为80%，最高可达90%。国外学者对小胃癌进行镜下检测，常规镜检诊断阳性率仅23%，而使用亚甲蓝—刚果红染色法诊断阳性率可提高到75%，并且是诊断早期胃癌的一种有效手段，可与萎缩性胃炎、肠腺化生以及良性溃疡进行鉴别。国内学者对食管病变黏膜染色，发现碘染色后阳性病例较染色前明显增加。常用的色素包括普鲁士蓝、复方卢戈氏液、冰醋酸、靛胭脂、亚甲蓝（美蓝）及甲苯胺蓝等。

（二）放大内镜

随着内镜放大倍数和分辨率的提高，内镜放大后与实体显微镜所见相当，电子放大内镜突破性的诊断价值表现在对黏膜表面微观结构[小凹结构（pit pattern）]的观察和研究。根据大量的对比研究发现小凹结构反映了组织学的特点及性质，根据工藤（Kudo）分型，Ⅰ型、Ⅱ型为非肿瘤的小凹结构，ⅢL、Ⅳ型见于凸起性的腺瘤，Ⅲs为凹陷性腺瘤的特征，Ⅴ型结构为高度不典型增生或浸润性腺癌的表现。放大内镜下小凹结构分型的重大意义在于内镜检查时，借助色素染色在内镜下实时判断病变的性质，而基本不需要事先进行超声内镜或组织学的检查再进行相应的处理，对病变判断的准确率得以显著提高，是内镜诊断根据微小结构判断病变性质的一次重要的进展。

（三）超声内镜

1980年美国首次报道应用超声与普通内镜相结合的检查方法在动物实验中取得成功，开创了超声内镜（endoscopic ultrasonography，EUS）技术在临床的应用，此后超声内镜器械不断发展和完善。经过多年的临床实践，EUS的技术愈来愈成熟，其应用范围也不断扩大。EUS使内镜的诊疗技术均实现了飞跃性的发展，其可对消化道管壁黏膜下生长的病变性质进行鉴别诊断，并可对消化道肿瘤进行术前分期，判断其侵袭深度和范围，鉴别溃疡的良恶性，并可诊断胰胆系统肿瘤，特别是对于较小肿瘤精确度高，对慢性胰腺炎等诊断亦优于其他影像学检查。另外，在EUS介导下，应用细针穿刺抽吸活检术也明显提高了病变的确诊率。目前，EUS下的介入性诊断和治疗是国内外内镜技术的热点之一。EUS作为一种较为成熟的内镜诊断技术，近年来发展相当迅速，除了胃肠道及胆胰疾病的常规检查外，已有管腔内超声（intraductal ultrasonography，IDUS）、内镜超声引导下黏膜下肿瘤、纵隔及上消化道周围肿大淋巴结、胰腺及经食管行肺部病变的细针穿刺活检等检查及EUS引导下肉毒杆菌毒素注射治疗贲门失弛缓症、EUS引导下胰腺假性囊肿穿刺和内引流、EUS引导下腹腔神经节阻滞等治疗的临床应用报道。随着新的影像学技术特别是三维立体多普勒超声内镜技术、纵向旋转型超声内镜的开发应用等，EUS介入治疗技术将有更广阔的前景。

（四）小肠镜

从推进式小肠镜逐渐发展至双气囊小肠镜，为小肠疾病的诊疗提供了可靠的技术支持。双气囊小肠镜能对全小肠直视观察，对不明原因消化道出血的病因确诊率达80%，同时还可以进行活检、黏膜染色、标记病变部位、黏膜下注射、息肉切除等处理。随着腹腔镜检查技术近年来不断提高和普及，硬镜和软镜的结合，有可能成为今后小肠疾病诊断和治疗的重要发展方向。小肠镜于上消化道应用主要为替代十二指肠镜行胃肠改道术后的ERCP术，其重点仍在诊治小肠疾病。

（五）胶囊内镜

20世纪初以色列诞生了世界上第一个智能胶囊内镜系统，其对胃镜和结肠镜的弥补作用大为可观。长达5~7m的小肠肠管不再是内镜医师的“盲区”，无创无痛的特点也颇受患者的欢迎。在临床应用上，目前仍主要是探查中消化道（即十二指肠Treize韧带以下到回盲瓣之间）为主，尤其是对不明原因消化道出血的检查，已成为共识推荐的一线检查手段。胶囊内镜的诞生为内镜检查开辟了一个新思路。对不明原因消化道出血的诊断率为81%，使得小肠疾病的诊断有了明显进步，但对出血量比较大或伴有肠梗阻者不宜使用。其最大的弊端在于不能直视进退观察、取材和易遗漏病变；而且观察图像颇费时间。目前胶囊内镜还仅能用于检查，随着科学的进步，胶囊内镜将不但能诊断肠道疾病，而且还能对肠道病变进行“修复与治疗”。

在仅针对上消化道的检查中，胶囊内镜尚未能取代传统的侵入性的胃镜。近年来出现有食管胶囊内镜，用于以无创手段检查食管疾病，但目前缺乏与胃镜检查的随机对照研究评价效果。有文献报道在急性上消化道出血时，胶囊内镜检查精确度高，并且被患者良好耐受，但由于无法行内镜下止血等治疗措施，恐怕仍难以普及。

（六）内镜逆行胰胆管造影

内镜逆行胰胆管造影技术经过30多年的不断发展，已成为胆道及胰腺疾病影像诊断的“金标准”。目前国内胆胰疾病的内镜诊疗水平发展迅速，ERCP及内镜十二指肠乳头括约肌切开（EST）取石术、内支架引流术已比较普及，乳头括约肌气囊扩张作为不破坏乳头括约肌完整性的技术，也广泛开展。早期内镜下引流治疗急性胆源性胰腺炎已经获得广泛共识，并成为重要的治疗措施之一。对一些经ERCP等检查仍无法明确诊断的特殊疑难病例，子母镜可以直视下观察胆、胰管黏膜的早期病变，同时还可以行活检、刷检、胆胰液细胞学检查和肿瘤标记物测定。子母镜检查可对巨大的肝内胆管结石行高压液电、激光碎石，对胰管的检查仅限于胰头部及显著扩张的胰管。子母镜、胆管镜、超声内镜、腹腔镜和十二指肠镜结合将是胆胰疾病内镜诊治的方向。

（七）共聚焦内镜

在标准电子内镜的头端整合了激光共聚焦显微镜，进行共聚焦内镜检查时，为了增加对比度，需要使用荧光对比剂，目前应用较广泛的主要是静脉注射荧光素钠和局部应用的盐酸吖啶黄。共聚焦显微内镜每次扫描光学层面厚度为7μm，深度达0~250μm，表面上皮细胞、细胞外基质和基底膜、结肠隐窝结构、血管和红细胞等均可观察；由于荧光素钠不能穿过细胞的类脂膜与细胞核的酸性物质结合，故不能清楚显示细胞核。盐酸吖啶黄局部喷洒数秒即可被吸收，能够穿过细胞膜与细胞核的酸性物质结合，适于标记表层上皮细胞、显示细胞核。目前，共聚焦显微内镜已在Barrett食管、Barrett上皮癌变、幽门螺杆菌、胃结肠早癌、溃疡性结肠炎癌变等方面得到应用，体现出实时、虚拟活检和病理诊断的优势。今后随着示踪剂、内镜成像技术等方面的改进，共聚焦显微内镜可能在许多方面代替活检和体外染色的传统病理学，具有难以估量的发展前景，是内镜技术划时代的创举。

（八）窄带成像

通过3个窄带滤光器形成的输入光仅仅包括415nm、445nm、500nm的三段窄带光波，每一个窄带光有30nm的波宽。这种输入光以蓝光为主，因此提高了对黏膜表面细微结构及血管形态的观察。通过内镜控制手柄上的2个按钮，都可快速完成窄带成像（NBI）内镜与常规内镜间的切换，形成特有的NBI图像。值得注意的是，目前的NBI系统并不支持在进镜或退镜时一直开启，使用时必须先对准普通内镜下发现的可疑病变，再在相对静止的状态下开启NBI系统行进一步观察。NBI能够发现传统内镜无法发现的鳞状上皮和柱状上皮交界处的微小糜烂、血管增多以及圆形腺凹减少等改变，提高了胃食管反流病的内镜诊断水平。对NBI下呈现棕色的可疑区域行靶向活检，可以提高早期食管癌及癌前病变的诊断率。NBI镜下胃黏膜毛细血管和腺凹不同程度的形态改变可用来预测胃炎的组织学严重程度以及预测是否存在幽门螺杆菌感染。肠化上皮表面在NBI模式下特异存在一种淡蓝色斑纹（蓝嵴），据此诊断萎缩性胃炎患者黏膜肠化生的敏感度、特异度、阳性预测值、阴性预测值、准确度可分别达89%、93%、91%、92%、91%。NBI尚可通过观察黏膜表面血管形态进行胃癌组织学分类的预测，分化型腺癌主要表现为细小网状血管（67.9%），未分化癌则大多表现为螺旋状的血管网（85.7%）。此外，通过NBI结合放大内镜在术前评估早期胃癌内镜下黏膜切除术的切除范围，可使早期胃癌整块切除率达到91.7%，且无严重的并发症。NBI在结直肠息肉诊断的应用中与传统内镜相比，无论是对血管形态的观察，还是黏膜腺凹形态的显示，NBI都有明显的优势。

（九）智能分光比色内镜

智能分光比色内镜（fuji intelligent chromo endoscopy，FICE）系统又称为最佳谱带成像系统，是一项较新兴的技术。通过一种图像加工软件，FICE系统将传统白光图像以5nm为间隔分解成诸多单一波长的分光图像，然后根据检查前内镜预设置的参数，从中提取3个合适波长的图像赋值为红、绿、蓝三色光图像并加以合成，最终产生一幅实时FICE重建图像。目前使用的FICE系统最多可有50种波长组合，不同的组合在显示不同的组织时各有优势，有些可以加强黏膜表面结构的对比，有些则能更清晰地观察腺管开口形态或毛细血管网，及早发现黏膜的细微变化。最常用的组合为500nm、445nm和415nm，而有文献报道520nm、500nm、405nm是显示血管形态的最佳组合。内镜医师一般先在进镜时行常规内镜检查，再在退镜时通过一键转换开启FICE系统，进行消化道黏膜FICE图像的动态观察。FICE有助于胃食管反流病患者的食管微小黏膜破损的诊断，其敏感度、准确度比传统内镜高。

研究发现，即使没有放大功能，FICE也能够清晰地显示以往因炎症变得模糊不清的食管栅栏状血管，提高Barrett食管黏膜与位置多变的正常胃黏膜分界的分辨，从而更容易地诊断出Barrett食管。通过FICE观察到的消化不良患者胃黏膜微细结构的改变与组织病理学相结合进行分析，发现胃黏膜毛细血管和腺凹不同的形态改变与胃黏膜的炎症程度及萎缩、肠化生有明显相关性，并能预测是否存在幽门螺杆菌感染。在对感染有幽门螺杆菌的消化性溃疡患者行细菌根除术后的胃镜复查时，发现胃黏膜微细结构在FICE内镜下仍表现出特定形态的特点，证实FICE技术同样可以被用来预测幽门螺杆菌被根治与否。FICE也可用于胃肿瘤性病变的诊断，它有利于胃黏膜血管形态和黏膜表面细微结构的观察，增强正常胃黏膜与病变黏膜之间色彩对比，较普通内镜FICE在早期胃癌的诊断中有明显优势。FICE结合双球囊小肠镜检查术，有利于小肠血管发育异常及腺瘤性小肠息肉的发现。FICE在结直肠黏膜病变的诊断方面，比传统内镜FICE成像更清晰，对病变诊断的能力甚至和色素内镜相仿。

（十）I-Scan技术

I-Scan技术包含了传统的对比增强和表面增强2种基本强调模式，最大的特色在于色调增强功能。目前的色调增强有以下几种模式：

1. v模式（微血管形态模式） 通过软件控制入射光波长，去除长波长部分，使入射光以短波长为主，清晰显示血管结构。

2. p模式（微腺管形态模式） 特异性地对正常消化道黏膜反射的红光进行弱化处理，增强了病变部位与正常黏膜的对比作用。

3. e 模式（食管模式）

4. b 模式（Barrett 食管模式）

5. g 模式（胃模式）

6. c 模式（结肠模式）

e/b/g/c 模式又称为多通道多颜色对比的动态染色模式，针对消化道不同部位黏膜的特性，通过主机软件系统针对性设计染色功能，从而使得不同部位病变显示出最佳光染色效果。以上功能除 v 模式外，其余模式均可以在进镜或退镜过程中一直开启。超高清电子内镜结合 I-Scan 并配合染色能够很理想地发现食管黏膜的细微破损，并指导靶向活检，从而由组织学上明确非糜烂性反流病、食管炎的诊断。通过 I-Scan 的 v 模式及 p 模式观察 Barrett 食管黏膜细微构造及微血管变化，有利于发现 Barrett 食管黏膜的肿瘤性改变。有研究表明，I-Scan 能更好地显示早期胃癌黏膜表面细微结构及其与周围正常黏膜的分界，因此有助于早期胃癌的发现和进行内镜下病变整块切除。在下消化道疾病的应用方面，超高清电子内镜结合 I-Scan 及色素内镜较之单纯使用超高清电子内镜能发现更多的微小病变，其中大多为平坦型。

（十一）无痛苦消化内镜检查

无痛苦消化内镜检查也称清醒镇静内镜检查术（conscious sedation endoscopy）是指应用一种或多种药物抑制患者的中枢神经系统，减轻患者的恐惧及焦虑心理，提高痛阈，在一定程度神志清醒或轻度意识丧失下，保持完整吞咽、咳嗽等保护性反射而无任何痛苦的情况下，保证内镜检查和治疗顺利完成。英美国家明确提出，内镜医师有义务尽最大努力使内镜受检者得到利益和安全，目前在英美消化内镜检查的患者有 90% 患者接受清醒镇静法。近年来，国内很多大医院相继开展无痛苦消化内镜检查。综合国内报道结果，本方法对血压、心率、呼吸、血氧饱和度有一定比例的一过性影响，均无严重并发症，至今未有死亡病例报道。

二、治疗内镜

消化内镜自发明以来，就与相应的治疗技术密不可分。近年来发展的、具有重要意义的治疗技术包括内镜下黏膜切除术（EMR）、内镜黏膜下剥离术（ESD）、胰腺囊肿内镜下引流清创术、胃食管反流病内镜下治疗、胃肠穿孔的内镜缝合治疗、小肠疾病内镜治疗以及经自然腔道内镜手术（NOTES）等。

（一）消化道出血的止血治疗

上消化道出血是内科常见的病症，主要表现为呕血和 / 或黑便，严重者可出现血压降低、血红蛋白下降、周围循环血量不足引起的休克等。急性上消化道出血需要在 24~48 小时内完成胃镜的检查，以迅速明确病因，并可在内镜下对活动性出血行止血治疗。由于发病原因不同，特别是治疗手段迥异，通常将上消化道出血分为非静脉曲张性出血（nonvariceal upper gastrointestinal bleeding，NVUGIB）及静脉曲张破裂性出血。以下对两类出血性疾病的内镜治疗措施分别讨论；

1. 非静脉曲张性出血　病因多为上消化道病变所致，亦有少数为胰胆疾病或全身系统疾病引起。常见病因为消化性溃疡、上消化道肿瘤、急慢性上消化道黏膜炎症等，近年来由于长期口服非甾体抗炎药（NSAID）或抗血小板聚集药物引起的上消化道出血也成为重要病因。其他少见的病因可能有贲门黏膜撕裂（Mallory-Weiss 综合征）、Dieulafoy 病等。

内镜下对出血情况做改良 Forrest 分级，根据国际及国内的 NVUGIB 指南，推荐对 Forrest 分级 Ⅰa~Ⅱb 的病变行内镜下止血治疗。常用的止血方法包括药物注射或喷洒、热止血和机械止血 3 种。药物可选用肾上腺素 - 高渗盐水、凝血酶、组织胶等；热凝止血包括接触型的微波、热探头、高频电凝和非接触型的 Nd：YAG 激光、氩离子凝固术（APC）等，各类热止血术总体疗效相近，但以 APC 止血安全性最高。机械止血主要以各类止血夹为主，对于活动性出血尤为适用。上述止血方法亦是后文提及的多项内镜下治疗的基础操作。

2. 静脉曲张破裂性出血　即食管胃底静脉曲张（EGV）破裂出血，是各类原因导致的门静脉高压症最严重的并发症之一，绝大多数为各种病因的肝硬化失代偿期所引起。曲张静脉破裂出血病情凶险，死亡率高，内科药物治疗及三腔两囊管压迫止血无法避免再出血的风险，外科分流术、断流术或肝内门腔静脉分流术（TIPS）均有各自的适应证及并发症。对于手术适应证外人群或术后再出血的患者，无论何种原因的 EGV 出血，在生命体征平稳后，均可作为内镜下干预的对象。

对食管胃底静脉曲张（EGV）的处理方法主要有以下 3 种：

（1）内镜下曲张静脉套扎术（endoscopic variceal ligation，EVL）：1986 年由 Stiegmann 等首次报道，90 年代初在我国各大医院开始实施，取得了满意的疗效，止血率达 70%~96%、EV 消失率达 51.7%~93%。与内镜下硬化剂注射相比，近期止血效果相近且并发症少，但远期 EV 复发率较高。

（2）内镜下硬化剂注射（endoscopic variceal sclerosis，EVS）：注射乙氧硬化醇、鱼肝油酸钠等使曲张静脉发生化学性炎症、形成静脉内血栓，待血栓机化后曲张静脉消失。

（3）栓塞治疗术：是胃底静脉曲张（gastric varices，GV）唯一有效的治疗措施，亦可用于 EV，原理与 EVS 相近，但改为注射组织黏合剂。

（二）内镜下异物取出

上消化道异物主要因患者（多为老年人或儿童）有意或无意吞入造成，较大的异物可能造成消化道黏膜损伤、梗阻、出血、穿孔、急性腹膜炎等，一些异物如电池等由于腐蚀性溶液泄漏，造成消化道化学性烧伤，引起中毒、出血、穿孔或狭窄等。食物团块、胃内结石、食管 / 胃 / 小肠支架或手术缝线等，有时也视为上消化道异物。自行排出困难的异物多数都需要于内镜下尝试紧急或择期取出。

异物取出多选用内径较粗的前视胃镜，十二指肠降段异物可选用十二指肠镜，取一些表面尖利的异物时可于内镜先端加透明帽。钳取器械的选择取决于异物的性质和形状，如活检钳、圈套器、网篮、三爪钳、鼠齿钳、鳄嘴钳、拆线器等，较大的胃石可用机械碎石器甚至定点爆破碎石的方法。自 1972 年国外首次成功于内镜下取异物案例后，多年来国内外多项观察性研究报道此项操作安全、有效。但如处理不当，亦可造成出血、穿孔、感染甚至窒息，必要时需外科手术治疗。

（三）肿瘤性疾病的切除术

消化内镜参与到肿瘤性疾病的治疗使微创手术的理念进一步拓深，这也是消化内镜脱离单纯诊断性技术的一大跨越。随着近年来内镜技术的飞速进展，多种内镜下治疗术兴起、日趋成熟并大量开展，内镜工作者们逐渐取得了丰富的临床经验和一些可靠的循证医学证据。对于内镜治疗学理解的深入和技术的深度开发，如今术者们对于上消化道肿瘤类疾病的征服在解剖层次上亦逐步“深入”，从黏膜层、黏膜下层到固有肌层，可以说无所不能。下面简要介绍不同的内镜切除技术：

1. 内镜下电切术 适用于直径 5mm 以上，2.5cm 以下的非癌性息肉（直径 <5mm 的息肉可用活检钳钳除），以有蒂或亚蒂为宜（即山田Ⅱ、Ⅲ、Ⅳ型）。上消化道息肉以胃息肉常见，食管、十二指肠亦有息肉，但应区分黏膜下隆起、十二指肠腺体或副乳头等。多发息肉也可以微波或 APC 灼烧。

2. 内镜下黏膜切除术（EMR）与内镜黏膜下剥离术（ESD） EMR 是近 30 年来内镜治疗学的飞跃，最初由黏膜大块活检发展而来，后衍生出可一次完整切除较大黏膜或黏膜下病灶的 ESD。EMR 目前广泛适用于诊断消化道黏膜病变、切除癌前病变或早期癌，为美国国立综合癌症网络（NCCN）指南中首选推荐用于食管、胃 T1b 期的早期癌切除的方法，其他如消化道息肉、Barrett 食管等病变亦是 EMR 的适应证。而 ESD 由于可一次完整切除较大病灶，较 EMR 适应证更广，如食管、胃等无淋巴结转移的分化较好的黏膜下层癌（m1~sm1）、直径较大的食管上皮不典型增生等。但对于早期癌的患者，超声内镜和 CT 对于淋巴结的评估、术中注射抬举征、术后评估切缘病理等仍是十分重要的环节。不同消化道早期癌行 EMR、ESD 与外科手术在早期癌切除的 R0 切除率、并发症、肿瘤复发率等方面，仍需要多中心的对照研究提供更多证据。

3. 对于黏膜下肿瘤（submucosal tumor，SMT）的治疗 包括内镜黏膜下肿瘤挖除术（endoscopic submucosal excavation，ESE）、内镜全层切除术（endoscopic full-thickness resection，EFR）和内镜黏膜下隧道肿瘤切除（submucosal tunneling endoscopic resection，STER）均可应用于起源于黏膜肌层、黏膜下层及固有肌层的 SMT，常见的有平滑肌瘤、脂肪瘤、神经纤维瘤、间质瘤、颗粒细胞瘤等。术前应行超声内镜（EUS）扫查，辨明肿瘤起源。此类技术对于内镜操作者水平要求较高，目前国内仅为数不多的医院得以开展。

（四）上消化道狭窄与梗阻性病变的内镜治疗

内镜对于消化道狭窄与梗阻性病变的治疗最早应用于食管疾病，第一枚食管内支架早在1887年已于手术中诞生，目前各类新型支架早已成为研究热点，而1981年，London R等学者已在X线透视下使用球囊扩张治疗食管狭窄。在上消化道疾病中，除食管外，胃出口、十二指肠狭窄与梗阻性病变的治疗亦得到快速发展。

1. 上消化道良性狭窄与梗阻病变　包括瘢痕（食管、胃切除术后）、炎性（反流性食管炎、自身免疫性疾病）、先天性异常（食管蹼、Schatzki环）、动力性障碍（贲门失弛缓、糖尿病胃轻瘫）。治疗措施主要为探条、气囊/水囊扩张、金属支架植入，也有激光、微波治疗、内镜下注射类固醇激素等方法。

2. 上消化道恶性狭窄与梗阻病变　不能手术的晚期上消化道恶性肿瘤或其他肿瘤压迫、转移造成上消化道、胃出口狭窄或梗阻的患者，由于无法进食，单纯放化疗效果差，解除梗阻、恢复饮食、改善生活质量是治疗的关键步骤，内镜下治疗无疑是行之有效的办法。

改善恶性狭窄和梗阻最常用的莫过于内镜下支架植入术。根据不同的分类，支架又可分为覆膜/非覆膜支架、暂时/永久性支架、防反流支架、防滑脱支架等，近年来亦有学者研制化疗药物覆膜支架、放射性粒子植入支架来预防恶性梗阻患者支架再狭窄的问题。

内镜下非支架治疗手段还包括射频消融术、激光凝固治疗、光动力治疗、局部注射化疗药物等，目前尚缺乏循证医学证据支持。

3. 贲门失弛缓症的内镜治疗　贲门失弛缓症是一种食管动力障碍性疾病，以食管下端括约肌（LES）张力增高、吞咽时松弛障碍以及食管体部正常蠕动减弱或消失为特征。贲门失弛缓症的内镜下治疗包括：球囊扩张治疗（PD），腹腔镜下食管括约肌切开术（LHM），肉毒素注射治疗（botox injection），经口内镜下食管肌层切开术（peroral endoscopic myotomy，POEM）等。其中，球囊扩张治疗是贲门失弛缓症的一线治疗手段，症状缓解率为70%~90%，穿孔率为2.5%~4%；腹腔镜下食管括约肌切开术是贲门失弛缓症的标准外科治疗方法，明显改善吞咽困难，术后胃食管反流率低；肉毒素注射是内镜治疗贲门失弛缓症的首选方法，近80%的患者症状可缓解，约50%的患者6个月后复发；内镜下肌切开术治疗贲门失弛缓症最先由奥尔特加（Ortega）于1980年描述，后经动物实验，在2010年由日本学者井上（Inoue）等经改良后应用于临床，是一种新的内镜下贲门失弛缓症治疗方法。其大致步骤是，在食管近端切开食管黏膜后，分离黏膜下层建立黏膜下隧道，剥离并切开内环行肌，最后用金属钛夹封闭黏膜隧道口。2010年底国内上海中山医院率先开展，短期随访治疗效果好，但广泛开展有待长期随访和随机对照研究的评价。

（五）胰腺疾病的内镜下诊治

随着EUS技术的发展，胃肠道相邻器官相关疾病的诊治得到了长足进步。尤其是胰腺疾病，由于解剖位置深在、发病隐匿，很多疾病得不到及时、明确的诊断和治疗。而EUS紧贴胃或十二指肠壁，在高频超声探头下可清晰的判断胰腺的解剖及病变。内镜下胰腺疾病的诊治主要有如下技术：

1. 内镜超声引导下细针穿刺活检术（EUS-FNA）在胰腺疾病的诊断　上海长海医院的金震东等报道，EUS-FNA诊断胰腺癌的敏感性提高到93.1%，对假肿瘤性胰腺炎诊断的准确率为76.5%。

2. 胰腺假性囊肿（pancreatic pseudocyst，PPC）的引流　十二指肠镜下胰腺假性囊肿经乳头支架引流已成为一种重要的治疗方式，尤其对PPC与胰管相通或PPC伴胰管异常的病例。EUS引导经胃或十二指肠造瘘，置管引流PPC以达到治疗的目的，安全性和成功率较高。

3. 晚期胰腺癌介入治疗　晚期胰腺癌的内镜介入治疗以内镜逆行胰胆管造影术（ERCP）下引流减黄为主，其他尚开展还较少，如EUS引导下的腹腔神经丛阻滞术（EUS-CPN）用于缓解患者的顽固性腹痛、EUS引导下细针注射无水乙醇、化疗药物和其他抗肿瘤药物、EUS引导下植入放射性粒子（如放射性^{125}I）、EUS引导下射频消融术等。这些治疗手段目前亦缺乏可靠的循证医学证据，亟待更多的临床研究参与其中。

（六）内镜下建立肠内营养通路

长期不能经口进食者尤其是危重病患者，如需要机械通气、存在器官功能衰竭的患者，需要尽早建立肠内通道以实施胃肠内营养（EN）及进行胃肠内减压。

1. 内镜下放置空肠营养管 若患者胃排空较差、反流或有误吸时，应实行幽门后（空肠）营养，可以内镜引导、X线监视，经导丝置入空肠营养管。

2. 经皮穿刺内镜下胃、空肠造瘘术（percut-attneous endoscopic gastrostomy or jejunostomy，PEG/PEJ） 是在内镜引导下，经皮穿刺放置胃、空肠造瘘管，并发症和死亡率均较手术胃造瘘显著降低，可有效行长期肠内营养支持，符合生理需要，不需要全身麻醉。

（七）内镜与腹腔镜联合治疗技术

指术中同时应用内镜与腹腔镜，相互配合，完成对消化道疾病的定位、切除和缝合等操作。以往应用较多的是腹腔镜和胆道镜双镜联合行胆总管取石，在上消化道疾病中，尤以腹腔镜配合胃镜切除胃黏膜下肿瘤为常用，如腔外生长型胃肠道间质肿瘤。该术式弥补了单纯腹腔镜手术难以定位和处理腔内生长肿瘤、单纯胃镜下切除易穿孔或切除不完整的缺点，保证了治疗的安全性和成功率。下消化道疾病中结肠镜与腹腔镜亦可密切配合，共同完成结直肠肿瘤的切除。

（八）经自然腔道内镜手术

作为新兴的具有革命性意义的内镜介入操作逐渐进入内镜及外科专家的视野。传统的观念认为，胃肠道等穿孔是严重的并发症，但经自然腔道内镜手术（NOTES）是指经口腔、胃、结（直）肠、阴道、膀胱、食管等自然腔道进入腹腔、纵隔、胸腔等，进行各种内镜下操作，再封闭人工造口，包括腹腔探查、腹膜活检、肝脏活检、胃肠及肠肠吻合、阑尾切除、胆囊切除等手术。从另一个角度讲，NOTES的创伤小、体表无瘢痕、术后恢复快，切口符合外科要求的“快捷－直接－短路径”原则，颠覆了传统观念。严格意义上讲，目前较常用经皮胃造瘘（PEG）和近两年火热的经口内镜下肌切开术（POEM）就属于NOTES的一种，但更多的NOTES如经胃切除胆囊、经引导切除胆囊等手术目前主要处于动物实验阶段，极少数用于人体的临床个案被报道，可行性和安全性均未得到证实。2005年美国消化内镜学会（ASGE）的NOTES工作组制定的白皮书建议NOTES进入临床实用阶段前需要解决以下问题：进入腹腔的手术入路、切口的闭合技术、防止感染、缝合及吻合器械、空间定位、操作平台、腹腔内的并发症、造成的生理难题、压迫综合征、操作人员训练等十余项。对于经上消化道内镜的NOTES本身来说，除了解决术式、器械的问题外，如何定位也是极其重要的，其优势发展方向仍在胰腺、腹膜后疾病及胃后壁疾病等。

（九）其他

其他应用较少的上消化道内镜治疗技术还包括内镜下缝合技术（消化道穿孔修补、减肥手术）、胃食管反流病抗反流术（内镜下胃底折叠贲门成形术）、自体胃黏膜移植术等，不一而足。

上消化道内镜的应用价值如今大大丰富，除了作为传统的诊断措施以外，随着内镜技术、内镜及其附属器械的进步，内镜治疗学蓬勃发展，改写了微创手术的新篇章。但对于消化内科或内镜科医师而言，不能仅满足于操作技术的开展，更需要设计和完善足够的、可信的临床研究去验证，提升内镜治疗在保守治疗与传统外科治疗中间的地位，更好地为患者提供安全、有效的诊疗手段。

（张澍田 李 巍）

第三节 结肠镜在消化疾病诊治中的应用

【摘要】

结肠镜检查（colonoscopy）是诊断结直肠病变的首选方法。通过结肠镜可以清楚地观察全结直肠及回肠末段的各种病变，如黏膜充血、水肿、糜烂、溃疡、出血、憩室、肿瘤（息肉、癌）、色素沉着及血管曲张等。结肠镜还可以通过钳道进行活检，对疾病的诊断有很大帮助，甚至有决定性意义。此外，通过结肠镜钳道还可以对一些病变如肿瘤、出血、狭窄等进行内镜下治疗。20世纪90年代以来内镜下切除术不断发展与完善，扩大了内镜治疗的适应证。相比于外科手术，内镜下切除病变具有创伤小、术后恢复快等优势，正确选择适应证可以为结直肠肿瘤（特别是侧向发育型肿瘤和早期结直肠癌）带来更好的疗效和预后。

【学习要点】

1. 结肠镜检查的适应证、禁忌证以及并发症。
2. 结肠镜检查对肠道准备质量的要求。
3. 结肠镜进镜的原则和技巧。
4. 结肠镜退镜观察的重点要求。
5. 高质量结肠镜检查的标准。

【思考题】

1. 结肠镜检查引起肠穿孔的特点及其原因？如何采取措施避免其发生？
2. 便秘患者及老年人肠道准备的特殊性有哪些？
3. 结肠镜操作方法的核心精神有哪些？
4. 采取哪些方法有助于避免漏诊肠道微小病变？
5. 结肠镜未来的发展趋势有哪些？

随着我国人民生活水平不断提高，膳食结构和生活方式发生变化，结直肠疾病的发生率和死亡率有明显升高趋势，结直肠癌（colorectal cancer，CRC）已成为常见的恶性肿瘤。近年来我国 CRC 发病率不断升高，已位居恶性肿瘤的第 3~5 位。2015 年我国 CRC 的新发病例数为 37.63 万人，其中男性 21.57 万人，女性 16.06 万人；因 CRC 而死亡的患者 19.10 万人，其中男性 11.10 万人，女性 8.00 万人。CRC 的发病率随着年龄的增加而增长，主要集中在 60~74 岁，45 岁以上发病的患者占所有 CRC 新发病例的 93.3%。多数 CRC 由腺瘤演变而来，及时发现并切除，可降低 CRC 的发病率和死亡率。结肠镜是检出和治疗结直肠腺瘤的重要手段。CRC 和腺瘤之外，还有诸多结直肠疾病需要应用结肠镜进行检查或评估，包括炎症性肠病、不明原因腹泻、下消化道出血等。

对于结直肠疾病，仅凭病史、体征、实验室检查和影像学检查，很多时候难以做出正确诊断。比如粪便隐血试验缺少特异性，特别是在多数腺瘤患者中为阴性。结肠气钡双重造影对直肠、乙状结肠重叠部分以及盲肠等部位有遗漏可能；对充血、水肿等炎性病变，平坦病变以及微小病灶的诊断就更加困难。CT 可以了解肠腔外及邻近结构，特别是对于结直肠癌患者可以了解癌肿肠外浸润及转移情况，从而有利于肿瘤定位或分期，但 CT 难以发现较轻的炎性病变及肠腔内平坦病变，做出定性诊断有一定的困难且不能活检，故难以早期发现 CRC。结肠镜的出现弥补了上述检查手段的不足，使结直肠疾病的诊治进入了一个全新的时代。

一、发展史

内镜技术的发展和进步，反映了人们对直视观察消化道疾病的不懈追求。早在希波克拉底时代，医生就试图通过窥具观察人体内部的构造。从意大利庞贝古城废墟中发掘出了人类有史以来最早的窥具装置（图 22-3-1）。1795 年，德国医生 Philipp Bozzini 就尝试使用内镜检查直肠。他将一根管子插入患者肛门，用烛光做光源观察直肠结构（图 22-3-2）。此后内镜技术变革先后经历了硬式内镜、纤维内镜和电子内镜三个阶段。1853 年，法国医生 Desormeaux 研制出可用于临床诊断的内镜装置，并首次将其命名为“endoscope”（图 22-3-3）。1983 年出现的电子内镜基本结构和机械性能与纤维内镜相仿，但将纤维内镜前端的光纤束换成图像耦合器件（charged coupled device，CCD）。经过光电信号转换，CCD 可在电视屏幕上直接显示彩色图像，让多人同时观察、阅读内镜画面，省去了纤维内镜必须使用目镜观察的麻烦。当今使用的结肠镜就是在这一基础上不断优化、发展而来的。

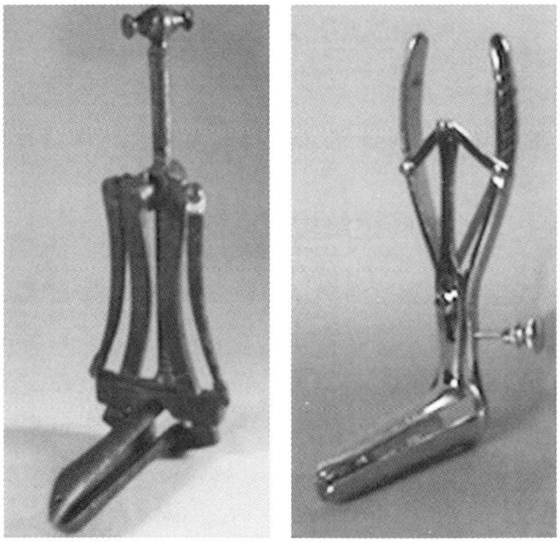

图 22-3-1　古罗马时期使用的医用窥具（公元前 79 年）

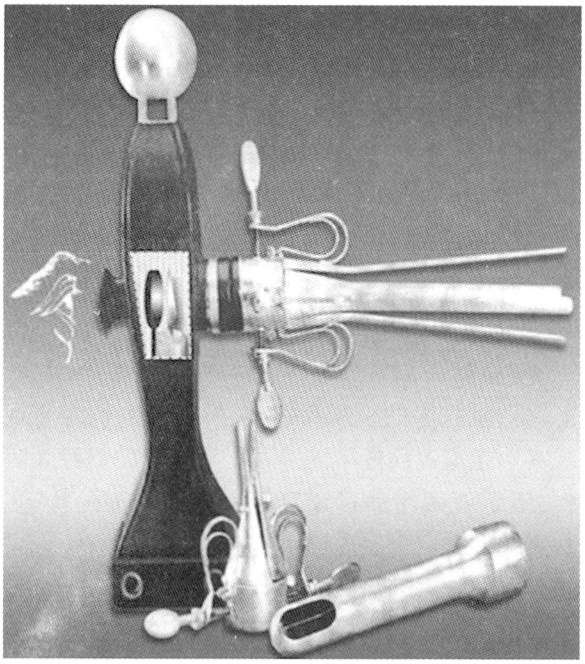

图 22-3-2 Philipp Bozzini 所使用的内镜装置（1806 年）

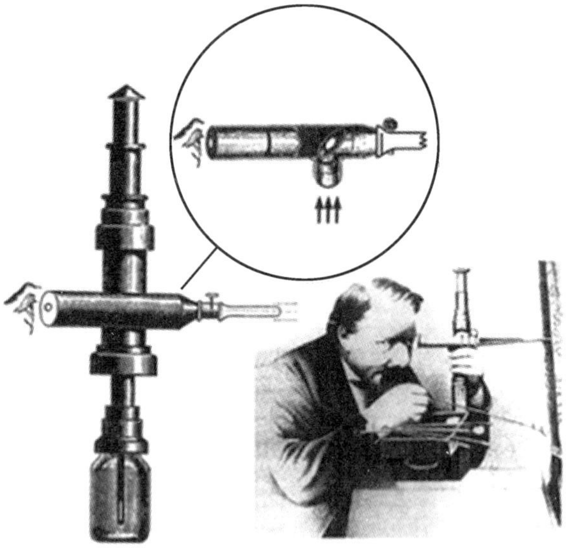

图 22-3-3 Desormeaux 研制出内镜装置（1853 年）

二、结肠镜结构

电子结肠镜的构造包括主机、显示器以及结肠镜 3 部分。其中结肠镜操作部和结肠镜前端部分是内镜医师最常使用的结构，故稍加介绍。操作部由螺旋、送气送水钮、吸引钮以及钳道口组成。结肠镜前端由物镜、送气送水喷嘴、光导纤维以及钳子孔道出口组成。

上述是基本的结肠镜结构，新研发的内镜除上述功能外，还增加了新的功能，包括内镜副送水功能、表面结构或血管强调功能、电子染色功能、放大功能等。

三、适应证、禁忌证以及并发症

适应证：①原因未明的便血或持续粪便隐血阳性者；②慢性腹痛、腹泻、排便习惯改变原因未明者；③疑有溃疡性结肠炎、克罗恩病等病变；④低位肠梗阻及腹部包块疑有肠道疾病者；⑤钡灌肠检查阴性，但有明显肠道症状或疑有恶性病变者；⑥疑有结直肠肿瘤、息肉者；⑦结肠疾病手术中需内镜协助探查和治疗者；⑧需要进行结肠镜治疗者；⑨结直肠肿瘤筛查；⑩结直肠疾病的随访，如肿瘤切除术后、炎症性肠病、息肉等。

禁忌证：①严重心肺功能不全；②近期心肌梗死；③休克；④腹主动脉瘤；⑤急性腹膜炎；⑥肠穿孔者；⑦中毒性巨结肠；⑧精神疾病患者或不能合作者。

相对禁忌证：①重症溃疡性结肠炎或肠道感染；②既往腹部或盆腔手术而有广泛粘连者；③严重凝血功能异常。对于严重肠道感染、重症溃疡性结肠炎和肠梗阻患者来说，肠道准备和内镜操作可能加重病情，应尽量避免。若必须检查，建议用二氧化碳替代空气作为气源，轻柔操作并尽量缩短检查时间，必要时仅观察远端结肠或直肠，以减少对患者的刺激。严重凝血功能异常的患者内镜操作可能会导致或加重出血，应严格把握适应证，并提前请相关专科医生会诊，尽可能降低检查风险。

结肠镜操作并发症包括出血、肠穿孔、感染、系膜撕裂等。其中肠穿孔发生率为 0.03%~0.8%，可能造成腹腔感染、感染性休克等严重后果。肠穿孔即使及时外科手术治疗，仍存在较高的术后并发症率，个别患者甚至死亡，故不可忽视。美国多学会结直肠癌工作组（US Multi-society Task Force for Colorectal Cancer）要求结肠镜总体穿孔率应低于 0.1%，其中筛查结肠镜穿孔率应低于 0.05%。结肠镜操作导致穿孔的危险因素包括：①内镜医生操作不当；②严重的结肠器质性病变，包括炎症、狭窄、憩室等；③术后或放疗造成肠粘连；④息肉切除术等内镜下治疗。在多种因素中，因操作不当所致最为常见，尤其当内镜医生缺少经验,暴力进镜可造成肠壁撕裂。直乙交界穿孔发生率高,原因在于该处肠管迂曲,增加了进镜难度,且乙状结肠动脉与直肠上动脉分支之间缺乏吻合,一旦充气时间较长,肠腔压力过高,较其他部位更易发生穿孔。为降低穿孔风险,首先应做好患者筛选工作,对于高龄、体质虚弱以及存在上述危险因素的患者,操作时应加倍小心。进镜时尽量少注气,尽早识别和解除袢,通过手法压迫和改变体位以利于进镜,在息肉切除时应用正确的技术方法。

四、检查前准备

良好的肠道准备是高质量内镜检查的前提。肠腔中残留的粪水和渣滓不仅影响对结肠黏膜的观察,容易漏诊病灶,还会造成内镜插入困难,增加并发症的发生率。因此,可以说检查前的准备工作是决定结肠镜诊疗能否成功的先决条件,必须充分重视。首先饮食准备,检查前 1~3 天进少渣易消化的饮食。严重便秘的患者应视情形,在检查前 3 天给予促动力药或缓泻药。上午检查的患者当日禁食早餐,糖尿病患者、不耐饥饿者可适当饮用含糖水及饮料。常用于结肠镜检查的清肠剂包括聚乙二醇(polyethylene, PEG)、硫酸镁、甘露醇等,国内一般首选 PEG。PEG 是一种高分子量的化合物,在肠道内既不被水解也不被吸收,服用后在肠腔内产生高渗透压,引起渗透性腹泻。PEG 清洁肠道时间短,对肠道刺激较少,并且由于大量饮水和添加了电解质,一般不引起水、电解质失衡。缺点是肠道内残留黄色液体相对较多,有时形成较多泡沫而影响观察。必要时可加用西甲硅油等消泡剂,以便于观察。

研究表明,末次服用 PEG 应在结肠镜操作前 6 小时内完成;每超过 1 小时,右半结肠清洁度将下降 10%。北京协和医院的研究表明,隔夜分次服用 PEG 联合西甲硅油可提高次日上午结肠镜检查的质量。具体做法是检查前一天晚上服用 2 000ml 的 PEG,检查当日早晨再服 1 000ml,并加服 15ml 西甲硅油。与对照组(3 000ml 的 PEG 前一天晚上服完)相比,分次服用明显提高了清肠效果,减轻了患者不适,且提高了小腺瘤(直径 ≤1.0cm)的检出率。结肠镜检查前应当与患者充分沟通,告知检查的必要性和注意事项,以取得患者的理解和积极配合。这一做法被称为患者动员(patient motivation),是提高肠道准备效果的有效方法。例如西京医院的研究表明,在结肠镜检查前一天晚上,通过电话联系患者并指导服药,可显著提高肠道准备的效果。

五、操作方法

1. 结肠镜操作的基本姿势及要求　采用单人操作的形式进行。患者换上清洁开裆裤,先取左侧屈膝卧位,结肠镜通过乙状结肠后根据需要可改为仰卧位。在插入结肠镜之前应先做肛门指检,对了解肛门直肠情况(例如低位直肠癌)、松弛和润滑肛门、减轻插镜时疼痛均十分重要,同时还可以防止盲目插镜导致肛门损伤、出血。

操作者应采取轻松的姿势进行操作,左手控制内镜的操作部,上臂紧贴躯干部,右手握住距肛门 20~30cm 处内镜镜身。在内镜插入过程中,应始终保持内镜镜身成相对直线状态,这是结肠镜得以顺利插入的基本要领。将内镜插入弯曲的肠道,内镜镜身会出现一些暂时的成袢,必须尽可能尽早消除袢曲。消除袢曲是保证结肠镜操作成功的重要因素之一。在肠腔弯曲处,按照镜身取直缩短法的原则,将伸展的肠管缩短程度并保持镜身的直线状态,尤其是在肠道容易弯曲处(例如伸展的乙状结肠和横结肠)更应如此。

2. 结肠镜不同部位内镜通过方法(图 22-3-4,见文末彩插)

(1)肛管和直肠的插入:经肛门插入内镜,进入 2~3cm 后开始寻找肠腔。直肠长 12~14cm,沿骶骨向后弯曲,正常直肠黏膜呈淡红色,肠腔黏膜面有一条半月状的横皱襞,向肠腔突出 1~2cm,近端膨大部分即直肠壶腹。通常需要连续左旋内镜,通过直肠 – 乙状结肠移行部。

(2)通过乙状结肠:乙状结肠迂曲,肠腔一般在视野的 3~5 点方向。尽量通过吸气、旋镜、回拉内镜等方法通过乙状结肠,避免推镜通过,以减少对乙状结肠的牵拉。必要时可嘱患者由左侧卧位改为平卧位,并由助手压迫患者耻骨联合上 2~3cm 处。

(3)通过乙状结肠 – 降结肠移行部(乙降移行部):少量注气扩张肠管,能看清肠腔后循腔插镜,根据肠腔走行不断调整角度钮,尽量使肠腔保持在视野内。如遇闭合腔，注气后仍不能张开，多为肠袢折曲重叠，可反复吸气使肠管变软缩短，认准走行方向，将镜头越过半月形皱襞挤入折曲的腔内。如视野中只见斜坡状腔壁时，可调角度钮至最大限度，使镜头对准肠腔的走向，小心采用滑进法进镜，视野中可见黏膜不断后退，直至重新见到肠腔。当镜头进入降结肠阻力较大，不能继续进镜时，可采用钩拉旋镜法，抽气以缩短肠袢，并调角度钮使镜头钩住弯角皱襞，徐徐后退结肠镜并顺时针向旋转镜身，如此反复数次常可使肠管拉直，肠镜便顺利通过。降结肠肠腔形态较恒定，类似圆筒形或等边三角形。

（4）通过脾曲：通过的难易，取决于乙状结肠于进镜中是否形成肠袢及脾曲肠腔的角度。通过乙状结肠有肠袢形成时，应尽可能解袢取直镜身，一般可顺时针旋转镜身并缓缓退镜，使得直肠、乙状结肠、降结肠形成直线。结肠脾曲，肠管走向常呈向左走行的急弯，黏膜呈淡蓝色。

（5）通过横结肠：越过脾曲可见到内腔呈三角形的横结肠，当出现进镜反退时，说明乙状结肠结袢，可后拉内镜使肠管缩短，或更换体位，或通过助手辅助按压患者腹部（脐旁右侧）以便进镜。

（6）通过肝曲：肝曲可通过肝脏透过肠管壁显现出来的“蓝斑”来确认，肝曲部的操作最重要的是抽气和充分退镜，使肠管充分缩短，然后调整角度和旋转操作。一般情况下，调角度向上并右旋镜身即可插入升结肠。出现进镜反退的情况时需判断是否因为乙状结肠或横结肠弯曲结袢，前者可通过反复推拉内镜解决；若判断为横结肠结袢可通过助手辅助按压患者腹部解决。

（7）通过升结肠到达盲肠：一般通过肝曲之后，内镜的前端刚一出现在升结肠，很快就会到达盲肠。如果在升结肠的途中只差一步就到达盲肠而不能前进时，尽量抽出升结肠内的气体常常会逐渐靠近盲肠。另外，更换体位或按压患者左上腹也可能奏效。

（8）通过回盲瓣入回肠末端：肠镜抵达盲肠后，稍退肠镜即可见到位于8~10点位置的回盲瓣，

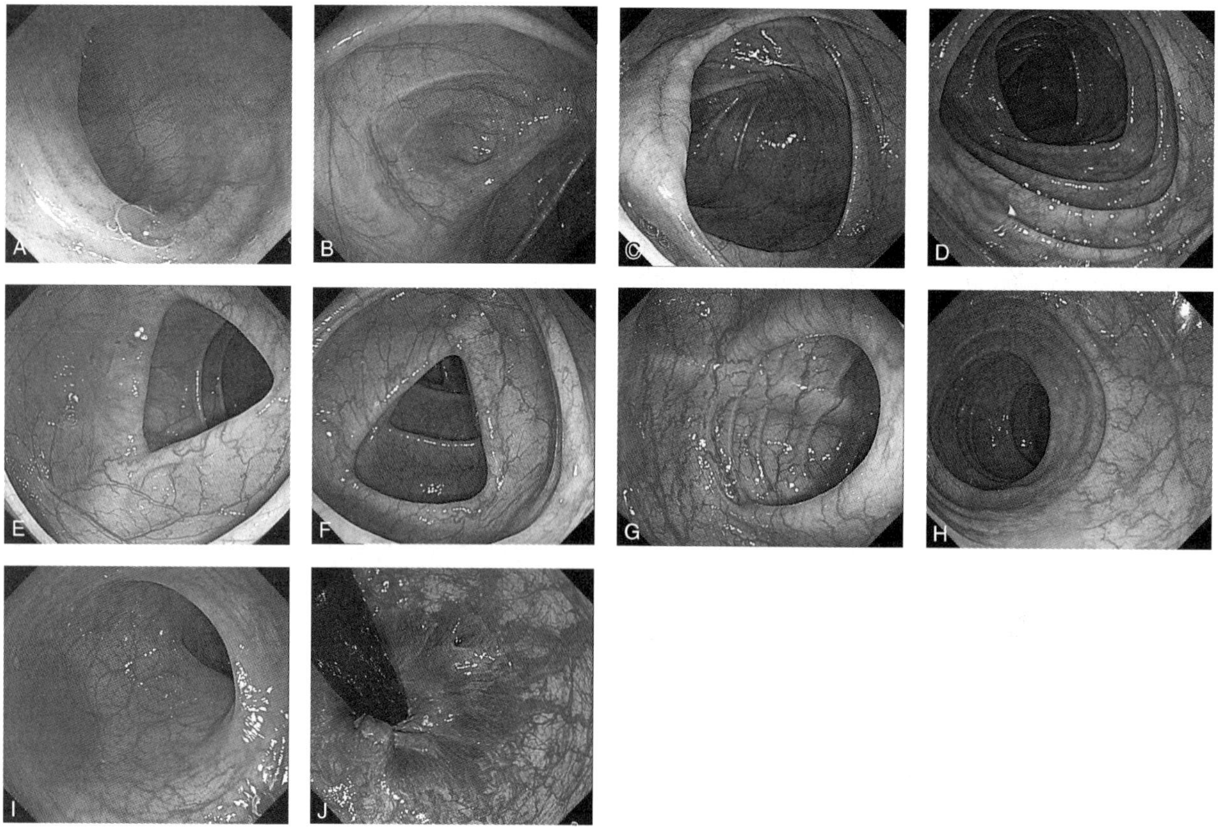

图 22-3-4 各肠段在结肠镜下的表现

A. 末端回肠；B. 阑尾开口；C. 回盲瓣；D. 升结肠；E. 肝曲；F. 横结肠；G. 降结肠；H. 乙状结肠；I. 直肠；J. 反转观察肛管

当瓣口张开时，调节角度钮使镜头对准瓣口插入，瓣口闭合时候先将肠镜插入盲肠再缓慢退镜，用镜头压住瓣口上唇再送镜滑入回肠末端。通常可送入10~30cm，进入回肠末端可见黏膜呈天鹅绒状及散在的淋巴滤泡，而皱襞呈较浅的环形。

（9）倒镜观察直肠壶腹部：最后再退镜至壶腹部（半月瓣或肛门15cm左右）旋转上下钮至底，反转镜头后稍向前进少许镜身即可看见镜身，缓慢退镜观察壶腹部下段肛柱病变。

六、老年人结肠镜检查

结直肠癌发病率随年龄增加而增加，人口老龄化是危险因素之一，应重视老年人结肠镜的检查，严格把握适应证及禁忌证，注重准备、监护及操作等各个环节，提高老年人结肠镜诊治水平。美国消化内镜学会（ASGE）老年人内镜检查指南指出，老年人进行结肠镜诊治的适应证与青壮年一致，只是老年人更易罹患结直肠肿瘤、缺血性肠病等疾病。一些研究表明，对于超过80岁的老年人进行择期和急诊结肠镜操作是安全的，说明高龄并不是结肠镜操作的禁忌。医生应重点考虑患者是否存在严重的基础疾病（例如心肺功能障碍）以及日常用药（例如抗凝、抗血小板药物）。

老年人肠道准备也有一定的特殊性。由于老年性便秘的患者较年轻人增加，对于这部分患者，应提前几天进行无渣半流质饮食，并使用轻泻药清理宿便。无便秘的患者可采用标准的复方聚乙二醇方案准备肠道。

在老年人中，对镇静药的敏感性和危险性增加。随着年龄增长，动脉氧合能力破坏，而储备功能不足，对缺氧和高碳酸血症的反应能力下降。因此，麻醉药和非麻醉类中枢神经系统镇静剂会产生更大的呼吸抑制作用，发生呼吸暂停、误吸的风险增加。不给或少给镇静是降低风险的方法之一。老年人结肠镜操作期间应采用标准的监护。在镇静前和镇静过程中应给予低流量吸氧以减轻血氧饱和度降低的情况，特别对于患有心血管和肺部疾病的患者。

七、内镜诊断

近年来内镜技术发展迅速，高分辨率内镜（high-definition endoscopy）、色素内镜（chromoendoscopy）、图像增强内镜（image-enhanced endoscopy）和放大内镜（magnifying endoscopy）的应用日益增多。这些新型内镜技术可清晰显示病变的微细结构，大大提高了肠道病变的诊断水平。通过深入研究肠道病变组织学结构与内镜表现的对应性，很多肠道肿瘤性病变已经可以内镜下获得可靠诊断。在有经验的医师手中，内镜诊断结直肠肿瘤的准确性已很接近病理诊断，被称为光学活检（optical biopsy）。譬如，工藤分型（色素内镜）和NICE分型（窄带成像）可用于内镜下实时判断息肉性质（肿瘤还是非肿瘤？有无癌变？癌变的浸润深度？），在临床实践中应用日益广泛。

八、内镜治疗

近十年来下消化道内镜治疗蓬勃发展。内镜下止血和息肉切除已成为常规操作。内镜下黏膜切除术（endoscopic mucosal resection，EMR）和内镜黏膜下剥离术（endoscopic submucosal resection，ESD）等技术纷纷涌现，使得内镜医师可以一次性地完整切除大块病变（直径2cm以上），有利于病理医师做出精确的组织学诊断。对于进展期腺瘤（advance adenoma）和局限于黏膜内或黏膜下浅层（浸润深度在1 000μm以内）的早期结直肠癌，内镜下完整切除可取得根治效果。对于炎症性肠病、结直肠癌等造成的肠腔狭窄，可以在内镜下行狭窄切开、球囊扩张或支架植入术。在部分患者中上述内镜治疗可推迟外科手术，或作为手术前的过渡，但需要一定的技术培训并严格把握适应证。近年来发现，通过结肠镜实施粪菌移植（fecal microbiota translocation），即将健康人粪便中的功能菌群移植到患者胃肠道内，可重建新的肠道菌群，对多种肠道疾病有疗效，包括艰难梭菌肠炎、部分难治性炎症性肠病等，但其长期疗效还有待观察。

九、高质量结肠镜检查的标准

1. 知情同意书　患者有权利被告知结肠镜检查的益处和潜在的风险。医生应该向患者充分、准确地解释结肠镜操作的步骤、准备，并让患者了解可能引起的不适、风险和所能带来的益处。患者在知情后经过慎重考虑，签署知情同意书。患者有权利在实施检查之前和实施检查中撤回同意，但排除正在实施息肉切除术等不可中断的情况。应将患者在行检查前的撤回率控制在 5% 以下，在检查过程中撤回率控制在 1% 以下。

2. 清肠情况 为了定量评估肠道清洁效果，发展出多个评分系统。目前临床应用较多的是波士顿肠道准备评分（Boston bowel preparation scale，BBPS）。BBPS 将结肠分为三个区域：右侧结肠（盲肠和升结肠），横结肠（包括肝曲和脾曲），左侧结肠（降结肠、乙状结肠和直肠）。采用 4 分制评分系统：3 分（excellent，很好），全段肠黏膜清晰可见，无杂质存在；2 分（good，好），有少量着色、粪渣和 / 或不透明液体，但肠黏膜细节显示清楚；1 分（fair，尚可），部分肠黏膜因着色、粪渣和 / 或不透明液体而显示不佳；0 分（poor，差），固体粪便残留造成肠黏膜不可见。对右侧结肠、横结肠、左侧结肠分别评分，三个区域评分之和（0~9 分）可反映整体肠道准备情况。BBPS 将肠道准备效果分为五个等级：优（excellent，8~9 分）、良（good，6~7 分）、中（fair，4~5 分）、差（poor，2~3 分）和极差（unsatisfactory，0~1 分），其中“优”“良”和“中”被认为符合要求。

3. 麻醉情况 尽管清醒结肠镜更为安全和便宜，但患者为避免不适感和因无法忍受疼痛而导致的失败，经常会选择麻醉下的结肠镜检查。麻醉药物通常选用丙泊酚、咪达唑仑、芬太尼等。应由麻醉医生在术前评估患者的麻醉风险，操作过程中注意监测。

4. 盲肠到达率 建议盲肠到达率 95% 以上。完整筛查结肠镜的过程中，到达盲肠是至关重要的，因为阑尾内口和回盲瓣不能从远处观察。在患者基本无痛苦的前提下快速可靠地将内镜送达盲肠，是评价结肠镜操作水平的指标之一。能否达到盲肠与医生的操作经验和技术水平有关，也受患者的年龄和体质量指数影响。高龄、体质量过高或高低均增加达盲难度。到达盲肠后，应尽量进入回肠末端并拍摄图片。

5. 寻找腺瘤和息肉 结肠镜检查发现并切除腺瘤和息肉非常重要，可以减少随后的癌症的产生。但腺瘤和息肉的漏诊率却偏高，一系列的研究表明，与 CT 结肠成像相比，结肠镜下直径大于 10mm 的高分化腺瘤漏诊率为 6%，直径小于 5mm 的漏诊率高达 27%。在普通风险而接受结肠镜筛查的人群中，男性腺瘤检出率（adenoma detection rate）应不低于 20%，女性不低于 15%。特别要注意某些不利于观察的死角，例如皱襞后方、皱襞之间以及肠道急峻转弯处。右半结肠皱襞较深，易漏诊病变，建议内镜应反复进出观察，必要时可反转内镜观察皱襞后方。某些特殊病变尤其需要仔细观察才能发现。例如，无蒂锯齿状腺瘤（sessile serrated adenoma，SSA）和侧向生长肿瘤（lateral spreading tumor，LST）形态大多扁平，与周围黏膜接近，容易漏诊。通过观察黏膜血管纹理变化，注意 SSA 表面的“黏液帽”（NBI 下显示为红色或棕色），并辅以电子染色或色素内镜等方法，有望提高其检出率。

退镜过快是降低腺瘤检出率的不利因素。一般要求退镜时间不应短于 6 分钟。退镜时间长于 6 分钟，息肉的发现率可从 11.8% 提高至 28.3%，而高分化腺瘤的发现率可从 2.6% 提高至 6.4%。对英国结肠镜筛查项目的研究表明，退镜时间 10 分钟可得到最高的息肉发现率。但退镜的速度并不是影响息肉发现率的唯一因素，吸引肠道内的液体、仔细地检查褶皱内部、变换患者姿势、使用解痉剂等技术都可提高息肉发现率。向可疑病变部位喷蓝色染料可提高小的扁平状生长的病变和息肉的检出率。所使用结肠镜的品牌和型号也对息肉和腺瘤的发现率有影响。

6. 合理处理息肉 建议将所有直径大于 1cm 的息肉都记录，包括大小、形态、位置和组织学检查。英国的国家息肉研究项目表明，息肉切除术可阻止结肠 90% 的癌变。息肉切除术，对左半结肠的保护作用优于右半结肠，这可能与结肠镜检查过程中左半结肠的清理情况比右半结肠好有关系，近端结肠的病变的漏诊率要比远端结肠的高 2~3 倍；也可能因为右半结肠的病变进展更为迅速，且多为扁平病变，在结肠镜检查过程中更容易被漏诊。继发病变的数据是评价结肠镜质量的重要工具。

结直肠癌的筛查目的是发现早期癌症和安全有效的切除早期病变，以减少癌症的发生。外科手术切除较大的良性息肉与结肠镜下切除相比，有更大的风险出现术后并发症。回收切除后的息肉做组织学检查非常重要。息肉癌变率和大小有关系。至少应将 90% 的息肉回收送病理。当较大的息肉、可疑恶变的息肉和癌出现在出直肠及盲肠等明显部位之外时，建议使用不易退色的染料进行标记，以利于以后的结肠镜操作或外科切除（尤其是腹腔镜切除）。染料注入黏膜可能引起一系列不适，先注入盐水再注入染料可以避免这些不适。病变处应注入 2~3 处标记，以保证至少 1 处标记可以识别。

7. 结肠镜术者的操作经验　结肠镜术者的经验和到达盲时间、息肉检出率、息肉切除术后并发症等有关。加拿大的研究表明，每年操作结肠镜例数少于 300 例的医生，发生结肠镜操作出血、穿孔的概率要比经验丰富者高 3 倍。因此，结肠镜术者的年操作量也是结肠镜质量评价的重要内容。

8. 早期和迟发并发症　建议结肠镜操作后的需要外科手术治疗的出血发生率控制在 5% 以下，需要外科手术的复杂性穿孔的发生比例控制在 1∶1 000 之下。结肠镜操作导致的以下不良并发症需要记录：①计划外的入院；②入院的时间长短；③计划外的内镜操作；④紧急情况，例如输血；⑤紧急外科手术；⑥患者死亡。完整的并发症记录应包括入院的原因、住院的时间、医学治疗或外科操作、最后的结果。

以穿孔为例，各国结肠镜操作的穿孔率各不相同，息肉切除术的穿孔率要高于普通结肠镜检查。若患者活检或息肉切除术后出现腹部不适，应考虑可疑穿孔，腹部 X 线检查可发现腹腔内游离气体。若及时发现穿孔并给予修补，一般不会引起严重的后果。因此建议记录需要外科手术修补的穿孔患者，这个比率应小于 1∶1 000。

出血多发生于息肉切除术的患者。若术后有明显便血或持续 2 周的黑便，以至于需要输血、内镜或外科手术止血则需要记录。出血风险与较多因素有关，包括年龄、服用抗血小板或抗凝药物、息肉体积较大、无蒂等。正确使用内镜夹、黏膜下注射等方法也有助于降低术后出血率。结肠镜操作者的经验也是影响出血率的关键因素。当患者出现血流动力学改变或者持续性出血时，可能需要外科治疗。建议将息肉切除术后出血需要外科手术的概率控制在 5% 以下。

9. 结肠镜报告　结肠镜报告的完整非常重要，包括使用内镜的信息、操作者和助手的信息、操作过程、清肠情况、内镜通过难易程度，以及病变部位的位置、大小、形态、镜下诊断结果、对病变的操作、组织学诊断等信息。欧洲胃肠道内镜学会推荐完整的结肠镜应该包括 8 张标准位置的图片和 1 张翻转观察低位直肠的图片。未能到达盲肠的原因也应该记录。最终的完整报告应包含组织学检查结果。

10. 设备的清洁和消毒　结肠镜和相应配套设施的清洁和消毒是结肠镜检查的核心要求。操作者应确保使用设施的有效清洁，并在每次不超过 3 个月做微生物学检测。

十、结语

值得强调的是，结肠镜是一种侵入性的诊疗手段，对医生的技术水平有一定的要求。充分掌握插入内镜和退镜观察的技巧，才能更好地为患者服务。结肠镜检查能够发现各类肠腔内病变并做组织活检，还可通过镜下进行治疗，是结直肠疾病诊治的重要手段。随着内镜设备的不断改良和内镜技术水平的不断发展，结肠镜检查必将不断提高诊断率、扩大治疗范围和减少痛苦及并发症。一名优秀的结肠镜医生（colonoscopist）应当努力达到“进镜无痛苦，退镜不漏诊”的水平，通过勤奋练习这是完全可能的，也是应该实现的目标。

（杨爱明　吴　东）

参考文献

[1] Bakker OJ, van Santvoort HC, van Brunschot S, et al. Endoscopic transgastric vs surgical necrosectomy for infected necrotizing pancreatitis: a randomized trial. JAMA, 2012, 307(10): 1053-1061.

[2] Brenner H, Kloor M, Pox CP. Colorectal cancer. Lancet, 2014, 383(9927): 1490-1502.

[3] Chen W, Zheng R, Baade PD, et al. Cancer statistics in China, 2015. CA Cancer J Clin, 2016, 66(2): 115-132.

[4] Fayad NF, Kahi CJ. Colonoscopy quality assessment. Gastrointest Endosc Clin N Am, 2015, 25(2): 373-386.
[5] Gauderer MW, Ponsky JL. A simplified technique for constructing a tube feeding gastrostomy. Surgery, gynecology & obstetrics, 1981, 152(1): 83-85.
[6] Hassan C, Gimeno-García A, Kalager M, et al. Systematic review with meta-analysis: the incidence of advanced neoplasia after polypectomy in patients with and without low-risk adenomas. Aliment Pharmacol Ther, 2014, 39(9): 905-912.
[7] Inadomi JM. Screening for colorectal neoplasia. N Engl J Med, 2017, 376(2): 149-156.
[8] Inoue H, Minami H, Kobayashi Y, et al. Peroral endoscopic myotomy (POEM) for esophageal achalasia. Endoscopy, 2010, 42(4): 265-271.
[9] Jagannath SB, Kantsevoy SV, Vaughn CA, et al. Peroral transgastric endoscopic ligation of fallopian tubes with long-term survival in a porcine model. Gastrointest Endosc, 2005, 61(3): 449-453.
[10] Johnson DA, Barkun AN, Cohen LB, et al. Optimizing adequacy of bowel cleansing for colonoscopy: recommendations from the U. S. Multi-Society Task Force on Colorectal Cancer. Gastrointest Endosc, 2014, 80(4): 543-562.
[11] Kato S, Fujii T, Koba I, et al. Assessment of colorectal lesions using magnifying colonoscopy and mucosal dye spraying: can significant lesions be distinguished. Endoscopy, 2001, 33(4): 306-310.
[12] Komeda Y, Handa H, Watanabe T, et al. Computer-aided diagnosis based on convolutional neural network system for colorectal polyp classification: preliminary experience. Oncology, 2017, 93 Suppl 1: 30-34.
[13] Linghu E, Feng X, Wang X, et al. Endoscopic submucosal tunnel dissection for large esophageal neoplastic lesions. Endoscopy, 2013, 45(1): 60-62.
[14] Liu X, Luo H, Zhang L, et al. Telephone-based re-education on the day before colonoscopy improves the quality of bowel preparation and the polyp detection rate: a prospective, colonoscopist-blinded, randomised, controlled study. Gut, 2014, 63(1): 125-130.
[15] Park YM, Cho E, Kang HY, et al. The effectiveness and safety of endoscopic submucosal dissection compared with endoscopic mucosal resection for early gastric cancer: a systematic review and meta analysis. Surg Endosc, 2011, 25(8): 2666-2677.
[16] REY JF. Endoscopy-from a diagnostic tools to a specialty study "endoscopology" - thoughts of professor Shutian Zhang and professor Peng Li. Dig Endosc, 2018, 30(1): 140.
[17] Schlag C, Wilhelm D, von DS, et al. EndoResect study: endoscopic full-thickness resection of gastric subepithelial tumors. Endoscopy, 2013, 45(1): 4-11.
[18] Soetikno R, Kaltenbach T, Yeh R, et al. Endoscopic mucosal resection for early cancers of the upper gastrointestinal tract. J Clin Oncol, 2005, 23(20): 4490-4498.
[19] Strum WB. Colorectal adenomas. N Engl J Med, 2016, 374(11): 1065-1075.
[20] US Preventive Services Task Force, Bibbins-Domingo K, Grossman DC, et al. Screening for Colorectal Cancer: US Preventive Services Task Force Recommendation Statement. JAMA, 2016, 315(23): 2564-2575.
[21] Wang H, Tan Y, Zhou Y, et al. Submucosal tunneling endoscopic resection for upper gastrointestinal submucosal tumors originating from the muscularis propria layer. Eur J Gastroenterol Hepatol, 2015, 27(7): 776-780.
[22] Yamamoto H, Sekine Y, Sato Y, et al. Total enteroscopy with a nonsurgical steerable double-balloon method. Gastrointest Endosc, 2001, 53(2): 216-220.
[23] Yeung CK, Cheung JL, Sreedhar B. Emerging next-generation robotic colonoscopy systems towards painless colonoscopy. J Dig Dis, 2019, 20(4): 196-205.
[24] Zhang XC, Li QL, Xu MD, et al. Major perioperative adverse events of peroral endoscopic myotomy: a systematic 5-year analysis. Endoscopy, 2016, 48(11): 967-978.
[25] Zhao Y, Xie F, Bai X, et al. Educational virtual reality videos in improving bowel preparation quality and satisfaction of outpatients undergoing colonoscopy: protocol of a randomized controlled trial. BMJ Open, 2019, 9(8): e029483.
[26] 丁晗玥，吴东，周炜洵，等. 粪便隐血序贯结肠镜对消化科门诊结直肠肿瘤机会性筛查的价值. 中华全科医师杂志，2017, 16(5): 356-360.
[27] 丁晗玥，吴东，周炜洵，等. 不同性别和年龄段人群粪便隐血试验序贯结肠镜筛查结直肠癌的成本效果分析. 中华消化内镜杂志，2017, 34(10): 699-703.
[28] 工藤进英. 结直肠 Pit Pattern 诊断图谱. 沈阳：辽宁科学技术出版社，2013.
[29] 工藤进英. 结直肠内镜治疗. 沈阳：辽宁科学技术出版社，2007.
[30] 蒋青伟，李晓青，李骥，等. 非放大内镜下 NICE 分型判断结直肠肿瘤性息肉的临床应用价值. 中华消化内镜杂志，2018, 35(5): 345-349.
[31] 李延青. 共聚焦内镜在胃肠道肿瘤早期诊断中的应

用．中国实用内科杂志，2008，28（3）：238–240.
［32］李兆申，杜奕奇，湛先保．急性非静脉曲张性上消化道出血诊治指南（2009 杭州）．中华消化内镜杂志，2009，26（9）：449–452.
［33］李兆申，金震东，邹多武．胃肠道疾病内镜诊断与治疗学．北京：人民卫生出版社，2009.
［34］李兆申．2013 年消化内镜发展状况．中华消化内镜杂志，2014，31（1）：1–4.
［35］刘青青，金震东．晚期胰腺癌超声内镜介入治疗进展．中华消化内镜杂志，2013，30（3）：179–180.
［36］石定，于成功．消化道狭窄与梗阻性病变的内镜治疗．开封：河南大学出版社，2009.
［37］吴东，韩伟，冯云路，等．复方聚乙二醇分次与单次给药用于早晨结肠镜肠道准备效果的荟萃分析．中华消化内镜杂志，2016，33（12）：10–15.
［38］吴东，赖雅敏，姚方，等．白光结合窄带成像技术鉴别结直肠无蒂锯齿状腺瘤和增生性息肉的研究．中华消化内镜杂志，2017，34（9）：625–629.
［39］吴东，李骥，杨红，等．隔夜分次服用聚乙二醇联合西甲硅油提高上午结肠镜检查质量的价值研究．中华消化内镜杂志，2016，33（11）：30–34.
［40］吴东，周炜洵，杨红，等．放大色素内镜联合窄带成像对炎症性肠病相关异型增生和结直肠癌的诊断价值．中华消化内镜杂志，2017，34（3）：163–168.
［41］张晟瑜，李骥，吴东，等．结肠镜穿孔病例特征及手术治疗引起并发症的危险因素分析．中华消化内镜杂志，2019，35（7）：465–469.
［42］张澍田．中国消化内镜学 40 年．中华消化内镜杂志，2019，36（1）：1–3.
［43］中华医学会消化病学分会消化道肿瘤协作组．中国早期结直肠癌及癌前病变筛查与诊治共识意见（2014 年 11 月・重庆）．中华内科杂志，2015，54（4）：375–389.
［44］中华医学会消化内镜学分会．食管胃静脉曲张内镜下诊断和治疗规范试行方案（2003 年）．中华消化内镜杂志，2004，21（3）：149–151.
［45］中华医学会消化内镜学分会．中国消化内镜诊疗相关肠道准备共识意见．中华消化内镜杂志，2013，30（10）：541–549.
［46］中华医学会消化内镜学分会等．消化内镜隧道技术专家共识（2017，北京）．中华消化内镜杂志，2018，35（1）：1–14.
［47］中华医学会消化内镜学分会等．中国早期结直肠癌及癌前病变筛查与诊治共识意见（2014 年 11 月・重庆）．中华内科杂志，2015，54（4）：375–389.
［48］中华医学会消化内镜学分会等．中国早期食管鳞状细胞癌及癌前病变筛查与诊治共识（2015 年・北京）．中华内科杂志，2016，55（1）：73–85.
［49］朱建新．应用染色内镜和放大内镜提高内镜诊断水平．中华消化内镜杂志，2003，20（1）：7–8.
［50］邹晓平，于成功，吴毓麟．消化内镜诊疗关键．南京：江苏科学技术出版社，2009.

第二十三章 小肠内镜在小肠疾病诊治中的应用

【摘要】

小肠内镜包括小肠胶囊内镜和小肠镜（主要指气囊辅助小肠镜），是诊断小肠疾病的重要手段。小肠胶囊内镜具有无创、方便、依从性好等优势，但不能取组织活检；小肠镜能够注气、吸引、冲洗，对病变可以多角度反复观察，还能取组织活检、标记及内镜下治疗。目前小肠胶囊内镜和小肠镜已经成为小肠疾病诊治的常规手段。

【学习要点】

1. 小肠胶囊内镜和小肠镜检查的适应证、禁忌证。
2. 小肠镜的基本操作方法。
3. 小肠疾病诊断流程图的内容。
4. 小肠镜的治疗项目。

【思考题】

1. 小肠胶囊内镜和小肠镜在小肠疾病诊治中的作用？
2. 双气囊小肠镜和单气囊小肠镜的操作方法有何不同？他们各自的优势又是什么？
3. 如何合理使用或联合使用小肠胶囊内镜和小肠镜诊治小肠疾病？
4. 小肠镜的治疗手段有哪些？

第一节 小肠内镜发展及前景

小肠内镜包括小肠胶囊内镜和小肠镜，是诊断小肠疾病的重要手段，二者结合其他检查手段，可以解决绝大多数小肠疾病的诊断问题，小肠镜还可以治疗某些小肠疾病。

一、小肠胶囊内镜

胶囊内镜（capsule endoscopy，CE）最早由GadiIddan和Paul Swain研发，当时主要目的是观察小肠病变，2000年获得FDA认证并用于临床，至今已有第三代小肠胶囊内镜（pillcam sb3）。2004年我国重庆金山公司的OMOM小肠胶囊内镜也用于临床并迅速普及。

目前，胶囊内镜已包括食管专用胶囊内镜、磁控胶囊胃镜、小肠胶囊内镜、结肠专用胶囊内镜，本章节仅重点介绍小肠胶囊内镜。

小肠胶囊内镜系统主要包括三部分：

1. **内镜胶囊** 其工作时间一般为8~10小时，能够完成全小肠的检查，当CE被吞咽进入人体后，可以按照事前设定的拍摄频率对消化道黏膜进行拍摄，并将信号传递至体外的信号记录仪。

2. **信号记录仪** 各种型号胶囊内镜的信号记录仪形状不同，但均需导线与人体直接相连，接受并记录内镜胶囊传出的信号。

3. **阅片系统** 内镜胶囊将其拍摄的图像信号发送到信号记录仪，等完成检查后，将信号记录仪的图像信号在阅片系统进行阅片，医生根据图片做出诊断。

小肠胶囊内镜具有无创、方便、依从性好等优势，但胶囊工作时间有限、阅片耗时长、诊断效能受肠道清洁度影响大，且不能取组织活检。目前，小肠胶囊内镜仍是潜在小肠出血（及非梗阻性小肠疾病）的一线检查手段。

将来全视角的小肠胶囊内镜会进一步扩展图像拍摄的视野、提高检查的阳性率，人工智能在阅片方面也会大大提高阅片的效率。

二、小肠镜

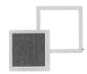

传统的推进式小肠镜进入小肠肠管时，往往只是将屈曲的肠管拉长，而内镜并不能进入小肠的深部，因此观察范围十分有限。双气囊小肠镜（double-balloon enteroscopc，DBE）于2001年由日本的山本博德医生首先用于临床，2003年进入中国临床，它主要由主机、带气囊的内镜和

外套管、气泵三部分组成，通过对两个气囊的注气和放气等方法，将内镜送达小肠深部，从而实现对小肠疾病的诊治。2007 年，单气囊小肠镜（single-balloon enteroscope，SBE）在日本问世，SBE 是在原推进式小肠镜的基础上，加装了带气囊的外套管和气泵，也使得内镜能被送达小肠深部。2008 年，美国又推出了螺旋式小肠镜（spiral enteroscope，SPE），其由内镜和带螺纹的外套管组成，通过旋转外套管将小肠肠管套叠并固定于外套管上，使得内镜逐渐到达小肠深部。目前，我国临床应用最广泛的小肠镜是 DBE 和 SBE，因两者均有气囊辅助，故又统称为气囊辅助小肠镜（balloon-assisted enteroscope，BAE）。

小肠镜可以经口、经肛进镜，在检查过程中能够注气、吸引、冲洗、染色，对病变可以多角度反复观察，还能取组织活检、标记。

小肠镜在临床应用的初期主要是发挥诊断作用，目前已广泛开展内镜下治疗，如小肠异物取出术、小肠息肉切除术、小肠出血内镜下止血术、小肠狭窄扩张术等，诊断和治疗兼具将是小肠镜的基本功能。

第二节 小肠内镜在小肠疾病诊治中的作用和选择

一、小肠胶囊内镜

小肠胶囊内镜对潜在小肠出血的诊断阳性率为 53%~62%，显著高于小肠钡剂造影（6%）、推进式小肠镜（26%）和小肠 CT（34%），与双气囊小肠镜（56%）相当，是诊断潜在小肠出血的首选方法。在可疑克罗恩病以及确诊克罗恩病的患者中，小肠胶囊内镜的诊断阳性率分别为 47%~68% 以及 66%~71%，是评估小肠黏膜愈合的有效手段。

（一）适应证

1. 潜在小肠出血。
2. 疑似克罗恩病或监测并指导克罗恩病的治疗。
3. 疑似小肠肿瘤。
4. 监控小肠息肉病综合征的发展。
5. 疑似或难以控制的吸收不良综合征（如乳糜泻等）。
6. 检测非甾体抗炎药相关性小肠黏膜损害。
7. 临床上需要排除小肠疾病者。

（二）禁忌证

1. **绝对禁忌证** 无手术条件或拒绝接受任何腹部手术者（一旦胶囊滞留将无法通过手术取出）。

2. **相对禁忌证** ①已知或怀疑胃肠道梗阻、狭窄及瘘管；②心脏起搏器或其他电子仪器植入者；③吞咽障碍者；④孕妇。

（三）检查前准备

1. 检查前需禁食或进清流质 10~12 小时。
2. 检查前夜行肠道清洁准备，以提高图像的清晰度。
3. 术前半小时服用适量祛泡剂，以减少泡沫对视野的影响。

二、小肠镜

小肠镜对于小肠疾病的诊断价值较高，可以内镜下活检明确病灶性质，因此是小肠疾病诊断的“金标准”。DBE 对小肠疾病的总体诊断率为 40%~80%，SBE 则为 41%~65%。

但是因小肠镜操作难度较高，需要麻醉镇静，可能需要两次检查以发现病变，因此不建议作为小肠疾病的一线检查手段。通常建议先采用无痛苦检查手段（如小肠胶囊内镜、小肠三维 CT 或 MRI 等），在有明确提示小肠病变（胃镜、结肠镜阴性或强烈指征需要小肠镜检查）时采用小肠镜，而非特异性消化道症状如腹痛、腹泻时不建议首选小肠镜检查。建议的小肠镜诊断流程如图 23-2-1。

（一）小肠镜设备

根据患者的不同情况选择合适的小肠镜有利于操作的顺利进行。目前在临床上常规使用的 DBE 分为诊断镜和治疗镜两种，直径为 7.5~9.4mm，镜身长度为 152~200cm，操作孔径为 2.2~3.2mm。其中，细镜身 DBE 主要用于儿童患者，短镜身 DBE 主要用于困难结肠镜无法完成的全结肠检查和常规十二指肠镜无法完成的 ERCP，而长镜身 DBE 则主要用于深部小肠检查。SBE 的直径为 9.4mm，镜身长度为 200cm，操作孔径为 2.8mm，亦可完成对多种小肠疾病的诊治。

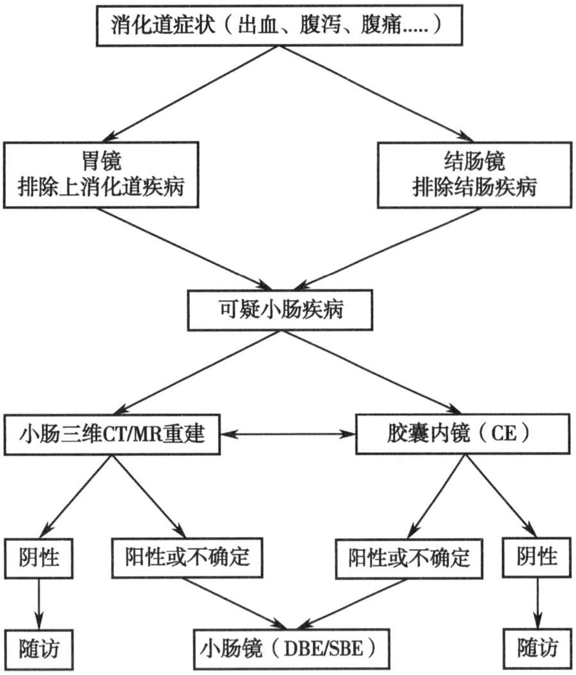

图 23-2-1 小肠镜对小肠疾病的诊断流程

（二）适应证

1. 潜在小肠出血（及不明原因缺铁性贫血）。

2. 疑似克罗恩病。

3. 不明原因腹泻或蛋白丢失。

4. 疑似吸收不良综合征（如乳糜泻等）。

5. 疑似小肠肿瘤或增殖性病变。

6. 不明原因小肠梗阻。

7. 外科肠道手术后异常情况（如出血、梗阻等）。

8. 临床相关检查提示小肠存在器质性病变可能。

9. 已确诊的小肠病变（如克罗恩病、息肉、血管畸形等）治疗后复查。

10. 小肠疾病的治疗：如小肠息肉切除术、小肠异物（如小肠胶囊内镜等）取出术、小肠血管病变治疗术、小肠狭窄扩张术等。

11. 困难结肠镜无法完成的全结肠检查。

12. 手术后消化道解剖结构改变导致十二指肠镜无法完成的 ERCP。

（三）禁忌证

1. 绝对禁忌证

（1）严重心肺等器官功能障碍者。

（2）无法耐受或配合内镜检查者。

2. 相对禁忌证

（1）小肠梗阻无法完成肠道准备者。

（2）有多次腹部手术史者。

（3）孕妇。

（4）其他高风险状态或病变者（如中度以上食管 - 胃静脉曲张者、大量腹水等）。

（5）低龄儿童（小于 12 岁）。

（四）操作前准备

1. 确定进镜途径　一般来说，对于怀疑空肠病变者（以黑便为主要表现，或小肠胶囊内镜提示时间指数≤0.6、小肠三维 CT/MRI 提示病变位于空肠），建议首次小肠镜检查选择经口进镜途径；对于怀疑回肠病变者（以便血为主要表现，或小肠胶囊内镜提示时间指数 >0.6、小肠三维 CT/MRI 提示病变位于回肠），建议首次小肠镜检查选择经肛进镜途径。同时可根据疾病的好发部位来选择，例如怀疑克罗恩病（好发于回肠）时，首选经肛进镜，而 P–J 综合征（息肉好发于空肠）检查时可选择经口进镜。

2. 麻醉或镇静　小肠镜检查建议在麻醉或镇静状态下进行。通常采用静脉麻醉方式，予以静脉缓慢推注 / 泵入异丙酚等药物，镇静可采用咪达唑仑等药物，但均需心电及血氧监护。经口途径检查时，建议气管插管麻醉以避免误吸，减少检查后吸入性肺炎并发症发生率。经肛途径检查时，通常只需静脉麻醉即可，但当患者存在胃潴留或肠梗阻时，也需气管插管。因此，在小肠镜检查前，需由麻醉医师做好相关的评估工作，当患者情况符合麻醉要求时方可实施麻醉。当患者存在麻醉禁忌，在特殊情况下，如患者有强烈小肠镜检查指征（持续消化道出血、小肠胶囊内镜或常规影像学检查明确提示小肠病变等），且预估检查时间较短就可能发现病变，在与患者及家属充分沟通的前提下，可以采用镇静方式（哌替啶、安定）实施小肠镜检查。

3. 肠道准备　检查前 1 天开始低纤维饮食，并于晚餐后禁食。经口检查者禁食 8~12 小时，同时禁水 4~6 小时即可；经肛检查者肠道准备方案同全结肠镜检查，即在检查前 4~6 小时开始服用肠道清洁剂，2 小时内服用完毕。对于无法耐受一次性大剂量清洁剂的患者，可考虑分次服用法，即一半剂量在检查前 1 天晚上服用，另一半剂量在检查当天提前 4~6 小时服用。肠道清洁剂可选用复方聚乙二醇等。对于不完全性肠梗阻者，应尽可能在肠道梗阻解除并完成相应肠道准备后行小肠镜检查。

4. 设备 术前必须仔细检查机器设备、外套管、气囊、气泵等器材设备完好性。尤其需要注意外套管或内镜前端的气囊是否有漏气或无法完成注气/放气的现象。

X线对小肠镜检查不是必需的，但对提高进镜效率和深度却有帮助。对于初次开展小肠镜检查的单位，操作应尽可能安排在有X线设备的操作室进行，这有利于在透视下观察内镜的进镜深度和部位、辅助解袢。对于怀疑小肠局部有瘘管或梗阻的病例，还可进行术中造影。

在小肠镜检查过程中，采用二氧化碳注气代替空气，有利于减少操作过程中的小肠气体滞留，从而使更多长度的小肠套叠于外套管上，提高全小肠检查成功率，并减轻患者术后腹痛、腹胀。

5. 知情同意 术前谈话并签写知情同意书，充分告知患者小肠镜检查的益处和风险，可能存在不能发现病灶的情况及后续处理措施等。

（五）小肠镜操作

1. DBE操作

（1）经口进镜：患者取左侧卧位，操作者左手持镜，右手进镜。当内镜进入十二指肠水平段后，先将内镜前端的气囊充气，使内镜不易滑动，然后将外套管沿镜身滑至十二指肠水平段，接着将外套管前端的气囊充气。此时，两个气囊均处于充气状态，内镜、外套管与肠壁已相对固定，同时拉直内镜和外套管，使其在胃内处于伸直状态。然后将内镜前端的气囊放气，镜身缓慢向前插入，最大程度进镜后，再次将内镜前端的气囊充气，使内镜不易滑动，然后将外套管气囊放气并沿镜身继续向前滑动。重复上述充气、放气和“推－拉”动作，使小肠镜尽量插入深部小肠。

（2）经肛进镜：患者取左侧卧位，操作者左手持镜，右手进镜。当内镜进入降乙结肠交界处时，先将内镜前端的气囊充气，使内镜不易滑动，然后将外套管沿镜身滑入肠道，接着将外套管前端的气囊充气。此时，两个气囊均处于充气状态，内镜、外套管与肠壁已相对固定，同时拉直内镜和外套管，使乙状结肠处于伸直状态。然后将内镜前端的气囊放气并进镜至结肠脾曲，重复上述过程；到达横结肠肝曲处固定肠管，将横结肠拉直；抵达回盲瓣处，先将内镜前端送入回肠末端，然后将内镜前端的气囊充气、固定，再将外套管前进后充气回拉。重复上述充气、放气和“推－拉”动作，使小肠镜尽量插入深部小肠。

2. SBE操作 SBE的进镜途径和方法与DBE大致相同。当SBE进镜至肠道时，调节内镜角度钮至前端最大弯曲，保持内镜下视野固定，用内镜前端钩住小肠；沿镜身滑入外套管至内镜前端（外套管近端应处于镜身标志线155cm处，此时外套管前端与内镜前端保持5cm距离，注意不能将外套管置入过深，否则会影响内镜前端的固定作用），将外套管气囊注气固定肠管；放松内镜角度钮使内镜前端回复正常状态，回拉内镜及外套管，使肠管套在外套管上；继续进镜至最大深度后，调节内镜角度钮使内镜前端钩住小肠，将外套管气囊放气并滑行至内镜前端，再次向外套管气囊内注气；放松内镜角度钮使内镜前端变直，回拉内镜及外套管，继续进镜。重复上述过程，将肠管不断套在外套管上，将内镜插入小肠深处。

SBE与DBE操作的关键区别在于，当外套管气囊放气后准备滑送外套管时，必须调节内镜角度钮至前端弯曲最大，保持内镜下视野固定，用内镜前端钩住小肠，以此代替DBE内镜前端气囊的作用，固定小肠不致滑脱。

3. 注意事项 小肠镜操作的主要技巧包括循腔进镜、多吸气少注气、正确判断肠腔走向、滑镜、有效钩拉、转动式推进内镜、避免内镜结圈成袢、尽量使内镜走形成同心圆状、正确退镜，如果遇到进镜困难时，X线引导对解袢、顺利进镜很有帮助。

当一侧进镜没有发现阳性病变或发现的病变不能解释临床状况时，可在进镜的最深处进行标记，然后择期进行对侧进镜的小肠镜检查。有研究指出，相对于当日立即进行对侧进镜小肠镜检查，择期检查的插入深度更深，这提示择期对接检查比当日立即进行对接检查更容易实现对接。因此，小肠镜对接检查没有必要在同一天内完成。如果要在同一次麻醉下完成两侧进镜检查，建议先经肛进镜检查，可避免先经口进镜时注入的气体和水蠕动至回肠而影响操作。

经口DBE的插入深度为220~360cm，经肛DBE的插入深度为120~180cm，双侧对接成功率为60%~86%；经口SBE的插入深度为130~270cm，经肛SBE的插入深度为70~200cm，双侧对接成功率较DBE低0~24%。

4. 检查中发现阳性病变的处理

（1）黏膜病变（如溃疡或隆起性病变），不论弥漫或局限，均应活检2~4块或以上。

（2）血管性病变、黏膜下病变（如间质瘤）不建议活检，条件允许者可行内镜下超声检查。

（3）在发现病变附近的黏膜下注射标记物质（如印度墨汁、纳米碳），作为外科手术时的辨认标记。

（4）对发现的病变进行分析，以明确是否为真正病因。如所发现病灶不能解释患者临床表现时（如严重消化道出血时发现的不典型、非活动性血管畸形），建议继续进镜直至无法插镜或发现明显病灶。

5. 内镜下标记　小肠镜标记的方法包括黏膜标记和黏膜下注射标记等。

（1）黏膜标记：

1）表面喷洒染料：在小肠镜直视下，经操作孔道直接向小肠黏膜表面喷洒美蓝或结晶紫染色液即可实现标记。该方法的染色效果约可持续1天，仅适用于同日对接检查者。

2）黏膜留置金属夹：将携带金属夹的推送器经内镜操作孔道插入，在需标记的部位夹闭并释放金属夹，之后观察并确定金属夹夹闭牢固后，方算完成标记。否则，需重新夹闭至牢固状态。

（2）黏膜下注射标记：将小肠镜专用的注射针由内镜操作孔道插入，先向黏膜下注入少量生理盐水，见黏膜隆起后再注入0.5~1ml的标记物，之后再注射少量生理盐水，以避免注射后拔针时标记物溢出影响观察。一般注射1~2个位点即可满足标记要求。传统的标记物有美蓝和印度墨汁等，美蓝在组织中滞留时间较短，仅适用于同日对接检查者；印度墨汁染色时间较长，可持续1年以上，但是存在引发局部组织炎性反应的风险。纳米碳是近年来被用于病灶术前定位的新型染色剂，其安全性良好，在组织中有效染色时间亦可达到1年以上，此外，利用纳米碳作为淋巴示踪剂可有效提高肿瘤患者术中淋巴结检获率。

小肠镜标记后的对接率为评价小肠镜检查质量的"金标准"，建议广泛开展，其中墨汁或纳米碳标记为永存标记，黏膜面颜色会呈黑色改变，在今后病理活检、外科手术、小肠胶囊内镜检查时需提醒相关医师，以免误认为器质性病变。

（六）小肠疾病的内镜下诊断

1. 小肠黏膜弥漫性病变　小肠黏膜呈连续、弥漫性变化，在小肠黏膜非特异性炎症改变和乳糜泻患者中，可见黏膜扁平或萎缩改变、绒毛消失、黏膜下血管显露、染色后黏膜呈斑片或蛇皮样；患淀粉样变性和肠淋巴管扩张症时，可见多发结节状改变，同时可伴有黏膜肥厚；在类圆线虫病和等孢球虫病的慢性期可见小肠黏膜萎缩，呈微细颗粒状，颗粒可大小不同。

2. 小肠炎症、糜烂、溃疡性病变　黏膜表面可见充血、水肿、糜烂、溃疡，部分病变伴有出血、狭窄、内外瘘、假性息肉形成等。不同的病变可有相对特征性改变，如小肠克罗恩病时溃疡多为纵行深溃疡，周围有肉芽组织增生，肠腔可有狭窄、内瘘，病变呈跳跃式分布等，病理见肠壁全层炎症、非干酪样肉芽肿等；小肠结核时溃疡多呈环形分布，溃疡周边增殖明显，病理可见干酪样坏死；小肠淋巴瘤时溃疡孤立而深大，表面常覆污苔，病理见淋巴瘤细胞浸润。详细的病史分析、相关的辅助检查和内镜下病理活检对患者的诊断有帮助。

3. 小肠血管性病变　小肠血管病变的种类繁多，命名和分类尚无统一的规范，临床诊断较困难。常见的包括血管发育不良、Dieulafoy病、动静脉畸形、血管瘤等。在回肠中下段常可见树枝状扩张的血管，通常认为无病理意义，除非内镜检查时可见该血管有活动性出血。血管发育不良可见片状充血和糜烂，不高出黏膜面，大小常为3~5mm，有时可见活动性渗血。Dieulafoy病黏膜表面可见溃疡形成，或见微小的红色斑点，可有活动性出血，向肠腔内注射多量注射用水后可见出血为搏动性，较血管发育不良出血速度略快，这是两者出血的主要鉴别点。动静脉畸形表现为条状或团块状较粗大隆起血管，部分表面可有红色征或搏动。血管瘤可表现为红色不规则地图样改变，或圆形隆起，在隆起表面可呈蓝紫色改变，或有血痂，易出血。

4. 小肠肿瘤　小肠肿瘤的病理类型复杂多样，常见的良性肿瘤包括错构瘤、腺瘤、平滑肌瘤、脂肪瘤和淋巴管瘤等，常见的恶性肿瘤包括淋巴瘤、间质瘤、神经内分泌肿瘤、原发性小肠癌和转移性小肠肿瘤等。小肠肿瘤按不同发生来源可分为黏膜层或黏膜下层肿瘤。黏膜层肿瘤主要表现为上皮增殖特征，可呈规则或不规则样，并可同时伴有溃疡、出血等改变，局部组织活检对明确病理来源和性质有决定性作用；黏膜下层肿瘤大多表面光滑，部分生长过快或过大的肿瘤在其病变中央也可出现溃疡或坏死，内镜下活检因深度原因，对病变性质常无法确定，最终病理性质常有待手术中、手术后的病理检查结果。

5. 肠腔狭窄或梗阻　肠腔明显狭小、肠管扭曲成角，造成内镜通过困难或无法通过。肠腔狭窄的原因包括恶性肿瘤、食物堵塞、肠壁内生性病变、炎症瘢痕、吻合口狭窄、腔外压迫、粘连等。

6. 小肠先天性结构异常　常见的包括囊状扩张、憩室和重复畸形等。内镜下可见肠管异常扩张、开口、分叉和通道，部分肠管为盲端结构。异常肠管仍可见黏膜和血管结构，X线下注射造影剂有助于了解这部分肠管的长短、直径、走向等情况，特别是Meckel憩室，多位于回盲部以上小肠100cm以内，这类憩室多有残留的胃黏膜，所致出血在临床上较多见。

7. 肠道寄生虫病　肠道内可见不同长度、数量、形态的寄生虫，多能活动。多见者如钩虫，特别是美洲板口线虫，而且临床需区分散发或多发，后者可能是不明原因贫血的原因。钩虫除可直接吸食血液外，亦可导致小溃疡出血等。

（七）小肠疾病的内镜下治疗

1. 小肠息肉切除术　小肠息肉的类型包括增生性息肉、腺瘤、家族性腺瘤性息肉病、家族性幼年性息肉病以及黑斑息肉综合征（P-J综合征），除增生性息肉外，其他息肉都有潜在的恶变风险，需要监测并及时治疗。由于小肠迂曲盘旋，且肠壁较薄，小肠镜下息肉切除术并发出血及穿孔的风险明显增高。因此，操作医师需进行相关的培训。目前，对小肠息肉多采用内镜下圈套器切除术，如能采用内镜下黏膜切除术，则可降低出血和穿孔的发生率。当息肉较大时，可分次分片切除，若息肉无法取出，可取活检并留置息肉在管腔里，或用圈套器将息肉切割呈碎块以防肠梗阻。

2. 小肠异物取出术　小肠镜能够取出小肠内的多种异物，包括小肠胶囊内镜和异物石等，从而使患者免于外科手术治疗。异物可以用异物钳、圈套器或网篮等附件套住后连同外套管一同取出。报道最多的小肠异物是小肠胶囊内镜，小肠胶囊内镜的滞留率为1%~5%，小肠镜取出的成功率为70%左右。目前国际指南已不建议将外科手术列为小肠胶囊内镜滞留的一线治疗措施，建议首选小肠镜取出或保守治疗，这为小肠胶囊内镜广泛用于小肠疾病的筛查提供了有力保障。

3. 小肠出血内镜下治疗　小肠出血占整个消化道出血的5%，其中炎症性病变占29.9%，血管性病变占40.4%，肿瘤性病变占22.2%，憩室占4.9%，其他病变占2.7%。总体而言，小肠镜在止血治疗方面是安全有效的。内镜下止血主要适用于出血量不大、内镜视野清晰者；出血量大者，小肠镜的吸引很难能保持视野清晰，不适合内镜下治疗。治疗方法有：以渗血为主的溃疡/糜烂病灶采用内镜下烧灼止血或局部注射、喷洒止血剂；溃疡表面裸露血管所致的活动性出血（如Dieulafoy病）采用内镜下钛夹止血效果较好；小肠静脉瘤（如蓝色橡皮疱样痣综合征）所致的隐匿性出血多采用内镜下套扎术及硬化剂注射；氩离子凝固（APC）广泛用于血管扩张性病变；激光、微波及APC等多用于小肠息肉所致的出血。

4. 小肠狭窄扩张术　小肠狭窄是克罗恩病及长期服用NSAID类药物常见的临床表现，可导致肠梗阻或穿孔等严重后果。既往这些患者需要外科手术切除小肠或者行狭窄成形术。治疗型双气囊小肠镜可用于内镜下气囊扩张术，其直径2.8mm的器械孔道能保障扩张气囊的使用。其方法是：内镜发现狭窄病灶时，经活检孔道放置导丝，沿导丝插入造影导管，经导管注入造影剂，X线下确定狭窄长度，之后退出造影导管，沿导丝插入扩张气囊，内镜直视及X线监视下注气扩张，扩张气囊的直径选择依据狭窄直径的大小。内镜下扩张结合药物治疗，多能取得较好的疗效。术后穿孔及出血率分别为0.8%及0.2%。

5. 手术后消化道解剖结构改变，常规内镜无法完成的ERCP　胰腺Whipple术、毕Ⅱ式术、空肠Roux-en-Y吻合术、Braun吻合术后，患者胃肠道解剖结构改变，行ERCP颇具困难，但小肠镜辅助ERCP的成功率可以达到60%~80%。术前应充分了解患者的外科手术方式（包括手术示意图、输入袢距离空肠吻合口的长度、是否有侧侧吻合、胆肠和胰肠吻合口的部位、距离等）。由于带气囊的小肠镜相对容易到达十二指肠残端的乳头或胆胰管空肠吻合口，之后的操作方法和原则按毕Ⅱ式术后 ERCP 进行。对胆管 - 空肠吻合术后的 ERCP，在内镜到达胆管空肠吻合口时，插入导管至胆管，经导管注入造影剂，或插入导丝进行其他操作，也可将内镜直接对准吻合口经活检孔向胆管注射造影剂，或进行其他操作，治疗成功率可达 90% 以上。目前已报道将 DBE 器械孔道直径增加到 3.2mm，应用于术后 ERCP 操作，效果明显。也有专用于术后 ERCP 的短镜身小肠镜上市，镜身长度由 200cm 缩短为 155cm，有利于常规 ERCP 器械的使用。

（八）并发症

从目前国际和国内小肠镜临床应用的结果看，小肠镜检查是一项安全的内镜检查技术，总体并发症发生率低于 1%。DBE 最常见的并发症为消化道出血、穿孔、胰腺炎，发生率分别为 0.9%、0.2% 及 0.1%，其他包括腹胀、腹痛、咽喉肿痛、黏膜损伤、肠系膜根部组织撕裂等。SBE 并发症与 DBE 类似。

对出血者应予观察、禁食，静脉予以止血药物等治疗，必要时输血。对出血量小、出血部位在小肠两端者，可以再次小肠镜检查寻找出血部位和原因并实施内镜下止血；对于深部小肠的出血或出血量较大者，应及时手术治疗。

轻症急性胰腺炎多因外套管反复摩擦十二指肠乳头、牵拉肠系膜引起胰腺微循环障碍引起，可表现为腹痛、血淀粉酶升高，严重者 CT 上可显示胰腺渗出，应予以禁食、抑酸、生长抑素治疗，一般 3~5 天可缓解。

诊断性小肠镜检查并发穿孔非常罕见，可见于小肠憩室、小肠狭窄等情况。小肠镜下治疗并发症发生率相对诊断性小肠镜较高（1%~3%）。术中穿孔可用金属夹封闭，之后予禁食、胃肠减压等保守治疗；如症状持续不缓解或大穿孔无法闭合者应急诊手术治疗。但穿孔后禁忌再次小肠镜检查，以免扩大穿孔范围。

总之，小肠胶囊内镜和小肠镜是小肠疾病诊治的重要手段，小肠胶囊内镜是首选方法（有肠梗阻表现者除外），小肠镜是诊断小肠疾病的“金标准”和重要治疗手段，虽均有一定的并发症，但仍是安全有效的方法。

（智发朝）

参考文献

[1] Iddan G, Meron G, Glukhovsky A, et al. Wireless capsule endoscopy. Nature, 2000, 405: 417.

[2] 中华医学会消化内镜学分会. 中国胶囊内镜临床应用指南. 中华消化内镜杂志, 2014, 31(10): 549-558.

[3] Yamamoto H, Sekine Y, Sato Y, et al. Total enteroscopy with a nonsurgical steerable double-balloon method. Gastrointest Endosc, 2001, 53: 216-220.

[4] 智发朝, 姜泊, 潘德寿, 等. 全小肠直视检查的双囊电子小肠镜的初步临床应用. 中华医学杂志, 2003, 83(20): 1832-1833.

[5] Zhi Fachao, Xiao Bing, Jiang Bo, et al. Double-ballon enteroscopy in detecting small intestinal bleeding. Chin Med J, 2005, 118(21): 1834-1837.

[6] Fa-chao Zhi, Hui Yue, Bo Jiang, et al. Dian-yuan Zhou Diagnostic value of double balloon enteroscopy for small-intestinal disease: Experience from China. Gastrointestinal Endoscopy, 2007, 66Sup(3): S19-21.

[7] Hartmann D, Eickhoff A, Tamm R, et al. Balloon-assisted enteroscopy using a single-balloon technique. Endoscopy, 2007, 39 Suppl 1: E276.

[8] Akerman P A, Agrawal D, Cantero D, et al. Spiral enteroscopy with the new DSB overtube: a novel technique for deep peroral small-bowel intubation. Endoscopy, 2008, 40(12): 974-978.

[9] 白杨, 智发朝, 刘思德, 等. 单气囊内镜的临床应用价值初步探. 中华消化内镜杂志, 2009, 26(11): 561-564.

[10] 智发朝, 山本博德. 双气囊内镜学. 北京: 科学出版社, 2008.

[11] Triester S L, Leighton J A, Leontiadis G I, et al. A meta-analysis of the yield of capsule endoscopy compared to other diagnostic modalities in patients with obscure gastrointestinal bleeding. Am J Gastroenterol, 2005, 100(11): 2407-2418.

[12] Wang Z, Chen J Q, Liu J L, et al. CT enterography in obscure gastrointestinal bleeding: a systematic review and meta-analysis. J Med Imaging Radiat Oncol, 2013, 57(3): 263-273.
[13] Teshima C W, Kuipers E J, van Zanten S V, et al. Double balloon enteroscopy and capsule endoscopy for obscure gastrointestinal bleeding: an updated meta-analysis. J Gastroenterol Hepatol, 2011, 26(5): 796-801.
[14] Chauhan S S, Manfredi M A, Abu D B, et al. Enteroscopy. Gastrointest Endosc, 2015, 82(6): 975-990.
[15] Dionisio P M, Gurudu S R, Leighton J A, et al. Capsule endoscopy has a significantly higher diagnostic yield in patients with suspected and established small-bowel Crohn's disease: a meta-analysis. Am J Gastroenterol, 2010, 105(6): 1240-1248, 1249.
[16] Niv Y. Small-bowel mucosal healing assessment by capsule endoscopy as a predictor of long-term clinical remission in patients with Crohn's disease: a systematic review and meta-analysis. Eur J Gastroenterol Hepatol, 2017, 29(7): 844-848.
[17] 中华医学会消化内镜学分会小肠镜和胶囊内镜学组. 中国小肠镜临床应用指南. 中华消化内镜杂志, 2018, 35(10): 693-702.
[18] Chauhan S S, Manfredi M A, Abu D B, et al. Enteroscopy. Gastrointest Endosc, 2015, 82(6): 975-990.

第二十四章　超声内镜在消化疾病诊治中的应用

第一节　超声内镜发展历史、现状和展望

【摘要】

超声内镜（endoscopic ultrasonography，EUS）检查是通过内镜将超声探头送入腔内，对胃肠道的管壁及周围组织或器官进行超声扫描，已经用于黏膜下肿瘤的诊断与鉴别诊断，胃肠道肿瘤的浸润深度的判断、肿瘤术前分期、胰胆疾病的诊断与鉴别诊断等。超声内镜的应用，从诊断到治疗，目前已经用于介入治疗，随着技术的进步，还会有很多技术应用于临床。

【学习要点】

超声内镜技术的发展。

【思考题】

1. 超声内镜检查技术的主要适应证是什么？

2. 目前主要超声内镜的介入技术有什么？

超声内镜用于消化道检查出现在20世纪60年代末，该技术系将微型超声探头置于内镜的端侧，通过内镜将超声探头送入腔内，对胃肠道的管壁及周围组织或器官进行超声扫描，由于超声探头离病变部位近，不受腹壁、腹腔组织或器官、肠道气体的影响，因此可以使用较高频率的超声探头，从而提高分辨率。结果表明通过内镜超声的扫描可以清楚地显示胃肠道腔壁的各层结构，还可以分辨胆管、胆囊、胰腺、纵隔等胃肠周围邻近器官，为腔壁病变及周围器官疾病诊断提供高分辨的超声图像。已经用于黏膜下肿瘤的诊断与鉴别诊断、胃肠道肿瘤的浸润深度的判断、肿瘤术前分期、胰胆疾病的诊断与鉴别诊断等。但是，超声的诊断是影像学的诊断，还不能完全满足临床的需要，更高的要求需要有细胞、组织等病理学依据。20世纪90年代出现超声引导下细针穿刺获取细胞学进行细胞学诊断，为临床提供更多的资料。当然，通过穿刺这一技术而延伸的腹腔神经节阻滞，胰腺假性囊肿穿刺引流术等超声引导下介入技术。这些技术都标志着超声内镜这一技术已经从诊断发展到治疗领域，为消化内镜技术的发展提供又一有力的工具。

一、超声内镜的发展历史

1957年由Wild和Reid等首先将10~15MHz的超声探头插入直肠腔内对直肠病变进行超声检查以判断直肠癌的浸润深度，这是腔内超声的开始。1980年由Dimogno和Green等首先将超声探头置于内镜端侧，研制成第一台超声内镜，进行了动物实验并获得成功。1982年有商用超声内镜开始应用于临床。以后对超声和内镜的性能进行不断的改进，内镜身的外径缩小，操作性能和超声图像质量得到不断的提高，诊断能力不断提高。之后出现了通过内镜工作通道插入进行腔内超声检查用的小探头。1991年有报道成功通过纵轴超声内镜在超声引导下进行穿刺，从此超声内镜开始兼具影像诊断及组织学诊断的功能，并进入治疗超声内镜的领域。

二、超声应用现状

目前超声内镜已经广泛应用于临床，成为消化系统疾病诊断与治疗不可或缺的技术。近年的发展主要体现在诊断能力的提高和介入技术的拓展。通过对超声性能的改进，目前除了普通二维的超声外，可以进行三维的超声检查，超声功能进一步增强，有增强超声造影技术、弹性成像、组织谐波技术等，通过超声造影技术区分血供不同，根

据病变特点进行鉴别，还通过弹性成像对组织软硬度的判断，鉴别病变的性质，更用于指导穿刺，也使得图像更清晰、分辨率更高，更有利于发现微小病变，也提高了诊断和鉴别诊断的准确性。近年，随着超声引导穿刺的发展，各种相应附属设备的发明并应用于临床，介入内镜超声的应用也取得进步；目前比较成熟的技术包括：①内镜超声引导下胰腺假性囊肿的穿刺和引流，胰腺脓肿的清创治疗；②内镜超声引导下腹腔神经丛阻滞；③放射粒子的植入；④胰腺囊性肿瘤的治疗；⑤胰胆管造影与支架植入术；⑥胆囊穿刺引流；⑦胃空肠吻合技术等。

当然，由于用于内镜超声介入治疗的设备方面，有很多还不很完善，过程仍然存在较高并发症，因此仍然要为此研发设备，并通过临床研究来提高成功率，降低并发症。

三、展望

随着内镜超声技术发展、各种设备的研发与应用、计算机技术的引入、大数据的应用，会有更多的介入技术应用于临床，比如 AI 技术的应用以提高图像的鉴别能力，减少操作者因经验不足而出现诊断失误，通过超声引导下的 NOTES 等，相信超声内镜技术的发展会给内镜技术进步带来新的亮点。

（杨爱明）

第二节　超声内镜在胃肠道疾病诊断中的应用

【摘要】

超声内镜检查是通过对胃肠道的管壁及周围淋巴结进行超声扫描，能准确判断食管、胃恶性肿瘤的浸润深度、淋巴结的转移与否，准确地进行肿瘤术前分期、治疗方案的选择，对于进展期癌，通过化疗前与化疗后的 EUS 检查，判断治疗的降期效果、决定手术治疗的选择等。超声内镜通过对病变位于腔壁层次的判断及回声特点，在黏膜下肿瘤的诊断与鉴别诊断中发挥重要作用。超声内镜还可很好地显示邻近腔壁的器官，用于纵隔病变的诊断与鉴别诊断。

【学习要点】

超声内镜对胃肠道腔壁及邻近器官疾病的诊断意义。

【思考题】

1. 超声内镜对食管、胃癌浸入深度的判断有什么临床意义？

2. 超声内镜如何用于黏膜下肿瘤的诊断？

超声内镜由于使用高频率探头，分辨率高，能清楚显示胃肠道腔壁的结构，结合内镜及超声的优势提高内镜和超声的诊断能力，已广泛应用于消化道疾病的诊断与鉴别诊断。

一、超声内镜对消化道恶性肿瘤术前分期的判断

1. 食管癌　应用 EUS 对食管癌进行手术前的临床分期具有重要意义。分期目的在于帮助治疗方案的选择和判断预后。在无淋巴结转移和远处转移的食管癌患者中，病变侵犯的深度将直接影响预后。在术后随访的食管癌患者中，原位癌（上皮内癌）和黏膜内癌（T1m、仅黏膜层或黏膜肌层受损的 T1 癌）的五年生存率是相似的，高达 80%~85%，而 T1sm 癌（黏膜下层癌）和 T2 癌的五年生存率明显下降，为 40%~50%。当肿瘤突破固有层后，诊断 T3 期时其五年生存率可能小于 25%。当出现区域性淋巴结时，T 分期并不十分重要了。T1N1M0、T2N1M0 和 T3N1M0 的预后是相近，均比 T3N0M0 差很多。

进行 EUS 的肿瘤浸润范围的判断以帮助判断能否进行内镜治疗、手术治疗、放化疗或姑息治疗（如放置支架）等。对于无转移的浅表病变如原位癌和黏膜内癌者，经内镜黏膜切除（EMR 或 ESD）治疗的五年生存率与手术切除无显著差别，但生活质量前者明显优于后者。若肿瘤侵犯了大血管或远处器官转移（T4 或 M1）时则手术治疗意义不大，可以考虑植入支架并进行放化疗等治疗，对手术治疗后的患者行 EUS，可以观察术后复发情况结合活检和细针穿刺是诊断吻合口复发最佳方法。当食管癌伴有食管的严重变形、狭窄时，当常规 EUS 操作较为困难时，微探头的应用可以较好地解决这一问题。

EUS 对食管癌分期的准确率较高，优于 CT

检查，但EUS不能替代CT检查，由于EUS有穿透深度限制，对远处转移（M）无法得出结论性判断，所以对食管癌要做出一个完善的临床分期，EUS应与CT联合应用。

2. 胃癌 胃癌和食管癌的分期方案类似，根据肿瘤侵犯深度和范围来判断肿瘤原发灶进展程度。有学者提出判断胃癌根治可能性的R分型将胃癌分为R0（可行根治术的）和R1（不能根治术的），应用EUS对胃癌切除可能性判断非常正确，预测的R0率与实际手术的R0率几乎完全相同，虽然T1~T3甚至一部分T4期的肿瘤都可以进行手术治疗，但对于T3、T4和N2的肿瘤应用术前化疗"降期"以提高治疗效果。

多年研究表明，EUS对胃癌浸润深度（T）判断的总体准确率高达84%，EUS诊断淋巴结转移的敏感性为81%，特异性为50%。对于经胃镜及活检证实的胃癌病例，EUS的主要应用价值在于胃癌的TNM分期，而对于浸润型胃癌（皮革状胃）患者，尤其是内镜多次活检为阴性结果的患者，进行EUS是首选的检查方法。在EUS下，浸润型胃癌与良性疾病一般有明显的区别。有些病例肿瘤可能已侵犯黏膜下层和固有肌层，但多次取活检均为阴性结果，EUS不仅可以显示病变范围和淋巴结转移情况，还可以根据胃壁的厚度，安全性地进行挖掘式活检（即一点多钳法，于病变同一位置多次钳取，以获得深层活组织的方法），或圈套活检（即内镜黏膜切除术）、EUS引导的针吸活检等，使诊断率更高。

早期胃癌诊断率的提高将明显提高患者术后的生存率。近年日本学者又提出了早期胃癌的EUS分型，将T1期的肿瘤分成两个亚型：T1m（黏膜内癌，限于第一至二层）和T1sm（黏膜下层癌，不超过第三层）。这一分型对于胃癌的内镜下治疗很有指导意义。对于没有淋巴结转移的T1m期胃癌行内镜黏膜切除术预后极佳，五年生存率与手术切除无显著差异，因此早期诊断和内镜微创治疗才是胃癌诊治的努力方向。

进展期胃癌患者的预后较差，主要原因在于病变手术切除率较低且术后转移率、复发率较高，手术前进行化疗（即新辅助化疗）可能是解决这一问题的途径，怎么判断新辅助化疗的有效性和安全性很重要。治疗前对病变通过EUS进行准确的TNM分期，既决定是否选择新辅助化疗这一策略；治疗后通过EUS对胃癌新辅助化疗后T分期和N分期准确性评价，对化疗疗效判断具有重要意义。近年研究表明，胃癌新辅助化疗可以提高进展期胃癌的手术切除率及患者的生存时间，目前这一治疗策略已得到广泛重视，2009年《NCCN胃癌临床实践指南》已将其纳入对T2及更高分期胃癌的治疗建议中。研究表明，EUS对胃癌新辅助化疗后T分期判断总的准确性尚不十分令人满意，为60%~70%；与T2分期（37.5%）相比较，EUS对T3分期和T4分期判断的敏感性（80% vs 100%）可能相对较高。EUS对胃癌新辅助化疗后N分期的判断，其敏感性和特异性分别为50%~70%和50%~60%，虽然EUS对部分区域的淋巴结判断还不很满意，但是对临床仍然具有一定指导意义。

EUS判断良、恶性溃疡的准确率仅67%，常常将一些良性溃疡误诊为恶性溃疡，如EUS发现胃壁厚度的变化明显超过溃疡大小（即有胃壁浸润现象），那么恶性溃疡的可能性较大，如果发现胃壁周围有转移淋巴结和侵犯周围组织，更可以提示其为恶性溃疡，因此EUS对于良恶性溃疡的鉴别有一定的价值。

二、黏膜下肿瘤诊断与鉴别诊断

超声内镜能显示病变所在的层次，通过病变的层次、各种病变的超声特点，对病变性质的判断有一定的帮助，同时超声内镜能准确地鉴别黏膜下肿瘤和腔外压迫。在这里黏膜下肿瘤是一个大的概念，是内镜下或消化道造影显示胃肠道见隆起样改变而黏膜表面光滑临床疑为黏膜下病变的一种表现，其实它包括表面正常的来自黏膜层、黏膜下层、固有肌层或甚至于正常器官或周围器官病变引起的向腔内隆起的改变。

当内镜超声显示消化到腔壁各层结构完整时，隆起可能由正常器官如脾脏、左肝、脾门血管、主动脉弓、胸主动脉、脊柱、胆囊等压迫所造成；也可以因为周围脏器异常增大或局限性隆起所致，如肝囊肿、脾脏占位、纵隔肿大淋巴结等压迫引起。当超声显示隆起处局部腔壁各层结构完整时，对强外压迫鉴别比较容易，有文献报道其准确率可达100%。

对于黏膜下占位临床常见的有异位胰腺、脂肪瘤、间质瘤、平滑肌瘤、囊肿、血管瘤、曲张静脉等。异位胰腺通常位于胃窦、十二指肠球部，个别可见于十二指肠降部、胃体和其他位置，超声显示病变位于黏膜下层，可以同时影响到黏膜层或固有肌层，由于其所在层次和超声的不确定性，超声特点可为中等回声、部分低回声、强回声和无回声。脂肪瘤则较有特征性，病变位于黏膜下层，呈高回声，边界清楚，因此临床相对比较容易诊断。间质瘤多位于固有肌层或黏膜肌层，呈低回声，边界清楚，呈低回声，病变较大时，回声往往不均匀。间质瘤可以是良性、潜在恶性或恶性，有研究试图通过超声的表现、病变的大小等来区分，但是其判断的准确率在40%~70%。由于其对良恶性判断的准确率欠满意，因此还可以通过超声引导下穿刺来获取组织病理学证据。病变位于食管且来源于黏膜肌层、固有肌层的肿瘤，大多为良性，且病例诊断多为平滑肌瘤，因此对病变不很大、不影响食管功能的可以定期随诊。囊肿一般位于黏膜下层，超声图像呈无回声，边界清楚，囊肿多位于食管、十二指肠。位于食管、胃底的静脉曲张容易辨认；但孤立的，位于胃底、十二指肠的静脉曲张有时辨认困难，有时可能因活检而造成出血，通过内镜超声可以显示病变位于黏膜下层，呈无回声，通过多普勒超声显示血流的活动而容易鉴别。对于血管瘤，有时内镜下可以呈蓝色，超声显示病变位于黏膜下层，呈中等或强回声，多为实性，个别多普勒可以有血流活动。

三、胃淋巴瘤、浸润型胃癌和 Menetrier 病的鉴别

一般的胃癌在 EUS 下显示为正常超声层次结构连续性破坏。而浸润型为超声层次结构的增厚，胃壁可以无层次结构的破损，但有回声强度的变化，病变处回声强度明显低于胃壁超声第三层结构，而近似于或略高于胃壁超声第二层或第四层结构。

胃淋巴瘤倾向于纵向生长，并且较早地破坏胃壁深层结构。在胃壁深层中潜行的淋巴瘤比突出于黏膜表面的淋巴瘤更易蔓延。早期的胃淋巴瘤表现为超声第二层结构增厚或第二层或第三层结构增厚，而进展期淋巴瘤多表回声团块，胃壁层次结构破坏、消失，病理改变不仅能在隆起及其周边组织内观察到，也可以在胃镜显示为正常的黏膜处发现问题。

EUS 对胃淋巴瘤的诊断准确率较高，Caletti 等报告 82 例淋巴瘤患者中，76 例经 EUS 得到了确诊，敏感性为 93%，阳性预测值为 91%，特异性为 98%，阴性预测值为 98%。而判断淋巴瘤病变深度的准确率为 87%，显示周围淋巴结的敏感性为 56%，阳性预测值为 100%，特异性为 100%，阴性预测值为 82%。

Menetrier 病特点是增厚结构一般限于第二层至第三层，有时可在增厚的黏膜层内见到潴留性囊肿。如果出现第四层结构增厚，不考虑此病，胃壁多与正常的胃壁各层的回声特点相似或回声略强，增厚的结构一般回声不减低，不会见到有胃外淋巴结转移。

当鉴别出现困难时，活组织检查虽有助于确诊，但假阴性较多。在 EUS 监视下观察病变的厚度，并选择部位行挖掘式活检，诊断价值较高。对胃外有病变的则行细针穿刺活检，对区别淋巴结的性质很有意义。

四、纵隔病变诊断

超声内镜通过食管对食管外纵隔进行超声扫描可以显示纵隔病变，因此用于纵隔病变的诊断与鉴别诊断，同时通过探查支气管镜所不能探及的部分食管外淋巴结而用于肺癌分期，对于可疑肺癌但支气管镜检查阴性者也有一定鉴别意义。

1. 对于肺癌的诊断　部分肺癌可侵犯纵隔、压迫食管，在胃镜下可见食管狭窄处表面黏膜光滑，EUS 下可见气管或双侧肺门的巨大肿块压迫食管，多呈低回声，内部回声不均，在这里还可以通过 EUS-FNA 获得组织、细胞学以明确诊断。内镜超声可以很好地显示纵隔肿大淋巴结，由于其具有较高的分辨力，可以显示至少 25% CT 不能发现的肿大淋巴结，对于肺癌分期按美国胸科医师学会制定的纵隔淋巴结分组，超声内镜可探及气管旁、主动脉－肺动脉、隆嵴下及食管旁等的淋巴结。内镜超声对于肺癌转移可探及的淋巴结多为第 9、8、7 和 5 组淋巴结，气管隆嵴下和双肺门，EUS 可以帮助发现这些 4 组转移病灶并确定其性质。如果远离食管较远，气管旁的第 4 组则

由于气管内气体干扰无法显示。

2. 对于良性淋巴结 纵隔良性淋巴结并不少见，有研究表明高达 86% 印第安人非胸部疾病的患者进行超声内镜检查时发现纵隔肿大淋巴结，而且平均每个患者发现 3.6 个淋巴结，不过这些淋巴结大多直径小于 1cm，呈梭形，边界欠清除，呈中等回声。

3. 关于转移性淋巴结 在纵隔中，真正的原发性肿瘤并不多见，相反，恶性肿瘤转移性淋巴结最常见，从形态学上讲，恶性肿瘤的转移性淋巴结一般直径为 6~30mm，大多回声低，呈类圆形或类方形，质地硬，探头压之不变形。最多见的就是肺癌和食管癌的纵隔淋巴结转移，有时原发病灶病变微小，CT 不易发现。对这些转移性淋巴结，应首先努力寻找原发病灶。此外，对这些纵隔淋巴结细针穿刺也是重要选择，如果行 EUS-FNA 抽取足够的组织就有可能对肿瘤细胞的组织来源和性质进行判断，帮助寻找原发灶部位，对制定治疗方案有指导作用。

4. 对于纵隔结核 多见于儿童和青少年，也可见成年人，纵隔内可见多发肿大淋巴结，淋巴结回声明显不均，中央多有强回声光团并有声影（淋巴结钙化），EUS-FNA 抽取组织病理检查可确诊结核。有时可破溃入食管，形成食管溃疡，患者可出现吞咽困难，EUS 显示淋巴结与食管壁接触紧密，呈中等回声，有时可见点状强回声，边界欠清楚，局部食管壁超声结构破坏。进行 EUS-FNA，获得豆腐渣样物，病理呈上皮样肉芽组织或抗酸染色阳性可以明确诊断，少数可以通过组织培养提高诊断敏感性。

5. 对于纵隔囊肿 纵隔囊肿是先天的，临床并不少见，占纵隔占位的 10%~15%，包括食管壁和食管外，一般没有症状，个别可出现胸痛、咳嗽、呼吸困难等。超声显示病变为圆形，边界清楚，无回声和远处回声增强效应等，有时可以出现肿块样回声。有多个报道表明 EUS-FNA 后出现纵隔炎，因此对临床怀疑囊肿诊断而没有临床症状者不主张进行 EUS-FNA。而对于为了明确诊断而不得不进行 EUS-FNA 者，则应尽可能完全地吸净腔内液体并进行预防性抗感染治疗。

其他位于胃肠道周围的器官如胆囊的病变，通过胃窦、十二指肠近距离超声的检查，其分辨率高于体表超声，对胆囊的病变的判断，鉴别诊断的作用起到一定作用。

（杨爱明）

第三节 超声内镜在胰胆疾病的应用

【摘要】

EUS 可用于消化道管腔内近距离扫查胰腺、肝脏及胆道，提供胰胆系统的高分辨率超声影像，在胰胆系统良恶性疾病的诊断中发挥着重要作用，是发现胰腺和肝外胆管疾病最敏感的影像学检查手段之一，利用 EUS 甚至可以显示毫米级的微小病变，目前该技术已成为鉴别诊断胰胆系统疾病的重要方法。

【学习要点】

1. 胰腺肿瘤的 EUS 诊断要点。
2. EUS 在胆系疾病中的应用范围。

【思考题】

1. 胰腺癌的 EUS 下特点是什么？
2. 如何通过 EUS 鉴别不同的胰腺囊性病变？
3. 壶腹癌的 EUS 诊断价值是什么？

胰腺位于后腹腔，位置较深，受到周围脂肪、肠道气体和人体骨骼的影响，体表超声对胰腺显示常不满意，对病变诊断较困难。EUS 探头可置于胃内和十二指肠腔内，邻近胰腺组织，对胰腺显示无盲区，声像图分辨率高，对微小病变的显示能力强。EUS 可清晰地显示胰腺的实质回声和胰管形态，在急、慢性胰腺炎、胰腺囊性和实性病变的诊断及治疗中都发挥着重要作用。EUS 引导下细针穿刺活检术（endoscopic ultrasound guided fine needle aspiration，EUS-FNA）能够较好地对胰腺早期微小病变做出定性诊断，这是目前其他检查方法难以达到的。

体表超声对远端胆总管的观察常常受肠气干扰而显示不佳，虽然目前有 ERCP 和 MRCP 等手段，但存在插管失败或显影不良等情况，因此对胆系疾病的诊断存在一定困难。由于排除了十二指肠肠气的干扰，EUS 对胆总管壁的结构显示效果非常理想，可用于胆总管内微小病变的诊断，而且

EUS 对肝外胆管癌的分期诊断的作用也得到普遍公认。EUS 还可识别胆总管微小结石，因此 EUS 可作为腹部超声、ERCP、MRCP 等检查手段的一种补充，对于胆系疾病的诊断发挥着重要作用。

随着 EUS 设备和器械的研发，弹性成像及 EUS 造影增强（contrast-enhanced EUS，CE-EUS）等新技术的进展，EUS 对于胰胆疾病诊断的准确率也日渐提高，并越来越多地应用于胰胆病变的微创治疗中。

一、常见胰腺疾病的 EUS 表现

（一）急性胰腺炎

急性胰腺炎的诊断主要根据临床表现及生化指标，CT 是检查急性胰腺炎最常用的影像检查手段，有学者研究了 EUS 对急性胰腺炎的诊断价值，结果表明，EUS 与 CT 对急性胰腺炎的诊断价值相近，而在识别水肿型和坏死型胰腺炎方面优于体表超声。急性胰腺炎的 EUS 表现主要有：

（1）全胰腺增大，轮廓不清，有时可增大数倍，多为均匀增大。

（2）胰腺内部回声明显减低，可出现无回声区，内部夹杂稀疏光点，严重者胰腺组织或胰腺周围出现囊肿样的声像图。这常是出血坏死型胰腺炎的表现。

但是，EUS 的优势并不止于此。我国胆源性胰腺炎是急性胰腺炎最主要的病因，EUS 有助于发现胆源性胰腺炎的证据，如检查中发现胆总管和壶腹部结石等，从而判断患者是否需要进行 ERCP 取石。同时，EUS 还对一些反复发作的特发性胰腺炎有一定诊断价值，它可以排除一些胰腺结构上的异常，如胰管狭窄瘤、环状胰腺，及胰腺分裂等。

（二）慢性胰腺炎

慢性胰腺炎（chronic pancreatitis，CP）的病因很多，主要包括长期大量饮酒、胆管疾病、外伤。临床上，常根据特异的危险因素、体征、特殊的影像学表现，以及生化指标等进行诊断。慢性胰腺炎 CT 及 MRI 的特征性表现是胰腺实质钙化及胰管扩张。EUS 可以近距离观察胰腺，是诊断慢性胰腺炎最敏感的检查手段之一。

慢性胰腺炎的 EUS 下特征性表现包括：胰腺实质不均质回声、高回声点片状影、小叶状结构、钙化、囊肿形成，以及一些胰管的改变，比如胰管扩张、胰管管壁的高回声改变、主胰管迂曲、胰管内高回声影、分支胰管串珠样改变等。慢性胰腺炎的严重程度也可通过 EUS 进行评估，但是相关共识还未完全建立。胰腺肿瘤可能同时合并有慢性胰腺炎，而 EUS-FNA 可以在一定程度上帮助鉴别。

一些新的 EUS 技术也可以应用于胰腺疾病的诊断中，比如 CE-EUS、弹性成像技术等。EUS 造影增强技术是通过静脉注射造影剂而增强原有的成像效果，正常组织与病变组织之间可显示不同的增强模式、时相特点及增强强度。采用 CE-EUS 技术可以增强显示血管内彩色血流信号，提高对微小血管的检出敏感性，从而有利于肿瘤新生血管的显示，有助于判断肿块的良、恶性，目前多应用于胰腺肿瘤、胰腺假性囊肿、胰腺炎的鉴别。同时，CE-EUS 也可应用于肝外胆管癌、胃肠间质瘤、肾上腺肿瘤、良恶性淋巴结等疾病的诊断与鉴别。

（三）自身免疫性胰腺炎

自身免疫性胰腺炎（autoimmune pancreatitis，AIP）是一种以梗阻性黄疸、腹部不适等为主要临床表现的特殊类型的胰腺炎，约占慢性胰腺炎发病率的 5%~6%。由于 AIP 易被误诊为胰腺癌而导致不必要的手术，近年来逐渐引起重视。EUS 及 EUS-FNA 是诊断及鉴别自身免疫性胰腺炎的重要检查手段，其 EUS 表现为胰腺弥漫性或局灶性肿大，呈弥漫性低回声，实质间含条状高回声，胰腺实质可呈假小叶样改变，主胰管弥漫性或局限性狭窄，尤其是主胰管全程纤细具有诊断特异性。胆总管胰腺段受压狭窄，近端胆管扩张，同时伴有胆管损害的病例，其胆管壁可出现不规则增厚。

（四）胰腺囊性病变

胰腺的囊性病变有多种，良性的囊性病变有单纯性囊肿、假性囊肿、浆液性囊腺瘤（serous cystic neoplasma，SCN），恶性的或潜在恶性的囊性病变有黏液性囊腺瘤（mucinous cystadenoma，MCN）、导管内乳头状黏液瘤（intraductal papillary mucinous neoplasm，IPMN）、囊性胰岛细胞瘤、囊腺癌。

1. 胰腺真性囊肿（单纯性囊肿） 较为少

见，是形成于胰腺实质内的囊肿，囊内壁由发育成熟的扁平上皮构成，多为先天性囊肿，一般不建议行引流术。EUS 下显示为囊壁较薄的胰腺实质内的无回声囊肿，可为单囊或多囊，壁厚通常在 1~3mm 之间。

2. **胰腺假性囊肿** 是在胰腺炎、胰腺坏死、外伤、胰管近端梗阻等致胰腺实质或胰管破裂的基础上，由外漏的胰液、血液和坏死组织等包裹而形成的囊肿，囊壁由肉芽或纤维组织构成，无上皮细胞内衬。因此，胰腺假性囊肿多有明显的急慢性胰腺炎或外伤、腹部手术史。EUS 下刚刚形成的胰腺假性囊肿多显示为单发的薄壁圆形或椭圆形、轮廓清晰的无回声结构。陈旧假性囊肿壁厚且囊内机化组织较多，甚至还有囊内分隔和钙化。EUS 引导下的细针穿刺对区分胰腺假性囊肿与其他囊性疾病有重要意义。

3. **导管内乳头状黏液瘤（IPMN）** 是一种少见的胰腺导管内分泌大量黏液的肿瘤，是一种癌前病变，其中瘤细胞为高柱状富含黏液的上皮细胞，可伴有或不伴有乳头状突起，广泛侵犯主胰管和/或主要分支胰管。EUS 对于胰腺 IPMN 具有重要的诊断价值，在 EUS 下主胰管型显示为主胰管全程或节段性扩张，分支胰管型显示为分支胰管的囊性扩张，可伴有或不伴有胰管壁内乳头状结节。壁内结节越大、胰管扩张越明显则提示病变恶性程度高，同其他囊性病变一样，行 EUS-FNA 结合细胞学和生化指标可帮助确诊。

4. **浆液性囊腺瘤（SCN）** 浆液性囊腺瘤是由富糖原上皮细胞分泌大量浆液形成的。上皮细胞为含有透明细胞质的立方形细胞。SCN 在 EUS 下可见蜂房状多囊结构，或是大囊、小囊混合的结构。体表超声无法观察到 SCN 的微小囊状结构，而 EUS（尤其是 EUS 对比增强）却能对其内部结构清晰成像。

5. **黏液性囊腺瘤（MCN）** MCN 以女性较为多见，多发生于 40~50 岁之间，常见部位是胰腺体尾部。MCN 的 EUS 表现多为圆形、较大的囊性病变，内部分隔不规则，囊肿壁较厚，内可见黏稠囊液，对于 MCN，外科手术切除往往作为首选。

（五）胰腺实性病变

1. **胰腺癌** 在中国，胰腺癌的发病率逐年上升，目前排在各种恶性肿瘤中的第六位。利用传统检查手段早期发现胰腺癌是长期困扰医学界的难题，绝大多数病例一经发现即为晚期。而晚期胰腺癌的手术切除率很低，预后很差。因此早期发现是改善胰腺癌预后的唯一方法。

EUS 是检查胰腺癌最敏感的检查手段，可以发现其他影像检查难以发现的胰腺微小病变。EUS 显示胰腺癌为边缘不整的不均质低回声肿块，有时伴有无回声的囊性坏死区。虽然 EUS 发现胰腺微小病变的敏感性很高，但单纯依靠影像诊断胰腺癌并不可靠。所以，当胰腺肿块的性质难以鉴别时，EUS-FNA 是重要的确诊手段，同时弹性成像和 CE-EUS 也可以提供一定的补充信息。

2. **胰腺内分泌肿瘤** 常见的胰腺内分泌肿瘤有胰岛素瘤、促胃液素瘤（Zollinger-Ellison 综合征）、生长抑素瘤、血管活性肠肽（VIP）瘤和胰高血糖素瘤等，其中以胰岛素瘤和促胃液素瘤最为常见。无功能的胰腺内分泌肿瘤一般无临床表现，临床上很难发现，当其被发现时病变往往已经很大，或已转变为恶性，甚至有些已经出现了转移；而有功能的胰腺内分泌肿瘤，由于分泌过量的激素使其在临床上常有特征性表现。要实现胰腺内分泌肿瘤术前的精确定位，首先应考虑无创的影像检查，如体表超声、CT 和 MRI，但微小的胰岛素瘤和促胃液素瘤不易被发现，这些无创检查方法仅仅能给 40%~60% 的功能性内分泌细胞肿瘤定位。EUS 对于发现胰腺神经内分泌肿瘤非常敏感，能够发现一些常规影像学检查无法发现的微小胰腺内分泌肿瘤（甚至小于 2mm 的肿瘤）。近来随着 CE-EUS 技术的应用，不但大大提高了 EUS 对胰岛素瘤的显示能力，还可显示出小胰岛素瘤与胰管的关系，对手术具有重要指导意义。

二、常见肝胆疾病的 EUS 表现

（一）肝脏疾病

无创检查（CT、MRI 及腹部超声）是诊断肝脏疾病的主要手段，但其对肝脏微小病变的诊断效能有限，EUS 与之相比的优势在于，EUS 引导的肝脏活检对于局灶性病变的诊断更精确，尤其对于毗邻消化道的离体表较远的微小病变，EUS-FNA 的穿刺路径更短，创伤更小。

（二）胆囊疾病

EUS能清晰显示胆囊壁的层次结构和细微变化。胆囊切除术后右季肋区疼痛并不罕见，其中大部分病因较难诊断，原因可能为胆囊残留或扩张胆囊管残端结石。EUS可以用来诊断胆囊切除术后的胆囊残留，特别适用于胆囊切除术后持续腹痛的患者。近年来EUS被用来评估胆囊癌的术前分期。胆囊癌的EUS图像为低回声的肿物，可伴有胆囊壁的局部钙化。

（三）胆总管及壶腹部疾病

远端胆总管及壶腹由于有十二指肠的遮挡，体表超声显示不理想，往往是检查的死角。EUS的探头可接近远端胆总管，显示较为清楚，常可发现微小结石和病变，其敏感性和特异性可与ERCP媲美。通过EUS的实时观察可以区分较小的肿瘤和结石，并且可直视观察位于壶腹部的肿瘤，这是体表超声、MRCP等检查方法难以相比的。对一些较小的占位病变行EUS-FNA能帮助确定病变的性质。因此在诊断远端胆总管及壶腹部的结石、肿瘤和蛔虫等疾病，EUS可作为ERCP、MRCP的重要补充。

1. 胆总管结石　胆总管结石的EUS表现为：胆总管腔内存在伴有声影的强回声团，个别呈中等或低回声，结石回声与管壁之间有明确的分界，一般能移动。EUS可将超声探头置于十二指肠降部，从而清晰地显示肝外胆道系统，避免了经腹超声检查中消化道内气体和腹腔脂肪的干扰。

2. 胆管癌及壶腹癌

（1）胆管癌：胆管癌是肝内外胆管上皮细胞来源的肿瘤，其中90%为腺癌，肝门部胆管癌是较常见的类型。EUS对近端胆管（包括左、右肝管及肝总管）肿瘤的诊断作用是有限的。远端胆管（胆总管）癌的EUS影像特点主要是扩张的胆管近端呈低回声软组织影，向胆管腔内隆起，边缘不整，侵犯破坏胆管管壁。而远端胆管突然截断或狭窄。晚期病灶可侵犯至胆管壁之外，呈不规则低回声团块，少数病例沿胆管生长。对于肿瘤侵犯十二指肠、胰腺、周围大血管和有局部淋巴结转移等情况，EUS都能较好地显示，这既支持确定诊断，又有助于对肿瘤做出准确分期。

（2）壶腹癌：壶腹部包括肝胰壶腹（Vater's ampulla），十二指肠壁段胆管及胰管。壶腹癌的临床表现与胰腺癌相似，但两者的预后和治疗方法有一定区别，因此对两者进行鉴别诊断有重要意义，EUS在术前能细致地显示病变与壶腹、十二指肠、胆管和胰腺的关系，是进行鉴别诊断和肿瘤分期的最佳方法。对于壶腹癌的患者，内镜下一般能观察到异常增大的乳头，EUS显示壶腹内异常低回声结构（正常的壶腹部低回声区应<10mm），回声不均，边界不清，伴有梗阻的患者胆总管近端不同程度地扩张。EUS观察其侵犯血管的特征与胰腺癌侵犯血管相似。

另外，胆管内超声（intra-ductal US，IDUS）可以进一步鉴别胆管结构的良恶性，尤其是对胆管壁层次的观察优于EUS。然而，因其穿透深度低，限制了它对肿瘤的分期的诊断，且胆管插管操作复杂，并有术后胰腺炎风险。

3. 胆道系统的其他疾病

（1）胆道蛔虫：胆总管蛔虫的EUS表现为胆管内有数毫米宽的双线状高回声带，内镜下有时还可以见到半截虫体露于十二指肠乳头外。随着卫生水平的提高，胆管蛔虫患者越来越少，其诊断一般并不困难。经过EUS确诊的患者，可在十二指肠镜下取出蛔虫。

（2）硬化性胆管炎：硬化性胆管炎（sclerosing cholangitis）是一种以胆管进行性炎症、增生和纤维化为特征的慢性胆汁淤积性肝病，最终进展到胆汁性肝硬化，10%~30%的患者将发展为胆管癌。ERCP是诊断PSC的"金标准"，但有时不易与胆管癌造成的狭窄相鉴别，特别是肝门部胆管癌。PSC在EUS下可见肝内外胆管管腔纤细，胆管壁多表现为均匀增厚。

（孙思予　杨　飞）

第四节　超声内镜介入技术

【摘要】

EUS不仅在常规影像学诊断方面有重要作用，同时还可以通过对病变进行超声引导下穿刺以获得标本，从而进行细胞学、组织学和分子生物学等方面的评估，为相关疾病的精准诊断和治疗方案的选择提供更多的信息。在治疗方面，目前EUS能开展的介入治疗项目较多，如胰胆管造影及引流、胰腺囊肿的引流治疗、胆囊穿刺引流治疗、腹腔神经丛阻滞、注射和消融治疗，以及 EUS 基础上的各种内镜治疗和人体自然腔道手术等。

【学习要点】

1. EUS 引导下细针穿刺活检术的临床应用。
2. EUS 引导下肿瘤治疗的应用前景。

【思考题】

1. EUS 引导下细针穿刺可用于哪些疾病的诊断？
2. EUS 引导下引流可用于哪些疾病的治疗？

虽然 EUS 在临床上应用已有三十几年的历史，但介入性 EUS 是在近二十年才逐渐兴盛起来，这主要归功于新型线阵式超声内镜的研发。这些线阵式超声内镜可以实时显示操作术野，比如 EUS-FNA 时通过内镜显示穿刺进针等操作的全过程，使精准的介入治疗成为可能，提高了手术的安全性，扩展了 EUS 介入技术的应用范围。

目前基于 EUS 开展的介入治疗项目较多，如 EUS 引导下细针穿刺活检术（fine needle aspiration，FNA）、胰胆管造影及引流、胰腺囊肿的引流治疗、胆囊穿刺引流治疗、腹腔神经丛阻滞、各种注射和消融治疗等，这些技术在临床应用中逐渐受到认可，具有光明的发展前景和广阔的发展空间。

一、EUS 引导下细针穿刺活检术

EUS 引导下细针穿刺活检术（EUS-FNA）是在 EUS 的引导下将穿刺细针通过内镜管道穿刺入目标组织，以获取病变标本用于细胞学或组织学检查的方法，同时可进行原癌基因的突变检测和抑癌基因的缺失检测等分子生物学检测，以帮助进一步提高病变的诊断准确性。不同于体表超声引导下和 CT 引导下的穿刺，EUS 大大缩短了超声探头与病灶的距离，不仅可以穿刺体表超声不能显示的病灶，而且穿刺针穿过的正常组织和器官少，减少副损伤，所以 EUS-FNA 造成的并发症很少，导致肿瘤种植的概率也更小。此外，由于 EUS 较高的超声频率，其纵向分辨率和横向分辨率明显优于体表超声，技术熟练者可以对小于 5mm 的病变进行准确穿刺，这是目前其他影像技术指导下的经皮穿刺难以做到的。EUS-FNA 的应用范围包括：

（一）消化道黏膜下肿瘤的取材

消化道黏膜下肿瘤（gastrointestinal submucosal tumors，SMT）种类繁多，恶性程度也不尽相同。消化道黏膜下肿瘤目前是可以经内镜切除治疗的，所以在治疗前明确黏膜下肿瘤的性质至关重要。虽然 EUS 判断黏膜下肿瘤源于消化壁层次有一定优势，但是判断性质仍有困难。而 EUS-FNA 技术是一种简单、安全、可行的技术，对某些黏膜下肿瘤有着较高的诊断价值。

（二）纵隔及肺部病变的取材

经食管可以对食管周围的肺组织、气管后方、隆凸下方和左心房肺动脉后方、主动脉 - 肺动脉窗等区域进行穿刺。经食管穿刺的对象主要是来源、性质不明的占位病变，包括各种中后纵隔肿瘤、淋巴结和肺癌。穿刺得到的病理检查结果有利于确定诊断和指导治疗。

（三）胰腺病变

胰腺良恶性病变的鉴别是临床常见的难题，单纯依靠影像学特点鉴别这两类疾病的特异性差，EUS-FNA 可以对获得的病变部位组织进行病理诊断，提高了 EUS 对于胰腺疾病诊断及胰腺肿瘤分期的特异性，因此，EUS-FNA 成为了诊断胰腺肿块的一种可行而有效的方法。

从 2011 年开始，对于可切除的胰腺癌，术前 FNA 的必要性和意义的观点发生了很大的转变。在 2011 年欧洲消化道内镜学会的指南中，认为 FNA 对胰腺癌具有较低的阴性预测值，因此不建议胰腺癌术前实施细针穿刺。然而，近年来一些大规模的临床研究提出不同的结论，术前实施 EUS-FNA 可提高整体生存率和癌症相关生存率，且与术后胃和腹膜转移不相关。这些研究都倾向于术前的 EUS-FNA 对患者预后有着积极的作用这一结论，因此在胰腺癌术前推荐进行 EUS-FNA。

胰腺囊性病变包括肿瘤性的和非肿瘤性的，对其性质进行准确鉴别是十分重要的，进而避免对良性病变过度治疗的同时也能够对潜在恶性病变实施密切观察，及时干预治疗。通过 EUS-FNA 吸取囊液进行生化和细胞学检测可以帮助鉴别各种类型的胰腺囊性病变，提高诊断率。

（四）其他部位

很多上消化道周围性质不明的肿块，与上消化道之间没有阻碍，通常都可以行 EUS-FNA。例如弥漫性的食管或胃壁增厚、腹腔淋巴瘤、肿瘤转移淋巴结、肝脏病变、左肾上腺肿瘤、胆管癌、壶腹癌、不明来源的肿瘤等。此外，针对下消化道周围的各种病变可以经直肠、乙状结肠行细针穿刺，对疾病的诊断也具有重要价值。

二、EUS 引导下穿刺造影及引流治疗

EUS 引导下穿刺的精确性，决定了其不仅可以应用于诊断领域，更可应用于治疗领域；不仅可以穿刺抽出组织，更可抽出液体、造影、置入导丝和引流管等。于是近年来，人们针对 EUS 引导下进行各种穿刺引流治疗展开了广泛研究。

（一）EUS 引导下胰胆管造影术和引流治疗

EUS 引导下胰胆管造影技术（endosonography-guided cholangiopancreatography，EGCP），是 EUS 引导下细针穿刺技术的一种，主要是针对 MRCP 显示胆胰管病变不理想或不能接受 MRCP、并且 ERCP 插管不成功的情况下，了解患者胰胆管狭窄严重程度的一种技术。

EUS 引导下引流治疗是在 EGCP 的基础上，应用 EUS 对严重的胰胆管狭窄进行的内引流治疗。将穿刺针刺入胰管或胆管，经过穿刺针将导丝置入狭窄的胆管或胰管，行扩张器扩张后，将引流管置入胆管或胰管，从而达到解除胰胆管梗阻的目的。

1. **EUS 引导下胆管引流术**　梗阻性黄疸为临床常见病，解除梗阻主要手段包括手术、经皮经肝穿刺引流术（PTCD）及 ERCP 引流术等，近年来 EUS-BD 作为一种微创的胆管引流方法，开始应用于 ERCP 失败后的梗阻性黄疸治疗。

2. **EUS 引导下胰管引流术**　胰管的梗阻、胰管内高压往往是慢性胰腺炎疼痛的重要原因，解除梗阻一般采用 ERCP 的方法，经乳头将引流管置入胰管。但有时狭窄严重者，插管困难，可以尝试在 EUS 的辅助下进行 ERCP 引流治疗。

3. **EUS 引导下胆囊引流**　急性胆囊炎和胆囊结石是临床常见病。EUS 引导下也可实施经消化道壁的胆囊穿刺引流。该术式已成为高龄的、不适合手术的急性化脓性胆囊炎的重要替代治疗手段。

这些技术目前均处于探索阶段，其安全性和疗效都有待进一步验证。尽管如此，这些研究结果是令人振奋的。有学者预言，随着设备的不断推陈出新，超声内镜和十二指肠镜将来必成为合二为一的技术，能够进一步提高胰胆疾病微创治疗的安全性和有效性。

（二）EUS 引导下胰腺周围积液、脓肿的穿刺和引流

炎性胰腺液体聚集（pancreatic fluid collection，PFC）是急、慢性胰腺炎，胰腺手术及外伤后常见的局部并发症。积液早期分为急性胰周液体聚集和急性坏死聚集。4 周后逐渐出现囊壁，分别形成胰腺假性囊肿和胰腺包裹性坏死（walled-off pancreatic necrosis，WOPN）。对于胰腺假性囊肿传统的治疗方法是手术治疗，虽然效果显著，但并发症的发生率和病死率也较高。EUS 引导下的胰腺假性囊肿内引流由 Grimm 等在 1992 年首次报道后，近年来随着介入治疗方法的快速发展，关于此技术的报告较多且普遍认为其疗效显著，一般数日到数月后囊肿会基本消失，囊肿消失后，引流管有时会自行退至消化道内并脱落，或需内镜下取出。对于 WOPN 近年来开始用金属支架来实现更大的引流通道，并且内镜可进入到坏死腔内清理感染坏死物，与传统手术相比，大大缩短了治疗病程。

三、EUS 引导下细针治疗

EUS 引导下穿刺除可以抽取组织、抽取和引流液体，还可以注射药物。许多药物或器材需要直接作用于靶组织才能起到相应的疗效，而 EUS 恰恰可以精确地将穿刺针刺入到消化道壁和消化道周围脏器的靶组织，注入药物或置入相应的器材。因而，EUS 引导下细针注射（EUS guided fine needle injection，EUS-FNI）或 EUS 引导下细针治疗（EUS guided fine needle therapy，EUS-FNT）目前已成为多种疾病的重要治疗手段。

（一）EUS 引导下腹腔神经丛阻滞

腹腔神经丛是人体最大的内脏神经丛，神经丛内有左右腹腔神经节，内脏的痛感经腹腔神经丛在腹腔神经节换元后向脊髓相应节段投射，上行产生痛觉，在这条神经传导通路上阻断神经冲动的传导就可以达到缓解腹部疼痛的目的。

EUS 可以较为准确地对腹腔神经节进行定位，在 EUS 的引导下对腹腔神经节区域注射局

部麻醉药、神经破坏剂或类固醇类药物，通过阻滞、毁损神经丛，中断痛觉通路或消除局部炎症，达到止痛目的。根据用药和目的不同，可以分为两种，一种是针对腹部恶性疾病所致腹痛使用神经毁损剂不可逆破坏腹腔神经丛，称为EUS引导下的腹腔神经丛松解（EUS guided celiac plexus neurolysis，EUS-CPN），另一种是针对良性疾病患者应用局麻药或类固醇暂时阻断腹腔神经丛（节）的功能，称为EUS引导下腹腔神经丛阻断（EUS guided celiac plexus block，EUS-CPB）。两种方法的原理和操作相似，前者已得到认可，后者则存在较多争议。目前EUS-CPN已经广泛应用于临床，并且在最新的NCCN指南中推荐采用此种方法缓解胰腺癌引起的疼痛。

（二）EUS引导下肿瘤治疗

EUS引导下穿刺不仅定位准确，而且穿刺路径短，大大减少副损伤和药物外漏造成的并发症，尤其是采用有多普勒功能的超声内镜，可以应用彩色血流图或功率图了解病变周围的血管和肿瘤的血运情况，以减少血管损伤。近年来已有许多学者提出将EUS-FNI应用于肿瘤的局部注射，并开始了一些实用性研究和Ⅰ期、Ⅱ期临床试验，这无疑为肿瘤的治疗提出了新手段。EUS引导下肿瘤的局部注射主要针对于失去根治手术机会或术后复发的上消化道及其周围的恶性肿瘤，如某些纵隔肿瘤、胰腺肿瘤等。化疗药物或其他抗肿瘤药物采用局部注射的方式可以提高局部治疗的效果，减少用药剂量，减少药物的毒性反应。EUS在对上消化道周围的肿瘤进行诊断和分期的同时，可以在EUS的引导下将细针刺入病变处注射药物，理论上可使病情得到一定程度的缓解。EUS-FNI作为一种将药剂直接注入靶器官的方式，不仅可以进行局部化疗，更可搭载免疫治疗、基因治疗、光动力治疗、射频治疗、组织间放射治疗等各种治疗“武器”。然而，以上治疗措施目前仍处于试验阶段，能否广泛应用于临床，还有待进一步研究和探索。

随着EUS的广泛研究和应用，其在介入治疗的应用范围得以扩大，已不囿于消化道的病变，更可应用于消化道周边器官病变，使更多的疾病可以通过微创的方式得以治疗。

（孙思予　杨　飞）

参 考 文 献

[1] 孙思予. 电子内镜超声诊断及介入技术. 4版. 北京：人民卫生出版社，2018.

[2] 李兆申. 我国自身免疫性胰腺炎共识意见（草案2012，上海）. 中华胰腺病杂志，2012，12（006）：410-418.

[3] 金震东，李兆申. 消化超声内镜学. 3版 北京：科学出版社，2018.

[4] Zargar SA，Khuroo MS，Mahajan R，et al. Endoscopic fine needle aspiration cytology in the diagnosis of gastro-oesophageal and colorectal malignancies. Gut，1991，32：745-748.

[5] Yoshikawa T，Sasako M，Yamamoto S，et al. Phase Ⅱ study of neoadjuvant chemotherapy and extended surgery for locally advanced gastric cancer. Br J Surg，2009，96：1015-1022.

[6] Yasuda K. The diagnosis of submucosal tumors of the upper gastrointestinal tracxt by endoscopic ultrasonography. Gastrointest Endosc，1990，36：s187.

[7] Wild JJ，Reid JM. Progress in techniques of soft tessue examination by 15 MC pulsed ultrasound//Kelly E，（Ed）. Ulltrasoind in biology and medicinel. Washington：American Institute of Biological Science，1957，30.

[8] Wiersema MJ，Gatcimos K，Nisi R，et al. Staging of non-hodgkins gastric lymphoma with lymphoma with endosonography-guided fine-needle aspiration biopsy and fiow cytometry. Gastrointest Endosc，1996，44：734-736.

[9] Wiersema MJ. Mediastinal lymph node detection with endosonography. Gastrointest Endosc，1993，39：788.

[10] Wang K，Zhu J，Xing L，et al. Assessment of efficacy and safety of EUS-guided biliary drainage：a systematic review. Gastrointest Endosc，2016，83（6）：1218-1227.

[11] Varadarajulu S. Accuracy of EUS in staging of T4 lung cancer. Gastrointest Endosc，2004，59：345.

[12] Tio TL，Coene PP，Schouwink NK，et al. Esophagogastric carcinoma preoperative TNM classifaction with endosonography. Radiology，1989，173：411-417.

[13] Tio TL, Schouwink NK, Cikot R, et al. Preoperative TNM classification of gastric carcinoma by endosonography in comparison with the pathological TNM system: A prospective study of 72 cases. Hepato-gastroenteeerol, 1989, 36: 51-56.

[14] Thornton G D, McPhail M J W, Nayagam S, et al. Endoscopic ultrasound guided fine needle aspiration for the diagnosis of pancreatic cystic neoplasms: a meta-analysis. Pancreatology, 2013, 13(1): 48-57.

[15] Teoh AY, Chong CC, Chan AW, et al. EUS-guided alcohol injection of pancreatic neuroendocrine tumor. Gastrointest Endosc, 2015, 82(1): 167.

[16] Sun S, Xu H, Xin J, et al. Endoscopic ultrasound-guided interstitial brachytherapy of unresectable pancreatic cancer: results of a pilot trial. Endoscopy, 2006, 38(04): 399-403.

[17] Sun S, Wang S, Ge N, et al. Endoscopic ultrasound-guided interstitial chemotherapy in the pancreas: results in a canine model. Endoscopy, 2007, 39(06): 530-534.

[18] Ssabik JF, Rice TW, Goldblum JR, et al. Superficial esophageal carcinoma. Ann Thorac Surg, 1995, 60: 896-902.

[19] Sriram PVJ. EUS features of mediastinal tuberculosis: a PCR based cytodiagnosis by transesopgageal EUS-FNA. Gasrointest Endosc, 2004, 59: AB216.

[20] Smith I, Ramesh J, Baig K R K K, et al. Emerging role of endoscopic ultrasound in the diagnostic evaluation of idiopathic pancreatitis. The Am J Med Sci, 2015, 350(3): 229-234.

[21] Sharaiha R Z, Khan M A, Kamal F, et al. Efficacy and safety of EUS-guided biliary drainage in comparison with percutaneous biliary drainage when ERCP fails: a systematic review and meta-analysis. Gastrointest Endosc, 2017, 85(5): 904-914.

[22] Shah R J, Shah J N, Waxman I, et al. Safety and efficacy of endoscopic ultrasound-guided drainage of pancreatic fluid collections with lumen-apposing covered self-expanding metal stents. Clin Gastroenterol H, 2015, 13(4): 747-752.

[23] Scheers I, Ergun M, Aouattah T, et al. Diagnostic and therapeutic roles of endoscopic ultrasound in pediatric pancreaticobiliary disorders. J Pediatr Gastr Nutr, 2015, 61(2): 238-247.

[24] Sarno A, Tedesco G, De Robertis R, et al. Pancreatic cystic neoplasm diagnosis: Role of imaging. Endosc Ultrasound, 2018, 7(5): 297.

[25] Rosch T. Endiscopic ultrasound in pancreatic tumor diagnosis. Gastrointest Endosc, 1991, 37: 347.

[26] Rosch T, Lorenz R, von Wichert A, et al. Endoscopic ultrasonography is not useful in the differential diagnosis of gastric ulcers. Gastrointest Endosc, 1992, 38: 241.

[27] Rimbaş M, Crino S F, Gasbarrini A, et al. EUS-guided fine-needle tissue acquisition for solid pancreatic lesions: Finally moving from fine-needle aspiration to fine-needle biopsy?. Endosc Ultrasound, 2018, 7(3): 137.

[28] Puli SR, Reddy JBK, Bechtold ML, et al. How good is endoscopic ultrasound for TNM staging of gastric cancer? A meta-analysis and systematic review. World J Gastroenterol, 2008, 14(25): 4011-4019.

[29] Puli S R, Kalva N, Bechtold M L, et al. Diagnostic accuracy of endoscopic ultrasound in pancreatic neuroendocrine tumors: a systematic review and meta analysis. World J Gastroentero, 2013, 19(23): 3678.

[30] Polkowski M, Larghi A, Weynand B, et al. Learning, techniques, and complications of endoscopic ultrasound (EUS)-guided sampling in gastroenterology: European Society of Gastrointestinal Endoscopy (ESGE) Technical Guideline. Endoscopy, 2012, 44(02): 190-206.

[31] Park SR, Lee JS, Kim CG, et al. Endoscopic ultrasound and computed tomography in restaging and predicting prognosis after neoadjuvant chemotherapy in patients with locally advanced gastric cancer. Cancer, 2008, 112(11): 2368-2376.

[32] Ooi M, Phan A, Nguyen N Q. Future role of endoscopic ultrasound in personalized management of pancreatic cancer. Endosc ultrasound, 2017, 6(5): 300.

[33] Ngamruengphong S, Swanson K M, Shah N D, et al. Preoperative endoscopic ultrasound-guided fine needle aspiration does not impair survival of patients with resected pancreatic cancer. Gut, 2015, 64(7): 1105-1110.

[34] Maruyama K, Okabayshi K, Kinoshita T. Progress in gastric cancer surgery in Japan and its limits of radicality. World J Surg, 1987, 11: 418-425.

[35] Marshall C, Mounzer R, Hall M, et al. Suboptimal agreement among cytopathologists in diagnosis of malignancy based on endoscopic ultrasound needle aspirates of solid pancreatic lesions: a validation study. Clin Gastroenterol H, 2018, 16(7): 1114-1122. e2.

[36] Lowy AM, Mansfield PF, Leach SD, et al. Response to neoadjuvant chemotherapy best predicts survival after curative resection of gastric cancer. Ann Surg, 1999, 229(3): 303-308.

[37] Kunda R, Pérez-Miranda M, Will U, et al. EUS-guided

choledochoduodenostomy for malignant distal biliary obstruction using a lumen–apposing fully covered metal stent after failed ERCP. Surg Endosc, 2016, 30(11): 5002–5008.

[38] Krishna S G, Rao B B, Ugbarugba E, et al. Diagnostic performance of endoscopic ultrasound for detection of pancreatic malignancy following an indeterminate multidetector CT scan: a systemic review and meta–analysis. Surg endosc, 2017, 31(11): 4558–4567.

[39] Khan M A, Akbar A, Baron T H, et al. Endoscopic ultrasound–guided biliary drainage: a systematic review and meta–analysis. Digest Dis Sci, 2016, 61(3): 684–703.

[40] Itoi T, Tsuchiya T, Sofuni A, et al. Development of EUS–guided gallbladder drainage and current indications. Endosc Ultrasound, 2018, 7(2): 76.

[41] Iglesias–Garcia J, Dominguez–Munoz J E, Abdulkader I, et al. Influence of on–site cytopathology evaluation on the diagnostic accuracy of endoscopic ultrasound–guided fine needle aspiration (EUS–FNA) of solid pancreatic masses. Am J Gastroenterol, 2011, 106(9): 1705.

[42] Guo J, Giovannini M, Sahai A V, et al. A multi–institution consensus on how to perform EUS–guided biliary drainage for malignant biliary obstruction. Endosc Ultrasound, 2018, 7(6): 356.

[43] Giljaca V, Gurusamy K S, Takwoingi Y, et al. Endoscopic ultrasound versus magnetic resonance cholangiopancreatography for common bile duct stones. Cochrane DB Syst Rev, 2015(2): CD011549.

[44] Ge N, Liu X, Wang S, et al. Treatment of pancreatic abscess with endoscopic ultrasound–guided placement of a covered metal stent following failed balloon dilation and endoscopic necrosectomy. Endosc Ultrasound, 2012, 1(2): 110.

[45] Eloubeidi MA, Desmond R, Desai S, et al. Impact of staging transesophageal EUS on treatment and survival in patients with non–small–cell lung cancer. Gastrointest Endosc, 2008, 67(2): 193–198.

[46] Dumonceau J M, Polkowski M, Larghi A, et al. Indications, results, and clinical impact of endoscopic ultrasound (EUS)–guided sampling in gastroenterology: European Society of Gastrointestinal Endoscopy (ESGE) Clinical Guideline. Endoscopy, 2011, 43(10): 897–912.

[47] Dittler HL, Siewert JR. Role of endoscopic ultrasonography in gastric carcinoma. Endoscopiy, 1993, 25: 162–166.

[48] DiMagmo EP. Ultrasonic endoscope. Lancet, 1980, 1: 629.

[49] De Moura D T H, De Moura E G H, Bernardo W M, et al. Endoscopic retrograde cholangiopancreatography versus endoscopic ultrasound for tissue diagnosis of malignant biliary stricture: Systematic review and meta–analysis. Endosc Ultrasound, 2018, 7(1): 10.

[50] Cunningham D, Allum WH, Stenning SP, et al. Perioperative chemotherapy versus surgery alone for resectable gastroesophageal cancer. N Engl J Med, 2006, 355(1): 11–20.

[51] Chantarojanasiri T, Hirooka Y, Kawashima H, et al. The role of endoscopic ultrasound in the diagnosis of gallbladder diseases. J Med Ultrason, 2017, 44(1): 63–70.

[52] Barbara B. Therapeutic EUS: New tools, new devices, new applications. Endosc Ultrasound, 2019, 19: 39.

[53] Bang J Y, Hawes R, Varadarajulu S. A meta–analysis comparing ProCore and standard fine–needle aspiration needles for endoscopic ultrasound–guided tissue acquisition. Endoscopy, 2016, 48(04): 339–349.

[54] Baars J E, Chen F, Sandroussi C, et al. EUS–guided pancreatic duct drainage: Approach to a challenging procedure. Endosc Ultrasound, 2018, 7(4): 284.

[55] Andriuli A, recchia S, DeAngelis C, et al. Endoscopic ultrasonographic evalution of patients with biopsy negative gastric linitis plastic. Gastrointest Endosc, 1990, 36: 611–615.

[56] Anderloni A, Buda A, Vieceli F, et al. Endoscopic ultrasound–guided transmural stenting for gallbladder drainage in high–risk patients with acute cholecystitis: a systematic review and pooled analysis. Surg Endosc, 2016, 30(12): 5200–5208.

第二十五章　内镜下逆行胰胆管造影术在消化疾病诊治中的应用

内镜下逆行胰胆管造影术(endoscopic retrograde cholangiopancreatography,ERCP)诞生于60年代后期,伴着医学材料科学、影像学及临床经验的积累,内镜十二指肠乳头括约肌切开术(endoscopic sphincterotomy,EST)、鼻胆管引流术(endoscopic nasobiliary drainage,ENBD)等ERCP相关的治疗技术也逐渐开始涌现。我国的ERCP技术起步于20世纪70年代初,历经近半个世纪的发展与推广,目前已经成为国内诊断和治疗胆胰疾病的重要手段。目前国内大的内镜中心ERCP的插管成功率、并发症发生率等主要技术指标及所开展的技术种类和数量并不逊于国际水平,国内大多数三级医院及部分二级医院都可进行ERCP操作,越来越多的医生掌握了这项技术。国内定期举办大型国际和全国消化内镜学术会议,在这些舞台上,国内外ERCP专家进行live demo ERCP操作,展示ERCP最新的治疗技术,巡回操作演示、手把手学习班及ERCP沙龙等更是如火如荼,培养了一大批ERCP技术骨干,推动ERCP的进一步普及推广。随着影像技术的进步,MRCP因其无创、无X线照射、不需造影剂等优点已逐步取代诊断性ERCP,成为胰胆疾病首选的诊断方法,ERCP逐渐转向胰胆疾病的治疗,在短短几十年中ERCP取得了巨大的成就,成为当今胰胆疾病重要的治疗手段。

第一节　内镜下逆行胰胆管造影术回顾、现状与展望

【摘要】

近年来ERCP的发展进入了平台期,主要原因是ERCP属于高风险技术,普及较为困难,今后如何发展是目前面临的主要问题,同时制定有关ERCP的临床应用、医师培训、质量控制、认证管理的多项指南,对于ERCP的成熟发展有重要意义。

【学习要点】

1. ERCP近来发展的特点。

2.《中国ERCP指南(2018版)》的主要内容。

【思考题】

1. 如何保证ERCP技术的成熟发展?

2. 按照我国的指南内容,ERCP的适应证是什么?

ERCP技术在经过50余年的发展,从早期仅仅作为一种辅助诊断技术,通过不断创新、改进,已成为胰胆疾病包括诊断及治疗的优选方法。1968年,乔治华盛顿大学的McCune教授首次利用侧视的纤维十二指肠镜完成十二指肠乳头插管,在当时,插管的成功率仅为25%。1970年,日本学者进行了进一步的研究和改进,报道了60例ERCP成功操作经验。1974年Kawai、Classen等相继报道了内镜十二指肠乳头括约肌切开术(EST)治疗胆总管残余结石和复发结石,1975年川井和永井首先经内镜下十二指肠鼻胆引流获得成功,1977年Web、Classen采用ENBD治疗急性化脓性胆管炎,1979年德国Soehendra首先设计内镜下胆管塑料支架引流术(endoscopic retrograde biliary drainage,ERBD),并报告治疗胆管梗阻,很快为世界各地的医生所采纳。与此同时,ERCP在胆总管结石的治疗方面也逐渐发展起来,分别在1975年、1977年、1982年报道了球囊导管取石、网篮取石和机械碎石的临床病例应用过程,此外,在1982年,Staritz报道了内镜下乳头气囊扩张术作为EST的替代方法。三年后,在1985年Carrasco将用于血管疾病的自膨式金属支架首次应用于胆管狭窄的治疗,随着广泛的应

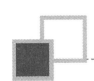

用逐步取代了 PTCD 等治疗。随着腔内超声技术的发展，胰胆管内的腔内超声检查（intraduct ultrasonography，IDUS）技术问世，该技术可观察胰胆管管腔内部形态，对壁内或实质内病变有一定辅助诊断作用，20 世纪 70 年代，出现经口胆道子母镜，子镜可通过母镜的工作孔道插入胆胰管进行直视观察，但操作复杂，子镜易折损，工作孔径小，未能在临床广泛应用。后又出现直接经口胆管镜，采用超细胃镜直接插入胆管进行观察，但镜身较为柔软，插镜过程及十二指肠乳头插入较为困难。2007 年，间接经口胆管镜开始应用于临床，以 spyglass 系列应用较多，其成像系统为光纤直视系统，可以进入胆胰管腔，观察狭窄部分的表面结构，可在直视下进行活检及碎石，大大提高了活检的阳性率和对困难结石的碎石过程。此外，新一代的诊疗技术如共聚焦激光显微内镜、光动力学疗法、内镜下射频消融术等已经逐步在胆胰疾病的诊断及治疗中得到应用。

随着内镜设备的不断发展和创新，由传统 ERCP 衍生出的各类操作愈来愈多，从胆管疾病到胰腺疾病，ERCP 技术也历经了多年的发展过程，1971 年出现了内镜下胰液采集和分子生物学检查技术，应用于胰腺疾病的鉴别诊断，1983 年 Siegel 等首次应用 ERCP 技术于胰管放入塑料支架治疗慢性胰腺炎胰管狭窄，1987 年 Sauerbmch 等应用体外震波碎石术治疗胰管结石，近年来，对胰腺疾病如急性胰腺炎、慢性胰腺炎（胰管结石、胰管狭窄）、遗传性胰腺炎、胰腺假性囊肿、胰腺分裂征等的治疗性 ERCP 逐渐开展，并收到了良好疗效。

在我国，最早 ERCP 造影成功的是在 1978 年，由中国医学科学院首都医院（现北京协和医院）陈敏章教授、北京医学院第一附属医院（现北京大学第一医院）王仪生教授分别报道的病例。1980 及 1981 年，第二军医大学长海医院周岱云教授和沈阳军区总医院安戎教授分别报道了开展 EST 治疗胆管结石的病例。1983 年，首都医科大学附属北京友谊医院于中麟教授、天津南开医院鲁焕章教授率先应用 ENBD 技术治疗胆管梗阻。随着时间的推移，技术的推广，ERCP 的成功率也有明显提升，目前我国 ERCP 的插管成功率可达 95% 以上，已经达到国际先进水平，对于清除肝外胆管结石、缓解梗阻性黄疸等方面，ERCP 已经作为临床的重要治疗方案，疗效性、安全性得到广泛认可。随着内镜技术的培训开展，ERCP 技术得到了良好的推广，解放军总医院首先编辑出版了我国第一部十二指肠镜胰胆管造影教材，1992 年，中华医学会组织成立国内两家“消化内镜诊治培训中心”，作为全国内镜培训基地和全国消化病专科医师培训试点基地，此后越来越多的培训机构得到认证，大大推动了 ERCP 技术培训的发展，通过现场演示和“手把手”教学，为国内培养了大量的 ERCP 操作人才。2008 年中华医学会消化内镜学分会成立了 ERCP 学组，2010 年 ERCP 学组根据国内实际情况制定了首个 ERCP 诊治指南，2018 年，学组对指南进行更新，制定了《中国 ERCP 指南（2018 版）》，进一步明确了 ERCP 适应证、禁忌证、并发症处理、操作方法等，为我国 ERCP 操作规范化的推广和应用奠定了理论基础。

近年来国内外 ERCP 的发展进入了平台期，表现在以下方面：①分布仍不均衡。ERCP 集中在一些大的内镜中心，大部分单位例数较少，县级以上的医院虽然配备了十二指肠镜等 ERCP 所需设备，但设备的利用率较低，治疗性 ERCP 的开展更不普遍。许多基层医生辗转国内许多内镜中心进修学习，仍不能熟练掌握 ERCP 的操作。②ERCP 规范化标准化尚有很长的路要走。在 ERCP 专家中，操作方法、治疗理念亦存在较大分歧。③缺乏 ERCP 认证准入制度。ERCP 是高技术含量高风险操作，有必要实行认证准入制度，对合理配置医学资源，降低 ERCP 并发症发生率有重大意义，如何进行认证准入尚有许多工作去做。④ERCP 研究中病例报道较多，而基础研究及设计规范、大样本多中心符合循证医学要求的临床研究仍较少。

ERCP 进入了新的成熟发展时期：①寻找 ERCP 新的生长点。加强与外科医生、放射科医生的协作，在解决临床难题的过程中，发挥内镜医生创新思维的优势，挖掘新的治疗理念、方法；加强多种微创方法的联合应用，如十二指肠镜与超声内镜、腹腔镜联合应用等。②改进插管技术和器械。针对 ERCP 操作难点展开多中心协作项目，使 ERCP 由少数人掌握的技术变成真正的临床适用技术；治疗器械的国产化问题，老一辈学者早就提出，降低费用也是普及工作的重要一环。Spyglass 的 Spyscope 直接可视化系统是单人操作的管内系统，它不仅可以进行光学观察，也可以用于光学导引的胆道和胰管活组织切片检查，并且它可用于液电（EHL）和钬激光碎石过程中。经口直插胆道镜也已经进入临床试验。③深入开展 ERCP 基础和应用研究合理设计对临床工作有较强的指导价值，利用循证医学证据指导 ERCP 工作，实现由经验医学向循证医学的转变。④建立合理高效的 ERCP 医师教育、操作规范及认证准入制度是系统工程的组成部分，三者互相联系，是 ERCP 进一步发展的战略工程。在借鉴国外经验的基础上，结合中国实际，是 ERCP 研究的重要课题。

随着现代医学的发展，对疾病的诊断和治疗已不再由临床医师的个人经验决定，而是需要经过正确评价的科学证据的支持。科学性强的最佳证据包括随机对照试验的系统综述、荟萃分析和临床指南。临床指南针对某一种疾病诊断试验的应用和不同治疗手段的有效性提供明确清晰的推荐意见，有助于循证医学在临床医疗实践中得到更好的贯彻和实施，规范临床医生的医疗行为，提高医疗服务质量。

国外已颁布了有关 ERCP 的临床应用、医师培训、质量控制、认证管理的多项指南，以大量随机对照试验为依据，且定期更新，而国内 ERCP 指南的制定及修正则处于起步状态，进步的关键，是在国内开展多中心大样本调查，进行高质量的临床试验，更多的获取真实可靠的临床数据。中华医学会消化内镜学分会 ERCP 学组、中国医师协会消化医师分会胰腺协作组、国家消化系统疾病临床医学研究中心，以国内外有关指南为基础，参考大量文献，结合我国实际制订了《中国 ERCP 指南（2018 版）》，经过全国与会专家和代表的广泛讨论并通过。然而操作指南并不是强制性标准，也不能解决实际工作中所有问题，制定操作指南的目的是为了规范我们的医疗工作。对于中国的 ERCP 领域来讲操作指南的制定还是第一次尝试，因此难免存在一些不尽人意之处。希望在今后的几年内有大量高质量的临床实验出现，以利于操作指南的不断更新。

《中国 ERCP 指南（2018 版）》肯定了 ERCP 操作的疗效、重申了操作风险，同时再次强调了操作单位所应具备的硬件条件及主要操作者的经验要求，并建议根据 ERCP 操作的难易程度实施分级操作（表 25-1-1），以充分保证 ERCP 这一高难度操作的安全性及可靠性。

表 25-1-1　ERCP 难度分级

级别	特点
1 级	对目标胆管或胰管行深插入，主乳头取病理 胆道支架拔除 / 置换
2 级	小于 1cm 胆管结石取出 治疗胆瘘 治疗肝外胆管良性 / 恶性狭窄 预防性放置胰管支架
3 级	大于 1cm 胆管结石取出 治疗急性或复发性胰腺炎 治疗胆管良性狭窄，肝门及以上部位 胰腺分裂行副乳头插入及治疗 治疗胰管狭窄 去除内移位的胆管支架 小于 5mm 可移动的胰管结石取出 治疗怀疑 Oddi 括约肌功能障碍（有 / 无测压） 导管内影像学检查，FNA 治疗肝门部胆管癌
4 级	肝内结石 导管内影像学引导下的治疗 壶腹部切除 Whipple 或者 R-Y 吻合术后的 ERCP 去除内移位的胰管支架 大于 5mm 和 / 或嵌顿的胰管结石取出 假性囊肿引流术，坏死组织清除术

规范的术前、术后准备是 ERCP 成功的基石，2018 版指南中对于术前检查要求如下：

1. 知情同意　实施 ERCP 操作前，术者或主要助手应向患者或家属沟通，告知其操作适应证、目的、替代方案、可能存在的风险，详细表述 ERCP 术后可能出现的并发症，并由患者或患者指定的委托人签署书面知情同意书。

2. 凝血功能检查　拟行 EST 的患者需行血小板计数、凝血酶原时间或国际标准化比值检测，检查时间不宜超过 72 小时，指标异常可能增加 EST 术后出血风险，应予以纠正。对于高风险内镜操作而血栓形成风险较低的患者：若口服 P2Y12 受体拮抗剂药物（如氯吡格雷），推荐检查前5天停用，若口服华法林，推荐检查前5天停用，建议检查时INR值<1.5，并在检查进行后当天晚上开始服用日常剂量的华法林（证据等级B1）；并在检查后1周后复查INR值，确保使用抗凝药物足量；其中双联抗血小板治疗的患者，建议继续服用阿司匹林（证据等级B1）。对于需进行高风险内镜操作同时存在血栓形成高风险的患者（主要指冠脉支架植入者）：若服用阿司匹林，建议继续服用并与心内科专科医师共同讨论停用P2Y12受体拮抗剂药物的收益以及存在的风险。若服用华法林，建议在行内镜检查前5天停用华法林，并在停用华法林后使用低分子肝素替代治疗2天，最后一次使用低分子肝素的时间距离行内镜操作的时间间隔需≥24小时，在结束内镜下操作当晚恢复服用常规剂量的华法林，并继续使用低分子肝素直至INR<1.5。

3. 预防性抗生素应用 没有必要对所有拟行ERCP患者术前使用抗生素，但是有以下情况之一者应考虑预防性应用抗生素：①已发生胆道感染的脓毒血症；②肝门部肿瘤；③胰腺假性囊肿的介入治疗；④器官移植/免疫抑制患者；⑤原发性硬化性胆管炎；⑥有中、高度风险的心房疾病，均建议使用广谱抗生素，抗菌谱需涵盖革兰氏阴性菌、肠球菌及厌氧菌。对于所有怀疑有胆管阻塞的患者、胰腺假性囊肿患者在行ERCP检查前应预防性使用抗生素，并同时对阻塞的胆管或囊肿行恰当的引流（证据等级B2）。

4. 预防胰腺炎 有研究表明直肠应用吲哚美辛在Oddi括约肌切开人群中也能显著降低术后胰腺炎的发生率。无论术前抑或是术后直肠应用吲哚美辛均可显著降低术后胰腺炎的发生率（证据等级B2）。

5. 镇静与监护 术前应对患者病情及全身状况作全面评估，根据实际情况选择合适的镇静和麻醉方式，实施深度镇静或静脉麻醉时须有麻醉专业资质的医生在场，并负责操作过程中的麻醉管理与监护。操作过程中，患者应予心电、血压、脉搏及氧饱和度等实时监测。

6. 术前建立静脉通道 建立较粗的静脉通道，尽量选择左前臂静脉，以利于病情急危重患者的抢救及大手术中快速输血、输液，是手术顺利进行的重要保证，也是手术成败的关键。

7. 术前讨论 疑难患者建议多学科术前讨论，结合病史、化验检查、影像学资料权衡ERCP的获益比，制定切实的诊疗方案，并详细书写讨论记录。

术后处理方面要求如下：

1. 操作报告以及相应影像资料 操作完成后，主要操作者以及助手应及时完成操作报告。标准化的ERCP报告应包括是否到达目的腔道，以及在插管时所应用的装置（括约肌切开器、套管、球囊导管等），还应该包括术中出现的异常情况、操作的主要目的、操作后的预期结果、术后可能存在的并发症以及应对建议。操作过程的图片在条件允许的情况下应按照相关规定存档管理。富有代表性的内镜下以及造影图片是证明手术发生过程的最佳客观依据，完善的操作记录有助于使涉及患者医疗的临床医师制定基于患者自身情况的个体化治疗方案。

2. 恢复与病情观察 术中采用深度镇静或麻醉的患者应按照相关规定于专门恢复室进行复苏，于恢复室安排特定护士观察，严密观察患者生命体征、神志以及肌力变化情况，并留意患者于复苏期间是否存在恶心、呕吐、呕血、皮肤黄染等异常表现。患者转出前注意交代相关注意事项。

3. 鼻胆管的管理 术后患者放置鼻胆管后应于体外妥善固定导管，以防意外脱出。动态观察引流量，若引流量减少或无胆汁引出，应疑为导管堵塞或脱出，经X线透视证实，予冲洗通畅或重新置管。置管期间注意维持水电解质和酸碱的平衡。若为取石术后置引流管，临床症状改善，各种指标恢复正常且造影未见明显结石影可拔除引流管。

ERCP的临床应用进一步拓展了内镜医师的视野及操作空间，解决了胆胰疾病诊治上的诸多难题，新的检查治疗方法及新的内镜设备也将随着对胰胆疾病的深入了解和认识，得到不断地创新和研发，复杂ERCP技术仍有很大的发展潜力和空间，展望未来，ERCP在胆胰疾病的诊治将继续扮演着举足轻重的作用。

（张澍田 王洁玮）

第二节　内镜下逆行胰胆管造影术在胆道疾病中的临床应用

【摘要】

内镜下逆行胰胆管造影术诞生于20世纪60年代后期，很快为世界各地的医生所采纳，成为胰胆疾病的主要诊断和治疗手段。随着影像技术的进步，MRCP因其无创、无X线照射、不需造影剂等优点已逐步取代诊断性ERCP，成为胰胆疾病首选的诊断方法，ERCP逐渐转向胰胆疾病的治疗。ERCP目前主要应用在胆总管结石、良恶性胆道狭窄、Oddi括约肌功能障碍等疾病的治疗。在短短几十年中ERCP取得了巨大的成就，成为当今胆道疾病重要的治疗手段。

【学习要点】

1. ERCP在胆道系统疾病诊断和治疗中的应用。

2. 不同ERCP技术在胆道系统疾病治疗中的优缺点。

【思考题】

1. 胆总管结石的ERCP治疗方法有哪些？

2. 胆总管狭窄的ERCP治疗方法有哪些？如何选择恰当的治疗方法？

一、胆总管结石

胆总管结石是胆道梗阻最常见的原因，典型的胆总管结石合并胆管炎患者会有腹痛、寒战高热和黄疸（Charcot三联征），甚至合并血压下降及神经精神症状（Reynolds五联征），无论有无症状，胆总管结石都应治疗，ERCP诊断胆总管结石的敏感度及特异性超过95%，小结石有时会漏掉，胆管腔内超声检查对ERCP阴性的可疑胆总管结石患者的诊断具有补充意义，当遇到怀疑小结石时，缓慢注入造影剂及时摄片，可避免过度充盈胆管及将胆总管结石冲入肝内胆管，偶尔注入造影剂时混入的气泡会误为结石。单纯肝外胆管结石且胆囊已经摘除的患者，如无特殊禁忌，一般首先考虑ERCP/EST胆管取石。胆总管结石合并胆囊结石的患者，优选ERCP胆管取石联合腹腔镜胆囊切除分别取石的方法治疗，如腹腔镜胆囊切除时发现胆总管结石无法处理时，可考虑术后行ERCP取石，如术前存在持续性黄疸、肝酶异常、胰腺炎或胆管炎，应术前行ERCP胆管引流。若外科手术风险高，单纯行括约肌切开后内镜下取石可作为替代手段，但是胆总管结石合并胆囊结石患者，胆总管结石清除后仍存在胆囊炎和结石脱落的风险。急性胆管炎也是ERCP胆道引流的适应证，严重胆源性胰腺炎及怀疑肝门梗阻者，应行急症ERCP胆道引流。

目前，由专家行ERCP乳头括约肌切开取石成功率大于90%，总并发症发生率为5%，死亡率小于1%，均优于手术治疗。在选择性胆管插管失败时，可行预切开或会师术，但其并发症发生率要高于常规方法。除乳头括约肌切开外，另外可选择胆道括约肌气囊扩张。一些特殊病例，如凝血异常、多种合并症，不能耐受其他ERCP术后胰腺炎高危人群等，可选择气囊扩张。取出结石通常选择气囊或网篮，大结石或崁顿结石，取石较困难。大的结石或网篮取石时嵌顿可以选择机械碎石、液电碎石、激光碎石或体外震波碎石等方法。取石不成功或对于高龄、存在多种合并症，不能耐受内镜或手术操作的患者，应植入胆道支架或鼻胆引流管引流。

二、良恶性胆道狭窄

ERCP已用于恶性胆道梗阻的诊断和治疗，胆管造影横断型改变通常提示胆道恶性狭窄（尽管正常的Oddi括约肌也可出现横断型改变），活检、刷检和FNA均可提供组织学诊断，但总的敏感度不高于62%。ERCP也用于胆道良性梗阻、胆道先天性异常及手术后并发症的诊断治疗，包括肝移植后胆系并发症。内镜下括约肌切开可成功治疗胆总管囊肿、胆总管扩张及胆肠吻合后Sump综合征引起的胰腺炎。

（一）狭窄扩张

通常在导丝引导下采用扩张气囊或扩张探条，适应证包括术后狭窄、硬化性胆管炎造成的重度狭窄、慢性胰腺炎及胆肠吻合术后吻合口狭窄。扩张后植入胆道支架可有助于维持扩张效果，内镜下多次扩张及支架植入可使慢性胰腺炎继发的胆道狭窄及术后胆道狭窄较长时间保持通畅。

尽管慢性胰腺炎继发胆道狭窄扩张治疗的近期效果令人满意,但远期效果并不理想,成功率报道不一,有的甚至为10%。而且,慢性胰腺炎胰头钙化者,在一大样本研究中1年有效率仅77%。

单独气囊扩张或扩张+支架治疗原发性硬化性胆管炎造成的胆道狭窄均有满意的治疗效果。有限的资料表明单独的气囊扩张已足以治疗这种狭窄,扩张后植入胆道支架反而增加发生并发症的危险。内镜治疗原发性硬化性胆管炎胆道狭窄已显示其有效作用。一项研究证明内镜治疗能改善原发性硬化性胆管炎预后。尽管并未证明内镜治疗延缓肝移植的时间及早期发现胆管癌的作用,但ERCP胆管造影结合其他资料有一定的诊断价值。原发性硬化性胆管炎重度胆道狭窄ERCP须行刷检或活检以除外恶变。

术后胆管狭窄气囊扩张或支架治疗效果报道的有效率在55%~88%之间。肝移植术后胆系并发症的内镜治疗效果也是报道不一。

(二)胆道支架

在治疗良恶性胆道狭窄、术后胆道损伤及胆瘘有重要作用。植入胆道支架可为良恶性胆道梗阻提供有效引流,无论术前减黄或姑息治疗,有时恶性狭窄植入支架前需扩张。

胰腺癌胆道梗阻术前减黄仅限于发生急性胰腺炎、严重瘙痒及近期不能手术的患者,大口径的塑料支架使用较普遍。由专家进行胰腺癌、壶腹癌及胆总管下端癌造成的远端胆道梗阻支架引流有效率达90%。近端恶性梗阻(Klastin肿瘤)有效率较低,引流常不充分,早期胆管炎发生率高。肝门部恶性梗阻左右肝管均需植入支架引流才能获得满意的效果,少注入造影剂及术前影像学检查指导的单侧引流可减少胆管炎的发生。一些研究表明,对于肝门部恶性梗阻的患者,使用二氧化碳气体造影可以有效地改善术后胆道感染及引流不充分的问题。在随机临床试验中,金属支架畅通时间是塑料支架的2倍,而且成本效益比更好。金属支架适用于预期生存时间较长、无远处转移及塑料支架开通时间短的患者。胆道支架也有助于术后胆道狭窄及胆瘘的治疗。对于继发于慢性胰腺炎及硬化性胆管炎的胆道狭窄,有选择地应用其中一些病例。扩张+支架治疗术后胆道狭窄有效率达80%~90%。

因近年来覆膜金属支架的应用,胆道良性狭窄治疗已取得长足进步。金属覆膜支架植入后并发胆囊炎、移位、胰腺炎的风险较小,6个月内取出支架后狭窄的缓解率可达60%~90%。覆膜金属支架治疗胆道良性狭窄的远期效果尚须进一步观察。对于肝门部病变则不能单用覆膜金属支架治疗,因其可压迫对侧肝管。另外,尚缺乏头对头研究比较覆膜金属支架与传统多支塑料支架的疗效。覆膜金属支架可辅助自膨式金属胆道支架取出、控制胆道出血和术后顽固性胆瘘,与塑料支架联用还可治疗肝门部狭窄。

胆囊管、胆总管或副胆管发生胆瘘,胆道支架或鼻胆引流管引流括约肌切开或不切开均可获得满意效果。支架通常放置4~6周,大管道损伤须放置更长时间,肝移植后胆瘘也是如此。困难病例可考虑经皮穿刺引流。内镜治疗胆瘘闭合率取决于胆瘘的位置、大小,闭合率为80%~100%。

(三)Oddi括约肌功能障碍

Oddi括约肌功能障碍是急性复发性胰腺炎的重要原因,表现与胆道疾病或胰腺疾病类似。Ⅰ型(Hogan/Geenen标准)表现胆管扩张、肝酶异常、典型胆绞痛,应行括约肌切开,无需测压。90%以上患者括约肌切开后疼痛消失;括约肌切开后大部分有测压异常的Ⅱ型患者(胆管扩张/LFTs异常)疼痛减轻;Ⅲ型(胆绞痛、影像学检查及生化检查正常)不推荐行胆总管或胰管括约肌切开;SOD患者ERCP后并发症发生率高。

(张澍田 程 芮)

第三节 内镜下逆行胰胆管造影术在胰腺疾病中的临床应用

【摘要】

ERCP不仅在胆道疾病中应有广泛,同样在胰腺疾病的诊断和治疗中有着重要作用,尽管缺乏随机对照试验的证实,ERCP已用于急性复发性胰腺炎、慢性胰腺炎、胰瘘和胰腺周围液体聚集等许多胰腺疾病的诊断和治疗。

【学习要点】

1. ERCP在胰腺疾病诊断和治疗中的应用。

2. 不同 ERCP 技术在胰腺疾病治疗中的优缺点。

【思考题】

1. 急慢性胰腺炎的 ERCP 治疗方法有哪些?
2. 胰腺肿瘤的 ERCP 诊断和治疗方法有哪些?

尽管缺乏随机对照试验的证实,ERCP 已用于许多胰腺疾病的诊断及治疗。

一、急性复发性胰腺炎

理想的情况应是 ERCP 用于治疗,而创伤更小的影像学手段用于疾病的诊断,EUS 和 MRCP 可清楚地显示胰胆结构,而没有胰腺炎及放射线暴露的危险,可以诊断微结石、胆总管结石、慢性胰腺炎及胰腺分裂、环状胰腺等先天性异常。但在胆道测压、副胰管插管、胰管括约肌切开及胰管支架植入前,仍需行 ERCP 已获得管道结构的影像学资料。

ERCP 获得的胆汁可用来化验,以检出胆道微结石。在一些特定的病例,推荐胆道括约肌切开不做胆囊切除预防胆道微结石引起的急性复发性胰腺炎。但目前国内此方法临床应用较少。

胰腺分裂症的人群发生率 7% 左右,尽管 NIH 认为内镜治疗是有根据的治疗方法,是指腹侧胰管和背侧胰管在发育过程中不融合或融合不完全而导致的一种先天性变异。根据患者临床症状的特点以及胰管影像的特征,将其分为急性复发性胰腺炎型、慢性胰腺炎型和单纯腹痛型 3 类,ERCP 是诊断胰腺分裂的"金标准",需要进行主、副乳头分别插管造影,根据背侧胰管与腹侧胰管是否完全分离,分成完全型和不完全型两个亚型。无症状的患者无需治疗,内镜治疗的方法主要是副乳头切开、背侧胰管支架植入或二者联合应用,对于胰腺分裂伴胰管狭窄患者,若 ERCP 引流失败,可尝试超声内镜引导穿刺引流。在一些适当选择的病例,副胰管括约肌切开可预防急性复发性胰腺炎。一例回顾性研究,包括 53 例行副胰管括约肌切开的患者,60% 术后症状缓解,但一半的患者平均 6 个月后再次出现急性胰腺炎发作。最近发表的一篇综述综合了一些大样本、回顾性研究的结果,评价胰腺分裂症患者副胰管支架、副胰管切开及两者联合治疗的结果,显示的趋势是,和胰腺分裂症造成的慢性胰腺炎及胰腺型腹痛相比,胰腺分裂症急性胰腺炎患者内镜治疗总的效果是好的(疼痛减轻、住院时间缩短、接受急诊治疗的次数减少)。有限的资料显示延长支架植入时间而不作副胰管切开可获得与括约肌切开同样的效果。副胰管内镜治疗术后胰腺炎发生率增加。

Oddi 括约肌基础压增高的急性复发性胰腺炎患者应接受适当的内镜治疗(括约肌切开或支架植入),有效率报道在 28%~90% 不等。Oddi 括约肌测压术后胰腺炎发生危险性较高,应由经验丰富的医师操作,病例应谨慎选择。

单独一次病因不明的急性胰腺炎不需行 ERCP 检查;自身免疫性胰腺炎的 ERCP 有特殊表现,免疫球蛋白 G4 水平增高,激素治疗效果好。

二、慢性胰腺炎

ERCP 时,可以直接进入慢性胰腺炎患者的胰管,对有症状的胰管结石、胰管狭窄和假性囊肿进行诊断治疗。胰管狭窄通过扩张和支架可得到有效的治疗,胰管支架治疗疼痛缓解率报道差别很大,在一项比较内镜治疗和手术治疗的效果的随机对照实验中,慢性阻塞性胰腺炎腹痛手术治疗长期疼痛缓解率优于内镜治疗。然而,由于内镜治疗的微创性,仍首选内镜治疗,只有内镜治疗无效或复发的病例才采用手术治疗。

慢性胰腺炎患者嵌顿的胰管结石可诱发腹痛和急性胰腺炎,因为胰管狭窄,胰管括约肌切开取石较困难,因此需 ESWL 碎石后取石。而一些病例,内镜下取石甚至是不可能的。胰管结石内镜治疗减轻腹痛的报道很复杂,一些报道短期有效率为 77%~100%,长期有效率为 54%~86%。另一些大样本试验结果则令人沮丧,包括 1 000 例慢性胰腺炎患者的长期随访的研究表明 65% 的狭窄、结石或两者均有的患者,内镜治疗疼痛有所减轻,但胰腺功能并未改善;另外,在这项研究中,24% 的患者最后接受了手术治疗。胰管结石 ESWL 碎石是很困难的技术,即使熟练的内镜医师,也有相当大的风险,而且患者需接受多次治疗(多超过 10 次),已有的报道也存在不同的结果,在胰管重度狭窄远端的结石,必须手术治疗。

三、胰瘘

胰管破裂或胰瘘多由急性胰腺炎、慢性胰腺炎、胰腺外伤及手术损伤造成。胰瘘可出现胰源性腹水、假性囊肿形成或两者同时存在。胰管支架已成为胰瘘的常用的治疗方法。大部分严重的胰管损伤可植入桥样支架以重建正常的胰管引流。在42例胰管破裂患者中，植入桥样支架，25例破裂闭合，相关因素包括架桥成功及支架植入时间较长（>6周）。尚无RCT比较内镜治疗和手术治疗胰腺损伤的效果。

四、胰腺液体积聚

ERCP可用于诊断治疗胰腺液体积聚，包括急性假性囊肿、慢性假性囊肿及胰腺坏死。与胰管相通的液体积聚可经十二指肠乳头治疗，不通者可经胃或十二指肠引流。EUS可用来穿刺前定位，以避开血管。

与胰管相通的液体积聚包括胰尾部的囊肿，可经乳头途径处理。胰管支架、胰管括约肌切开或两者联合治疗可成功地使积聚的液体消失。大样本研究中，经乳头途径假性囊肿引流有效率超过90%。经胃或十二指肠假性囊肿引流，虽然技术要求较高，但技术熟练的医师成功率仍>80%。假性囊肿引流的并发症包括胰腺炎、出血、穿孔及感染。

五、胰腺癌及其他胰腺恶性肿瘤

胰腺恶性肿瘤通常造成胰管和胆管的梗阻（双管征），高分辨强化CT、MRCP及EUS常用于胰腺肿瘤的诊断。组织学诊断可由ERCP活检或细胞刷刷检获得，阳性率在30%~50%。提高刷检细胞学检查阳性率的方法如数字图像分析等，尚未广泛应用。另外的一些方法，如胰液分子生物学检查，尚在试验阶段。

六、腔内超声和胰管镜

腔内超声（IDUS）多用于鉴别良恶性狭窄，胰管镜可直接观察管壁结构，有助于胰腺癌和腔内产黏液乳头状肿瘤、其他囊性肿瘤的鉴别。胰管镜与IDUS、活检或刷检联合检测诊断准确率高于单独检查。

（张澍田　李　巍）

参 考 文 献

[1] 李兆申，许国铭. 治疗性ERCP在胆道疾病中的应用进展. 介入放射学杂志，1994，(03)：169-172.

[2] Norton ID, Petersen BT. Interventional treatment of acute and chronic pancreatitis. Endoscopic procedures. Surg Clin North Am, 1999, 79(4): 895-911.

[3] Attwell AR, Brauer BC, Chen YK, et al. Endoscopic retrograde cholangiopancreatography with per oral pancreatoscopy for calcific chronic pancreatitis using endoscope and catheter-based pancreatoscopes: a 10-year single-center experience. Pancreas, 2014, 43(2): 268-274.

[4] Shah RJ, Martin SP. Endoscopic retrograde cholangiopancreatography in the diagnosis and management of pancreatic diseases. Curr Gastroenterol Rep, 2000, 2(2): 133-145.

[5] Ricci F, Castaldini G, de Manzoni G, et al. Treatment of gallstone pancreatitis: six-year experience in a single center. World J Surg, 2002, 26(1): 85-90.

[6] Davenport M. Acute and chronic pancreatitis. Indian J Pediatr, 2002, 69(9): 801-807.

[7] Coyle WJ, Pineau BC, Tarnasky PR, et al. Evaluation of unexplained acute and acute recurrent pancreatitis using endoscopic retrograde cholangiopancreatography, sphincter of Oddi manometry and endoscopic ultrasound. Endoscopy, 2002, 34(8): 617-623.

[8] Rothstein R, Filipi C, Caca K, et al. Endoscopic full-thickness plication for the treatment of gastroesophageal reflux disease: A randomized, sham-controlled trial. Gastroenterology, 2006, 131(3): 704-712.

[9] Mergener K, Baillie J. Endoscopic treatment for acute biliary pancreatitis. When and in whom. Gastroenterol Clin North Am, 1999, 28(3): 601-613.

[10] Scheurer U. Acute pancreatitis--ERCP/endoscopic papillotomy (EPT) yes or no. Swiss surgery, 2000, 6(5): 246-248.

[11] Neuhaus H. Therapeutic pancreatic endoscopy. Endoscopy, 2004, 36(1): 8-16.

[12] Arguedas MR, Dupont AW, Wilcox CM. Where do

ERCP, endoscopic ultrasound, magnetic resonance cholangiopancreatography, and intraoperative cholangiography fit in the management of acute biliary pancreatitis? A decision analysis model. Am J Gastroenterol, 2001, 96(10): 2892-2899.

[13] Himal HS. Role of endoscopic retrograde cholangio-pancreatography in early acute biliary pancreatitis. Surg Endosc, 1999, 13(5): 541.

[14] Himal HS. The role of endoscopic papillotomy in ascending cholangitis. Am Surg, 1991, 57(4): 241-244.

[15] Barthet M, Desjeux A, Gasmi M, et al. Early refeeding after endoscopic biliary or pancreatic sphincterotomy: a randomized prospective study. Endoscopy, 2002, 34(7): 546-550.

[16] Hsu RK, Draganov P, Leung JW, et al. Therapeutic ERCP in the management of pancreatitis in children. Gastrointest Endosc, 2000, 51(4 Pt 1): 396-400.

[17] Masci E, Toti G, Mariani A, et al. Complications of diagnostic and therapeutic ERCP: a prospective multicenter study. Am J Gastroenterol, 2001, 96(2): 417-423.

[18] Frakes JT. Biliary pancreatitis: a review. Emphasizing appropriate endoscopic intervention. J Clin Gastroenterol, 1999, 28(2): 97-109.

[19] Schutz SM, Leung JW. Pancreatic endotherapy for pseudocysts and fluid collections. Gastrointest Endosc, 2002, 56(1): 150-152.

[20] Nagayoshi Y, Aso T, Ohtsuka T, et al. Peroral pancreato-scopy using the SpyGlass system for the assessment of intraductal papillary mucinous neoplasm of the pancreas. J Hepatobiliary Pancreat Sci, 2014, 24(6): 410-417.

[21] 李兆申. ERCP 临床应用进展. 中华消化内镜杂志, 2004, 21(4): 223-224.

[22] 郝峻烽,胡良皞,廖专,等. ERCP 难度分级的研究和临床应用进展. 中华消化内镜杂志, 2011, 28(5): 297-300.

[23] 李兆申. 中国 ERCP 研究现状. 世界华人消化杂志, 2000, 8(4): 446.

[24] 李兆申,许国铭,孙振兴,等. 诊断性与治疗性 ERCP 早期并发症与处理. 中华消化内镜杂志, 2002, 19(2): 77-80.

[25] Oi I. Fiberduodenoscopy and endoscopic pancreatocholangiography. Gastrointest Endosc, 1970, 17(2): 59-62.

[26] 汪鹏,潘骏,胡冰,等. 中国 ERCP 技术发展历程——纪念 ERCP 技术临床应用 50 年. 中国实用内科杂志, 2019, 19(1): 1-3.

第二十六章　内镜新技术简介

第一节　放 大 内 镜

【摘要】

放大内镜（magnification endoscopy）是将电子内镜与显微镜组合而成，能够对黏膜表层结构进行放大观察的内镜系统。其能将微小病灶放大化，从而有助于观察黏膜的早期微小形态改变及毛细血管的形态改变，可相当于实体显微镜观察到的黏膜象。放大内镜在消化道早癌的诊断中起着不可或缺的作用，显著改善了消化道肿瘤的预后。

【学习要点】

1. 放大内镜检查法的注意事项。
2. 放大内镜在消化道早癌中的应用。

【思考题】

1. 放大内镜的原理是什么？
2. 放大内镜如何诊断消化道早癌？

1961年第一台柔性纤维内镜的商业投放标志着胃肠疾病诊断和管理革命的开始。从那时起，内镜设计领域不断发展。目前，光纤内镜已被电子内镜所取代。常规内镜配备有100~300K像素的电荷耦合器（charge coupled Devices，CCD）芯片，这意味着每个图像由10万至30万个单个像素组成。此项技术特征也被称为像素密度，与图像分辨率有关。像素密度越高，图像分辨率越高，更容易识别和检测微小的病变。第二代电子内镜配备了400K的CCD芯片，最近又推出了具有850K像素密度的内镜，这种内镜被称为高分辨率内镜。一些内镜，包括高分辨率内镜，其顶端配备了光学变焦功能，该光学变焦功能包括可移动的马达驱动透镜。通过控制焦距，内镜先端可以非常靠近黏膜表面移动，从而提供放大的图像。这类内镜被称为放大内镜。放大内镜可以为胃肠道黏膜病变提供详细的表面结构和血管形态；可以表征病变，诊断浸润深度并确定分界线，以正确诊断和成功治疗胃肠道病变。目前很难估计放大内镜的独立作用，因为大多数评估和分类胃肠道病变的研究都结合了基于染料或黏膜的增强技术。

一、放大倍数与分辨率的估计

在电子内镜系统中，没有绝对放大率的概念，仅为相对参数。实际上，当在14英寸监视器上以100mm大小显示实际直径为10mm的息肉时，显示屏将显示“10倍电子内放大率”。如果相同，则为10mm。息肉直径在尺寸为200mm或两倍大的28英寸监视器上显示，显示器将显示“20倍电子内镜放大率”。因此，在记录放大率时，我们需要了解清楚条件，或当时使用的监视器尺寸。

放大率还会根据内镜先端与物体之间的距离的变化而变化。实际上，即使看着同一物体，如果内镜先端与物体之间的距离减小，则该物体在监视器屏幕上会显得更大，从而增大了放大率。相反，如果内镜先端与物体之间的距离增加，则放大率降低。考虑到上述情况，最大放大倍率被定义为“当内镜在聚焦之前，即将失焦之前，尽可能使内镜靠近被摄物体时所测得的放大倍率。”随着内镜先端与对象之间的距离减小，放大率增大，更精细的结构可以被可视化。但是，如果距离减小太多，图像将失去焦点，并且分辨率从该点开始降低。因此，最大分辨率被定义为“在内镜尽可能靠近物体时可以看到的最小物体的尺寸”。

二、操作步骤

我国各单位放大内镜的检查方法不尽相同。

参考放大内镜方面的文献，现将放大内镜检查法的注意事项总结如下：

1. 在进行放大内镜检查前，按医疗常规全面了解患者的全身情况，向患者说明检查的目的，消除患者的心理障碍，取得患者的积极配合。并签署相关医疗文书，对于内镜检查反应强烈的患者，可以考虑麻醉状态下进行检查。

2. 由于消化道黏膜的表面常有泡沫及黏液黏附，使放大内镜观察不清，因此在放大内镜检查前应当清除黏膜表面的泡沫及黏液。具体的使用方法：用注射器吸取预先准备好的温洗净液（37℃左右）30~50ml 并加入少量的去泡剂，通过活检孔注入，注入时应当冲洗病变的周围，使清洁液流入病变部位。对于必须直接清洗的病变部位应当尽量减少注入时的压力。对于难以去除的黏液，可以使用加入蛋白酶的洗净液。

3. 先行普通内镜检查，发现胃黏膜可疑病变后，将病变表面清洗干净，启动放大功能对病灶局部胃小凹进行观察及形态学分类，然后使用窄带光技术（narrow band image，NBI）或者蓝激光（blue laser image，BLI）模式，针对局部区域进行放大观察，并可使用 0.4% 的靛胭脂喷洒染色，观察病变形态及腺管开口。

详细检查已知病变或癌症边缘轮廓的一般原理与早期胃癌的非放大常规内镜检查相同，即始终从非癌性背景黏膜朝病变方向观察，有多种不同的病变治疗方法可用于癌症边缘定位，如：

（1）在低放大倍数下检查周围背景黏膜的正常上皮下毛细血管网（subepithelial capillary network，SECN）。

（2）仍在低放大倍率下，确定常规 SECN 消失的分界线（demarcation line，DL）。

（3）将放大倍数增加到最大，确定 DL 中存在不规则血管及结构（irregular micro vessel and pattern，IMVP），并确认这是真正的癌症边缘。

（4）如果病变较小，则在整个病变周长上确定 DL 和 IMVP，从而勾勒出整个边缘。

（5）如果病变较大，对病变的每个部分重复步骤（1）~（3）。

4. 因胃部检查受呼吸、大动脉搏动、蠕动以及黏液较多等因素的影响，在观察分化型癌的不规则血管时，必须使用最大的放大倍率。同时应当注意观察前必须充分去除黏液及泡沫，轻轻接触预观察的部位，在观察胃的腺管开口特征时建议使用黑帽，通过方向调节、旋转内镜、适当吸引或送气使前方的黑帽与黏膜密切接触，再以最大放大倍率观察。在观察胃角以及小弯时应当将胃内多余的气体吸去。由于黑帽接触黏膜，故应当注意以一定顺序逐渐接近，避免引起黏膜出血，影响观察。

5. 放大肠镜检查时，开始按常规进行大肠镜检查，确定病变部位后，用蒸馏水彻底冲洗息肉周围的大肠黏膜并使冲洗液流过息肉表面，以使冲洗液将息肉及其旁黏膜表面的黏液彻底清除，尽量吸净息肉附近的潴留液后，用喷洒管将 0.4% 的靛胭脂 5~10ml 喷洒于息肉及其周围黏膜表面，观察腺管开口的形态，并于不同类型的腺管开口处分别活检 1~2 块。

三、临床应用

（一）放大内镜在食管疾病中的应用

将色素内镜与放大内镜结合可用于诊断 Barrett 食管。Barrett 食管的黏膜特征为表面花纹略微凸起，呈绒毛状，组织学证实结果表明这些区域存在特殊的柱状上皮。放大内镜检查鉴定特殊肠上皮化生区域的能力较强。若使用 10~15ml 的 1.5% 冰醋酸冲洗食管远端，未使用吸收性或对比性染料，可观察到 4 种不同的黏膜表面模式：Ⅰ型为圆形凹坑型；Ⅱ型为网状凹坑型；Ⅲ型为凹坑和细绒毛状外观；Ⅳ型为凹坑和隆脊状，具浓密的绒毛盘旋形状，黏膜有小脑状外观。通过放大分型，准确预测（经组织学证实）存在的特殊肠化生的比率分别为 0、11%、89% 和 100%。通过放大内镜检查和醋酸检查发现的Ⅲ型和Ⅳ型黏膜表面区域（都可以预测特殊的肠化生），几乎在所有情况下都无法通过单纯标准内镜检查或结合喷洒醋酸的标准内镜检查获得。根据放大内镜，食管碘染色和上皮乳头内毛细血管环变化可分为Ⅰ~Ⅴ型。早期食管癌可发现上皮乳头内毛细血管环的扩张、蛇行、口径不同、形状不均等表现。当癌浸润黏膜固有层时除上述 4 种变化外还伴有上皮乳头内毛细血管环的延长。癌浸润到黏膜肌层时上皮乳头内毛细血管环明显破坏，但可见连续性。癌浸润到黏膜下层时上皮乳头内毛细血管环几乎完全破坏、消失，出现异常的肿瘤血管。可以通过放大内镜下毛细血管环的变化判断食管病变的性质与范围。

（二）放大内镜在胃部疾病中的应用

Yagi 等人在 2002 年使用 V（包括毛细血管的血管）和 S（胃体的表面结构）分类系统，将胃体的前壁和大弯的放大内镜检查结果分为四种类型：Z-0，Z-1，Z-2 和 Z-3，以研究幽门螺杆菌（*Helicobacter pylori*，Hp）感染与组织学性胃炎之间的关系。使用这种分类方法，放大的内镜检查中具有 Z-0 模式的受试者中有 90% 在显微镜检查、培养和快速尿素酶测试中均对 Hp 感染呈阴性，这突出说明了该分类方法对确定 Hp 的有效性。对结果的进一步分析表明，未显示 Z-0 模式的受试者中 100% 为 Hp 阳性，表明存在任何 Z-1~Z-3 模式均可用于预测 Hp 感染。放大内镜联合 NBI 染色还可用于预测根除 Hp 的结果，具有 83.3% 的敏感性和 100% 的特异性。根据研究，成功治疗后的病例胃镜表现出显著变化，即增大或延长的凹坑改善为小的椭圆形或针孔状圆形凹坑，不规则血管的密度降低。

2003 年 Nakagawa 等人集中研究了胃窦大弯和胃体大小弯的集合静脉（collecting vessel，CV）形态，将 CV 形态分为三种模式：规则（R）、不规则（I）和模糊（O）。他们还检查了 Hp 感染与组织学性胃炎之间的关系，并使用更新的悉尼系统进行了评估。R 模式的形态特征被定义为 CV 具有一致的大小和间距，以及可见到第三级分支。I 型显示不规则的 CV 大小和间距，并且无法清晰地看到具有不规则的第二和第三分支的个体形态。O 模式表示无法看到 CV。根据研究，R 模式和非 R（I 或 O）模式可以预测是否存在 Hp 感染，即在胃体大弯侧放大的 R 型内镜检查结果可预测 Hp 阴性状态，准确度为 100%；非 R 模式如 O 或 I 可预测 Hp 阳性状态，准确度为 82.4%。在对比胃大弯侧的放大内镜检查结果与病理组织学在发炎、萎缩、化生中评分之间的相关性时，几乎没有发现与 R 型相关的炎性改变的病理组织学病例。随着从 O 型进展为 I 型，炎症指标逐渐升高。而且发现 I 型高度提示组织学上萎缩的存在。

2007 年，Yao 等发现，根据特征性表面结构改变可对早期胃癌做出正确诊断。但是对于一些不表现出任何表面结构变化，只是表现颜色变化的平坦型肿瘤，无法顺利区分出病变。通过放大的内镜检查，能够成功观察到扁平化的早期胃癌的特征性微血管结构。周围的非癌性黏膜显示了规则的形状和排列的 SECN（规则的 SECN 模式）；但规则的 SECN 模式在癌的边缘消失，而形状和排列均不规则的微血管在癌的黏膜内扩散。形状和排列不规则的 IMVP 被认为是癌性间质组织内增生的肿瘤血管。这些发现在临床实践中可用于正确诊断癌症和胃炎，并在内镜切除术之前确定癌的边缘。IMVP 的存在是区分炎症和肿瘤的最重要和最独立的发现。这可能是因为 IMVP 被认为起源于肿瘤组织本身。

此外，通过放大内镜联合 NBI 观察可以通过观察胃黏膜相关淋巴样组织（mucosa-associated lymphoid tissue，MALT）淋巴瘤患者治疗前后胃小凹和上皮下毛细血管网恢复的情况，以及异常血管的消失情况评估治疗反应，或者从可能包含残留疾病的区域获得目标活检。也可确定 Hp 感染的情况，从而有助于选择 MALT 淋巴瘤的治疗策略。

（三）放大内镜在肠道疾病中的应用

大肠肿瘤可分为两大类：突出样息肉样病变和浅表非息肉样病变，而第二类可分为轻度升高（小型扁平腺瘤）、侧向发育型肿瘤（大型扁平腺瘤）和凹陷型肿瘤。其中，浅表性非息肉状病变常常会被遗漏，但是从疾病的管理和结果来看，这些病变的早期发现和治疗尤为重要。其次，不同类型的非息肉样病灶之间，在恶性肿瘤的生物学行为和黏膜下浸润的可能性上也存在明显差异。识别非息肉样病变的关键是警惕细微的黏膜变化，例如小范围的颜色变化，凹陷或抬高以及血管结构破坏。其中，利用放大内镜对结肠小凹模式的分析已成为一种非常实用的技术。小凹是黏膜隐窝的开口，最常用的分类由 Kudo 最先提出。在此分类中，共有五种类型：Ⅰ型圆形小凹、Ⅱ型星形小凹，ⅢS 小管状小凹、ⅢL 型大管状小凹、Ⅳ型树突状或回旋状小凹、VA 型不规则和不均匀型小凹、VN 型为非晶或非结构性小凹。这一分型可以高度预测病变最终的组织病理学诊断：Ⅰ型对应于正常腺体；Ⅱ型对应于增生性息肉；Ⅲ型对应于肿瘤性腺体（最常见为腺瘤性病变）；Ⅳ型对应于肿瘤性腺体，最常见的是管状腺瘤，少部分存在的黏膜内或黏膜下癌（10%至20%）；Ⅴ型为癌性腺体，VN型则指向黏膜下浸润。在Kiesslich等的研究中，通过高分辨率内镜或放大内镜联合靛胭酯染色法，使用小凹模式分析来区分正常的黏膜和瘤形成的增生性息肉（Ⅰ型和Ⅱ型与Ⅲ型至Ⅴ型相比）显示出92%的敏感性和93%的特异性。（图26-1-1）

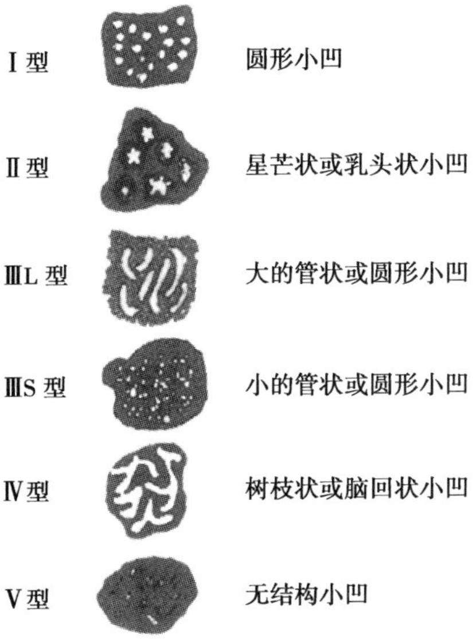

图26-1-1　Kudo肠道小凹模式分型

此外，对于患有炎症性肠病的患者中进行结直肠癌（colon rectal cancer，CRC）筛查，采用放大的或高分辨的内镜检查，与色素内镜相结合，是一种可用于早期检测高度不典型增生和癌性病变区域的强大工具。还可利用放大内镜对溃疡性结肠炎患者针对疾病活动和缓解特征进行评估。

四、展望

总之，放大内镜是一种可行且有效的内镜技术，可以提高对消化道癌前病变和早期癌症的诊断准确性。这项新技术还可帮助我们在术前和术后更好地评估消化道肿瘤，如肿瘤轮廓、组织学类型、可能的浸润深度以及随访结果。相信随着色素内镜及共聚焦内镜等新技术的开发应用，放大内镜必将在消化道肿瘤的早期诊断中发挥更加重要的作用。

（李兆申　张敏敏）

第二节　色素内镜与电子染色

【摘要】

色素内镜（chromoendoscopy）检查旨在促进难以与正常黏膜区分的胃肠道中发育不良和恶性病变的可视化和检测，是一种将化学物质喷洒到胃肠道的黏膜表面上以突出特定区域或区分不同类型上皮细胞的诊断方法。通过增强凸起和凹陷区域的对比度，改善对表面图案微小变化的识别。化学物质被吸收或“非吸收性”对比染色，从而提供更好的视觉效果。

大多数色素内镜的方法可用于标准内镜检查，以提高肉眼识别能力，有助于内镜医生诊断和精确定位活检，便于有针对性地取材，提高病变的检出率。电子色素内镜检查是指提供黏膜表面和血管的详细对比度增强的内镜成像技术，不需要内镜下喷洒对比染料，操作简单快捷，是基于染料的色素内镜检查的替代方案。

【学习要点】

1. 染色剂的分类。
2. 染色后病灶内镜下的表现。
3. 电子染色技术的原理。

【思考题】

1. 染色对比剂有哪些？他们的作用机制是什么？
2. 各类染色剂各适用于什么部位的病灶？
3. 电子色素内镜技术有哪些？

胃肠镜检查是诊断和治疗消化道疾病不可或缺的方式。随着使用量的大幅增加，人们逐渐发现传统内镜在检测和区分微小病变方面存在一定的局限，从而进行了内镜成像技术的诸多改进以克服传统内镜检查的缺点。图像增强内镜检查（image enhanced endoscopy，IEE）包括使用染料和光学或电子技术改善对比度的各种方法。在各种IEE技术中，染料色素内镜检查因其可增强显示黏膜不规则性和表面颜色差异，是自20世纪80年代以来用以检测病变或描绘肿瘤轮廓的传统和最常用的方法。另一种新颖的IEE技术是电子色素内镜检查，包括NBI、I-Scan和灵活的光谱成像颜色增强等技术。这些方法能够通过各种图像处理技术对增强图像进行数字采集及显示，无需在黏膜上喷洒染料。

一、色素内镜

色素内镜技术通过增强凸起和凹陷区域的对比度改善人眼对黏膜表面微小变化的识别。使用的染料可被分为能被吸收到组织中的“吸收性”或仅简单地汇集在黏膜组织表面以更好地提供视觉效果的“对比性”染料，还有可通过特殊化学反应显示下层组织的“反应性”染料。尽管目前有很多先进的成像技术能够很好地分辨可疑结构，但使用并不广泛。而大多数色素内镜的方法可以应用于标准内镜检查中，提高恶变前病变的检出率。色素内镜检查对于发育不良和肿瘤前病变的监测随访特别有用，对于目标区域靶向活检的诊断率优于随机活检，还可减少病理部门工作量，从而节约时间。

常用的染料通常价格便宜且容易获得。使用喷洒管可以可控且精确地将染料以细雾状喷洒到胃肠黏膜表面。需要进行结肠色素内镜检查的患者首先必须完成良好的肠道准备，事实上高达13% 的患者可能无法满足这一要求。一些染色技术还需要预先使用 N- 乙酰半胱氨酸处理，以便从黏膜表面清除多余的黏液。同时，建议使用丁溴东莨菪碱以避免肠蠕动和染料的不均匀分布。所需的染色溶液的量取决于待染区的面积，但应施加最小量的染料以避免染料汇集影响观察。

（一）吸收性染料

1. 冰醋酸（acetic acid） 冰醋酸（醋）是一种弱酸，可以分解形成黏液层的糖蛋白的二硫桥，导致蛋白质的可逆变性。醋酸不是着色剂，但当喷洒到组织表面时，它可以像对比剂一样增强黏膜的表面结构。通常将浓度为 1.5%~3%（v/v）的醋酸以 20ml 等分试样喷雾到消化道黏膜上。在几秒钟内即可注意到上皮细胞的白色化。这种染色方法已被引入放大内镜检查中，如在将冰醋酸施用到可疑的 Barrett 上皮上后，可以观察到不同的黏膜表面结构（图 26-2-1）。当食管活检取自Ⅲ / Ⅳ型凹陷图案区域（绒毛状和脑状外观）时，获得柱状上皮的诊断率为 87%，而从Ⅰ型或Ⅱ型区域取得的诊断率 <11%（规则的圆形或椭圆形小凹）。

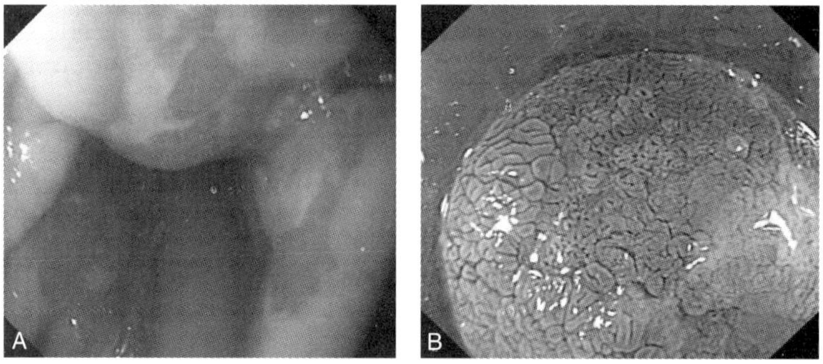

图 26-2-1 癌变 Barrett 食管冰醋酸染色后
A. 白光下无法区分病变部位及范围；B. 喷洒冰醋酸后，病变处表面结构突显，与周围正常组织对比呈明显紊乱

2. 亚甲蓝（methylene blue） 亚甲蓝是可被积极吸收组织（如小肠和结肠上皮）吸收的重要染色剂。它不会染色非吸收性上皮细胞，如鳞状上皮细胞或胃黏膜上皮细胞。亚甲蓝最常被用于凸出小肠和结肠（扁平腺瘤和癌）的微小黏膜变化，也可用于阳性染色化生吸收上皮，如胃肠上皮化生。但它不会染色非吸收性上皮，例如十二指肠黏膜阳性染色背景中的异位胃上皮化生。

亚甲蓝染色技术最初由日本的研究人员描述，单独或与刚果红染料组合用于改善早期胃癌的诊断。亚甲蓝染色也可用于食管以帮助检测 Barrett 食管。Barrett 食管的特征是具有肠化生或专门的柱状上皮（specialized columnar epithelium，SCE），由分泌黏液的柱状细胞和杯状细胞排列而成具有特征性的隐窝和绒毛。Barrett 食管中的 SCE 与胃中的完全肠上皮化生之间的相似性让我们可以使用亚甲蓝来选择性地染色 SCE。在肠道中靶向活检应针对异质染色或未染色区域，因为高级别异型增生（high grade dysplasia，HGD）和早期癌症由于杯状细胞的丢失和细胞质减少而将染料吸收到较低程度。

在施用0.5%亚甲蓝之前可以将10%N-乙酰半胱氨酸溶液喷洒到黏膜表面以去除黏液，确保上消化道中的上皮细胞均匀吸收染料。喷洒后用水小心地洗去过量的染料，直到染色图案稳定。

一般而言，使用亚甲蓝进行染色检查是安全的。但亚甲蓝可能在白光内镜检查时被白光激发，产生单线态氧诱导细胞DNA损伤。当然，到目前为止，在接受基于亚甲蓝的色素内镜检查的患者中未发现癌症发生的风险增加。也正是由于这个原因，许多内镜中心更倾向使用靛胭脂（见下文），以避免对已经患有恶变前病症的患者造成任何潜在的DNA损伤。使用亚甲蓝的色素内镜检查也可能导致患者尿液和粪便出现短暂性、无害性的蓝色改变。

3. 结晶紫（cresyl violet） 结晶紫（龙胆紫）溶液优先被吸收在李氏肠腺隐窝中，提供清晰的且有组织学相关性的图案。结晶紫结合放大胃镜也可被用于早期胃癌的检查。在靛胭脂溶液喷洒后追加喷洒0.2%的结晶紫溶液，可增强早期结直肠癌特征性凹陷模式的诊断（图26-2-2，见文末彩图）。通常少量（1~2ml）施用结晶紫（0.05%~0.2%）以避免染色表面过暗。结合共聚焦激光内镜显微镜（confocal laser endomicroscopy，CLE），可以局部应用结晶紫以允许同时进行色素内镜检查和内窥显微镜检查，从而提供准确的组织学预测，以及核形态的可视化。

4. 卢戈液（Lugol） 卢戈液（以法国医生Jean Guillaume Auguste Lugol的名字命名）是一种基于碘的溶液，对非角化鳞状上皮中的糖原具有亲和力，可用于区分鳞状上皮中的发育不良和癌症。非角化的鳞状上皮中有丰富的糖原，当碘被掺入糖原后，会呈现棕色。肿瘤组织通常为低糖原储存，因此表现为不染色（图26-2-3，见文末彩图）。然而，导致细胞中存在的糖原耗尽的情况，如炎性疾病或Barrett食管，也可能表现为染色摄取减少或缺失。使用时通过喷洒管将20~30ml的1%~2%卢戈液从胃食管连接处喷洒至食管上段。

需要注意的是，碘剂可能会导致甲状腺疾病患者出现甲状腺毒症，且有碘过敏史的患者不应使用。据报道，多达30%的患者因碘的黏膜刺激

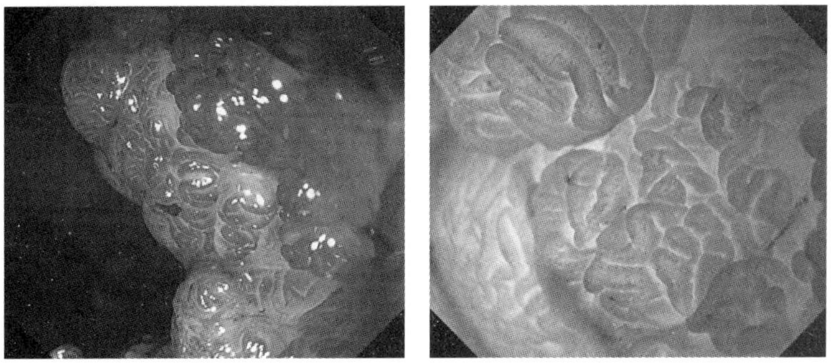

图26-2-2 结肠腺瘤结晶紫染色后

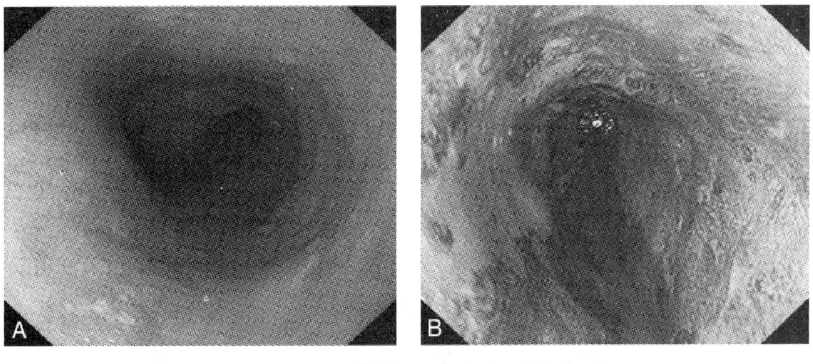

图26-2-3 食管早癌卢戈液染色后

A. 染色前，食管病灶不易发现；B. 卢戈液染色后，食管病灶显示明显，为棕色染色区中出现的不染区

会产生强烈的胸骨后不适，可在色素内镜检查后喷洒 20ml 5% 硫代硫酸钠溶液减少这种不适感。

5. 甲苯胺蓝（toluidine blue） 甲苯胺蓝（也称为氯化铊）是一种可将细胞核染色的碱性染料，可用于鉴定具有的 DNA 合成增加和高核－质比的恶性组织，它会将非正常组织染成蓝色，用于帮助筛查饮酒者和吸烟者以及头颈癌患者的早期食管鳞癌。甲苯胺蓝还可以选择性地染色胃癌，有助于区分良性和恶性溃疡，可染色 Barrett 食管中的柱状上皮，但不能区分胃和肠上皮化生。甲苯胺蓝染色可通过先使用 1% 甲苯胺蓝溶液后喷洒 1% 醋酸（作为黏液溶解剂）来完成的。可二次使用醋酸洗去过量染料，且未报告任何不良反应。

（二）非吸收性对比染料

非吸收性对比染料主要有靛胭脂（indigo carmine），靛胭脂（常用作食品染料）来自蓝色植物染料（靛蓝）和红色着色剂（胭脂红），是一种对比染料，既不会与黏膜发生反应，也不会被黏膜吸收，而是简单地聚集在黏膜凹槽和缝隙中，突出了微小的或扁平的病变，特别是当用于放大内镜或高分辨内镜检查时，可定义黏膜结构的不规则性（图 26-2-4，见文末彩图）。使用方法为在逐渐外撤内镜时轻轻喷洒 0.1%~0.5% 靛胭脂溶液以实现整个黏膜表面的弥散覆盖。因避免过多的染料聚集，在上消化道染色时，也可以预先使用冰醋酸喷洒。与亚甲蓝相比，靛胭脂是光稳定的，在体外对遗传物质几乎无损害，因此接受靛胭脂染料喷洒的患者没有细胞 DNA 损伤增加的风险。靛胭脂与高倍放大内镜结合使用可诊断 Barrett 食管的绒毛状外观；在胃中，靛胭脂可用于诊断小型胃癌；在十二指肠中，它已被用于评估疑似患有乳糜泻或热带口炎性腹泻患者黏膜萎缩的情况；在结肠中，它被用于研究结肠隐窝的表面外观，并区分具有典型"凹坑"图案的增生性息肉和具有"凹槽"或"沟"状图案的腺瘤性息肉；它还可以用于诊断微小、扁平或凹陷的结直肠肿瘤。

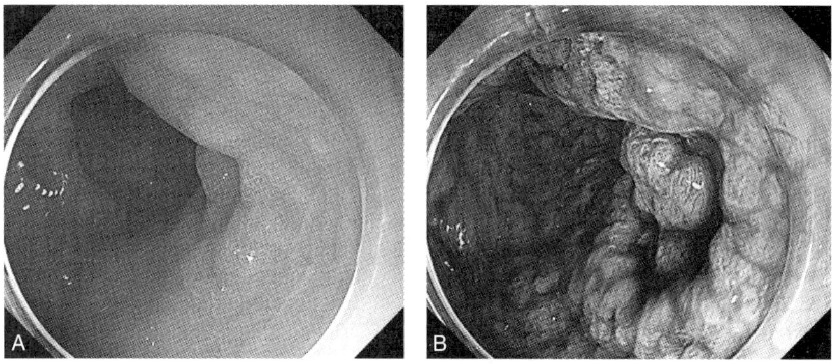

图 26-2-4 胃部早癌靛胭脂染色后

A. 染色前病灶显示不明显；B. 染色后靛胭脂染料聚集于病灶表面不规则的结构中，将病灶突显

（三）反应性染料

1. 刚果红（congo red） 刚果红是一种 pH 指示剂，在酸性条件下由红色变为深蓝色或黑色，可在胃或胃黏膜异位部位显示产酸的上皮细胞。刚果红可用于评估迷走神经切断术后的患者，但主要用于筛查早期胃癌和监测同时性病变，与亚甲蓝联合使用，可染色胃肠化生病灶。通常认为早期胃癌为黏膜的"漂白"区域，刚果红及亚甲蓝均不染色。当使用这种组合染色技术时，可发现多达 9% 的患者存在同时性胃癌。刚果红还可以帮助检测伴随着胃萎缩和酸生成的减少或消失的肠上皮化生。

使用刚果红染色前需口服 250μg 五肽胃泌素刺激胃产酸，然后进行内镜检查，喷洒 0.3%~0.5% 的刚果红溶液之前先喷洒 0.5% 的碳酸氢钠溶液。几分钟内即可产生阳性反应（黑色变化），显示非酸分泌区域（红色）的酸分泌区域（蓝黑色）。

2. 酚红（phenol red） 和刚果红一样，酚红也是一种 pH 指示剂，可通过颜色从黄色变为红色来检测碱性 pH，主要用于检测胃内 Hp 感染。细菌产生的脲酶催化尿素水解成 NH_3 和 CO_2，使得 pH 增加，因此可以在红染的黏膜中观察到

Hp。研究人员使用内镜下酚红试验来提高 Hp 的诊断并绘制其在胃中的分布情况。内镜酚红试验检查前需在患者中使用强效酸抑制剂治疗，内镜检查前应用黏液溶解剂、二甲基聚硅氧烷和抗胆碱能药物。在内镜检查期间，将 0.1% 酚红和 5% 尿素的溶液均匀地喷洒在胃黏膜表面上。从黄色到红色的颜色变化为阳性，说明存在 Hp，而胃肠化生区域不会变为红色。

（四）内镜标记

1. 印度墨汁（India ink）　印度墨汁由水性或非水性稳定剂以及稀释剂中的悬浮惰性碳颗粒组成。使用注射针将印度墨汁注射于病变位置可永久性标记病变，因为墨水可长时间甚至终身保留在胃肠壁中。印度墨汁可用于结肠病变的简单术中定位或结肠肿瘤的内镜监测，也被用于标记 Barrett 食管的近端和远端范围。

2. 吲哚菁绿（indocyanine green）　与印度墨水不同，吲哚菁绿具有持久性标记，不会引起继发性组织炎症改变的特点。这种染料尚未被广泛研究用于内镜标记，但值得进一步评估。

3. 亚甲蓝　亚甲蓝已被用于手术期间标记结肠壁以定位病变，但亚甲蓝会引起显著的组织反应和血管壁的纤维蛋白样坏死，且不如印度墨汁持久。

与其他不断发展的诊断模式（如荧光光谱，荧光内镜和光学相干断层扫描）相比，色素内镜检查是一种可供内镜医师使用的、可有效改善可视化和诊断的技术。它简单、快速、广泛可用、价格低廉且无不良影响，在临床实践和内镜研究中都很有用。未来，"旧"染色剂的新应用或新染色剂的开发可能会扩大染色技术在胃肠内镜检查中的作用。

二、电子染色

尽管在检测方面具有显著的优势，且可以显示微小病变的表征，但基于染料的 IEE 并未得到广泛实施。此外，某些染料（例如结晶紫）在许多国家都不易获得，使用某些染料如卢戈氏液后可能会导致患者的恶心和胸骨后不适，即使用特定的中和溶液（5% 至 20% 的硫代硫酸钠溶液）可以最大限度地减少这些不适症状，但也是一种负担。电子色素内镜检查是一种可以提供黏膜表面结构和血管详细对比增强的内镜成像技术，内镜医师可以简单地通过按下按钮轻松获得增强图像，因此为基于染料的色素内镜检查提供了替代方案。

电子色素内镜技术包括窄带成像（NBI）、智能分光比色技术（fuji intelligent chromo endoscopy, FICE）、自动荧光成像（auto fluorescence imaging, AFI）、I-Scan、蓝色激光成像（BLI）和联动彩色成像（linked color imaging, LCI）可用于消化道病变的内镜检查。这些内镜技术有的利用特定组织结构与光的相互作用是波长依赖性的特点，有的通过软件驱动的后图像处理来实现对消化道病变的显示和区分。

（一）标准和高清白光成像

视频内镜配备有位于内镜尖端的 CCD。标准清晰度（standard definition, SD）内镜包含的 CCD 芯片可提供 4∶3 宽高比的图像，产生分辨率为 100 000~400 000 像素的信号图像。高清晰度（high definition, HD）CCD 芯片则可提供 4∶3 或 5∶4 宽高比的图像，产生分辨率为 85 万 ~200 万像素的信号图像。此信号既可通过视频处理器的红绿蓝（RGB）顺序系也可通过彩色 CCD 系统被转换为彩色图像。

内镜检查中使用的光源通常是 100~300W 的氙弧灯。这种专用灯在高压下通过电离的氙气产生明亮的白光，可在可见光谱（400~700nm）内模拟自然光。通过模拟自然光，氙灯可以保证内镜检查时以自然色进行组织检查。

（二）光波长依赖性技术

1. 窄带光成像技术（NBI）　NBI 基于光与波长成正比的穿透特性，短波长仅渗透到黏膜中，而较长波长能够更深地穿透到组织中。将 NBI 滤光片直接放置在氙弧灯前会产生 2 个窄带光，这些光带以 415nm 和 540nm 的特定波长为中心（图 26-2-5）。这 2 个波长分别对应血红蛋白的一级、二级光吸收峰。表层黏膜中的毛细血管被 415nm 波长照亮并呈现棕色。较长的 540nm 波长更深地渗透到黏膜和黏膜下层，使得更深的静脉呈蓝绿色（青色）。由于大部分 NBI 光被黏膜中的血管吸收，因此产生的图像强调了血管与黏膜中的非血管结构，并形成鲜明对比。

NBI 加强了鳞状柱状边界的可视化，并可能检测到 Barrett 的上皮（BE）和相关的发育异常。

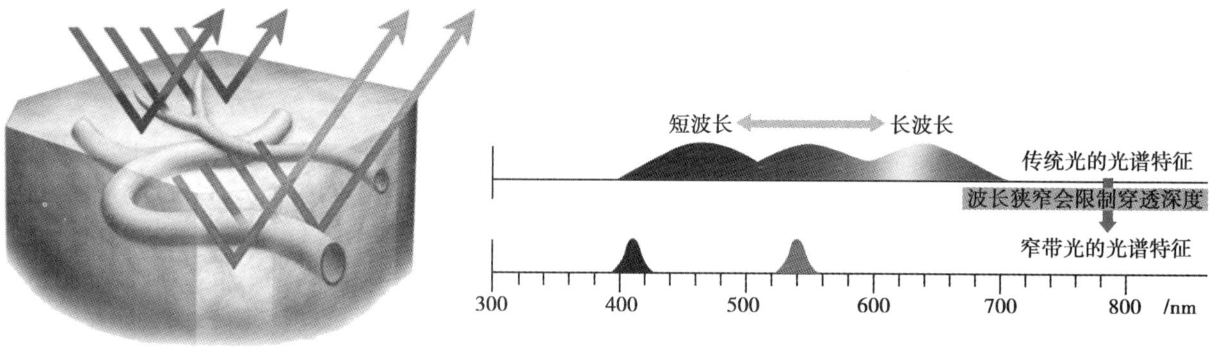

图 26-2-5 窄带成像基于光的穿透特性，穿透深度与波长成正比

具有放大倍数的 NBI 可基于黏膜和血管形态的特征显示与 Barrett 食管相关的 HGD 和单纯肠上皮化生（simple intestinal metaplasia，SIM）。NBI 诊断 HGD 的敏感性、特异性分别为 96% 和 94%。对于 SIM 的表征，NBI 诊断的总的灵敏度、特异性分别为 95% 和 65%。

对于胃部病变，与常规白光内镜（white light endoscopy，WLE）相比，NBI 无放大情况下增加了胃部病变的检出，但没有放大的 NBI 由于胃腔较大而可能会产生较暗的图像，从而限制了其诊断能力。NBI 联合放大内镜检查则可明显提高胃部肿瘤的检出率。既往的一项前瞻性研究显示 NBI 放大内镜（magnify NBI，M-NBI）对病变检测的敏感性和特异性为 92.9% 和 94.7%，显著优于 HD-WLE 的灵敏度和特异性（分别为 42.9% 和 61.0%，$p<0.001$）。Uedo 等发现 M-NBI 在胃上皮表面发现浅蓝色嵴黏膜与肠上皮化生的组织学证据相关，这一发现的灵敏度为 89%，特异性为 93%，阳性预测值为 91%，阴性预测值为 92%，准确度为 91%。因此，亚太地区经验丰富的内镜医师推荐单独使用 NBI 的 M-NBI 检测胃癌。Yao 等人提出的微血管与微结构分类系统使用 M-NBI 通过微血管和微表面的变化描述并诊断胃癌。在一项涉及 135 例胃病变的患者的前瞻性研究中，通过使用血管联合表面结构分类系统，M-NBI 相比 HD-WLE 诊断腺瘤或早期癌的敏感性（82.4% vs 70.6%，p=0.391）和特异性（97.3% vs 54.7%，$p<0.000\ 1$）均明显升高（图 26-2-6）。用于诊断肠道疾病的简化 M-NBI 分类系统有助于发现化生上皮和早期肿瘤。在验证研究中，具有圆形黏膜结构的规则血管的发现与正常组织学相关（准确率为 83%），管状绒毛状黏膜与肠上皮化生有关（84% 准确性，阳性似然比为 4.75），不规则血管和黏膜结构与发育异常相关（准确率为 95%，阳性似然比为 44.33）。且这些模式的可重复性很高。对于肠道息肉病变而言，既往研究表明，相比 WLE，NBI 有可能提高息肉、小息肉和病变的整体检出率。

2. 蓝色激光成像（BLI） 在远景中，BLI 也可获得明亮清晰的图像。这一能力可以改善胃肠道肿瘤的检测，得到更准确的诊断。“激光”一词来自“通过受激发射辐射进行光放大”的首字母

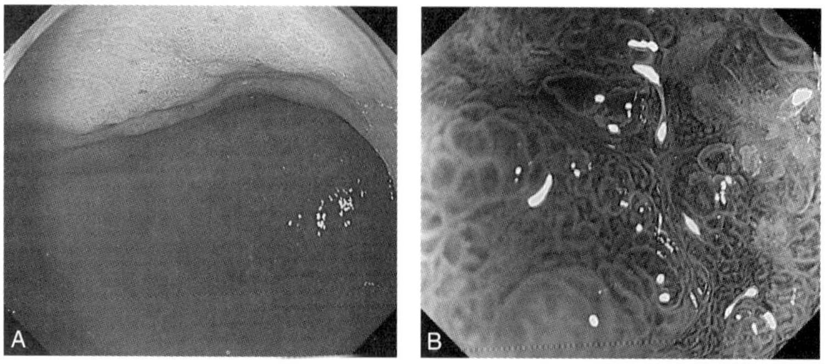

图 26-2-6 早期胃癌的 NBI 放大后表现

A. 白光下早期胃癌显示不明显；B. NBI 下放大内镜可发现癌变区域黏膜表面结构紊乱，微血管迂曲增粗

缩写。激光具有空间和时间的相干性，通过“进一步变窄”使得黏膜表面的血管和微结构更清晰。BLI 是一种使用两个单色激光（410nm ± 10nm 和 450nm ± 10nm）代替氙光来获得图像增强内镜技术，其中 410nm ± 10nm 激光对于观察黏膜上的血管微结构至关表面，450nm ± 10nm 激光刺激内镜前端的白光荧光粉产生宽带白光，提供传统氙光源的标准视图，白光的亮度由激光输出功率控制（图 26-2-7，见文末彩图）。此外，由于较长波长的光（例如 450nm ± 10nm 激光）很少被小血管吸收，因此可到达组织中的较深层，显示较深层中较大的血管。

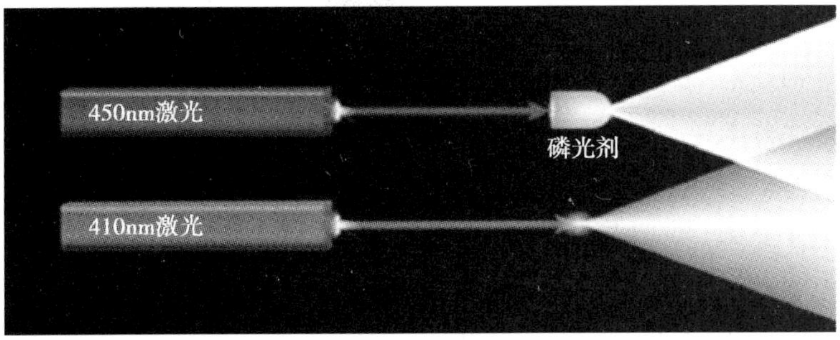

图 26-2-7 使用两个激光器和白光荧光粉进行激光照射

410nm 激光看起来是蓝光，450nm 激光激发示波器先端的白光荧光粉以产生宽带白光

BLI 在棕色恶性病变和周围区域之间产生更高的颜色对比度。高对比度图像可用于筛查早期鳞状细胞癌和早期胃癌，包括肠上皮化生。2017 年，在一项单中心前瞻性研究中，研究者通过 149 例局灶性食管病变患者评估了放大内镜（M-NBI）、BLI 联合放大内镜（magnify BLI，M-BLI）和卢戈氏液色素内镜检查的一致性，发现 M-BLI 具有与 M-NBI 类似的诊断特征，可提高早期食管癌诊断的准确性。通过对患有咽部、食管、胃或结肠直肠肿瘤的患者，采用 BLI 和 NBI 系统进行串联内镜检查，评估从各种可观察距离拍摄的各组图像的 BLI- 亮度、BLI- 对比度和 NBI 模式之间的可见性。发现与其他方法相比，只有 BLI- 明亮模式能够保持足够的亮度和对比度，且具有更长的可观察距离，达到 40mm。BLI- 明亮模式还可渗透到更深层次结构，如食管固有层或胃黏膜下层，增强严重病变的可视化程度。因此，BLI- 明亮模式对于具有更宽的内部空间的器官（如胃，图 26-2-8），将是非常有用的远场视图工具。使用 BLI 可以提高肠道腺瘤与侵袭性癌症的分辨率，激光源的 BLI-M 甚至可以预测结直肠新生物的侵袭深度。

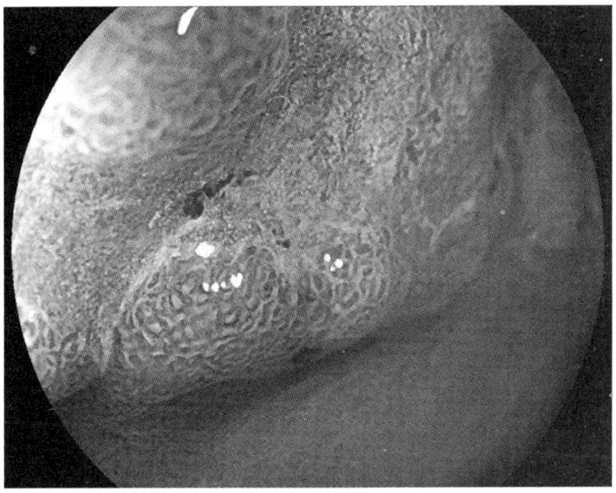

图 26-2-8 胃部早癌的 BLI 图像

3. 自动荧光成像（AFI） AFI 检测基于内源性分子（荧光团）（如胶原蛋白，氟化物和卟啉）发出的天然组织荧光。在通过短波长光源激发后，这些荧光团可发出更长波长的光（荧光）。由于荧光团浓度，代谢状态和 / 或空间分布的相应差异，各种组织类型之间的整体荧光发射量不同。这些发射荧光的颜色差异可以在内镜检查期间实时捕获并用于病变检测或表征。

自动荧光检测最初仅限于使用基于探针的光谱设备和光纤 AFI 内镜，后一种仪器由于与图像技术相关的图像质量较差，临床价值有限。随着视频内镜 AFI 系统的发展，最近实现了图像分辨率、对比度和质量的进步。AFI 是由红绿蓝连续照明平台的三模成像视频内镜组成的，有两个单独的单色电荷 CCD 位于内镜的先端，用于图像捕获。其中一个 CCD 专用于高分辨率白光成像（white light image，WLI）和窄带成像（NBI），而另一个 CCD 用于 AFI。通过内镜手柄上的按钮可以简单从一种成像模式切换到另一种成像模式。在AFI模式中，氙光源前面的特殊旋转彩色滤光片依次产生蓝光（390~470nm）和绿光（540~560nm），用于组织照射。位于AFI CCD前方的干涉滤光片可阻挡蓝光激发，但可使组织自发荧光（500~630nm）并反射绿光进行滤光。通过视频处理器将顺序捕获的自发荧光和绿色反射的图像整合成实时伪彩色图像，其中正常或非发育不良的黏膜通常呈现绿色，并且发育异常的组织呈现深紫色。值得注意的是，当前AFI系统的图像算法（自发荧光/绿色反射）已不同于早期原型仪器中使用的图像算法，其中红色反射也有助于最终的伪彩色图像，可以给异常黏膜提供浅紫色。目前，唯一商用的AFI设备是具有AFI功能的红绿蓝视频示波器。

AFI可用于检测食管中的早期鳞状细胞癌。在一项针对浅表食管鳞癌进行治疗的32例患者的初步研究中，AFI明显可见病变的比例明显增加，显著高于WLI（79% vs 51%，$p<0.05$）。对于Barrett食管，AFI是检测高度异型增生和早期癌症的一种敏感但特异性较差的技术。通过AFI可以提高高度异型增生/早期癌症的检出率，但代价是假阳性率也明显增高。使用NBI进一步表征AFI阳性病灶可将假阳性率降低。因此，虽然AFI可用作WLI的辅助，可拓宽筛查技术的视野，但AFI阳性病灶仍需要采用另一种方式（如共焦内镜显微镜或活检）进行额外评估以进行确定。AFI在胃中的诊断效用会受到可变和不一致的自发荧光模式的限制。但是在结肠息肉检测和/或分化的研究中，AFI产生了惊人的结果。相比WLI，AFI对息肉的漏诊率明显降低，但腺瘤漏诊率未显著降低。但对于没有经验的内镜医师，AFI特征可能比NBI或WLI特征更容易解释息肉的分型。AFI还可改善慢性溃疡性结肠炎中瘤形成的检出。但该技术目前缺乏在内镜实践中作为独立诊断模式的特异性。当用作多模式成像方案的一部分时，AFI可能是一种有价值的工具，但仍需要在前瞻性随机试验中进一步验证。

（三）软件驱动的后图像处理技术

1. 智能分光比色内镜（FICE） FICE是一种用于血管和表面组织图像增强的后处理器技术。与利用物理光学滤光器的NBI不同，FICE从数字化数据中选择特定波长，在视频处理器的“光谱估计”电路中分析白光图像的每个像素的颜色强度光谱，然后可仅使用一个选定波长逐个像素地重建图像，也可选择三个这样的单波长图像并将其分配给红色、绿色和蓝色监视器输入以实时显示复合颜色增强图像，还可以像NBI一样移除波段的红色部分数据并缩小绿色和蓝色光谱（图26-2-9，见文末彩图）。目前的FICE配置处理器提供10种出厂预设，用于黏膜的差异化彩色显示。每个预设都可以通过计算机键盘进行激活。工厂预设的波长也可以手动更改。可用波长（从400~695nm）有60种可能的排列，能够以5nm的增量进行操作。内镜按钮控制器可以进行编程，以便在传统的白光图像和最多3个FICE预设之间切换。但尚未确定用于组织诊断或分化的最佳FICE预设。

与FICE一起使用的波长与胃肠黏膜中的层状结构和血流有关，这些结构由于炎症或肿瘤而被改变，作为散射元干扰反射谱。日本的内镜医师主要使用的波长组（增益水平）包括蓝色470nm（4），绿色500nm（4），预设1。据报道，因为胃癌与周围黏膜之间的光谱反射存在较大差异，530nm处的绿色非常重要。当两个黏膜区域之间的色差<3时，内镜医师无法将它们识别为不同的颜色。使用WLI无法仅使用眼睛确定对比度差，而使用FICE观察的早期胃癌（early gastric cancer，EGC）与周围区域之间的颜色差异大于使用WLI时的颜色差异。即使使用低分辨率的小口径内镜检查，在FICE图像中也会出现很大的色差，从而使图像具有更好的对比度，并且可用于EGC的检测。还可通过计算机定量评估胃癌，计算机辅助诊断系统的检测精度可高达85.9%。因此，与使用WLI的高分辨率图像相比，高色彩对比度在检测EGC方面可能更有效。FICE在确定EGC的边缘方面非常有用。FICE增强了表面非恶性区域的模式比恶性区域的模式更强，且不能像NBI那样明显地增强微血管模式，因此，肿瘤表面为不规则和模糊的微结构，周围的黏膜中却无此表现，这些表现有助于确定EGC的诊断、确定肿瘤的边界。使用NBI对浅蓝色嵴（LBC）进行成像对肠化生的诊断非常有用，但FICE不能像NBI那样清楚地显示LBC。然而，有报道可将FICE与共焦激光内镜相结合，通过展示LBC、粗

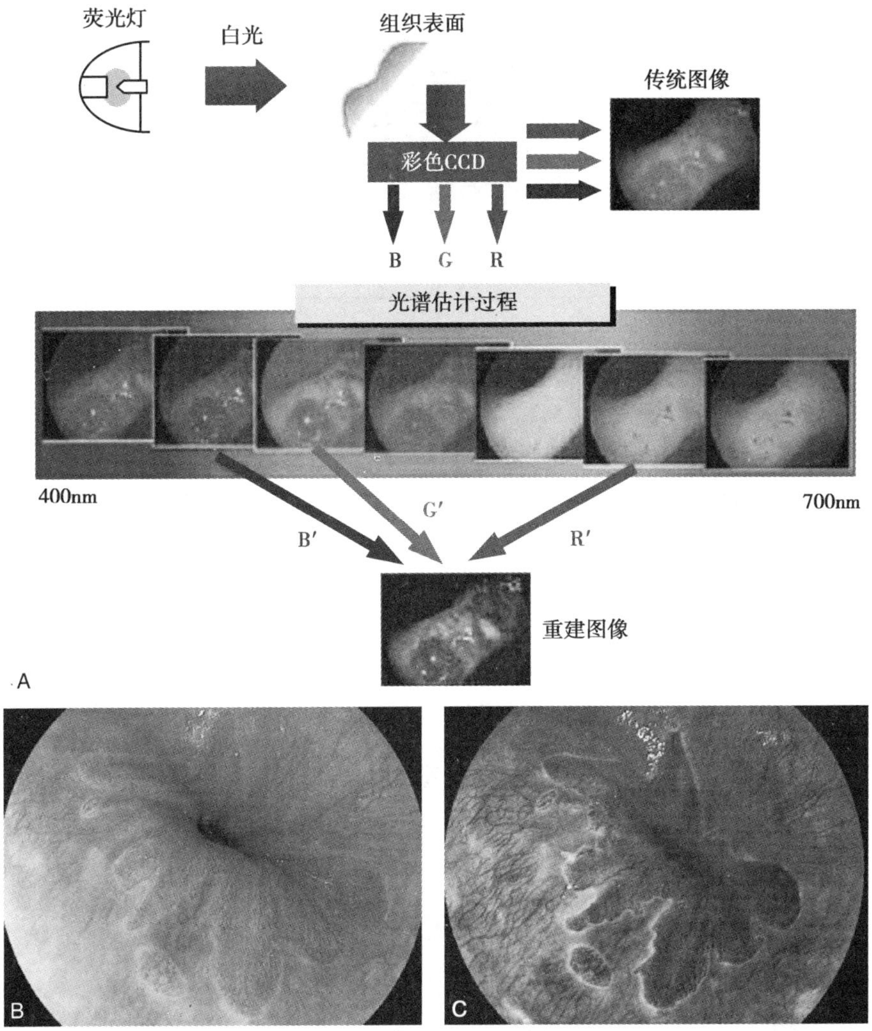

图 26-2-9　智能分光比色图像构造方法

A. 柔性光谱成像色彩增强的构图示法；B. 胃食管连接处的常规白光图像；C. 灵活的光谱成像颜色增强图像的胃食管连接

B，蓝色；CCD，电荷耦合器件；G，绿色；R，红色

大的长脊和绒毛状图案来检测肠化生。这种方法的缺点是需要将 FICE 成像放大 100 倍。

FICE 的使用提高了胃食管交界处诊断非腐蚀性反流性食管炎微小病变的能力。使用 FICE 比使用 WLI 更容易在 Barrett 的黏膜中观察到栅栏血管。使用 FICE 图像可以清楚地识别 Barrett 黏膜的白色和棕色胃黏膜的上端之间的界限，栅栏血管和背景 Barrett 黏膜之间以及 Barrett 黏膜和胃褶皱之间的 FICE 图像存在比 WLI 更大的色差，改善了图像的对比度。此外，醋酸喷洒结合 FICE 的组合有希望运用于筛查 Barrett 食管患者的高度异型增生和早期癌症。

使用 WLI 区分胃窦血管扩张症（gastric antral vascular ectasia，GAVE）与炎性黏膜中胃的线性红斑是很困难的。FICE 可以增强这些血管与背景黏膜的区别，区分 GAVE 与炎症红斑的变化。FICE 也可被用于结直肠肿瘤的诊断评估。FICE 虽然无法提高腺瘤检出率，但可有效地检测有关肿瘤和非肿瘤病变分化的色谱。通过 FICE 放大对结直肠肿瘤的分类与组织病理学诊断相关，类似于 NBI 放大的结果。在英国进行的大型前瞻性系列研究中，相比 WLI，FICE 联合靛胭脂可显著提高 <10mm 结肠息肉的诊断率，可节约大量成本。

2. I-SCAN　与 FICE 类似，I-SCAN 通过后图像提供黏膜表面和血管的增强图像处理。该技术主要包括三种类型的算法：表面增强（SE），对比度增强（CE）和色调增强（TE）（图 26-2-10，见文末彩图）。SE 通过获得每个像素的亮度强度

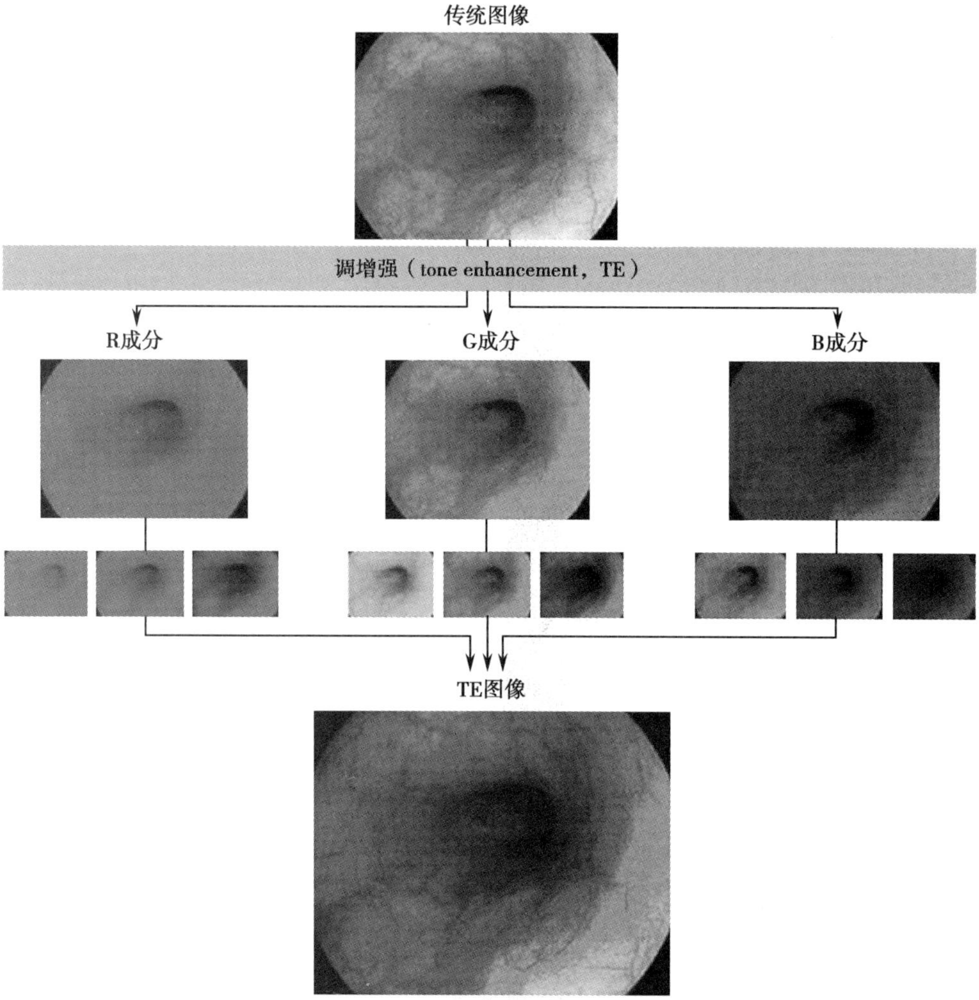

A

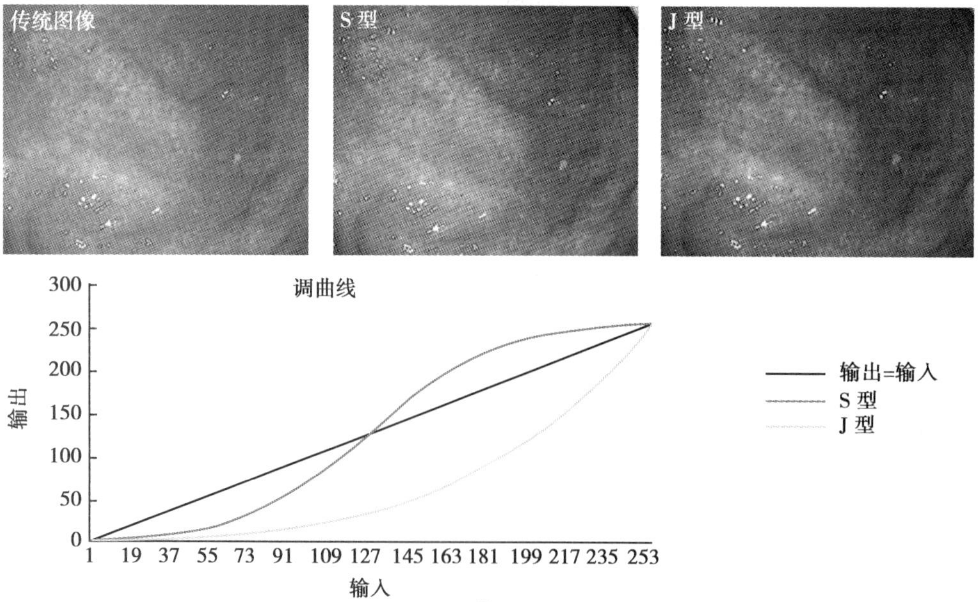

B

图 26-2-10 色调增强（TE）原理（A）和色调曲线（B）

数据，并应用允许详细观察黏膜表面结构的算法来增强明暗对比度。而CE通过获得每个像素的亮度强度数据，并应用允许详细观察表面细微不规则性的算法，在相对较暗的区域中数字地添加蓝色。两种增强功能都可以实时工作而不会损害器官的原始颜色，因此，SE和CE适用于内镜筛查以早期检测胃肠道肿瘤。TE剖析并分析正常图像的各个RGB分量。然后，通过算法改变每个分量的色彩频率，并将分量重新组合成新的彩色图像，旨在增强微小的黏膜结构和颜色的细微变化。TE实时工作，包括三种模式（图26-2-11，见文末彩图）：用于胃肿瘤的TE-g，用于结肠肿瘤的TE-c和用于食管肿瘤的TE-e。TE主要适用于对内镜筛查中检测到的病变进行详细检查。

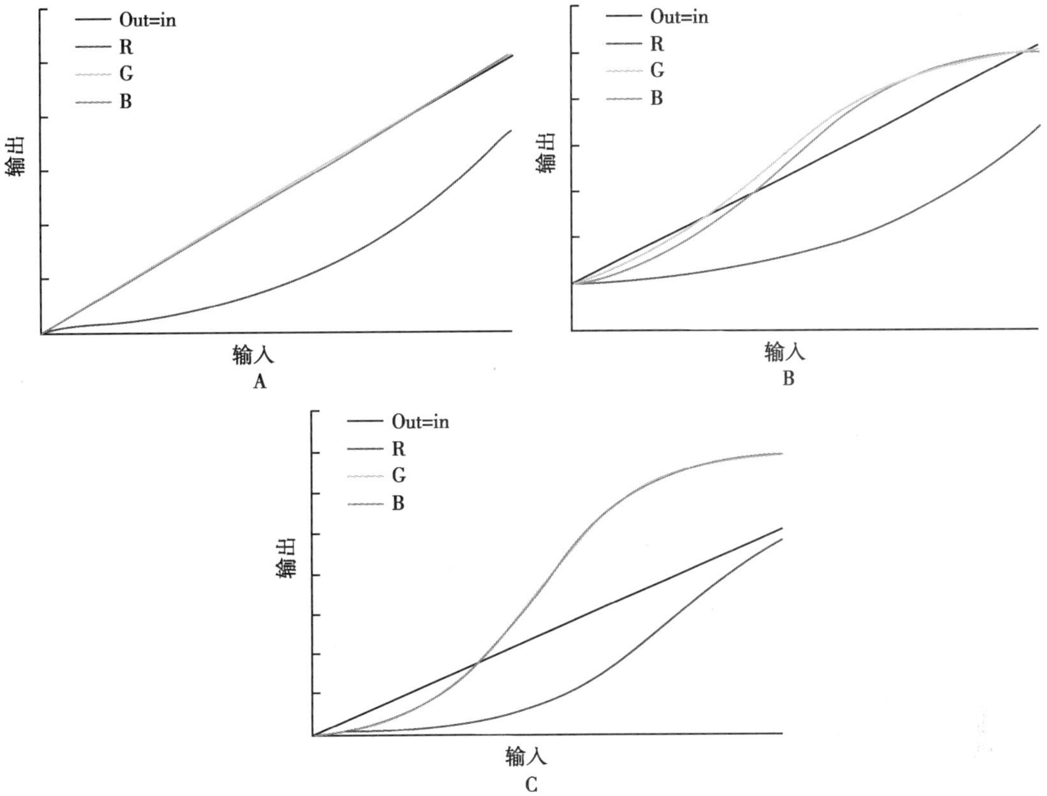

图26-2-11　TE模式曲线

A. TE-e；B. TE-g；C. TE-c

由于I-SCAN图像与传统的白光图像一样明亮，因此，与NBI相比，I-SCAN能够在远处观察更大的区域。此外，I-SCAN不需要放大内镜即可观察病变的分界，因此，I-SCAN技术可能对于进行内镜筛查、诊断病变大小，尤其对于胃的浅表病变更有用处。

3. 联动彩色成像（LCI） LCI是基于BLI的附加数字图像处理技术。该技术内置于传统的内镜系统中，同样使用激光光源。与BLI相比，通过使用短波长窄带激光和更强烈的白色激光，LCI产生更明亮和更清晰的内镜视图；然后通过数字图像处理，LCI增强了光谱红色区域中色彩对比度的差异，因此红色显得更加鲜艳（红色区域显得更红，白色区域显得更白）（图26-2-12）。因此，在给予更明亮的血管背景黏膜后，LCI可以更清楚地检测到血管的中断性病变（甚至是轻微色调差异的病变）。有研究通过测量早期胃癌病变与周围黏膜之间的色差来研究LCI与BLI-bright以及WLI的诊断能力。研究发现相比WLI，LCI图像具有更大的色差值，即使对于没有经验的内镜医师，也可以帮助医生容易地识别和鉴别早期胃癌（图26-2-13）。与普通胃癌相比，Hp根除后发生的胃癌典型的内镜表现为尺寸较小，表面平坦以及边界不清，因此，Hp根除后的胃癌将难以检测。LCI能够提供明亮的图像，可以清晰地显示病变和背景，且强调细微的颜色差异，因此LCI可用于评估胃炎状态和早期胃癌筛查体检的

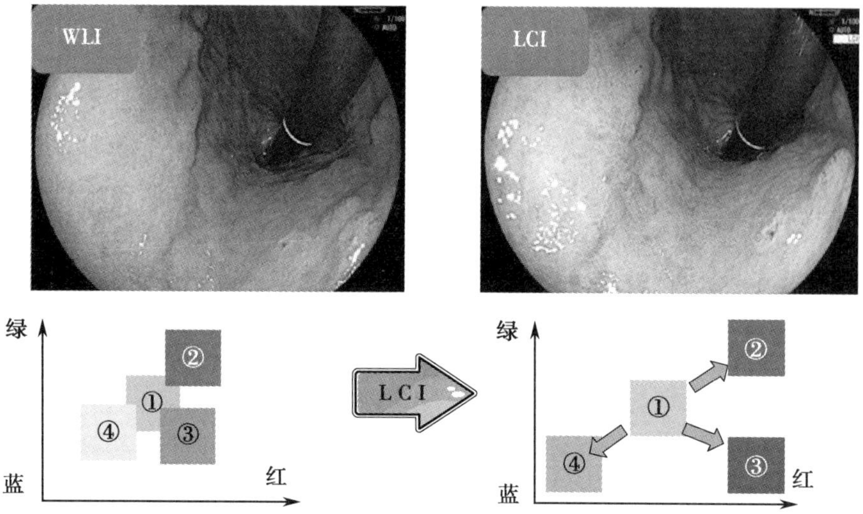

图 26-2-12 LCI 的原理
图上的圈码代表各种颜色产生的原图。在不同光源照射下会产生不同的基本图像。将图像重叠后机器合成为最终图像

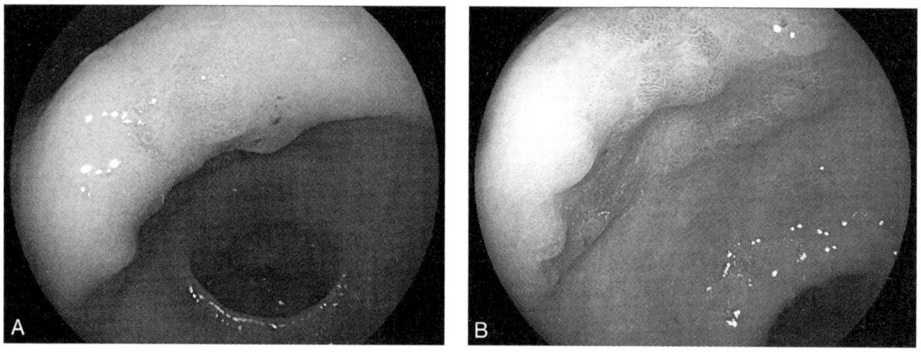

图 26-2-13 LCI 显示胃部早癌
A. 白光下胃部早癌仅显示为片状发红；B. LCI 下早癌部分增强显示为橙红色

技术。以往的研究显示，与 WLI 和 BLI-bright 相比，LCI 技术可提高结肠扁平肿瘤的可见性。但在最近的一项多中心、交叉、前瞻性随机对照中，与 WLI 相比，使用 LCI 虽然可提高息肉检出率，但腺瘤检出率没有显著差异。

三、总结

胃肠道内镜检查的当前实践中的缺点主要与检测早期胃肠道肿瘤的困难有关，特别是在需要长期内镜监测的疾病中，例如 Barrett 食管、萎缩性胃炎、炎症性肠病和腺瘤性结肠息肉的发现等。各种方法带来的图像增强技术所提供的诊断和表征的改进可能会解决其中的一些问题。在目前这个内镜发展的激动人心的时代，内镜成像增强系统不可避免地会不断进步。为了与这些新发展相结合，内镜医师的专业知识必须不断提高丰富，才能完全接受并采用好这些新的技术。

（张敏敏 李兆申）

第三节 共聚焦显微内镜

【摘要】

共聚焦显微内镜（confocal laser endomicroscopy，CLE）是一种新型的内镜成像诊断系统，其能在普通白光内镜检查的同时，提供 500~1 000 倍放大从而在体实时清晰显示被观察组织的显微结构变化，实现光学病理组织学诊断。本节介绍了 CLE 的成像原理，简要阐述其分类、荧光对比剂选择及其操作过程，对近年来 CLE 在消化道以及胆胰疾病中的应用做简要介绍，并对其未来发展进行展望。

【学习要点】

1. 共聚焦显微内镜的成像原理及分类。

2. 共聚焦显微内镜检查中荧光对比剂的选择及操作过程。

3. 共聚焦显微内镜在消化道以及胆胰疾病中的应用。

【思考题】

1. 共聚焦显微内镜检查中使用荧光素钠的优缺点有哪些？

2. 共聚焦显微内镜可应用于哪些疾病的检查？

3. 共聚焦显微内镜的未来发展方向在何方？

共聚焦显微内镜是20世纪90年代在共聚焦显微镜基础上发展起来的一项具有划时代意义的内镜成像诊断系统。CLE通过将共聚焦显微镜技术与传统电子内镜相整合，使其能在普通白光内镜检查的同时，提供500~1 000倍放大从而在体实时清晰显示被观察组织的细胞、腺体、微血管等显微结构，实现光学病理组织学诊断，被誉为“光学活检”。

一、CLE成像的基本原理

CLE成像是利用激光器发出的低能量激光经照明针孔以及透镜系统聚焦于被测组织中的某一点，该共聚焦点处被测组织中的荧光物质在激光的激发下发射出沿各个方向的荧光信号，反射荧光信号再经同一透镜系统聚焦于探测针孔处形成共聚焦点像，并通过探测针孔后的光电倍增管接收。由于照明针孔与探测针孔相对于物镜焦平面是共轭的，因而只有在物镜焦平面上反射的荧光信号才能够通过探测针孔被探测器接收，否则不能在探测针孔处成像。

二、CLE系统的分类

CLE系统主要分为两种类型，即整合式CLE和探头式CLE。

（一）整合式CLE

整合式CLE（endoscope-based CLE，eCLE）是将微型化的共聚焦显微镜整合于传统电子内镜远端，构成一条专用的共聚焦显微内镜，其镜身直径为12.8mm。eCLE检查时，发射至组织表面的氩离子激光激发波长为488nm。共聚焦图像的扫描速度为1.6帧/s（1 024像素 ×512像素）或0.8帧/s（1 024像素 ×1 024像素），视野范围为475μm×475μm，侧向分辨率为0.7μm。eCLE的成像扫描深度为黏膜表面至黏膜下0~250μm的深度范围。但eCLE镜身较粗，且前端长约70cm的部分不能弯曲，严重影响了其在内镜检查中的操作灵活性和部分位置的观察视野，目前已在临床工作中很少使用。

（二）探头式CLE

探头式CLE（probe-based CLE，pCLE）以微探头的形式通过插入普通电子内镜的工作钳道对被观察组织进行实时、快速、连续、动态显微成像，可与不同型号内镜配合使用。pCLE的氩离子激光激发波长为488nm，其成像扫描速度快，可达12帧/s，视野范围为240μm×240μm或325μm×325μm，侧向分辨率为2.5~5μm，直径越大者侧向分辨率越高，但扫描深度不可调节，其扫描深度为55~65μm或40~70μm。pCLE共聚焦微探头已有多种型号，可适用于不同部位的CLE检查。

三、荧光对比剂的选择

行CLE检查时需使用荧光对比剂，以使成像对比鲜明。目前在人体组织内最常应用的荧光对比剂是荧光素钠；而盐酸吖啶黄由于具有潜在致突变性，现已不推荐使用。

荧光素钠是一种价廉、非诱变源性的荧光对比剂，最早临床应用于眼底血管造影检查。在体内荧光素钠多数与血清白蛋白结合，未结合的游离分子可随血液循环逐渐分布至胃肠道上皮细胞、微血管以及间质结缔组织，显示黏膜的隐窝结构、上皮细胞，使固有层的结缔组织与微血管系统形成强烈对比。但荧光素钠不能透过细胞的类脂膜与细胞核中的酸性物质结合，故无法清晰显示细胞核结构。荧光素钠的安全性好，不良反应轻微。静脉注射后最常见的不良反应为一过性轻微皮肤及尿液黄染。严重的不良反应如过敏性休克非常罕见，但发生时处理困难。故推荐CLE检查前行荧光素钠过敏试验。

四、CLE检查操作过程

由于eCLE在临床工作中现已很少使用，因此CLE检查操作过程以pCLE为例进行说明。pCLE检查前准备与普通内镜检查相似，胃镜检查前应禁食≥8小时，禁水≥2小时，口服祛泡剂和祛黏液剂；结肠镜检查前服用泻药清洁肠道。CLE 检查前患者需行荧光素钠过敏试验。有条件者，CLE 检查应在麻醉状态下进行。

在行消化道 CLE 检查时，首先进行常规内镜检查，发现可疑病灶后，静脉推注 10% 荧光素钠 2~5ml，经内镜工作通道插入 CLE 探头，将 CLE 探头轻置于欲观察部位的黏膜表面，同时开启共聚焦扫描功能即可进行显微成像。在行胆道 CLE 检查时，则首先进行 ERCP 检查，经造影确定胆管狭窄部位后，将已预置 CLE 探头的导管经十二指肠镜工作通道在导丝或 Spyglass 胆道子镜直视系统引导下插入胆管内，对狭窄部位黏膜进行显微成像。在行细针型 CLE 检查时，需首先对病变进行常规 EUS 检查，经充分评估后，已预置 CLE 探头的 19G 穿刺针在 EUS 引导下穿刺进入病变组织内部后进行显微成像。

五、CLE 在消化道以及胆胰疾病中的应用

（一）CLE 在食管疾病中的应用

1. 胃食管反流病 胃食管反流病分为反流性食管炎（reflux esophagitis，RE）、非糜烂性反流病（non-erosive reflux disease，NERD）和巴雷特食管。其中内镜检查是当前诊断 RE 的“金标准”，普通内镜检查即可发现 RE 患者的食管病变。但 NERD 在内镜下具有正常的食管黏膜表现；而对于巴雷特食管的诊断，普通内镜下难以识别柱状上皮肠上皮化生。因而，NERD 和巴雷特食管的诊断一直以来都是内镜诊断的难点。

NERD 虽然在普通内镜下表现正常，无食管黏膜损伤，但其实际已有微观结构病理变化。正常食管黏膜在 CLE 图像中表现为大小一致、排列规则的鳞状上皮细胞，细胞边界清晰，无荧光素渗出，其间可见直径均匀、形态规则的线圈样乳头内毛细血管袢（intraepithelial capillary loop，IPCL）；而在发生 NERD 时，食管 IPCL 的形态仍正常，但 IPCL 的数量增多、管径扩张，鳞状上皮细胞间隙增宽，伴有荧光素渗出（图 26-3-1）。CLE 可通过观察 IPCL 形态、数量、管径、细胞间隙变化以及荧光素渗出情况评估食管黏膜微观结构变化，进而诊断 NERD，但其诊断价值仍有待进一步的临床验证。

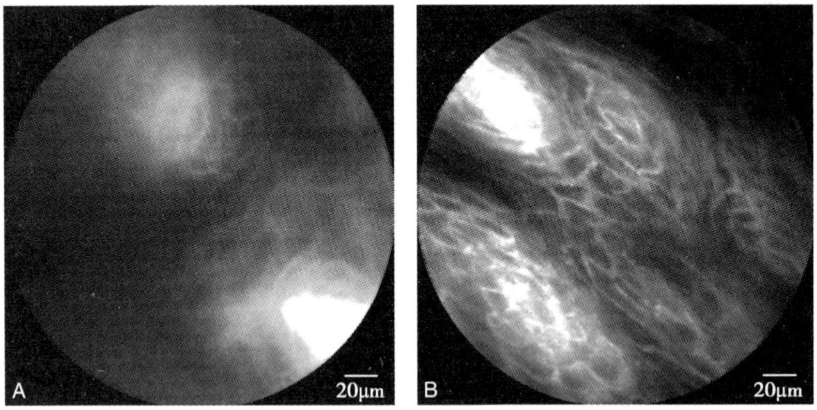

图 26-3-1 正常食管和非糜烂性反流病 CLE 图像
A. 正常食管；B. 非糜烂性反流病

巴雷特食管是发生食管腺癌的高危因素，内镜下发现和明确巴雷特食管并进行及时的随诊和治疗，是降低食管腺癌发病的有效手段。当前诊断主要依靠内镜检查结合组织活检（全段间隔 1cm 或 2cm 四象限随机活检）。而利用 CLE 检查则可迅速、准确地对巴雷特食管做出诊断，具体如下：

（1）非瘤变的巴雷特食管：形态一致的绒毛样结构，长柱状吸收细胞，黑色的杯状细胞。

（2）瘤变的巴雷特食管：绒毛样结构，黑色、不规则增厚的上皮，血管形态不规则，管径扩张。

（3）食管腺癌：结构混乱、绒毛样或腺体结构消失，血管数量增多、形态迂曲、管径明显扩张（图 26-3-2）。

此外，与常规四象限随机活检法相比，CLE 可提高巴雷特食管瘤变的检出率，且大大减少所需的活检数量。

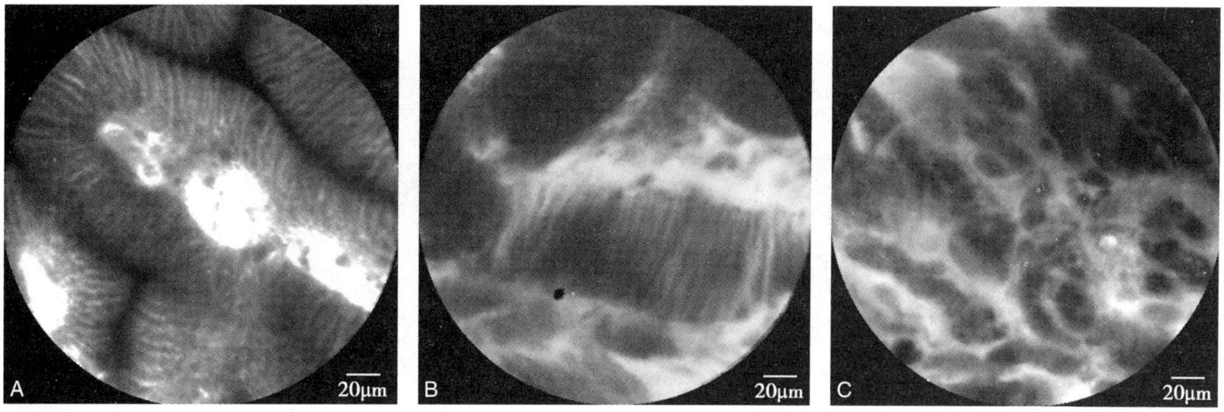

图 26-3-2 巴雷特食管和食管腺癌 CLE 图像

A. 非瘤变的巴雷特食管；B. 高级别上皮内瘤变的巴雷特食管；C. 食管腺癌

2. 食管癌 食管鳞癌是我国最常见的消化道恶性肿瘤之一，进展期病变内镜下诊断多无困难，但对于平坦型病变容易误诊和漏诊。对此，CLE 可基于食管鳞状上皮组织的表面成熟现象对食管鳞状上皮内瘤变（esophageal squamous intraepithelial neoplasia，ESIN）和鳞癌进行诊断（图 26-3-3）。食管鳞状上皮组织的表面成熟现象在 CLE 图像上表现为：

（1）有光晕：IPCL 周围存在光晕并向外逐渐衰减。

（2）有梯度：由内向外细胞厚度逐渐变薄。

（3）有极性：单个光晕偏向某一方向上延伸。

（4）有指南针效应：同一张图像内的不同光晕的极性朝向同一方向。

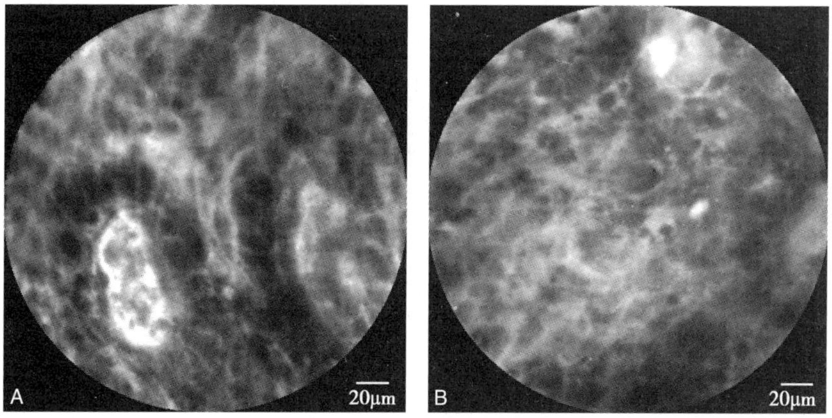

图 26-3-3 食管鳞状上皮内瘤变和鳞癌 CLE 图像

A. 食管鳞状上皮内瘤变；B. 食管鳞癌

根据以上 4 项特征存在与否进行评分（特征存在记 1 分，特征不存在记 0 分），4 项特征评分相加之和即为鳞状上皮的表面成熟评分（surface maturation score，SMS）。完全没有表面成熟现象（SMS=0）可作为 CLE 诊断 ESIN 和鳞癌的诊断标准，在临床即时诊断中具有重要的指导意义。

（二）CLE 在胃部疾病中的应用

1. 慢性胃炎 慢性胃炎可分为慢性非萎缩胃炎和慢性萎缩性胃炎，是最常见的上消化道疾病之一，其中慢性萎缩性胃炎更是一种公认的癌前状态，包括固有腺体萎缩和胃肠上皮化生（gastric intestinal metaplasia，GIM）。CLE 可通过观察胃黏膜的胃小凹、上皮下间质以及微血管等显微结构对其进行准确诊断。

CLE 图像中，正常胃底、胃体处的胃小凹大小一致，其开口为非连续的圆形或卵圆形，排列规则，微血管呈蜂窝样围绕在小凹周围，无荧光素渗出；正常胃窦处的胃小凹呈连续的短棒状，其开口为裂隙样，小凹周围的间质较宽，无荧光素渗出，其内可见白色的线圈样血管结构（图 26-3-4）。

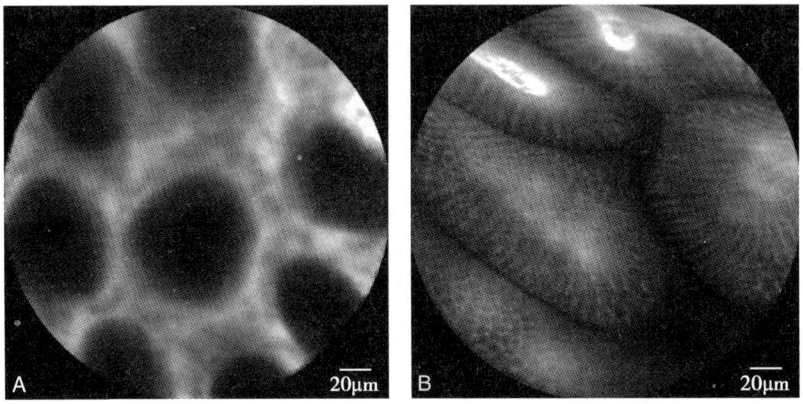

图 26-3-4 正常胃体和胃窦 CLE 图像

A. 正常胃体黏膜；B. 正常胃窦黏膜

而萎缩发生时，CLE 下表现为胃小凹数量减少，排列稀疏，开口扩张，间质增宽，荧光素渗出明显，由此对慢性萎缩性胃炎进行准确判断（图 26-3-5）。但需要注意的是，由于固有腺体的位置较深以及受 CLE 扫描深度的限制，CLE 对固有腺体的直接观察目前仍较困难，CLE 对萎缩性胃炎的诊断主要是基于萎缩发生时胃小凹发生的相应改变来预测固有腺体萎缩。

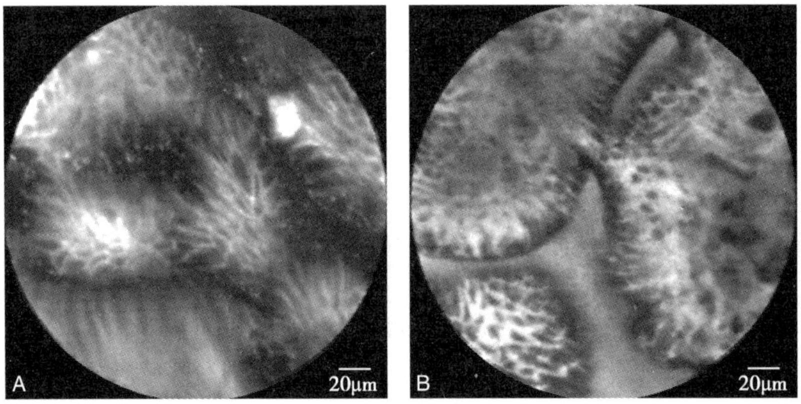

图 26-3-5 慢性胃炎 CLE 图像

A. 慢性非萎缩性胃炎；B. 慢性萎缩性胃炎

GIM 是指在病理情况下胃黏膜上皮细胞被类似肠黏膜上皮所取代。CLE 对 GIM 的诊断具有极佳的诊断敏感性和特异性（超过 95%），其诊断标准包括 CLE 下胃黏膜中可见大而黑的杯状细胞、细长的柱状吸收细胞、刷状缘以及绒毛状上皮结构（图 26-3-6）。与此同时，与新悉尼标准活检法相比，CLE 引导下的靶向活检可在更少活检数量的情况下，取得更高的 GIM 检出率。

2. **胃癌** 胃黏膜上皮内瘤变（gastric intraepithelial neoplasia，GIN）是胃黏膜癌变过程的重要环节，是公认的重要胃癌前病变，需定期进行内镜随访或及时给予干预治疗。利用荧光素钠作为对比剂，GIN 在 CLE 图像中的诊断标准主要包括：

（1）腺体极性异常：腺体大小或上皮厚度不规则、腺体拥挤、向腔内折叠、出芽或分支。

（2）细胞极性异常：细胞排列不规则，上皮细胞分层。

（3）微血管数目增多、管径增粗、扭曲扩张。

基于此标准，CLE 可对 GIN 进行准确地实时诊断，且可靠性较好，对 GIN 的内镜治疗具有重要的指导意义（图 26-3-7）。此外，CLE 亦可对 GIN 进行一定程度上的分级诊断（区分高级别 GIN 和低级别 GIN），但由于受荧光对比剂的限制，荧光素钠无法显示细胞的细胞核结构，CLE 对 GIN 的分级诊断价值仍需进一步的探索研究。

胃癌是亚洲国家发病率和病死率最高的消化系统肿瘤之一，但早期胃癌，尤其是平坦型病变在普通内镜下无法进行准确地识别诊断。而 CLE

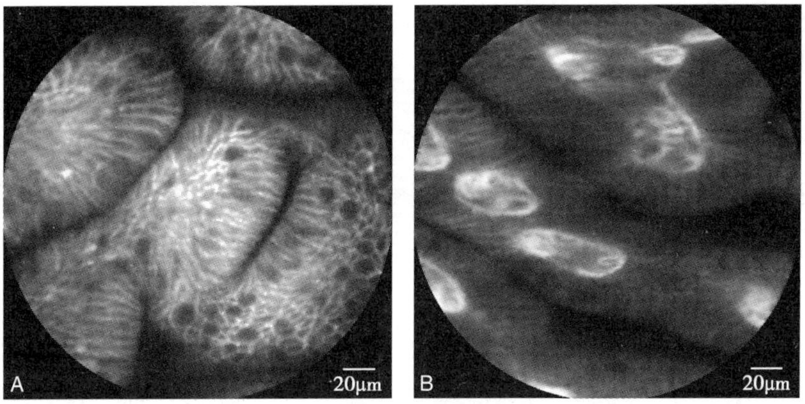

图 26-3-6　胃黏膜肠上皮化生 CLE 图像

A. 以杯状细胞为主要表现的胃黏膜肠上皮化生；B. 以绒毛样上皮结构为主要表现的胃黏膜肠上皮化生

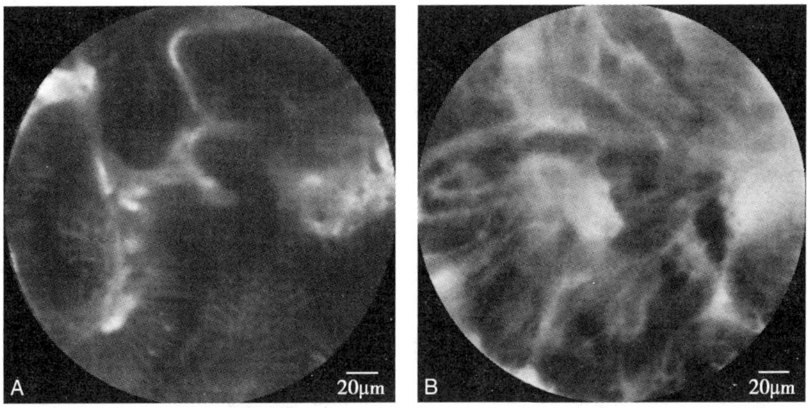

图 26-3-7　胃黏膜上皮内瘤变 CLE 图像

A. 胃黏膜低级别上皮内瘤变；B. 胃黏膜高级别上皮内瘤变

在早期胃癌诊断中显示出较高的应用价值。癌性病变在 CLE 图像中表现为正常规则腺体结构消失，代之以不规则或紊乱的腺体；癌细胞表现为形态、大小不一、排列不规整的黑色细胞；微血管呈现形状不规整、管径增大、荧光素明显渗出等特征。另外，根据腺体结构、血管形态改变，以及杯状细胞、刷状缘等特征性表现的不同，CLE 还可对不同分化程度、不同起源的胃癌病变做出准确分型诊断，例如根据有无腺体结构将癌性病变进一步分为分化型和未分化型胃癌，前者表现为腺体形态不规则但腺体结构尚存在，后者腺体结构完全或者接近完全消失（图 26-3-8）。

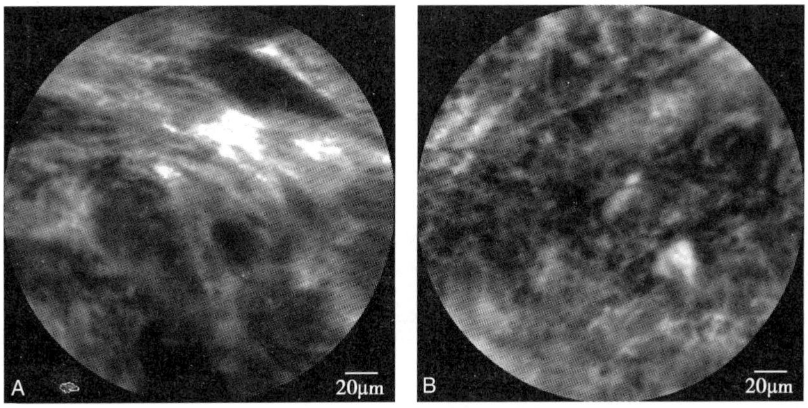

图 26-3-8　胃癌 CLE 图像

A. 分化型胃癌；B. 未分化型胃癌

（三）CLE在结直肠疾病中的应用

1. 溃疡性结肠炎

（1）炎症活动度评估：溃疡性结肠炎（ulcerative colitis，UC）的诊断离不开内镜的诊断，包括病变范围、炎症活动程度等。与其他光学内镜技术相比，CLE对UC炎症活动度判断更接近于病理组织学的诊断水平。根据隐窝形态变化，UC炎症活动度CLE分级包括A级（正常）：隐窝排列规则，大小一致；B级（慢性非活动性炎症）：隐窝排列不规则，大小不一致，局部隐窝融合，上皮完整；C级（轻度活动性炎症）：隐窝排列不规则，开口扩张，可见荧光素渗出；D级（重度活动性炎症）：隐窝数量减少，大量隐窝破坏，可见隐窝脓肿（图26-3-9）。

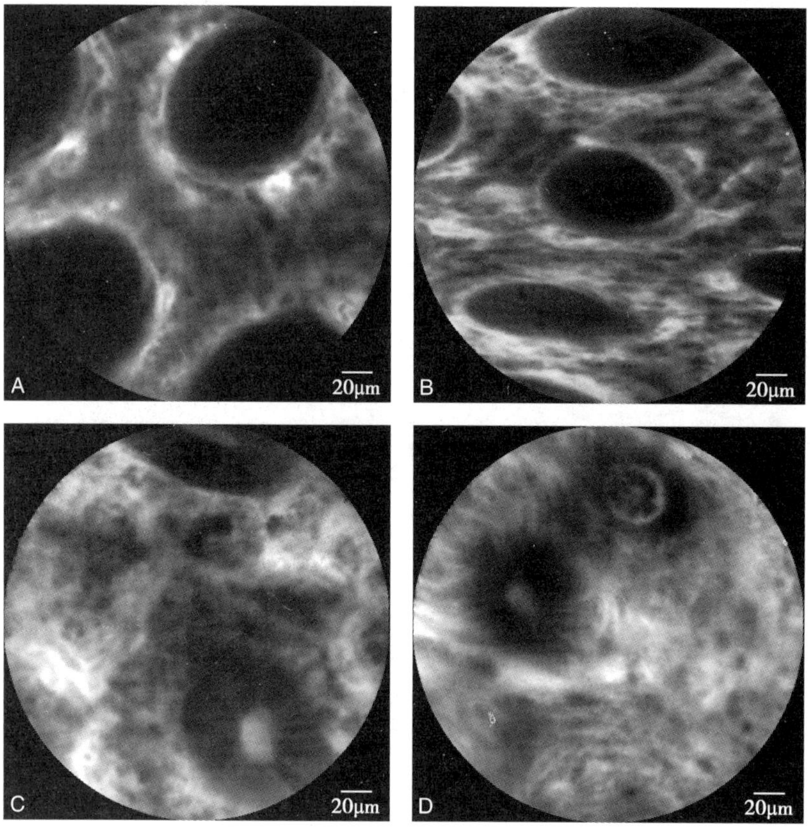

图26-3-9 溃疡性结肠炎CLE图像

A. A级；B. B级；C. C级；D. D级

（2）UC相关瘤变筛查：UC患者的结肠癌发生率相比正常人较高。因此对UC患者的上皮内瘤变筛查对改善患者的预后有重要价值。正常结直肠黏膜的CLE图像表现为黏膜浅层可见柱状上皮细胞与杯状细胞间隔分布，呈野菊花样；黏膜深层杯状细胞逐渐减少，隐窝呈圆形，大小一致，排列规则，上皮呈均匀的黑色，隐窝间可见六角形围绕的微血管（图26-3-10）。而上皮内瘤变的CLE图像表现为上皮细胞呈嵴样排列，隐窝结构和杯状细胞消失，细胞结构不规则；血管扭曲扩张，伴有荧光素渗出（图26-3-11）。当前对UC相关瘤变的筛查应用较广泛的方法是全结肠染色后对可疑病变进行活检。而采用色素内镜联合CLE的筛查方式可在提高UC相关瘤变检出率同时，显著减少活检次数，显示出巨大的临床应用前景。

2. 结直肠息肉 结直肠息肉是常见的结肠黏膜病变，主要鉴别增生性息肉和腺瘤性息肉，其中腺瘤性息肉是结直肠癌的主要癌前病变。增生性息肉的CLE图像表现为隐窝开口呈星形，或正常结构的隐窝；杯状细胞数目正常或减少；六角形蜂窝样血管结构，血管无或轻度增多。而腺瘤性息肉的CLE图像表现为隐窝结构不规则，呈绒毛样改变，杯状细胞缺失，血管扭曲扩张，伴有荧光素渗出。因此，CLE可借助病理组织学水平的放大倍数，能够在体实时对结直肠息肉进行光学

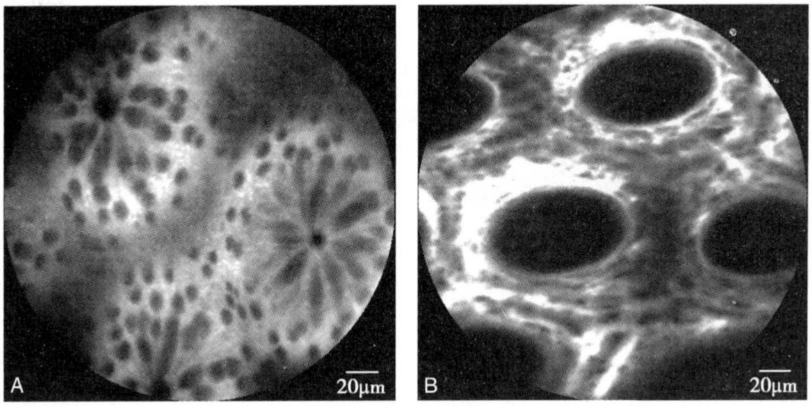

图 26-3-10 正常结直肠 CLE 图像

A. 浅层黏膜；B. 深层黏膜

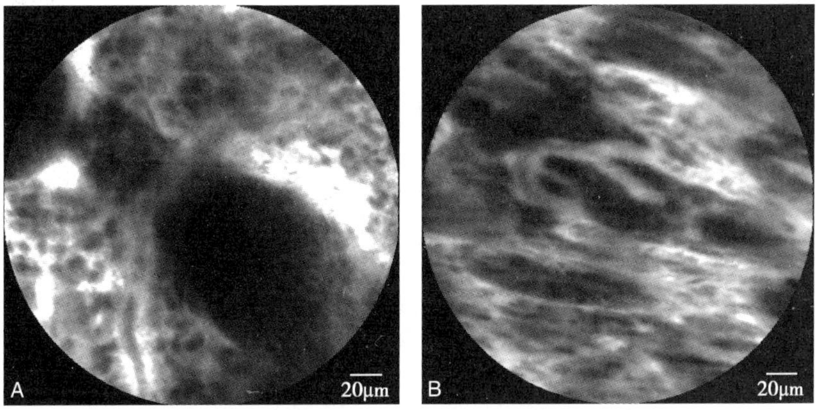

图 26-3-11 溃疡性结肠炎非瘤变和瘤变 CLE 图像

A. 非瘤变的溃疡性结肠炎；B. 瘤变的溃疡性结肠炎

病理组织学诊断，为内镜医师即时的处理提供有力依据（图 26-3-12）。

3. 结直肠癌 结直肠癌的内镜下诊断多不困难，但确诊仍需要活检之后的病理组织学检查。CLE 可以对病变进行实时的病理组织学水平诊断，除此之外，还能够预测具体的病理组织学类型，如结直肠癌的分化程度等。结直肠癌 CLE 图像表现为隐窝结构消失，癌细胞呈嵴状或团块状分布，极性紊乱或消失，杯状细胞缺失，间质微血管扩张扭曲明显，荧光素异质性渗出。分化较好的结直肠癌还可见到腺体样结构，腺腔内可见碎屑，微血管增多增粗；分化较差的结直肠癌无明显

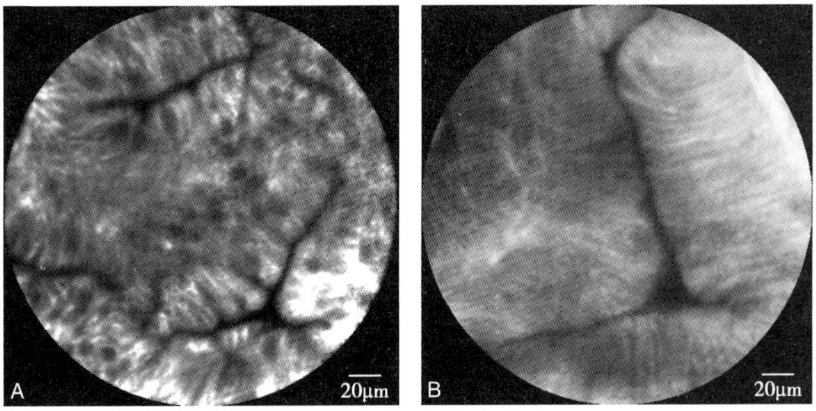

图 26-3-12 结直肠息肉 CLE 图像

A. 增生性息肉；B. 腺瘤性息肉

腺体样结构，可见短段样微血管（图 26-3-13）。

（四）CLE 在胆胰疾病中的应用

1. 胆管狭窄 受技术条件的限制，长期以来对于胆管狭窄的诊断一直是临床上的难题之一。而胆道 CLE 的出现和快速发展为这一难题的解决提供了新的思路和临床可行性。CLE 对造成不确定性胆管狭窄的良恶性病变具有不同的成像特点：

（1）正常胆管：细而规则的网状结构黑带（<20μm）、亮灰色背景、白色条带（血管，<20μm）。

（2）炎性狭窄：多条白带（血管，<20μm）、鳞片状黑色颗粒样结构、腺体间距离增加、增宽的网状结构黑带（<40μm）。

（3）恶性狭窄：宽白带（血管，>20μm）、宽黑带（>40μm）、黑色不规则暗簇、不规则上皮结构改变（图 26-3-14）。

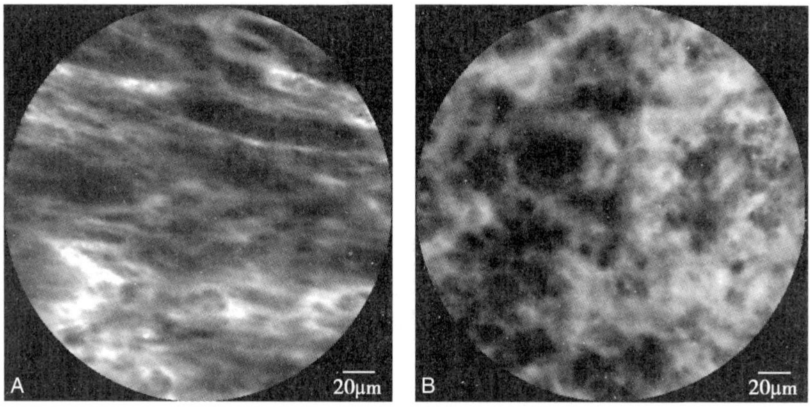

图 26-3-13 结直肠癌 CLE 图像
A. 高分化型；B. 低分化型

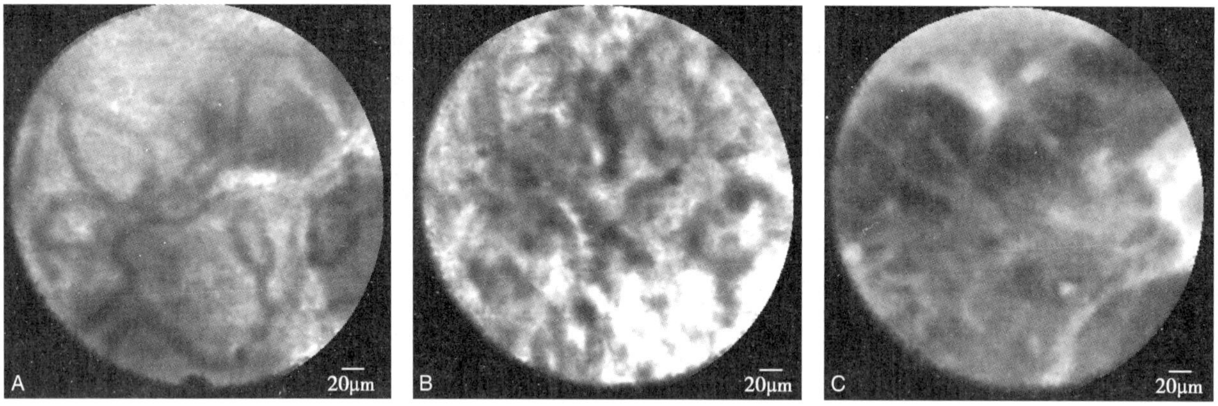

图 26-3-14 胆管 CLE 图像
A. 正常胆管；B. 炎性胆管狭窄；C. 恶性胆管狭窄

2. 胰腺囊性病变 胰腺囊性病变（pancreatic cystic lesions，PCLs）是常见的胰腺疾病，分为非肿瘤性病变和肿瘤性病变，前者主要是胰腺假性囊肿；而后者主要包括浆液性囊性肿瘤（serous cystic neoplasm，SCN）、导管内乳头状黏液性肿瘤（intraductal papillary mucinous neoplasm，IPMN）、黏液性囊性肿瘤（mucinous cystic neoplasm，MCN）等。目前 PCLs 的诊断主要依靠影像学检查，其诊断准确度仍有待提高。而细针型 CLE 的应用可在 EUS 引导下直接观察病变组织的显微结构变化，实现了虚拟病理组织学诊断。各类 PCLs 的 CLE 图像表现为：

（1）胰腺假性囊肿：黑色背景下明亮、灰色或黑色颗粒。

（2）SCN：浅表血管网状结构。

（3）IPMN：指状乳头样突起或黑环带亮核结构。

（4）MCN：具有上皮边界的灰色上皮带（图 26-3-15）。

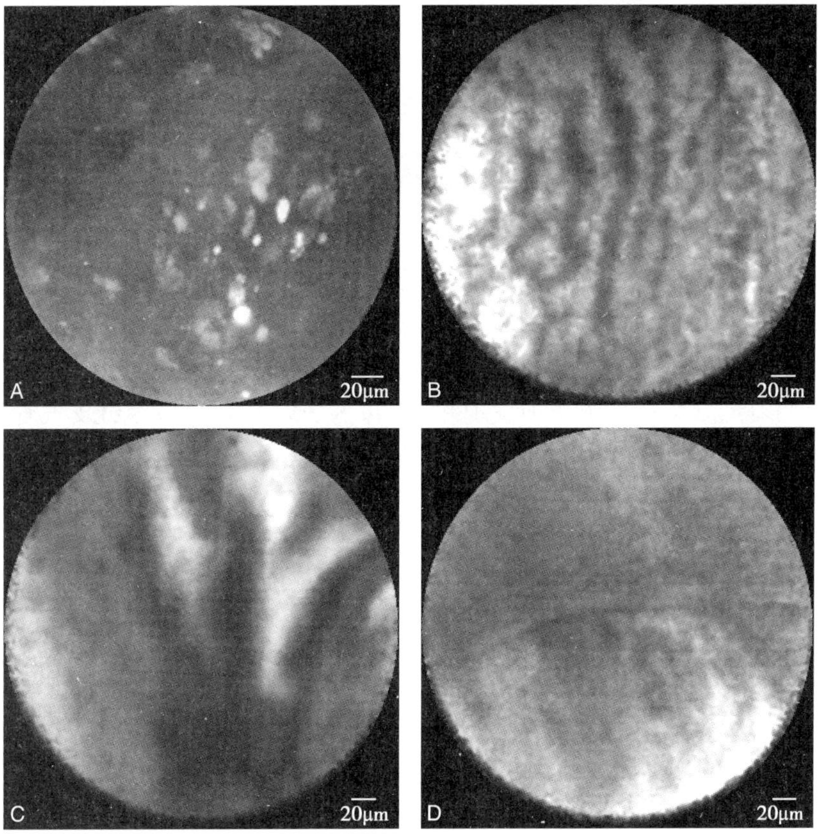

图 26-3-15　胰腺囊性病变 CLE 图像

A. 胰腺假性囊肿；B. 浆液性囊性腺瘤；C. 导管内乳头状黏液性肿瘤；D. 黏液性囊性肿瘤

作为近年来 CLE 技术的新发展，目前细针型 CLE 在 PCLs 的应用时间较短，仍缺乏充足的临床资料支持。但未来随着病例的逐渐增加和实践经验的不断积累，相信细针型 CLE 对 PCLs 具体类型的诊断和恶性倾向的评估将更加完善。

六、问题与展望

CLE 的出现标志着消化内镜检查实现了从表层到深层、从宏观到微观、从形态学到组织学的转变。作为一种新型的显微内镜技术，CLE 在许多消化系统疾病，尤其是消化道早期肿瘤和癌前病变的诊断方面展现了非凡的临床应用价值，其便捷性、无创性、即时性、准确性等优点以及指导靶向活检优势使得消化内镜的临床诊断走上了新的高度。

但 CLE 在当前的诊断应用方面仍存在些许的不足。首先，CLE 的扫描深度较浅。与 eCLE 可调节的扫描深度（0~250μm）相比，目前广泛应用的 pCLE 扫描深度仅为 40~70μm（不可调节），无法实现对黏膜深层的显微成像，因而限制了其对深层病变的临床应用，如固有腺体萎缩的评估、肿瘤浸润深度的判断等。其次，用于 CLE 成像的可选择荧光对比剂种类较少。理想的荧光对比剂应具备无毒性、良好的组织亲和性、可形成鲜明的色彩对比、如实反映观察组织的微细变化、价格低廉且容易获取等特征。然而，由于盐酸吖啶黄的潜在致突变性（与细胞核和细胞质内的酸性物质如 DNA、RNA 结合）以及四环素和甲酚紫的成像效果不佳，当前可在人体组织内应用的荧光对比剂主要为荧光素钠。虽然荧光素钠可对细胞、腺体、微血管等显微结构进行清晰成像，但由于缺乏细胞核结构的显示，CLE 难以对病变进行理想地分级诊断，如准确区分高级别与低级别 GIN 等。再次，CLE 的扫描面积有限。CLE 的扫描过程属于点成像，一次性扫描面积较小，即使多次连续扫描成像，对病变的全面成像评估和风险预测仍较为困难。最后，CLE 对内镜医师的整体素质要求较高。作为虚拟病理组织学成像，CLE 检查除要求内镜医师具有娴熟的内镜操作技巧能对病变进行稳定、准确成像外，更要求内镜医师具备一定的病理组织学基础，以便更好地对CLE图像进行解读诊断。

当然，随着光学技术的不断进步，CLE技术将得到进一步的革新和完善，新型光电设备的功能整合将实现对病变组织的深层成像、广域成像和多维度成像。而针对特定分子的新型荧光对比剂的研发，未来的CLE应用也将不再局限于在体实时的形态学诊断，还将扩展到功能学（如黏膜屏障功能、血流灌注、细菌移位的评估）和分子学（如肿瘤分子成像）诊断范畴，以期更早地发现和诊断病变，更好地对病变进行功能学评估、风险预测和靶向治疗。与此同时，计算机技术的迅猛发展，基于深度学习的人工智能现已应用于医学图像识别领域，如病理切片图像、影像学图像、消化内镜图像的自动识别诊断，未来必将应用于CLE成像的图像识别，从而实现CLE图像的实时、快速、准确地分类诊断，成为内镜医师在CLE临床诊断应用和学习培训领域的得力助手。

（李延青）

第四节 磁控胶囊内镜研发及应用

【摘要】

经过10余年的努力，磁控胶囊内镜目前已在国内外临床广泛应用，成为胃病初筛和检查的重要工具。磁控胶囊内镜具有无需麻醉和舒适安全等优点，且多项研究证实其诊断准确性高，与电子胃镜高度一致，易被人群接受。磁控胶囊内镜用于胃病患者分层，将有益于国家早期胃癌的普查，减少电子胃镜过大的需求负担。但是，磁控胶囊内镜目前还处于发展阶段，仍需要加大投入开展大规模临床研究，以进一步证实其在上消化道疾病诊断中的应用价值。

【学习要点】

1. 磁控胶囊内镜的分类。
2. 磁控胶囊内镜的临床应用。
3. 磁控胶囊内镜的局限性。

【思考题】

1. 磁控胶囊内镜与传统胶囊内镜的区别有哪些?
2. 磁控胶囊内镜的检查准备有哪些?
3. 磁控胶囊内镜的发展方向有哪些?

我国幅员辽阔、人口众多，是胃癌大国。据2008年世界癌症报告统计，胃癌发病率居全球恶性肿瘤第4位，在恶性肿瘤死亡病因中高居第2位，我国新发和死亡胃癌病例均占全世界总数的40%。据2015年中国癌症数据分析显示，2015年新发胃癌67.9万例，死亡49.8万例，发病率为30/10万，已成为继支气管肺癌之后，威胁国人生命的第2位癌症。因此，降低胃癌的发病率和病死率成为我国乃至全球的重大公共卫生问题。胃癌的预后与诊治时机密切相关，不同分期的胃癌患者5年生存率存在着明显差异，早期胃癌（Ⅰ期）可在内镜下达到根治，5年生存率超过90%，远远高于进展期胃癌。因我国并未大规模开展胃癌普查和筛查项目，主要依靠门诊有症状患者的胃镜筛查，而大多数胃癌患者缺乏特异症状，导致目前我国的早期胃癌的诊治率低于10%。

当前胃癌的筛查方法主要有上消化道造影、血清学检测、电子胃镜及磁控胶囊内镜检查。①X线钡餐检查可发现部分早期胃癌，但因不能取活检及存在X线辐射，目前不作为首选筛查手段；②血清学筛查，主要指胃蛋白酶原（PG Ⅰ、PG Ⅱ 和PGR）、胃泌素-17和幽门螺杆菌（Hp）抗体等检测，具有无创和简便易行的优点，但是存在敏感度和特异度较低等问题；③胃镜及胃镜下活检是目前诊断胃癌的“金标准”，但因“患者痛苦、需要一定的技术设备”等缺点，限制了其在大规模筛查中的应用。

一、磁场控制式胶囊内镜研发背景

传统电子胃镜可以明确病灶部位，是最准确的胃部疾病诊断方式。但是，电子胃镜的侵入式检查方式和这种检查方式引起的不舒适性，使得患者对该检查接受度较低，难以用于人群胃病筛查。麻醉可以提升检查舒适度，但部分人检查后会出现麻醉药导致的不适感甚至是麻醉不良事件。因此，有必要进一步研发无创式胃镜检查方式，以在人群中推广应用。

胶囊内镜最早在2000年由以色列科学家研究发明，是消化内镜发展史上的一个里程碑事件，标志着消化内镜从有线跨越到无线时代。经过10余年的发展，目前已经成为消化道疾病检查的重要手段，尤其是小肠疾病的一线诊断方式。随着科技的不断进步，胶囊内镜的适应证已由小肠扩展到消化道其他部位，专用食管胶囊内镜和专用结肠胶囊内镜已进入临床初步应用阶段，研究结果显示其在人体中使用安全有效，尤其是结肠胶囊内镜已在美国获得FDA批准并较广泛使用。对于胶囊应用到胃的检查，由于目前的胶囊内镜是依赖自身重力和胃肠道蠕动被动行进，随机拍摄消化道黏膜，无法对比小肠空间更大的胃腔进行全面、有效的拍摄和诊断，临床医师也无法对感兴趣区域进行反复观察，暂不宜用于胃部疾病的诊断。因此，需要研发主动式控制胶囊以在胃内进行全面检查。

开发主动式的胃肠道多功能智能胶囊机器人是目前各国研究的热点。主动式胶囊的控制方式目前主要有内部驱动和外部驱动两种形式。内部驱动目前主要采用仿生学原理，比如模拟蠕虫运动、模仿潜艇、类似鱼鳍或者可伸缩的机械臂。2009年，Tortora等提出一种可吞咽的胶囊内镜，由四台电动螺旋桨驱动，其电源可提供1.5cm/s的速度，用于充满液体的人体胃部中活动，持续转向和捕获图像30分钟。但该胶囊目前仅在离体猪胃中实验，尚未用于动物体内或人体（图26-4-1）。探索内部驱动模式的可行性需要更多的伦理审查，存在一定的侵入性，限制了其临床应用。目前研究较多的是外部驱动技术，依靠体外磁场控制胶囊在体内的运动。磁控胶囊内镜的概念最早在2006年被提出来，主要在胃部疾病中应用，但在食管、小肠和结肠中也有所研究，甚至为减肥提供新的思路。

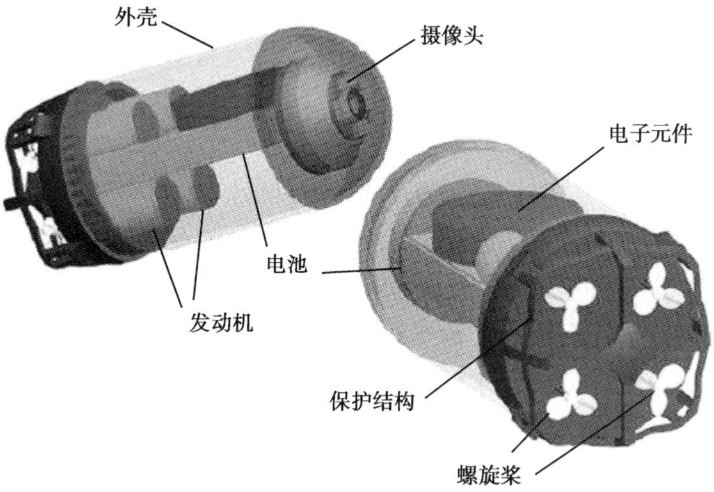

图26-4-1　螺旋桨式主动运动胶囊内镜

二、磁控胶囊内镜种类与胃内可视度研究

基于磁场控制的胶囊胃镜在各国发展迅速，根据体外磁场来源不同，目前已在临床上应用的主要有以下三大类磁控胶囊：手柄式、MRI式和机械臂式。

（一）手柄式磁控胶囊内镜

手柄式磁控胶囊内镜在各国研究较多。2010年，Swain等最早报道使用磁控的方法进行胶囊内镜胃部检查，该内镜以Given结肠胶囊内镜为原型，一端改装磁体（图26-4-2A），外部磁场为一小型的手持磁控板，可产生最大272g/cm^{2}的磁力，它使得胶囊内镜的远程操作的安全性和有效性得以提升。经过改进后，Keller等在10名健康志愿者中进行操作，7例有很好的黏膜可视度（75%~90%），其余3例有中度可视度（50%~60%）。

MiroCam-Navi手柄式磁控胶囊内镜系统（图26-4-2B），通过标准的MiroCam小肠胶囊内镜改良内部的磁性装置，该磁控装置通过体外一个锤子形手持永久性磁铁控制，由患者身上的传感器将图片传输出来。手持式磁体设计更为轻便，将其放置在身体表面上的对应点上并旋转以

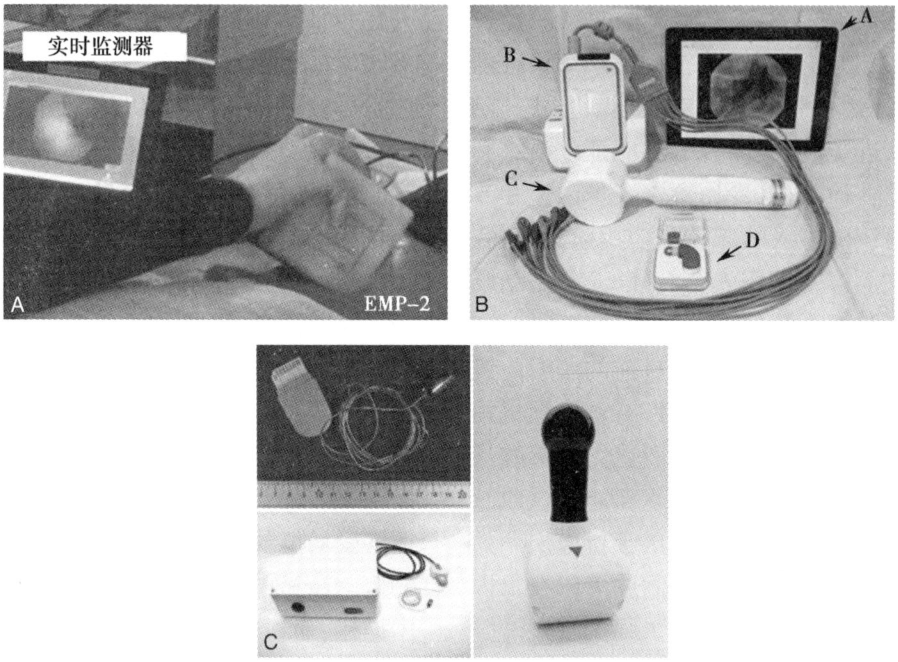

图 26-4-2 手柄式磁控胶囊内镜

A. Given 手柄式磁控胶囊内镜系统；B. MiroCam-Navi；C. 系线磁控胶囊内镜

维持和操纵胶囊。Rahman 等报道了 26 例志愿者行 MiroCam-Navi 手柄式磁控胶囊内镜检查，其上消化道主要解剖部位可视度达 88%~100%（食管胃连接部，92%；贲门，88%；胃底，96%；胃体，100%；胃角，96%；胃窦，96%；幽门，100%）。然而该胶囊齿状线观察率仅为 46%，同时很难控制胶囊进入胃的速度。初步研究表明该手柄式磁控胶囊内镜装置磁场强度弱、范围太小，磁控胶囊性能欠佳。Lien 等研发了一款系线手柄式磁控胶囊内镜（图 26-4-2C），手柄重 2.5kg，磁力达 7 000G，可同时观察食管和胃。初步研究显示，该装置对食管、胃和十二指肠的整体观察完成率分别为 100%、85.2% 和 86.1%，操控性和耐受性较好。

（二）MRI 式磁控胶囊内镜

2010 年 Rey 等报道了一种 MRI 式磁控胶囊内镜系统，由日本 Olympus 公司和德国 Siemens 公司合作研发，是一种基于磁共振系统的胶囊内镜系统（图 26-4-3），外观上与 MRI 相似，但是调动胶囊内镜的磁控制力小很多（传统 MRI 检查所

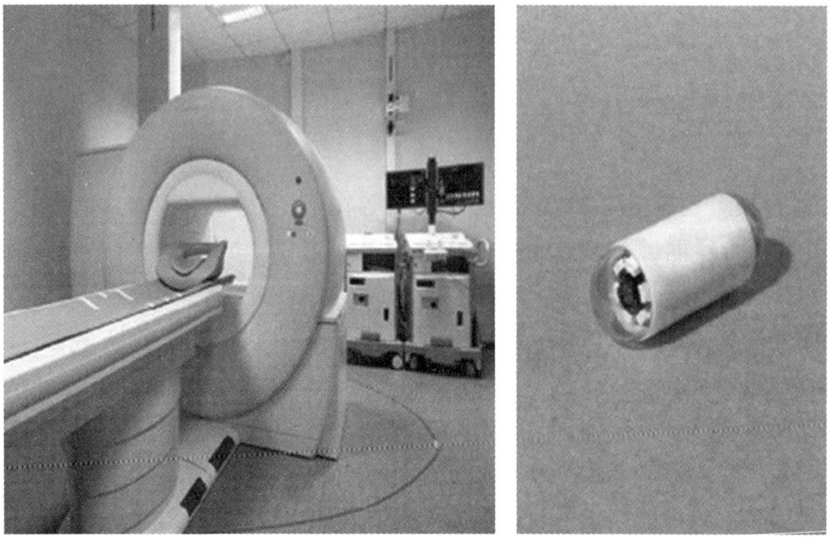

图 26-4-3 MRI 式磁控胶囊内镜系统

用磁控制力是该磁力的 150~500 倍），最大磁场强度为 100mT。在一项初步可行性研究中，发现应用 MRI 式磁控胶囊内镜对胃远端的可视度较好（幽门达 96%，胃窦 98%，胃体 96%），而在胃近端效果不佳（胃角 73%，胃底 75%），可能是因为近端胃壁塌陷，影响了胃黏膜的观察。由于该磁控胶囊内镜系统成本高、操作复杂，同时胶囊必须借助于液体的浮力才能达到有效控制，难以普及和开展。

（三）机器臂式胶囊内镜

2012 年，上海长海医院廖专等最早报道了一款机器臂式胶囊内镜系统在人体中的可行性研究，医工结合与安翰公司研制，胶囊体外由一个 C 型臂的永磁体控制，2013 年 1 月获得 CFDA 认证，成为全球首家上市的磁控胶囊内镜（图 26-4-4），目前已获得中国国家药品监督管理局（NMPA）、美国食品药品监督管理局（FDA）与欧盟 CE 共三项认证。机器臂式胶囊系统的永久磁铁最高强度可达 300T，磁力和控制效果均优于手柄式和 MRI 式，通过可精确操控的机器臂式体外磁场控制系统，不仅实现了三维直线方向的毫米级（2mm）移动，以方便将胶囊内镜以小步长精准移动到胃三维空腔内的任何位置，同时还实现胶囊内镜自如小角度（3°）的转动，方便实现对具体病变适宜角度的观察，从而极大提升了胃腔检查的完整度和病变观察的精确度。国内一项研究，在 212 例患者中应用机器臂式胶囊内镜检查，发现贲门、胃底、胃体、胃角、胃窦及幽门的观察率分别为 85.8%、89.6%、95.3%、88.2%、93.4% 及 91.1%。

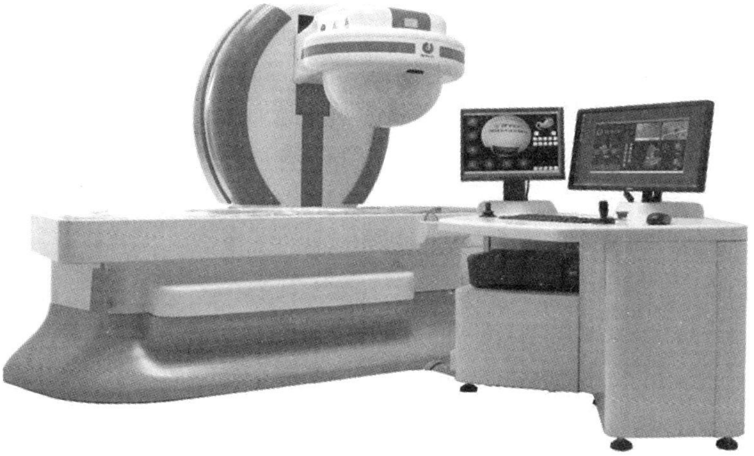

图 26-4-4　机器臂式胶囊内镜系统

三、磁控胶囊内镜胃内准备方案研究

关于检查前的胃准备方案，主要需要解决两个问题：①胃内充盈；②祛除黏液、气泡。磁控胶囊胃镜的胃准备方案相对独特，不仅要求胃腔充分充盈以减少皱襞折叠，还需要消除胃内多余的黏液与气泡。不同于传统胃镜可实时注气扩张与冲水清洗，磁控胶囊胃镜在研究初期多通过单用清水或加用产气粉产气进行胃部准备，但因充盈与清洁程度存在局限，后开始改用清水 + 祛泡剂（西甲硅油或二甲硅油），有些还加用蛋白酶类制剂（链霉蛋白酶），观察效果均较满意。一项纳入 120 例受试者的随机对照试验显示：相比单用清水准备，清水 + 祛泡剂、清水 + 祛泡剂 + 蛋白酶类制剂的方案均可明显减少黏液与气泡，显著提高胃部清洁度与黏膜可视化程度，且两种方案相比无明显差异。另一项纳入 160 例受试者的研究发现，检查前 60 分钟服用祛泡剂（西甲硅油）相比检查前 30 分钟服用的效果满意率更高，且服用剂量 15ml 或 30ml 相比 5ml 更优。此外有研究显示，在服用祛泡剂后反复翻身改变体位 15min 有助于祛泡剂在胃内各部位充分作用，可显著提高胃黏膜清洁度，同时可缩短胃部检查时间。

根据国内机械臂式磁控胶囊内镜研究结果，胃准备采用如下方案：禁食 8 小时以上；检查前 40~60 分钟时服用适量祛泡剂（10~30ml 西甲硅油乳剂或 5g 二甲硅油散），可同时加用 20 000IU

链霉蛋白酶；反复翻身活动改变体位约15分钟；检查前10分钟起分次饮水至腹部有充分饱胀感（500~1 000ml）；检查时根据胃充盈度评估情况适度增加饮水（200ml/次）。

四、磁控胶囊内镜对胃部疾病的诊断准确性

为证实磁控胶囊内镜对胃部疾病诊断的敏感度和特异度，国际上陆续开展以传统电子胃镜为"金标准"的对比研究。根据不同的水-气交界面，MRI式磁控胶囊内镜可以较为清楚地观察到胃内情况。Rey等对61例患者分别行MRI式磁控胶囊和传统胃镜检查，发现两者的诊断能力相似，但MRI式磁控胶囊内镜需要患者饮用至少2L的水以提供水-气交界面，较多的饮水量易引起被检测者不适。2015年法国两家医学中心入选189例（105例男性，平均年龄53岁）有腹部症状的患者，分别接受MRI式磁控胶囊内镜和传统胃镜检查，结果在21例患者发现23处主要病灶，诊断准确率为90.5%，特异度为94.1%，敏感度为61.9%，所有患者均优先选择胶囊内镜检查。

近期多项研究表明，与传统电子胃镜相比，应用国产机器臂式磁控胶囊内镜对胃部病灶诊断的敏感度为85%~92%，特异度为67%~95%，与胃镜检查结果的一致性达87%~98%。2015年上海长海医院、武汉协和医院联合对68例胃部症状患者进行了机器臂式磁控胶囊内镜的研究，发现磁控胶囊内镜和传统电子胃镜检查的一致性为91.2%（Kappa=0.765）。2016年上海长海医院牵头全国7个中心进行了一项前瞻性、多中心、自身对照临床研究，以传统电子胃镜为"金标准"，入选350例有临床症状的患者，磁控胶囊内镜对于发现胃部局灶性病变的敏感度为90.4%，特异度为94.7%，阳性预测值为87.9%，阴性预测值为95.9%，诊断准确度为93.4%，显示针对胃部局灶性病变的检查准确度极高，可与传统电子胃镜相媲美。

2018年，一项全国大样本多中心研究评估了机械臂式磁控胶囊内镜在3 182例无症状人群胃癌筛查中的应用，结果显示胃癌检出率达2.2‰，50岁以上受检者达7.4‰。2021年，基于山东省医联体无症状人群的机械臂式磁控胶囊内镜检查结果显示，入组6 627例无症状人群，共检出32例上消化道癌症，检出率达4.8‰，其中早期胃癌占比16.67%，进一步验证了磁控胶囊内镜在上消化道癌筛查中的作用。2018年报道的体外磁场控制辅助胶囊内镜通过幽门技术，明确了磁控可显著加快胶囊内镜幽门通过时间，并显著提高十二指肠乳头检出率，同时可显著提高小肠检查完成率。2019年，可分离式磁控胶囊内镜首次报道，系线与系线分离技术的成功应用有效解决了食管检查不全问题，同时实现了食管与胃的序贯检查。2020年，可分离式系线磁控胶囊内镜进一步应用于代偿期进展性慢性肝病高危静脉曲张的筛查中，以传统电子胃镜为"金标准"，研究显示该技术检出高危静脉曲张的一致性达90%，且安全性、患者满意度高。

中国国家药品监督管理局（NMPA）已认证机械臂式磁控胶囊内镜适用于8岁以上儿童。近期2项单中心回顾性研究显示，5岁以上共347例儿童（小于18岁）均顺利完成了机械臂式磁控胶囊内镜检查，未发生明显不良事件。另外还有针对老年人群（大于60岁）的临床研究也证实了检查的安全有效，且最高有94岁老年人安全应用的报道。需注意的是，老年人可能更容易发生胶囊滞留与误吸等并发症。因此对于儿童与老年人，在检查前需排除吞咽功能障碍、胃肠道梗阻与无法配合检查等禁忌证，在检查时需加强沟通引导与做好实时照护。

五、磁控胶囊内镜检查安全性和局限性

胃准备和行磁控胶囊内镜检查过程中，受检者耐受性和接受性较好，不良事件罕见且影响较小。胶囊内镜检查常见的并发症为胶囊滞留，是指胶囊内镜吞服后停留于胃肠道2周以上未排出体外，据报道胶囊滞留总体发生率在0.73%~2.6%之间，研究显示，当肿瘤、粘连或炎症引起消化道产生严重狭窄时，胶囊难以顺利通过，是导致胶囊滞留的主要原因。同时，胶囊内镜检查过程中的罕见并发症还包括吞咽困难、误吸入气管、消化道检查不完全等，但近20年，随着检查经验的完善，检查流程的进一步规范和胶囊内镜技术的

提升，胶囊内镜滞留率和检查不完全率正逐步下降。

尽管磁控胶囊内镜在胃疾病的诊断方面已经可以同传统电子胃镜相提并论，但是依然有其局限性和不足。第一，胃的准备方案要比电子胃镜稍复杂烦琐；第二，检查过程耗时比电子胃镜时间稍长，这也要求操作医生要接受更多的培训和更多的内镜操作经验；第三，目前磁控胶囊内镜检查的花费要比电子胃镜检查高，不过预期未来费用会有所下降；第四，胶囊胃镜不能对胃内液体进行吸引，无活检及内镜下治疗功能；但近期有学者在研发无线胶囊活检技术，能够抓组织样本，初步用于动物实验。

总之，磁控胶囊内镜诊断胃部病灶准确度高，同时有最低限度侵入性，具有舒适、安全、无需麻醉、无交叉感染风险等优点，人群接受度高，是传统电子胃镜的有益补充，可以用于胃病患者的初筛，对于不需要活检或治疗干预的人群，可以避免电子胃镜检查；这将有益于国家早期胃癌的筛查，并最大限度减少电子胃镜需求度的负担。磁控胶囊内镜已广泛应用于国内外临床，成为胃病初筛和检查的重要工具。但是，磁控胶囊内镜目前还处于发展阶段，需进一步开展大规模临床应用研究证实在上消化道疾病中的价值。科技发展的速度惊人，过去 20 年间，胶囊内镜已成为小肠疾病的一线诊断方式。我们相信，磁控胶囊内镜潜力巨大，未来将在上消化道疾病，乃至上消化道 - 小肠疾病的诊断方面发挥重要作用。

（廖 专 李兆申）

参考文献

[1] Yagi K, Nakamura A, Sekine A. Comparison between magnifying endoscopy and histological, culture and urease test fi ndings from the gastric mucosa of the corpus. Endoscopy, 2002, 34: 376-381.

[2] Okubo M, Tahara T, Shibata T, et al. Changes in gastric mucosal patterns seen by magnifying NBI during H. pylori eradication Gastrointe Endosc, 2010, 71: 175-182.

[3] Nakagawa S, Kato M, Shimizu Y, et al. Relationship between histopathologic gastritis and mucosal microvascularity: observation with magnifying endoscopy. Gastrointest Endosc, 2003, 58: 71-75.

[4] Kenshi Y, Akinori I, Hiroshi T, et al. Novel Zoom Endoscopy Technique for Diagnosis of Small Flat Gastric Cancer: A Prospective, Blind Study. Clin Gastroenterol He, 2007, 5: 869-878.

[5] Yao K, Nakagawa S, Nakagawa M, et al. Gastric microvascular architecture as visualized by magnifying endoscopy: body and antral mucosa without pathologic change demonstrate two different patterns of microvascular architecture. Gastrointest Endosc, 2004, 59: 596-598.

[6] Ono S, Kato M, Ono Y, et al. Characteristics of magnified endoscopic images of gastric extranodal marginal zone B-cell lymphoma of the mucosa-associated lymphoid tissue, including changes after treatment. Gastrointest Endosc, 2008, 68: 624-631.

[7] Kudo SE, Tamura S, Nakajima T, et al. Diagnosis of colorectal tumorous lesions by magnifying endoscopy. Gastrointest Endosc, 1996, 44(1): 8-14.

[8] Kiesslich R, von Bergh M, Hahn M, et al. Chromoendoscopy with indigocarmine improves the detection of adenomatous and nonadenomatous lesions in the colon. Endoscopy, 2001, 33: 1001-1006.

[9] Matsumoto T, Kuroki F, Mizuno M, et al. Application of magnifying chromoscopy for the assessment of severity in patients with mild to moderate ulcerative colitis. Gastrointest Endosc, 1997, 46: 400-405.

[10] Togashi K, Hewett D G, Radford-Smith G L, et al. The use of indigocarmine spray increases the colonoscopic detection rate of adenomas. J Gastroenterol, 2009, 44(8): 826-833.

[11] Morita F H, Bernardo W M, Ide E, et al. Narrow band imaging versus lugol chromoendoscopy to diagnose squamous cell carcinoma of the esophagus: a systematic review and meta-analysis. BMC Cancer, 2017, 17(1): 54.

[12] Arantes V, Albuquerque W, Salles J M, et al. Effectiveness of unsedated transnasal endoscopy with white-light, flexible spectral imaging color enhancement, and lugol staining for esophageal cancer screening in high-risk patients. J Clin Gastroenterol, 2013, 47(4): 314-321.

[13] Trivedi P J, Braden B. Indications, stains and techniques in chromoendoscopy. QJM-Int J Med, 2012, 106: 117-131.

[14] Azizi S, Al-Rubaye H, Turki M A A, et al. Detecting dysplasia using white light endoscopy or chromoendoscopy in ulcerative colitis patients without primary sclerosing cholangitis: A systematic review and meta-analysis. Int J Surg, 2018, 52: 180-188.

[15] Bisschops R, Bessissow T, Joseph J A, et al. Chromoendoscopy versus narrow band imaging in UC: a prospective randomised controlled trial. Gut, 2018, 67 (6): 1087-1094.

[16] Hisabe T, Yao K, Beppu T, et al. Validity of the usefulness of microvascular architecture and microsurface structure using magnifying endoscopy with narrow-band imaging in the colorectal neoplasm. Annals of Gastroenterology: Quarterly Publication of the Hellenic Society of Gastroenterology, 2013, 26(1): 45.

[17] Yamada T, Shimura T, Ebi M, et al. Subset analysis of a multicenter, randomized controlled trial to compare magnifying chromoendoscopy with endoscopic ultrasonography for stage diagnosis of early stage colorectal cancer. PloS one, 2015, 10(8): e0134942.

[18] Rees C J, Rajasekhar P T, Wilson A, et al. Narrow band imaging optical diagnosis of small colorectal polyps in routine clinical practice: the Detect Inspect Characterise Resect and Discard 2 (DISCARD 2) study. Gut, 2017, 66(5): 887-895.

[19] Okada M, Sakamoto H, Takezawa T, et al. Laterally spreading tumor of the rectum delineated with linked color imaging technology. Clinical endoscopy, 2016, 49 (2): 207-208.

[20] Bisschops R, Tejpar S, Willekens H, et al. Virtual chromoendoscopy (I-SCAN) detects more polyps in patients with Lynch syndrome: a randomized controlled crossover trial. Endoscopy, 2017, 49(04): 342-350.

[21] Ket S N, Bird-Lieberman E, East J E. Electronic imaging to enhance lesion detection at colonoscopy. Gastrointestinal Endoscopy Clinics, 2015, 25(2): 227-242.

[22] Negreanu L, Preda C M, Ionescu D, et al. Progress in digestive endoscopy: flexible spectral imaging colour enhancement (FICE)-technical review. Journal of medicine and life, 2015, 8(4): 416.

[23] Beg S, Wilson A, Ragunath K. The use of optical imaging techniques in the gastrointestinal tract. Frontline gastroenterology, 2016, 7(3): 207-215.

[24] 左秀丽,李长青,李延青 . 消化道共聚焦显微内镜诊断 . 北京:人民卫生出版社, 2014.

[25] Chu C L, Zhen Y B, Lv G P, et al. Microalterations of esophagus in patients with non-erosive reflux disease: in-vivo diagnosis by confocal laser endomicroscopy and its relationship with gastroesophageal reflux. Am J Gastroenterol, 2012, 107(6): 864-874.

[26] Sharma P, Meining AR, Coron E, et al. Real-time increased detection of neoplastic tissue in Barrett's esophagus with probe-based confocal laser endomicroscopy: final results of an international multicenter, prospective, randomized, controlled trial. Gastrointest Endosc, 2011, 74(3): 465-472.

[27] Li M, Zuo X L, Yu T, et al. Surface maturation scoring for oesophageal squamous intraepithelial neoplasia: a novel diagnostic approach inspired by first endomicroscopic 3-dimensional reconstruction. Gut, 2013, 62(11): 1547-1555.

[28] Zuo X L, Li Z, Li C Q, et al. Probe-based endomicroscopy for in vivo detection of gastric intestinal metaplasia and neoplasia: a multicenter randomized controlled trial. Endoscopy, 2017, 49(11): 1033-1042.

[29] Li C Q, Xie X J, Yu T, et al. Classification of inflammation activity in ulcerative colitis by confocal laser endomicroscopy. Am J Gastroenterol, 2010, 105(6): 1391-1396.

[30] Kiesslich R, Goetz M, Lammersdorf K, et al. Chromoscopy-guided endomicroscopy increases the diagnostic yield of intraepithelial neoplasia in ulcerative colitis. Gastroenterology, 2007, 132(3): 874-882.

[31] Kiesslich R, Burg J, Vieth M, et al. Confocal laser endoscopy for diagnosing intraepithelial neoplasias and colorectal cancer in vivo. Gastroenterology, 2004, 127 (3): 706-713.

[32] Wallace M, Lauwers G Y, Chen Y, et al. Miami classification for probe-based confocal laser endomicroscopy. Endoscopy, 2011, 43(10): 882-891.

[33] Krishna S G, Brugge W R, Dewitt J M, et al. Needle-based confocal laser endomicroscopy for the diagnosis of pancreatic cystic lesions: an international external interobserver and intraobserver study (with videos). Gastrointest Endosc, 2017, 86(4): 644-654.

[34] Liao Z, Duan X D, Xin L, et al. Feasibility and safety of magnetic-controlled capsule endoscopy system in examination of human stomach: a pilot study in healthy volunteers. J Interv Gastroenterol, 2012, 2(4): 155-160.

[35] Liao Z, Hou X, Lin-Hu E Q, et al. Accuracy of Magnetically Controlled Capsule Endoscopy, Compared

With Conventional Gastroscopy, in Detection of Gastric Diseases. Clin Gastroenterol Hepatol, 2016, 14(9): 1266–1273.

[36] Zhao A J, Qian Y Y, Sun H, et al. Screening for gastric cancer with magnetically controlled capsule gastroscopy in asymptomatic individuals. Gastrointest Endosc, 2018, 88(3): 466–474.

[37] Chen Y Z, Pan J, Luo Y Y, et al. Detachable string magnetically controlled capsule endoscopy for complete viewing of the esophagus and stomach. Endoscopy, 2019, 51(4): 360–364.

[38] 中国医师协会内镜医师分会消化内镜专业委员会. 中国磁控胶囊胃镜临床应用专家共识(2017年,上海). 中华内科杂志, 2017, 56(11): 876–884.

中英文名词对照索引

5- 氨基水杨酸 5-aminosalicylic acid, 5-ASA 160
5- 羟色胺转运体 serotonin transporter, SERT 226
6- 巯基嘌呤 6-mercaptopurine, 6-MP 161
ALD/NAFLD 比值指数 alcoholic liver disease/nonalcoholic fatty liver disease index, ANI 325
caspase 补充区域 caspase activating recruitment domains, CARDs 150
CT 或 MR 肠道显像 CT/MR enterography, CTE/MRE 157
CT 结肠成像 CT colonoscopy, CTC 185
EUS 引导下的腹腔神经丛松解 EUS guided celiac plexus neurolysis, EUS-CPN 446
G 蛋白偶联受体 43 G protein-coupled receptor 43, GPR43 237
H_2 受体拮抗剂 histamine-2 receptor antagonists, H_2RA 72
Hp 感染 Hp infection 94
IBD 类型待定 inflammatory bowel disease unclassified, IBDU 148
IBS 生活质量量表 irritable bowel syndrome quality of life instrument, IBS-QOL 224
L- 鸟氨酸 L- 门冬氨酸 L-ornithine L-aspartate, LOLA 388
Ménétrier 病 Ménétrier's disease 94
Oddi 括约肌 sphincter of Oddi, SO 200
Peutz-Jeghers 综合征 Peutz-Jeghers syndrome 123
S- 腺苷蛋甲硫氨酸 S-adenosyl-L-methionine, SAMe 359
Toll 样受体 toll-like receptors, TLR 152
X- 盒结合蛋白 1 X-box binding protein 1 , XBP1 152

A

阿达木单抗 Adalimumab, ADA 167
癌前病变 precancerous lesions 100

B

巴雷特食管 Barrett's esophagus, BE 63
巴氯酚 baclofen 73

靶征	target sign	158
白三烯	leukotriene, LT	131
包裹性坏死	walled-off necrosis, WON	252
胞壁酰二肽	muramyl dipeptides, MDP	150
暴露治疗	exposure treatment	227
贝叶斯定理	Bayes theorem	6
比值比	odds ratio, OR	49
贲门失弛缓症	achalasia, AC	410
变化轨迹	trajectory	48
标化发病率比	standardized incidence rate, SIR	48
标化死亡率比	standardized mortality rate, SMR	48
表面成熟评分	surface maturation score, SMS	475
表皮生长因子	epidermal growth factor, EGF	96
冰醋酸	acetic acid	462
丙型肝炎病毒	hepatitis C virus, HCV	369, 392
病变局部药物注射	intralesional drug injection	172
病例 - 时间 - 对照研究	case-time-control study	51
病例队列研究	case-cohort studies	51
病例对照研究	case-control studies	49
病例交叉设计	case-crossover study	51
病原体相关分子模式	pathogen-associated molecular patterns, PAMP	370
波士顿肠道准备评分	Boston bowel preparation scale, BBPS	424
不典型增生	atypical hyperplasia	183
不可逆转点	the point of no return	103
布 - 加综合征	Budd-Chiari syndrome, BCS	377

C

餐后不适综合征	postprandial distress syndrome, PDS	208
侧向发育型肿瘤	laterally spreading tumor, LST	184
肠 - 脑互动异常	disorders of gut-brain interaction	199
肠道肠型	enterotypes	234
肠梗阻	ileus	13
肠黏膜无名沟中断	interruption of the mucosal innominate groove	190
肠易激综合征	irritable bowel syndrome, IBS	19, 200, 210, 238
超声内镜	endoscopic ultrasonography, EUS	264, 436
巢式病例对照研究	nested case-control studies	51
成人对孩子症状反应问卷	adult response to child symptoms, ARCS	224
成纤维生长因子	fibroblast growth factor, FGF	96
持续性多器官衰竭	persistent multiple organ failure, PMOF	252

持续性器官衰竭	persistent organ failure, POF	252
持续性肾脏替代治疗	continuous renal replacement therapy, CRRT	253
床旁	bedside	17
创伤史问卷	trauma history questionnaire, THQ	223
次要结局指标	secondary outcome	55
促肾上腺皮质激素释放激素	corticotropin releasing hormone, CRH	202
促肾上腺皮质激素释放因子	corticotropin releasing factor, CRF	239
催眠疗法	hypnotherapy	226

D

大量腹腔穿刺抽腹水	large-volume paracentesis, LVP	382
代表性偏倚	representative bias	22
代偿期肝硬化	compensated cirrhosis	366
代偿期进展性慢性肝病	compensated advanced chronic liver disease, cACLD	368
胆管内超声	intra-ductal US, IDUS	443
胆汁淤积	cholestasis	351
导管内乳头状黏液性肿瘤	intraductal papillary mucinous neoplasm, IPMN	480
倒灌性回肠炎	backwash ileitis	149, 154
定标活检技术	marking targeting biopsy, MTB	103
短链脂肪酸	short-chain fatty acid, SCFA	236
队列研究	cohort studies	46
对照	comparison	57
多学科团队	multi-disciplinary team, MDT	172
多学科诊治	multiple disciplinary teams, MDT	249

E

恶性贫血	pernicious anemia	93
儿童多维度焦虑量表	multidimensional anxiety scale for children, MASC	225
儿童抑郁量表	children's depression inventory, CDI	225

F

法尼醇 X 受体	farnesoid X receptor, FXR	237, 356
反流性食管炎	reflux esophagitis, RE	474
反思	reflection	22
防御性医疗	defensive medicine	12
放大内镜	magnification endoscopy	458
放松训练	relaxation procedures	226

非等比分配	unequal allocation	54
非结构蛋白	non structural protein	301
非酒精性脂肪性肝病	nonalcoholic fatty liver disease, NAFLD	319
非糜烂性反流病	non-erosive reflux disease, NERD	63, 474
非心源性胸痛	non-cardiac chest pain, NCCP	67, 206
非选择性 β 受体拮抗剂	non-selective beta-receptor blocker, NSBB	369
非甾体抗炎药	non-steroidal anti-inflammatory drug, NSAID	129
分层随机	stratified randomization	54
粪便弹性蛋白酶 -1	faecal elastase-1, FE-1	258
粪菌移植	fecal microbiota transplantation, FMT	236
符合研究方案分析	per protocol, PP	55
复发性 CDI	recurrent CDI, RCDI	236
副癌综合征	paraneoplastic syndrome	18
富含亮氨酸重复单位区域	leucine-rich region, LRR	150
腹腔穿刺术后循环功能障碍	post-paracentesis circulatory dysfunction, PPCD	382
腹腔间隔室综合征	abdominal compartment syndrome, ACS	252
腹腔内高压	intra-abdominal hypertension, IAH	252
腹水	ascites	364
腹水中性粒细胞	polymorphonuclearneutrophil, PMN	382

G

改良的 CTSI	modified CT severity index, MCTSI	250
干扰素	interferon, IFN	301
干预	intervention	57
干细胞移植	stem cell transplantation	170
肝窦阻塞综合征	sinusoidal obstruction syndrome, SOS	377
肝肺综合征	hepatopulmonary syndrome, HPS	364
肝静脉压力梯度	hepatic venous pressure gradient, HVPG	365, 368
肝内胆管细胞癌	intrahepatic cholangiocarcinoma, ICC	392
肝肾综合征	hepatorenal syndrome, HRS	294, 364, 377
肝损伤适应现象	adaptation to liver injury	329
肝细胞癌	hepatocellular carcinoma, HCC	365, 392
肝纤维化	liver fibrosis	362
肝性脑病	hepatic encephalopathy, HE	294, 364
肝移植	liver transplantation, LT	399
肝硬化	cirrhosis	362
肝脏星状细胞	hepatic stellate cell, HSC	363
肝脏硬度指标	liver stiffness measurement, LSM	319
感染性坏死	infected necrosis, IN	252
高倍镜视野	high power field, HPF	346

格拉斯哥酒精性肝炎评分	Glasgow alcoholic hepatitis score, GAHS	314
铬粒素	chromogranin	267
功能性便秘	functional constipation, FC	206, 214
功能性食物	functional foods	101
功能性胃肠病	functional gastrointestinal disorders, FGIDs	19, 199, 216
功能性消化不良	functional dyspepsia, FD	82, 200, 218, 244
功能性消化疾病生活质量量表	functional digestive disorders quality of life, FDDQOL	224
功能性胸痛	functional chest pain, FCP	205
巩膜外层炎	episcleritis	155
共聚焦显微内镜	confocal laser endomicroscopy, CLE	472
谷氨酰转肽酶	γ-glutamyl transpeptidase, GGT	352
骨髓来源造血干细胞移植治疗	hematopoietic stem cells transplantation, HSCT	170
广泛性焦虑量表 -7	generalized anxiety disorder-7, GAD-7	224
归纳	induction	5
归因危险度百分比	attributable risk proportion, APR	48
归因危险度	attributable risk, AR	48
国际癌症研究组织	the International Agency for Research on Cancer, IARC	179
国际肝性脑病和氮代谢学会	International Society for Hepatic Hncephalopathy and Nitrogen Metabolism, ISHEN	385
国际预防儿童受虐待和被忽视协会	International Society for Prevention of Child Abuse and Neglect, ISPCAN	225
过于自信	overconfidence	22

H

合生元	synbiotics	388
核受体 - 芳香烃受体	aromatic hydrocarbon receptor, AhR	237
环境性化生性萎缩性胃炎	environmental metaplastic atrophic gastritis, EMAG	93
环氧合酶	cyclooxygenase, COX	96, 101
患病比值比	prevalence odds ratio, POR	45
患病率	prevalence	43
患病率比	prevalence ratio, PR	45
患者 - 重要结局	patient-important outcome	10
患者安全	patient safety	20
患者动员	patient motivation	421
患者健康问卷 -15	patient health questionnaire-15, PHQ-15	224
患者健康问卷 -9	patient health questionnaire-9, PHQ-9	224

J

肌成纤维细胞样细胞	myofibrblast-like cells	363
基线资料	baseline data	7
基质金属蛋白酶	matrix metalloproteinase, MMP	153, 181
激光共聚焦显微内镜	laser confocal endomicroscopy	111
急性坏死物积聚	acute necrotic collection, ANC	252
急性肾损害	acute kidney injury, AKI	370
急性下消化道出血	lower gastrointestinal bleeding, LGIB	122
急性胰腺炎前哨事件	sentinel acute pancreatitis event, SAPE	256
急性胰腺炎严重程度床边评分	bedside index for severity in acute pancreatitis, BISAP	251
急性胰腺炎	acute pancreatitis, AP	249
急性胰周液体积聚	acute peripancreatic fluid collection, APFC	252
集合静脉	collecting vessel, CV	460
集群	cluster	234
家族性腺瘤性息肉病	family adenomatous polyposis, FAP	179
家族遗传性非息肉病结直肠癌	hereditary nonpolyposis colorectal cancer, HNPCC	179
甲胎蛋白	alpha-fetoprotein, AFP	392
间变	anaplasia	183
间充质干细胞	mesenchymal stem cell, MSC	291
艰难梭菌	*Clostridium difficile*, *C.diff*	236
艰难梭菌感染	*Clostridium difficile* infection, CDI	244
艰难梭菌相关性腹泻	*Clostridium difficile* associated diarrhea, CDAD	236
简单随机	simple randomization	54
碱性磷酸酶	alkaline phosphatase, ALP	351
健侧余肝体积	future liver reserve, FLR	399
浆液性囊腺瘤	serous cystic neoplasma, SCN	441
降钙素原	procalcitonin, PCT	382
交叉	cross over	55
胶囊内镜	capsule endoscopy, CE	428
焦虑敏感指数	anxiety sensitivity index, ASI	224
结肠镜检查	colonoscopy	418
结局	outcome	57
结直肠癌	colorectal cancer, CRC	239
结直肠腺瘤	colorectal adenoma, CRA	181
进行性多灶性白质脑病	progressive multifocal leukoencephalopathy, PML	167
经导管动脉化疗栓塞	transcatheter arterial chemoembolization, TACE	393
经颈静脉肝内门腔内支架分流术	transjugular intrahepatic portosystem stent-shunt, TIPSS	373

经颈静脉肝内门体分流术	transjugular intrahepatic portosystemic shunt, TIPS	374
经口内镜下胃底折叠术	transoral incisionless fundoplication, TIF	75
经自然腔道内镜手术	natural orifice transluminal endoscopic surgery, NOTES	410
精神动力人际心理治疗	psychodynamic interpersonal therapy, PIT	227
酒精使用障碍鉴别测试	the alcohol use disorders identification test, AUDIT	317
酒精性肝病	alcoholic liver disease, ALD	312
酒精性肝炎	alcoholic hepatitis, AH	314

K

开口分型	pit pattern	186
抗酿酒酵母抗体	anti-saccharomces cerevisiae antibody, ASCA	156
抗生素相关性腹泻	antibiotic-associated diarrhea, AAD	236
抗中性粒细胞胞质抗体	antineutrophil cytoplasmic antibodies, ANCA	154
可操作的与胃癌风险相关的肠化评估	operative link for gastric intestinal metaplasia assessment, OLGIM	99
可操作的与胃癌风险相关的萎缩性胃炎评估	operative link on gastritis assessment, OLGA	99
可获得性偏倚	availability bias	21
可获得总体	accessbile study population	43
克罗恩病	Crohn disease, CD	236
克罗恩病活动指数	Crohn's disease activity index, CDAI	146
空肠造瘘术	percutaneous endoscopic gastrostomy or jejunostomy, PEG/PEJ	418
控制衰减参数	controlled attenuation parameter, CAP	325
溃疡性结肠炎	ulcerative colitis, UC	145, 236, 478

L

拉克替醇	lactilol	388
利福昔明	rifaximin	388
临床-病理讨论会	clinical pathological conference, CPC	15
临床调查	clinical investigation	4
临床决策	clinical decision making	25
临床思维	clinical reasoning	3
临床显著门静脉高压	clinically significant portal hypertension, CSPH	368
淋巴浆细胞性硬化性胰腺炎	lymphoplasmacytic sclerosing pancreatitis, LPSP	273
淋巴细胞性胃炎	lymphocytic gastritis	94
硫唑嘌呤	azathioprine, AZA	161

柳氮磺胺吡啶	sulfasalazine, SASP	160

M

慢加急性肝衰竭	acute-on-chronic liver failure, ACLF	295
慢性丧失功能化	chronic disabling conditions	166
慢性胃炎	chronic gastritis	92
慢性胰腺炎	chronic pancreatitis, CP	441
慢性乙型肝炎	chronic hepatitis B, CHB	301
慢性致残性疾病	Chronic disabling conditions	160
美国癌症协会	American Cancer Society, ACS	192
美国多学会结直肠癌工作组	US Multi-society Task Force for Colorectal Cancer	420
美国肝病研究学会	American Association for the Study of Liver Diseases, AASLD	370
门肺高压	portal pulmonary hypertension	18
门静脉结扎	portal vein ligation, PVL	399
门静脉栓塞	portal vein thrombosis, PVE	399
门静脉性肺动脉高压	portopulmonary hypertension, POPH	365
门体压力梯度	portosystemic pressure gradient, PPG	375
弥漫性胃窦炎	diffuse antral gastritis	93
糜烂性食管炎	reflux esophagitis, RE	63
免疫球蛋白	immune globulin, Ig	317
免疫球蛋白 G4 相关硬化性胆管炎	IgG4-related sclerosing cholangitis, IgG4-SC	340
冥想	meditation	226
模式识别	pattern recognition	22, 26
模式识别受体	pattern recognition receptor, PRR	150
磨合期	run-in phase	53
母乳低聚糖	human milk oligosaccharides, HMO	246
木梳征	comb sign	158
目标总体	target population	43

N

难治性直肠炎	refractory proctitis	163
脑白质病	leukoencephalopathy	13
内部真实性	internal validity	36
内镜经黏膜下隧道肿瘤切除术	submucosal tunneling endoscopic resection, STER	410
内镜黏膜下剥离术	endoscopic submucosal dissection, ESD	100, 113, 410
内镜黏膜下挖除术	endoscopic submucosal excavation, ESE	410
内镜气囊扩张	endoscopic balloon dilation	172
内镜下胆管塑料支架引流术	endoscopic retrograde biliary drainage, ERBD	449

内镜下逆行胰胆管造影术	endoscopic retrograde cholangiopancreatography, ERCP	449
内镜下黏膜切除术	endoscopic mucosal resection, EMR	100, 189, 410
内镜下腔内功能性成像探头	endoscopic functional luminal image probe, EndoFLIP	71
内镜下曲张静脉套扎术	endoscopic variceal ligation, EVL	373, 416
内镜下全层切除术	endoscopic full-thickness resection, EFR	410
内镜下硬化剂注射	endoscopic variceal sclerosis, EVS	416
内镜下窄带成像技术	narrow bind imaging, NBI	187
内镜支架植入	endoscopic stenting	172
内脏敏感指数	visceral sensitivity index, VSI	224
逆行胰胆管造影	endoscopic retrograde cholangio-pancreatogreaphy, ERCP	265
黏附侵袭型大肠埃希菌	adhesion invasive *Escherichia Coli*, AIEC	151
黏膜愈合	mucosal healing, MH	160
黏液性囊腺瘤	mucinous cystadenoma, MCN	441
鸟氨酸脱羧酶	ornithine decarboxylase	102
牛磺熊去氧胆酸	tauroursodeoxycholic acid, TUDCA	358

P

胚胎干细胞	embryonic stem cell, ESC	170
葡萄糖氢呼气试验	glucose hydrogen breath test, GHBT	238

Q

脐带血干细胞	umbilical cord blood stem cell, UCBSC	170
器官功能衰竭	organ failure, OF	252
前列腺素	prostaglandin, PG	96
前列腺素 E	prostaglandin E, PGE	96
前列腺素 I_2	prostaglandin I_2, PGI_2	96
前葡萄膜炎	anterior uveitis	155
浅表性胃炎	superficial gastritis	94
轻微 HE	minimal hepatic encephalopathy, MHE	385
轻症急性胰腺炎	mild acute pancreatitis, MAP	249
球囊导管闭塞下逆行性静脉栓塞术	balloon-occluded retrograde transvenous obliteration, BRTO	374
区组随机	block randomization	54
躯体感觉评价问卷	body sensations interpretation questionnaire, BSIQ	224
趋化因子受体 6	chemokine receptor6, CCR6	153
去甲肾上腺素转运体	norepinephrine transporter, NET	226

全层愈合	transmural healing	166
全基因组关联研究	Genome Wide Association Studies, GWAS	150
全身炎症反应综合征	systemic inflamma tory response syndrome, SIRS	252
确认偏倚	confirmatory bias	22

R

人类免疫缺陷病毒	human immunodeficiency virus, HIV	369
人群归因危险度百分比	population attributable risk proportion, PAPR	48
人时	person-time	48
认知行为治疗	cognitive-behavioral therapy, CBT	226
认知重建	cognitive restructuring	226
肉毒素注射治疗	botox injection	417
乳果糖	lactulose	388
乳果糖氢呼气试验	lactulose hydrogen breath test, LHBT	238
乳糜泻	celiac disease, CeD	239
乳头内毛细血管袢	intraepithelial capillary loop, IPCL	474

S

三环类抗抑郁药	tricyclic antidepressant, TCA	225
色素内镜	chromoendoscopy	461
删失	censoring	47
上腹痛综合征	epigastric pain syndrome, EPS	208
上皮内瘤变	intraepithelial neoplasia, IN	184
射频消融	radiofrequency ablation, RFA	400
射频治疗	stretta procedure	75
神经元特异性烯醇酶	neuron-specific enolase NSE	267
肾素 - 血管紧张素 - 醛固酮系统	renin-angiotensin-aldosterone system, RAAS	380
生长抑素受体显像	somatostatin receptor scinigraphy, SSRS	270
生活经历调查	life experiences survey	223
生活事件和困难量表	life event and difficulties schedule, LEDS	223
生物活性食物成分	bioactive food components	101
失代偿期肝硬化	decompensated cirrhosis	367
实际研究样本	actual study sample	43
实用性随机对照试验	pragmatic randomization controlled trial, pRCT	56
食管共腔现象	esophageal common cavity	69
食管鳞状上皮内瘤变	esophageal squamous intraepithelial neoplasia, ESIN	475
食管酸灌注试验	bernstein test	69

食管柱状上皮化生	endoscopic suspected esophageal metaplasia, ESEM	66
世界卫生组织	World Health Organization, WHO	146
世界胃肠病大会	World Congresses of Gastroenterology, WCG	385
事件影响量表	impact of event scale-revised, ISE-R	223
树突状细胞	dendritic cell, DC	152
双重对比剂钡灌肠造影	double-contrast barium enema radiography	185
瞬时弹性成像	transient elastography, TE	319
思维锚定	anchoring	23
溯因	abduction	5
随机对照临床试验	randomized controlled trial, RCT	52

T

肽受体介导的放射性核素治疗	peptide radio receptor therapy, PRRT	271
探头式 CLE	probe-based CLE, pCLE	473
特别有益于健康的食物	foods for specified health use	101
特发性导管中心性胰腺炎	idiopathic duct centric pancreatitis, IDCP	273
疼痛灾难化量表父母版	the parent view of pain catastrophizing scale, PCS-P	224
突触素	synapsin	267

W

外泌体	exosomes	363
外周血干细胞	peripheral blood stem cell, PBSC	170
完整系统生物学	global systems biology	182
微波消融	microwave ablation, MWA	401
微血管侵犯	microvascular invasion, MVI	395
萎缩性胃炎	chronic atrophic gastritis	92
维生素 D 受体	vitamin D receptor, VDR	152
未定型结肠炎	indeterminate colitis, IC	148
未折叠蛋白反应	unfolded protein response, UPR	152
胃癌	gastric cancer	105
胃癌前状态或胃癌前情况	premalignant conditions	100
胃肠上皮化生	gastric intestinal metaplasia, GIM	475
胃肠胰神经内分泌肿瘤	gastroenteropan-creatic neuroendocrine neoplasms, GEP-NENs	266
胃蛋白酶原	pepsinogen	99
胃底折叠术	nissen fundoplication	75
胃窦血管扩张症	gastric antral vascular ectasia, GAVE	469
胃龄	stomach age	100

胃泌素 -17	gastrin-17	99
胃内酸袋	gastric acid pocket, GAP	74
胃黏膜上皮内瘤变	gastric intraepithelial neoplasia, GIN	476
胃黏膜相关淋巴样组织淋巴瘤	gastric mucosa-associated lymphoid tissue lymphoma	81
胃食管反流病	gastroesophageal reflux disease, GERD	63, 82
胃食管交界处	esophagogastric junction, EGJ	63
无麸质饮食	gluten-free diet, GFD	239
物理检查	physical examination	17
误诊	misdiagnosis	20

X

析因设计	factorial design	54
悉尼系统	The Sydney System	93
细胞间黏附分子	intercelluar adhesion molecule, ICAM-1	318
细胞内镜	endocytoscopy	111
细胞外基质	extracellular matrix, ECM	362
细胞自噬	autophagy	363
细针穿刺活检	fine needle aspiration, FNA	264
下食管括约肌	lower esophageal sphincter, LES	63
酰基高丝氨酸内酯	acyl-homoserine lactone, AHL	232
显性 HE	overt hepatic encephalopathy, OHE	386
线粒体神经胃肠脑肌病	mitochondrial neurogastrointestinal encephalomyopathy, MNGIE	13
腺苷脱氢酶	adenosine deaminase, ADA	146
相对危险度	relative risk, RR	48
小肠细菌过度生长	small intestinal bacterial overgrowth, SIBO	203, 238
血管紧张素受体拮抗药	angiotensin receptor blocker, ARB	381
血管紧张素转换酶抑制剂	angiotensin converting enzyme inhibitor, ACEI	381
血管内皮生长因子	vascular endothelial growth factor, VEGF	370
血清腹水白蛋白梯度	serum ascites albumin gradient, SAAG	380
血清肌酐	serum creatinine, Scr	384
血清抗肝细胞膜抗体	anti-liver membrane antibody, ALM-ab	317
血嗜铬粒蛋白 A	chromogranin A, CgA	269
新悉尼系统	The Updated Sydney System	93
熊去氧胆酸	ursodesoxycholic acid, UDCA	358
修订版儿童躯体化量表	children's somatization inventory revised, CSI-R-24	224
修订版疾病感知问卷	revised illness perception questionnaire, IPQ-R	224
需要治疗的患者数	the number of patients who would need treated, NNT	55
选择性 5-HT 再摄取抑制剂	selective serotonin reuptake inhibitors, SSRIs	74, 207

选择性 5-HT 去甲肾上腺素再摄取抑制剂	selective serotonin-norepinephrine reuptake inhibitors, SNKIs	226
循证医学	evidence-based medicine	35

Y

亚临床 HE	subclinical hepatic encephalopathy, SHE	385
咽喉反流	laryngopharyngeal reflux, LPR	67
炎性胰腺液体聚集	pancreatic fluid collection, PFC	445
炎症性肠病	inflammatory bowel disease, IBD	236, 57, 145, 147
演绎	deduction	5
药物相互作用	drug-drug interactions, DDI	308
药物性肝损伤	drug induced liver injury, DILI	329
一过性下食管括约肌松弛	transient lower esophageal sphincter relax, TLESR	64
一氧化氮	nitric oxide, NO	132
依酚氯铵试验	tensilon test	69
胰胆管内的腔内超声检查	intraduct ultrasonography, IDUS	450
胰岛素抵抗	insulin resistance, IR	321
胰腺假性囊肿	pancreatic pseudocyst, PPC	252
胰腺囊性病变	pancreatic cystic lesions, PCLs	480
胰腺上皮内瘤变	pancreatic intraepithelial neoplasia, PanIN	264
胰性脑病	pancreatic encephalopathy, PE	252
胰抑素	pancreastatin	269
乙醇注射	percutaneous ethanol injection, PEI	400
乙型肝炎病毒	hepatitis B virus, HBV	369, 392
异型增生	dysplasia	183
异型增生相关性病灶或隆起	dysplasia-associated lesion or mass, DALM	194
医患共同决策	shared-decision making	9
医疗转归简明健康调查	medical outcomes study short-form health survey, SF-36	224
医院焦虑和抑郁量表	hospital anxiety and depression scale, HADS	224
益生菌	probiotics	388
意向性分析	intention to treat, ITT	55
意向治疗	intentional treatment, ITT	88
隐性 HE	covert hepatic encephalopathy, CHE	385
隐源性多灶性溃疡性狭窄性小肠炎	cryptogenic multifocal ulcerous stenosing enteritis, CMUSE	15
英夫利西单抗	infliximab, IFX	161
硬化剂注射治疗	endoscopic injection sclerotherapy, EIS	373
优于	superior to	53

幽门螺杆菌	*Helicobacter pylori*, Hp	208, 235, 81, 133
疣状胃炎	verrucous gastritis	94
诱导多能干细胞	induced pluripotent stem cell, iPSC	170
诱导型一氧化氮酶	inducible nitric oxide synthase, iNOS	132
预期研究样本	intended study sample	43
原发性胆汁性胆管炎	primary biliary cholangitis, PBC	340, 343
原发性胆汁性肝硬化	primary biliary cirrhosis, PBC	343
原发性肝癌	primary liver cancer, PLC	392
原发性硬化性胆管炎	primary sclerosing cholangitis, PSC	179, 340
远端 UC	distal colitis, DC	162
允许作用	permissive action	294
孕烷 X 受体	pregnane X receptor, PXR	356

Z

早期胃癌	early gastric cancer	109
早期胰腺癌	early pancreatic cancer	263
造血干细胞	hematopoietic stem cell, HSC	291
针刀电切术	needle knife electro incision	172
整合式 CLE	endoscope-based CLE, eCLE	473
整群随机	cluster randomization	54
症状关联程度阳性	symptom association probability	66
脂肪肝指数	fatty liver index, FLI	325
脂肪来源干细胞	adipose stem cell, ASC	170
脂肪氧化酶	lipoxidase, LOX	131
直观模拟评分	visual analogue scale	93
直接抗病毒药	direct-active antiviral agent, DAA	369
质子泵抑制剂	proton pump inhibitor, PPI	67, 72, 235
中度重症急性胰腺炎	moderately severe acute pancreatitis, MSAP	249
终末期肝病模型	model for end-stage liver disease, MELD	366
肿瘤坏死因子	tumor necrosis factor, TNF	167
重症急性胰腺炎	severe acute pancreatitis, SAP	249
主要结局指标	primary outcome	55
转铁蛋白	transferrin, TRF	185
自发性细菌性腹膜炎	spontaneous bacterial peritonitis, SBP	364
自膨式金属支架	self-expanding metallic stent, SEMS	373
自身免疫性肝病	autoimmune liver diseases, AILD	340
自身免疫性肝炎	autoimmune hepatitis, AIH	340
自身免疫性化生性萎缩性胃炎	autoimmune metaplastic atrophic gastritis, AMAG	93
自身免疫性胰腺炎	autoimmune pancreatitis, AIP	441

自体诱导肽	autoinducing peptides, AIP	232
自体诱导物Ⅱ类分子	autoinducer-2, AI-2	232
自我监测	self-monitoring	226
组蛋白去乙酰化抑制剂	histone deacetylase inhibitor, HDACi	182
组织学愈合	histological healing	166

登录中华临床影像库步骤

公众号登录 >>

扫描二维码
关注“临床影像库”公众号

点击“影像库”菜单
进入中华临床影像库首页

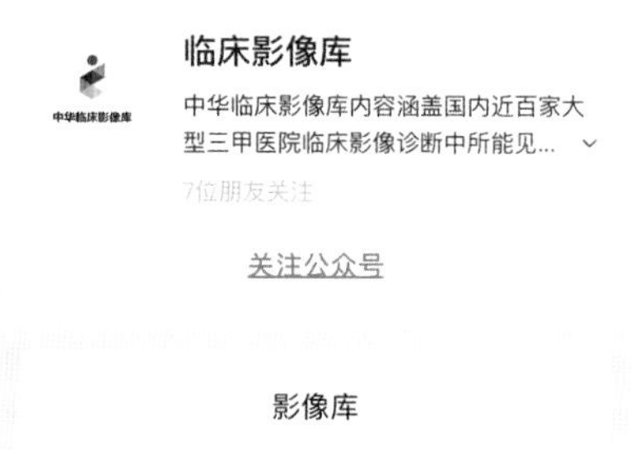

网站登录 >>

输入网址 medbooks.ipmph.com/yx
进入中华临床影像库首页

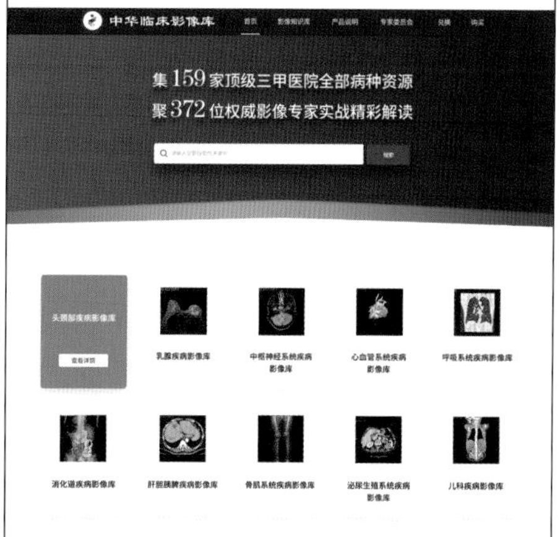

进入中华临床影像库首页

注册或登录

PC 端点击首页“兑换”按钮
移动端在首页菜单中选择“兑换”按钮

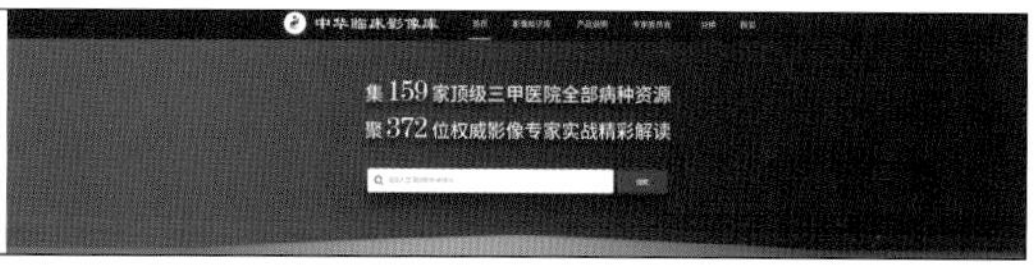

输入兑换码，点击“激活”按钮
开通中华临床影像库的使用权限

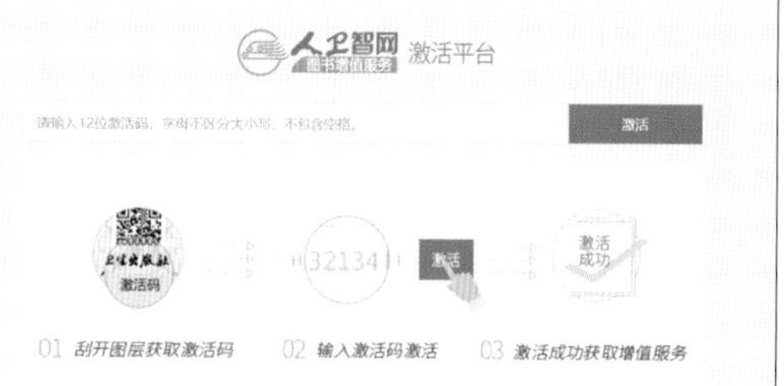

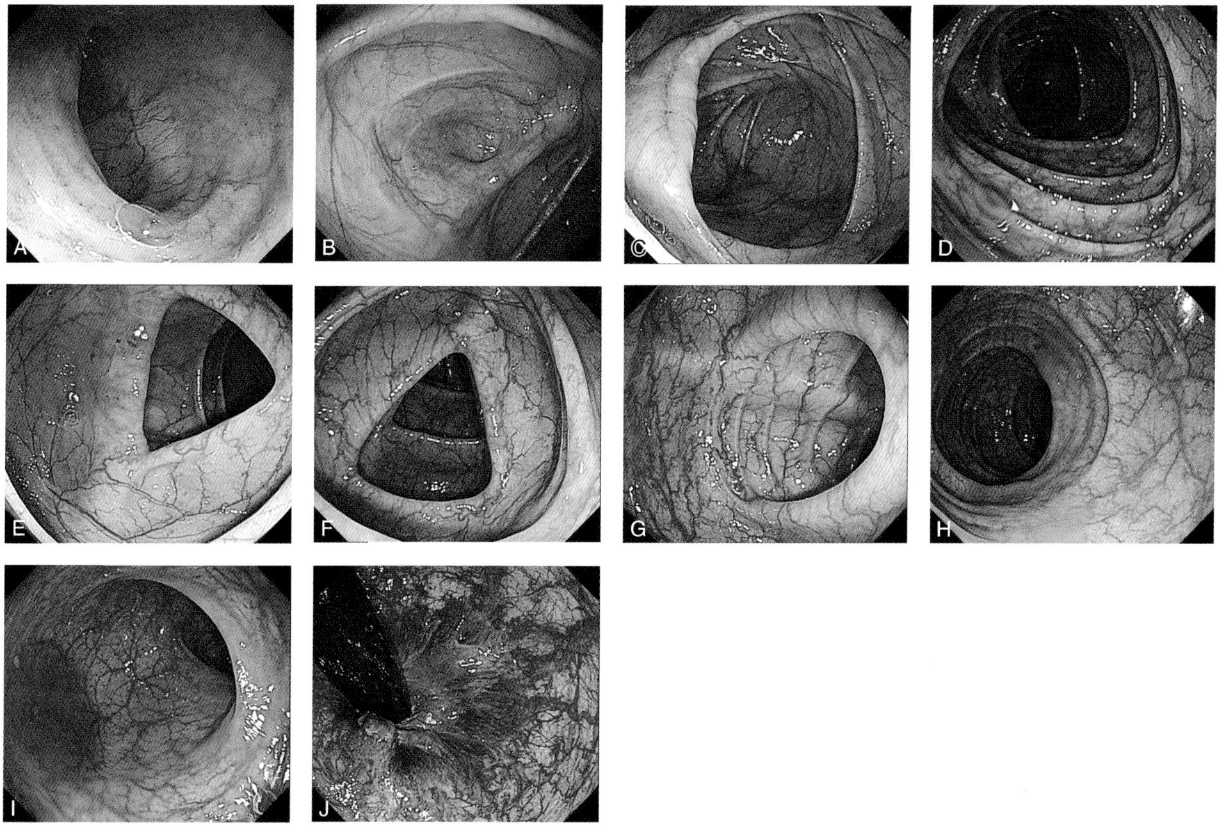

彩图 22-3-4　各肠段在结肠镜下的表现

A. 末端回肠；B. 阑尾开口；C. 回盲瓣；D. 升结肠；E. 肝曲；F. 横结肠；G. 降结肠；H. 乙状结肠；I. 直肠；J. 反转观察肛管

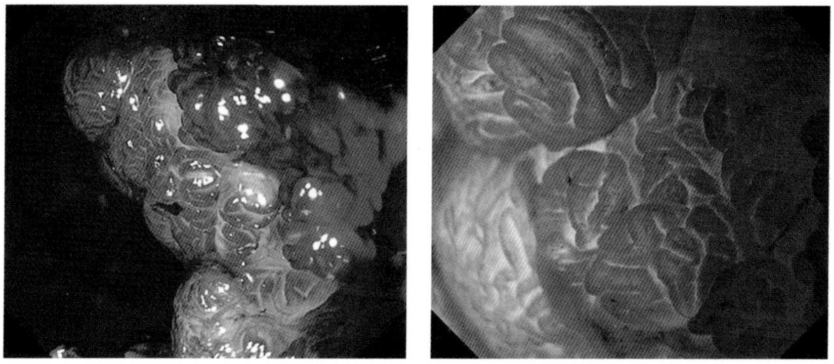

彩图 26-2-2　结肠腺瘤结晶紫染色后

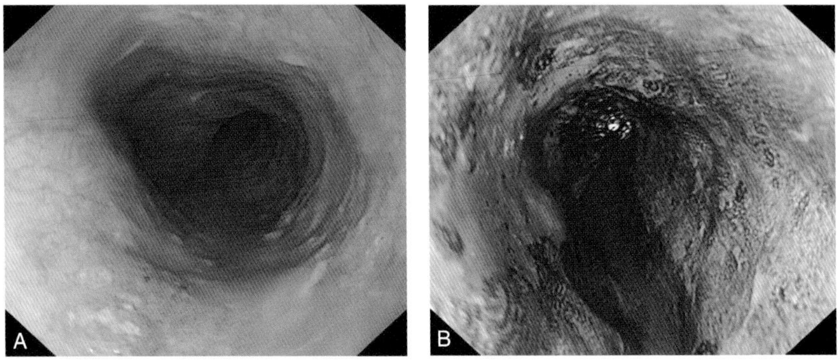

彩图 26-2-3　食管早癌卢戈液染色后

A. 染色前,食管病灶不易发现;B. 卢戈液染色后,食管病灶显示明显,为棕色染色区中出现的不染区

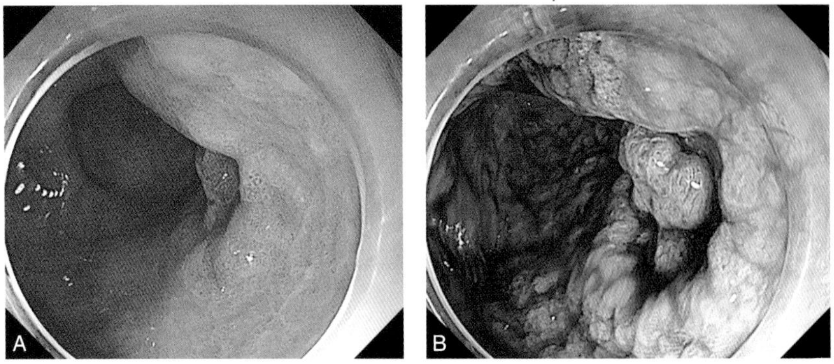

彩图 26-2-4　胃部早癌靛胭脂染色后

A. 染色前病灶显示不明显;B. 染色后靛胭脂染料聚集于病灶表面不规则的结构中,将病灶突显

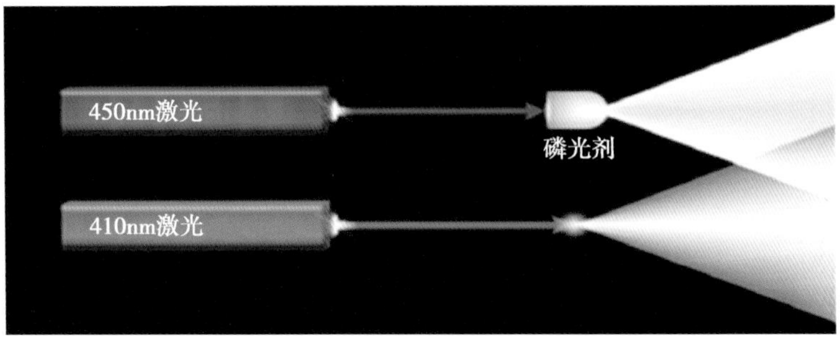

彩图 26-2-7　使用两个激光器和白光荧光粉进行激光照射

410nm 激光看起来是蓝光,450nm 激光激发示波器先端的白光荧光粉以产生宽带白光

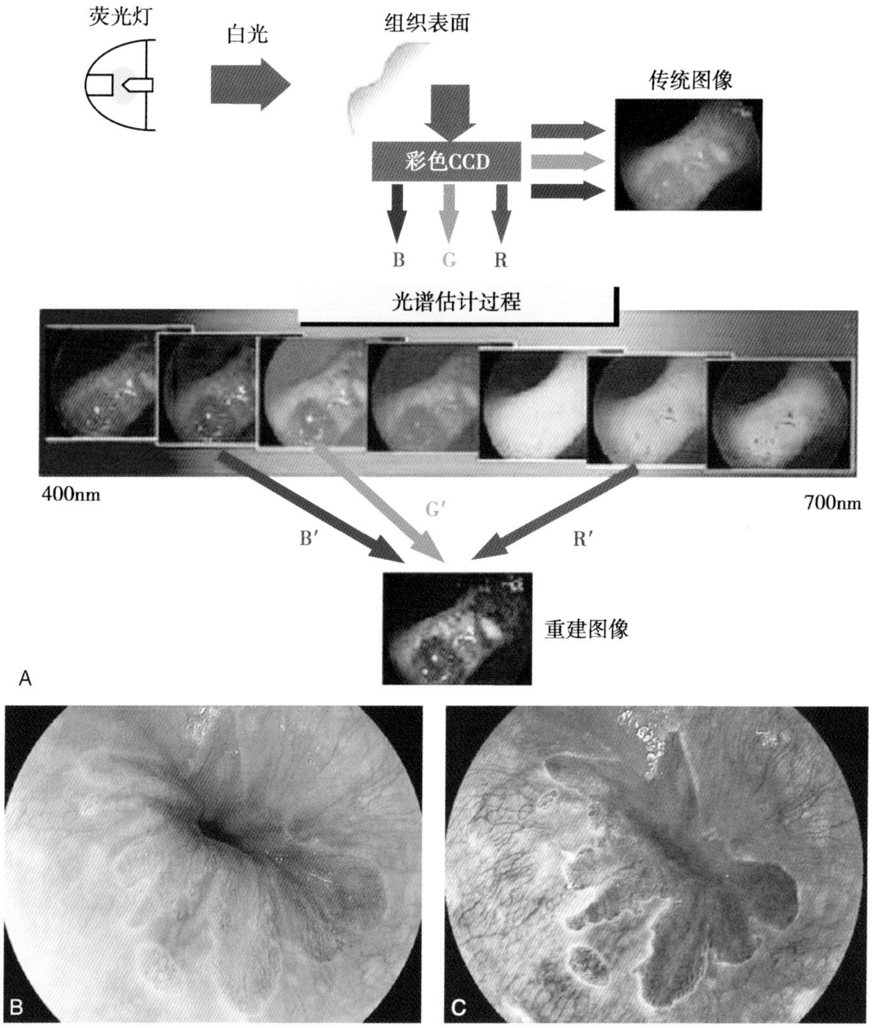

彩图 26-2-9　智能分光比色图像构造方法

A. 柔性光谱成像色彩增强的构图示法；B. 胃食管连接处的常规白光图像；C. 灵活的光谱成像颜色增强图像的胃食管连接

B，蓝色；CCD，电荷耦合器件；G，绿色；R，红色

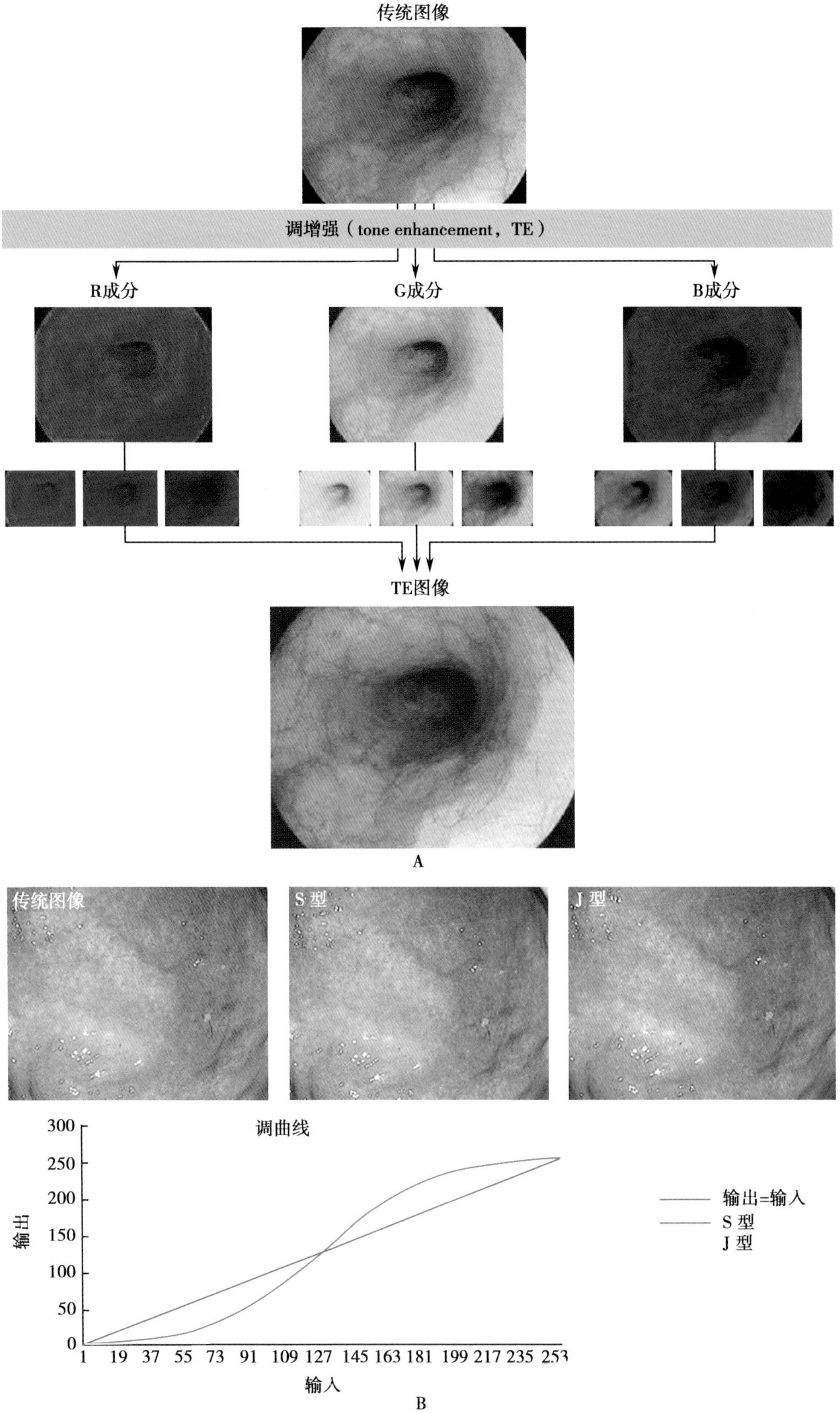

彩图 26-2-10　色调增强（TE）原理（A）和色调曲线（B）

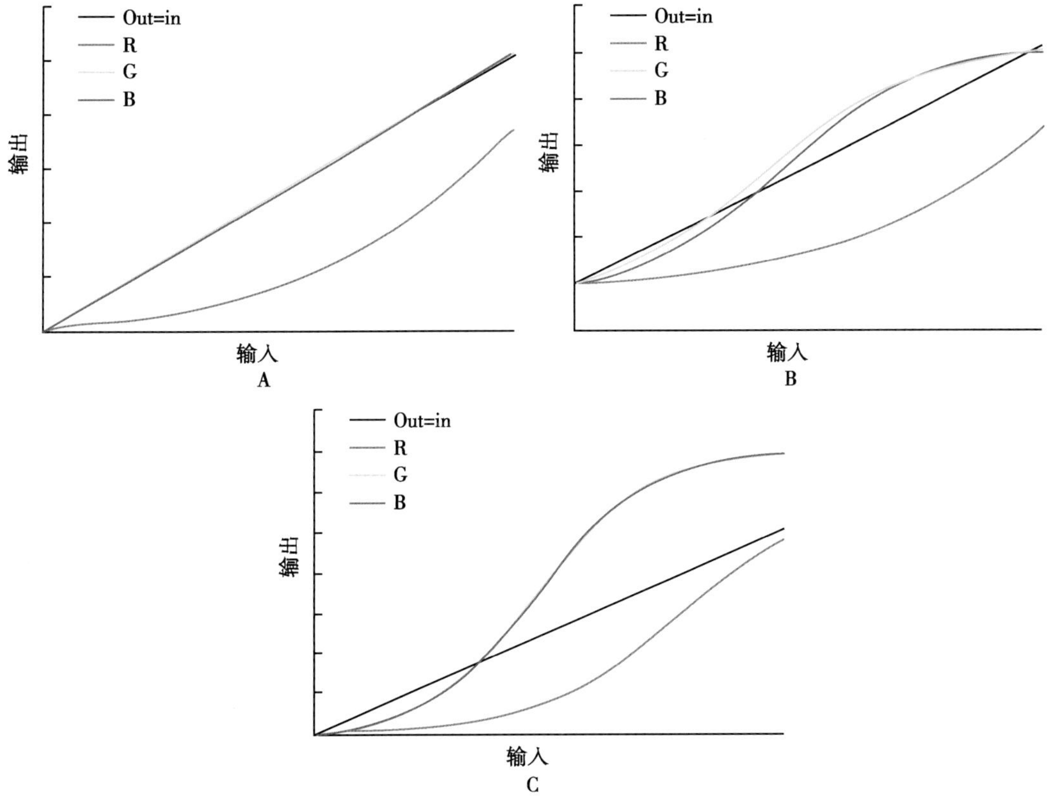

彩图 26-2-11　TE 模式曲线

A. TE-e；B. TE-g；C. TE-c